国医大师 金世元

金世元

国医大师金世元 中药炮制学讲稿

原著　金世元

顾问　王永炎　黄璐琦

主编　翟华强　王燕平　吴剑坤　孙启玉　耿福能

副主编　于葆墀　刘芳　陈红梅　宋玉　马红
　　　　苏桂云　杨浣菲　刘奇志　陈井太　吴金昱

编委（排名不分先后）

苏庆民　王燕平　商洪才　杨洪军　张占军　张华敏　张志强　翟华强　金艳
翟胜利　李京生　赵京春　于葆墀　华国栋　吴剑坤　崔国静　孙启玉　耿福能
马传江　王维　王艳春　周景春　张碧华　张苍　郭桂明　赵奎君　王春生
赵学敏　孔祥文　林晓兰　李培红　宋玉　林华　马春　邓德强　李卫东
张萍　商国懋　罗容　鞠海　覃军　庄洁　梅全喜　葛永潮　金敏
谢东浩　林尤仁　鄢佳军　李晓东　许保海　张明珠　李昆　赵坤　杨浣菲
高希梅　原文鹏　杨毅恒　李文红　刘长利　马瑛　隋斌　谈瑄忠
王栋　李柯翱　孙正　苏桂云　陈井太　吴金昱　魏胜利　陈丹　李丝雨
刘奇志　陈红梅　李宁宁　张玉萌　万方　翟之源　徐兆宁　刘娇　王梦昕
张囡　刘春宇　刘朔　苏祥飞　邵燕飞　吴敏　阮菲　江萌　尚红艳
韩永鹏　周波　刘宏伟　赵学龙　柴士伟　古敏　王红丽　蔡明　彭宣文

人民卫生出版社
·北京·

图书在版编目（CIP）数据

国医大师金世元中药炮制学讲稿 / 翟华强等主编.
北京：人民卫生出版社，2025. 5. -- ISBN 978-7-117
-37883-3

Ⅰ. R283

中国国家版本馆 CIP 数据核字第 20257XN249 号

人卫智网	www.ipmph.com	医学教育、学术、考试、健康，
		购书智慧智能综合服务平台
人卫官网	www.pmph.com	人卫官方资讯发布平台

国医大师金世元中药炮制学讲稿
Guoyidashi Jin Shiyuan Zhongyao Paozhixue Jianggao

主　　编：翟华强　王燕平　吴剑坤　孙启玉　耿福能
出版发行：人民卫生出版社（中继线 010-59780011）
地　　址：北京市朝阳区潘家园南里 19 号
邮　　编：100021
E - mail：pmph @ pmph.com
购书热线：010-59787592　010-59787584　010-65264830
印　　刷：保定市中画美凯印刷有限公司
经　　销：新华书店
开　　本：787×1092　1/16　　印张：57　　插页：8
字　　数：1423 千字
版　　次：2025 年 5 月第 1 版
印　　次：2025 年 8 月第 1 次印刷
标准书号：ISBN 978-7-117-37883-3
定　　价：189.00 元
打击盗版举报电话：010-59787491　E-mail：WQ @ pmph.com
质量问题联系电话：010-59787234　E-mail：zhiliang @ pmph.com
数字融合服务电话：4001118166　　E-mail：zengzhi @ pmph.com

　　金世元，主任药师，国医大师，首都国医名师。1926年12月生，先后担任第一、二、五批全国老中医药专家学术经验继承工作指导老师。2012年受中国中医科学院聘请，与王永炎院士合作担任"医药圆融"团队导师；2013年由国家中医药管理局遴选为传承博士后导师，北京中医药大学、首都医科大学客座教授。

　　1957年，通过国家中医师资格考试，并取得中医师资格证书；1988年，被评为北京市"有突出贡献专家"；1991年，被评为享受国务院政府特殊津贴专家；2003年，当选为中华中医药学会终身理事，并获成就奖；2007年，获评为国家级非物质文化遗产"中药炮制技术"代表性传承人；2008年被评为首都国医名师；2011年入选《中华中医昆仑》；2012年，获文化部授予"中华非物质文化遗产传承人薪传奖"；2014年荣获"国医大师"光荣称号；2019年10月获得"全国中医药杰出贡献奖"；2019年12月获得"岐黄中医药传承发展奖"成就奖。

　　金老在中药炮制领域主编的专著有《中药饮片炮制研究与临床应用》、中等中医药学校全国统编教材《中药炮制学》，参与编写的著作有《中药炮制大全》《北京市中药饮片炮制规范》（2008年版）等。

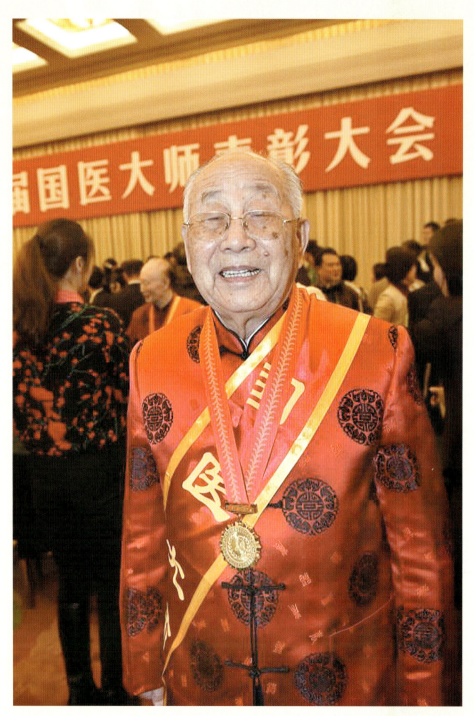

金老在国医大师表彰大会上

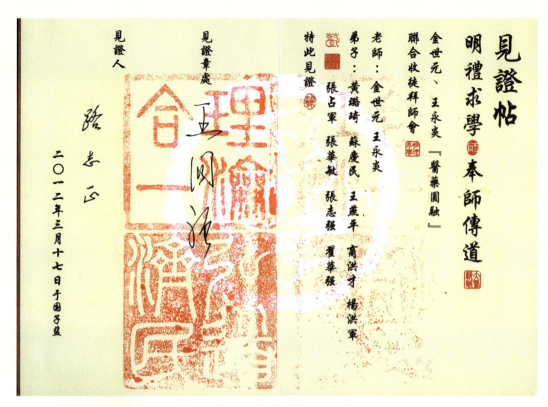

医药圆融团队拜师见证帖

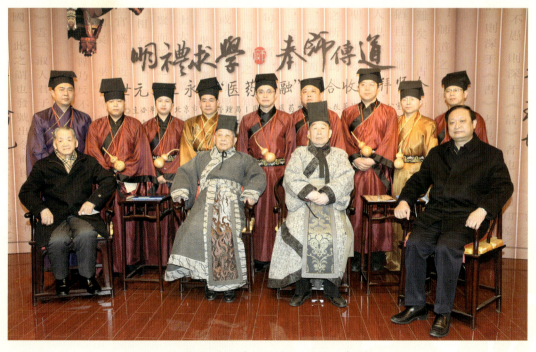

医药圆融团队与恩师、见证人合影

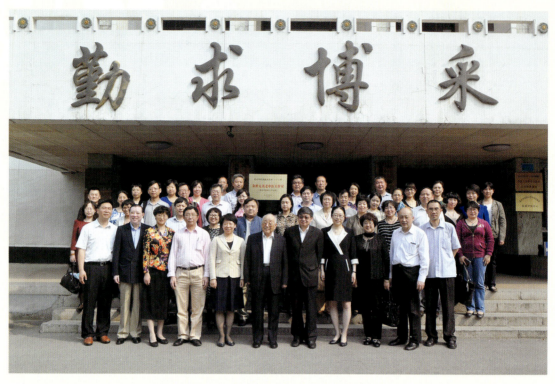

北京中医药大学金世元名老中医工作室成立

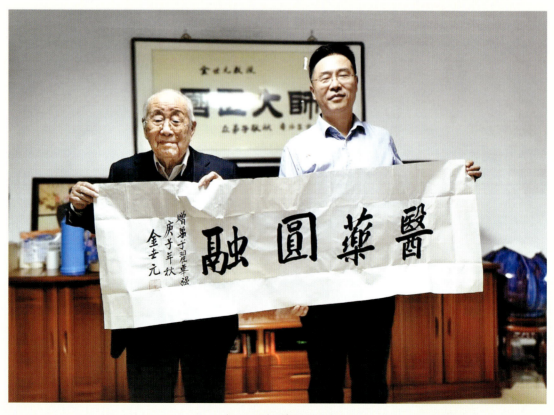

金老题字赠嘱弟子

金老寄语

　　中药炮制，是祖国医药学的重要组成部分。它对于临床治疗，在促进药物效用上，起着重要作用。中药凡在调配处方和配制成药之前，大多需要经过各种不同方法的加工处理，这种加工处理过程，统称为"炮制"。

　　中药炮制是一门极为复杂的科学。由于中药来源于自然界的植物、动物和矿物，在这些原生药中，有的有毒副作用；有的含有杂质及非入药部分，如动物之血瘀积垢，植物、矿物夹有杂草、泥沙等异物，如不加以剔选或清除，便不堪入药。此外，有的药材体积大、坚硬，不便于调剂、制剂和有效成分的煎出；有的需要区分入药部位；有的因生熟不同或炮制所用辅料不同，作用各异。因此都须通过炮制进行适当处理，才能供临床应用，以达到去粗取精，去伪存真，降低毒性，缓和药性，提高疗效之目的。从上述不同的炮制目的来看，无不与临床密切结合，为临床治疗服务。历来医靠药治，药为医用，二者不可脱离。因此，中医在开方时，对炮制要求必须明确，中药人员在调配药品时，亦须遵照医师的用药意图，应炒则炒，应炙则炙，形成在临床治疗上的有机整体，以便起到更好的疗效。

　　我的学生翟华强等人总结经验，利用学科交叉优势，紧抓学科发展前沿，历经数载、合撰《国医大师金世元中药炮制学讲稿》一书。在即将付梓之际，感谢作者群体的辛苦付出与传承创新，斯是好书，乐为之荐。

金世元

2024 年 8 月

王院士序

　　随着我国医药卫生行业的改革和发展，医院药学和社会药学工作的任务正在发生重大改变，主要表现在从面向药品向面向患者转变，从以药品供应为主导向以合理用药为主导转变。临床药学（clinical pharmacy）是药学与临床相结合，直接面向患者、以患者为中心，研究与实践临床药物治疗，提高药物治疗水平的综合性应用学科。作为中医药学与临床实践相互沟通与交流的纽带和桥梁，加强中医临床药学的学科建设和科学研究具有重要的现实意义与学术价值。

　　中医药学科的突出特点是中医理论和中药应用水乳交融，医药结合、互为一体。继承和发展中医药学，需要做到"医药圆融"。"医药圆融"是优秀中医药人才具有的传统特色和优势，历史上孙思邈、李时珍皆是既精岐黄医术、又熟谙本草药性的"医药圆融大家"。国医大师金世元一直倡导"医靠药治、药为医用，医药结合、形成合力"的学术思想。在"医药圆融"特色学术思想指导下，金教授在中药鉴别、调剂、炮制、中成药使用等领域，多有"医药有机融合"的独到见解。

　　金世元教授是我们敬仰的中药学大家，传承金教授中药炮制有关学术思想具有迫切的现实意义和重要的学术价值。翟华强等人总结金世元教授经验，利用学科交叉优势，紧抓学科发展前沿，历经数载、合撰本书，有利于传承中医药技艺。在《国医大师金世元中药炮制学讲稿》即将付梓之际，感谢作者群体对我的信任与鼓励，斯是好书，喜观厥成，谨志数语，乐为之序。

王永炎

中国工程院院士
中央文史馆馆员
中国中医科学院名誉院长

感谢师恩

系统继承中医药的宝贵知识和经验是中医药发展创新的源泉和基础。国医大师金世元教授是我国当代著名的中医药学家、主任中药师、首都国医名师，从事中医药工作 80 年，在中药炮制、中药调剂、中药鉴别、中成药合理使用等领域形成了较为完整的学术思想体系，传承金世元教授学术思想具有迫切的现实意义和学术价值。

2012 年 3 月 17 日，我们有幸参加了金世元、王永炎"医药圆融"联合收徒拜师会，光荣地成为"医药圆融"的一分子。会上两位老师表示中医药发展道路任重道远，并对我们九名弟子寄予了厚望。在跟师学习中，金老给我们拟订了详尽的教学计划和明确的学习目标。在授课学习中，金老师始终强调，中药以治病救人为目的，采收、产地加工、炮制等一系列过程，最终都要服务于临床医疗。金老师一直倡导"医靠药治、药为医用，医药结合、形成合力"，将中医药理论融为一体，形成了"医药圆融"的学术特色。

金老师丰富而曲折的学习及工作经历铸就了深厚的理论功底与实践基础，"精药通医"的知识结构更为金老师从事中医药事业提供了全新视角。老师始终不忘治病救人、提高临床疗效是中医药生存与发展的根本。正是在这一思想指导下，金老师在中药炮制、调剂、鉴别、中成药使用等领域，多有"医药融合"的独到见解。金老师不仅对中药生产加工环节的每一个步骤了如指掌，更能站在临床治疗的角度，分析这些步骤有益于临证使用的实际意义，既深得古人药性炮制理论，又契合当今组方配伍用药旨意。

九如之颂，松柏长青。金老师八十年悬壶济世，半世纪教学育人，风高学硕。目前虽已近百岁高龄，仍不辞劳倦、辛勤育才，认真培养学生与徒弟。金老师同许多医药界前辈一样，与中华人民共和国的医药事业同前进、共辉煌，为后学树立了光辉的榜样。敬祝金老师身体健康、寿逾期颐！

医药圆融团队

2024 年 8 月

前　言

国务院《中医药发展战略规划纲要（2016—2030年）》提出"收集整理名老中医的学术思想、临床经验和用药方法并进行系统研究，建立高效的传承方法和个体化诊疗体系；对传统制药技术和老药工经验进行深入研究，使之成为规范化的工艺技术"。传承名老中医药专家的学术思想，建立名老中医药专家的学术经验继承、保护和利用平台，具有重大的现实意义和学术价值。

国医大师金世元教授治学严谨、实事求是，一直倡导"医靠药治、药为医用，医药结合、形成合力"的学术思想。在"医药圆融"特色学术思想指导下，金老在中药鉴别、中药炮制、中药调剂、中成药使用等领域，多有"医药有机融合"的独到见解，不仅对中药生产加工环节的每一个步骤了如指掌，更能站在临床治疗的角度，分析这些步骤有益于临证使用的实际意义。

"其作始也简，其将毕也必巨"。传承国医大师金世元教授学术思想和用药经验具有迫切与重要的现实意义和学术价值。本书在编写过程中，全程得到金老的悉心指导，先生在九秩辛寿，仍七审其稿，其深厚的理论功底与渊博的实践基础永远是我辈楷模和学习典范！本书的编写得到了北京中医药大学金世元名老中医工作室各位老师的大力帮助，在此表示诚挚感谢。

本书得到中国科协调研宣传部项目（老药工学风作风大师精神传承新媒体作品的创作与传播）、国家中医药管理局数字中医药试点项目（中药调剂全流程数据融合医疗健康）以及国家自然科学基金项目（82374055）资助。《论语·述尔》有言："志于道，据于德，依于仁，游于艺。"衷心希望本书能够激起同仁们对中药传统炮制技艺的重视。虽然在编写过程中殚精竭虑，充分尊重原著，但能力有限，难尽如人意之处在所难免，敬祈广大读者提出宝贵意见，以便进一步修订和提高。

编者于北京中医药大学

2025年2月

目　录

总　论

各　论

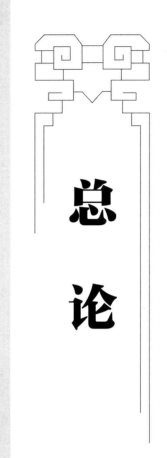

总 论

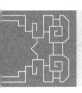

第一章　中药炮制学基本理论

中药炮制是根据中医药理论,依照辨证施治用药的需要、药物自身性质及调剂、制剂的不同要求所采取的一项制药技术。历代医药典籍文献中对其的称法还有"炮炙""修治""修制""修事""治削"等,虽各时代文献记载炮制技术时所用名词不同,但记载的内容都是一致的,现代已经规范使用为"炮制","炮"代表各种与火相关的加工处理技术,"制"则代表了各种更广泛的炮制方法,"炮制"一词概括了中药被制备成饮片的全部内涵。中药炮制学是专门研究中药炮制理论、工艺、规格标准、炮制品的临床应用、历史沿革及其发展方向的学科。其主要任务是遵循中医药理论体系,在继承传统的中药炮制理论和操作技术的基础上,应用现代科学技术进行整理和研究;阐明中药炮制原理,研究其与临床疗效的关系,以便进一步改进炮制方法,改善炮制工艺和设备,提高中药饮片质量,逐步实现中药炮制的现代化,使其更好地为人民健康事业服务。

第一节　中药炮制发展简史

中药的炮制方法、技术、炮制品的应用等散在于历代中医药文献中。以中药炮制为专著的历史文献主要有南朝刘宋时期雷敩的《雷公炮炙论》、明代缪希雍编著的《炮炙大法》和清代张仲岩所著《修事指南》。在中医药发展的历史长河中,中药炮制的发展呈现出递进式上升的发展规律,这种规律可以从中药炮制的文献整理中得以发现。从春秋战国开始到清代两千多年的历史中,中药炮制的发展大致可以分为四个历史时期,即萌芽启蒙期、理论形成期、技术细化期及成熟发展期。中华人民共和国成立后,在党和政府的重视下,中药炮制学进入了一个新的发展阶段,现代科学技术渗入传统的中药炮制领域,使得中药炮制从一门传统的制药技术发展形成中药炮制学科。

(一)萌芽启蒙期

中药的炮制是随着中药的发现和应用而产生的,有了中药就有了中药的炮制,其历史可追溯到原始社会。人类为了生活、生存,必须劳动生产,必须猎取食物。"食为民之本,民以食为天。"人类最先是"肉食",而后是"杂食"。渔猎时代,不食草木,当时所用药物也以动物为主。由于人类的繁衍,动物之类不够食用,则尝试以草木之类充饥。人们有时误食某些有毒植物或动物以致发生呕吐、泄泻、昏迷甚至死亡,有时则使自己的疾病减轻或消失,久而久之,这种感性知识的积累便形成了最初的药物知识。《淮南子·修务训》称:"神农……尝百草之滋味,水泉之甘苦,令民知所辟就。当此之时,一日而遇七十毒。"古人药食同源,在劳动和寻找食物过程中积累了初步的药物知识,同时也创造了药物的加工炮制。

1. 简单清洗、劈块、锉末——"净制、切制"萌芽　中药炮制的历史可以追溯到原始社会。药食同源，人类为了生存，在生活的过程中猎取鸟兽，采摘草木充饥，常由于误食某些植物或动物而中毒，或在这个过程中疾病逐渐减轻或消失，慢慢积累了可以治疗疾病的药物知识，将采到的药物经过洗净、斧劈成小块、锉为粗末等简单加工，便于服用，这便是中药炮制中净制、切制的萌芽。

2. **火的应用，炮生为熟——"火制"早期阶段**　《韩非子·五蠹》记载："上古之世……民食果蓏蚌蛤，腥臊恶臭，而伤害腹胃，民多疾病。有圣人作，钻燧取火，以化腥臊，而民悦之，使王天下，号之曰燧人氏。"《礼纬·含文嘉》则明确指出"燧人始钻木取火，炮生为熟，令人无腹疾，有异于禽兽"。将食物通过火的处理"炮生为熟"，以减少疾病的发生，并逐渐应用于药物方面，便形成了中药炮制中"火制"的雏形。

炮制在历史上记载为"炮炙"，均系采用"火"处理加工药物的方法。《说文解字》载："炮，毛炙肉也。"注文表示"毛炙肉，谓之不去毛炙之也"。《礼记·内则》载"涂之以谨（墐）涂，炮之"。郑玄注："炮者，以涂烧之为名也。"孙希旦集解："裹物而烧之谓之炮。"《说文解字》注："炙，炙肉也，从肉在火上。"《诗经·小雅·瓠叶》："炕火曰炙。"这些记载说明，"炮"与"炙"最初均起源于食物直接用火加工的方法，而应用在中药的炮制则源于药食同源，因而火的发现及其应用于药物的处理则成为中药炮制中"火制"的早期阶段。

3. **酒的发明，加酒浸渍——辅料炮制起始**　中国的酒文化源远流长，酒的发明并应用于药物的炮制是中药炮制中采用辅料炮制的源头。在殷墟出土的甲骨文中有"鬯"字，"鬯"就是具有芳香性的药酒，一般供祭祖用，说明在商朝就有应用酒浸泡药物的炮制技术，距今已有数千年历史。

4. **陶器的应用——炮制器具的进步**　中国是世界上最早开始陶器制作的国家，早在我国仰韶文化时期（公元前5000—前3000年），就有了砂锅、陶罐等存放食物和用于烹饪的器具。使用陶器作为药酒浸泡的容器，利用砂锅、陶罐煎煮药物，作为蒸、煮、煅等的炮制容器，使得中药炮制在炮制的器具上有了很大的进步，也促进了中药炮制技术和炮制品种的发展。

（二）理论形成期

在最初的中医药文献中，中药炮制仅有散在的品种和简单炮制方法的记载。《五十二病方》是我国考古学家在挖掘汉代马王堆墓冢中出土的帛书，记录有二百八十多个医方，其中记载了"炮、炙、燔、煅、细切、熬、酒醋渍"等炮制方法。如"取庆（蜣）良（螂）一斗，去其甲足；服零（茯苓）……以春；取商牢（陆）渍醯中；止出血者燔发；燔其艾；陈藿，蒸而取其汁"等，可见炮制的药物和炮制操作均很明确。

成书约在战国至秦汉时期的《黄帝内经》，在《灵枢·邪客》中，有"半夏秫米汤"治疗"邪气客人"的记载。该方中的半夏标注为"治半夏"即为修治过的半夏，研究表明当时的"治半夏"是用"汤洗"的方法进行炮制，以降低半夏的毒性。《素问·缪刺论》中记载的"左角之发……燔治"即现在的"血余炭"，也是迄今为止最早记载的炭药；在书中还出现了"㕮咀"，即药材被牙咬成小块或用工具劈成小块的饮片。

我国现存最早的药学专著《神农本草经》记载365种药物，其中13种中药应用了炮制技术，包括发芽炮制大豆黄卷，熬制鹿角胶、阿胶等。在该书的上卷中记载了药物炮制应遵循的基本要求"药有酸咸甘苦辛五味，又有寒热温凉四气及有毒无毒，阴干暴干，采造时月，生熟，土地所出，真伪陈新，并各有法"。同时指出"凡此七情，合和视之……若有毒宜制，可用相畏相杀尔，不尔勿合用也"。《神农本草经》记载的"阴干暴干"是药物干燥的常用方法,"采造时月"是药物的采收季节,"生熟"是进一步的炮制要求。如"露蜂房……火熬之良""桑螵蛸,生桑枝上,采蒸之""蜣螂……火熬之良""刺猬皮……酒煮杀之""贝子……火烧之良"等,并提出有毒药物可采用"相畏相杀"的配伍原则。另外,在矿物药的炮制技术上出现了炼制的方法,如"丹砂能化汞""朴硝炼饵服之"等,说明在《神农本草经》成书之际已经有初步的炮制技术和炮制原则。

《神农本草经》以后出现的汉代医书中,药物的炮制要求已经作为遣方用药必须遵循的基本法则。如汉代医圣张仲景的《金匮玉函经》在"证治总例"中记载"药物……有须烧炼炮炙,生熟有定",以及"凡㕮咀药,欲如大豆,粗则药力不尽",明确提出药物炮制的生熟异用,并初步阐述饮片粒度与药效的关系。这个时期,具体药物的炮制方法多标注在各药物处方脚注处。如张仲景的《伤寒论》"抵当汤":水蛭三十个,熬　虻虫三十个,熬,去翅足　桃仁二十个,去皮尖　大黄三两,酒浸。

总结这一时期的中药炮制方法,已经有净制的"去污、去芦、去节、去毛、去皮、去皮尖、去心、去核、去翅足、去咸",切制的"擘、破、㕮咀、斩折、锉、捣";水处理的"水浸、汤洗",加热处理的"煮沸、蒸、烧、熬、炮、炼、炒、炙",加辅料炮制的"酒洗、酒煮、苦酒煮"等。

(三)技术细化期

中药炮制经历了先秦和两汉时期临床用药的实践,已经初步形成了独特的炮制技术和炮制品,并被诸多经典医籍引用记载。从两汉后期至宋代,随着国家的日益昌盛,中医药逐步发展,新的炮制方法不断出现,从单一的酒或醋作为炮制辅料发展到采用多种辅料炮制,炮制的药物品种日趋增多,工艺程序渐渐复杂。在这一时期的医药典籍上不仅可以看到炮制方法,还有药物炮制作用的记载;并开始将原来只是零星标注在药物脚注处的炮制方法,总结归纳成通用的炮制原则;炮制技术、炮制工艺及炮制品被收载入政府官方颁布的本草书籍中。

南朝梁代陶弘景的《本草经集注》第一次系统归纳了各类药物的炮制通则:"凡汤中用完物皆擘破""诸虫先微炙""诸石皆细捣"等;并将"㕮咀"改为"切制",原因是"……旧方皆云㕮咀者,谓秤毕捣之如大豆者。……药有易碎难碎,多末少末,秤两则不复均,今皆细切之,较略令如㕮咀者,差得无末而粒片调和,于药力同出,无生熟也"。

在新的炮制方法上,东晋葛洪的《肘后备急方》明确提出药物中毒的解救,载有"诸药毒救解方",提出生姜汁解半夏毒,大豆汁解附子毒,常山、牛膝酒渍,为后世开启辅料炮制解毒提供了理论依据。

我国第一本炮制学专著《雷公炮炙论》成书约在南朝刘宋时期,雷敩总结以前诸多医药文献中的炮制方法和技术,编撰辑集。全书共分为三卷,既较为全面地总结了前人记载的炮制技术和方法,又将相关的炮制作用辑录于书中作为指导后世的药物炮制,至今仍具有较好的指导意义。

在炮制方法上,《雷公炮炙论》载有各类炮制技术:净制有"拣、去甲土、去粗皮、去节并沫、揩、拭、刷、刮、削、剥、浸、洗"等;切制有"切、锉、擘、捶、舂、捣、研、杵、磨、水飞"等;干燥的方法有"拭干、阴干、风干、晒干、焙干、炙干、蒸干"等;加热炮制的方法有"煮、煎、熬、炼、炒、炙、焙、炮、煅"等;加辅料炮制的方法有"酒浸、苦酒浸、蜜涂炙、同糯米炒、酥炒、麻油煮、糯泔浸、药汁制"等。

在炮制作用上,《雷公炮炙论》对一些药物为什么要炮制表述得比较清楚,如"半夏上有隙涎,若洗不净,令人气逆,肝气怒满""……用此沸了水飞过白垩,免结涩人肠也"。至今,《雷公炮炙论》上的很多方法和作用都可以用现代科学进行解释,如大黄采用蒸制的方法可以缓和其泻下作用;吴茱萸采用醋制的方法增加生物碱在煎液中的溶解度;茵陈的炮制"勿令犯火",因为其含有挥发油类成分;白芍需用"竹刀刮去皮"是因为铁刀刮皮可导致白芍泛红;知母、没食子炮制时"勿令犯铁器"是酚类成分遇铁发生颜色反应。

唐代的《新修本草》是世界上最早的官修本草。该书首次规定炮制辅料用酒醋,应"唯米酒、米醋入药"。该书中除收录了在其他医药文献中常见的"煨、燔、炒、蒸、煮"等炮制方法外,还记载了汉以后新增的"作糵、作曲、作豉、芒硝提净"等复杂工艺的炮制技术,并详尽记载了矿物药如"玉石、玉屑、丹砂、云母、石钟乳、矾石、硝石"等的炮制方法,炮制内容更为丰富和全面。这标志着中药炮制首次被官方重视,具有了权威性。

药王孙思邈的《备急千金要方》将各类药物炮制的通用法则单列为"合和篇",提出"诸经方用药,所有熬炼节度,皆脚注之,今方则不然,于此篇具条之,更不烦方下别注",类似于现今药典的炮制通则,"凡用甘草、厚朴、枳实、石楠、茵芋、藜芦、皂荚皆炙之","凡用麦糵、曲末、大豆黄卷、泽兰、芜荑皆微炒,干漆炒令烟断","凡汤酒膏药中,用诸石皆细捣之"。同时将有些药物的炮制工艺总结成固定程序的炮制方法,如造干黄精法、造干地黄法、造熟干地黄法等。

宋代,除了在唐代的基础上继续沿用相关炮制技术外,炮制作用从最初的减少副作用或降低毒性,拓展到增加或改变疗效;从重视汤剂处方药的炮制,发展到重视成药制剂中药物的炮制。王怀隐编著的大型方书《太平圣惠方》始载"乳制法";巴豆的去皮膜、加热压去油制霜的炮制工艺首次出现在该书中;并开始强调炮制程度的重要性,提出"……修治合度,分量无差,用得其宜,病无不愈……炮炙失其体性,筛箩粗恶,分剂差殊,虽有疗疾之名,永无必愈之效"。

宋代唐慎微编撰《经史证类备急本草》,简称《证类本草》,该书的特点是大量地辑录了宋以前医药文献、经方典籍的内容,包括现已失传的医药书籍内容。在该书中,炮制的内容出现在每种药物之后,载有详尽的炮制方法和制备工艺,为后世制药业提供了不可多得的炮制资料,现今重辑的《雷公炮炙论》就是根据《证类本草》引用《雷公炮炙论》原书的内容进行重新编辑成书。

宋代陈师文等编撰的《太平惠民和剂局方》,被称为我国第一本官颁药剂专著。在书中设专章"论炮炙三品药石类例"记载药物的炮制技术和作用,收载了185种中药的炮制方法和炮制要求,同时注明药物炮制前后的功效改变,如蒲黄"破血消肿生使,补血、止血炒用";强调炮制时"方入药用,凡有修合,依法炮制,分两无亏,胜也"。该书的炮制工艺和要求成为当时国家法定制药技术标准中的重要组成部分。

从两晋到宋末,中药炮制的发展形成了两个明显的特点,一是新的炮制技术和炮制品的增加,如乳汁制、羊脂油炙、白矾制、制霜、芒硝提净、吹咀改为切制等;二是将以前分散在处方中药物脚注的炮制技术按照药物类别进行初步归类,形成了具有规律的炮制通则,为后世的炮制理论形成奠定了基础。

金元时期,名医荟萃。金元四大家刘完素、张从正、李杲(号东垣)、朱震亨各有专长,并在各自的行医经历中初步总结具有自己医疗特色的炮制技术,对炮制品的作用开始归纳出初步的规律。明代医药学家在金元时期形成初步规律的基础上,进一步总结归纳各类炮制技术制备的炮制品在临床应用时的作用特点,并提升凝练,从而形成较为系统的中药炮制基础理论，这为后世中药炮制技术的进步、炮制方法的创新、炮制品种的拓展以及中药炮制学科的形成提供了理论依据。

元代王好古《汤液本草》引用李杲《用药心法》："黄芩、黄连、黄檗、知母，病在头面及手梢皮肤者，须用酒炒之，借酒力以上腾也。咽之下，脐之上，须酒洗之，在下生用"；"大凡生升熟降，大黄须煨，恐寒则损胃气。至于川乌，附子须炮，以制毒也"。王好古、李杲等名医的医疗实践为"酒制升提""生熟异用""炮制解毒"等理论的形成奠定了基础。葛可久《十药神书》提出了著名的"炭药止血理论""大抵血热则行，血冷则凝……见黑则止"，并按照此理论指导，组成了著名的炭药止血方剂"十灰散"。

（四）成熟发展期

明代缪希雍撰写的《炮炙大法》，是继《雷公炮炙论》后的第二本炮制专著。缪希雍在书中简单明了地将药物出处、采集时间、优劣鉴别、炮制方法、炮制辅料、炮制工艺、程序操作、药物贮藏等一一列出，有很好的参考价值。缪氏序录中写道"自为阐发，以益前人所未逮"，说明他是根据自己对炮制的理解进行编撰，并将前人医书中未能收载的炮制品和技术在其书中收录。缪希雍将前人的炮制技术归纳为："按雷公炮炙法有十七：曰炮、曰燀、曰煿、曰炙、曰煨、曰炒、曰煅、曰炼、曰制、曰度、曰飞、曰伏、曰镑、曰揉、曰曝、曰曝、曰露是也，用着宜如法，各尽其宜"。这就是对后世中药炮制发展有较大影响的"雷公炮炙十七法"。

明代徐彦纯编撰《本草发挥》，辑金元时期诸家的著作，进一步阐述酒制上升、以热制寒、盐制补心肺、童便制解毒的理论和作用。如"用上焦药须酒浸晒干。黄柏知母，乃治下部之药，久弱之人，须合用之者，酒浸曝干，恐寒伤胃气也""用附子、乌头者当以童便浸之，以杀其毒，可助下行之力也""心虚当盐炒之""以盐炒补心肺"等。

明代陈嘉谟编撰的《本草蒙筌》对后代中药炮制的发展产生了较大影响。该书第一次概括地将炮制遵循的原则、炮制依据的相畏相杀、相使相须配伍，以及辅料炮制的作用，采用韵语对仗形式系统整理成对句："凡药制造，贵在适中，不及则功效难求，太过则气味反失……匪故巧弄，各有意存。酒制升提，姜制发散，入盐走肾脏，仍仗软坚，用醋注肝经，且资住痛，……"由于《本草蒙筌》将明代之前各代分散在不同医药文献中的炮制技术和理论收集、整理、归纳，并将医药文献中的炮制内容高度概括和总结，形成了比较完整的炮制基本理论体系，读来朗朗上口，易读易记，因此一直为后世诵读并尊崇为炮制的最基本理论。

明代李时珍所著的《本草纲目》记载药物 1 892 种，其中的 330 味药物具有"修治"一项，就是李时珍撰录的炮制方法。在具有"修治"项的 330 味药中，有 144 条记载的是李时珍本人炮制用药的经验和方法，并在对前人的炮制方法质疑时，先将其他学者的方法记录下来，然后用自己的实践指出该方法的问题并加以纠正，这对于炮制技术的发展和药物炮制作用的阐明是一大进步。如"独活"项下，李时珍这样记载："雷敩曰：采得细锉，以淫羊藿拌……裹二日，暴干去藿用，免烦人心"，时珍曰"此乃服食家治法，寻常去皮或焙用尔"。李时珍认为雷敩的方法不切实用。在"砒石"条下，李时珍认为前代记载的炮制方法有问题，则指正道："雷敩曰：凡使用……入瓶再煅"，时珍曰"医家皆言生砒经见火则毒甚，而雷氏治法用火煅，今所用多是飞炼者，盖皆欲求速效，不惜其毒也"。《本草纲目》全书记载的炮制方法有近 20 大类，其中多数"修治"方法至今仍在广泛应用。

清代中药炮制技术和品种在明代形成的炮制理论影响下，继续拓展，具体药物的炮制技术和品种因有理论指导而不断增加，炮制工艺的繁杂在清代达到了顶峰。

清代刘若金所著的《本草述》收载具有炮制品的药物300多种,详尽记述了每种药物的各种炮制方法、炮制作用、炮制目的以及理论依据。杨时泰将《本草述》删节、精简修订成《本草述钩元》,更加精练。如黄芪"治痈疽生用,治肺气虚蜜炙用,治下虚盐水或蒸或炒用"等,说明黄芪通过不同的炮制方法形成的不同炮制品可以适应临床不同的病症。

清代张仲岩编撰成的《修事指南》,成为继《雷公炮炙论》《炮炙大法》以后的第三本炮制专著。这本炮制专著是在明代《证类本草》《本草纲目》等收载药物的炮制品种、炮制技术和理论的基础上,经过整理归纳编撰而成。书中收载药物232种,进一步阐明炮制对于药物临床疗效的重要性:"凡修事各有其故,因药殊制者一定之方,因病殊制者变化之用";"炮制不明,药性不确,则汤方无准而病症不验也"。其进一步拓展了陈嘉谟辅料炮制的种类和理论:"吴茱萸汁制抑苦寒而扶胃气,猪胆汁制泻胆火而达木郁……,炙者取中和之性,炒者取芳香之性……"《修事指南》在归纳整理炮制作用,系统阐述炮制技术,总结、拓展炮制辅料及炮制理论方面较前两本专著有了更大的进步。

清代李中梓《本草通玄》除了对辅料的炮制作用有论述以外,增加了对炮制品的炮制程度要求:"煅则通红,炮则烟起,炒则黄而不焦,烘则燥而不黄。"赵学敏的《本草纲目拾遗》除了将《本草纲目》收载的药物和炮制品、炮制技术进行拾遗补缺外,还特别收录了近70种炭药,并将张仲景提出的"烧灰存性"的理论拓展到"炒炭存性",说明应用炒制技术可以制备炭药,但必须炒炭存性。其在《本草纲目拾遗》中还根据自己对炮制的认识和理解对当时市场上的一些炮制技术和品种质疑:"今药肆所售仙半夏,惟将半夏浸泡,尽去其汁味,然后以甘草浸晒……全失本性……是无异食半夏渣滓,何益之有。"

清代的中药炮制因为有了明代时期总结归纳的炮制基础理论,医药学家在临床辨证治病、组方用药时可在炮制理论指导下,改进或创新炮制方法,拓展药物的炮制品种,以应用于不同病症和不同方剂的配伍。中药炮制历经两千多年的发展,在中医临床上已经被医家充分认可并得到广泛的应用。

中华人民共和国成立之后,党和政府非常重视具有中医药特色的中药炮制技术,将其作为国粹加以继承发扬和提高。《中华人民共和国药典》(以下简称《中国药典》)从1963年版起,将中药炮制通则收载在凡例中,并在一些药物项下列出它们的炮制品,以后的每一版药典均在凡例中单列炮制通则,并不断增加中药的炮制品种和质量标准,中药炮制规范成为国家药品生产必须遵照的法典。随着现代科学技术的进步和社会需求的增长,中药炮制在历史文献资料整理、临床用药经验总结、专业技术人才培养、炮制科学内涵研究、技术工艺方法改革、炮制品种临床应用、中药饮片规范生产、饮片质量监控提高等多方面得到了全面发展。中药炮制已经从一门传统、独特的制药技术发展成为融传统理论和现代科学为一体的综合性专业学科。

第二节 中药炮制传统理论

中药炮制的传统理论非常丰富,指导着中药的生产和临床应用。传统中药炮制理论可归纳为八方面:中药制药论、中药生熟论、辅料作用论、炭药止血理论、七情相制论、净制理论、切制理论和贮藏理论。

(一)中药制药论(制药原则)

清代徐灵胎《医学源流论》:"凡物气厚力大者,无有不偏;偏则有利必有害。欲取其利,而去其害,则用法以制之,则药性之偏者醇矣。其制之义,又各不同,或以相反为制,或以相资为制,或以相恶为制,或以相畏为制,或以相喜为制。而制法又复不同,或制其形,或制其性,或制其味,或制其味,或制其质,此皆巧于用药之法也。"可称为传统的制药原则。

相反为制:是指用药性相对立的辅料或中药来炮制,以制约中药的偏性或改变药性。如用辛热升提的酒炮制苦寒沉降的大黄,能够缓和其苦寒之性,使药性转降为升;用辛热的吴茱萸炮制苦寒的黄连,可制其大寒之性;用咸寒润燥的盐水炮制温燥的益智仁,可缓和其温燥之性。

相资为制:指用药性相似的辅料或中药来炮制以增强药效,相当于中药配伍中的"相须""相使"。如用咸寒的盐水炮制苦寒的知母、黄柏,可增强其滋阴降火作用;用辛热的酒炮制辛热的仙茅,增强其温肾助阳之功;以蜜制百合、款冬花可增强其润肺止咳的功效。

相畏为制:是指用某种辅料或中药来炮制以制约另一种中药的毒副作用,相当于中药配伍中的"相畏""相杀"。如生半夏有毒,使人呕吐,生姜发表止呕,以生姜炮制半夏可以抑制半夏的呕吐副作用,降低毒性,同时增强化痰止咳之功。

相恶为制:利用某种辅料或中药来炮制以减弱某些中药的毒副作用,实际上是中药配伍中"相恶"在炮制中的延伸应用。《本草纲目》解释为"相恶者夺我之能也",即指两种中药合用,一种中药能使另一种中药作用降低或功效丧失,一般属于配伍禁忌。但当中药的某种功能太过或不需要这种功能时,可采用相恶的方法来炮制。如枳实破气作用过强,可用麸炒的方法来缓和;苍术芳香燥烈,米泔水甘平,益气除烦,可缓和苍术的燥性;木香辛散理气之性较强,一般忌加热,但当用于实肠止泻时,必须加热煨制,以缓和辛散之性,增强止泻之功。

相喜为制:指用某种辅料或中药来炮制,以改善中药的形色气味,提高患者的信任感和接受度,利于服用,发挥药效,增强商品价值。如以醋制乳香、没药,麸炒僵蚕可祛除药物的不良气味,起到矫臭矫味的效果,利于患者服用。

制其形:是指通过炮制改变中药的外观形态和分开药用部位。中药因形态各异,体积较大,不利于调剂和制剂,所以在配方前都要加工成饮片,常通过碾、捣或切制等处理方法来达到目的。如种子类中药一般需要炒黄后应用,即"逢子必炒""逢子必捣";根及根茎类中药根据质地不同切成薄片或厚片,不同药用部位功效有异,需分开入药,如麻黄、当归等。

制其性:是指通过炮制改变中药的性能,或抑制中药过偏之性,免伤正气,或增强中药的寒热温凉之性,或改变中药的升降浮沉等性质,满足临床用药的需要。如酒制黄连。

制其味:是指通过炮制调整中药的五味或矫正劣味。根据临床用药要求,用不同的方法或辅料炮制,可以改变中药固有的味,使某些味得以增强或减弱,达到"制其太过,扶其不足"的目的;或通过某种辅料或方法矫正中药本身的不良气味,使患者易于接受,如醋制乳香、没药等。

制其质:是指通过炮制改变中药的质地。许多中药质地坚硬,改变中药的质地,有利于中药有效成分的煎出,可以最大限度地发挥中药疗效。如王不留行炒至爆花,穿山甲、龟甲、鳖甲砂炒至酥脆,矿物药煅或淬等,均有利于煎出有效成分或易于粉碎。

(二)中药生熟论

中药生熟概念的提出最早见于《神农本草经》,在"序例"中就有"药有酸咸甘苦辛五味,又有寒热温凉四气,及有毒无毒,阴干暴干,采造时月,生熟,土地所出,真伪陈新,并各有法"的陈述。汉代名医张仲景在《金匮玉函经》卷一"证治总例"中也明确指出"有须烧炼炮炙，生熟有定"，总结出中药有生用、熟用之分。明代傅仁宇在《审视瑶函》中进一步明确用药生熟各宜："药之生熟，补泻在焉。剂之补泻，利害存焉。盖生者性悍而味重，其攻也急，其性也刚，主乎泻。熟者性醇而味轻，其攻也缓，其性也柔，主乎补。补泻一差，毫厘千里，则药之利人害人判然明矣……殊不知补汤宜熟用，泻药不嫌生："形成了中药生熟理论。

生泻熟补：有些中药生品具有泻下作用，炮制后泻下作用缓和，能够产生滋补功效。其中"泻"包括降泄和清泻。降泄是指直接的泻下作用；而清泻主要是指能够降低机体功能的作用。生品降泄炮制后滋补，如何首乌，生用能通便解疮毒，制熟则补肝肾、益精血、乌须发。桑螵蛸蒸熟后可消除其致泻的副作用，增强补肾助阳、固精缩尿的功能。生品清泻炮制后滋补，如生地黄清热凉血主泻，熟地黄滋阴补血主补。泻是由于其性寒凉，补则由于其温性，同时因为苷类成分在蒸制后水解，糖类增加。如甘草"生则泻火，炙则温中"；蜂蜜亦有同样说法，传统认为生则性凉能泻火，熟则性温能补中。

生峻熟缓：有些中药生品作用猛烈，制熟后大为缓和。如大黄，生品攻下作用很强，走而不守，直达下焦，有推墙倒壁之功；制成熟大黄，泻下作用明显缓和，不伤胃，主要是由于泻下成分蒽醌类化合物水解成苷元所致。又如枳实，生用破气作用较强，麸炒后可缓和其峻烈之性，免伤正气，即"麦麸皮制抑酷性勿伤上膈"。牵牛子、芫花、甘遂、商陆等，生品药性峻烈，制熟后都得到缓和，主要是因其泻下的苷类成分有不同程度的水解，使泻下作用缓和。

生毒熟减：有些中药生品毒性很强，如乌头、巴豆、马钱子、斑蝥等，必须用各种方法处理以制其毒。乌头可用清水煮或蒸来降毒，主要是因为乌头碱受热水解。马钱子可砂烫，使其士的宁及马钱子碱开环氧化，形成异士的宁的氮氧化物及异马钱子碱的氮氧化物，降低毒性。斑蝥可用低浓度的碱来炮制，使斑蝥素直接生成斑蝥酸钠而达到减毒作用。巴豆制霜炮制后去掉了巴豆油和毒蛋白，使毒性降低。从生到熟，药材的毒性由大毒减到低毒甚至无毒，保证了临床用药的安全有效。

生效熟增：中药制熟后可明显增强疗效。一些止咳平喘药，如紫菀、枇杷叶、款冬花等，蜜炙后皆能增强润肺止咳作用。醋制延胡索可增强止痛作用，主要是由于延胡索中的生物碱生成盐，增大溶解度而增强疗效。酒炙牛膝可增强活血通络的功能。盐炙巴戟天可增强补肾阳、强筋骨的作用。

生行熟止：是指有些药物生品具有行血、活血的作用，制熟后则止血。如蒲黄"行血生用，止血炒黑"；牡丹皮生用活血祛瘀，制炭后止血；卷柏"生用破血，炙用止血"。

生打熟补：生三七有散瘀止血、消肿定痛之功，常用于跌打损伤，有止血不留瘀的特点；熟三七则有补气补血之功，故有"生打熟补"之说。

中药之生熟，虽一字之差，却效异千里，不可滥制，不可妄用。药家制药必定生熟，医家处方必斟生熟。中药生熟的根本是化学成分发生了变化而导致药理作用的不同，因此研究中药生熟的变化机制有助于阐明炮制原理。

（三）辅料作用论

历代医药家不仅用辅料炮制药物，还重视辅料对中药药性及功用的影响，不断创立中药炮制新方法、新理论，并用于指导中药炮制品的临床应用，形成了中药炮制学中非常重要的辅料作用论。明代陈嘉谟在《本草蒙筌》的"制造资水火"中提出："酒制升提，姜制发散，入盐走肾脏仍仗软坚，用醋注肝经且资住痛，童便制除劣性降下，米泔制去燥性和中，乳制滋润回枯助生阴血,蜜制甘缓难化增益元阳,陈壁土制窃真气骤补中焦,麦麸皮制抑酷性勿伤上膈,乌豆汤、甘草汤渍曝并解毒致令平和,羊酥油、猪脂油涂烧,咸渗骨容易脆断……"首次系统概括了辅料炮制药物的主要作用。

酒制升提:指中药用酒炮制可引药上行。

姜制发散:指中药用姜汁炮制可取温经发散之功,增强中药疗效。

入盐走肾脏仍仗软坚:指中药用盐水泡制可引药入肾经,更好地发挥其软坚散结的作用。

用醋注肝经且资住痛:指中药用醋炮制可以引药入肝经且有协同疏肝止痛的功效。

童便制除劣性降下:指中药用童便炮制可除去中药的毒副作用,引药下行以滋阴降火。

米泔制去燥性和中:指中药用米泔水炮制,可除去其温燥之性,增强健脾和胃之功。

乳汁制滋润回枯助生阴血:指中药用乳汁炮制可使其补血润燥之功增强,使血亏所致的形体羸瘦,燥渴枯涸之症得以恢复。

蜜制甘缓难化增益元阳:指中药用蜂蜜炮制可借蜂蜜之味甘难溶之性,赋中药以缓急止痛之功,并能增强补中益气及补肾益元之效。

陈壁土制窃真气骤补中焦:中药用日久之陈壁土来炮制,可借真气发生之火,迅速达到补益中焦脾胃之功效。

麦麸皮制抑酷性勿伤上膈:上膈,即膈上,宗气所存之地。指中药用麸皮炮制可以缓和中药的燥烈之性,而免伤宗气。

乌豆汤、甘草汤渍曝并解毒致令平和:指中药用乌豆汤、甘草汤浸渍,然后日晒,可减缓其毒副作用。

羊酥油、猪脂油涂烧,咸渗骨容易脆断:指中药用羊酥油、猪脂油涂烧,容易渗入骨内,易于粉碎。

（四）炭药止血理论

葛可久在《十药神书》中首先提出"炭药止血"的理论:"大抵血热则行,血冷则凝……见黑则止。"著名的"十灰散"就是该书的方剂之一。为什么说血见黑止呢?《十药神书》亦解释:"经云:北方黑色,入通于肾,皆肾经药也。夫血者,心之色也,血见黑即止者,由肾水能制心火,故也。"关于炒炭存性,清代名医陈修园说:"今药肆中只知烧灰则变成黑色,而不知存性二字大有深意,盖各药有各药之性,若烧之太过则成死灰无用之物。"

（五）七情相制论

《神农本草经》记载:"若有毒宜制,可用相畏相杀者,不尔,勿合用也。"首次提出了按七情和合理论进行炮制,用相畏相杀配伍制约中药的毒性,如半夏畏生姜,即生姜可解半夏毒。

（六）净制理论

张仲景《金匮玉函经》提出"或须皮去肉,或去皮须肉,或须根去茎,又须花须实,依方拣采,治削,极令净洁",强调用药部位的纯正。

（七）切制理论

陈嘉谟《本草蒙筌》提出切制理论,如"古人口咬碎,故称㕮咀,今以刀代之,惟凭铔用,犹曰咀片,不忘本源,诸药铔时,须要得法,或微水渗,或略火烘。湿者候干,坚者待润,才无碎末,片片薄匀;状与花瓣相侔,合成方剂起眼,仍忌铔多留久,恐走气味不灵,旋铔应人,速能求效",既提出了㕮咀和咀片的来历,又说明了软化切制的方法。

（八）贮藏理论

陈嘉谟《本草蒙筌》提出贮藏理论："凡药贮藏，宜常提防，阴干，曝干，烘干，未尽去湿，则蛀蚀霉垢朽烂不免为殃，……见雨久者火频烘，遇晴明向日旋曝。粗糙旋架上，细腻贮坛中。"

第二章　中药炮制的目的及对药物的影响

中药材经炮制后成为中药饮片。中药饮片是中医临床预防和治疗疾病的物质基础，炮制使中药的效应物质基础产生不同程度的变化，其性味、归经、升降浮沉及有毒无毒有所调整或改变，从而达到降低毒性、提高疗效等目的。根据中医临床辨证施治的需要，可合理选择不同炮制品，提高中医用药疗效的准确性和可靠性。

第一节　中药炮制的目的和意义

中药来自自然界的植物、动物、矿物等，它们或质地坚硬、个体粗大，或含泥沙杂质，或有较强毒性或副作用，一般不能直接应用于临床。另外，中药成分复杂，性味多有偏颇，且一药多效，经加工炮制后，可降毒纠偏、调整药性，使其适应临床需要，因此中药炮制的目的主要是"解毒""增效"，兼能保证临床用药准确、利于贮藏和保存药效等。中药材经不同炮制方法炮制后其作用各不相同，中药炮制的目的主要有以下八方面。

（一）降低或消除药物的毒性或副作用

许多中药虽有较好的疗效，但毒性较大，临床应用安全性低。《中国药典》2020年版收载的有毒中药，其中有大毒者10种，有毒者42种，有小毒者30种。有毒中药通过炮制，可以降低其毒性或副作用，如川乌、草乌、附子、天南星、半夏、大戟、甘遂、巴豆、马钱子、斑蝥等。炮制解毒的方法很多，如浸渍、漂洗、水飞、砂炒、蒸、煮、复制霜等。

有些药物具有过偏之性，临床应用易产生副作用，通过炮制可以改变药性，去除或降低药物的副作用，更好地发挥疗效，保证临床用药安全。如何首乌生品可解毒、消肿、润肠通便，如用于体虚患者，则易损伤正气；经黑豆蒸制后，致泻的结合性蒽醌成分减少，补益肝肾作用得以更好地发挥。

（二）增强药物疗效

药材经过炮制条件下的热处理后，其细胞组织及所含成分发生一系列物理、化学变化，可使难溶于水的成分水溶性增加。古人认为，"决明子、莱菔子、芥子、苏子、韭子、青葙子，凡药用子者俱要炒过，入药方得味出"。这是因为多数种子类药材外有硬壳，疏水性强，在煎煮过程中影响溶媒的浸润和渗透，造成药效成分不易被煎出，经加热炒制后种皮爆裂，质地变疏松，增加了与溶媒的接触面积，有利于成分的解吸与溶解，从而便于成分煎出。这就是后人"逢子必炒"的依据与用意。

药物在炮制过程中可能产生新成分或者增加有效成分的含量，从而增强疗效。如槐米炒炭后鞣质含量增加，从而增强了止血作用。炉甘石煅制后，碳酸锌转化为氧化锌，增强解毒、明目退翳、收湿敛疮的作用。

炮制过程中加入辅料与药物起协同作用，从而增强疗效。如款冬花、紫菀等止咳化痰药经蜜炙后,增强了润肺止咳的作用,这是因为熟蜜有甘缓益脾、润肺止咳之功,作为辅料被应用后与药物起协同作用,从而增强了疗效。现代实验证明,胆汁制南星能增强天南星的镇痉作用,甘草制黄连可使黄连的抑菌效力提高数倍。可见药物经炮制后,可以从不同方面增强其疗效。

(三)改变或缓和药物性味

中药的性味主要是以寒、热、温、凉(即"四气")和酸、苦、甘、辛、咸(即"五味")来表示性能。性味偏盛的药物,临床应用时往往会有一定的副作用。如过寒伤阳,过热伤阴,过酸损齿,过苦伤胃,过甘生湿,过辛耗气,过咸生痰。药物经过炮制,可以改变或缓和药物偏盛的性味,以达到改变药物作用的目的,扩大其应用范围,以密切结合临床实际要求。如天南星苦辛温,功能燥湿化痰,祛风解痉,善治湿痰咳嗽,风痰眩晕,中风喎斜等病,如经牛胆汁制后为胆南星,性变苦凉,可涤热痰,平息肝风,常用于小儿高热痰盛,惊风抽搐;又如马兜铃性偏苦寒,生用每致人呕吐,经蜜制后,缓和其苦寒之性,且可增强止咳祛痰作用;再如桑白皮生用性寒,泻肺行水作用较强,多用于水肿胀满,蜜制后性寒偏润,多用于肺热喘咳。

(四)改变或增强药物的作用趋向

中药的作用趋向以升降浮沉来表示。中药通过炮制,可以改变其升降浮沉的特性。如莱菔子味辛、甘,性平偏温,作用升浮,但为种子,质量沉降,古人认为,该药能升能降。生莱菔子,升多于降,用于涌吐风痰;炒莱菔子,降多于升,用于降气消痰,消食除胀。故李时珍曰莱菔子"生能升,熟能降,升则吐风痰,散风寒,发疮疹,降则定痰喘咳嗽,调下痢后重,止内痛,皆是利气之效"。现代研究表明,在离体家兔肠管实验中,莱菔子的炒制品对抗肾上腺素的作用强于生品。由此可见,临床应用莱菔子的炒制品作消导药是有一定道理的。

炮制辅料对药物作用趋向的影响至关重要。《本草纲目》记载:"升者引之以咸寒,则沉而直达下焦;沉者引之以酒,则浮而上至巅顶。"酒能升能散,宣行药势,是炮制中最常用的液体辅料之一,古人对其作用概括为"酒制升提"。大黄苦寒,为纯阴之品,其性沉而不浮,其用走而不守,经酒制后能引药上行,先升后降。元代李杲认为,大黄治下焦疾病,"若邪气在上,非酒不至,若用生品,则遗至高之邪热,病愈后,或目赤,喉痹,头肿,膈上热痰"。黄柏禀性至阴,气薄味厚,主降,生品多用于下焦湿热。酒制后可略减其苦寒之性,并借助酒的引导作用,以清上焦之热,如上清丸中的黄柏用酒制,转降为升。

(五)改变药物的作用部位或增强对某部位的作用

中医对疾病的部位通常以经络、脏腑来归纳,中药的作用部位常以归经来表示。归经以脏腑经络为基础,所谓某药归某经,即表示该药对某些脏腑和经络有明显的选择性。如苦杏仁可以止咳平喘,故入肺经;可润肠通便,故入大肠经。临床上有时一药入多经,使其作用分散,通过炮制调整,可使其作用专一。如柴胡、香附等经醋制后有助于引药入肝经,利于更好地治疗肝经疾病。小茴香、益智仁、橘核等经盐制后,有助于引药入肾经,能更好地发挥治疗肾经疾病的作用。

(六)便于调剂和制剂

调剂过程需要按处方分剂量,制剂过程一般要先进行前处理。植物类中药材来源于植物的根、茎、藤、木、花、果、叶等,经水制软化,切制成一定规格的片、丝、段、块后,可便于调剂时分剂量、配药方。矿物类、甲壳类及动物化石类药材一般质地坚硬,不易粉碎和煎出其有效成分,不利于制剂和调剂,因此必须通过加热等处理,使其质地酥脆而便于粉碎。如砂烫醋淬穿山甲、龟甲、鳖甲,蛤粉烫阿胶,火煅赭石、寒水石,火煅醋淬自然铜等。

在药材从质坚变为酥脆的同时，也可达到增加其药效成分溶出，有利于药物在体内的吸收等目的。如阿胶生品质硬脆，受热易粘连，阿胶蛤粉炒制后质地酥脆，易于粉碎和制剂。又如龟甲经砂烫醋淬后，其热水溶出率增加约6倍。此外，还有一些质地坚硬的贵重药材，常研成细粉，随汤药冲服，如羚羊角粉、犀角粉、珍珠粉、三七粉、沉香粉等。药材经不同的方法炮制，对于调剂和制剂非常有利。

（七）提高药物净度，便于贮藏保管

一般药材在采收、运输、保管过程中常混有沙土、杂质，或发生虫蛀或霉败，或混有非药用部位。因此，在炮制前必须经过严格的分离或洗刷，使其达到一定的净度，以保证临床用药的卫生和剂量准确。如根及根茎类药物的芦头（残茎）、皮类药物的粗皮（栓皮）；动物类药物的皮肉血垢，以及头、足、翅等，矿物类药物的泥沙、苔藓等，均应除净。有些植物药虽同出一体，但由于药用部位不同，其作用亦异。如麻黄茎能发汗，但根能止汗，应分别入药。药物经过加热处理，可以进一步干燥或杀死虫卵，有利于贮藏；有些含苷类成分的药物经加热处理，能使其中与苷共存的酶失去活性，可以久贮不变质，同时也避免了苷类成分在贮藏过程中被酶解而使疗效降低。

（八）矫味矫臭，便于服用

中药一般具有特殊的气味，某些动物类药材（如紫河车、僵蚕、海螵蛸等）、树脂类药材（如乳香、没药等）以及其他具有特殊不良气味的药味，往往为患者不喜，服后有恶心、呕吐等不良反应。为了便于服用，常用酒制、蜜制、水漂、麸炒、炒黄等方法进行炮制，能起到矫味矫臭的效果。如麸炒僵蚕，醋炒鸡内金、五灵脂，黄酒炒常山或黄酒蒸制紫河车、乌梢蛇，滑石粉烫刺猬皮等，皆可达到矫味矫臭的目的，以利于服用。

第二节　中药炮制对药性的影响

药性是指药物的性质和功能，主要包括四气、五味、升降浮沉、归经、有毒无毒。药物各有一定的性能，是其作用的功效基础。药物通过炮制，可对性能产生很大影响。

（一）炮制对四气、五味的影响

四气、五味是中药的基本性能。它是按照中医的理论体系，经临床反复检验后归纳出来，用于说明各种药物的性质和功能。炮制常对药物的气味和功效产生影响。如黄连为大苦大寒的药物，经辛温的生姜汁制后能减其苦寒之性，即所谓以热制寒，也称为"反制"；若用胆汁炮制，则能加强黄连的苦寒之性，所谓寒者益寒，谓之"从制"。

中药药性是临床用药的基本依据，由于性味的改变，治疗作用也随之有所不同。如生地黄性味甘苦寒，功能清热凉血，养阴生津；经黄酒蒸制后为熟地黄，其性味变为甘温，功能补血滋阴，生精益髓。

（二）炮制对升降浮沉的影响

升降浮沉是指药物作用于机体的趋向而言。一般来说，辛、甘味药物，性多温热，属阳，多有升浮作用；酸、苦、咸味药物，性多寒凉，属阴，多有沉降作用，这也是药物的属性。但属性经过炮制往往可以改变。如砂仁功能行气和中，开胃消食，作用在中焦；经盐制后，则可下行温肾，治小便频数。大黄生用苦寒直降，走而不守，具有荡涤肠胃，泻热通便之功；经黄酒浸炒，却能引药上行，驱热下降，主治头目诸热。

正如李时珍所说："升者引之以咸寒，则沉而直达下焦；沉者引之以酒，则浮而上至巅

顶。"由此可知炮制对药物的作用趋向确实有较大影响。

（三）炮制对归经的影响

归经，即药物对某些脏腑、经络的病变起主要治疗作用。药物经过不同辅料炮制后，对归经有一定的影响，或改变归经，或引导药力直达病所，能够在一定的脏腑经络更好地发挥疗效。

《本草蒙筌》指出："入盐走肾脏仍仗软坚，用醋注肝经且资住痛。"如柴胡生用功能发表和里，升举阳气；醋炙后，可缓和升散之性，重点在于引药力入肝经，增强疏肝解郁作用。知母生用功能清热泻火，润肺止咳；经盐制后，可引药力下行，专于入肾，增强滋阴降火、退虚热的功效。

（四）炮制对有毒无毒的影响

有毒中药通过炮制，可以降低其毒性或副作用，如川乌、草乌、附子、天南星、半夏、大戟、甘遂、巴豆等。

有些药物具有过偏之性，临床应用易产生副作用，通过炮制可以去除或降低药物的副作用，更好地发挥疗效，保证临床用药安全。

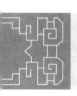

第三章 中药炮制法的分类及辅料

第一节 中药炮制法的分类

中药炮制的分类多见于历代本草著作的凡例、序论、专章中。陶弘景在《本草经集注·序灵》"合药分剂料理法则"中，将中药炮制方法与药用部位结合起来进行论述。如"凡汤中用完物皆擘破，干枣、栀子、瓜蒌子之类是也；用细核物亦打破，山茱萸、五味子、蕤核、决明之类是也。"说明凡是果实种子类中药要打碎。"凡用桂枝、厚朴、杜仲、秦皮、木兰辈，皆去削上虚软甲错处取之。"这是现今最早的炮制方法的分类。宋代《太平惠民和剂局方》将炮制依据药物来源属性进行分类。明代缪希雍将当时的炮制方法归纳为"雷公炮炙十七法"，陈嘉谟提出火制、水制、水火共制三类分类法。近代在三类分类法的基础上增加修治、其他制法而成五类分类法。现代一些工具书采用了药用部位分类法，教材采用工艺与辅料相结合的分类法。

（一）雷公炮炙十七法

明代缪希雍在《炮炙大法》卷首，对当时的炮制方法进行了归纳，云"按雷公炮炙法有十七：曰炮、曰爁、曰煿、曰炙、曰煨、曰炒、曰煅、曰炼、曰制、曰度、曰飞、曰伏、曰镑、曰揉、曰曝、曰曝、曰露是也，用者宜如法，各尽其宜。"

1. **炮** 即将药物包裹后烧熟或直接置高温下短时间急剧加热至发泡鼓起，药物表面变焦黑或焦黄色的一种火制方法。古代操作多为"裹物烧"，如《五十二病方》中的"炮鸡"是将鸡裹草涂泥后将鸡烧熟，直至炮生为熟。现代的"炮"即用炒法将药物炒至微黑，如炮姜；或以高温砂炒至发泡，去砂取药，如炮甲珠等。

2. **爁** 《淮南子·览冥训》云："火爁焱而不灭。"《集韵》云："火焚也。"是对药物进行焚烧、烘烤之意。如《太平惠民和剂局方》云："骨碎补，爁去毛。"

3. **煿** 《玉篇》云："爆，落也，灼也，热也。"《说文解字》云："灼也，暴声。"《广韵》云："迫于火也。"徐依云："火裂也。是以火物，使之干燥爆裂。"此法常用于具有硬壳果实类药材的炮制。

4. **炙** 《说文解字》云："炮肉也，从肉在火上。"是将药物置火上烤黄、炒黄或用液体辅料拌润炒至一定程度的炮制方法。《五十二病方》之"炙蚕卵"及"炙梓叶"，是将药物置于近火处烤黄。张仲景用的炙阿胶同于"炒"。雷敩的"羊脂炙"是指涂料后再炒。《太平惠民和剂局方》的"炙"与"炒"区别不明显，如该书中"炒香"与"炙香"即无区别。现已基本统一，"炙"即药物加液体辅料后，用文火炒干，或边炒边加液体辅料，直至炒干。

5. **煨** 陶弘景谓煨为"煻灰炮"，即将药物埋在尚有余烬的灰火中缓慢令熟的意思。现在已广泛采用的面裹煨、湿纸裹煨等，是在原法基础上的发展。

6. **炒**　汉代以前"炒"法少见,是将药放入容器内置于火上加热,使之达到所需的程度。雷敩时代已有麸皮炒、米炒、酥炒、酒炒等加辅料炒法,宋代《太平惠民和剂局方》中记述的炒法更多,现在炒法已成为炮制操作中的一类主要方法。

7. **煅**　古代又称为"燔""烧""炼"等,是将药物在火上煅烧的方法,多应用于矿物药与贝壳类药物的炮制,如云母、矾石的"烧",张仲景的"炼"钟乳石实际上即是"煅"。有些药物煅后常配合液体辅料淬制,以利于溶解和粉碎,如醋淬自然铜。

8. **炼**　是指将药物长时间用火烧制,其含义比较广泛,如炼丹、炼蜜等。

9. **制**　《增韵》云:"正也,御也,检也,造也。"为制药物之偏性,使之就范的泛称。通过制,能改变某些固有的性能。汉代即已应用姜制厚朴、蜜制乌头、酒制大黄、酥制皂荚等。可见制的方法较多,并随辅料、用量、操作方法等不同而变化,常对不同药物作不同的处理。

10. **度**　指度量药物大小、长短、厚薄、范围等。《五十二病方》中某些药物是以长度来计量的,如黄芩长三寸,杞本(地骨皮)长尺,大如指。随着历史的发展,后来逐步改用重量来计量。现在"度"多指衡量事物的发展过程及标准程度。如乌头、附子水漂至微有麻辣为度,种子类药材炒至种皮爆裂、香气逸出为度,蜜炙药物炒至辅料渗入药材内部不粘手为度等。

11. **飞**　指"研飞"或"水飞"。研飞为干磨,使成细粉;水飞为加水研磨,取其混悬液,干燥后可得极细粉末,如水飞朱砂、水飞炉甘石等。有时也指炼丹过程中的升华过程,即将几种矿物加热炼制,以取其化合后的升华物,如炼制升丹。

12. **伏**　一般指的是"伏火",即药物按一定程序于火中处理,经过一定时间的烧制,达到一定的要求。药物不同,伏火的要求亦不同,如伏龙肝,系指灶下黄土经长时间持续加热而成,其中氧化物较多,呈弱碱性,已非一般黄土。

13. **镑**　是利用一种多刃的刀具将坚韧的药物刮削成极薄的片,以利调剂,如镑檀香、牛角等,现代多用其他工具代替。

14. **揉**　打击、切割之意,使药材破碎。

15. **曝**　即晒。如白居易诗中有"其西曝药台"的记载。

16. **曝**　是指在强烈的阳光下曝晒。

17. **露**　指药物不加遮盖地日夜暴露之,即所谓"日晒夜露"。如露海螵蛸、露胆南星。亦指在暴露但无日光直接照射的情况下,析出结晶或除去部分有害物质的过程,如露制西瓜霜。

"雷公炮炙十七法"因历史的变迁,其内涵有的较难准确表达,但据此可见明代以前中药炮制的大概状况。随着医药的发展,炮制方法不断增多并日趋完善,已远远超出了十七法的范围,但其对中药炮制的基本操作至今仍有一定的影响。

（二）三类分类法

明代陈嘉谟在《本草蒙筌》中说:"凡药制造……火制四:有煅,有炮,有炙,有炒之不同;水制三:或渍,或泡,或洗之弗等;水火共制造者:若蒸,若煮而有二焉,余外制虽多端,总不离此二者。"即以火制、水制、水火共制三大类方法对中药炮制进行分类,此种分类方法基本能反映出炮制的特色,但未能包括饮片切制及切制前的洁净和软化处理等。

《中国药典》2020年版一部附录收载的"药材炮制通则"依据中药炮制工艺的全过程,将其分为净制、切制和炮炙三大类,就是采用这种分类方法。其中净制包括挑选、筛选、风选、水选、剪、切、刮、削、剔除、酶法、剥离、挤压、㸆、刷、擦、火燎、烫、撞、碾串等方法;切制包括浸泡、润、漂、切片、粉碎等;炮炙包括炒、炙、制炭、煅、蒸、煮、炖、煨、焯、制霜、水飞、发芽、发酵等。

(三)五类分类法

有人针对三类分类法的不足,总结归纳了五类分类法。五类分类法包括:修治、水制、火制、水火共制及其他制法。

(四)药用部位分类法

《雷公炮炙论》将炮制方法散列于各药之后,无规律可循。宋代《太平惠民和剂局方》,将炮制依据药物来源属性的金、石、草、木、水、火、果等分类,但仍局限于本草学的范畴。

目前全国各省市制定的炮制规范,大多以药用部位的来源进行分类。即:根及根茎类、果实类、种子类、全草类、叶类、花类、皮类、茎木类、动物类、矿物类等,在各种药物项下再分述各种炮制方法。此种分类便于具体药物的查阅,但难以体现炮制工艺的系统性。

(五)工艺与辅料结合分类法

工艺与辅料相结合的分类方法是在三类分类法、五类分类法的基础上发展起来的。它既继承了净制、切制和炮炙的基本内容,又对庞杂的炮炙内容进一步分门别类。该法突出炮制工艺的作用,是以工艺为纲,以辅料为目的分类法。如分为炒、炙、煅、蒸、煮、焯等,在炙法中再分为酒炙法、醋炙法、姜炙法、蜜炙法等。这种分类方法较好地体现了中药炮制工艺的系统性和条理性,又便于叙述辅料对药物所起的作用,一般多为教材所采用。

第二节 中药炮制常用辅料

中药炮制辅料是指中药炮制过程中,除主药以外所加入的具有辅助作用的附加物料。它对主药可起协调作用,或增强疗效,或降低毒性,或减少副作用,或影响主药的理化性质。辅料在药物炮制中的广泛使用增加了中药临床应用的灵活性。药性与辅料之间有密切联系,由于辅料品种及其性能和作用不同,在炮制药材时所起的作用也各不相同。中药炮制可根据中医临床辨证施治的用药要求和药物的性质,选择适宜的辅料炮制,充分发挥药效,达到辨证施治的用药目的。中药炮制中常用的辅料种类较多,一般可分为液体辅料和固体辅料两大类。

(一)液体辅料

1. **酒** 传统名称有:酿、醇、醨、酎、醴、醅、醋、醍、清酒、美酒、粳酒、有灰酒、无灰酒等。当前用于制药的有黄酒、白酒两大类,主要成分为乙醇,同时含有酯类、有机酸类等物质。

古代用于中药炮制的酒为黄酒,黄酒为米、麦、黍等用曲酿制而成,含乙醇15%~20%,尚含糖类、酯类、氨基酸、矿物质等。相对密度约为0.98,一般为棕黄色透明液体,气味醇香特异。

白酒至元代始有应用。《本草纲目》记载:"烧酒非古法也,自元时始创其法。"强调制药用的酒应为无灰酒,即制造时不加石灰的酒。白酒为米、麦、黍、薯类、高粱等用曲酿制并经蒸馏而成,含乙醇(50%~60%)和水,尚含有机酸类、糖类、酯类、氨基酸、醛类等成分。相对密度为 0.82～0.92，一般为无色澄明液体，气味醇香特异，且有较强的刺激性。因原料、酿造、加工、贮藏等条件不同，其名称、气味等存在差异。

酒应透明，无沉淀或杂质，具有酒特有的芳香气味，不应有发酵、酸败或异味出现。含醇量应符合标示浓度，甲醇量≤0.04g/100ml，杂醇油≤00.20g/100ml，二氧化硫残留量≤0.05g/kg。黄曲霉毒素 B_1≤5μg/kg，细菌总数≤50 个/ml，大肠菌群≤3 个/100ml。凡发酵、酸败及不符合质量标准规定的，不得供中药炮制用。

酒性大热，味甘、平。能活血通络，祛风散寒，行药势，矫味矫臭。生物碱及盐类、苷类、鞣质、有机酸、挥发油、树脂、糖类及部分色素（叶绿素、叶黄素）等均易溶于酒。此外，酒还能提高某些无机成分的溶解度，如酒可以和植物体内的一些无机成分（$MgCl_2$、$CaCl_2$ 等）形成结晶状的分子化合物，称结晶醇，结晶醇易溶于水，故可提高其溶解度。药物经酒制后，有助于有效成分的溶出而增加疗效。动物的腥膻气味为三甲胺、氨基戊醛类等成分，酒制时此类成分可随酒挥发除去。酒中含有酯类等醇香物，可以矫味矫臭。

浸药多用白酒，炙药用黄酒。酒多用作炙、蒸、煮等的辅料，常用酒制的药物有黄芩、黄连、大黄、白芍、续断、当归、白花蛇、乌梢蛇等。

2. 醋 古称酢、醯、苦酒，习称米醋。古代传统的酒多为甜酒、浊酒，由于含醇浓度低，易酸败成醋，具有苦味，故醋又称苦酒。醋有米醋、麦醋、曲醋、化学醋等多种，《本草纲目》指出"惟米醋二三年者入药"。炮制用醋为食用醋（米醋或其他发酵醋），化学合成品（醋精）不应使用。醋长时间存放者，称为"陈醋"，陈醋用于药物炮制佳。

醋是以米、麦、高粱以及酒糟等酿制而成。其主要成分为醋酸（占 4%～6%）、水，尚有维生素类、高级醇类、有机酸类、醛类、还原糖类、浸膏质、灰分等。

醋应澄明，不混浊，无悬浮物及沉淀物，无霉花浮膜，无"醋鳗""醋虱"，具醋特异气味，无其他不良气味与异味。总量不得低于 3.5%。不得检出游离酸，严禁用硫酸、硝酸、盐酸等矿酸来配制"食醋"。

醋味酸、苦，性温。具有引药入肝、理气、止血、行水、消肿、解毒、散瘀止痛、矫味矫臭等作用。同时，醋具酸性，能与药物中所含的游离生物碱等成分结合成盐，从而增加其溶解度而易煎出有效成分，提高疗效。醋能使大戟、芫花等药物毒性降低而有解毒作用。醋能和具腥膻气味的三甲胺类成分结合成盐而无臭气，故可除去药物的腥臭气味。此外，醋还具有杀菌防腐作用。

醋多用作炙、蒸、煮等的辅料，常用醋制的药物有延胡索、甘遂、商陆、大戟、芫花、莪术、香附、柴胡等。

3. 蜂蜜 为蜜蜂科中华蜜蜂等采集花粉酿制而成，品种比较复杂，以枣花蜜、山白蜜、荔枝蜜等质量为佳，荞麦蜜色深有异臭，质差。蜂蜜因蜂种、蜜源、环境等不同，其化学组成差异较大。蜂蜜主成分为果糖、葡萄糖（两者约占蜂蜜的 70%），水分；尚含少量蔗糖、麦芽糖、有机酸、含氧化合物、酶类、氨基酸、维生素、矿物质等成分。

蜂蜜的色泽、香气差异决定于生蜜的花粉来源，可借助显微镜观察花粉粒的形状进行鉴定。蜂蜜的品种根据地区、季节、采集的花粉来源分为山白蜜、枣花蜜、刺槐蜜、菜花蜜、荞麦蜜、荆花蜜、桉树蜜等。除非经过特殊训练的蜂能采得专门的蜂蜜外，一般多为混合蜜。但应注意，采自石楠科植物或杜鹃花、乌头花、夹竹桃花、光柄山月桂花、山海棠花、雷公藤花等有毒植物花粉的蜜是有毒的，服后有昏睡、恶心和腹痛等症状，也有中毒死亡的报道。中毒多数来自有毒植物的花粉、肉毒孢子体。据报道，1-萘基-甲基甲氨酸酯也是蜂蜜中的毒性成分。

蜂蜜应是半透明、具有光泽而浓稠的液体,白色、淡黄色或黄褐色,久贮或遇冷则渐有白色颗粒结晶析出。气芳香,味极甜,不得有不良气味。室温(25℃)时相对密度应在1.349以上。不得有淀粉和糊精。水分不得超过25%,糖不得超过8%,如果超过限量说明蜂蜜是经过饲食蔗糖的产品,或掺入蔗糖的产品。还原糖不得少64%。酸度:按《中国药典》要求,采用氢氧化钠滴定液滴定,应显粉红色,10秒钟内不消失。5-羟甲基糠醛:采用紫外-分光光度法,在284mm和336mm波长处的吸光度差不得大于0.34。在使用中注意蜂蜜蜜源花粉的毒性,防止中毒事故的发生。

蜂蜜生则性凉,故能清热;熟则性温,故能补中;以其甘而平和,故能解毒;柔而濡泽,故能润燥;缓可去急,故能止痛;气味香甜,故能矫味矫臭;不冷不燥,得中和之气,故十二脏腑之病,无不宜之。

中药炮制常用的是熟蜜,即将生蜜加适量水煮沸,滤过,去沫及杂质,稍浓缩而成。用熟蜜炮制药物,能与药物起协同作用,增强药物疗效或起解毒、缓和药物性能、矫味矫臭等作用。

蜂蜜春夏易发酵、易起泡沫而溢出或挤破容器,可加少许生姜片,盖严,能起一定的预防作用,或低温贮存,防止发酵。蜂蜜易吸附外界气味,不宜存放在腥臭气源附近,以免污染。蜂蜜不得用金属容器贮藏,因为铁与蜂蜜中的糖类化合物作用,锌与蜂蜜中的有机酸作用,均可生成有毒物质。

常用蜂蜜炮制的药物有甘草、麻黄、紫菀、百部、马兜铃、白前、枇杷叶、款冬花、百合、桂枝等。

4. 食盐水　食盐为无色透明的等轴系结晶或白色结晶性粉末。食盐水为食盐加适量水溶化,经过滤而得的无色、味咸的澄明液体。主要成分为氯化钠和水,尚含少量氯化镁、硫酸镁、硫酸钙、硫酸钠、氯化钾、碘化钠及其他不溶物质。食盐应为白色,味咸,无可见的外来杂物,无苦味、涩味,无异臭。氯化钠含量≥96%,硫酸盐(以SO_4^{2-}计)≤2%,镁≤2%,钡≤20mg/kg,氟≤5mg/kg,砷≤0.5mg/kg,铅≤1mg/kg。

食盐味咸,性寒。能强筋骨,软坚散结,清热,凉血,解毒,防腐,并能矫味。药物经食盐水制后,能引药下行,缓和药物性能,增强药物疗效,并能矫味、防腐等。

常以食盐水炮制的药物有知母、黄柏、杜仲、巴戟天、小茴香、橘核、车前子、砂仁、菟丝子、补骨脂、益智仁、泽泻、沙苑子等。

5. 生姜汁　为姜科植物鲜姜的根茎,经捣碎取汁;或用干姜,加适量水共煎去渣而得的黄白色液体。姜汁有香气,其主要成分为挥发油、姜辣素(姜烯酮、姜酮、姜萜酮混合物),另外,尚含有多种氨基酸、淀粉及树脂状物。

生姜味辛,性温,升腾发散而走表,能发表,散寒,温中,止呕,开痰,解毒。药物经姜汁制后能抑制其寒性,增强疗效,降低毒性。

常以姜汁制的药物有厚朴、竹茹、草果、半夏、黄连等。

6. 甘草汁　为甘草饮片水煎去渣而得的黄棕色至深棕色液体。甘草的主要成分为甘草皂苷及甘草苷、还原糖、淀粉及胶类物质等。

甘草味甘,性平,具补脾益气、清热解毒、祛痰止咳、缓急止痛的作用。药物经甘草汁制后能缓和药性,降低毒性。早在《神农本草经》中就有甘草"解毒"的记载。实验证明,甘草对药物中毒、食物中毒、体内代谢物中毒及细菌毒素都有一定的解毒作用。如能解苦楝皮、丁公藤、山豆根的毒,对抗癌药喜树碱、农吉利有解毒增效作用,能解毒蕈中毒,还能降低链霉素、呋喃妥因的毒副作用。其解毒机制一般认为与甘草皂苷在体内的代谢有关,甘草皂苷水解后生成甘草次酸和葡萄糖醛酸,后者可与有羟基或羧基的毒物生成在体内不易吸收的产物,分解物从尿中排出。此外,甘草皂苷还具有肾上腺皮质激素样作用,能增强肝脏的解毒功能。实验结果表明,甘草皂苷的解毒作用比单纯的葡萄糖醛酸强,因此可能是上述几方面的综合作用。甘草苷系表面活性剂,能增加其他不溶于水物质的溶解度。中医处方中常用甘草调和诸药,在炮制和煎煮过程中亦起到增溶的作用。

常以甘草汁制的药物有远志、半夏、吴茱萸、附子等。

7. 黑豆汁　为大豆的黑色种子,加适量水煮熬去渣而得的黑色混浊液体。黑豆含蛋白质、脂肪、维生素、色素、淀粉等物质。

黑豆味甘,性平,能活血,利水,祛风,解毒,滋补肝肾。药物经黑豆汁制后能增强药物的疗效,降低药物毒性或副作用等。

常以黑豆汁制的药物有何首乌等。

8. 米泔水　为淘米时第一次滤出的灰白色混浊液体,其中含少量淀粉和维生素等。因易酸败发酵,应临用时收集。

米泔水味甘,性凉,无毒。能益气,除烦,止渴,解毒。米泔水对油脂有吸附作用,常用来浸泡含油脂较多的药物,以除去部分油脂,降低药物辛辣之性,增强补脾和中的作用。

常以米泔水制的药物有苍术、白术等。

目前因米泔水不易收集,大生产也有用2kg米粉加水100kg,充分搅拌代替米泔水用者。

9. 胆汁　系牛、猪、羊的新鲜胆汁,为绿褐色、微透明的液体,略有黏性,有特异腥臭气,主要成分为胆酸钠、胆色素、黏蛋白、脂类及无机盐类等。

胆汁味苦,性大寒。能清肝明目,利胆通肠,解毒消肿,润燥。与药物共制后,能降低药物的毒性或燥性,增强疗效。主要用于制备胆南星。

10. 麻油　为胡麻科植物脂麻的干燥成熟种子,经冷压或热压法制得的植物油。主要成分为:油酸约50%,亚油酸约38%,软脂酸约8%,硬脂酸约5%及芝麻素、芝麻酚等。

麻油味甘,性微寒。具润燥通便,解毒生肌的作用。中药炮制常用于某些具腥臭气味的动物类或质地坚硬或有毒的药物。与药物共制后,使其质地酥脆,利于粉碎和成分的溶出,并可降低药物的毒性和矫味矫臭。中药炮制用油应符合食用和药用要求,凡混入杂质或酸败变质者不可用。

中药炮制中还有用其他液体辅料的,如吴茱萸汁、白萝卜汁、羊脂油、鳖血、山羊血、石灰水及其他药汁等,可根据中医临床的用药要求而选用。

（二）固体辅料

1. 稻米　为禾本科植物稻的种仁。主要成分为淀粉、蛋白质、脂肪,尚含维生素、有机酸、矿物质及糖类。

稻米味甘,性平。能补中益气,健脾和胃,除烦止渴,止泻痢。与药物共制,可增强药物疗效,降低刺激性和毒性。中药炮制多选用大米或糯米。

常用米制的药物有党参、斑蝥、红娘子等。

2. 麦麸　为禾本科植物小麦经磨粉过筛后的种皮,为淡黄色或褐黄色的皮状颗粒。质较轻,具特殊麦香气。主要成分为淀粉、蛋白质、脂肪、糖类、粗纤维及维生素、酶类、谷甾醇等。

麦麸味甘、淡,性平。能和中益脾。与药物共制能缓和药物的燥性,增强疗效,除去药物不良气味,使药物色泽均匀一致。麦麸还能吸附油脂,亦可作为煨制的辅料。麦麸经用蜂蜜或红糖制过者则称蜜麸或糖麸。

常以麦麸制的药物有枳壳、枳实、僵蚕、苍术、白术等。

3. **白矾**　又称明矾,为三方晶系明矾矿石经提炼而成的不规则块状结晶体,无色,透明或半透明,有玻璃样色泽,质硬脆易碎,味微酸而涩,易溶于水,主要成分为含水硫酸铝钾。

白矾味酸,性寒。能解毒,祛痰杀虫,收敛燥湿,防腐。与药物共制后,可防止腐烂,降低毒性,增强疗效。

常以白矾制的药物有半夏、天南星等。

4. **豆腐**　豆腐为大豆种子粉碎后经特殊加工成的乳白色固体,主含蛋白质、维生素、淀粉等物质。

豆腐味甘,性凉。能益气和中,生津润燥,清热解毒。豆腐具有较强的沉淀与吸附作用,与药物共制后可降低药物毒性,去除污物。

常与豆腐共制的药物有藤黄、珍珠(花珠)、硫黄等。

5. **土**　中药炮制常用的是灶心土(伏龙肝),也可用黄土、赤石脂等。

灶心土呈焦土状,黑褐色,有烟熏气味,主含硅酸盐、钙盐及多种碱性氧化物。

灶心土味辛,性温。能温中和胃,止血,止呕,涩肠止泻。与药物共制后可降低药物的刺激性,增强药物疗效。

常以土制的药物有白术、当归、山药等。

6. **蛤粉**　为帘蛤科动物文蛤、青蛤等的贝壳,经煅制粉碎后的灰白色粉末。主要成分为氧化钙等。

蛤粉味咸,性寒。能清热,利湿,化痰,软坚。与药物共制可除去药物的腥味,增强疗效。

主要用于烫制阿胶。

7. **滑石粉**　为单斜晶系鳞片状或斜方柱状的硅酸盐类矿物滑石经精选净化、粉碎、干燥而制得的细粉。本品为白色或类白色、微细、无砂性的粉末,手摸有滑腻感。

滑石粉味甘,性寒。能利尿,清热,解暑。中药炮制常用滑石粉作中间传热体拌炒药物,可使药物受热均匀。

常用滑石粉烫炒的药物有刺猬皮、鱼鳔胶等。

8. **河砂**　中药炮制用河砂,应筛选粒度均匀适中的河砂,经去净泥土、杂质后,晒干备用。主要成分为二氧化硅。一般多用"油砂",即取干净、粒度均匀的河砂,加热至烫后,再加入1%~2%的植物油,翻炒至油烟散尽,河砂呈油亮光泽时,取出备用。应用河砂作为中药炮制的辅料,主要是作中间传热体,利用其温度高、传热快的特点,使质地坚韧的药物变得酥脆,或使药物膨大鼓起,便于粉碎和利于有效成分的溶出。此外,还可利用河砂温度高,破坏部分毒副作用成分而降低药物的毒副作用,去除非药用部位及矫味矫臭等。

常以砂烫炒的药物有穿山甲、骨碎补、狗脊、龟甲、鳖甲、马钱子等。

9. **朱砂**　为三方晶系硫化物类矿物辰砂,主要成分为硫化汞。中药炮制用的朱砂,系经研磨或水飞后的洁净细粉。

朱砂味甘,性微寒。具有镇惊、安神、解毒等功效。

常用朱砂拌制的药材有麦冬、茯苓、茯神、远志等。

此外,其他的固体辅料还有面粉、吸油纸等,可根据药物的特殊性质和用药要求而选用。

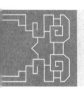

第四章　中药炮制地方传统特色技术

我国南北地理条件差异大,各地用药习惯不尽一致,逐渐出现并形成了具有鲜明地域特色的中药炮制技术,如"川帮""樟帮""京帮"等传统中药炮制流派及少数民族炮制。地方特色炮制技术和炮制品在临床用药中发挥了极大作用,其炮制品功效显著。

第一节　中药炮制地方特色

一、川帮炮制特色

1. 历史发展特点　川帮炮制起源于四川省,以庚鼎药房、精益堂为代表。四川被誉为"中医之乡,中药之库",该省所产药材占传统中草药总数的3/4。四川省四面环山,有盆地,河流,纵横交错的山谷和丘陵,白雪皑皑的高原,草原,湿地和沼泽,地域、气候独特。四川省植物资源丰富,中药品种繁多,产量居全国首位,素有"天府药库"之称。

2. 炮制特色　炮制特色品种多,与其他省份炮制品种区别较大;浏览各省市炮制规范,四川省药物、炮制品种数量较其他地区更丰富,有许多特色炮制品类。

3. 特色炮制品举例　附子/乌头炮制品:古今药师们普遍称赞江油附子质量最好,最有名。现在出口的附子大多来自江油。江油附子用胆巴进行炮制。它利用胆巴对淀粉的混凝作用,采用水火共制的炮制方法,达到减毒增效的效果。

泥附子(鲜附子):一天内洗净,然后用不同等级的胆巴水浸泡。新鲜的附子浸透后,叫作"胆附子"。

盐附子:用胆巴水浸泡一夜,然后加盐浸泡,每天取出晾干,逐渐延长晾干时间,直到附子表面出现大量结晶盐颗粒(盐霜),体质变硬。

黑顺片:胆巴水中浸后煮至透心,捞出略漂,纵切再漂,用红糖浓茶水染色,取出,蒸至光亮,烘至半干,然后晒干。

白附片:胆巴水浸后煮至透心,取出,冷却,用手去皮,纵切后清水漂,蒸透,晒至干燥。

淡附片:以盐附子为原料。将盐附子浸泡在水中,将盐冲洗干净。与甘草、黑豆同煮(盐附子、甘草、黑豆比100∶5∶10)。将附子切开,口尝微辣。取出(不取甘草、黑豆),刮皮,切成两瓣,多次用水煮沸,晾干,最后闷润,切成薄片,晾干入药。

二、樟帮炮制特色

1. 历史发展特点　樟帮历史悠久,起源可以追溯到东汉,至唐宋发展成为中药的重要集散地。樟帮形成于清朝中期,有"药不到樟树不齐"的美誉。

2. 辅料特色

（1）樟帮特色辅料米酒：有"浸泡—蒸制—加曲—发酵—密封陈酿"的特殊炮制步骤，以米酒做曲进行发酵。

（2）樟帮药材的炮制：炮制减毒多使用甘草、皂角浸渍。

3. 工具特色　樟树药帮的炮制技艺在发展和演变中，创造了一套独特的炮制加工工具。主要工具为片刀、铡刀、刮刀、铁锚、碾槽、鹿茸加工壶、蟹钳、压板和硫黄药柜、冲钵等，其中片刀、铡刀独具锋利、灵巧的特色，有"樟刀"美称，正如有诗云："老君炉中纯火青，炼就樟刀叶片轻，锋利好比鸳鸯剑，飞动如飞饮片精"。

4. 炮制特色　切制：樟帮切制标准自有口诀云："白芍飞上天，木通不见边，陈皮一条线，半夏鱼鳞片，肉桂薄肚片，黄柏骨牌片，甘草柳叶片，桂枝瓜子片，枳壳凤眼片，川芎蝴蝶双飞片，槟榔一百零八片，马钱子二百零六片（腰子片）。"

樟帮还具有独特的劈块、剪片、刨片、肚片、块粒、段子、骰子数种与药典不同的片形规格。樟帮注重切前的润药工序，有"七分润工，三分切工"一说。

制法：樟帮特色制法有"逢子必炒""炒黄的药不焦""火炮的药松泡，火煅的药酥脆""滋补药重蒸闷"等。

樟帮所制饮片遵肘后，辨道地，凡炮制，依古法，调丸散，不省料，制虽繁，不惜工。标准有"轻齐薄美"四项，即薄如纸、吹得起、断面齐、造型美。

5. 特色炮制品举例

童便制马钱子：樟帮创造了独特的童便制马钱子炮制品。樟帮认为童便和马钱子均具有活血通络的功能，两者相辅相成，童便减轻了原药材的毒性。

制珍珠：独创了豆腐制珍珠，以绢布包裹珍珠埋于豆腐中，水煮一炷香的时间，取出珍珠，晒干研末即得。

临江片：将盐附子洗去盐分，冷水漂1～2天，用竹刀刮去外皮，清水漂净，切成2到3分厚横片，再用米泔水漂2～3天，取出加生姜片拌匀，最后置蒸笼中蒸至透心，倒入大筛内用扇子扇凉，使其结面，边扇边铺开药片，烘干。

三、岭南炮制特色

1. 历史发展特点　岭南现指两广地区及海南、港澳等地，其中以广东地区为主。岭南医者喜用岭南特色草药治疗本地常见病，常时方、经方并用，其所用药物轻灵、平和，剂量小。药物的选用没有大开大合，而是喜用温和的药物，炮制品也同样受此理念的影响。

2. 辅料特色　多以酒、醋、糖等食用材料作为辅料，以酒尤甚，且炮炙方法甚多，如酒浸、酒蒸、酒煮、酒炒等。

3. 炮制特色

（1）受岭南湿热气候影响，喜选用生品、鲜品以增强清热祛湿的效果。

（2）通过炮制缓和药物的烈性，避免伤精耗气。

（3）常选择加工后便于运输的炮炙方法。

（4）炮制方法以蒸制为主，蒸制可降低辛燥之性，正对应岭南气候。蒸可使药物由其他药性转化为补益作用，适用于食疗。

4. 特色炮制品举例　醋马钱子：在马钱子的众多炮制方法中，广东地区传统沿用的是醋制法。用作辅料的醋，味酸、涩，入肝经，具有收敛、散瘀、止痛、解毒等功效，马钱子亦入肝经,醋制后可增强其入肝经而止痛的功效,与醋相结合,性味相得,归经相顺,减毒又增效。取净马钱子用水浸 3 天,每天换水 1 次,捞起,用水煮 4 小时取出,再用水洗净,刮去皮毛,纵剖两瓣,去掉芽胚,再用水浸泡 4 天,每天换水 3 次,取出置陶器内,加醋 6 倍量用文火煮 6～8 小时,弃去醋液,晾至八成干,置锅中用砂炒法不断翻动,炒至体积膨胀,并转变成棕褐色(不炒至焦黑色),取出,晾凉。

四、江浙炮制特色

1. 历史发展特点　浙江省素有"东南药用植物宝库"之称,是我国重点中药材产区之一,地处东海之滨,无论是山地丘陵还是平原都十分辽阔,气候暖湿多雨,地理优势与环境优势是形成江浙一带以"浙八味"为主的道地药材的必然因素。

2. 辅料特色　江浙地区炮制辅料用蜜炮制较其他地区更为普遍,且用料更重。

3. 炮制特色　江浙地区炮制品种与其他地方并无显著差异,但江浙地区自古富庶,交通便利,炮制方法交流频繁,收录炮制品种较多。其中蜜炙法使用最多,且辅料用量比其他地区更重。江浙天然地理位置优越,有众多有名的道地药材,因此产区的产地加工也较为发达。

4. 特色炮制品举例

延胡索:将药用部分洗净,大小分档,置沸水中略煮,至块茎内部中心有米粒大的白点时取出,晒干即可。品质以质坚、色黄、饱满、个大、断面金色、光滑者为优。

五、京帮炮制特色

1. 历史发展特点　京帮炮制发源于北京,是京津两地的药派,传承融合了两地的技术经验,是全国主流炮制帮派之一。以北京同仁堂、鹤年堂等为代表。

北京历史上长时间作为首都,发展了独有的北京御医群体,从事首都地区最紧要的疾病防治经验的传承与研究,且数百年来从未间断过中西方的文化交流,受外来文化的启发,知识持续更新。在历史、社会等多重因素影响下,北京地区的中医药广纳四海,兼容并收,逐渐形成了去芜存菁、博采众长的炮制思想。

2. 辅料特色

乳汁:一般用于蟾酥炮制,与《中国药典》规定一致。《雷公炮炙论》中载"每修事一个,用牛酥一分,炙尽为度"。

盐粒:使用大青盐拌炒,如怀牛膝。

小米:与稻米相区分,使用小米炒制,取其和胃的功效,如米炒丹参。

黑豆豆腐:因黑豆汤解毒,故认为黑豆及其制品皆有解毒功效,可降低药物毒性。

米汤:京帮专用米汤煨葛根,降低葛根的燥性。

药液:多采用药液水煎液,如甘草水制等。

姜:除常用的姜炒制与姜煮制,还有姜腌制。

3. 工具特点　京帮蒸制喜用铜罐炖,铜锅加热升温较快且很稳定,适合长时间蒸制的药物。

4. 炮制特色

(1)以用药品质高、疗效佳为核心标准:由于北京长时间作为都城,为满足皇室医疗需要,所用药材都以道地、疗效、质量为基本原则,但受经济、地域、资源限制,北京地区的中药及炮制素有"出乎其类,拔乎其萃"的称号。

（2）用药平和,佐以食治：御医群体们所治疗患者多以达官贵人和后宫妃嫔为主,患者养尊处优,身体普遍虚弱,难受药力,因此多用平缓药物调养,副作用小,药茶、药粥等具有治疗效果的食品也十分常见。

（3）有一定地方特色：在长期的用药演变中形成了一些本地区的特色药物,与现行版《中国药典》有所出入,如干蟾、鱼鳔、百草霜等药物。

（4）常用鲜药：民国时期北京地区有名医常用鲜药,但中华人民共和国成立后药材产量和需求增大,因鲜药不易保存运输,渐渐退出了历史舞台。

（5）切制：片形上,按位置方法不同切制药材,分为顶头片、斜片；为适应药材的性状切制,分为段、节片、块片；按最终成品饮片的性状,分为薄、厚片、银圆片、如意片、蝴蝶片、柳叶片等十几种固定规格。

北京鹤年堂的标准是"陈皮一条线,半夏不见边,枳壳赛纽襻,木通飞上天,川芎似蝴蝶,泽泻如银元,麻黄鱼子样,槟榔一百零八片"。

（6）特色炮制方法：一法多制（如姜炒、姜煮、姜腌）、一药多制、临方炮制、拌制较多（辅料常见朱砂、砂仁、乳香、青黛、鳖血、猪心血）、多辅料炮制、液体辅料控制温度,多使用姜制、盐制、复制法等炮制手法。

（7）具有北京炮制特色的品种举例如下：

1）百药煎

制法：用五倍子、白酒曲分别研粗粉,青茶串碎,加水煮浓汁,与前述粗粉混合均匀,密闭。发酵 48～96 小时,至出现白毛,取出,切成小块,干燥（处方：五倍子∶白酒曲∶青茶=500g∶125g∶31g）。

炮制历史：据文献记载,此药最早于宋代因制革而出现。制作工艺则最早见于《本草蒙筌》。在《医学入门》《本草纲目》等也有相关记载。百药煎虽在宋代已经出现,但在明代才开始作为药用。在不同时代,炮制方法也不同。发酵是百药煎历代主要的炮制方式,其他炮炙方法都少见。

简析：百药煎为北京特色药材之一,收录于《北京市中药饮片炮制规范》而并未收入《中国药典》。目前江西、浙江等地的地方炮制规范中亦有对此药的记载,但用料与制法上皆有不同。

2）清宁片

制法：取整大黄,去净泥土,置锅内加水漫过药材,煮约 2 小时,按大黄 100kg 加黄酒30kg,随时搅拌,至煮成泥状,取出晒干,轧为细粉,过 100 目筛,再按细粉 100kg,加黄酒45kg,炼蜜 40kg（蜜炼至 120℃）混合成泥状,置笼屉内,蒸约 2 小时,至透为度,取出揉匀搓成条（直径约 12mm）,用 50～55℃低温干燥,烘至七成干时,装入容器内,闷 10 天左右,随时检查,至内外湿度一致,手摸有挺劲,切厚片。

简析：大黄是一味临床常用药,临床炮炙规格较多,除了酒大黄、生大黄、熟大黄、大黄炭这四种常见炮制方式外,还有清宁片等特色炮炙方法。

清宁片属于熟大黄炮制品中的一种,将药物碾泥重塑,加酒和蜜,充分缓和了大黄的泻下药性,更倾向于润下的功效,适宜老年人及身体虚弱患者服用。

3）九蒸九晒地黄：九蒸九晒地黄为熟地黄炮制品中的特殊制法。熟地黄将地黄只清蒸一次晒干即得,熟地黄的炮炙方法从汉代张仲景《伤寒杂病论》始,至《雷公炮炙论》有系统记载,沿用至今。九蒸九晒地黄炮炙方法始载于宋代,同样被沿用记载,至明清常用。

制法:生地黄洗净,置蒸锅内反复蒸晒九次后,放入干燥箱内至不粘手,取出,切厚片,干燥即得。

炮制历史:《类编朱氏集验医方》中提到"九蒸",明代《普济方》中提到"九蒸九焙""蒸焙三次""于柳木甑内铺匀,瓦釜中用千里水,于釜内桑柴火蒸熟,待通透曝用,地黄汁洒匀,再曝干,如此蒸曝九遍""蒸七次""蒸曝九次或二十一次,如黑角色,不可经冷水",《奇效良方》中提到"蒸九次,曝九次",《本草纲目》中提到"蒸熟"。以后的清代《本草述》《良朋汇集》《医宗金鉴》《成方切用》等书中都有"九蒸九晒"的记载。

简析:九蒸九晒地黄的炮制原理与熟地黄大体相同,但操作更加复杂、耗时更长,每蒸、晒一次,还原糖含量更高,补益效果更强。目前各地区炮制规范及《中国药典》都收录了熟地黄炮制品种,但无一对九蒸九晒作出要求。

4)九蒸九晒黄精

制法:将黄精净制处理,去除泥沙及须根,洗净,文火加酒蒸5小时,闷润一夜后取出,晒黄精至半干皱缩状。再照蒸、闷、晒,反复九次,即得。

炮制历史:黄精始载于《名医别录》,最早只是"单蒸"。后南北朝《雷公炮炙论》中曰:"凡采得,以溪水洗净后,蒸,从巳至子,刀薄切,曝干用";到唐代则最早出现了"重蒸法"。在唐代《食疗本草》中最早出现"九蒸九晒",宋代还出现了与蔓荆子同蒸的方法;明清医书中多记载九蒸九晒制法,少见其他的炮炙方法。以蒸至色黑、味甜为度。

简析:检索到的古籍文献中,大多强调须九蒸九晒炮制。多次蒸晒消除了黄精对人体口腔的刺激感,增强了黄精的补益功效,以酒蒸制既能矫味,又能益肾强身、温补肾阳。

5)九蒸九晒何首乌

制法:何首乌与黑豆用材比例5∶1,将黑豆在冷水中浸泡0.5小时,使其沸腾40分钟,过滤以得到黑豆汁。然后将黑豆汁混入未加工的何首乌中,使黑豆汁完全被何首乌吸收,干燥过夜,直到何首乌润透;将无菌纱布放在蒸锅底部,将煮熟的黑豆和何首乌均匀地放在蒸汽层中,并用水蒸。上气后蒸约4小时,蒸好的何首乌熄火后润约8小时,晒干。反复蒸晒九次即得。

炮制历史:何首乌最早记载于宋代,且在宋代当时已使用九蒸九晒的方法炮制,记载见于《太平圣惠方》等书。而在明代时,何首乌被《本草纲目》着重记载,延续了古法九蒸九晒的炮炙方法,且加入了特殊的辅料——黑豆汁。在其他明代医药书籍记载中也可看到黑豆汁随何首乌炮制的身影。而北京地区则很好地传承了这一传统辅料和炮炙方法。

简析:何首乌九蒸九晒炮制工艺,较为独特地应用黑豆汁作为辅料,有效中和了何首乌的毒性,使其补益肝肾的效果得以安全应用。古籍提倡九蒸九晒的炮制方式,但由于较为复杂而被大部分药厂弃之不用,甚至不使用黑豆同制,可能造成何首乌毒性不能完全去除的后果。

6)血余炭

制法:取原药材,拣净杂质,置沸水锅中,加碱少许,煮去油垢(煮约1小时),取出,再用清水洗净,晒干,置入锅内,上盖一锅,并压一重物,两锅接合处用黄土泥封严,上锅底部贴一张白纸条,用武火烧至纸条显焦黄色时,即煅透,次日锅凉后,取出剁中块。

炮制历史:血余炭一般不予生用,常以炮制品使用。在《五十二病方》中首次记载血余炭的炮炙方法,是制炭中药的开端。

《金匮要略》中提到将头发"烧灰"，《肘后备急方》提出对头发应"烧灰存性"。这些处理血余的原始方法主要是基于当时人们各自的经验。在当时的条件下，这是一种简单易行的办法。其中，华佗在使用"烧灰"的方法来处理血余时，在《华氏中藏经》中首次提到"头发切，入铫内炒存性"。

南北朝时期，雷敩首次采用"苦参水浸一宿，漉出入瓶子，以火煅赤"的修治方法。这是血余使用闷煅法进行炮制的最早记载。

唐代、宋代是大量汇集血余炭炮炙方法的时期，有烧、炒、烧灰（存性）、闷煅、熬、煎等多种方法。这段时期内，血余炭的制作方法也已有了较大的改进，从直火烧法演变为炒、熬、煎、闷煅，且对血余炭的炮制程度也有了一定的标准。

元代以后，血余炭的炮制讲究存性，清代张锡纯对"血余不生用"这一论述进行了理论解释："血余者，发也，不煅则其质不化，故必煅为炭然后入药。"

现代则大多是使用闷煅法，但是对炮制的时间长短并没有定论。最新的方法是用烘箱进行炮制。此外，也有人将其制成软膏，直接使用。

简析：血余炭是北京特色炮制品，未被《中国药典》所收录，但在《北京市中药饮片炮制规范》中一直有记载，也常为北方医者作为止血药物使用，南方药方中罕见。

7）六神曲

制法：①将苦杏仁和红小豆粉碎成粗粉。红小豆煮烂，再将鲜青蒿、鲜苍耳、鲜辣蓼切碎，与面粉混匀，加水揉搓成粗颗粒，以手握能成团，掷之即散为准，置木制模型中压成扁平方块，再用棉布或鲜苘麻叶包严，放木箱或席篓内，每块间要留有空隙，一般室温在30～37℃，经2～3天即能发酵，待表面略生出白霉衣时，取出，除去布或麻叶，切成小方块，干燥。②将红小豆拣净杂质，粉碎成粗粉，苦杏仁除去硬壳粉碎成粗粉，蓼子（包括青蒿、苍耳秧）除去杂质，洗净，去根切成碎末，同白面一起置搅拌机内，喷洒清水，搅拌均匀，取出盖严，闷2～3天发酵后，成型，晒干或烘干（处方：白面100kg，苦杏仁4kg，红小豆4kg，鲜辣蓼7kg，鲜青蒿7kg，鲜苍耳秧7kg）。

炮制历史：汉代始见曲，南北朝时期有烘焙法，唐代有微炒、炒黄等法，宋代有火炮微黄、炒令香等制法，元代有湿纸裹煨制法，明、清有酒制、制炭、枣肉制、煮制等炮制方法。现行有炒、麸炒、炒焦等炮制方法。

简析：六神曲起源较早，为北京特色药物之一，南方地区有相似的建神曲，但现今神曲的制作方式、配料与配比较为混乱，各地均有不同，标准问题亟待解决，尚未被《中国药典》所收录。

六、少数民族药物炮制技术

民族医药是指以藏、蒙、维、傣、壮等民族药为代表，以民族传统医药理论和实践为指导，供少数民族使用的药物。作为中医药的重要组成部分，民族医药不仅有卓越的临床疗效，还具有独特的文化内涵和代表意义，其个性鲜明、价值珍贵，值得认真学习和深入研究。同时，民族医药的炮制可消除有毒药物的毒性，改变药性，增强药物的治疗作用，使临床用药更加安全有效。其历史悠久，工艺简繁不一。

与中药炮制方法相似，民族药炮制方法多样，较常用的有炒法、煨法、炙法、焙法、煅法、蒸法、煮法、制霜法、水飞法、发酵法、干馏法、埋制法、熏制法、汗渍法、焙干法、磨制法等。如青稞炒大戟、芦荟汁浸煨砒石、滑石粉炒地龙、糠炒白药子、雪水埋制一枝黄花、汗渍了哥王等。

1. 藏药炮制　藏药通过炮制后,不但能消除或降低毒性,而且可适当改变某些药物的性能,借以提高药物疗效。藏药的炮制方法通常有挑拣、筛、簸、刮、去核洗、漂、熬膏、淬、砂烫、煅、煮、灸等多种。在藏药药材的炮制中,对矿物药材的炮制最为独特。

如塞尔(黄金)的炮制,首先是将其加工成厚度均匀的长方形薄块,然后去毒。方法是取金块,加水浸泡12小时,再以含沙棘的浸液煎煮1小时后取出金块,用水冲洗几次后再用同样的方法煎煮一次,最后加适量童便和亚麻水浸液置砂锅内,加碱花煎煮2小时,取金块用水洗几次即可。去毒过程完成后再除金锈,方法是取酸藏酒、硼砂、碱花,与金同置砂锅内煎煮2小时后取出金块,用水冲洗干净便可。经加工炮制出的藏药黄金略带暗褐色,因煅烧而显得略膨胀,是充满气泡蜂眼、还有些酥脆的黑色块状物体。现代的黄金藏药加工多采用金去毒青稞酒加工法、酸藏酒、硼砂、碱花煎煮法和雄黄、铅块灰、硫黄、山羊奶煅烧法等,这些方法继承了传统藏药的炮制理论,又加入现代检测手段,使药物更加有效地发挥作用。

2. 蒙药炮制　蒙药具有悠久的历史,是蒙古族人民与疾病作斗争的经验总结。蒙药炮制具有自身的独到之处,以自身独特的理论体系和临床实践经验为依据,按照医疗、调剂、制剂的不同要求及药材自身性质,而形成富有民族特色的炮制加工技术,是值得研究的领域。现介绍几种常用蒙药的传统炮制方法。

（1）马钱子:为马钱科植物马钱或长籽马钱的干燥成熟种子。蒙古语为公齐勒、高吉拉、都木达克、札普日勒布。味苦,性凉,轻,钝;有大毒。具有平喘,清热,解毒止痛之功效。蒙医用于胸背刺痛,胸闷气喘,咽喉肿痛,炭疽,狂犬病。

炮制方法　①炒制:取净砂子置锅内,一般用武火炒热后,加入净马钱子,不断翻动,烫至鼓起并显棕褐色或深棕色时取出,筛去砂子。放凉,刮去毛备用;②放入牛奶,用文火煮煎2小时,取出,刮去绒毛备用。

（2）水银:为液态金属汞(Hg),蒙药名为孟根乌苏。性味辛,重,凉;有毒。具有燥"协日乌素",燥脓血,杀虫,镇痛消炎之功效。蒙医用来治疗风湿性关节炎、痛风、游痛症、结喉、梅毒、疥癣、黄水疮、秃疮、痘疹、淋巴结肿大等症。

炮制方法　取等量的水银和硫黄粉放入用牛羊油擦好的铁锅中加热,用铁器不停翻动,注意火候,当变稠时立即取下锅来回搅动,待变稀后又放在火上加热,这样反复操作多次后放凉,以凝结后掰开断面呈蓝色(无水银颗粒)为准。

（3）狼毒:为大戟科植物月腺大戟（*Euphorbia ebracteolata* Hayata）或狼毒大戟（*Euphorbia fischeriana* Steud.）的干燥根,蒙药名塔日奴。性味辛,温;有毒。具有泻下,消肿,杀虫,燥湿功效。蒙医用来治疗结喉、黄水疮、疥癣、水肿、风湿病、游痛症等。

炮制方法　将狼毒放入诃子汤中煮沸晾干,或将狼毒放入牛奶煮沸晾干即可。

第二节　常用中药炮制经验术语

中药炮制经过数千年的发展积累了极其丰富的经验,其名词术语是这些经验的具体体现,下面将对中药炮制中常见的传统经验名词术语进行简单的介绍。

（一）中药的净制

修制　又称"修治"。是指没有涉及药材本身内在质地变化和性味转变的一类加工方法。

"修制"一词最早出现于宋代《太平惠民和剂局方》一书。书中提出对药材要"修制合度"。

修制的目的主要有：

（1）除去杂质和非药用部分。方法有：挑拣、筛选、风选、刮净、刷净、挖除、剪切、压碾、压榨、火燎等。一般要求达到除去芦头、残茎、残根、木心、枝梗、果柄、皮壳、核、瓤、毛茸、硬刺、鳞叶、头尾、残肉、霉蛀部分等。

（2）使药材达到一定的碎度，使之符合中药调剂或进一步炮制的要求。方法有：剪切、刨、锉、镑、劈、捣、粉碎、制绒、挽卷等。

在古代本草典籍中，"修制"也作"炮制"解，如在明代李时珍《本草纲目》中专列了"修制"一项，收载了各家炮制方法。清代张仲岩《修事指南》对历代炮制方法进行综合归纳。

修治　即"修制"。

治削　即对所加工的药材除去杂质、切削等操作技术。如挑拣、颠簸、筛、刷、刮、捣、碾、镑、切、刨等。

除去杂质　系指除去混杂在药材中的泥沙、杂草、铁屑或其他杂质，或混入的其他药材。

除去非药用部分　系指除去与药材共生的残茎、残根、木心、栓皮等。它们当中有些是与药材的疗效相反的（如麻黄的根与茎），有些是无药用价值的（如巴戟天的木心），所以必须除去，以保证药材的纯度。

净选　系对药材的净化处理，是中药炮制的第一道工序。有些药经净选后即可直接用于中医临床配伍应用。但是，大部分药材经净选后还需进一步加工炮制。净选质量好坏将影响下一步的加工质量，因此必须认真对待净选这一工序。

净选的目的主要是除去混杂在药材中的杂质、非药用部分、虫蛀、霉变部分或分离不同药用部位，以便药材达到一定的纯净度，便于下一道工序的切制、炮炙，以及调剂和服用。

净选的方法：挑选、筛选、风选、洗净、淘洗、漂净、泡、刷净、刮除、沸焯、制霜、提净、水飞、火燎、剪切、烫等。

水飞　本法是利用不同细度的药材粉末在水中的悬浮性不同而取得极细粉，并除去水溶性杂质的方法。此法适用于不溶于水的矿物类药材。

操作方法：将药材粉碎，置研钵内，加适量清水，慢慢磨至糊状，然后加入较多的清水，搅拌均匀，倒出悬浮液，下沉的粗粒再重复以上操作多次，最后将不能磨碎的杂质除去。将倾出的悬浮液合并，静置过夜，倾出上层清水，将沉淀药物干燥，研磨过筛，即得。

水洗　见"洗净"条。

火燎　系将药材直接置无烟火焰上短时烧灼，使药材表面的茸毛或细刺焦化，待凉后用刷子刷去焦化的毛刺。火燎时应注意火候，不使药材表面有焦斑。

分档　统货药材由于规格不一，很难保证炮制质量。因此，必须按药材外观性状和内在质量的差异，如大小、粗细、长短、厚薄、软硬、颜色等，分成两档或几档，然后按不同档次进行进一步的加工。

去皮、壳　皮，一般是指果皮、种皮、栓皮、表皮等。壳，一般是指木质化的内果皮、种皮等。传统认为，皮"耗人之气"，"去皮免损气"，故需除去。目前对去皮壳的研究一般认为：①一些药材的皮与肉功效不同，如茯苓皮与茯苓，所以去皮是分开不同的药用部位；

②有些药材的皮与壳没有疗效或疗效甚微,去皮壳是为了纯净药材,使调剂时用量准确;③药材的外皮常附有泥沙等不洁之物,去皮可达到清洁药材的目的。去壳的范围大致分为四类:①皮类药材去栓皮,如厚朴、杜仲、肉桂、黄柏等;②根与根茎类去表皮,如桔梗、沙参、白芍、知母等;③果实类药材去果皮,如使君子、草果、益智等;④种子类药材去种皮,如白果、苦杏仁、桃仁等。

去粗皮　为洁净药材的方法。指刮去皮类药材的木栓层,如厚朴、杜仲、肉桂、黄柏等。栓皮、苔藓及其他不洁之物无药用价值,如不除去,调配时仍作药物称取会影响药用剂量的准确性。

去皮尖　为洁净药材的方法。这里所说的"皮尖"是指种子类药材如苦杏仁、桃仁、郁李仁等的种皮和胚芽。对于去皮尖的目的和必要性,古代本草书籍没有明确的阐述,而只是根据不同的临床用途决定去皮尖或不去皮尖。例如清代凌奂在其所著的《本草利害》中说苦杏仁"亦有连皮尖用者,取其发散也"。桃仁"行血宜连皮尖生用,润燥活血宜汤浸去皮尖炒黄"。清代张秉成《本草便读》曰桃仁"欲散连皮尖,欲降去皮尖"。目前对皮尖的研究认为,皮尖与原药材的成分相差无几,去皮尖的工序不但可以省去,而且可以避免原药材有效成分的损失。

去皮尖的传统方法是采用"焯法",即将种子倒进事先煮沸的水中片刻后捞起,投入冷水中浸泡片刻后搓去种皮,用剪刀剪去种仁的尖端部分,晒干。

去皮免损气　是指除去皮类药材的栓皮,根和根茎类的根皮,果实种子类药物的果壳和果皮,以免损耗元气。去皮是药材加工的一项传统操作。

去刺　系净制的一种方法,去刺的方法有两种:①炒去刺,先将铁锅加热至120～180℃,加入药材翻炒至刺微黑时取出,放凉即得,如炒路路通、炒蒺藜等。②压碾去刺:见"压碾"。去刺的目的是便于处方调配。

去心　"心"一般是指根或根茎类药材的木心(木质部或中柱)、种子类药材的胚芽(如莲子心)、鳞茎的细芽(如贝母)等。对去心的作用和目的,在古代文献中观点并不一致,如《雷公炮炙论》曰:"若不去心,服之令人闷。"《修事指南》曰:"去心者免烦。"也有认为没有必要去心的,如明代卢之颐《本草乘雅半偈》曰:"入汤膏,亦连心用,方合上德全体。今人去心,不知何所本也。"

对去心作用的研究,目前一般认为:①"心"和肉的疗效不同,如莲子肉补脾养心、固精,而莲子心的作用主要为清心热;②"心"不入药,药效较差或几乎没有药效,除去后保证临床用量准确,确保疗效,如根及根茎类的木心(如巴戟天)。

去心的操作方法:将药材润湿后掰开,取出木心,如莲子、贝母等;湿润或蒸软后用木槌捶破后抽去心;用温水浸泡半小时后取出,润至柔软后用铁夹抽去心(中柱),如麦冬。

去心免烦　去心,一般指除根类、皮类药材的木质部或种子类药材的胚芽,目的是免除心烦。早在汉代就有花椒、巴豆、麦冬、天冬去心的记载。南朝刘宋有百部去心。南朝梁代有牡丹皮去心。唐代有五加皮去心,莲子去心。宋代有地骨皮、巴戟天、百合、白鲜皮、大戟、连翘、甘遂去心。清代有白果去心。现代研究认为去心有两方面的作用,一是除去非药用部位,如牡丹皮、地骨皮、白鲜皮、五加皮、巴戟天的木质心不入药用,应除去,以保药品质量。二是分离不同药用部位,如莲子心和肉的作用不同,莲子心能清心热,而莲子肉能补脾涩精,故须分别入药。但也有些情况需要注意,如明代《寿世保元》曾有"莲子心不去心,恐成卒霍乱"的记载。亦有由于加工不妥,带心服用而致腹泻的临床报道。临床上还观察

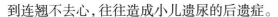

到连翘不去心,往往造成小儿遗尿的后遗症。

去穰　这里的"穰"即为"瓤"。系指果皮内包着种子的肉和瓣膜,如枳壳(柑果)、瓜蒌(瓠果)、木瓜(梨果)等。对这类药材的炮制传统都要去瓤,方法是用小刀挖去。关于去穰的作用,传统认为穰能导致腹胀满,"去瓤者宽中"。有关研究认为枳壳瓤中不含挥发油等有效成分,故将其作为非药用部位除去有一定的科学道理。

去瓤免胀　一般认为瓤为非药用部位,应除去。如枳壳、枳实、青皮、陈皮中的瓤,不含挥发油成分,无治疗作用,故应除去。

去核　核,指果实中的种子。传统认为,"核能滑精""去核免滑"。因此,去核是中药饮片炮制中的一项传统操作,如山茱萸,金樱子、乌梅等的去核。目前对去核的研究一般认为:①核与原药材的作用不同,故须除去;②核为非药用部分,无治疗作用,除去后纯净药材,保证药物疗效。

去核的方法:①将药材砸破后筛去核;②对质较坚硬的药材,可蒸软或湿润后剥取果肉去核。

去核免滑　炮制术语。指除去果实类药物的核或种子,以免滑精。去核是药材加工中的一项传统操作。

去毛　"毛"是指附生在植物的茎、叶、种子表面的表皮毛或腺毛(如狗脊、骨碎补、知母、枇杷叶、马钱子等),或动物角上的茸毛(如鹿茸等)。传统认为,毛能刺激咽喉,引起咳嗽或其他有害作用,需除去,"不尔,射入肺令咳不已"(《新修本草》),"用之去黄毛,毛射入肺令人咳,不可活"(《证类本草》)。目前,学者对是否去毛持有两种不同的观点,一种认为毛与原药材的化学成分基本相同,而且毛在煎煮过程中脱落不多,不会刺激咽喉,所以可以省去去毛这一工序。另一种观点则认为,毛茸细而轻,易刺激咽喉和呼吸道,引起咳嗽,所以应予除去。

去毛的操作方法:①刷去毛,少量时用毛刷手工刷,为避免茸毛飞扬,可边刷边冲水;多量时可用去毛机去毛,如枇杷叶、知母等;②刮去毛,用小刀或玻璃片刮去药材表面的茸毛,如鹿茸、金樱子等;③用砂烫去或用火燎去毛,如马钱子、狗脊、鹿茸等。

去节　为洁净药材的方法。主要是指去除麻黄和木贼茎上的节。对去节的作用,《雷公炮炙论》中指出:"凡使去节并沫,若不尽服之令人闷。"《本草求真》中指出麻黄"发汗用茎去节,止汗须用茎节"。研究人员对麻黄节进行分析测定,发现其节和节间的化学成分有差别:节所含麻黄碱的量仅为节间的1/3,而节所含伪麻黄碱的量则比节间高。由此说明,古代提出麻黄要去节是有道理的。

去芦　芦,即芦头。一般是指根头、根茎、残茎、叶基等多年生宿根草本或灌木植物的根与茎之间稍膨大的部分,每年都在此处抽芽发新枝。关于去芦的作用,《修事指南》中指出"去头芦者免吐"。传统认为需要去芦头的药材有:人参、党参、黄芪、牛膝、白术、桔梗、柴胡、防风、续断、麻黄、白薇、百部、玄参、茜草、草乌等。近年来,不少学者对去芦的必要性和芦头的催吐作用进行了研究,提出了不同意见。例如,有人对党参芦头做实验研究,说明党参芦头的成分与原药材基本一致,无催吐作用。因此,提出不必去芦。而另有人研究人参芦头的化学成分,证明人参芦头含大量草酸钙,与人体胃内的胃酸相遇则生成草酸等有催吐作用的物质,能使人恶心呕吐,因此人参必须去芦。

去芦免吐　一般指去除药材的根头、根茎、残茎、叶基等部位,目的是避免呕吐。南北朝有人参、玄参去芦。唐代有桔梗、藁本、当归去芦。宋代有防风、沙参、藜芦、牛膝、漏芦、续断去芦。元代有地榆去芦。明代有草乌去芦。习惯上需要去芦的药物有党参、茜草等。

去头足翅　为洁净药材方法。指动物类或昆虫类药材,有的须去头、足、翅,其目的是除去有毒的部位或非药用部位。如斑蝥、虻虫、芫青、红娘子等。

去头尾　为洁净药材的方法。指某些动物类药材,有的须去头尾,其目的是除去有毒部位或非药用部位。如蕲蛇、乌梢蛇等均去头尾。

去茎　为洁净药材的方法。指用根部入药的药物须除去非药用部位的残茎,使药物纯净。如龙胆、丹参、防风、威灵仙等。

去根　为洁净药材的方法。指用地上茎叶或根茎部分入药的药物须除去非药用部位的主根、支根、侧根,使药物纯净。如石斛、荆芥、黄连、芦根等。

去侧根　为洁净药材的方法。指某些根类药材的母根与侧根功效不同,或侧根为非药用部位,当临床需要母根入药时,为保证药材疗效,须除去侧根。如乌头侧根为附子,除去侧根另入药。石斛、芦根侧根为非药用部位,应去侧根。

去枝梗　为洁净药材的方法。指除去某些果实、花叶类药物非药用部位的枝梗或某些药物的老茎枝等,以使其纯净,保证药物剂量准确。如五味子、连翘、钩藤、桑寄生、侧柏叶、桑螵蛸等。

去蒂　为洁净药材的方法。指去除花类及果实中的果柄、叶梗、花梗等,以使药物纯净。

去萼　为洁净药材的方法。指除去叶类、花类药材残留的萼片,以使药物纯净。

去油　此处的“油”,主要是指挥发油和脂肪油。有些药材含挥发油或脂肪油比较丰富,产生的毒性和副作用较大,因此去油的主要目的是消除或降低药物的毒性和副作用。

去油的方法有:①火煨法。用湿草纸、面粉或黄泥将药材包裹,置热灰中煨适当时间。②压榨法。将药材研成粉状,用数层吸水纸包好,用适当的压力压榨,使油脂被吸在纸上,可换几次纸。③炒法。将药材或切制品置锅内加热翻炒,使挥发油挥发。④灯心草炒。将净药材或切制品置锅中炒至油出,加入适量切碎的灯心草共炒,待炒出的油被灯心草吸尽时取出,筛去灯心草即得。

去腥臭　为洁净药材的方法。指除去药材腥臭难闻气味的操作。如某些动物类药材具有难闻的气味,为矫其气味,先经清水处理后,再用黄酒进行蒸制。如紫河车、蕲蛇等。

压碾　系用石磨、滚筒或碾轮挤压药材,使着生在药材表面的非药用部分,如硬刺、硬壳等脱落和破碎,以达到分离、除去之目的。

灯心炒　见“去油”。

抖、拍　对某些含土尘较多而又不宜用水洗的药材,如薄荷、荆芥、甘松、细辛等,可用手轻轻抖动或轻轻拍打的方法,以除去附在药材上的土尘和泥沙。

挑选　系指用手工或机械的方法,挑拣除去杂质、非药用部分;或按药材体形的差异分开大小、粗细、长短等档次,以便下一步的加工。

筛选　根据药材与杂质在体积上的差异,按不同的要求选用不同规格的筛或罗,筛除药材中的杂质、泥沙、灰屑等,以使药材纯净。或用筛或罗将大小、粗细不等的药材分开。

筛选用的筛传统多用竹篾或铜丝编织而成。罗多用绢丝编织而成。

风选　系利用药材与杂质比重不同的特点,借助风力,采用扬簸或风车的操作,使药材与杂质分离。

刮除　系用竹刀、钢刀或玻璃片刮去药材表面的非药用部分,如栓皮、茸毛、小刺或其他附生物。此法传统用手工操作,现一般都采用滚筒式去毛机进行,生产效率大大提高,劳动强度却大大减轻。

炒去油 见"去油"。

制霜 系指用特殊的方法将药材制成松散的粉末或用特殊的方法制得松散的药材。制霜的方法和目的有:①去油成霜。将含油脂较多的药材研成细粉,压榨去油或用草纸吸去油,然后再研碎过筛,即得。如巴豆霜、千金子霜等。目的是消除或降低副作用。②风化成霜。将经提净的含结晶水的矿物盐类药材置通风干燥处,使其失去结晶水而成白色粉末,如玄明粉。目的是纯净药材,增强疗效。③久置成霜。某些药材放置时间较久而自然析出结晶,如柿霜。④烧熏成霜。如燃烧柴草的烟灰积聚在锅壁而成的百草霜。⑤煎膏成霜。如鹿角经煎膏过滤后剩下的渣——鹿角霜。

提净 系指通过重结晶的方法,以达到除去药材中杂质的目的。此法适用于溶于水的药材。本法原理为:①不同物质的溶解度不同(药物的溶解度与杂质的溶解度不同);②同一物质的溶解度随着温度的变化而变化,一般来说,温度升高,溶解度增大;温度降低,溶解度降低。

提净的操作方法:①将药物溶解于水,过滤去渣,滤液加热蒸发至干,即得净药材;②将药材溶于热水中(以达到饱和为度),趁热滤去不溶于水的杂质,滤液静置过夜,待结晶析出时捞起,晾干,即得净药材。

簸 系将药材置簸箕内,双手握住簸箕相对的边缘,上下用力,将药材抛起后自然飘落,使杂质随风飘走。

顺簸 系"簸"的一种操作方法。系利用药材的比重大于杂质的特点,借助风力将杂质簸扬出去,而药材却留在簸箕内。

倒簸 系"簸"的一种操作方法。此法与"顺簸"法相反,系利用某些药材的比重小于杂质比重的特点,借助风力将药材簸出,而杂质却留在簸箕内,从而达到除去杂质的目的。

剪切 系用剪刀、小刀、铡刀等剪除和切去非药用部分或分离不同药用部分。

拣 即挑选,用手工或工具取药用部分,除去杂质或非药用部分。

挖 指利用尖刀挖去瓤或杂质。

扬 即"风选",详见该条。

滤 系指利用细罗、纱布、棉花、滤纸等将混在液体中的杂质或残渣滤除。

闷 系将药材放进去毛机或其他适宜的容器中,加入粗沙或小石块,或不加,然后封住口,转动去毛机或来回上下抖动容器,使药材之间或药材与沙石之间互相撞击摩擦,从而达到除去药材表面的茸毛或表皮等非药用部分之目的。

掰 系用双手握住药材,向相反斜向用力,将药材分成两半或分开。

颠 系将药材置竹扁中,提起竹扁的一侧,并微微振动,借振动力和重力将药材个或粒徐徐滚下,从而使药材与杂质和非药用部分分开。

磨 系利用石磨的重力和上下磨盘之间的摩擦力,压破和除去种皮。

擘 系用双手的拇指和示指将药材擘破或擘破后除去其中的非药用部分或杂质。

剔 系用尖刀、镊子、钩等工具将药材内部或缝隙中的杂质或非药用部分除去。如除去猪苓内的砂石。

抢水洗 指对某些质地疏松,吸水性强的药材,为避免吸水过多影响切制,或避免有效成分过多损失,而采取快速洗涤的方法。其特点是尽量缩短药材与水接触的时间,用水量多。

操作方法：先将洗药池注入清水至八成满，倒入经挑拣分档的药材（量不能过多），迅速搅拌搓洗后，迅速捞起即可。

酒洗 就是用白酒或食用酒精浸洗药材。酒洗有两个目的：一是用于增强药物功能，如酒洗当归，增强其活血功能；二是处理比较贵重而又不宜用水洗的药材，如枸杞子、冬虫夏草、山萸肉、龙眼肉等。操作方法：将白酒或酒精倒入搪瓷盆内，然后将药材倒入，用手轻轻搅拌，待灰尘或霉斑脱落后将药材捞起，晾干。对体积较大的药材，如鹿尾、人参等，可用干净的纱布蘸取白酒或酒精擦拭药材，以除去表面的灰尘和霉斑。在进行酒洗时应避开火源。

刷净 系根据药材的外观性状和加工要求，选用适宜的刷子（毛刷、尼龙刷、铜丝刷，钢丝刷等）刷除附在药材表面的泥沙、茸毛、苔藓等杂质。操作时土尘和茸毛易飞扬，影响工人健康和环境卫生，可一边刷一边用清水冲洗。

洗净 系净选药材最基本、最常用的方法之一。一般是用清水将附在药材表面的泥土、灰尘、霉斑或其他不洁之物洗去。洗涤时应掌握时间，药材在水中浸泡时间不宜过久（习称掌握"水候"），以免药材有效成分流失。

操作方法：先将洗药池注入清水至七八成满，倒入经挑拣整理过的药材，用铁或木耙搓洗后捞起，装于竹筐内，再用清水冲一遍即可。对比较脏的药材，可多洗几次。中药炮制洗净工序劳动强度大，现不少饮片厂已采用洗药机代替手工操作，效率提高几倍至几十倍。

淘净 系利用药材与杂质在水中的比重不同而达到分离药材与杂质的目的。操作方法：将药材置于适宜的簸箕内，向一边倾斜潜入水中，轻轻搅动药材，来回抖动簸箕，使杂质与药材分离，除去上浮的皮、壳、杂质和下沉的泥沙，然后将药材晾干或晒干。

烫净 系用砂子为传热体将附生在药材表面的茸毛烫焦而除去的方法。操作方法：筛取大小一致而坚硬的河砂，洗净晒干。将砂子置锅内用文武火炒至现热焰（约280℃），倒入预先已分档整理的药材，翻炒至茸毛焦化时迅速取出，筛去砂子。

烫净的药材不应烫至药材表面鼓起，不应有明显的焦斑。砂子的用量以能掩盖药材为度。

漂净 系指将药材置多量的水中浸泡较长时间，并经常换水，或将药材用布袋或竹筐装好，置洁净的长流水中漂较长时间，漂的目的是降低毒性（如半夏、川乌、天南星等）、降低盐分（如海藻、昆布等）、去除腥臭味（如紫河车）。

浸漂时间的长短和换水的相隔时间，应视药材性质和气候灵活掌握。按一般经验，浸漂药材最好在春秋季进行，因此时气温适宜。夏季气温高，药材易腐烂；冬季气温太低，渗透压较小，浸漂时间较长。如确实要在夏季高温季节浸漂药材，可酌情加1%～6%白矾防腐。方法是先将白矾溶于清水中，然后再加入药材。浸漂期间防止淀粉和糖类、杂物掉入药池，否则易引起药材腐烂。

泡 系指将药材置清水中或其他液体中浸泡一定时间。"泡"与"漂"的区别主要是"泡"不换水，"漂"则要换水。

"泡"的目的：①使药材湿润，软化药材，便于切制，如苏木；②消除或降低毒性和副作用，如甘草汤泡远志，米泔水泡苍术。泡的时间长短应视药材本身性质和要达到的目的要求而定。

沸水泡 系将药材置适宜的容器内，将刚煮沸的水倒入。沸水用量以能淹没药材为度。泡至符合规定时取出。

沸水泡时应注意：容器所装的药材不能过满，以装至容器的 1/3～1/2 为度，以防止药材经沸水泡后体积膨胀而胀破容器。

药汁泡　先将规定的辅料（药材）切碎，加适量清水煮 1～2 小时，过滤，滤渣再加水煮一次，过滤，合并两次滤液，趁热倒进盛药材的容器内，泡至符合规定时取出，干燥即得。注意事项与"沸水泡"相同。

烂　系利用微生物的作用，将动物甲、骨类药材上附着的残肉、筋、皮、膜等腐烂而除去的传统加工方法。

操作方法：先将药材湿润，置一陶瓷缸内（不能用铁、铜、铝等金属容器），加水至淹没表面（一次加足），加盖。在远离住宅和厂房的露天放置 1 个月左右，使残肉、皮膜、筋完全腐烂，取出，用清水反复漂洗后置露天，让其日晒夜露至无臭气为止。在"烂"的过程中应注意中途不宜加水，不能搅动，否则药材易变黑。

由于这种方法易污染环境，而且加工周期长，因此现在几乎都不用这种方法。改为用砂烫法、酶法除去残肉、皮筋。

（二）中药的切制、粉碎

饮片　系指药材经过挑拣、净选、切制或炮炙，成为可以直接用于中医临床调剂的片、段、丝、块、粒等。

"饮片"一词的来源：相传古代是将药材用嘴咬碎或切成片、段、粒，加水浸泡或煮沸，制成供饮服的"饮剂"。因此，就把可直接用于制作"饮剂"的片、段、粒状中药称为"饮片"。以后"饮片"一词就一直沿用至今。

切制　系指将经过净选、软化处理后的药材，根据其质地情况和中医临床调剂或制剂的需要，选用适宜的器具，切制成一定规格的片、段、块等制品。

切制的目的和意义：①药材经过切制，表面积大大增加。在煎煮或提取时增加与溶剂的接触面积，有利于有效成分的溶出；②便于进一步炮制，药材通过切制有利于与辅料的混合，尤其利于液体辅料渗入药材组织内部，提高炮炙质量；③便于处方调配和储存保管。

提高切制质量的关键是润好药材，使药材软化适中，其次是切制刀具适宜、锋利。

生片　系指那些虽经切制，但还不能直接用于临床调剂，而必须进一步炮炙才能应用的片、段、块、粒等。

熟片　系指经净选，切制，炮炙，可直接用于处方配剂的片、段、块、粒。或指在产地已加工好，可直接用于配方的中药。

客片　系指在产地采收加工时已切制成片、段、块、丝等的药材。对这类药材，应区别不同情况区别对待，根据《中国药典》和中药炮制规范的要求对这种药材进行全面检查，如发现不符合规定的应按规定重新加工炮制。未经检查的客片禁止用于配方。

来片　即"客片"。

软化　系指用水处理的方法或其他方法，使药材软化，便于切制。

自然软化法　软化药材的方法之一。系让药材自然吸收空气中的水分而软化。其方法是将药材暴露于潮湿的空气中或平摊于干净而潮湿的地面，使其自然吸潮软化。此法适用于含糖类或胶质较多的药材，如党参、怀牛膝等。

加压冷浸软化法　系一种通过施加压力，使水分加速渗入药材组织内部而使药材软化的新工艺。操作方法：将净药材装入耐压容器内（约七成满），注入冷水过药面，密闭，加压至规定时间后降压,放水,取出药材,切片。

加热软化法　指通过加热使药材软化的方法。

沸水焯润法　软化药材的方法之一。系将药材倒入沸水中煮片刻后即捞起,沥干后或趁热切片。此法适用于受热而对药物有效成分影响不大的药材,如黄芩。

热蒸软化法　软化药材的方法之一。系将药材用蒸气加热,使水分向药材组织内部加速渗透,而使药材软化。方法是将经洗净后的药材置蒸笼内,用蒸气加热,使药材软化后趁热切片。此法适用于加热不破坏有效成分的药材。如槟榔质地坚硬,含水溶性槟榔碱,若用泡润法经长时间浸泡,槟榔碱损失达 18%～30%;若用热蒸软化法,有效成分损失可降至4% 左右,而且片形美观,鲜明度好。

热烘软化法　指将药材置烘房中微烘使其软化后趁热切片。此法适用于含糖类和胶质较多的药材。

七分润功,三分切功　这句话说明了润药软化与切制之间的关系。要使饮片片形美观,提高切制质量,润好药材,使之软化适中是关键。其次是切好,这就要求刀具要好,掌握切制技术。

晾润　指将经洗净或浸润过的药材平摊于竹席、竹筛上摊晾,使药材表层的水慢慢向内部渗透,使药材软化。摊晾时要注意防止药材发霉腐烂。

闷润　指将经洗净、浸润或浸泡的药材置密闭容器内或置竹筐内,外罩塑料薄膜或麻袋,量大的可置密闭的小房内,使药材表层的水分继续向药材内部渗透。某些药材需要闷较长的时间,为防止其发霉腐烂,可将药材置硫黄柜内熏硫黄烟(SO_2),每立方米体积用硫黄 200g 左右,对那些要保持药材原来色泽的药材,则不宜熏硫黄,如黄芪、黄连等。

浸润　软化药材的方法之一。系将经分档净选的药材置清水中浸至水分渗入药材横截面的 1/3～1/2 时取出,置箩筐或其他盛器内上盖麻袋或草席或置密闭容器内,让水分继续向药材内渗透,润至药材内外湿度一致时即可进行切制。

泡润　系软化药材的方法之一。系将净选后的药材置较多量的清水中泡,使药材组织吸收水分而软化。此法适用于较粗大、质地较坚硬而且吸水性较差的药材的软化。

洗润　系软化药材的方法之一。系将经挑拣分档的药材用清水洗净后沥干水分或稍摊晾后即可切片。此法适用于质地软疏松,吸水性强或含糖类、胶质较多的药材,如瓜蒌皮、南沙参、生地黄、党参等。

淋润　系软化药材的方法之一。系指将经挑拣后分档的药材用清水喷淋,使药材表面湿润,并使水分慢慢渗入药材组织内部而达到软化的目的。此法适用于全草类、叶类药材。有些药材需要喷淋几次才能达到软化的目的。

喷润　系软化药材的方法之一。喷润与淋润相似,所不同的是喷润所用的清水少于淋润,喷水后的药材湿而不流水。

复润　系软化药材的一种方法。就是将经晾润或闷润了一定时间,但还没有达到软化要求的药材取出,摊开晾晒 20～30 分钟后收起,继续晾润或闷润。必要时可向药材喷洒少量清水,使之保持湿润。摊开晾晒的作用是使药材温度升高,有利于水分向内渗透。同时通过晾晒使药材表面干爽,防止发霉发黏。此法适用于质地较坚实,而表面又易发霉、发黏的需要晾润或闷润较长时间的药材。

双润　即"复润"。

露润　系软化药材的一种方法。操作方法为:将经挑拣的药材平摊于簸箕上,晚上露天放置任其饮露,白天收起,反复几个晚上,直到达到软化目的为止。露润时要注意防止淋雨。

堆润　此法类似"闷润"。操作方法为:将经洗净或用清水喷洒过的药材堆起,上面用麻袋或塑料薄膜盖住,闷一定时间,让水分慢慢向药材内部渗透。堆润时要注意防止药材霉烂发酵。

晾闷　即"晾"与"闷"相结合,使药材所含水分降低。某些经煮制或浸泡过的药材,如果内部所含水分过多,不利于切制,因此需要降低其所含的水分。操作方法为:将经煮制或浸泡过的含水分过多的药材置通风干燥处晾1~2天或置阳光下晒1~2小时,然后堆起,用麻袋或塑料薄膜盖住,闷1~2天。如此反复几次,使药材所含水分适中,软化合适,便于切制。

伏　指"闷"的意思,是《炮炙大法》中的"雷公炮炙十七法"之一。

药材软化鉴别法　系检查药材软化程度的方法。根据老药工的经验,主要有弯曲法、折断法、指掐法、穿刺法、手捏法、劈开法等。

弯曲法　系检查条货药材软化程度的方法。一般要求将药材润至两手握住药材,两手拇指并排同时向外推,其余四指向内擘,如果药材带弹性,可以弯曲而不断,即示润药软化合格。如白芍、怀山药等。

折断法　把药材折断,观察断面,以无白心,吃水均匀而又不显水湿为合格。

指掐法　指用指甲用力掐入药材,检查软化程度。以润至指甲能掐入而不显水湿为合格。

穿刺法　系用铁锥穿刺药材检查软化程度的方法。对较粗大的药材,润至用铁锥刺穿而无硬心者为合适。

手捏法　系用拇指和示指用力捏住药材,并来回搓转,以感觉柔软无硬心者为软化合适。

劈开法　系用刀将药材劈开,观察水分渗透情况和软化程度。此法适用于检查质地坚硬的药材的软化程度。

切咀　即把药材切成长度为1cm左右的小段。

润切　即将药材湿润软化后切片。

烘切　系将药材置烘炉或烘箱内,烘软后趁热切片,但烘的温度不能高于60℃。此法适用于含糖类、胶质较多,质坚而硬脆的药材的切制。

烤切　系将药材置无烟火上(适用微火)微烤,将药材先用清水浸湿后用微火烤,药材软化后立即切片。此法适用于耐热、质坚脆的药材的切制。

蒸切　系将经浸润或闷润后的药材用蒸气蒸适当时候(不同药材用不同时间),取出趁热或稍晾后切片。此法适用于质地较坚硬、不适合久浸久泡和不含挥发性成分的药材,如槟榔。

鲜切　将药材趁新鲜切片。鲜切多在药材采收加工时在产地进行。

镑片　系将经软化的药材用镑刀或镑片机镑成极薄片。此法适用于质地坚硬的药材,如水牛角、老鹿角、羚羊角等。

润镑　即润透软化后镑片。某些质地坚韧的药材难以镑片,可用湿布包裹,置密封容器中闷润一定时间后镑成薄片。此法适用于质地坚韧而又不宜用水浸泡的药材,如降香等。

浸镑　指将药材浸泡软化后镑片。此法适用于有效成分难溶于水的药材(如水牛角),

将药材置热水或冷水中浸润后镑片。

蒸镑　系将经浸泡或闷润后的药材用蒸气蒸 1～1.5 小时，取出趁热镑片。本法适用于不含或少含挥发性成分的质地坚韧的药材。

浸刨　系将药材用清水浸润软化后进行刨片。

扎粉　在古代还未出现研磨机械和工具前，都是用尖端锋利的石头或杵杆将药材扎碎而制粉。现在多用研钵、研船研粉，量大的用粉碎机粉碎。

锉末　系用钢锉把药材锉成粗末。操作前应先检查钢锉有无铁锈，如有铁锈应先去净，药材研成末后需用磁铁吸去脱落的铁粉。

碾　系利用石碾碾去外壳或药材表面附生的非药用部分。

串　即"碾"。

制绒　系用石臼捣，或用木槌、木棒捶打，使药材的纤维成绒状。如腹皮制腹毛。

砸碎　系用铁锤或木捶将药材砸成小块，如槟榔。量大的可用锤式粉碎机除去筛网后进行，可提高效率。

捣　系将药材置铜盅或石臼内捣碎。

研　系用研钵或球磨机将药材研成细粉。

劈　系用斧头或大刀将质地坚硬的大块药材劈成小长条或小块，如松节、苏木等。

水研　系指研粉时在研钵内加少量清水同研，研至符合规定时倾出，晾干。此法适用于研磨时易飞扬造成损失的贵重药材，如牛黄、珍珠等。

乳细　即把药材粉末置乳钵内研成极细粉。

挼　《炮炙大法》中的炮炙十七法之一。系将药材击碎或砍碎的意思。

片型　系指按饮片的外观形状、长短、厚薄而分类的饮片规格系列。

片张　指饮片的外观性状。

极薄片　指片的厚度极薄，以潮品计，切片厚度 1～1.5mm。质地较坚硬、有效成分较难溶于水的贵重药材，一般都切制成极薄片。

薄片　比极薄片的厚度厚，以潮品计，切片的厚度为 2～3mm。质地坚硬、有效成分较难煎出的药材，一般都切制成薄片。

厚片　以潮品计，切片的厚度为 4～6mm。质地疏松，有效成分易于煎出的中药材一般都切此种规格。

丁子　系指大小为 1cm³ 左右的小立方块，如茯神块。

寸节　见"段"。

马蹄片　系斜片的一种规格。外形似马蹄，故称。切制时切面与药材纵轴成 60° 角左右。

个活　系指将经净选和软化处理的药材一个接一个地剪切或刨片的操作。此活多为手工操作，操作时用手握住或用钳子或其他工具将药材夹紧，缓缓地切制。操作时要注意安全。

中段　即长度约 15mm 的段子。

末节　见"段"。

长段　指长度约为 30mm 的段子。

丝　除另有规定者外，皮类中药切制的丝宽一般为 2～3mm；叶类中药切制的丝宽一般为 5～10mm。

节子 见"短段"。

瓜子片 系斜片的一种规格。外形呈两头较尖的长椭圆形，似瓜子，故称。切制时切面与药材纵轴成45°角左右。

丝条片 系指丝状长条形的切片，如黄柏、陈皮等的切片。

米节 见"短段"。

段 古代称为"度"。分长短两种，长的5cm左右，称为"寸节"；短的约3cm，称为"末节"。

度 见"段"。

柳叶片 系斜片的一种规格。外形薄而修长似柳叶，故称。切制时切面与药材纵轴成20°角左右。

短段 又称"节子"或"米节"。系指长度为9mm以下小段。

圆片 系指圆形、椭圆形、圆锥形、圆柱形的药材切制出来的横片（顶头片）。

肚片 系采取横宽斜切的方法切制出来的切片，如厚朴、肉桂等。

鱼子片 一些草质茎类药材横切成5～10mm的短段，形似鱼子（很小的小鱼），故称，如麻黄、荆芥穗等。

鱼鳞片 系指切制质量较好的半夏片，薄而完整，半透明，外形似鱼鳞，故称。

盘香片 系指某些树皮类药材经软化处理后卷成筒状，横切成薄片时，外形似盘香，故称，如厚朴、合欢皮等。

如意片 系指白术和双筒厚朴的横切切片，外形似如意锁，故称。

蝴蝶片 系指切制质量较好的川芎切片，外形如蝴蝶，故称。

腰子片 系指切制质量较好的枳壳片，外形如动物肾脏，故称。

咀子 系指长度为1cm左右的小段，在古代，"咀子"又称"咀片"。

㕮咀 古代因没有切制的工具，一般都是用牙齿将药材咬碎成小粒，㕮音"府"(fǔ)，咬嚼的意思。"㕮咀"一词最早出现于《灵枢·寿夭刚柔》。据宋代《疮病经验全书》记载："古人用药治病，择净口嚼，水煮服之，谓之㕮咀"。元代李杲《珍珠囊补遗药性赋》又说："夫㕮咀者，古之制也，古无铁刃，以口咬细，令如麻豆，为粗药。煎之，……此所谓㕮咀也。"明代陈嘉谟在《本草蒙筌》中说："古人口咬碎，故称㕮咀，今以刀代之，惟凭锉用，犹曰咀片。"

竹叶片 即"柳叶片"。

直片 又称"顺片"。系沿药材纵轴切制出来的切片。直片与排骨片相似，对横切或斜切易破碎的药材可切成直片。

横片 即"顶头片"。

斜片 系指切刀与药材纵轴成一定角度切制出来的切片。瓜子片、马蹄片、柳叶片都属于斜片类型。对质地较坚硬、含纤维较多的药材或切直片易破的药材一般都切斜片。

顶头片 又称"横片"。系沿药材的横截面切制出来的切片。

排骨片 切片的外形似排骨，故称。切制方法：将直径为5～10mm的长条形药材经软化后切成10～15mm的长段，用木槌打扁，然后纵切成薄片。对横切或斜切易破碎的药材一般都切此种片型。

挽卷 指按规定或特殊要求，把药材卷成一定规格的小卷，如竹茹、石斛、荷叶等。

潮片 系指切制后未经干燥的切片。

把活 又称"条活"，系指切制时一把一把地切的操作。此操作适用于细长条形根或根茎类药材和叶类、全草类药材,切制前先把它们扎卷成小把,然后一把一把地切制。

饮片干燥 药材经湿润软化处理切片或蒸煮后,含水分较高。因此,应根据各种药材的不同特点和炮制要求,采取不同的方法及时干燥。使切片的含水量降至其安全水分以下,才能使其在贮存保管过程中不霉变、虫蛀。

干燥饮片时应掌握以下几个原则:

(1)对易变色、易破碎的药材饮片不宜在阳光下曝晒;极易吸潮的饮片晒干后应立即装箱,以防重新吸潮;不易吸潮的饮片干燥后应在散热后装箱。

(2)对含挥发油和油脂较多的药材饮片,不宜在阳光下曝晒和高温烘烤,而适于阴干或低温(温度不超过60℃)烘干。

(3)对含糖类、黏液质较多的药材饮片,干燥温度不宜过高也不宜过低,温度以80℃左右为宜。若温度过低,不但干燥时间长而且糖汁外渗;若温度过高,不但易造成饮片表面干而内部不干,而且糖汁外渗、色泽枯焦。

自然干燥法 指利用自然的因素,如阳光、风力、空气等干燥饮片的方法,如曝晒、晾晒、阴干等。

人工干燥法 指利用人工方法,如利用火力烘烤、蒸气干燥、电热干燥、远红外线、微波加热等方法干燥药材的方法。

阴凉处 指阳光不能直接照射到、空气流通、温度保持在20℃以下的地方。

晾干 指将饮片置阴凉干燥处薄薄摊平,让饮片中的水分慢慢散发而干燥。此法适用于含挥发性成分和易变色的药材饮片的干燥。在晾干过程中应勤检查、勤翻动,防止发霉变质。

晾个 指将湿润的药材置阴凉通风处摊开,使水分向药材内部渗透或向外挥发。

阴干 即"晾干"。

摊晾 即将药材摊成薄层晾干。

曝干 又称"暴干"。系指药材饮片置烈日下曝晒至干。曝晒的温度可达50℃,因此,此法只适用于不怕变色、不易破碎、不易变形、不含或少含挥发性成分的饮片。对含糖类和胶质较多的药材切片不宜连续曝晒。应在切片晒至表面发硬时堆起,闷1~2天,使药材内部水分向表面扩散后再行曝晒。对比较厚的切片要如此重复几次,直至晒干。

阳干 即在阳光下晒干。

㬠 系晾晒的意思。为《炮炙大法》中的"雷公炮炙十七法"之一。

烘干 指切片置烘房或烘箱中烘干。烘干所用的热源一般有炉火、蒸气、电热等。烘的温度一般在50℃左右。此法适用于不能阴干又不宜曝晒的药材的干燥。

煿 系烘干的意思。为《炮炙大法》中所说的"雷公炮炙十七法"之一。

烤干 系将药材置火上烤干。它与"烘"的区别是:"烘"一般是通过传热体取得温度,而"烤"一般是直接利用发热体发出的温度。"烤"的温度比"烘"高,一般在80℃左右。

贴烤 系干燥附片的一种传统方法,多在产地进行。方法为:取一陶制水缸,在其底部开一小孔,然后倒置于一木炭炉火上,下面稍垫起,水缸壁的温度则慢慢升高。然后将已沥干的、预先浸泡过并经用米泔水浸泡2小时的附片由上而下一片一片地贴附在水缸壁上烤。烤至快干时,附片会自行脱落,则要重贴,进行复烤至烤干。

焙干 指将药材切片置干净的瓦片或铁片上,直接置火上加热,通过瓦片或铁片传热将切片烘干。

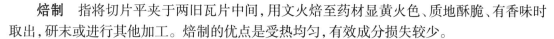

焙制　指将切片平夹于两旧瓦片中间,用文火焙至药材显黄火色、质地酥脆、有香味时取出,研末或进行其他加工。焙制的优点是受热均匀,有效成分损失较少。

药材安全水分　指在一定温度条件下,能使药材安全贮存(即不发生霉烂、虫蛀等),并能保持药材本身质量不发生变异时药材所含的最高水分。

(三)炮炙

炮炙　原指中药饮片加工技术中两种用火处理药物的方法,即"炮"和"炙"。现在一般泛指与火有关的中药炮制方法,如炮、炙、煅、炒、煨、蒸、煮、烫、淬等。

在历史上,中药的炮制曾经被称为中药炮炙,如南朝刘宋雷敩所著的中药炮制论著《雷公炮炙论》、明朝缪希雍所著《炮炙大法》等。因"炮炙"两字不能全面概括中药所有的炮制技术,所以,现在一般把中药整个饮片加工技术称为"中药炮制",而不称为"中药炮炙"。

火色　指饮片在炒制时,表面颜色加深,从药材表面颜色的深浅就可以看出炒制的程度和火候的强弱。

火候　系对中药炮制时所用火力的大小强弱及加热时间的长短和药材在炮制过程中出现的变化特征的一种综合概括。

"火候"是中药炮制领域中核心的基础理论之一。它是影响中药炮制质量的重要因素之一。

掌握火候　系根据不同药材的炮制目的和要求,在进行加热处理时严格掌握火力的大小强弱和最适合的加热时间。

武火　系指大而猛的火。

文火　系指小而缓的火。用文火加热的锅,温度为110～130℃。

文武火　系指中等火力。

旺火　系指燃烧正旺的武火。

急火　系指来势猛,但一阵子过去的大火。

慢火　系指保持时间较长的文火。

迟火　即"慢火"。此语出自南朝梁代《本草经集注》一书。

稻糠火　系指用稻谷壳为燃料烧的火。此火小而缓。此词出自明代李时珍《本草纲目》。

桑柴火　系指用老桑枝作燃料烧的火。在《本草纲目》中李时珍曰桑柴火"未溃拔毒止痛,已溃补接阳气。去腐生肌,凡一切补药诸膏,宜此火煎之"。

柳木火　系用柳枝作燃料烧的火。此词出自宋代唐慎微《证类本草》一书。

塘灰火　系指燃烧柴草时未熄火的细灰烬。此灰适用于煨制药材。此词出自宋代唐慎微《证类本草》。

蒸制　系中药炮炙的一类方法。系将经预处理的净药材或切制品,按规定加入液体辅料,拌匀。或不加入任何辅料,置蒸笼中或适宜的容器中,热蒸至符合要求时取出,干燥,或作进一步的加工炮制。

蒸闷　系将经预处理的净药材或切制品,按规定加入辅料或不加辅料置锅中蒸一定时间后停火,让药材在锅内闷焗过夜或至规定时间,然后再加热焗,再停火闷焗。如此反复几次,直至符合要求。

笼蒸法　系指把经预处理的药材或切制品(加辅料或不加辅料)直接置蒸笼中蒸至符合规定的方法。

屉蒸　系指把经预处理的药材置蒸屉中,然后置蒸笼中蒸制。

罐蒸法　即炖制法。系将经预处理的净药材或切制品置砂罐或铜罐内,加盖。置锅中隔水炖至符合规定,取出,干燥或作进一步加工。

罐蒸法有两种:一种是加辅料(主要是液体辅料),方法是先将辅料与药材拌匀,闷至辅料渗入药材内部,然后将药材和未吸收完的辅料一起装入罐内,加盖,再置锅中蒸至符合规定。另一种是不加辅料,方法是先将药材用清水润透,然后再装入罐内蒸。

蒸桶　系指用来装盛蒸制品的置蒸笼内蒸的盛器。其上面敞口,底面和周围有能通蒸气的小孔。一般用不锈钢制成。

蒸笼　炮炙用的蒸笼外形与一般的蒸笼相似,但所用的材料要求严格些,一般用不锈钢、铝、木材制成,不能用铁皮制造。

汽筒　系用竹篾编织或用竹筒、铝、不锈钢制成的周围钻有许多小孔的圆筒。直径视需要而定,长度与蒸桶的高度相同。使用时插在蒸桶的药材中间。目的是使热蒸气通过蒸桶中间,使药材均匀受热,避免蒸制时发生周围的药材已蒸透而中间夹生的现象。

酒蒸制　系酒制方法之一。系将净药材或切制品,加入定量的黄酒,拌匀。闷润至酒渗入药材组织内部,然后置锅内蒸至符合规定,取出,干燥或进一步加工。

酒的用量:除另有规定者外,每100kg净药材或切片用黄酒20～50kg。

酒蒸制时蒸笼要密封,开始时用武火,蒸至上气后改用文火。

盐蒸制　为盐制方法之一。系将经预处理的净药材或切片与定量的盐水拌匀,闷至盐水渗入药材组织内部,置锅中用武火加热蒸至透心,取出,干燥。

食盐用量:除另有规定者外,每100kg净药材或切片用2kg(用适量开水溶解后过滤)。

姜蒸制　为姜制方法之一。姜蒸制有两种方法:

(1)取规定量的鲜生姜,洗净,压榨取汁,与药材或切片拌匀,闷至姜汁渗入药材组织内部,置锅中用武火加热蒸至符合规定时取出,干燥。

(2)先将生姜洗净,切成薄片,然后在蒸笼中一层药材一层生姜片,逐层相间铺平。用武火加热蒸至符合规定,取出,筛去生姜片,干燥。

生姜的用量:除另有规定者外,每100kg净药材或切片用10kg。如无生姜则用干姜3kg(切碎,煎煮取汁)。

豆腐蒸　系将药材或切片用干净纱布包好置豆腐之内或两块豆腐之间,装于罐内,隔水加热至符合规定时取出,洗净,干燥。

豆腐蒸的目的:①清洁药材;②降低毒性或副作用。

醋炖制　为醋制方法之一。系将经预处理的净药材或切片与定量的米醋拌匀,闷至醋液渗入药材组织内部,然后将药材和未被吸收完的醋液一并装入炖药罐内,加盖,隔水炖至符合规定时取出,干燥或进一步加工。

米醋的用量:除另有规定者外,每100kg净药材或切片用15～20kg米醋。

在进行醋炖制前应将药材按大小分档,大小档分别炖制。

酒炖制　系酒制方法之一。将净药材或切片加入定量黄酒,拌匀,闷润至黄酒渗入药材组织内部。将药材移至炖药罐内(如酒未被吸尽,则一并加入罐内),加盖,隔水炖至符合规定,取出,干燥或进一步加工。

酒的用量:除另有规定者外,每100kg净药材或切片用黄酒20～30kg。

酒炖制时应注意:①炖制前应将药材按大小分档,便于掌握闷润时间和炖制时间;②炖

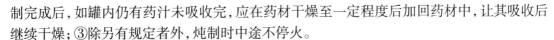

制完成后,如罐内仍有药汁未吸收完,应在药材干燥至一定程度后加回药材中,让其吸收后继续干燥;③除另有规定者外,炮制时中途不停火。

煮法 为炮炙的一类方法。系将经预处理(如浸润、浸泡等)的净药材或切片与辅料同入锅内,加适量清水,或不加辅料只加清水,加热煮至符合要求,取出晒干或进一步加工。

煮的目的:①消除或降低药物的毒性或副作用;②缓和药性;③除去杂质,清洁药材。

宽汤煮 系指药材用多量清水煮的方法。此法适用于含淀粉和黏液质较多的药材或毒性和副作用较大的药材的煮制。

缓煮 系用文火缓缓地煮制。

微煮 系指煮的时间较短。

姜煮 为姜制的方法之一。系将经预处理的净药材或切片用定量的姜汤煮制。操作方法:先把规定量的生姜或干姜切片,加适量清水煮成姜汤(煮两次后去其渣,合并姜汤),加入预先洗净润透的药材,煮至切开无白心,非毒性药材则煮至药透水干,取出晒干或进一步加工。

姜的用量:除另有规定者外,每100kg净药材用生姜10kg或干姜3kg。

醋煮制 系醋制方法之一。操作方法:经预处理的净药材或切片与定量的米醋拌匀、闷润,使醋液渗入药材组织内部。将药材和未吸收完的米醋一起移入锅内,添加适量清水,用文武火加热至醋液全部吸尽或煮至将药材切开无白心时取出,干燥。若必须切片则摊晾至表里湿度一致时切片。毒性中药醋煮后剩下的余液,除另有规定者外都应弃去。

米醋的用量:除另有规定者外,每100kg净药材或切片用20~30kg。

在进行醋煮制时应注意:①煮制前应将药材按大小分档,按档次分别煮;②视药材吸水性强弱和体积大小,加醋后加适量清水。

萝卜煮 系炮制芒硝、硫黄的一种方法。

(1)制芒硝:取定量的鲜萝卜,洗净后切碎,煮烂后过滤,去渣。在滤液中加定量的芒硝(加至近饱和),边加热边搅拌,待芒硝全部溶解后过滤。滤液静置过夜,捞起结晶,阴干。

(2)制硫黄:取定量的鲜萝卜,洗净切碎,与硫黄小块共煮至萝卜熟烂后将硫黄取出,晾干。

萝卜煮的作用:纯净药材;降低毒性或副作用。

豆腐煮 系将经预处理的净药材或切制品置豆腐中间(体积小的药材先用纱布包好),加适量清水,用文火加热煮至豆腐起小眼时将药材取出,干燥。用豆腐煮的药材有藤黄、珍珠、硫黄、甘遂等。

豆腐煮的作用:去除杂质,纯净药材;消除或降低毒性和副作用。

豆浆煮 系将经预处理的净药材或切制品用纱布包好,置豆浆中用文火加热至符合规定,取出,用清水洗净后干燥。

豆浆煮的作用与豆腐煮相似。

山羊血煮 系炮制藤黄的一种方法。藤黄500g,取新鲜山羊血250g。炮制时先将山羊血加热煮沸,过滤除去血块,加入藤黄,煮至溶化后再煮4~5小时。然后倒出,使凝结成块后切成小方块,干燥。

山羊血煮的作用:除去杂质,纯净药材;消除或降低毒性和副作用。

盐煮制 系盐制法的一种。操作方法:取规定量的食盐,用适量清水溶解,过滤,置锅中,加入净药材或切制品,用文火加热,煮至药透或盐水被吸尽,将药材取出,干燥。

熬　系"煮法"的一种。"熬"比一般的煮时间较长,要求将药物煮烂或制成膏状。

在现代汉语中,"熬"与"煮"的意思相近,即"以水烹物之意"。但是,在古代,"熬"与"煮"的含义是不同的,在学习古代本草书籍时应该注意。据《广雅·释诂》一书解释:"熬,乃以火干物之谓"。在扬雄所著《方言》一书中解释:"熬,火干也,凡以火而干五谷之类,自山而东,齐楚以往谓之熬,西关陇冀以往谓之焙"。在古代方书中,"熬"与"焙"和"炒"相似,如汉代张仲景《金匮要略方论》中有"牡蛎(熬,等分)""葶苈(熬令黄色,捣丸如弹子大)"等记载。由此可见,古代所称的"熬"与现代所称的"焙""炒""煅"相似。

焯　与"燀"相似。操作方法:将药物投入沸水中,翻动片刻捞出。如杏仁、扁豆水焯去皮。

炒制　系将净药材或生片置锅内(根据不同的炒制要求先将炒锅加热至一定程度),用适宜火候加热,不断翻炒至符合规定的一类炮制方法。

按炒制时是否加辅料,炒制可分为清炒和拌炒两类。

炒制的目的:①改变药物性能,增强药物疗效;②降低或消除药物的毒性或副作用;③缓和药性;④杀死与药材中某些成分共存的酶,利于贮存和保存有效成分;⑤便于进一步炮制(如粉碎等)。

清炒　系指炒制时不加任何辅料的炒制方法。

按炒制的程度,清炒可分为微炒、炒黄、炒爆、炒焦、炮、炒炭等6种。

微炒　系指将药材用文火略炒,炒制后药材表面无明显的变化。

炒黄　又称"炒香"。炒而不焦,此时可闻到药材固有的香气。

炒香　即"炒黄"。

炒爆　系指将药材翻炒至有爆裂声,表面燥裂或鼓起。方法为:先用文武火将铁锅加热至稍现热焰时将药材倒入,并改用文火加热,不断翻炒至符合规定,取出摊凉。

炒焦　系指用文武火将药材或生片炒至表面焦褐色,内部颜色加深。操作方法:先用武火将铁锅加热至现热焰,加入药材不断翻炒,并改用文武火加热,炒至符合规定时取出摊凉。

炮　系指药材直接置火上烧,或置锅内用武火加热翻炒至表面呈焦黑色,内部呈焦褐色。

炒炭　系指用武火将药材或生片炒至表面焦黑色(炭化),内部呈焦褐色(存性)。操作方法:先将炒锅用武火加热至投入少量药材即冒白烟(温度约180℃)时,将药物全部倒入锅内,继续用武火加热,不断翻炒至符合规定,如出现火星,即喷洒清水熄灭。取出放凉晒干。放置3天后方可进仓库贮存。

炒炭的目的:降低药材的烈性,发挥或增强药材饮片收涩、止血的功能。

急炒　指药材在锅中炒的时间很短,且翻动速度快。

酒炒炭　系炒炭方法的一种。操作方法:取净药材或生片,用规定量的黄酒喷洒均匀,闷至黄酒渗入药材内部,置锅内用文武火加热,不断翻炒至药材表面呈黑色,内部呈棕褐色,取出,装入瓦罐中,密封,闷1~2天,取出,晒干。

单炒　即"清炒"。

拌炒　系炒法的一类方法。系将药材或生片与固体辅料共置锅内,加热翻炒至符合规定,取出,筛去辅料。

拌炒按所用辅料不同,可分为:麸炒、米炒、土炒、砂炒、面炒、蛤粉炒、滑石粉炒等。

麸炒　系以麦麸为辅料的拌炒法的一种。操作方法：先将锅加热至撒进少量麦麸即冒白烟时，将规定量的麦麸和药材全部倒入锅内，用文武火加热不断翻炒至麦麸呈焦黄色，药材表面呈微黄色、黄色或微带焦斑时取出，筛去麸皮即得。

中医认为，麦皮（麸皮）味甘、性平，具有和中健脾的作用。麸炒法常用于补益脾胃、作用较强烈或带有腥气的药材。

麸炒的目的：①增强药物疗效；②缓和药性，降低烈性；③矫臭。

麦麸的用量：除另有规定者外，一般每 100kg 药材麦麸的用量为 10～20kg。另外，所用的麦麸必须新鲜、无虫蛀、无霉变。

蜜麸炒　系麸炒的一种。操作方法：①制备蜜麸。将麦麸与定量的炼蜜（先用适量开水稀释）拌匀，稍闷后倒进锅内，用文火翻炒至不粘手，取出摊凉，备用。炼蜜的用量，一般每 10kg 麦麸用蜜 2～3kg。②蜜麸炒。先将炒锅加热至撒进少许蜜麸即冒白烟时，将药材或生片倒进锅内，用文武火加热不断翻炒至符合规定，取出，筛去蜜麸，摊凉即得。

蜜麸炒的作用：除具有麸炒的作用外，还具有润肺、益气的作用。

米炒　系以大米为辅料的一种拌炒法。方法为：将药材或生片与大米或糯米同置锅内，用文武火加热，不断翻炒至米呈焦黄色，药材表面呈黄色时取出，筛去米，将药材摊凉即可。

大米或糯米的用量，一般为药材或生片的 2 倍。或以炒制时基本能掩盖药材为度。一般用糙米。

中医认为，米炒能增强药材的健脾和胃作用，可以降低药物的毒性或副作用。

土炒　系以土为辅料的一种拌炒法。操作方法：将灶心土（伏龙肝）或陈壁土或赤石脂粉碎成细粉，置锅内，用武火加热翻炒至轻松流动状时加入药材，改用文火加热，弱炒至药材表面呈土色，透出药材固有香气时取出，筛去土，摊凉即可。

土的用量以在翻炒时能盖住药材为度。

中医认为，土炒能增强药物健脾燥湿的作用。

砂炒　又称"砂烫"。系以砂子为辅料的一种拌炒方法。操作方法：取大小均匀的中等大小的坚硬河砂，洗净，晒干，置锅内，用武火加热翻炒至锅内呈现热焰（温度 270℃左右），加入药材或生片，用文火加热翻炒至符合规定，取出，筛去砂子，摊凉即可。

砂炒的目的：①使药物酥脆，便于粉碎，利于有效成分的煎出，增强疗效；②消除或降低药物毒性和副作用。

面炒　系以面粉为辅料的一种拌炒法。操作方法：先将规定量的面粉用适量清水调成半流体糊状，倒进药材或生片中，拌匀后摊开晾干，置锅中用文火炒至药材表面的面糊呈黄色微焦时取出，摊凉晒干即可。

面炒的作用：增强药材的健脾和胃作用；缓和药性。

蛤粉炒　系以蛤粉为辅料拌炒的一种方法。此法又称"蛤粉烫"。操作方法：将蛤粉置锅内，用文武火加热翻炒至轻松流动状时倒进药材，继续翻炒至药材表面鼓起酥脆时取出，筛去蛤粉，即可。

蛤粉炒的作用：使药材酥脆，易于粉碎；增强疗效，消除或降低毒性和副作用。

滑石粉炒　又称"滑石粉烫"，系以滑石粉为辅料拌炒的一种。操作方法：将滑石粉置锅内，用文武火加热翻炒至滑石粉呈轻松流动状时，加入药材，继续翻炒至药材表面鼓起酥脆时取出，筛去滑石粉，摊凉即得。

滑石粉炒的作用与蛤粉炒基本相同。

石灰炒　系炒制水蛭的一种方法。操作方法:将一定量的石灰粉(熟石灰)置锅中,用文武火加热至约100℃时倒进水蛭,继续翻炒至药材表面鼓起呈淡黄色,取出,筛去石灰粉,即可。

石灰炒的作用:矫臭,增强药物疗效。

酒炒　系以酒为辅料进行炒制的一种方法。操作方法:取净药材或切制品,喷洒定量的黄酒,拌匀,闷至酒渗入药材内部,置锅内用文火炒至规定程度,取出,摊凉即可。

酒的用量,除另有规定者外,每100kg药材或切制品,用黄酒10~15kg。

酒炒的作用:改变药性,引药上行;增强药物疗效;增强活血通络的作用;消除或降低药物的毒性和副作用;矫臭等。

酒砂炒　系酒炒的一种。操作方法:①将净药材或切制品用规定量的酒拌匀,闷透。②将大小均匀、干净而坚硬的河砂置锅中;用武火加热翻炒至约150℃时加入经酒润的药材或切制品,用文火加热翻炒至符合规定,取出,筛去砂子即可。

酒铁砂炒　系酒炒的一种。操作方法:先将干净无锈的生铁砂置锅内,用武火加热,将铁砂炒热后加入药材或切制品同炒,至符合规定时取出,筛去铁砂。然后将药材趁热与规定量的酒拌匀,闷至酒被吸干,取出晒干或再用文火炒干,即可。

酒炙　即"酒炒"。

酒制饼　系制药饼的一种方法。操作方法:将净药材或切制品用清水润透,置锅中加入适量清水,加热后加入规定量的黄酒和面粉,拌匀后取出,置木板上摊平压实,切成1cm³的小块,干燥即得。

辅料的用量:除另有规定者外,每100kg药材用黄酒15kg,面粉5~10kg。

酒制饼时注意事项:①煮制药材时应注意防止烧糊;②制成饼后应立即干燥,不能放置过夜,防止发酵;③干燥温度不宜过高,约保持在80℃。

酒烘　系酒制方法的一种。操作方法:将净药材或切制品用规定量的黄酒拌匀,闷至酒被吸尽,置锅内用微火烘至酥脆。

酒酥　系酒制的一种方法。操作方法:先将药材置无烟火上烤热,然后放入黄酒内淬,取出用微火烤至酒干,再放入酒中淬。如此反复几次,直至规定量的酒被吸干而药材表面呈深黄色酥脆为止,如酒酥乌梢蛇。

醋炒　又称"醋炙",系以食醋为辅料的炒制法的一种。操作方法:将净药材或切制品与规定量的米醋拌匀,闷透后置锅内,用文火加热翻炒至规定程度,取出放凉。即可。或先将净药材或切制品置锅内,用文火加热翻炒至有药香或炒至表面微熔化发亮(如树脂类药材)时均匀地喷洒定量米醋,微炒干,取出放凉,即可。

米醋的用量:除另有规定者外,每100kg净药材用20kg米醋。

醋炒的注意事项:①炒制前应将药材大小分档,分档炒制;②树脂类药材防止烧焦,防止温度过高而起火。

醋炙　即"醋炒"。

醋喷制　系醋炒的一种方法。将净药材或切制品置锅内,用文武火加热,炒至药材表面颜色加深或显黏状(如树脂类药材),用规定量的米醋均匀喷淋,或边炒边喷,将药材炒干或炒至表面光亮,取出,放凉。

盐水炒　又称"盐炙",系以食盐为辅料的炒制法的一种。方法为:先将规定量的食盐用适量开水溶解,过滤,备用。将净药材或切制品与食盐水拌匀,闷透,置锅内,用文火加热翻炒至规定程度,取出放凉即得。对含胶质、黏液质较多的药材,与盐水接触易粘连成团而难以炒制,可先将药材炒至微爆裂或表面微鼓起时,喷洒盐水,边喷边炒,炒干后取出放凉即得。

食盐的用量:除另有规定者外,每100kg净药材用2kg食盐,加水量视药材的吸水量及体积而灵活掌握。

盐炒时的注意事项:①炒制前应将药材大小分档,分别炒制;②含挥发性成分药材,炒制时温度不宜过高,炒制时间不宜过长。

盐水炙　即"盐水炒"。

盐砂炒　系盐炒的一种。操作方法:将大小均匀、坚硬的河砂或预先制好的油沙用文武火炒至约100℃,倒进预先用定量食盐水闷润好的净药材或切制品,用文火加热翻炒至符合规定时取出,筛去砂子,放凉即得。

盐(粒)炒　系以原盐粒为辅料的拌炒法的一种。操作方法:将适量的原盐(盐粗粒)置锅内,用文武火加热翻炒至150℃时将净药材或切制品倒入锅内,继续翻炒至药材表面呈焦黄色质松脆,取出,筛去食盐粒,放凉即得。

麸皮盐炒　系以麸皮、食盐为辅料炒制药材的方法。操作方法:先按麸炒将净药材或切制品炒至符合规定,筛去麸皮,然后将炒制过的药材与定量盐水拌匀,用文火炒干或烘干,即得。

姜炒制　又称"姜水炙",系以姜为辅料的炒制法的一种。操作方法:将净药材或切制品与定量的姜汁拌匀,闷至姜汁渗入药材组织内部,置锅内,用文火加热翻炒至符合规定,取出放凉即得,或进一步干燥后储存。

生姜的用量:除另有规定者外,一般为每100kg净药材或切制品用生姜10kg,或干姜3kg。

姜汁的制备方法:①捣汁法。将生姜洗净,置绞肉机中绞烂或用石臼捣烂,加适量清水,压榨取汁,残渣再加适量清水,共捣,压榨取汁,如此反复2~3次,合并姜汁过滤。②煎汁法。取干姜或生姜,切成薄片,置锅内,加适量清水煮1~2小时,过滤取汁,残渣再加清水煮1小时,过滤,合并滤液。

姜炒制注意事项:①制取姜汁时应估计药材的吸水程度,加水要适量;②进行炒制前药材大小要分档,分别炒制。

姜水(汁)炙　见"姜炒制"。

药汁炙　系以药汁为辅料的炒制方法的一种。操作方法:①制取药汁。将规定的辅料药材加适量清水,浸润后煮2~4小时,取汁。药渣再加清水适量,煮1~2小时,取汁。合并2次药汁,过滤,备用。②将净药材或切制品与药汁拌匀,闷透,置锅中用文火加热,翻炒至规定程度,取出,晾凉即得,或进一步干燥后贮存。

蜜炙　又称"蜜制",系以蜂蜜为辅料的炙法的一种。操作方法:取规定量的炼蜜,加适量开水稀释成蜜水,将净药材或切制品与蜜水拌匀,闷至蜜水透入药材组织内部,置锅内,用文火加热翻炒至不粘手或规定程度。取出,放凉,密封保存。

对某些含黏液质较多的药材,拌蜜水后易粘连成团;某些质地较坚实的药材,不易吸收蜜水。对这两类药材,可先用文火将药材炒至表面微黄色后再喷洒定量的蜜水,边炒边喷洒,最后炒至不粘手时取出,放凉即得。

炼蜜的用量：除另有规定者外，每100kg净药材或切制品用炼蜜25kg。对黏性大的药材用蜜量减少，每100kg净药材用炼蜜10～15kg。

中医认为，药材蜜炙的作用为：①增强疗效，如紫菀、百部、枇杷叶、桑白皮等经蜜炙后，增强其润肺止咳的作用。又如甘草、黄芪等经蜜炙后增强其补中益气的作用。②缓和药性，如麻黄，罂粟壳经蜜炙后其药性缓和。③矫味及消除副作用。

蜜水拌炒　即"蜜炙"。

酥蜜法　系用酥油与蜂蜜以一定的比例混合后涂于药材上，置无烟火上烤至酥油尽的方法。如《雷公炮炙论》中杜仲的炮制法。

蜜水浸焙　系将净药材或切制品置于用开水稀释的炼蜜水中浸泡一定时间后取出，用微火烘干。

蜜浸法　系将净药材或切制品置于生蜜或蜜水中浸泡一定时间后取出晾干的方法。

酒浸　为酒制法之一。系将净药材或生片置适宜容器中，加入规定量的黄酒，拌匀，加盖密闭，至酒被吸尽，取出低温干燥。

米泔水炙　系以米泔水为辅料炮制药材的方法。操作方法：取第二次的洗米水（俗称"米泔水"）适量，煮沸，晾至适宜温度，与净药材或切制品拌匀，闷透，置锅内用文火加热，翻炒至药材表面呈微黄火色，取出摊凉即得，或进一步干燥后贮存。

米泔水的用量：以能拌匀药材，并能被药材吸尽为度。

中医认为，药材经米泔水炙制，可降低药材的燥性和副作用，并能增强健胃的作用。

羊脂炙　系以羊脂为辅料炮制药材的一种方法。操作方法：取规定量的羊脂（预先经炼制）置锅内，用文火加热至全部熔化，加入净药材或切制品，拌匀并翻炒至羊脂被药材吸尽，药材表面呈微黄火色，出现光泽为度，取出摊凉即可。

羊脂的用量：除另有规定者外，一般每100kg净药材或切制品用经炼制的羊脂20kg。

中医认为，药材经羊脂炙可增强疗效，如淫羊藿经羊脂炙后可增强其壮阳的作用。

油炒制　见"羊脂炙"。

油炙　见"羊脂炙"。

油炸制　系以油为辅料炮制药材的方法。操作方法：先将适量的食用植物油置锅内，用文武火加热至沸腾，改用文火，加入净药材，炸至药材表面呈微黄色，酥脆时取出，沥去油，晾凉后进一步处理。

进行油炸时应注意防止温度过高而起火，万一起火切忌用水灭火。

油酥　系油制法的一种。操作方法：取净药材，表面涂以香油或规定的其他油类，置无烟火上烤至药材酥脆为度。

酥炙　即"油炙"。

煨制　系将药材进行干热处理的一种方法。操作方法：将净药材用湿纸或湿面、湿麸皮、湿滑石粉等包裹（厚度0.3～0.5cm），埋于热灰、热滑石粉中煨至包裹物外表呈焦黄色时取出，除去包裹物即可。

煨制的目的：消除或降低药材中挥发性及刺激性的成分，缓和药性，降低副作用，增强药物疗效。

直火煅　系煅制方法的一种。操作方法：将药材直接置于无烟炉火中，烧至红透时取出或停火。

焖火煅　又称"闷煅"，系将药材隔绝空气进行高温处理的一种炮制方法。操作方法：

将药材或切制品置锅内,上盖一口径稍小的铁锅,两锅接口处用湿纸条贴紧,再用湿黏土封紧,防止空气进入锅内,在小锅顶贴一白纸。先用文火后用武火加热煅烧,待小锅上面的白纸变焦时停火,铁锅冷却后取出药物。在煅烧过程中,如发现两锅接缝中有浓烟冒出,及时用泥浆填封,停火后也要检查有无裂缝,防止空气进入锅内使药物灰化。此法适用于质地疏松,炒炭易灰化的药材的制炭,如制灯心炭。

密闭煅 即"焖火煅"。

扣锅煅 即"焖火煅"。

闷煅 即"焖火煅"。

锅煅 系将净药材置铁锅内,用武火加热,煅烧至药物红透。在煅烧过程中可上下翻动几次,使煅烧均匀。

罐煅 将药材置砂罐内,置火炉上用武火煅至药材红透,停火,放冷后取出。如煅龙骨、煅明矾等。

盖煅 此法系将净药材置铁锅或砂罐内,上加盖,但不密封,用武火加热,煅至药材红透,停火,放凉后取出。此法适用于在煅烧过程中会发生爆裂的药材的煅制,如金礞石、珍珠母等。

明煅 此法相对于"盖煅"而言,系不加盖的煅制方法,故又称"敞口煅"。对在煅烧过程中不会发生爆裂的药材,可用此法。

炉口煅 此法系先将炉火添旺,然后将药材堆垛于炉口上,使药材烧至红透,取出,放凉即可。

嘟噜煅 即"砂罐煅"。操作方法:先将药材打碎,装入罐内,加盖,将罐置炉火中,煅烧至药材红透,取出放凉即可。此法适用于质硬、粒小而不易煅透的药材。

砂锅煅 此法系将药材置砂锅内敞口加热,不时搅拌药材,煅至烟尽为度,如煅枯矾、硼砂等。

火硝煅 此法系煅礞石(金礞石、青礞石)的一种方法。火硝即硝石(KNO_3)。操作方法:取规定量的火硝,与礞石块混匀,或一层礞石块一层火硝,平铺于砂罐中,加盖,用湿盐泥或湿黏土密封,防止空气进入,用炭火加热至符合规定(药材红透),放凉后取出。用水飞法除去火硝,取上层混悬液,静置过夜,弃去上清液,取出沉淀,晾干或晒干即得。

煅酥 系指将药材(如矿石类)煅至酥脆,如煅炉甘石。

煅炭 系制炭的一种方法,方法见"焖火煅"。

闷锅炭 即"煅炭"。

煅飞 系指将药材进行煅制,并水飞。

煅淬 系指将药材煅至红透后,取出,趁热投入水中或其他液体辅料中。煅淬的目的是使药材酥脆,易于粉碎,有利于有效成分的煎出,增强药物疗效。

醋煅制 此法系先将药材研成细粉,加入定量的米醋拌匀,搓成直径约6mm的细长条,切成长约1.5cm的小段或压成薄饼,晾干后置砂罐或铁锅中,用武火煅至红透,取出放凉即得,如醋赤石脂。

米醋的用量:每100kg药材细粉用30kg米醋。

酒淬 系指将煅至红透的药材取出,趁热投入定量的黄酒中,冷却后取出晾干即得。

酒的用量:除另有规定者外,每100kg净药材用黄酒20~50kg。

醋淬 根据传统经验,醋淬有煅制醋淬和烫制醋淬两种方法:

（1）煅制醋淬：将煅至红透的药材取出，趁热投入定量的米醋中，冷却后取出，干燥。对质地坚硬的药材可重复煅淬2～3次，直至药材酥脆为止。

米醋的用量：每100kg净药材用米醋20～40kg。

（2）烫制醋淬：将经砂烫至符合规定的药材取出，筛去砂子。趁热投进定量的米醋中，浸5～10分钟后捞起，晒干。

米醋的用量：每100kg净药材用食醋15～20kg。

盐水淬　先将定量的食盐用适量清水溶解，过滤，备用。将煅至红透的药材趁热投入食盐水中，冷却后取出，干燥即可。

食盐的用量：除另有规定者外，每100kg净药材用食盐2～2.5kg。

药汁淬　系煅淬方法之一。操作方法：先按规定制备药汁，将煅至红透的药材趁热投入药汁中，冷却后取出，干燥即得。

药汁淬的目的：改变药物性能，增强药物疗效。

水淬　此法系将煅至红透的药材趁热投入清水中，冷却后取出晾干，即可。

酒制　系以酒为辅料炮制药材的一类方法。酒制的方法有：酒炒制（酒炙）、酒炖制、酒蒸制、酒淬制、酒制饼等。

中医认为酒制有如下的作用：

（1）改变药性，引药上行：如黄连、大黄等苦寒药性本沉降，多用于清中、下焦湿热，经酒制后不但能缓和其寒性，而且能借助酒的升提之力引药上行，清上焦邪热。

（2）增强药物疗效：如地黄、山萸肉、女贞子等补益药，经酒制后能增强补肝肾的作用。

（3）增强行气活血通络的作用：如当归、白芍、川芎、蕲蛇等经酒制后其活血通络作用增强。

（4）矫臭，利于发挥临床效果。

醋制　系以醋为辅料炮制药材的一类方法。醋制的方法有：醋炒制（醋炙）、醋煮制、醋炖制、醋淬制、醋煅制、醋提净等。

中医认为醋制有如下作用：

（1）引药归经，增强活血祛瘀作用，理气止痛。

（2）缓和药性，消除或降低毒性和副作用。

（3）醋能与药材中的某些有效成分起作用，有利于有效成分的溶出，提高药物疗效，如生延胡索，水煎液中总生物碱的含量为25.06%，而经醋制后，其水煎液中总生物碱的含量提高到49.33%。因此，醋制延胡索的止痛效果比生延胡索好。

（4）使药物酥脆，便于粉碎，利于制剂，如矿石类药材经醋淬后变得酥脆。

盐制　系以食盐为辅料进行炮制的一类方法。盐制的方法有：盐炒（盐炙）、盐蒸制、盐淬制等。

中医认为盐制有如下作用：

（1）增强润下利水的作用。

（2）引药入肾，增强药物益肝肾的作用。

（3）增强滋阴降火的作用。

药汁制　系以药汁为辅料进行炮制的一类方法。药汁制的方法有药汁炒制（药汁炙）和药汁煮制两种。

中医认为，药材经药汁制后可达到如下目的：

（1）消除或降低药材的毒性和副作用。

（2）药材与药汁协同作用,增强疗效。

姜制　系以姜为辅料进行炮制的一类方法。姜制的方法有:姜炒制(姜汁炙)、姜蒸制、姜煮制等。

中医认为药材经姜制可达如下目的:

（1）抑制寒性,增强药材温中和胃止呕的作用,如姜制黄连、姜制竹茹、姜制草果等。

（2）消除或降低药材的毒性和副作用,增强药物疗效,如姜制半夏、姜制厚朴等。

蜜制　系以蜂蜜为辅料进行炮制的一类方法。蜜制的方法有:蜜炙、蜜水浸焙、蜜浸、酥蜜等。

蜜制的目的见"蜜炙"。

油制　系以食用植物油或羊脂油为辅料炮制药材的一类方法。食用植物油传统采用麻油(胡麻科植物芝麻 *Sesamun indicum* L. 的种子榨得的脂肪油)。

油制的方法有油炒(油炙)和油炸两种。

传统认为,药材经油制可起如下作用:

（1）增强药物疗效,如淫羊藿经羊脂炙可增强其助阳作用。

（2）利于粉碎,如狗骨经油炸后质地酥脆,利于粉碎,增强疗效。

鳖血制　系以新鲜鳖血为辅料炮制药材的方法。鳖血为鳖科动物中华鳖(*Trionyx sinensis* Wiegman.)的新鲜血液。

鳖血制常有如下几种方法:

（1）取定量的新鲜鳖血,与净药材或切制品拌匀后干燥,即得。

（2）取定量的新鲜鳖血,与净药材或切制品拌匀,稍闷,置锅内用文火加热,翻炒至干,取出放凉,即得。

（3）取新鲜鳖血,加适量黄酒或清水,搅匀,与净药材或切制品拌匀,稍闷后晒干或用文火加热炒干,即得。

鳖血的用量各地不统一,一般以能拌匀药材为度。

中医认为,药材经鳖血制可增强其养阴的作用。

法制　系指将净药材或切制品与辅料按特定的炮制方法和炮制程序依法进行炮制的特殊加工方法,如制法半夏的方法。

从制　一种药材,用与其性味相同或相似的辅料炮制后,能增强其原有的性味,这种方法称为"从制"。例如用胆汁制黄连,能增强黄连的苦寒之性味。所谓"以寒制寒,寒者愈寒"。

反制　一种药材,用与其性味不同或相反的辅料炮制后,能使其原有的性味降低,这种方法称为"反制"。例如,黄连本为大苦大寒之品,但用性味辛温的姜汁炮制后,其苦寒之性大为降低。所谓"以热制寒,抑其寒性"。

复制　即"法制"。

烫制　系用固体辅料与净药材或切制品高温拌炒的一种方法。烫制的特点是药材受热较均匀、加热温度较高(200～280℃)、辅料本身不影响药材的性味功能。

烫制的方法有:砂烫、蛤粉烫、滑石粉烫等。

炖制　系将药材隔水加热的方法。操作方法:将净药材或切制品与液体辅料拌匀,闷透后置瓦罐或不锈钢罐内(未吸尽的液体辅料一起加入),罐加盖或不加盖(按要求而定),

置锅中水浴加热,炖至符合要求,取出,切制或直接晒干,即可。

罐炖　即盛药罐加盖密封炖制的方法。操作方法同"炖制"。罐炖可防止或减少药材或辅料中挥发性成分的损失。

发芽法　系将净制后的成熟种子或果实类药材,用清水湿润后,保持一定的温度和湿度,使其发芽的方法。

药材通过发芽,其内部物质经过一系列的生物化学变化,产生了新的物质,使药材产生了新的功能。如大麦经过发芽,其内部产生了淀粉酶、转化糖酶、蛋白酶、麦芽糖、维生素类等物质。大麦经发芽也产生了开胃、消食、回乳等新的功能。

发芽的注意事项:①要选用新鲜、成熟的果实或种子,并且在储藏过程中未经化学药物处理过的,在发芽前应先做发芽试验,发芽率要求在 90% 以上;②在发芽过程中要勤检查,根据季节、气温等情况掌握淋水次数,防止发热烧芽或霉烂;③当芽长至 0.5cm 时要及时干燥。

发酵法　系指净药材或药材的粉末(或按规定加一定量的辅料),在一定的湿度和温度条件下,利用微生物的作用,使药材表面产生黄白色的菌丝,达到一定规格标准的方法。

发酵的目的是改变药材原有的性能,产生新的作用。如大豆经发酵成淡豆豉,产生了解表除烦的作用。

发酵温度以 30~37℃ 为宜,相对湿度以 70%~80% 为宜。发酵后药材应具有特殊的香气,无霉气,霉衣(菌丝)应为黄白色,不应为黑色。

土制补中　用灶心土、陈壁土、黄土等制备药物,能够补益中焦脾胃,降低药物对脾胃的刺激性。灶心土性味辛温,能温中和胃、止血、止呕、涩肠止泻等。与药物共制后可降低药物的刺激性,增强药物的疗效。如白术经土炒后止泻作用尤为显著。故《本草求真》记载:"壁土拌炒,借土气助脾"。

下色　药材在水中软化时,其所含成分渐向水中扩散,致使水液呈现一定颜色的现象。

勿令犯火　指不能用火等加热方法炮制。多指对具有芳香药物炮制的禁忌,因其在加热时芳香气味易挥发走失,影响疗效。

火毒　指药物经高温煅烧或煎熬生成的毒性作用。其症状是对局部产生刺激,轻者出现红斑、瘙痒,重者发疱、溃疡。一般在水中浸泡或置阴凉处可除去。有些矿物药要高温煅烧,如硫黄、白矾、寒水石等,常要求煅后去火毒。如《景岳全书》中硫黄"火中融化,即投入水中去毒,细研",硫黄中含有砷化物,通常在水中浸泡以去除水溶性毒副作用。制备铅丹、黄丹、黑膏药要高温煎熬,熬制膏药时,在高温条件下,油脂氧化分解成具有刺激性的低分子分解物,如醛、酮、脂肪酸等。铅丹是由铅、硫黄、硝石共炒,用水漂去硝盐、砷盐,又在地上放置去火毒后使用。

去火毒　除去药物的刺激性。"火毒"是指药物炮制过程中产生的刺激性物质,常会使皮肤出现红斑、瘙痒、发疱、溃疡等现象。去除方法有:将炮制品浸于冷水中,至少 24 小时,多则数日,每日换水;或用冷水反复洗涤,反复捏压;或放于水泥地面上数日或更长时间,任其自然挥散。如《圣济总录》黄连:"去须一两,用吴茱萸半两同炒,以茱萸黑色为度,放地上出火毒,不用茱萸。"

火力　指药物炮制过程中所用热源释放出的热量大小、火的强弱或温度的高低。常分为文火、中火和武火 3 种情况。不同的炮制方法需采用不同的火力。一般来说,炒黄多用文火,炒焦多用中火,炒炭及砂烫多用武火,加辅料炒多用中火或武火,炙法多用文火加热。

火力是影响炮制质量的重要因素,可随需要随时调节。

伏　炼丹术语,是埋藏经久的意思。在炮制中有两种含义:①净制、提净之意。经高温处理或其他药物作用下,使原来药物为纯净药物。如伏砒霜法。②在高温下,部分物质被分解、升华或蒸发散失,而留下另一部分不散失的物质,或将原来能升华的物质变成不能升华的物质,均称"伏",亦称"死""制",即制伏之使其不散失之义。

(四)质量及质量控制术语

看水头　即观察和鉴别药材经水处理后吸收水分的情况和软化的程度是否符合切制的要求。鉴别方法参看"药材软化鉴别法"。

掌握水头　系指根据不同药材的不同特性和不同气候特点掌握水处理的过程,使药材吸水软化适中,便于切制。

富水　系指某些药材在水处理使其软化过程中需要用较多的水,促使药材吸收较多的水分,如怀山药、白芍等。

欠水　指某些药材在水处理软化时,时间宜短,控制药材吸收过多的水分,如某些质地较疏松、吸水性较强的药材。欠水主要包括两种情况:①指某些质地较疏松、吸水性强的药材在水处理软化时,要控制药材与水接触的时间,避免吸收过多水分;②有时亦指药材软化过程中吸水不够,有硬心的现象。

伤水　指药材在水处理时吸收水分过多。伤水的药材切制质量较差或无法切制。伤水的原因主要是在水处理时掌握不当,或在水处理前大小未分档,大的未润透而小的已伤水。

风化　指含水化合物在干燥的空气中失去部分或全部结晶水,使其原有晶形转变或破坏的一种现象,如朴硝、明矾、硼砂等,长时间存放在干燥空气中或者风吹日晒后,逐渐风化而成粉末状。含结晶水的矿物药风化失去结晶水后,其药性往往发生变化,如芒硝风化后即现今的玄明粉,药性稍缓和,以通便、治咽疾为主,应用时需加注意。

炸心　系指药材在水处理软化时,由于浸润或泡润时间不够,仅表层湿润而中心仍然干燥,所以药材在切片时中间破碎。

起滑　系指某些药材在软化过程中,由于掌握不好,在药材表面发霉发酵而致表面形成一层黏液。含糖类、淀粉、黏液质较多的药材在软化过程中易发生起滑现象,药材发生伤水时也易发生起滑。

防止药材起滑的方法有:①掌握水头,防止伤水;②对易发生起滑现象的药材在闷润时要特别注意,闷润应在沥干水分后进行;③在软化过程中应勤检查,闷润时每隔一段时间药材要上下翻转,一旦发现起滑现象应将药材及时洗净,晾晒至药材表面干爽后继续闷润;④闷润时用硫黄烟熏一晚。

发泡　系指某些质地疏松、吸水性较强的药材在洗净、洗润等水处理过程中,由于掌握得不好致使药材吸水过多而使药材呈胀满状态。发泡的药材不但药效受到损失,而且增加切制的困难,因此在水处理时应防止药材发泡。对已发泡的药材应及时晾晒,降低水分含量后再切制。

外干内软　指药材经浸润或泡润后,再经晾晒至表面干爽,保持内部湿润(五至七成干)。对含糖类、纤维、黏液质较多的药材要求保持外干内软,提高切制质量。

内无白心　炮制术语。指浸泡至内无干心的药材再水煮,煮时药材可由外向内变成半透明状,未煮透时有白心,煮透时则全变成半透明状,没有白心。如泡制半夏、天南星等。

内无干心　炮制术语。指药材浸泡至内外湿润一致。如泡草乌、半夏等应泡至内无干心。

改刀　指对那些不符合《中国药典》或中药炮制规范要求的客片重新进行加工炮制,使之符合要求。

斧头片　指同一片张中一边薄一边厚,形如斧头。斧头片是一种切制不合格的切片。

造成斧头片的原因大概有:①药材没有润透,软化不完全;②手工切制时刀片不锋利,刀口没有紧贴刀架,或者进料不均匀;③机器切制时刀盘松动、刀片没锁紧、刀刃不锋利、进料口与刀片距离不均匀或进料口与刀盘平面不平行等。

翘片　指切片片张不平直,一边翘起,一边凹下。此类饮片虽不影响内在质量,但外观不美,应尽量避免。造成翘片的原因一般有:①药材在切制前没有润透,软化不完全;②干燥时温度过高、干燥速度过快等。防止办法是针对原因,适当延长软化时间;避免过分曝晒;烘干时防止温度过高。

连刀片　指片与片之间没有完全切断,几片连在一起的切片。此类切片往往厚薄不一,切面不整齐,常带须状纤维,是不合格的切片。造成连刀片的原因一般有:①药材没有完全润透和软化;②含纤维较多的药材水润时吸水过多;③切刀不锋利或切刀与进料口接触不紧。

挂须　指切片的切面带有露出的长长的纤维,是不合格的切片。造成挂须的原因与"连刀片"相同。

败片　指不合格的切片。

改刀片　系指在产地采收加工时已切制的但不符合《中国药典》或中药炮制规范的要求,经重新切制的切片。

存性　即保存药材固有的性能。系对药材制炭时的质量要求,即对制成的炭药要求外表焦黑炭化,内部却呈焦褐或焦黄色,用口尝仍能尝出原药材的气味。若制成的炭药表里都完全炭化,即失去药用价值,是不合格的炮制品。

烧存性　系指将药材直接置火中烧至表面焦黑,内部呈焦黄色或焦褐色。

炒存性　系用炒法制取炭药的方法。操作方法:先将药材挑拣分档,分别炒制。将铁锅加热至加入药材即冒白烟时倒入药材,继续用武火加热,炒至外表焦黑、内部呈焦褐色时取出,灭去火星,晒干或晾干即得。在翻炒过程中如出现火焰,可随时喷洒清水,灭去火焰后继续翻炒至符合要求。注意事项:炒制时防止完全炭化,炒好出锅后要防止"死灰复燃";晒干后不能立即进仓库、也不能与易燃物放在一起,待放置几天后无异常方可进仓库存放。

伤火　系指药材或切片在炒制或烫制过程中,由于没有掌握好火候(如炒制时温度太高、加热时间过久或翻炒不均匀),炮制出来的饮片表面焦斑严重,甚至部分烧焦,出现黑粒、黑块。伤火的药材或切片所含的有效成分损失较大,疗效降低。

焦斑　系指在炒制或烫制时,由于火力过猛或加热时间过久或翻炒不够、受热不均匀,而在药材表面出现焦黑色的斑点或斑块。

溏心　系指烘烤干燥药材时由于掌握不好造成外干内湿的现象。或指在烫制药材时由于火候掌握不好造成外硬内软、外熟内生的现象,如烫制不合格的阿胶珠。

滴水成珠　指蜂蜜炼到用筷子蘸起滴至冷水中呈圆珠状而不散开。

焦枯　系指药材切片在干燥(指人工干燥)时,由于对温度和时间掌握不当,干燥过头而引起药材表面焦枯。已焦枯的切片不能供药用。对表面焦黑不是很严重,不到50%,内部色泽正常,不影响疗效者,不算焦枯。

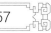

枯干 系指中药材在生长过程中尚未成熟即已枯萎。或因采集失时,药用部分已腐朽,失去疗效,而不是指干燥时所造成的枯干。

油条 又称油个、油子,系指药材或切片在烘、烤、晒等过程中,由于伤水或加热失度或曝晒过头等原因,使药材所含的油分或黏液质外渗而引起切片泛油变色。

油片 即"油条"。

糊头 系指药材川木香的根头变黑而发黏,此时的川木香不能药用。

皱纹片 又称鱼鳞斑片。指饮片切面粗糙,或具鱼鳞样小斑。系药材在切制前软化不完全或切制的刀具不锋利所致。

四气 又称四性,指寒、热、温、凉四种药性。

生升熟降 药性术语。生品作用趋势多向上,具有发散、透疹、涌吐、解表等作用;熟品作用多向下,具有降逆止呕、潜阳、收敛、渗利等作用。如莱菔子生品能升能散,长于涌吐风痰,炒莱菔子则降气化痰,长于消食除胀。但这些说法不具有普遍性规律,只适用于某些药物。

生泻熟补 药性术语。生药多泄降,熟药多补益。如何首乌生品苦泄性平而疏利,具有解毒、消肿、润肠通便的功能。经黑豆汁制后,味转甘而性转温,增强了补肝肾、益精血、乌须发、强筋骨的作用。此与"补汤宜用熟,泻药不嫌生"有相似的意义。

第三节 金世元中药炮制学术思想

金世元老师自14岁进入北京复有药庄当学徒当年便开始学习"炒药"。通过学徒期间的学习,金世元老师了解了中药制药的全过程,比如饮片炮制(蒸、炒、炙、煅),成药制作(丸、散、膏、丹),并且掌握了一些中药制药的特殊技巧和方法,为以后的药学之路奠定了扎实基础。金世元老师认为中药炮制是一门实践性很强的学科,所以在被国家中医药管理局遴选为中药学指导老师后,先后带学生深入北京同仁堂饮片厂、北京人卫中药饮片厂、四方中药饮片有限公司和卫仁中药饮片厂等地进行见习实践,了解中药汤剂和中成药的炮制加工过程。多年来,金老在中药炮制领域主编的专著有《中药饮片炮制研究与临床应用》、中等中医药学校全国统编教材《中药炮制学》,参与编写的著作有《中药炮制大全》《北京市中药饮片炮制规范》等。中药炮制正逐渐被淡化,宝贵的传统炮制方法濒于失传。幸有金世元先生心怀中药发展,不辞辛劳培养出了许多优秀人才,为中药炮制的传承做出了自己的贡献。

一、继承中药炮制传统技艺

(一) 炮制的目的

中药凡在调配处方和配制成药之前,大都需要经过各种不同方法的加工处理,这种加工处理过程统称为"炮制"。现代理论认为中药炮制是遵循中医药理论,结合药材自身性质,根据调剂、制剂和临床应用的需要所采取的一项独特的制药技术。

炮制的方法很多,但各有不同意义。综合历代医家所述,归纳为以下几方面:

1. 除去杂质及非入药部分,达到质纯效宏 一般植物药都需要经过挑、筛、洗、漂等加工处理,除净泥沙,拣净杂草,以及去心(远志、巴戟天),去皮(桃仁、草果仁、益智仁),去核(山茱萸、金樱子、诃子),去芦(人参、玄参),去毛(枇杷叶、石韦、狗脊),去刺(苍耳子、蒺藜），去瓤（枳壳）；动物有的需要去头（乌梢蛇、白花蛇），有的需要去头、足、翅（斑蝥），有的需要除去皮肉血垢（龟甲、鳖甲）；矿物类去净泥土砂石；贝壳类去净泥沙、苔藓等异物。以上不同的加工方法是为了使药物清洁纯净，便于服用，防止副作用，以保证用量准确，达到质纯效宏的目的。

2. 区分药用部位，利于疗效发挥　中药有些品种虽同出一体，但在效用上迥然有别，必须通过炮制加工，严格区分，以利于发挥疗效。如麻黄（用茎枝）的功能为发汗、平喘、利尿，主治外感风寒无汗的表实证，如《伤寒论》之"麻黄汤"。麻黄根（用根）功能止汗，主治体虚自汗、盗汗，如《太平惠民和剂局方》之"牡蛎散"。莲子又称"莲子肉"，其性味甘、涩、平，功能养心益肾，补脾涩精。治白浊，如《太平惠民和剂局方》之"清心莲子饮"；治脾虚泄泻，如《太平惠民和剂局方》之"参苓白术散"。莲子心性味苦寒，功能清心热，除烦止渴，主治心火亢盛，烦躁口渴，如《温病条辨》之"清宫汤"。蜀椒（用果皮），功能温中散寒，除湿，止痛，杀虫，主治脘腹冷痛，呕吐腹泻，如《金匮要略》之"大建中汤"。椒目功能下水行水平喘，主治水饮停蓄，小便不利，遍身水肿，如《世医得效方》之"疏凿饮"。

3. 消除或降低药物毒性，缓和副作用　中药有少数品种是有不同毒性的，这些含毒中药在入药之前都必须经过依法炮制，精心加工，使质量合乎标准后方可入药。否则，服后轻者发生不良反应，重者可危及生命。关于毒药的炮制与应用，古人是非常注意的。如我国最早的医学典籍《黄帝内经》中的"半夏秫米汤"，用的就是"制半夏"。汉代张仲景的《伤寒论》对毒性中药的应用更为谨慎，凡用有毒药物均在脚注上注明炮制要求。如巴豆去皮、心熬黑；商陆根熬；芫花熬；瓜蒂熬黄；附子炮，去皮，破八片；半夏汤洗等。再如元代李杲《珍珠囊补遗药性赋》说："草乌疗风痹，生用使人蒙"。上述记载都是古人临床应用毒性药物的经验，并提示后人切切注意，不可忽视。

中华人民共和国成立后，党和政府为了保证人民用药安全有效，对于含有毒性的中药，无论从使用还是管理方面都极为重视，制定了必要的制度，如《中国药典》（1977年版）将收载的有毒中药分别注明有大毒、有毒、有小毒，在"炮制"项下规定了具体的炮制方法，在"用法用量"项下，每种都有明确规定，并且有的品种还规定了含量标准。如制马钱子粉含士的宁为0.80%，巴豆霜含油量为18%～20%，这些都是我们进行有毒的中药炮制与应用的依据。

缓和药性是指经过炮制，缓和某些药物的偏性，减少服后发生的不良反应。如苍术性味辛燥，用米泔水制，可减低燥性（减少部分挥发油，缓和对胃的刺激性）；马兜铃性偏苦寒，生用致人呕吐，经蜜制后可消除其副作用，且可增加润肺止咳功效；肉豆蔻功能温中散寒，固肠止泻，但因生品含有大量的挥发油，脂肪油生用反致滑泻，故煨去油；莱菔子气味辛烈，生用上逆，每易致呕，经炒黄后，气味缓和，重在下气消痰。正如清代张仲岩的《修事指南》所说："煅者去坚性，煨者去燥性，炙者取和中之性，炒者取芳香之性，浸者去燥烈之性，蒸者取味足。"这说明，如果药物炮制得当，可以矫正药物的偏性，缓和其副作用，提高临床疗效，适应治疗要求。

4. 增加辅料，以增强药物疗效　药物在炮制过程中常加入一些辅料，它可以与药物起到协同作用，增强药物功能。如延胡索其有效成分为生物碱，经醋制后，可使生物碱转化为醋酸盐，增加了在水中的溶解度，故加强了止痛活血作用；淫羊藿用羊脂油制后，可促进助肾兴阳之功；阿胶用蛤粉烫制，可增强润肺平喘、止咳化痰效果；半夏用生姜制可以加强半夏化饮止呕作用，且生姜还可以解半夏毒；黄酒制蕲蛇，可促进活血散风功效又可减少腥浊之味。又如蜂蜜制，一为增强润肺止咳之效，如炙款冬花、炙紫菀；一为增强补脾益气之效，如炙黄芪、炙甘草。其他如朱砂面拌制品，取其加强镇心安神作用，如朱麦冬、朱茯神等。正如宋代《太平圣惠方》所说："修制合度，分两无差，用得其宜，病无不愈。"这说明药物炮制得法，能促进疗效。

5. 转变药物性能，适应医疗需要　性能就是药物的性质和功能，它主要包括四气、五味、升降浮沉、归经等。针对患者的病情和体质不同，药物通过炮制可改变其性能，以适应临床要求。

（1）转变药物性味：如生何首乌味苦甘涩，性偏寒主泻，可通大便，解疮毒，治瘰疬；经黑豆汁、黄酒炮制后的制何首乌性味甘温主补，可以补肝肾，益精血，还可以治须发早白。生地黄味苦性寒，重在养阴清热凉血；经黄酒制后的熟地黄性变甘微温，功专滋肾补血。天南星苦、辛、温，功能燥湿化痰，祛风解痉，善治湿痰咳嗽、风痰眩晕、口眼㖞斜等；经牛胆汁制后为胆南星，性变苦凉，反涤热痰，平息肝风，常用于小儿高热痰盛，惊风抽搐。桑白皮生用性味甘寒，功能泻肺行水消肿，多用于治疗水肿，小便不利；经蜜制后的炙桑白皮寒性较缓，长于润肺止咳，化痰平喘。生蒲黄性味甘平，功能行瘀活血；蒲黄炭性质变涩，主治各种出血。

（2）转变药物作用的趋向：疾病由于病因不同，所表现的症状也各有区别。有向上的，如呕吐、呃逆、喘促；有向下的，如泻痢、脱肛、崩漏、带下；有向外的，如阳气浮越；有向内的，如表邪不解、热陷心包、疹毒内攻等。与之相适应的药物也有升、降、浮、沉等不同的作用趋向。大黄生用苦寒直降，走而不守，具有荡涤肠胃、泻热通便之功；酒炒大黄则能引药上行，驱热下降，主治头目诸热；经盐炙后，则可下行温肾，治小便频数。如李时珍说："升者引之以咸寒，则沉而直达下焦；沉者引之以酒，则浮而上至巅顶。"由此可知，炮制对中药作用的趋向确有很大影响。

（3）炮制对引药归经的影响：归经即某些药物对脏腑、经络的病变起一定的治疗作用。药物经过不同辅料炮制后，可引导药物直达病所，在一定的脏腑、经络更好地发挥疗效。正如《本草蒙筌》所说："入盐走肾脏仍仗软坚，用醋注肝经且资住痛。"如柴胡的主要功用为清热退热，和解表里，次要功用为疏肝解郁。医生在临床治疗时，为了使其引药入肝，功专疏肝解郁，常用醋炒柴胡。另外，凡疏肝理气之品多用醋制，如醋香附、醋青皮等。再者，活血行瘀之品也多用醋制（因肝藏血，有调节血量的功能），如醋莪术、醋乳香、醋没药、醋炒五灵脂等。凡温肾强腰、散寒治疝的药物多用盐炙，如补骨脂、杜仲、小茴香、益智仁、橘核等。其他如麸炒醒脾、土炒和中均属引药归经之类。

6. 便于制剂调剂，易于有效成分煎出　矿石、贝甲、化石及某些坚硬植物的根及根茎、木质、果实种子类和动物的角质药材，整品既不便于调剂和制剂粉碎，且在短时间内有效成分也不易煎出。因此，均需针对药材的不同质地分别进行炮制，以确保疗效。如矿石类的磁石、赭石需火煅后醋淬；坚硬的根及根茎类如乌药、土茯苓、天麻、白芍等均需切成薄片；木质类的苏木、降香、檀香和动物角质类的羚羊角、鹿角，均需镑成薄片；果实类的木瓜、枳壳等也需切成薄片；种子类的决明子、牵牛子、白芥子、牛蒡子等，均须炒黄，用时捣碎。此外，还有一些坚硬药材常研成细粉随汤药分冲服用，如羚羊角粉、水牛角粉、三七粉、沉香粉、朱砂粉等。上述各种炮制加工方法，其主要目的都是为了使药物的有效成分便于溶出，保证临床治疗效果。

7. 矫味、矫臭，利于服用　动物类或其他具有腥臭气味的药材服后往往引起恶心，甚至呕吐,所以对其矫味、矫臭是十分必要的。中药的很多炮制方法都带有矫臭的作用。如麸炒僵蚕、蛇蜕;醋炒鸡内金、五灵脂;砂烫醋淬龟甲、鳖甲;黄酒蒸制紫河车、乌梢蛇;滑石烫制刺猬皮等。

(二)金世元中药炮制思想

按照目前常用的工艺与辅料相结合的分类方法,可将中药炮制工艺分为净制、切制和炮炙。其中净制包括挑拣、筛选、风选、水选法等;切制包括软化、切制等;炮炙包括炒、炙、煅、蒸、煮、燀、制霜、发芽、发酵及复制等,每类制法中又根据所用辅料再细分,如炙法可分为酒炙法、醋炙法、蜜炙法、盐炙法、姜炙法等。

下文以切制和产地加工为例,对金老的思想进行详细阐述。

中药来源于植物、动物和矿物三类,其中以植物类药材为最多。植物类药材在调配处方之前,除花及细小的果实种子类之外,大都需要经过切制加工。统计显示,常用的 400 种植物类药材(包括根及根茎类、茎木类、树皮类、叶类、花类、果实种子类、全草类、菌藻类)中有 206 种需要进行切制。这表明,饮片切制在中药炮制中极其重要。传统的中药饮片切制是非常讲究的,是一门复杂、特殊的专门技术。这些技术并非每一位中药行业从业人员都能懂得,它主要掌握在少数专门负责切制的切药工人手中。能熟练掌握这套本领,也非一朝一夕之功,必须在师傅的指导下,通过长期操作,细心琢磨,反复实践,才能逐渐掌握不同品种的切制技巧。

1. 中华人民共和国成立前的饮片切制情况　不同品种药材各有不同的特点,在切制技术上,要求也是非常严格的,该薄则薄,该厚则厚,“切咀两头齐,切块见四方”。俗话说:“陈皮一条线,枳壳赛纽襻,清夏不见边,木通飞上天,川芎似蝴蝶,泽泻如银圆,凤眼鸡血藤,鸟眼胡黄连。”这些并不专指这几种中药切制得精细,而是概括了全部饮片的切制质量要求和切制工人的高超技艺。

由于药材切制讲究,故过去北京中药店调配处方药品曾有“精洁饮片”之说。“精”,指选料精良,加工精细;“洁”指清洁纯净。有人认为:“这是一种资本主义经营方式,只图美观,不讲实际。”金老认为中药之所以几千年而不衰,就是由于它疗效可靠,才赢得广大人民的信赖。保证和提高中药的疗效与各种加工手段有密切关系。同时,切制形状美观也是质量标志之一和精益求精的具体表现。

过去有极少数品种的加工,确有不讲实际的情况,如“谷精草”绑成“扇形”,“广陈皮”剪成“圆形”。这对于药品质量并无裨益,反而浪费时间或浪费药材,应该弃之不用。中药在党和国家的重视及大力扶植下得到了空前的发展,在用量上有几倍、几十倍的猛增,手工切药这种落后的加工方式必须由大型机器生产所取代,这是历史的必然趋势。然而,手工切制的劣势在于它的产量不高,而它的优良质量是整个医药界和广大人民所公认的。增加产量是必要的,但要以质量为前提。

饮片质量不高表现为切咀两头斜(如党参、怀牛膝);切块全是渣(如制何首乌、熟大黄);应薄不薄,应厚不厚。坚硬的根及根茎类药材如白及、白芍、天麻、天南星、三棱等,均应切成薄片,按《中国药典》“炮制通则”规定,这些品种的厚度一般应在 1～2mm,而有的却在 2～3mm,甚至到 4mm。山药、天花粉等饮片的厚度应为 2～4mm,而大多饮片厚度却在 5mm 以上。特别是郁金、清半夏根本不切(郁金打块,清半夏整用),更奇怪的是,竟将坚硬的茎木类如苏木、降香(应镑成薄片)、鸡血藤(应切成薄片)均打成劈柴状的碎块。这种加工方法怎么能煎出药材的有效成分而发挥应有作用呢?这岂不是人为降低药效吗?再从饮

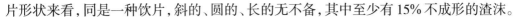

片形状来看,同是一种饮片,斜的、圆的、长的无不备,其中至少有15%不成形的渣沫。

2. 提高饮片切制质量的建议

（1）各级药材主管部门对饮片切制加工应给予足够重视,加强领导,一抓到底。可每年召开一次全国性饮片质量评比会议,表扬和奖励先进,对不能保证质量者,要限期改进。

（2）发动群众,多方协作,迅速研制分类型的(如个子货、把子货、咀子货、镑片等)切药机器,避免"万能切药机"代替一切。

（3）提倡文明生产,扭转只泡不润、只泡不洗、原汤浸透、原件浸泡的现象,防止有效成分流失和杂菌污染。

（4）加快濒临失传的老药工切制技术的传承,可选派热爱中药工作、有志振兴中药事业的青年,采取带徒方式(不宜搞培训班,要口传心授,亲自实践),首先将一些重点品种全部加工程序、传统经验,不走样地继承下来,并将切制的优质饮片作为今后提高质量的目标。

（5）凡有手工切制条件的零售单位(包括较大的医疗单位),对目前机械切制不能保证质量的品种,可暂时自行加工。对有成绩的单位,可加以鼓励和宣传报道。

（6）改进饮片包装,将清洁干燥合乎规格的饮片定量分装(塑料袋盛),外包装可用纸箱或塑料箱,这样既便于贮存,又便于运输,也可为中药饮片标准化、规格化的实行创造条件。

3. 药材的产地加工与改进　植物类药材在采收后,除部分品种如石斛、生地黄、芦根、白茅根等少数鲜用外,大多数都须在产地立即进行初步加工,如去芦、去须、去皮、洗刷、揉搓、切片、切断、晾晒等,以便及时排出水分,使其充分干燥,防止霉烂变质,这样既利于调运和储存,又便于药厂的切制、炮制和粉碎。因此,药材的产地加工是保证药品质量的重要环节。多数药材经产地初步加工处理后,还需经中药饮片厂根据不同医疗需要,采取不同炮制方法,进一步深加工,如挑拣整理、洗漂切片、蒸炒炙煅等,才能符合药用要求。

另有部分药材习惯上通过产地切制后,不须经中药饮片厂加工,由药材批发部门直接批售给中药零售单位(包括中药店、医疗单位中药房)和制药厂,进行调配处方或配制成药。所以,这些产地加工品种也应属中药炮制范畴。这些品种多为根或根茎、木质藤本及坚硬的果实类药材。有些药材由于干燥后质地坚硬,块形较大,难以浸透切片,如萆薢、土茯苓、乌药、鸡血藤、附子、茯苓等,为此,自20世纪40年代初将其逐渐改为产地趁鲜切片。这样在加工上既可省时省工,又可避免久泡致有效成分流失,可谓一举两得。

以往这些品种的产地加工,由于按季节采收,应用鲜品切制,加之加工精细,故形、色、气、味俱佳,提高了药品质量和临床效果,颇受医药同行的欢迎。近年来,由于多种因素的影响,如未按季节采收,原药材质量低劣,或未能按正确的加工要求进行操作,使产地加工饮片大多较前粗糙,片形改变,厚度增加,而运往各地后又不能进行再加工,所以大都原来原卖,致使品质下降。另外,有的原药材质量很好,却因加工不当造成品质下降,这种现象也是屡见不鲜的。

二、注重炮制品与临床疗效

"饮片入药、生熟异治",其临床应用是以中医药基本理论为指导。最常用的理论是五行、五味、五脏相对应的理论,即酸入肝,辛入肺,苦入心,咸入肾,甘入脾。指导中药炮制最重要的理论是五行、五味理论,在这种核心理论指导下,为了满足临床需要而对中药饮片进行一系列炮制加工。随后,根据"因人制宜、辨证论治"的用药原则将通过不同炮制方法制成的药性各异的饮片组方用于中医临床。因此,中药炮制是临床用药的基础。

中药炮制的进行须紧紧围绕临床需求,而临床用药的安全有效则是临床需求的重要部分。临床疗效与饮片本身质量、辨证用药以及调剂、制剂等各环节有关,而这些环节的有效实现离不开中药饮片的炮制。从净制、切制到各种炮制工艺和辅料的应用,使药材便于调剂、制剂的同时,改变饮片的药性,从而达到减少毒副作用、缓和药性、增强药物疗效、改变药物的作用趋向等目的。可以看出,中药炮制对饮片质量、临床调剂等有关键作用。通过适当的中药炮制,能够使中药更好地适应临床要求,充分发挥中药防病治病的功效。

（一）传承中药炮制理论

炮制理论是根据中医药的基本理论,在临床实践基础上逐步形成的,用于说明某种或某类炮制方法对中药药性和功效所起作用的规律性认识,是中医药理论的重要组成部分。中药炮制的传统基本理论,主要体现在制毒和增效两方面。通过炮制可以影响和调节药性以达到辨证用药和安全增效的目的。传统炮制方法和理论都是历代医家从临床实践中总结出来的;反过来,这些炮制理论又用来指导临床用药。而现代对于中药炮制理论的研究则多与炮制原理研究相结合,以现代科学技术和方法来诠释炮制理论。

中药炮制理论的内容主要包括中药生熟论、辅料作用论、药性变化论。

中药生熟论是对生、熟饮片炮制前后作用差异所做的理论总结,如张仲景明确指出:"有须烧炼炮炙、生熟有定",总结出中药有生用、熟用之分。中药生熟体现在生泻熟补、生峻熟缓、生毒熟减、生升熟降等方面。

辅料作用论是对炮制辅料与中药作用的系统归纳总结。历代中医药学者都十分重视辅料对中药药性及临床应用的影响,在中医临床中不断总结中药炮制新理论,酒制升提、姜制发散、盐制入肾、醋制入肝、蜜制和中益元、土制补脾等均属于辅料作用论的研究内容。

药性变化论指通过炮制,使药物药性发生改变,从而改变药物功效。主要包括通过炮制改变药物的四气五味、升降浮沉、归经和毒性等。药性变化论形成于清代,徐灵胎《医学源流论》中明确提出:"凡物气厚力大者,无有不偏;偏则有利必有害。欲取其利,而去其害,则用法以制之,则药性之偏者醇矣。其制之义又各不同,或以相反为制,或以相资为制,或以相恶为制,或以相畏为制,或以相喜为制。而制法又复不同,或制其形,或制其性,或制其味,或制其质。"这也成为后世中药炮制一直遵循的炮制原则和方法指导。

（二）注重中药炮制方法

1. 炮制方法分类　从古至今出现了多种分类方法,如明代缪希雍在《炮炙大法》卷首对当时的炮制方法进行了归纳,云:"按雷公炮炙法有十七:曰炮、曰爁、曰煿、曰炙、曰煨、曰炒、曰煅、曰炼、曰制、曰度、曰飞、曰伏、曰镑、曰捶、曰曝、曰露是也,用者宜如法,各尽其宜。"

三类分类法是明代陈嘉谟提出的,即以水制、火制、水火共制为纲,统领各种中药的炮制。此法能反映炮制的特色,但不能包括炮制的全部内容。

五类分类法包括:修治、水制、火制、水火共制、其他制法,基本概括了所有的炮制方法,较系统地反映药物的炮制工艺,而且能更有效地指导生产实践。

常用的分类方法还包括药用部位分类法。宋代《太平惠民和剂局方》依据药物来源属性之金、石、草、木、水、火、果类等分类,将炮制分述于各药之后。现今中国《全国中药炮制规范》及各省、自治区、直辖市制定的炮制规范,大多以药用部位进行分类,即分为根及根茎类、全草类、叶类等,并在药物项下再分述炮制方法。此种分类方法便于查阅,但体现不出炮制工艺的系统性。

　　工艺与辅料结合分类法是依据炮制工艺和所用辅料的相似性,将两者结合起来进行分类的方法。此法继承了净制、切制和炮炙的基本内容,由于炮炙的内容过于庞杂,有必要进一步分门别类,因此就在炮炙项下再依据工艺或辅料相似性进一步分类,分成以辅料为纲、工艺为目的分类法和以工艺为纲、辅料为目的分类法。其中以辅料为纲、工艺为目的分类法突出了炮制辅料的作用,如先分为酒制法、醋制法等,再在酒制法下分为酒炙制、酒蒸制、酒煮制、酒炖制等,但这种分类方法在工艺操作上会有一定的重复。而以工艺为纲、辅料为目的分类法则突出了炮制工艺的作用,再在各技术下按辅料分类,即分为净制、切制、炒法[清炒(炒黄、炒焦、炒炭),加辅料炒(米炒、土炒、砂炒、蛤粉炒、滑石粉炒)]、制炭(炒炭、煅炭)、炙法(酒炙、醋炙、蜜炙、盐炙、油炙、姜炙)、煅法(明煅、暗煅、煅淬)、蒸法(清蒸、加辅料蒸)、煮法(清水煮、加辅料煮)、焯法、煨法、制霜、水飞、发芽发酵、提净、复制等。这种分类方法能较好地体现中药炮制工艺的系统性、条理性,吸收了工艺法的长处,采纳了辅料分类法的优点,既能体现整个炮制工艺程序,又便于叙述辅料对药物所起的作用,是中药炮制共性和个性的融合。现代炮制教材采用的分类方法,既能很好地体现炮制的系统性,又能避免炮制方法的重复。

　　2. 炮制辅料　大约从春秋战国时期开始应用辅料炮制药物,如1973年湖南长沙马王堆三号汉墓出土的《五十二病方》中载有醋制商陆、用酒制丸等。明代陈嘉谟《本草蒙筌》载有:“酒制升提,姜制发散,入盐走肾,仍仗软坚。”现代常用中药炮制辅料有30余种,按形态分为液体辅料和固体辅料两大类。液体辅料有:酒、醋、食盐水、蜂蜜、油脂、甘草汁、吴茱萸汁、生姜汁、胆汁、萝卜汁、米泔水、乳汁、鳖血等。固体辅料有:麦麸、稻米、灶心土、河砂、蛤粉、滑石粉、明矾、豆腐、石灰、朱砂粉、青黛等。

　　中药药性与辅料之间有着密切联系。不同品种、性质和作用的辅料在炮制时所起的作用各不相同:①缓和药性或改变药性。如姜炙、盐炙等。②引药归经。如醋炙,可引药入肝;盐炙,可引药入肾。③降低毒性,消除毒副作用。如豆腐蒸、甘草汁炙等。④纯净药物,矫臭矫味。如酒炙、蜜炙等。⑤改变药物质地,增加有效成分溶出。如砂烫。⑥使药物受热均匀。如滑石粉炒、河砂炒、麸炒等。

　　应用辅料炮制中药时,要求炮制辅料:①必须无毒副作用,不能与炮制的药物起毒性反应,确保药物的安全性。②必须达到卫生标准,并明确规定辅料的质量、浓度、所含成分等。③按要求使用炮制辅料,以避免因辅料因素影响饮片质量和临床疗效。

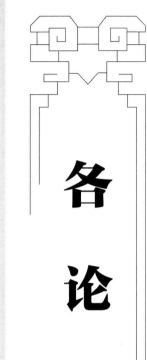

各论

医圣张仲景在"勤求古训,博采众方"的基础上,融理、法、方、药于一体,提出了中医辨证论治的独特中医药学思想体系,其中药炮制学术思想和炮制实践也为后世炮制理论、炮制方法和炮制工艺的形成奠定了基础。

国医大师金世元遵循古旨。中药炮制实践所选药物包含《伤寒杂病论》中收载的甘草、桂枝等84味临床常用中药,并依照其使用频次排序;此外,增加薄荷、桑叶等65味现代临床常用中药,合计149味中药。本部分内容收录各单味药的来源、炮制规格及国医大师金世元对其炮制历史、炮制功效与临床调剂注意事项等的相关论述,为中药炮制实践提供参考与借鉴。由于全国各地的用药习惯、炮制品种、炮制方法不同,目前尚未形成全国统一的炮制规范,因此,本书系统整理了《中国药典》2020年版中相关药物的炮制规范及各省、直辖市、自治区的地方炮制标准,其中地方炮制标准按发布时间倒序排列。

甘 草

【来源】

本品为豆科植物甘草 *Glycyrrhiza uralensis* Fisch.、胀果甘草 *Glycyrrhiza inflata* Bat. 或光果甘草 *Glycyrrhiza glabra* L. 的干燥根和根茎。春、秋二季采挖,除去须根,干。

【炮制规格】

1. 甘草片

(1)《中国药典》2020年版标准:除去杂质,洗净,润透,切厚片,干燥。

性状:本品呈类圆形或椭圆形的厚片。外表皮红棕色或灰棕色,具纵皱纹。切面略显纤维性,中心黄白色,有明显放射状纹理及形成层环。质坚实,具粉性。气微,味甜而特殊。

(2)地方标准(表1-1)

表1-1 甘草片常见地方标准制法及性状要求

来源	制法	性状
《新疆维吾尔自治区中药维吾尔药饮片炮制规范》2010年版	除去杂质,洗净,润透,切厚片,干燥,筛去碎屑	本品为类圆形或椭圆形厚片,表面黄白色,粉性,形成层环明显,射线放射状,有的有裂隙。周边外皮松紧不一,粗糙,具显著的纵皱纹,红棕色或灰棕色,质坚实。气微,味甜而特殊
《甘肃省中药炮制规范》2009年版	取原药材,除去杂质及芦头,大小条分开,迅速洗净,润透,切厚片,干燥	呈圆形或椭圆形的厚片,直径0.6~3.5cm,厚2~4mm。表面呈棕红色或灰棕色,粗糙,可见横向突起皮孔,具细纵纹。切面黄白色或浅黄色,略显纤维性,中间有一明显的深色环及放射状纹理,有裂隙,周边外皮松紧不一。质坚,有粉性。气微,有特殊甜味

续表

来源	制法	性状
《北京市中药饮片炮制规范》2008年版	取原药材,除去杂质,大小分开,洗净,浸泡10～12小时,取出,闷润12～24小时,至内外湿度一致;或投入浸润罐,加水适量,浸润约90分钟,至折断面无干心,取出,晾至内外软硬适宜,切厚片,干燥,筛去碎屑	本品为类圆形或椭圆形厚片。外表皮红棕色或灰棕色。切面略显纤维性,黄色,粉性,形成层环明显,射线放射状。气微,味甜而特殊
《江西省中药饮片炮制规范》2008年版	除去杂质,大小分开,洗净,润透,切厚片或斜薄片,干燥	类圆形的厚片或椭圆形斜片,短径0.6～3cm。表面略呈纤维性,中心黄白色,有明显菊花心及形成层环。周边红棕色或灰棕色,具有显著的纵皱纹。质坚实,具粉性。气微,味甜而特殊。无虫蛀
《重庆市中药饮片炮制规范及标准》2006年版	除去杂质,洗净,润透,切厚片,干燥	本品为类圆形或椭圆形的厚片,直径0.6～3.5cm。外皮松紧不一。周边红棕色或灰棕色,具显著的纵皱纹、沟纹、皮孔。质坚实,切面略显纤维性,黄白色,粉性,形成层环明显,射线放射状,有的有裂隙,中部有髓。气微,味甜而特殊
《天津市中药饮片炮制规范》2005年版	取原药材,除去杂质及残茎,洗净,润透,切厚片,干燥	呈类圆形或椭圆形的厚片,切面黄白色,略显纤维性,中间有一较明显的环及放射状纹理,有裂隙。周边外皮松紧不一,粗糙,具细纵皱纹,棕红色、棕色或灰棕色。质坚,有粉性。气微,味甜而特异
《浙江省中药炮制规范》2005年版	取原药,除去地上残茎等杂质,大小分档,抢水洗净,润软,切厚片;细小者可切为6mm的段,干燥。产地已切片、段者,筛去灰屑	为类圆形或椭圆形的厚片或短段,直径0.6～3.5cm。根表面红棕色、灰棕色或灰褐色,有的粗糙,或具显著的纵皱纹、沟纹、裂纹及皮孔。质坚实;切面黄白色或灰黄色,略显粉性或纤维性,形成层环明显,木部具放射状纹理。根茎表面有芽痕,切面有髓。气微,味甜而特异
《河南省中药饮片炮制规范》2005年版	除去杂质,洗净,润透,切厚片,干燥	类圆形或椭圆形切片。外皮松紧不一。表面红棕色或灰棕色,质坚实,断面略显纤维性,黄白色,粉性,形成层环明显,射线放射状,有的有裂隙。气微,味甜而特殊
《四川省中药饮片炮制规范》2002年版	除去杂质,淋润,切片,干燥	本品为厚片。表面红棕色,粗糙,切面黄白色,具明显菊花纹,多纤维性或显粉性。味甜

2. 炙甘草

(1)《中国药典》2020年版标准:取甘草片,照蜜炙法(通则0213)炒至黄色至深黄色,不粘手时取出,晾凉。

性状：本品呈类圆形或椭圆形切片。外表皮红棕色或灰棕色，微有光泽。切面黄色至深黄色，形成层环明显，射线放射状。略有黏性。具焦香气，味甜。

（2）地方标准（表1-2）

表1-2 炙甘草常见地方标准制法及性状要求

来源	制法	性状
《新疆维吾尔自治区中药维吾尔药饮片炮制规范》2010年版	取炼蜜，加适量开水稀释后，淋入净甘草片中拌匀，闷润，置炒制容器内，用文火加热，炒至老黄色，不粘手时，取出晾凉。每100kg甘草片，用炼蜜25kg	形同甘草，切面黄色至深黄色，微有光泽，质稍黏。具焦香气，味甜
《甘肃省中药炮制规范》2009年版	取炼蜜，加适量开水稀释，加入净甘草，拌匀，闷润，置锅内，用文火加热，炒至表面呈老黄色，不粘手为度，出锅，摊开，放凉。每净甘草，用炼蜜25kg	形如甘草。表面呈黄色或棕黄色，微有光泽。略带黏性
《北京市中药饮片炮制规范》2008年版	取炼蜜，加适量沸水稀释，淋入甘草片中，拌匀，闷润2~4小时，置热锅内，用文火炒至深黄色，不粘手时，取出，晾凉。每100kg甘草片，用炼蜜25~30kg	本品为类圆形或椭圆形厚片。外表皮红棕色或灰棕色，微有光泽。切面黄色至深黄色，形成层环明显，射线放射状。质稍黏。具香气，味甜
《重庆市中药饮片炮制规范及标准》2006年版	取净甘草片，照蜜炙法炒至深黄色，不粘手。每100kg甘草，用炼蜜25~30kg	周边红棕色或灰棕色，切面黄色至深黄色，形成层环明显，射线放射状。质稍黏。具焦香气，味甜
《安徽省中药饮片炮制规范》2005年版	取净甘草片，照蜜炙法①（附录Ⅰ），炒至不粘手，表面黄色至深黄色。每100kg甘草，用炼蜜25kg	形同甘草，切面黄色至深黄色，微有光泽，略带黏性。具焦香气，味甜
《浙江省中药炮制规范》2005年版	取甘草，与炼蜜拌匀，稍闷，炒至不粘手时，取出，摊凉	表面深黄色，略有光泽，滋润
《天津市中药饮片炮制规范》2005年版	取甘草，置热锅内，淋入炼蜜，炒至不粘手时，取出放凉。每100kg甘草，用蜜25~30kg	形如甘草，切面深黄色，微有光泽，略带黏性，具焦香气，味甜
《河南省中药饮片炮制规范》2005年版	取净甘草片，照蜜炙法（炮制通则）炒至黄色至深黄色，不粘手时取出，晾凉。每100kg甘草片，用炼蜜30kg	形如甘草片，表面黄色至深黄色。质稍黏。具焦香气，味甜
《四川省中药饮片炮制规范》2002年版	每取净甘草片5 000g，和炼蜜1 250g，拌匀闷透，用文火炒至深黄色，不粘手为度	蜜炙后色深黄
《江西省中药炮制规范》1991年版	取甘草，加蜜拌匀，待蜜吸尽后，炒至黄色、不粘手为度，取出，摊凉。每100kg甘草，用蜜25kg	形如甘草，内外金黄色，质酥，略有光泽，并具蜜香气

3. **炒甘草** 《中国药典》2020年版未收载本炮制规格，常见地方标准制法及性状见表1-3。

表 1-3　炒甘草常见地方标准制法及性状要求

来源	制法	性状
《江苏省中药饮片炮制规范》1980年版	取净甘草片用文火炒至深黄色,取出	形如甘草,深黄色

【金老谈甘草炮制历史】

综合古代甘草的炮炙方法,不加辅料的炮炙法有炙、炒、炮、煨、燀,加辅料的炮炙法有酒制、醋制、盐制、油制、蜜制、水制、胆汁制等,下面分别介绍。

一、不加辅料炮炙

包括炙、炒、炮、煨、燀等,每一种炮炙方法中又有不同的炮炙要求。

1. **炙法**　最早的炮炙方法,始载于汉《金匮玉函经》:"炙焦为末,蜜丸。"此后文献还记述了炙法的不同要求。如宋代《类证活人书》中曰:"炙微赤,锉。"明代《普济方》提到"炙紫色""去皮炙",清代《类证治裁》提到"炙黑"等。

2. **炒法**　在汉《金匮要略方论》中最先记有"炒"。此后,文献还记述了炒的不同要求,如宋代《博济方》提到"炒存性""炒令黄",金《儒门事亲》提到"锉、炒",元代《瑞竹堂经验方》提到"微炒",清代《霍乱论》提到"去皮微炒"。

3. **炮法**　唐代《颅囟经》中有"炮"的记载。此后,明代《普济方》《本草纲目》相继载有"炮黄色""先炮令内外赤黄用"。

4. **煨法**　宋代《类编朱氏集验医方》中最先有"煨"的记载。此后,元代《活幼心书》,清代《医宗金鉴》均载"湿纸裹煨透",《本草纲目拾遗》又进一步要求"一枝……重三钱,纸包水湿,火内煨熟"。

5. **燀法**　宋代《太平惠民和剂局方》中最先有"燀"的记载。此后,金代《素问病机气宜保命集》、明代《证治准绳》、清代《本草述》等都有此记载。

6. **其他制法**　包括焙、烧、炮后焙、炒后炙和燀后炒。宋代《校正集验背疽方》中最先记载"去节去皮,细焙""去节去皮炙黄锉焙"。此后,明代《普济方》亦提到"捣焙,去渣"。宋代《圣济总录》中有"于罐内烧不令烟出"的记载。《类编朱氏集验医方》中有"炮熟锉焙"的记载。明代《证治准绳》中有"用湿纸裹煨,焙干为细末"。宋代《小儿卫生总微论方》中有"微炒炙"。此外,明代《普济方》中尚有"一两分为三片,刀前者生,刀后者炙熟"的记载。

二、加辅料炮炙

包括酒制、醋制、盐制、油制、蜜制、水制、胆汁制、乌药汁制、砂炒、麸炒、姜汁炒、米炒。

1. **酒制**

(1)酒蒸:在《雷公炮炙论》中最早记载"凡使,须去头尾尖处,其头尾吐人。每用切长三寸,锉劈破作六七片,使瓷器中盛,用酒浸蒸,从巳至午,取出曝干,锉细"。此后,明代《本草乘雅半偈》亦有类似的记载。

(2)酒炒:明代《医宗必读》中有"酒炒"的记载。此后,清代《叶天士秘方大全》中又进一步要求"加黄酒湿透,炒半黑"。

（3）酒炙：清代《握灵本草》中有"凡用须去头尾或酒炙或酥炙或长流水炙"的记载。

2. **醋制**　宋代《苏沈良方》中有"纸裹五七重，醋浸令透，火内慢煨干，又浸，如此七遍"的记载。明代《普济方》也云："一半生用，一半纸裹五七重，醋浸令透，火内慢煨干。"

3. **盐制**　宋代《圣济总录》中最早有"盐水浸渍黄"的记载。此后的《三因极一病证方论》和明代《奇效良方》等书中亦有此类记载。《普济方》中有"盐炙""盐擦炙""盐炒"的记载。

4. **油制**　南朝刘宋《雷公炮炙论》中有"使一斤用酥七两涂上，炙酥尽为度"的记载。此后的文献中又有不同的要求，如宋代《圣济总录》曰："于生油内浸过，炭火上炙，候油入甘草用。"明代《普济方》曰："油浸三宿。"《医宗必读》曰："涂麻油炙干。"

5. **蜜制**　唐代《千金翼方》中最早有"蜜煎甘草涂之"的记载。此后，明代《医学纲目》《鲁府禁方》、清代《医方集解》《得配本草》等都有蜜炙的记载。有的文献尚载有不同的方法和要求，如宋代《太平惠民和剂局方》曰"蜜炒"，明代《炮炙大法》曰"切片用蜜水拌炒"，明代《先醒斋医学广笔记》、清代《成方切用》都提到"去皮蜜炙"。

6. **水制**　最早在宋代《经史证类备急本草》中载"炙，劈破，以淡浆水蘸三、二度，又以慢火炙之"。此后的文献又载有不同的方法和要求，如明代《本草纲目》曰："方书炙甘草，皆用长流水蘸湿炙之，至熟刮去赤皮或用浆水炙熟，未有酥炙、酒蒸者。"清代《外科大成》曰："粉甘草截断，用涧内水浸润，慢火炙透。"《外科证治全生集》曰："切三寸一段，水浸透，放铁筛上，炭火慢炙，炙至汁将出，即取离火，暂冷再炙，炙至草熟，去皮切片。"

7. **胆汁制**　宋代《圣济总录》中有"猪胆汁浸五宿，液出炙香"。此后，清代《医宗金鉴》中亦提到"胆汁浸一宿"。

8. **乌药汁制**　清代《医学从众录》中有"一两五钱，用乌药一两煎汁收入，去乌药"的记载。

9. **砂炒**　明代《普济方》中有"沙炒"的记载。

10. **麸炒**　明代《普济方》中有炮再"麸炒"的记载。

11. **姜汁炒**　明代《医宗必读》中有"姜汁炒"的记载。

12. **米炒**　清代《得配本草》中有"和中补脾，粳米拌炒，或蜜炙用"的记载。

此外，金代《珍珠囊》中尚有"补三焦元气，调和诸药，共力成功者……病在上为天，制度宜酒炒酒洗"的记载。

【金老论甘草炮制与临床】

一、临床功效与主治

本品味甘，性平。归心、肺、脾、胃经。功善补脾益气、清热解毒、祛痰止咳、缓急止痛、调和诸药，用于痰热咳嗽，咽喉肿痛，痈疽疮毒，食物中毒和药物中毒（表1-4）。

表1-4　甘草各临床常用炮制规格功效、主治对比

炮制规格	功效	主治
甘草	补脾益气、清热解毒、祛痰止咳、缓急止痛、调和诸药	用于痰热咳嗽，咽喉肿痛，痈疽疮毒，食物中毒和药物中毒
炙甘草	补脾和胃，益气复脉	蜜炙增强其补脾和胃的作用，用于脾胃虚弱，倦怠乏力，心气不足，脘腹疼痛，筋脉挛急，心动悸，脉结代

二、临床调剂

1. **用法用量**　2～10g。

2. **临床使用与禁忌**

（1）不宜与海藻、京大戟、红大戟、甘遂、芫花同用。

（2）本品有助湿壅气之弊,湿盛胀满,水肿者不宜用。

（3）大剂量久服可导致水钠潴留,引起浮肿。

3. **贮藏**　置通风干燥处,防霉,防蛀。蜜甘草密闭。

本品临床常用炮制规格与调剂注意事项见表1-5。

表1-5　甘草临床常用炮制规格与调剂注意事项

炮制规格	处方名	用法用量	特殊禁忌	特殊贮藏方法
甘草	甘草、粉甘草、国老	2～10g	不宜与海藻、京大戟、红大戟、甘遂、芫花同用。水肿者不宜用	置通风干燥处,防霉,防蛀。蜜甘草密闭
炙甘草	炙甘草、蜜甘草			
炒甘草	炒甘草			

桂　枝

【来源】

本品为樟科植物肉桂 *Cinnamomum cassia* Presl 的干燥嫩枝。春、夏二季采收,除去叶,晒干,或切片晒干。

【炮制规格】

1. **生桂枝**

（1）《中国药典》2020 年版标准:除去杂质,洗净,润透,切厚片,干燥。

性状:本品呈类圆形或椭圆形的厚片。表面红棕色至棕色,有时可见点状皮孔或纵棱线。切面皮部红棕色,木部黄白色或浅黄棕色,髓部类圆形或略呈方形,有特异香气,味甜、微辛。

（2）地方标准(表2-1)

表2-1　生桂枝常见地方标准制法及性状要求

来源	制法	性状
《安徽省中药饮片炮制规范》2019年版	取原药材,除去杂质,大小分档,洗净,稍浸泡,润透,切片或段,晾干或低温干燥。已切段者,除去杂质	为类圆形薄片或不规则的段。切面皮部红棕色,木部黄白色或淡黄棕色,髓部类圆形或类方形。周边棕色至红棕色,有纵棱线。质硬而脆。有特异香气,味甜、微辛
《上海市中药饮片炮制规范》2018年版	将药材除去杂质,稍泡,洗净,润透,切薄片,晾干,筛去灰屑。药材为切片者,整理去杂,筛去灰屑	本品为类圆形、椭圆形或不规则形的薄片。表面红棕色至棕色,有时可见点状皮孔或纵棱线。切面皮部红棕色,木部黄白色或浅黄棕色,髓部类圆形或略呈方形。有特异否气,味甜、微辛,皮部味较浓

续表

来源	制法	性状
《北京市中药饮片炮制规范》2008年版	取原药材,除去杂质,粗细分开,洗净,浸泡8～12小时,至八成透时,取出,闷润8～12小时,至内外湿度一致,切薄片或小段,干燥,筛去碎屑。若为产地片,除去杂质	本品为类圆形、椭圆形薄片或不规则形小段,直径0.3～1cm。外表皮红棕色,有时可见点状皮孔或纵棱线。切面皮部红棕色,木部黄白色至浅黄棕色,髓部类圆形或略呈方形。质硬而脆。有特异香气,味甜、微辛,皮部味较浓
《江西省中药饮片炮制规范》2008年版	除去杂质,粗细分开,稍浸,洗净,润透,切薄片(斜薄片)或小段,晾干或低温干燥	本品为类圆形、椭圆形的片或不规则形的段,最粗直径1cm。表面皮部红棕色,木部黄白色或浅黄棕色,髓部类圆形或略呈方形。边缘棕色至红棕色,有时可见点状皮孔或纵棱线。质硬而脆
《广西壮族自治区中药饮片炮制规范》2007年版	除去杂质,洗净,润透,切薄片或短段,晾干,筛去灰屑	本品为类圆形、椭圆形的薄片或不规则形的段。皮部红棕色至棕色,表面有时可见点状皮孔或纵棱线,木质部黄白色至浅黄棕色,髓部类圆形或略呈方形。质硬而脆。有特异香气,味甜、微辛
《重庆市中药饮片炮制规范及标准》2006年版	桂枝除去杂质,稍泡,洗净,润透,切薄片或段,晾干或低温干燥	为类圆形、椭圆形的薄片或不规则的段。周边红棕色至棕色,有纵棱线、细皱纹及小疙瘩状的痕,皮孔点状。质硬而脆,易折断。切片厚2～4mm,断面皮部红棕色,木部黄白色至浅黄棕色,髓部略呈方形。有特异香气,味甜、微辛,皮部味较浓
《河南省中药饮片炮制规范》2005年版	除去杂质,稍泡,洗净,润透,切薄片或短段,晾干	本品为类圆形、椭圆形或不规则形的薄片。表面红棕色至棕色,有时可见点状皮孔或纵棱线。切面皮部红棕色,木部黄白色或浅黄棕色,髓部类圆形或略呈方形。有特异香气,味甜、微辛,皮部味较浓
《浙江省中药炮制规范》2005年版	取原药,除去杂质、残留叶片及直径1cm以上粗枝,水淋,润透,切成厚片,60℃以下干燥,筛去灰屑	本品为圆形的厚片。外表面棕色或红棕色,细枝多具纵棱线,粗枝多具不规则裂纹。切面平坦,皮部松脆,木部坚硬。气香,味甜、辛
《四川省中药饮片炮制规范》2002年版	除去杂质,稍泡,洗净,润透,切薄片,晾干	本品为薄片,切面皮部棕色至红棕色,木质部黄白色至浅黄棕色,髓部类圆形或略呈方形。有特异香气,味甜微辛
《山东省中药炮制规范》1990年版	除去杂质,剁成段,或粗细条分开,用清水洗净,稍泡,淋透,切薄片,晾干或低温干燥	本品为不规则的圆柱状或方柱状小段或薄片。表面棕色至红棕色,有纵棱线。有特异香气,味甜、微辛,皮部味较浓
《吉林省中药饮片炮制规范》1986年版	除去杂质,洗净泥土,泡透,捞出,沥水,切1.5mm片,晒干	无具体要求

续表

来源	制法	性状
《广东省中药饮片炮制规范》1984年版	除去杂质,用水浸4小时,捞起,堆放阴处,外盖湿麻袋,润1～2天,每天淋水两次,至透心,再洗洁净,切薄片,阴干或低温干燥	本品为圆柱形枝条。外表棕红色或紫红色,有小疙瘩状的枝痕、芽痕或叶痕。质硬而脆,易折断。断面外层棕红色,中间棕黄或黄白色。桂枝片为小圆薄片,边缘为棕红色,断面黄白色。气清香,味辛微甜
《甘肃省中药饮片炮制规范》1980年版	除去杂质,用水浸泡七八成透,捞出,润透,切片,晒干	无具体要求

2. 桂枝木　《中国药典》2020年版未收载本炮制规格,常见地方标准制法及性状见表2-2。

表2-2　桂枝木常见地方标准制法及性状要求

来源	制法	性状
《浙江省中药炮制规范》1986年版	选取直径1cm以上粗枝,同上法切片,干燥	直径1cm以上。余同生桂枝
《北京市中药饮片切制经验》1960年版	挑选比较粗的桂枝,先砸去皮,用水泡透切段,长约5分,晒干即可	无具体要求

3. 蜜炙桂枝　《中国药典》2020年版未收载本炮制规格,常见地方标准制法及性状见表2-3。

表2-3　蜜炙桂枝常见地方标准制法及性状要求

来源	制法	性状
《上海市中药饮片炮制规范》2018年版	取桂枝,照蜜炙法(附录Ⅰ)拌炒至蜜汁吸尽。每100kg桂枝,用炼蜜20kg	色稍深,有滋润感,具蜜糖香气
《浙江省中药炮制规范》2005年版	取桂枝,与炼蜜拌匀,炒至不粘手时,取出,摊凉。每100kg生桂枝,用炼蜜6kg	表面黄棕色,略具光泽,滋润。味甘
《河南省中药饮片炮制规范》2005年版	取桂枝,照蜜炙法炒至老黄色,不粘手	形如桂枝片或段,表面深黄色,味甜

4. 炒桂枝　《中国药典》2020年版未收载本炮制规格,常见地方标准制法及性状见表2-4。

表2-4　炒桂枝常见地方标准制法及性状要求

来源	制法	性状
《浙江省中药炮制规范》2015年版	取桂枝饮片,照清炒法炒至表面色变深,具焦斑时,取出,摊凉	为类圆形或椭圆形的厚片或短段,直径0.3～1cm。表面红棕色至深棕色,微具焦斑,有时可见点状皮孔或纵棱线。切面皮部棕色或红棕色;木部黄白色或浅黄棕色;髓部类圆形或略呈方形。有特异香气,味甜、微辛

【金老谈桂枝炮制历史】

桂枝的炮制方法最早见于汉代张仲景《金匮要略方论》,其中有桂枝"去皮"炮制方法的描述,自汉代至元代一直局限于"去皮"或"去粗皮"等炮制方法。《卫生宝鉴》中有"以铡碎用"炮制方法的记载。直至明代《本草蒙筌》中才开始有对桂枝进行干燥的规定,即"收必阴干,(勿见火日。)用旋咀片。余剩须密纸重裹,犯风免辛气泄扬"。此外,其还详细记载了"柳桂系至软枝梢,肉桂指至浓脂肉。桂枝枝梗小条,非身干粗浓之处;桂心近木黄肉,但去外甲错粗皮",明确记录了柳桂、桂皮、桂枝、桂心的入药部位。《医学纲目》中有"去皮"的记载。《证治准绳》首次阐述了桂枝去皮的原因,是由于"桂之毒在皮,故方中皆去皮用"。《幼幼集成》中明确提出了"焙"的炮制方法。到了清代,除了沿用前人的炮制方法外,炮制辅料的种类也有所增加。《得配本草》中首次提出用辅料炮制的方法,提出了"甘草汁浸,焙干用"的方法。后来,在《本草害利》和《时病论》中分别提到了"或蜜炙用"和"蜜水炒"的炮制方法。

【金老论桂枝炮制与临床】

一、临床功效与主治

本品味辛、甘,性温。归心、肺、膀胱经。具有发汗解肌,温通经脉,助阳化气,平冲降逆的功效(表2-5)。

表2-5　桂枝各临床常用炮制规格功效、主治对比

炮制规格	功效	主治
生桂枝	发汗解肌,温通经脉,助阳化气,平冲降逆	用于风寒感冒,脘腹冷痛,血寒经闭,关节痹痛,痰饮,水肿,心悸,奔豚等
蜜桂枝	温中补虚,散寒止痛	用于产后虚羸不足等

二、临床调剂

1. **用法用量**　3～10g。

2. **临床使用与禁忌**

(1)本品辛温助热,易伤阴动血,凡外感热病、阴虚火旺、血热妄行等证,均当忌用。

(2)各种出血患者禁服。

(3)孕妇及月经过多者慎用。

3. **贮藏**　置阴凉干燥处。蜜炙品密闭。

本品临床常用炮制规格与调剂注意事项见表2-6。

表2-6　桂枝临床常用炮制规格与调剂注意事项

炮制规格	处方名	用法用量	特殊禁忌	特殊贮藏方法
桂枝	桂枝、川桂枝、桂枝木、桂枝尖	3～10g	凡外感热病、阴虚火旺、血热妄行等证,均当忌用。各种出血患者禁服。孕妇及月经过多者慎用	置阴凉干燥处。蜜炙桂枝密闭
蜜炙桂枝	蜜炙桂枝、炙桂枝			

大　枣

【来源】

本品为鼠李科植物枣 *Ziziphus jujuba* Mill. 的干燥成熟果实。秋季果实成熟时采收，晒干。

【炮制规格】

（1）《中国药典》2020 年版标准：除去杂质，洗净，晒干。用时破开或去核。

性状：本品呈椭圆形或球形，长 2～3.5cm，直径 1.5～2.5cm。表面暗红色，略带光泽，有不规则皱纹。基部凹陷，有短果梗。外果皮薄，中果皮棕黄色或淡褐色，肉质，柔软，富糖性而油润。果核纺锤形，两端锐尖，质坚硬。气微香，味甜。

（2）地方标准（表 3-1）

表 3-1　大枣常见地方标准制法及性状要求

来源	制法	性状
《陕西省中药饮片标准》第一册（2009 年）	取药材大枣，除去杂质，洗净，干燥	本品呈椭圆形或球形，长 2～3.5cm，直径 1.5～2.5cm。表面暗红色，略带光泽，有不规则皱纹。基部凹陷，有短果梗。外果皮薄，中果皮棕黄色或淡褐色，肉质，柔软，富糖性而油润。果核纺锤形，两端锐尖，质坚硬。气微香，味甜
《北京市中药饮片炮制规范》2008 年版	取原药材，除去杂质，洗净，干燥	**大枣**呈椭圆形或球形，长 2～3.5cm，直径 1.5～2.5cm。表面暗红色，略带光泽，有不规则皱纹。基部凹陷，有短果梗。外果皮薄，中果皮棕黄色或淡褐色，肉质，柔软，富糖性而油润。果核纺锤形，两端锐尖，质坚硬。气微香，味甜 **乌枣**表面棕黑色，略带光泽，有不规则皱纹。外果皮薄，中果皮棕黄色或淡褐色，肉质，柔软，富糖性而油润。果核纺锤形，两端锐尖，质坚硬。具烟气，味甜
《上海市中药饮片炮制规范》2008 年版	将原药除去黑色霉烂只等杂质，快洗，及时干燥	本品呈椭圆形或球形，长 2～3.5cm，直径 1.5～2.5cm。表面暗红色，略带光泽，有不规则皱纹。基部凹陷，有时可见短果梗。外果皮薄，中果皮棕黄色或淡褐色，肉质，柔软，富糖性而油润。果核纺锤形，两端锐尖，质坚硬。气微香，味甜
《江西省中药饮片炮制规范》2008 年版	除去杂质，抢水洗净，干燥，用时破开或去核	本品呈椭圆形或球形，长 2～3.5cm，直径 1.5～2.5cm。表面暗红色，略带光泽，有不规则皱纹。基部凹陷，有短果梗。外果皮薄，中果皮棕黄色或淡褐色，肉质，柔软，富糖性而油润。果核纺锤形，两端锐尖。质坚硬。气微香，味甜。无虫蛀

续表

来源	制法	性状
《重庆市中药饮片炮制规范及标准》2006 年版	除去杂质及霉烂果,洗净,晒干。用时破开或去核	本品为椭圆形或球形,长 2～3.5cm,直径 1.5～2.5cm。表面暗红色,略带光泽,有不规则皱纹。基部凹陷,有短果梗。外果皮薄,中果皮棕黄色或淡褐色,肉质,柔软,富糖性而油润。果核纺锤形,两端锐尖,质坚硬。气微香,味甜
《贵州省中药饮片炮制规范》2005 年版	取原药材,除去杂质,洗净,晒干	本品呈椭圆形或球形,长 2～3.5cm,直径 1.5～2.5cm。表面暗红色,略带光泽,有不规则皱纹。基部凹陷,有短果梗。外果皮薄,中果皮棕黄色或淡褐色,肉质,柔软,富糖性而油润。果核纺锤形,两端锐尖,质坚硬。气微香,味甜
《河南省中药饮片炮制规范》2005 年版	除去杂质,洗净,晒干。用时破开或去核	本品呈椭圆形或球形,长 2～3.5cm,直径 1.5～2.5cm。表面暗红色,略带光泽,有不规则皱纹。基部凹陷,有短果柄。外果皮薄,中果皮棕黄色或淡褐色,肉质,柔软,富糖性而油润。果核纺锤形,两端锐尖,质坚硬。气微香,味甜
《河北省中药饮片炮制规范》2003 年版	取大枣,除去杂质,洗净,干燥,去核。照清炒法(附录Ⅰ)炒至颜色变深	本品呈椭圆形或类球形,长 2～3.5cm,直径 1.5～2.5cm,有从顶部贯穿到基部的孔洞。表面暗红色至红褐色,略带光泽,有不规则的皱纹,并可见焦斑。外果皮薄,中果皮棕黄色或棕褐色,肉质较软,富糖性而油润。气微香,味焦甜
《四川省中药饮片炮制规范》2002 年版	除去杂质,洗净,晒干。用时破开或去核	呈椭圆形或卵圆形,表面枣红色,有皱纹,内部肉质松软,棕黄色或淡褐色。味甘
《山东省中药炮制规范》1990 年版	除去杂质,抢水洗净,干燥	本品呈椭圆形或卵圆形,长 20～35mm,直径 15～25mm。表面紫红色或棕红色,略带光泽,有不规则皱纹。基部凹陷,有圆形果柄痕。外果皮薄,中果皮棕黄色或淡褐色,肉质柔软,富糖性而油润。果核纺锤形,两端锐尖,质坚硬。气微香,味甜

【金老谈大枣炮制历史】

　　大枣最早的炮制方法称为“擘”,始见于汉代的《金匮玉函经》:“擘去核。”南朝梁代《本草经集注》载“擘破”。唐代《备急千金要方》载“烧灰”。唐代《千金翼方》载“去核蒸之去皮”。宋代《太平圣惠方》载“捣为块,用纸紧裹,大火烧令赤,候冷取出”。明代《普济方》载“煮熟,去皮核,研;去核,温水酒拌匀,焙干”。清代《幼幼集成》载“炒研”。

　　蒸制和炒制一直沿用至今,《中药炮制经验集成》的炮制规范中收载了大枣蒸制和炒制的炮制方法。《中华本草》收载了大枣的炮制方法为取大枣洗净,置蒸笼内,加热蒸半小时,取出干燥即可。而《中国药典》2015 年版大枣的炮制只记载了净制、切制和干燥的炮制方法,没有其他炮制方法的记载。

【金老论大枣炮制与临床】

一、临床功效与主治

本品味甘,性温。归脾、胃、心经。功善补中益气,养血安神。用于脾虚食少,乏力便溏,妇人脏躁,失眠等症。与葶苈子、甘遂、大戟、芫花等药性峻烈或有毒的药物同用,能够保护胃气,缓和其毒烈之性。

二、临床调剂

1. **用法用量**　6～15g。
2. **处方名**　大枣、红枣、大枣肉、肉枣。
3. **临床使用与禁忌**
（1）本品食多易生痰湿,不可过多食用。
（2）不宜与甘草同用。
4. **贮藏**　置干燥处,防蛀。

生　姜

【来源】

本品为姜科植物姜 *Zingiber officinale* Rosc. 的新鲜根茎。秋、冬二季采挖,除去须根和泥沙。

【炮制规格】

1. **生姜**
（1）《中国药典》2020 年版标准:除去杂质,洗净。用时切厚片。
性状:本品呈不规则的厚片,可见指状分枝。切面浅黄色,内皮层环纹明显,维管束散在。气香特异,味辛辣。
（2）地方标准(表4-1)

表 4-1　生姜常见地方标准制法及性状要求

来源	制法	性状
《江西省中药饮片炮制规范》2008 年版	除去杂质,洗净。用时切厚片或纵切薄片	本品呈不规则块状,略扁,具指状分枝,长4～18cm,厚1～3cm。表面黄褐色或灰棕色,有环节,分枝顶端有茎痕或芽。质脆,易折断,断面浅黄色,内皮层环纹明显,维管束散在。气香特异,味辛辣
《广西壮族自治区中药饮片炮制规范》2007 年版	除去杂质,洗净,切厚片	为不规则的长椭圆形片,大小不一。片面浅黄色,内皮层环纹明显,维管束散在。质脆,易折断。气香特异,味辛辣

续表

来源	制法	性状
《安徽省中药饮片炮制规范》2005年版	取原药材,除去杂质,洗净	为不规则块状,略扁,具指状分枝,长4~18cm,厚1~3cm。表面黄褐色或灰棕色,有环节,分枝顶端有茎痕或芽。质脆,易折断,断面浅黄色,内皮层环纹明显,维管束散在。气香特异,味辛辣
《贵州省中药饮片炮制规范》2005年版	生姜取原药材,除去杂质,洗净。用时切厚片	本品呈不规则块状,略扁,具指状分枝,长4~18cm,厚1~3cm。表面黄褐色或灰棕色,有环节,分枝顶端有茎痕或芽。质脆,易折断,断面浅黄色,内皮层环纹明显,维管束散在。气香特异,味辛辣
《江苏省中药饮片炮制规范》2002年版	取原药材,除去杂质,洗净,用时切厚片	为不规则厚片,表面黄褐色或灰棕色,有环节。质脆,易折断,断面浅黄色,有一圈圈环纹及散在的筋脉小点(维管束)。气香特异,味辛辣
《辽宁省中药炮制规范》1986年版	除去杂质,用时洗净切片或切丝	无具体要求
《湖北中药饮片炮制规范》2009年版	除去杂质,洗净,用时切厚片	本品呈不规则块状。表面黄褐色或灰棕色,有环节,分枝顶端有茎痕或芽。质脆,易折断,断面浅黄色,内皮层环纹明显,维管束散在。气香特异,味辛辣
《北京市中药饮片切制规范》1974年版(上册)	取鲜生姜用清水洗净泥土,用时切片即得	本品为侧面压缩的扁平根茎,有指状分枝,折断后有汁液渗出,表面浅黄色,有一明显环纹,中间稍现筋脉。气芳香而特殊,味辛辣

2. 煨姜　《中国药典》2020年版未收载本炮制规格,常见地方标准制法及性状见表4-2。

表4-2　煨姜常见地方标准制法及性状要求

来源	制法	性状
《四川省中药饮片炮制规范》2015年版	取生姜,除去杂质,洗净,晾干,照煨法(参照《中国药典》2020年版通则0213)用湿纸包裹煨至熟透,用时捣破或切厚片	本品外皮黑黄色,中心黄色
《江西省中药饮片炮制规范》2008年版	取净生姜,用草纸2层包裹,喷淋清水使纸湿润,置灰火内煨至纸变焦,姜外皮微焦,内部深黄色时,取出,去纸,切薄片	本品为不规则的片,外皮微焦,内部深黄色。辛辣气味稍减,微苦
《广西壮族自治区中药饮片炮制规范》2007年版	取生姜片,用草纸包裹2~3层,水中浸湿,在火上煨至草纸焦黑,去纸,切薄片	为不规则片,姜皮偶见焦斑,表面显黄白色。辛辣气味减弱,微苦
《贵州省中药饮片炮制规范》2005年版	取净生姜,临用时在火上烘烤,至外表微有焦斑,切厚片	为不规则厚片,表面呈油黄色

续表

来源	制法	性状
《江苏省中药饮片炮制规范》2002年版	临用时取净生姜在火上烘烤,至外表微有焦斑,切厚片	为不规则厚片,表面显油黄色
《湖北中草药炮制规范》1979年版	取净生姜,用粗纸包裹,浸湿,置火中烧至纸呈焦黑色,去纸,切片	无具体要求
《山东省中药饮片炮制规范》2022年版	取净生姜,置无烟的炉火上,烤熟,或用浸湿的草纸包裹数层,置炉台上或热火灰中,煨至纸变焦黄并透出姜的气味时,取出,去纸,趁热切厚片	无具体要求

3. **姜皮**　《中国药典》2020年版未收载本炮制规格,常见地方标准制法及性状见表4-3。

表4-3　姜皮常见地方标准制法及性状要求

来源	制法	性状
《江西省中药饮片炮制规范》2008年版	取净生姜,除去杂质,洗净,削取外皮或刮取外皮,干燥	本品为不规则卷曲碎皮,表面黄棕色或灰棕色,气香,辛辣味减弱
《广西壮族自治区中药饮片炮制规范》2007年版	取生姜,除去须根及杂质,洗净,刮取皮层,晒干。筛去灰屑	为不规则形的薄片,多卷曲。黄白色或灰黄色。有的可见环节痕。体轻,质柔软。气香特异,味辛辣
《贵州省中药饮片炮制规范》2005年版	取净生姜,削取外皮	为不规则碎片,有的稍卷曲,表面淡黄色或灰白色,体轻,质软
《江苏省中药饮片炮制规范》2002年版	取原药材,除去杂质	为不规则碎片,有的稍卷曲,表面淡黄色或灰白色,体轻,质软。揉搓后具生姜的香气,味微辛辣
《辽宁省中药炮制规范》1986年版	除去杂质及灰屑	无具体要求
《湖北中草药炮制规范》1979年版	拣去杂质,抢水洗净,晒干	无具体要求

4. **干姜**

（1）《中国药典》2020年版标准:除去杂质,略泡,洗净,润透,切厚片或块,干燥。

性状:本品呈不规则片块状,厚0.2～0.4cm。

（2）地方标准(表4-4)

表4-4　干姜常见地方标准制法及性状要求

来源	制法	性状
《安徽省中药饮片炮制规范》2005年版	取原药材,除去杂质,略浸泡,洗净,润透,切厚片或块,干燥,筛去碎屑	为不规则厚片或块,厚0.2～0.4cm。切面灰黄色或灰白色,略显粉性,可见较多的纵向纤维,有的呈毛状;外皮灰黄色或浅黄色,粗糙,具纵皱纹及明显的环节。质坚实。气香、特异,味辛辣

续表

来源	制法	性状
《辽宁省中药炮制规范》1986年版	除去杂质,洗净,稍浸(2~4小时)捞出,润透,切成薄片,用于炮姜时切成小块或厚片。晒干,筛去灰屑	无具体要求
《山东省中草药炮制规范》1975年版	除去杂质,用水浸泡四五成透,洗净,捞出,闷透,切薄片或切成三分小方咀,干燥	无具体要求
《北京市中药饮片炮制规范》2008年版	取原药材,除去杂质,洗净,闷润2~4小时,至内外湿度一致,切厚片,晒干或低温干,筛去碎屑。若为产地片,除去杂质	本品为不规则纵切片或斜切片,具指状分支,厚2~4mm。外表皮灰黄色或浅黄棕色,粗糙,具纵皱纹及明显的环节。切面灰黄色或灰白色,略显粉性,可见较多的纵向纤维,有的呈毛状。质坚实,断面纤维性。气香、特异,味辛辣

5. **炮姜炭**　《中国药典》2020年版未收载本炮制规格,常见地方标准制法及性状见表4-5。

表4-5　炮姜炭常见地方标准制法及性状要求

来源	制法	性状
《山东省中草药炮制规范》1975年版	取干姜咀或片,按炮法炮至黑色,喷淋清水,取出,晾干	无具体要求
《北京市中药饮片炮制规范》2008年版	取干姜片,大小分开,置热锅内,用武火180~220℃炒至鼓起,表面黑色,内部棕褐色喷淋清水少许,熄灭火星,取出,晾干	本品呈不规则块片状。表面黑色,断面棕褐色,纤维性。体轻,质松脆。气微香,味微辣

6. **炮姜**

（1）《中国药典》2020年版标准:取干姜,照炒法(通则0213)用砂炒至鼓起,表面棕褐色。

性状:本品呈不规则膨胀的块状,具指状分枝。表面棕黑色或棕褐色。质轻泡,断面边缘处显棕黑色,中心棕黄色,细颗粒性,维管束散在。气香、特异,味微辛、辣。

（2）地方标准(表4-6)

表4-6　炮姜常见地方标准制法及性状要求

来源	制法	性状
《辽宁省中药炮制规范》1986年版	取净干姜片或块,置锅内用武火炒至鼓起、外皮黑褐色、内部黄褐色时,喷淋少量清水,取出,晾干。 另法:取洁净细砂适量,置锅内加热至烫,投入净干姜,拌炒至鼓起、外皮黑褐色、内部黄褐色,取出,筛去砂子	无具体要求
《山东省中草药炮制规范》1975年版	取干姜咀或片,按炮法炮至发泡鼓起,表面呈焦黄色,内呈黄色,喷淋清水,取出,晾干	无具体要求

【金老谈生姜炮制历史】

综合古代生姜的炮炙方法，主要有炮、烧、煨、炒、煅等法，每种方法又有其质量标准，如炮制、烧存性、煨熟、炒黄、炒黑等要求。还有加单一辅料炙的甘草炙、巴豆炙、硇砂炙等，用三种辅料合并炙的有浆水、盐与附子。下面分别予以介绍。

一、不加辅料炮炙

包括炮、烧、煨、炒、煅等，每一种炙法中又有不同的炮炙要求。

1. **炮法**　干姜的炮炙方法最早载于《金匮要略方论》，曰："炮。"其后，汉代《注解伤寒论》，南齐《刘涓子鬼遗方》，唐代《千金翼方》，宋代《小儿药证直诀》《本草衍义》，金代《儒门事亲》，元代《脾胃论》，明代《普济方》，清代《握灵本草》《本草述》等书中都有相同记载，一些书籍中还记述炮的不同要求，如唐代《经效产宝》、宋代《太平圣惠方》等书中提到"炮裂"，宋代《卫生家宝产科备要》中提到"炮去湿气"，宋代《校注妇人良方》中提到"炮黑"。

2. **烧法**　宋代《太平圣惠方》中最先提出"烧""烧灰"。其后一些书中更进一步提到了烧的不同要求，如《博济方》中提到"烧存性"，《证类本草》中提到"烧黑，不令成灰，为末"。

3. **煨法**　唐代《银海精微》中首先提到"煨"。其后，元代《汤液本草》、明代《普济方》、清代《医方集解》等书中都有相同记载。一些书中还记述了不同要求，如宋代《证类本草》中提到"微煨"，明代《寿世保元》中提到"慢火煨至极黑"，《景岳全书》中提到"煨熟"，用纸裹煨。明代《本草品汇精要》中最先提出"以湿纸裹，入灰中炮之"。其后的《寿世保元》中提到"纸包水浸，火煨"。清代《本草汇纂》中也提到"纸煨"。而纸炮或纸煨的要求有"炮令热透"（《本草品汇精要》），"草纸令纯焦，并姜外皮微焦，中心深黄色则透矣"（《本草汇纂》）。

4. **炒法**　唐代《外台秘要》中首先提到"炒"。宋代《苏沈良方》、金代《儒门事亲》、元代《瑞竹堂经验方》、明代《万氏女科》、清代《医方集解》等书籍中都有相同记载，一些书中提到了炒的不同要求，如宋代《证类本草》等书中提到"炒令黑色"，《小儿卫生总微论方》中提到"微炒"，《产育宝庆集》中提到"炒令黄"，《传信适用方》中提到"炒黄黑"，明代《普济方》中提到"灰炒"，《景岳全书》中提到"必熟存性"。清代《幼幼集成》中提到"略炒用，勿令焦黑"，《本草正义》中提到"炒炭"。

5. **煅法**　元代《疮疡经验全书》中最先提出"煅灰用"。明代《医学纲目》中提到"煅存性"。

二、加辅料炮炙

应用的辅料有浆水、盐、甘草、巴豆、硇砂等。这些辅料历代都不常见。在炙法中有用一种辅料的，也有两种以上辅料合并使用的。

（一）单一辅料炮炙

1. **甘草制**　宋代《太平圣惠方》中首先提到"甘草煮"。其后《圣济总录》、明代《普济方》、清代《增广验方新编》中都有相同记载。甘草炙的要求有"煮甘草味淡取出"（《圣济总录》《普济方》）。

2. **盐制**　宋代《圣济总录》中提到"入盐同炒黄"。其后未见提到用盐为单一辅料炮炙的记述。

3. 巴豆制 宋代《太平惠民和剂局方》中首先提出"入巴豆同炒至黑"。其后，如明代《普济方》、清代《幼科释谜》中都有相同记载。而巴豆炙都要求"去巴豆"。

4. 硇砂制 明代《奇效良方》中首先提出"硇砂炒"。其后，明代《证治准绳》中也有相同记载。而用硇砂炙都要求"去硇砂"。

（二）两种以上辅料炮炙

合并应用的辅料有浆水、盐与附子。干姜用辅料合并炙见于宋代《太平圣惠方》，其中提到"三两，用浆水一斗，盐花一合，与附子一处，以慢火煮水尽为度，切片焙干"。以后的书籍中未见到用辅料合并炮炙的记载。

【金老论生姜炮制与临床】

一、临床功效与主治

本品味辛，性微温。归肺、脾、胃经。功善解表散寒，温中止呕，温肺止咳，解鱼蟹毒。用于风寒感冒，脾胃寒证，畏寒呕吐，寒痰咳嗽，鱼蟹中毒（表4-7）。

表4-7 生姜各临床常用炮制规格功效、主治对比

炮制规格	功效	主治
生姜	解表散寒，温中止呕，温肺止咳，解鱼蟹毒	用于风寒感冒，脾胃寒证，畏寒呕吐，寒痰咳嗽，鱼蟹中毒
干姜	温中散寒，回阳通脉	常用于脘腹冷痛，呕吐泄泻，肢冷脉微，痰饮喘咳
炮姜	温中散寒，温经止血	可用于中气虚寒的腹痛，腹泻和虚寒性出血

二、临床调剂

1. 用法用量 3～10g，用时切厚片；或捣汁服。姜皮2～3g。

2. 临床使用与禁忌

（1）本品辛温助热，易伤阴动血，凡外感热病、阴虚火旺、血热妄行等证，均应当忌用。

（2）孕妇及月经过多者慎用。

3. 贮藏 置阴凉潮湿处，或埋入湿砂内，防冻。干姜、炮姜防蛀。姜皮置通风干燥处。

本品临床常用炮制规格与调剂注意事项见表4-8。

表4-8 生姜临床常用炮制规格与调剂注意事项

炮制规格	处方名	用法用量	特殊禁忌	特殊贮藏方法
生姜	生姜、鲜姜	3～10g，用时切厚片；或捣汁服	外感热病、阴虚火旺、血热妄行等证，均应当忌用。孕妇慎用	生姜置阴凉潮湿处，或埋入湿砂内，防冻。干姜、炮姜防蛀。姜皮置通风干燥处
干姜	干姜	3～10g		
炮姜	姜炭	3～9g		
煨姜	煨姜、煨生姜	3～9g		
姜皮	姜皮、生姜皮	2～3g		

白 芍

【来源】

本品为毛茛科植物芍药 *Paeonia lactiflora* Pall. 的干燥根。夏、秋二季采挖,洗净,除去头尾和细根,置沸水中煮后除去外皮或去皮后再煮,晒干。

【炮制规格】

1. 生白芍

(1)《中国药典》2020 年版标准:白芍洗净,润透,切薄片,干燥。

性状:本品呈类圆形的薄片。表面淡棕红色或类白色,平滑。切面类白色或微带棕红色,形成层环明显,可见稍隆起的筋脉纹呈放射状排列。气微,味微苦、酸。

(2)地方标准(表 5-1)

表 5-1　生白芍常见地方标准制法及性状要求

来源	制法	性状
《安徽省中药饮片炮制规范》2019 年版	趁鲜置沸水中煮后除去外皮或去皮后再煮,干燥至适宜程度,切片,干燥	本品多为类圆形的薄片。表面淡红色或类白色。切面类白色或微带棕红色,形成层环明显,可见稍隆起的筋脉纹呈放射状排列。气微,味微苦、酸
《浙江省中药炮制规范》2015 年版	取原药,大小分档,水浸,洗净,润软,切片,干燥	多为类圆形的片,直径 1～2.5cm,切面类白色或微带棕红色,平滑,角质样,形成层环稍明显,木部具较稀疏的放射状纹理。质脆。气微,味微苦、酸
《四川省中药饮片炮制规范》2015 年版	洗净,润透,切极薄片,干燥	本品呈类圆形的极薄片。表面淡棕红色或类白色,平滑。切面类白色或微带棕红色,形成层环明显,可见稍隆起的筋脉纹呈放射状排列。气微,味微苦、酸
《天津市中药饮片炮制规范》2012 年版	同《中国药典》2010 年版(一部)白芍饮片项下	无具体要求
《江西省中药饮片炮制规范》2008 年版	(1)洗净,润透,切薄片,干燥 (2)除去杂质,大小分开,清水浸 2～4 小时,闷润,撒入白矾粉拌匀或用硫黄熏一次,取出,干燥至六成干,切或刨薄片,干燥。每 100kg 白芍,用白矾 0.5kg	本品为类圆形或椭圆形的薄片,短径 1～2.5cm。表面类白色或微带棕红色,平滑,角质样,有明显的环纹和放射状纹理。周边类白色或淡棕红色,有皱纹。质坚脆。气微,味微苦、酸。无虫蛀
《北京市中药饮片炮制规范》2008 年版	取原药材,除去杂质,大小分开,浸泡 8～12 小时,约七成透时,取出,闷润 12～24 小时,至内外湿度一致;或投入浸润罐内,加水适量,浸润约 8 小时,至折断面无干心,取出,晾至内外软硬适宜,切薄片,干燥,筛去碎屑	本品为类圆形或椭圆形薄片。外表皮类白色或淡红棕色。切面平坦,类白色或微带棕红色,有明显的形成层环和放射状纹理。质坚脆。气微,味微苦、酸

续表

来源	制法	性状
《贵州省中药饮片炮制规范》2005年版	取原药材,除去杂质,洗净,润透,切薄片,干燥	为类圆形薄片。切面类白色或微带棕红色,有明显环纹及放射状射线(称菊花心)。周边类白色或淡红棕色,偶有残存的棕褐色外皮。质坚实。气微,味微苦、酸
《江苏省中药饮片炮制规范》2002年版	取原药材,除去杂质,大小分档,分别浸至4～5成透,捞出,润透,切薄片(炒用切厚片),干燥	为近圆形或椭圆形的薄片,直径1～2.5cm。切面类白色或微带棕红色,平滑,角质样,有明显的条纹和放射状纹理。周边淡红棕色或类白色。气微,味微苦、酸
《山东省中药炮制规范》1990年版	白芍除去杂质,大小分档,用清水洗净,浸泡至五六成透,捞出,稍晾,闷润至内外湿度一致,切薄片,干燥	为近圆形或椭圆形薄片,直径10～25mm。表面类白色或微带棕红色,平滑,角质样,中间有明显的环纹和放射状纹理,质坚脆。气微,味微苦、酸
《全国中药炮制规范》1988年版	取原药材除去杂质,大小条分开,浸泡至六七成透,闷润至透,切薄片,干燥	为近圆形或椭圆形的薄片,直径10～25mm。表面类白色或微带棕红色,平滑,角质样,中间类白色,有明显的环纹和放射状纹理。周边淡棕红色或粉白色,有皱纹。质坚脆。气微,味微苦酸

2. 炒白芍

(1)《中国药典》2020年版标准:取净白芍片,照清炒法(通则0213)炒至微黄色。

性状:本品形如白芍片,表面微黄色或淡棕黄色,有的可见焦斑。气微香。

(2)地方标准(表5-2)

表5-2　炒白芍常见地方标准制法及性状要求

来源	制法	性状
《天津市中药饮片炮制规范》2012年版	同《中国药典》2010年版(一部)白芍饮片项下	同《中国药典》2010年版(一部)白芍饮片项下
《江西省中药饮片炮制规范》2008年版	取净白芍片,照清炒法(附录二)炒至微黄色	形如白芍片,表面微黄色,偶见有黄斑
《贵州省中药饮片炮制规范》2005年版	取净白芍片,照清炒法(附录Ⅰ炮制通则)炒至微黄色	形同白芍,表面微黄色,质脆,气味不明显
《全国中药炮制规范》1988年版	取白芍片置锅内,用文火加热,炒至表面微黄色,取出放凉	形如白芍片,表面微黄色,偶见有黄斑

3. 酒白芍

(1)《中国药典》2020年版标准:取净白芍片,照酒炙法(通则0213)炒至微黄色。

性状:本品形如白芍片,表面微黄色或淡棕黄色,有的可见焦斑。微有酒香气。

（2）地方标准（表5-3）

表5-3　酒白芍常见地方标准制法及性状要求

来源	制法	性状
《天津市中药饮片炮制规范》2012年版	取白芍片，喷淋黄酒拌匀，闷润，用文火炒至微显火色，取出，放凉。每100kg白芍，用黄酒10kg	同《中国药典》2010年版（一部）白芍饮片项下
《江西省中药饮片炮制规范》2008年版	（1）取净白芍片，照酒炙法（附录二）炒至微黄色。每100kg白芍，用酒10kg、麦麸或谷糠10kg （2）取净白芍片，用酒喷洒拌匀，待酒吸尽后，用麦麸或谷糠炒至金黄色为度。每100kg白芍，用酒10kg、麦麸或谷糠20kg	形如白芍片，表面微黄色，微具酒气
《安徽省中药饮片炮制规范》2005年版	取净白芍片，照酒炙法（附录Ⅰ），炒干。每100kg白芍，用黄酒10kg	形同白芍，表面微黄色，略具酒香气
《贵州省中药饮片炮制规范》2005年版	取净白芍片，加黄酒拌匀，润透，晾干，照麸炒法（附录Ⅰ炮制通则）炒至黄色。每100kg净白芍片，用黄酒12kg	形同白芍，表面微黄色，具焦香气
《浙江省中药炮制规范》2005年版	取生白芍，与酒拌匀，稍闷，炒至表面色变深时，取出，摊凉。每100kg生白芍，用黄酒10kg	表面黄色，微有酒香气
《山东省中药炮制规范》1990年版	将净白芍片用黄酒拌匀，闷润1～2小时，置锅内，文火炒至表面呈微黄色时，取出，放凉。每100kg白芍片，用黄酒10kg	形如白芍，表面微黄色，略具酒香气
《全国中药炮制规范》1988年版	取白芍片，喷淋黄酒拌匀，稍闷后，置锅内，用文火加热，炒干，取出放凉。每100kg白芍，用黄酒10kg	形如白芍片，微有酒气
《北京市中药炮制规范》1986年版	取白芍片，置热锅内，用文火炒至微黄色时，喷洒黄酒拌匀，取出，晾凉。每100kg芍药片，用黄酒10kg	形如白芍片。表面微黄色，微有酒气

4. 醋白芍　《中国药典》2020年版未收载本炮制规格，常见地方标准制法及性状见表5-4。

表5-4　醋白芍常见地方标准制法及性状要求

来源	制法	性状
《山东省中药炮制规范》2022年版	将净白芍片用米醋拌匀，闷润1～2小时，置锅内，用文火炒至表面呈微黄色时，取出，放凉。每100kg净白芍片，用米醋20kg	形如麸炒白芍，表面微黄色，微有醋香气

续表

来源	制法	性状
《安徽省中药饮片炮制规范》2019年版	取净白芍片,加醋拌匀,闷润,置炒制容器内炒干,取出,放凉。每100kg白芍,用米醋20kg	本品为近圆形或椭圆形的片。外表面微黄色至棕黄色。切面微黄色至棕黄色,形成层环明显,可见稍隆起的筋脉纹呈放射状排列。质坚实。微有醋气,味微苦、酸
《全国中药炮制规范》1988年版	取白芍片,用米醋拌匀,稍闷后置锅内,用文火加热,炒干,取出放凉。每100kg白芍,用米醋15kg	形如白芍片,微有醋气

5. **麸炒白芍** 《中国药典》2020年版未收载本炮制规格,常见地方标准制法及性状见表5-5。

表5-5 麸炒白芍常见地方标准制法及性状要求

来源	制法	性状
《山东省中药炮制规范》2022年版	先将锅用武火加热,均匀撒入麦麸皮,待冒烟时,投入大小分档的净白芍片,急速翻搅,熏炒至表面呈黄色时,迅速取出,筛去焦麸皮,放凉。每100kg白芍片,用麸皮10kg	为类圆形或椭圆形的薄片。切面黄色,形成层环明显,可见稍隆起的筋脉纹呈放射状排列。质坚脆。味微苦、酸,具焦麸香气
《江苏省中药饮片炮制规范》2020年版	取净白芍片,照麸炒法(《中国药典》2015年版四部通则0213)炒至表面呈淡黄色或棕黄色,取出,筛去麸皮,放凉。每100kg净白芍片,用麸皮10kg	本品为类圆形片,直径1~2.5cm。表面淡黄色或棕黄色,形成层环明显,可见稍隆起的筋脉纹呈放射状排列。有的可见焦斑,气微香
《安徽省中药饮片炮制规范》2019年版	将炒制容器加热,至撒入麸皮即刻烟起,随即投入净白芍片,迅速翻动,炒至表面黄色时,取出,筛去麦麸皮,放凉,即得。每100kg白芍,用麸皮10kg	本品为近圆形或椭圆形薄片。表面黄色。切面形成层环明显,射线放射状。质坚实。具焦麸香气

6. **焦白芍** 《中国药典》2020年版未收载本炮制规格,常见地方标准制法及性状见表5-6。

表5-6 焦白芍常见地方标准制法及性状要求

来源	制法	性状
《天津市中药饮片炮制规范》2022年版	取白芍片置锅内,先用武火后用文火炒至表面黑褐色,内深褐色,取出,放凉	本品呈类圆形或椭圆形薄片,表面黑色
《北京市中药炮制规范》1986年版	取白芍片,置热锅内,用武火炒至焦黄色时喷水少许,灭尽火星,取出晒干	形如白芍片。表面焦黄色,偶见有黄斑。有焦香气

7. **土白芍** 《中国药典》2020年版未收载本炮制规格,常见地方标准制法及性状见表5-7。

表 5-7　土白芍常见地方标准制法及性状要求

来源	制法	性状
《天津市中药饮片炮制规范》2022 年版	取白芍,置热锅内,撒入伏龙肝,炒至土黄色时,取出,筛去土粉,放凉。每 100kg 白芍,用伏龙肝 20kg	本品呈类圆形或椭圆形薄片。淡棕黄色,微有焦土气
《全国中药炮制规范》1988 年版	取定量灶心土(伏龙肝)细粉置锅内,用中火炒热,倒入白芍片,炒至表面挂土色,微显焦黄色时,取出,筛去土粉,放凉。每 100kg 白芍,用灶心土 20kg	形如白芍片,土黄色,微有焦土气
《北京市中药炮制规范》1986 年版	取伏龙肝粉,置热锅内,用文火炒至松泡时,放入白芍片,炒至白芍外挂伏龙肝土色,取出筛去伏龙肝土,晾凉。每 100kg 芍药片,用伏龙肝粉 30kg	形如白芍片。土黄色,附有细末。微有焦土气

8. **白芍炭**　《中国药典》2020 年版未收载本炮制规格,常见地方标准制法及性状见表 5-8。

表 5-8　白芍炭常见地方标准制法及性状要求

来源	制法	性状
《山东省中药饮片炮制规范》2022 年版	将净白芍片置锅内,用武火炒至表面呈黑褐色,内部褐色时,喷淋清水少许,灭尽火星,取出,及时摊晾,凉透	形如麸炒白芍。表面焦黑色,内部褐色

【金老谈白芍炮制历史】

综合古代白芍的炮炙方法,主要有熬、炙、炒、煨等法,有不加辅料,也有加辅料。辅料有酒、醋、姜、米、蜜、盐、肉桂汤及薄荷汁等,下面分别予以介绍。

一、不加辅料炮炙

包括熬、炙、炒、煨,每一种炙法中又有不同的炮炙要求。

1. **熬法**　唐代《备急千金要方》中首先提出"熬"的炮炙方法,曰:"熬令黄色。"其后如宋代《证类本草》,明代《本草纲目》中都有相同记载。

2. **炙法**　唐代《外台秘要》中最早提出"炙"的炮炙方法,其中曰:"炙。"稍后如唐代《经效产宝》中提到"炙令黄色"的要求。宋代《博济方》中亦有"炙"的记载。

3. **炒法**　唐代《经效产宝》中首先提出"炒黄"。其后的宋代《太平圣惠方》、明代《医学纲目》、清代《本草述》等书中都有相同记载。有些书籍中还有不同要求。如宋代《三因极一病证方论》中提到"炒令赤色",《校注妇人良方》中提到"微炒""炒焦黄",明代《医学纲目》中提到"炒极熟",《外科正宗》中提到"微炒黄色",清代《医宗金鉴》中提到"炒焦"。还有元代《丹溪心法》中提到"炒成灰",清代《本草述》中提到"炒黑"。

4. **煨法**　明代《奇效良方》中首先提出"煨"。其后的《医学入门》《仁术便览》,清代《本草汇》等书中都有相同记载。

其他,尚有个别特殊炮炙方法,如元代《丹溪心法》载"烧灰存性",明代《医学纲目》载"煅存性"。

二、加辅料炮炙

应用的辅料有蜜、酒、醋、姜汁、盐、米及米泔,其中以酒为最常见,蜜和醋为较常见。有用一种辅料的,也有两种辅料合并使用的。

单一辅料炮炙

1. **蜜制**　在南朝刘宋《雷公炮炙论》中最早提出以蜜为辅料炮炙,其中曰:"蜜水拌蒸,从巳至未,干用。"其后,如明代《本草纲目》《炮炙大法》,清代《本草汇》《本草害利》等书中都有"水拌蒸"的记载。

2. **酒制**　宋代《扁鹊心书》中首先提出用酒为辅料炮炙,其中曰:"酒炒。"其后如元代《丹溪心法》、明代《外科理例》、清代《本草汇》等60多部文献中都有酒炙的记载。一些书籍中又有不同要求,如金代《珍珠囊》中提到"酒浸",元代《丹溪心法》中提到"酒浸炒""酒拌炒",明代《济阴纲目》中提到"酒炒黄",《医宗必读》中提到"酒焙",《审视瑶函》中提到"酒洗炒",清代《痧胀玉衡》中提到"酒洗",《医宗金鉴》中提到"酒拌",《傅青主女科》中提到"酒拌"。

3. **醋制**　明代《本草纲目》中最早提出用醋为辅料炮炙,李时珍曰:"入女人血药以醋炒耳。"其后的明代《本草通玄》,清代《本草汇》《傅青主女科》等书中都有"醋炒"的炮炙记载。

还有几种特殊炙法,如"以童子小便浸少时焙干""米泔炒"(明代《普济方》),"姜汁浸炒"(明代《仁术便览》),"盐酒炒"(明代《增补万病回春》),"陈米炒"(明代《宋氏女科秘书》),"盐水炒"(明代《寿世保元》),"薄荷汁炒"(明代《审视瑶函》),"川椒炒,去川椒"(清代《本草述》),"拌川椒炒七次"(清代《本草从新》《本草述钩元》),"肉桂汤浸炒"(清代《温病条辨》《时病论》)。

【金老论白芍炮制与临床】

一、临床功效与主治

本品味苦、酸,性微寒。归肝、脾经。功善养血调经,敛阴止汗,柔肝止痛,平抑肝阳。用于血虚萎黄,月经不调,自汗,盗汗,胁痛,腹痛,四肢挛急疼痛,肝阳上亢,头痛眩晕等症(表5-9)。

表5-9　白芍各临床常用炮制规格功效、主治对比

炮制规格	功效	主治
生白芍	养血调经,敛阴止汗,柔肝止痛,平抑肝阳	用于血虚萎黄,月经不调,自汗,盗汗,胁痛,腹痛,四肢挛急疼痛,肝阳上亢,头痛眩晕等症
炒白芍	寒性缓和,以养血和营,敛阴止汗为主	用于血虚萎黄,腹痛泻下,自汗盗汗
酒白芍	酸寒伐肝之性降低,入血分,善于调经止血,柔肝止痛	用于肝郁血虚,胁痛,腹痛,月经不调,四肢挛痛

续表

炮制规格	功效	主治
醋白芍	引药入肝,增强敛血养血,柔肝止痛的作用	用于肝郁乳汁不通,尿血等
焦白芍	降低酸性	用于泻痢腹痛
土白芍	可借土气入脾,增强养血和脾、止泻作用	用于肝旺脾虚,腹痛腹泻

二、临床调剂

1. **用法用量** 6～15g。

2. **临床使用与禁忌** 不宜与藜芦同用。

3. **贮藏** 置干燥处,防蛀。

本品临床常用炮制规格与调剂注意事项见表5-10。麸炒白芍与白芍炭临床鲜用,本节未收入。

表5-10 白芍临床常用炮制规格与调剂注意事项

炮制规格	处方名	用法用量	特殊禁忌	特殊贮藏方法
生白芍	生白芍	6～15g	不宜与藜芦同用	置干燥处,防蛀
炒白芍	炒白芍			
酒白芍	酒白芍			
醋白芍	醋白芍			
焦白芍	焦白芍			
土白芍	土白芍			

赤 芍

【来源】

本品为毛茛科植物芍药 *Paeonia lactiflora* Pall 或川赤芍 *Paeonia veitchii* Lynch 的干燥根。春、秋二季采挖,除去根茎、须根及泥沙,晒干。

【炮制规格】

1. **赤芍**

(1)《中国药典》2020年版标准:除去杂质,分开大小,洗净,润透,切厚片,干燥。

性状:本品为类圆形切片,外表皮棕褐色。切面粉白色或粉红色,皮部窄,木部放射状纹理明显,有的有裂隙。

（2）地方标准（表6-1）

表6-1　赤芍常见地方标准制法及性状要求

来源	制法	性状
《陕西省中药饮片标准》第二册（2009年）	取药材赤芍，除去杂质，分开大小，洗净，润透，切厚片，干燥	本品呈类圆形至长圆形厚片，直径0.3～3cm。切面粉白色或粉红色，中心有放射状纹理，皮部窄，有的有裂隙。周皮表面棕褐色，有纵沟及皱纹，可见横长皮孔样突起，有的外皮脱落。质硬而脆。气微香，味微苦、酸涩
《北京市中药饮片炮制规范》2008年版	取原药材，除去杂质，洗净，浸泡6～8小时，至七成透时，取出，闷润12～24小时，至内外湿度一致，切厚片，干燥，筛去碎屑	本品为类圆形厚片。外表皮棕褐色。切面粉白色或粉红色，皮部窄，木部放射状纹理明显，有的有裂隙。质硬而脆，易折断。气微香，味微苦、酸涩
《江西省中药饮片炮制规范》2008年版	除去杂质，分开大小，洗净，润透，切厚片或刨薄片，干燥	本品呈类圆形片，直径0.5～3cm。表面粉白色或粉红色，皮部窄，木部放射状纹理明显，有的具裂隙。周边棕褐色。质硬而脆。气微香，味微苦、酸涩
《广西壮族自治区中药饮片炮制规范》2007年版	除去杂质，洗净，润透，切薄片，干燥，筛去灰屑	本品为红褐色薄片，中间有黄色菊花纹，有芳香气。味微苦、酸涩。无杂质
《重庆市中药饮片炮制规范及标准》2006年版	除去杂质，大小分开，洗净，润透，切厚片，干燥	为类圆形厚片，直径0.5～3cm。表面棕褐色，粗糙，有纵沟及皱纹，有的外皮易脱落。质硬而脆，易折断，切面粉白色或粉红色，皮部窄，木部放射状纹理明显，有的有裂隙。气微香，味微苦、酸涩
《安徽省中药饮片炮制规范》2019年版	取原药材，除去杂质，大小分档，洗净，润透，切薄片，干燥，筛去碎屑	为类圆形薄片。切面粉白色或粉红色，皮部窄，木部具放射状纹理，有的有裂隙；周边棕褐色。质硬而脆。气微香，味微苦、酸涩
《河南省中药饮片炮制规范》2005年版	除去杂质，分开大小，洗净，润透，切厚片，干燥	呈类圆形片，周边棕褐色，切面粉白色或粉红色，皮部窄，木部放射状纹理明显，有的有裂隙。质硬而脆。气微香，味微苦、酸涩
《贵州省中药饮片炮制规范》2005年版	取原药材，除去杂质，洗净，润透，切薄片，干燥	为类圆形薄片。切面粉白色或粉红色，皮部窄，木部放射状纹理明显，有的有裂隙。周边棕褐色，粗糙。气微香，质硬脆。味微苦、酸涩
《天津市中药饮片炮制规范》2005年版	取原药材，除去杂质，洗净，润透，切薄片，干燥	本品为圆形或椭圆形薄片，切断面粉白色或粉红色，中心有放射状纹理，皮部窄，周边棕褐色。质硬而脆。气微香，味微苦、酸涩
《江苏省中药饮片炮制规范》2002年版	取原药材，除去杂质，大小分档，洗净，润透，切厚片，干燥，筛去灰屑	为粉红色或粉白色的厚片，中心有放射状纹理，皮部窄，周边棕褐色，质硬而脆。气微香，味微苦、酸涩

续表

来源	制法	性状
《四川省中药饮片炮制规范》2002 年版	取赤芍,除去杂质,大小分开,洗净,润透,切厚片,干燥	本品为类圆形厚片,直径 0.5～3cm。周边棕褐色,切面粉白色或粉红色,皮部窄,木部放射状纹理明显,有的有裂隙。气微香,味微苦、酸、涩
《云南省中药饮片炮制规范》1986 年版	原药拣净杂质,分开大小。大条冬春浸泡 4～6 小时,小条浸泡 2～4 小时,大条夏秋浸泡 2～4 小时,小条浸泡 1～2 小时,捞出,吸润约 18 小时,吸透心为度,取出,铡成厚 1.5～2.5mm 的圆薄片,晒或烘干即可	圆片、厚不超过 3mm,片面赤红色或淡赤色,中心呈放射状纹理
《吉林省中药饮片炮制规范》1986 年版	除去杂质,洗净泥土,用水浸泡至七成透时,捞出,润透,切 1.5mm 片,晒干	无具体要求
《辽宁省中药炮制规范》1986 年版	拣去杂质,按粗细条分别洗净,润透,切薄片,干燥	片厚 1～2mm,味微苦、酸、涩
《辽宁省中药炮制规范》1975 年版	拣去杂质,按粗细分别洗净,用水泡至七成透,捞出,润至内外湿度均匀,切片,晒或低温烘干	片厚 1.7mm

2. 炒赤芍 《中国药典》2020 年版未收载本炮制规格,常见地方标准制法及性状见表 6-2。

表 6-2　炒赤芍常见地方标准制法及性状要求

来源	制法	性状
《安徽省中药饮片炮制规范》2019 年版	取净赤芍片,照炒黄法(附录Ⅰ),炒至微黄色	形同赤芍,表面微黄色,略带焦斑
《湖北省中药饮片炮制规范》2018 年版	取净赤芍片,照清炒法(附录Ⅱ)炒至颜色变深	本品为类圆形厚片,直径 0.5～3cm,厚 0.3～0.5cm。表面棕褐色,有的可见焦斑,粗糙,有纵沟及皱纹,并有须根痕及横长的皮孔样突起,有的外皮脱落。切面灰白色或棕红色,皮部窄,木部放射状纹理明显,有的有裂隙。气微香,味微苦、酸涩
《浙江省中药炮制规范》2015 年版	取赤芍饮片,照清炒法炒至表面微具焦斑时,取出,摊凉	为类圆形的切片,直径 0.5～3cm。表面棕褐色或紫褐色,粗糙,微具焦斑。切面灰黄色至灰褐色,微具焦斑,皮部窄,木部放射状纹理明显,有的有裂隙。气微香,味微苦、酸涩
《河南省中药饮片炮制规范》2005 年版	取净芍药片,照清炒法(炮制通则)炒至颜色加深,微带焦斑	形如赤芍片,色泽加深,偶见焦斑
《江苏省中药饮片炮制规范》2002 年版	取净赤芍片,用文火炒至表面呈棕黄色,取出	形同赤芍,有焦斑

3. **酒赤芍** 《中国药典》2020 年版未收载本炮制规格,常见地方标准制法及性状见表 6-3。

表6-3 酒赤芍常见地方标准制法及性状要求

来源	制法	性状
《山东省中药饮片炮制规范》2022 年版	取净赤芍片,用黄酒拌匀,闷润至黄酒被吸尽,置锅内,文火炒至表面色泽加深,带焦斑时,取出,放凉。每 100kg 赤芍,用黄酒 10kg	形如炒赤芍。外表面棕褐色。切面棕黄色至棕褐色,质硬而脆。气微香,微具酒香气。味微苦、酸涩
《广东省中药饮片炮制规范》第一册(2011 年)	取净赤芍片,加黄酒拌匀,润至酒被吸尽,置炒制容器内用文火炒至微黄色,取出,放凉。每 100kg 赤芍,用黄酒 15kg	本品呈不规则片状。外表皮深棕褐色,有纵皱纹。切面棕黄色至棕褐色,皮部窄,木部可见放射状纹理。质硬而脆,易折断,气微香。微具酒气,味微苦、涩
《河南省中药饮片炮制规范》2005 年版	取净赤芍片,照酒炙法(炮制通则)炒至微黄色。每 100kg 赤芍片,用黄酒 12kg	形如赤芍片,微黄色,微有酒气
《贵州省中药饮片炮制规范》2005 年版	取净赤芍片,加酒拌匀,闷润,稍晾,照麸炒法(附录Ⅰ炮制通则)炒至黄色	形同赤芍,表面黄色,略有酒气

【金老谈赤芍炮制历史】

唐代有酒浸一宿(《仙授理伤续断秘方》)。宋代有烧灰(《太平圣惠方》)、焙制(《洪氏集验方》)、炒制(《校注妇人良方》)、煮制(《女科百问》)等。元代有"泔浸去油,用川椒、葱白煮令黑色,焙用"(《世医得效方》)、煨法(《丹溪心法》)。明代有酒炒(《景岳全书》),并认为生用"能泻能散"(《本草蒙筌》)。清代有酒洗(《外科大成》)、蜜水拌蒸(《本草述钩元》)、醋炒(《卫生家宝产科备要》)等。还提出了"今人多生用,惟避中寒者以酒炒,入女人血药以醋炒"(《本草述钩元》)。现在主要的炮制方法有炒黄、酒炒等。现行版《中国药典》收载赤芍。

【金老论赤芍炮制与临床】

一、临床功效与主治

本品味苦,性微寒。归肝经。功善清热凉血,散瘀止痛。用于热入营血,温毒发斑,吐血衄血,目赤肿痛,肝郁胁痛,经闭痛经,癥瘕腹痛,跌仆损伤,痈肿疮疡(表 6-4)。

表6-4 赤芍各临床常用炮制规格功效、主治对比

炮制规格	功效	主治
赤芍	清热凉血,散瘀止痛	用于热入营血,温毒发斑,吐血衄血,目赤肿痛,肝郁胁痛,经闭痛经,癥瘕腹痛,跌仆损伤,痈肿疮疡
炒赤芍	活血止痛而不寒中	用于瘀滞疼痛
酒赤芍	清热凉血,活血祛瘀	用于温热病邪入营血,血滞经闭,痛经及跌打损伤,瘀滞肿痛

二、临床调剂

1. 用法用量　6～12g。

2. 临床使用与禁忌

（1）不宜与藜芦同用。

（2）血寒经闭不宜用。

（3）血虚无瘀之症及痈疽已溃者慎服。

3. 贮藏　置通风干燥处。酒赤芍密闭。

本品临床常用炮制规格与调剂注意事项见表6-5。

表6-5　赤芍临床常用炮制规格与调剂注意事项

炮制规格	处方名	用法用量	特殊禁忌	特殊贮藏方法
赤芍	赤芍、粉赤芍、赤芍药	6～12g	不宜与藜芦同用。血寒经闭不宜用。血虚无瘀之症及痈疽已溃者慎服	置通风干燥处。酒赤芍密闭
炒赤芍	炒赤芍			
酒赤芍	酒赤芍、酒炒赤芍			

附　子

【来源】

本品为毛茛科植物乌头 *Aconitum carmichaelii* Debx. 的子根的加工品。6月下旬至8月上旬采挖，除去母根、须根及泥沙，习称"泥附子"，加工成下列规格。

（1）选择个大、均匀的泥附子，洗净，浸入胆巴的水溶液中过夜，再加食盐，继续浸泡，每日取出晒晾，并逐渐延长晒晾时间，直至附子表面出现大量结晶盐粒（盐霜）、体质变硬为止，习称"盐附子"。

（2）取泥附子，按大小分别洗净，浸入胆巴的水溶液中数日，连同浸液煮至透心，捞出，水漂，纵切成厚约0.5cm的片，再用水浸漂，用调色液使附片染成浓茶色，取出，蒸至出现油面、光泽后，烘至半干，再晒干或继续烘干，习称"黑顺片"。

（3）选择大小均匀的泥附子，洗净，浸入胆巴的水溶液中数日，连同浸液煮至透心，捞出，剥去外皮，纵切成厚约0.3cm的片，用水浸漂，取出，蒸透，晒干，习称"白附片"。

【炮制规格】

1. 附片（黑顺片、白附片）

（1）《中国药典》2020年版标准

黑顺片：取泥附子，按大小分别洗净，浸入胆巴的水溶液中数日，连同浸液煮至透心，捞出，水漂，纵切成厚约0.5cm的片，再用水浸漂，用调色液使附片染成浓茶色，取出，蒸至出现油面、光泽后，烘至半干，再晒干或继续烘干，习称"黑顺片"。

白附片：选择大小均匀的泥附子，洗净，浸入胆巴的水溶液中数日，连同浸液煮至透心，捞出，剥去外皮，纵切成厚约0.3cm的片，用水浸漂，取出，蒸透，晒干，习称"白附片"。

性状

黑顺片:为纵切片,上宽下窄,长1.7～5cm,宽0.9～3cm,厚0.2～0.5cm。外皮黑褐色,切面暗黄色,油润具光泽,半透明状,并有纵向导管束。质硬而脆,断面角质样。气微,味淡。

白附片:无外皮,黄白色,半透明,厚约0.3cm。

(2)地方标准(表7-1)

表7-1　附片常见地方标准制法及性状要求

来源	制法	性状
《湖南省中药饮片炮制规范》2010年版	(1)黑顺片:取原药材(泥附子),按大小分别洗净,浸入食用胆巴的水溶液中数日,连同浸液煮至透心,捞出,水漂,纵切成厚片,再用水浸漂,用调色液使附片染成浓茶色,取出,蒸至出现油面、光泽后,烘至半干,再晒干或继续烘干,习称"黑顺片" (2)白附片:选择大小均匀的原药材(泥附子),洗净,浸入食用胆巴的水溶液中数日,连同浸液煮至透心,捞出,剥去外皮,纵切成厚片,用水浸漂,取出,蒸透,晒干,习称"白附片"	(1)黑顺片:为纵切片,上宽下窄,长1.7～5cm,宽0.9～3cm,厚0.2～0.5cm。外皮黑褐色,切面暗黄色,油润具光泽,半透明状,并有纵向导管束。质硬而脆,断面角质样。气微,味淡 (2)白附片:形如黑顺片,无外皮,黄白色,半透明
《江西省中药饮片炮制规范》2008年版	黑顺片、白附片直接入药	(1)黑顺片:为不规则纵切厚片,上宽下窄,长1.7～5cm,宽0.9～3cm,厚0.2～0.5cm。周边黑褐色,切面暗黄色,油润具光泽,半透明状,并有纵向导管束。质硬而脆,断面角质样。气微,味淡 (2)白附片:形如黑顺片,表面黄白色(无外皮),半透明,厚约0.3cm
《安徽省中药饮片炮制规范》2005年版	取黑顺片、白附片,除去杂质,直接入药	(1)黑顺片:为纵切片,上宽下窄,长1.7～5cm,宽0.9～3cm,厚0.2～0.5cm。外皮黑褐色,切面暗黄色,油润具光泽,半透明状,并有纵向导管束。质硬而脆,断面角质样。气微,味淡 (2)白附片:无外皮,黄白色,半透明,厚约0.3cm
《河南省中药饮片炮制规范》2005年版	黑顺片、白附片直接入药	(1)黑顺片:为不规则纵切厚片,上宽下窄。周边黑褐色,切面暗黄色,油润具光泽,半透明状,并有纵向导管束。质硬而脆,断面角质样,气微,味淡 (2)白附片:形如黑顺片,表面黄白色(无外皮),半透明

续表

来源	制法	性状
《天津市中药饮片炮制规范》2005年版	附片(黑顺片、白附片)取净甘草置锅内加清水煮,合并两次煮液。取黑顺片或白附片置甘草煎煮液中,加热至沸,取出,堆润至透,切成宽丝,干燥	为不规则宽丝状或三角形薄片状,外皮黑褐色或无外皮,切面暗黄色或黄白色,油润光泽,半透明状,并有纵向导管束。质硬而脆,断面角质样。气微,味淡
《山东省中药炮制规范》1990年版	将黑顺片、白附片,除去杂质	(1)黑顺片;为不规则的纵切厚片,上宽下窄,长17~50mm,宽9~30mm,厚2~5mm。周边黑褐色,片面暗黄色,油润具光泽,半透明状,并有纵筋脉纹(纵向导管束)。质硬而脆,断面角质样。气微,味淡 (2)白附片:形如黑顺片,无外皮,片面黄白色,半透明

2. 淡附片

(1)《中国药典》2020年版标准:取盐附子,用清水浸漂,每日换水2~3次,至盐分漂尽,与甘草、黑豆加水共煮透心,至切开后口尝无麻舌感时,取出,除去甘草,黑豆,切薄片,晒干。每100kg盐附子,用甘草5kg、黑豆10kg。

性状:本品呈纵切片,上宽下窄,长1.7~5cm,宽0.9~3cm,厚0.2~0.5cm。外皮褐色。切面褐色,半透明,有纵向导管束。质硬,断面角质样。气微,味淡,口尝无麻舌感。

(2)地方标准(表7-2)

表7-2　淡附片常见地方标准制法及性状要求

来源	制法	性状
《湖南省中药饮片炮制规范》2010年版	取盐附子,用清水浸漂,每日换水2~3次,至盐分漂尽,与甘草、黑豆加水共煮透心,至切开后口尝无麻舌感时,取出,除去甘草、黑豆,切薄片,晒干。每100kg盐附子,用甘草5kg,黑豆10kg	为不规则薄片。表面黄色,可见多数小空隙及多角形形成层环纹,环纹内侧导管束排列不整齐。气微,味淡,无麻舌感
《江西省中药饮片炮制规范》2008年版	取盐附子,用清水浸漂,每日换水2~3次,至盐分漂尽,与甘草、黑豆加水共煮透心,至切开后口尝无麻舌感时,取出,除去甘草、黑豆,切薄片,干燥。每100kg盐附子,用甘草5kg,黑豆10kg	形如附片,表面灰白色或灰褐色,味淡,口尝无麻舌感,厚约0.2cm
《安徽省中药饮片炮制规范》2005年版	取盐附子,用清水浸漂,每日换水2~3次,至咸味漂尽,取出,与甘草、黑豆加水同煮透心,至切开后口尝无麻舌感时,取出,除去甘草、黑豆,切薄片,干燥,筛去碎屑。每100kg盐附子,用甘草5kg,黑豆10kg	为不规则形薄片。切面灰黄色,口尝无麻舌感,余同黑顺片

续表

来源	制法	性状
《河南省中药饮片炮制规范》2005年版	取净盐附子,用清水浸漂,每日换水2～3次,至盐分漂尽,与甘草、黑豆加水共煮至透心,切开后口尝无麻舌感时,取出,除去甘草、黑豆,切薄片,干燥。每100kg盐附子,用甘草5kg,黑豆10kg	形如附片,表面灰白色或灰褐色,味淡,口尝无麻舌感
《天津市中药饮片炮制规范》2005年版	取净盐附子,用清水浸漂,每日换水2～3次,至盐分漂尽,与甘草、黑豆加水共煮至透心,切开后口尝无麻舌感时,取出,除去甘草、黑豆,切薄片,干燥。每100kg盐附子,用甘草5kg,黑豆10kg	形如附片,表面灰白色或灰褐色,味淡,口尝无麻舌感
《山东省中药炮制规范》1990年版	取净盐附子,用清水浸漂,每日换水2～3次,至盐分漂尽,与甘草、黑豆加水共煮至透心,切开后口尝无麻舌感时,取出,除去甘草、黑豆,切薄片,干燥。每100kg盐附子,用甘草5kg,黑豆10kg	为不规则薄片,片面灰黄色

3. 炮(炒)附片

(1)《中国药典》2020年版标准:取附片,照砂炒法(通则0213)用砂烫至鼓起并微变色。
性状:本品形如黑顺片或白附片,表面鼓起黄棕色,质松脆。气微,味淡。
(2)地方标准(表7-3)

表7-3　炮附片常见地方标准制法及性状要求

来源	制法	性状
《四川省中药饮片炮制规范》2015年版	将中等细度的砂投入炒药机内,炒至滑利,投入生附片,砂炒至外表皮黄棕色,断面黄色,取出,迅速筛去砂子,晾凉	为不规则的片,厚2～5mm。外表皮黄棕色,切面浅黄色至黄棕色。质松脆。气香,味微苦,微有麻舌感
《湖南省中药饮片炮制规范》2010年版	取黑顺片,照砂烫法(附录Ⅰ)用砂烫至鼓起并微变色	表面焦黄色,鼓起,体轻。气微,味淡,无麻舌感
《江西省中药饮片炮制规范》2008年版	(1)取附片,照烫法(附录二)用砂烫至鼓起并微变色 (2)取白附片,用砂炒至体积膨胀、表面黄白色为度,取出筛去砂,放凉	形如附片,表面色泽加深,略鼓起
《安徽省中药饮片炮制规范》2005年版	取净附片,照砂烫法(附录Ⅰ),烫至体积膨胀并微变色	形同附片,片面鼓起,色泽加深,质酥脆
《河南省中药饮片炮制规范》2005年版	取附片,照烫法(炮制通则)用砂烫至鼓起并微变色	形如附片,表面色泽加深,略鼓起
《天津市中药饮片炮制规范》2005年版	取附片,照烫法(炮制通则)用砂烫至鼓起并微变色	形如附片,表面色泽加深,略鼓起

4. **生附片**　《中国药典》2020 年版未收载本炮制规格，常见地方标准制法及性状见表7-4。

表7-4　生附片常见地方标准制法及性状要求

来源	制法	性状
《四川省中药饮片炮制规范》2015 年版	取泥附子，洗净，切片，干燥	本品为不规则的纵切片，上宽下窄，厚 2～5mm。外皮黄褐色或黑褐色，切面类白色或浅灰黄色。体轻，质脆。气微，味辛辣、麻舌

5. **蒸附片**　《中国药典》2020 年版未收载本炮制规格，常见地方标准制法及性状见表7-5。

表7-5　蒸附片常见地方标准制法及性状要求

来源	制法	性状
《四川省中药饮片炮制规范》2015 年版	取生附片，用清水浸润，加热蒸至出现油面光泽，干燥	为不规则的片，厚 2～5mm。外皮黑褐色，切面棕黄色，具油润光泽，半透明，并有纵向导管束。质硬而脆，断面角质样。气微，味淡

6. **熟附片**　《中国药典》2020 年版未收载本炮制规格，常见地方标准制法及性状见表7-6。

表7-6　熟附片常见地方标准制法及性状要求

来源	制法	性状
《四川省中药饮片炮制规范》2015 年版	选择个大均匀的泥附子，洗净，浸入附子炮制用胆巴的水溶液中数日，连同浸液煮至透心，捞出，剥去外皮，切成厚约 7mm 的片，用水浸漂，取出，蒸至透心，出现油面光泽，晒干或烘干	为不规则的片，厚 2～5mm。无外皮，切面黄白色或灰黄色，油润具光泽半透明状。质硬而脆，断面角质样。气微，味淡
《江西省中药饮片炮制规范》2008 年版	取盐附子，用清水漂 3 天，每天换水 2～3 次，至盐分去尽后，用刀刮去外皮，清水漂净，横切 0.3～0.5cm 厚片；再用米泔水漂 1 天，清水漂 2～3 天，放入木甑内，大片放木甑中间，小片放木甑周围，蒸 6～8 小时，至表面露有油质，倒入竹筛内，平铺，用扇子扇风至其表面"结面"，用文火烘干（临江片）	本品为类圆形横切片，厚 0.3～0.5cm。表面黄色，半透明，具光泽，中央可见多角形环纹。质坚硬，不易折断。气微，味淡

7. **黄附片**　《中国药典》2020 年版未收载本炮制规格，常见地方标准制法及性状见表7-7。

表 7-7　黄附片常见地方标准制法及性状要求

来源	制法	性状
《四川省中药饮片炮制规范》2015 年版	取泥附子,按大小分别洗净,浸入附子炮制用胆巴的水溶液中数日,连同浸液煮至透心,捞出,剥去外皮,切成厚约 7mm 的片,用水浸漂,取出,用调色液染成黄色,晒干或烘干	为不规则的片。厚 2～5mm。无外皮,切面黄色。质硬而脆,断面角质样。气微,味淡

8. 卦附片　《中国药典》2020 年版未收载本炮制规格,常见地方标准制法及性状见表7-8。

表 7-8　卦附片常见地方标准制法及性状要求

来源	制法	性状
《四川省中药饮片炮制规范》2015 年版	选择个大均匀的泥附子,洗净,浸入附子炮制用胆巴的水溶液中数日,连同浸液煮至透心,捞出,剥去外皮,对剖,成为两瓣如卦形的附片,再用水浸漂,用调色液染成浅茶色,取出,蒸制至出现油面光泽,晒干或烘干	如卦形,无外皮,切面灰褐色,油润具光泽,半透明状。质硬而脆,断面角质样。气微,味淡或微有麻舌感

9. 刨附片　《中国药典》2020 年版未收载本炮制规格,常见地方标准制法及性状见表7-9。

表 7-9　刨附片常见地方标准制法及性状要求

来源	制法	性状
《四川省中药饮片炮制规范》2015 年版	选择个大均匀的泥附子,洗净,浸入附子炮制用胆巴的水溶液中数日,连同浸液煮至透心,捞出,水漂,阴干,刨成约 2mm 的片,再用水浸漂,取出,晒干或烘干	为厚约 2mm 的片。外皮黑褐色,切面灰白色或浅灰黄色。气微,味淡

10. 炮天雄　《中国药典》2020 年版未收载本炮制规格,常见地方标准制法及性状见表7-10。

表 7-10　炮天雄常见地方标准制法及性状要求

来源	制法	性状
《四川省中药饮片炮制规范》2015 年版	选择个大的泥附子,洗净,浸入附子炮制用胆巴的水溶液中数日,连同浸液煮至透心,捞出,水漂,剥皮修形,再用水漂制,姜汁浸泡自然发酵至透心,取出,蒸至透心,烤制至酥脆	呈不规则卵圆锥形或不规则团块状,长 20～70mm,直径 20～45mm。表面类白色或浅灰黄色,凹凸不平,可见点状或裂缝状空隙。体轻,质脆,断面不整齐,角质状,具不规则裂隙,气微,味淡

11. 煨附片　《中国药典》2020 年版未收载本炮制规格,常见地方标准制法及性状见表7-11。

表 7-11　煨附片常见地方标准制法及性状要求

来源	制法	性状
《江西省中药饮片炮制规范》2008 年版	取盐附子，洗净，用清水浸漂 7～10 天，每天换水 2～3 次，至盐分去尽，取出，晾干，然后均匀平铺于干净烧过的细糠灰中，上面覆盖一层净生姜片，生姜片上覆盖 2 张草纸，纸上再铺一层净细糠灰，4～5cm 厚，灰上平铺少量稻草、干糠壳，然后再于四角点火引燃，2～3 天后，待糠烬灰冷，取出附子，再蒸 8～10 小时，至口尝无或微有麻舌感时，取出，日摊夜闷至半干，切纵薄片，晾干。每 100kg 盐附子，用生姜 12kg（建昌帮）	本品为不规则纵切片，厚约 0.2cm。周边灰棕色，切面光滑平整，微有光泽，具孔隙。质脆。气微，味微咸，口尝无或微有麻舌感

【金老谈附子炮制历史】

综合古代附子的炮炙方法，主要有炮、制、烧、焙、煅、煮、炒、炙、蒸、烘、腌、煎、浸（泡）、淬、晒（阴干）（曝）、燔、埋、放灶上烟柜之间、熟、沾等。有不加辅料，也有加辅料，辅料有蜜、青盐、皂荚水、米、泔水、东流水、黑豆（乌豆）、木（灰）、生姜、醋、大小麦曲、大麦、枣、黄连、盐、硇砂、蛤粉、面、朱（辰）砂、童便、灰、丁香、赤小豆、甘草、小豆、酥、陈壁土、防风、石灰、猪脂、人参、米粥、糟曲、麸、干姜、酒、夏布、甘遂、荞麦面、黄泥、纸。下面分别予以介绍。

一、不加辅料炮炙

包括炮、浸、煨、煮、炒、炙、制、蒸、晒（曝）、烘、焙、烧，每一种炙法中又有不同的炮炙要求。

1. **炮制**　汉代《金匮玉函经》首先提出"炮"，以后提出此法者尚有：汉代《金匮要略方论》《新辑宋本伤寒论》《注解伤寒论》《华氏中藏经》，晋代《肘后备急方》，南齐《刘涓子鬼遗方》，唐代《备急千金要方》《千金翼方》，宋代《博济方》《苏沈良方》《旅舍备要方》《伤寒总病论》《小儿药证直诀》《证类本草》《全生指迷方》《产育宝庆集》《鸡峰普济方》《小儿卫生总微论方》《卫济宝书》《洪氏集验方》《三因极一病证方论》《卫生家宝产科备要》《校注妇人良方》《济生方》《陈氏小儿痘疹方论》《陈氏小儿病源方论》《类编朱氏集验医方》《七科百问》，元代《汤液本草》《瑞竹堂经验方》《外科精义》《卫生宝鉴》《丹溪心法》，明代《普济方》《疮疡经验全书》《秘传证治要诀及类方》《奇效良方》《外科理例》《婴童百问》《女科撮要》《明医杂录》《保婴撮要》《医学纲目》《证治准绳》《外科启玄》《景岳全书》《济阴纲目》《本草正》《医宗必读》《审视瑶函》，清代《医门法律》《外科大成》《本草述》《温热暑疫全书》《医方集解》《药品辨义》《食物本草会纂》《嵩崖尊生全书》《医宗金鉴》《幼科释谜》《妇科玉尺》《叶天士秘方大全》《温病条辨》《女科要旨》《医学从众录》《外科证治全书》《笔花医镜》《本草问答》。有的还提出了不同要求，如"火炮"（元代《汤液本草》、明代《本草发挥》），"炮用冷灰埋之"（明代《医宗必读》）；"炮裂"，包括"炮令裂破"（南齐《刘涓子鬼遗方》、唐代《外台秘要》、宋代《太平圣惠方》《苏沈良方》《类证活人书》《圣济总录》《普济本事方》《小儿卫生总微论方》《洪氏集验方》《传信适用方》《卫生家宝产科备要》，元代

《活幼心书》《外科精义》，明代《普济方》），"慎火炮裂"（元代《卫生宝鉴》），"锅内以烈炭火炮裂"（明代《普济方》），"炮烈沸汤炮去皮脐锉"（宋代《传信适用方》），"炮裂令熟，去皮脐，焙干"（宋代《太平惠民和剂局方》），"炮裂皮脐，取人去者用"（明代《普济方》），"炮令微坼"（宋代《证类本草》、明代《普济方》），"热灰微炮令坼、勿过焦"（宋代《证类本草》、明代《本草纲目》），"炮令坼"（明代《景岳全书》、清代《医宗金鉴》）。此外，清代《修事指南》："凡使乌头，宜文武火中炮令皱坼，擘破用。若用附子，须底平有九角如铁色，一个重一两者，即是气全。勿用杂木火，只以柳木灰火中炮令皱坼，以刀刮去上孕子，并去底尖，埋土取出暴干用。"宋代《女科百问》载"炮熟"，清代《温病条辨》载"炮黑"。

　　除以上单纯"炮"者，还有炮后再用其他炙法者，如：

　　（1）炮后再焙：《雷公炮炙论》首先提出"夫修事十两，于文武火中炮，令皱坼者去之，用刀刮上孕子，并去底尖，微细劈破。于屋下平地上掘一坑，可深一尺，安于中一宿，至明取出，焙干用。夫欲炮者灰火勿用杂木火，只用柳木最妙"。以后，明代《仁术便览》《本草乘雅半偈》也记载了相同炙法，明代《普济方》提出"炮去皮焙"。

　　（2）炮后再炒：明代《本草纲目》首先提出"熟用者，以水浸过，炮令发坼，去皮脐，乘热切片再炒，令内外俱黄，去火毒入药"。清代《修事指南》也有同样记载。

　　（3）炮后再煮：清代《医宗金鉴》提出"炮去皮破，别煮取汁"。

　　2. 煨法　唐代《仙授理伤续断秘方》首先提出"煨"。以后明代《寿世保元》、清代《良朋汇集》也有同样记载。宋代《苏沈良方》提出"纸裹煨"。

　　除以上还有提出煨后再焙者，如宋代《三因极一病证方论》首先提出"煨熟，新水浸一时久，去皮脐，焙干。"清代《长沙药解》指出"纸包数层，水湿，火中灰埋煨熟，去皮脐切片，砂锅隔纸焙焦用，勿令黑"。

　　3. 煮法　明代《普济方》首先提出"煮"。之后，明代《本草正》详述了煮时注意事项及"太熟之无用"，书云："又若煮法，若不浸胀而煮，则其心不能熟，即浸胀而煮，及其心熟，则边皮已太熟而失其性矣，虽破而为四煮亦不匀，且煮者必有汁，而汁中所去之性亦已多矣，皆非制之得法者。""附子之性刚急而热，制用失宜，难云无毒，故欲制之得法。夫天下之制毒者，无妙于火，火之所以能制毒者，以能革物之性，故以气而遇火，则失其气，味而遇火，则失其味，刚者革其刚，柔者失其柔。故制附之法，但用白水煮之极熟，则亦全失辣味，并其热性俱失，形如萝卜可食矣，尚何毒之足虑哉？……今人但知附子之可畏，而不知太熟之无用也。"

　　4. 炒法　明代《普济方》首先提出"炒。"以后，清代《时方妙用》亦有相同记载。除此，有的还提出了具体要求，如明代《景岳全书》、清代《成方切用》提出"略炒燥"。清代《本草述》提出"炒黄"。清代《妇科玉尺》提出"略炒"。清代《温病条辨》提出"炒黑"。

　　5. 炙（制）法　明代《景岳全书》首先提出"炙"。以后，清代《沈氏女科辑要笺正》提出"水洗略浸，切片（炙）如炒米色"。此外，清代《医方集解》提出"制熟"，《傅青主女科》提出"制"。

　　6. 蒸法　清代《握灵本草》提出"蒸过"。

　　7. 烘法　清代《本草纲目》提出"烘干"。

　　8. 焙法　清代《幼幼集成》提出"焙干燥"。

　　9. 浸（炮）法　宋代《太平圣惠方》首先提出"每日早以新汲水浸，日一度换水，浸经七日，去黑皮，薄切曝干为末"。以后，明代《医学纲目》《寿世保元》，清代《医宗金鉴》《女科要旨》均提出"水浸泡""炮""汤泡浸"。其中《女科要旨》对当时医生惯用"泡淡附子""皆为无气无味之类"的论点，对当时炮炙发展和评价有参考意义。清代《握灵本草》提用"熟用火沸汤泡少顷"。除此，清代《本草从新》《本草害利》俱云："市医漂淡用之，是徒用附子之名尔。"

10. **烧法**　晋代《肘后备急方》首先提出"烧"。以后，唐代《外台秘要》亦有相同记载。宋代《太平圣惠方》提出"入急火内烧，唯存心少多，在临出火时，便用瓷器合盖，不令去却烟焰"。及"炭火内烧令黑色，勿令药过取出，用盆子盖之候冷，细研""烧令丰黑"。

二、加辅料炮炙

（一）单一辅料炮炙

1. **蜜制**　宋代《证类本草》首先提出"蜜炙捣"。以后，清代《得配本草》亦有相同记载。此外，不少医学书籍还对蜜炙的方法和规格提出了具体要求，如唐代《备急千金要方》首先提出"蜜涂，炙令黄"。以后，明代《医学纲目》亦有相同记载。清代《外科证治全书》提出"去皮脐，切作大片，用白蜜涂炙令透老黄色为度"。清代《外科证治全生集》提出"涂白蜜火炙透黑"。也有提出两次涂蜜炙者，如唐代《千金翼方》提出"蜜涂火炙令干，复涂蜜炙"。宋代《三因极一病证方论》提出"蜜涂，炙令黄；含咽津，甘味尽，更涂炙用"。还有先炮后蜜炙者，如宋代《太平圣惠方》提出"炮裂去皮脐切四片，涂蜜炙令微黄"。宋代《证类本草》已提出"炮令坼，以蜜涂上炙之，令蜜入内"。明代《普济方》提出"炮裂去皮脐，或生去皮脐，作四片……蜜炙"。还有提出"蜜煎"，如宋代《三因极一病证方论》提出"生去皮脐，切作四片，以白蜜煎令附子变色，以汤洗去蜜，切"。明代《奇效良方》提出"去皮脐，切作四片，以蜜煎令附子黄色，以汤洗去蜜"。清代《得配本草》提出"蜜煎"。此外，明代《普济方》还提出了"蜜煮"。

2. **黑豆（乌豆）制**　《雷公炮炙论》首先提出"若阴制者，即生去尖皮底了，薄切，用东流水并黑豆浸五日夜，然后漉出，于日中（晒）令干用。"明代《本草纲目》《本草乘雅半偈》均引此文，清代《握灵本草》《本草述》《本草述钩元》《修事指南》均记载了相同方法。"凡使须阴制，去皮尖了，每十两用生乌豆五两，东流水六升。"明代《炮炙大法》引用了雷氏全文。宋代《三因极一病证方论》提出"八钱，去皮脐，黑豆半斤，入瓷瓶内慢火煮，以附子烂为度"。清代《本草备要》提出"黑豆煮"。清代《本草从新》《本草害利》却云："有用黑豆煮者……恐煮之气味煎出，其力尤薄。"

3. **生姜制**　宋代《博济方》首先提出"去皮脐，生切作四块，用生姜半斤，以水一碗同煮附子，汁尽为度，取附子焙干为末"。以后，与此类似者有宋代《类编朱氏集验医方》，提出"真附子一个；去皮脐，分作四块，生姜半斤，水一大碗，慎火同煮至水尽，取附子切焙"。还有明代《普济方》及《奇效良方》俱云："去皮脐、锉如半枣大，称一两，用生姜自然汁半升，银石器内慎火煮，姜汁尽为度，薄切，焙。"下面分别叙述其他各类炙法。

（1）炮后姜汁煮后焙：宋代《圣济总录》提出"炮裂去皮脐，趁热切作片子厚薄如钱，用生姜半斤取汁以慢火煮附子令汁尽焙干"。以后，明代《普济方》除有相同记载以外，还提出"大附子（一个一两以上匀，炮，分四破，生姜一斤，取自然汁于铫内慢煮附子至干，去脐焙）"。

（2）姜炒后炮：宋代《女科百问》提出"同姜炒令赤，去姜，先炮，切片"。

（3）姜炙：明代《普济方》提出"大者一只，生去皮脐，切为四段，以自然生姜汁一大盏浸一宿,火炙干,再于姜汁内沾,再炙再沾,以尽为度"。"生去皮脐开,取生姜自然汁一盏浸一宿,取出,炙尽后浸姜汁为度,薄切"。

(4)姜汁制:明代《本草正》首先提出"惟是姜汁一制颇通,第其以辛助辛,似欠和平,若果直中阴寒等证,欲用其热,此法为良;至若常用而欲得其补性者,不必用此"。以后,清代《良朋汇集》提出"重者加姜汁制"。

(5)姜同煮:清代《握灵本草》提出"附子一个生姜一两,锉细同煮,研如糊"。

(6)姜汁浸、煨、炙:清代《外科大成》提出"去皮脐,姜汁浸透,切片,火煨炙,以姜汁一钟尽为度"。

(7)姜汁炒:清代《串雅补》提出"姜汁炒"。

4. **醋制**　宋代《证类本草》首先提出"醋浸"的方法:"酿之法:先于六月内踏造大小麦麹,至收采前半月,予先用大麦煮成粥,后将上件麦麹造醋,候照淋去糟,其醋不用太酸,酸则以水解之,便将所收附子等去根须,于新洁瓮内淹浸七日,每日搅一遍,日足捞出,以弥疏筛摊之,令生白衣后向慢风日中晒之百十日,以透干为度。若猛日晒,则皱而皮不附肉。"以后,明代《本草纲目》中亦有基本相同之记载,《本草纲目》中还提出"用醋醋安蜜室中,淹覆弥月,乃发出晾干"。宋代《三因极一病证方论》《外科精要》,明代《普济方》《医学纲目》《证治准绳》提出基本相同的炙法:"炮裂(或曰'制'),米醋中浸,再炮,淬(或无)三五(或无)次,去皮尖(或曰'皮脐')。"宋代《济生方》提出"盐汤浸暴干炒"。

5. **炮后盐水浸泡**　宋代《三因极一病证方论》提出"炮制,以盐水浸,再炮,如此凡七次,至第七次不浸,去皮脐"。元代《丹溪心法》所载与此基本相同。明代《普济方》提出"一枚,……一枚炮去皮脐,盐水浸各一两"。明代《奇效良方》提出"炮熟,去皮脐,盐水浸""炮裂,以盐水泡,再泡,如此七次,不浸去皮脐"。清代《本草述》提出"炮去皮脐,盐水浸良久"。

(1)盐炒:元代《丹溪心法》提出"盐炒"。以后,明代《奇效良方》《证治准绳》,清代《医门法律》提出"青盐炒,去青盐"。

(2)煨后盐水浸:明代《普济方》提出"煨,盐水浸"。

(3)盐水浸泡:明代《秘传证治要诀及类方》提出"盐水泡浸去皮脐"。清代《本草述》提出"盐水浸七度去皮"。

(4)盐水浸(沾)泡:明代《奇效良方》提出"青盐汤沾炮"。清代《握灵本草》提出"盐汤浸,炮七次去皮脐"。

(5)盐水炒:明代《医学纲目》提出"盐水炒"。

(6)盐腌(淹):明代《本草正》提出"土人腌以重盐,……若制以盐水,则反以助其降性"。清代《本草害利》提出"以盐腌之"。清代《本草问答》提出"今用盐腌以去毒,使附子之性不全,非法也"。

6. **童便制**　宋代《校注妇人良方》首先提出"切四块,用童便浸数日,火煨切看无白星为度"。以后,宋代《陈氏小儿痘疹方论》及明代《明医杂录》俱提出"制附子法:附子重一两三四钱,有莲花瓣头,圆底平者,先备童便五六碗,将附子先放在灶上烟柜中间良久,乘热投入童便,浸五七日,候润透揭皮,切四块,仍浸二三日,用粗纸数层包之,浸湿,埋灰火半日,取出切片。检视,有白星者,乃用瓦上炙熟,至无白星为度"。明代《证治准绳》提出"童子小便中浸透,湿纸包裹,灰火内煨熟,如芋香为度,去皮脐,切片子用"。除此之外,历代又提出了不少不同炙法,如"切大片,用童便煮二三沸,热瓦熟用之"(宋代《陈氏小儿痘疹方论》、明代《明医杂录》)。

（1）童便浸泡：明代《景岳全书》首先提出"童便浸泡"。明代《奇效良方》提出"小便浸一宿"。明代《鲁府禁方》提出"童便浸三日切片阴干"。明代《证治准绳》及清代《医门法律》提出"童便浸"。明代《本草纲目》，清代《本草述钩元》《修事指南》提出"小便浸二七日，拣去坏者，以竹刀每个切作四片，井水淘净，逐日换水，再浸七日，晒干用"。

（2）童便浸后再煮：明代《景岳全书》首先提出"大附子一两外方用，随数几枚，以童便浸淹三寸，每日换便，浸至夏三冬五，再换童便，煮尽二香为度。去皮脐，线穿阴干，或日中晒硬亦可"。清代《外科大成》亦有相同记载。明代《本草纲目》、清代《本草述钩元》《修事指南》提出："童子小便浸透煮过，以杀其毒，并助下行之力"。明代《仁术便览》提出"切四片，童便浸，煮干"。清代《嵩崖尊生全书》提出"便浸水煮，三柱香晒干"。清代《良朋汇集》提出"童便浸煮"。清代《本草经解要》提出"便浸水煮，去皮脐用"。

（3）童便浸后再炮：用《外科理例》提出"童便浸三日，一日一换，切作四块，再浸数日，炮"。

（4）童便煮后浸：明代《医学入门》提出"童便煮而浸之，以助下行"。

（5）童便煮：明代《炮炙大法》提出"童便煮透尤良"。明代《本草正》提出："有单用童便煮者……若制以童便，则必不免于尿气，非唯更助其降，而凡脾气大虚者，极易呕哕，一闻其臭，便动恶心，是药未入口，而先受其害，且其沉降尤速，何以达脾？"

（6）童便制：明代《本草通玄》提出"童便制者，止可速用，不堪藏也"。清代《本草从新》提出"制之不过欲去其毒性耳，若用童便，是反抑其阳刚之性矣，尤非法之善者"。清代《本草害利》亦有相同记载。清代《得配本草》提出"回阳童便制"。清代《类证治裁》提出"童便制"。

7. 黄连制　宋代《圣济总录》首先提出"去皮脐，用黄连各半两锉碎，同铫子内炒微黄，不用黄连"。以后，明代《普济方》亦有相同记载。明代《本草正》提出"若制以黄连，则何以借其回阳"。

8. 石灰制　明代《奇效良方》提出："先以铫子炒石灰，令十分热，埋附子于灰中，候灰冷取出，将石灰依前法再炒埋，如此三次，然后取附子，去皮脐。"

9. 猪脂制　明代《奇效良方》提出"一枚，以猪脂如鸡子黄大，煎。候裂，削去上黑皮"。

10. 辰砂制　明代《奇效良方》首先提出"七钱重者四个，生，去皮脐，各切下项，剜空心，中安辰砂在内，以前项子盖定，用线扎"。以后，明代《婴童百问》提出"一个，八钱重者。去皮脐，顶上刻一孔，入辰砂末一钱，重用附子末塞之，以炭火烧存性为度"。

11. 甘草制　明代《景岳全书》首先提出："用甘草不拘，大约酌附子之多寡而用。甘草煎极浓甜汤，先浸数日，剥去皮脐，切为四块，又添浓甘草汤浸二三日，捻之软透，乃咀为片，入锅内文火炒至将干，庶得生熟匀等，口嚼尚有辣味，是其度也；若炒太干，则太熟而全无辣味，并其热性全失矣。故制之太过，则但用附子之名耳，效与不效，无从验也。其所以必用甘草者，盖以附子之性急，得甘草而后缓；附子之性毒，得甘草而后解……若欲急用，以原纸包裹，沃甘草汤，或煨或炙，待其柔软，切开，再用纸包频沃，又炙，以熟为度。"

12. 面制　明代《寿世保元》首先提出"裹及煨""面包煨"。以后，清代《良朋汇集》亦提出"面包煨"，明代《景岳全书》提出"面裹煨"，明代《本草正》提出"面裹而煨"。清代《本草备要》提出"水浸面裹煨令发坼，乘热切片炒黄，去火毒用"。清代《本草求真》《本草辑要》均有记载。

13. 赤小豆制　宋代《类编朱氏集验医方》首先提出"大附子十枚（生，削去皮，破四块），赤小豆半升，藏附子于中，慢火煮附子透熟软，去豆，焙干附子”。以后明代《普济方》提出“四两，去皮脐，切作片子，小豆四升，水一斗，煮令水尽，拣出附子，末之”。明代《奇效良方》亦有相同记载，但拣出附子后，要“焙干”再“末粒”。清代《本草述》提出“大附子五枚，去皮四破，以赤小豆半升，藏附子于中，慢火煮熟，去豆焙研末”。

14. 荞麦面制　清代《串雅外编》提出“一个，用荞麦面一撮，包煨良久去面”。

15. 麸为辅料　明代《寿世保元》提出“麸炒，去皮脐”。明代《炮炙大法》提出：“夫修事十两，于文武火中炮，令皱坼者去之。用刀刮上孕子，并去底尖，微细劈破。于屋下平地上掘一坑，可深一尺。安于中一宿，至明取出，焙干，用麸炒，欲炮者灰火勿用杂木火，只用柳木最多。”

16. 地黄制　明代《普济方》提出“炮去皮，以地黄汁煮，焙干”。

17. 陈壁土制　明代《普济方》首先提出“以水调陈壁土为糊，泡浸七次”。

18. 酥制　明代《普济方》提出“炮裂去皮脐，或生用去皮脐，作四片，酥炙”。

19. 酒制　明代《景岳全书》提出“制附子性行如酒，故无处不到”。清代《良朋汇集》提出“烧酒泡透晒干”。

20. 干姜制　明代《本草通玄》提出“附子无干姜不热”。

（二）多种辅料炮炙

1. 面、童便合制　明代《万病回春》首先提出“引诸药行经用面裹火煨、去皮脐，切四片，用童便浸透，晒干”。以后，清代《医宗说约》亦有同样记载。

2. 酒、麸合制　宋代《圣济总录》提出“酒浸三日，汤洗麸炒”。

3. 辰砂、木瓜合制　宋代《济生方》提出“七钱重者四个，生，去皮脐，各切下项，剜空心，中安辰砂在内，以前项子盖定，用线扎。木瓜，大者二个，去皮瓤，切开顶，入辰砂附子四个在内，以木瓜原顶子盖之，线扎定，蒸烂讫，取出附子，切作片，焙干为末，辰砂细研，水飞。木瓜研为膏。”

4. 姜、泔合制　宋代《类编朱氏集验医方》有所记载。

5. 童便、姜汁合制　宋代《扁鹊心书》提出“川附子，炮切片，童便浸，再加姜汁炒干”。

6. 童便、盐合制　明代《本草发挥》首先提出“以童便浸之以杀其毒，且可助行下之力，入盐尤捷也。”

7. 姜、盐合制　明代《仁术便览》首先提出“附子制法，稽之生者……有用甘草黄连者”。以后，清代《本经逢原》提出“甘草黄连制”。

8. 甘草、童便合制　明代《医宗必读》首先提出“童便浸一日，去皮切作四片，童便及浓甘草汤同煮。汁尽为度，烘干”。

9. 甘草、酒合制　清代《本草从新》提出“惟用甘草，酒浸，则毒解而力不减，尤为尽善矣”。

10. 童便、黄泥合制　清代《本草纲目拾遗》提出“童便和黄泥炮”。

11. 姜、枣合制　宋代《圣济总录》提出“以生姜半两，枣四枚同煮一时辰去皮脐切碎焙干炒”。

12. 甘草、面合制　清代《增广验方新编》提出“去脐、切四块，以甘草水浸七日，每日一换，至期用面半斤裹好，放炭火中煨熟，切片，焙干”。

13. 硇砂、面合制　宋代《三因极一病证方论》提出“六七钱重者，生去皮脐，剜作瓮，入硇砂共一两七钱半，面剂裹煨，去面不用”，“去心，入硇砂末一钱，用附子末塞口外，令面焦黄,取出,去面不用"。

14. **以姜汁,蛤粉合制**　宋代《三因极一病证方论》提出"大者一枚,去皮脐、切作片,生姜汁一盏,蛤粉一分同煮干,焙"。明代《普济方》亦有相同记载,唯后二句为"蛤粉同煮,焙干"。

15. **朱砂、面合制**　宋代《校注妇人良方》有记载。

16. **丁香、生姜合制**　宋代《类编朱氏集验医方》有记载。

17. **米粥、糟曲合制**　明代《本草纲目》提出"以米粥及糟曲等淹之"。

18. **盐、泔合制**　明代《证治准绳》提出"青盐二钱,以泔水三升,同煮水尽,去皮脐"。

19. **防风、甘草合制**　明代《寿世保元》提出"防风,甘草同炒"。

20. **盐、泔水、皂荚水合制**　唐代《银海精微》有记载。

21. **人参、甘草、姜合制**　明代《医学入门》有记载。

22. **童便、黄连、甘草合制**　明代《仁术便览》有记载。

23. **甘草、防风、童便合制**　清代《医宗说约》有记载。

24. **甘遂、甘草、酒合制**　清代《串雅外编》有记载。

25. **童便、盐、甘草合制**　宋代《疮疡经验全方》有记载。

26. **防风、黑豆、盐合制**　明代《普济方》有记载。

27. **米泔、姜、蛤粉合制**　明代《普济方》有记载。

28. **黑豆、姜、面、童便合制**　明代《医学入门》有记载。

29. **甘草、盐、姜、童便合制**　明代《本草纲目》有记载。

30. **川连、甘草、黑豆、童便合制**　清代《得配本草》有记载。

31. **姜、盐、甘草、黄连、童便合制**　明代《本草蒙筌》有记载。

【金老论附子炮制与临床】

一、临床功效与主治

本品味辛、甘,性大热;有毒。归心、肾、脾经。功善回阳救逆、补火助阳、散寒止痛。用于亡阳虚脱,肢寒脉微,肾阳虚衰,阳痿宫冷,脘腹冷痛,阴寒水肿,心阳不足,阳虚外感,寒湿痹痛等症。生附子有毒,加工炮制后毒性降低,便于内服(表 7-12)。

表 7-12　附子临床常用炮制规格功效、主治对比

炮制规格	功效	主治
附片	回阳救逆、补火助阳、散寒止痛	用于亡阳虚脱,肢寒脉微,肾阳虚衰,阳痿宫冷,脘腹冷痛,阴寒水肿,心阳不足,阳虚外感,寒湿痹痛等症
炮附片	温肾暖脾	用于心腹冷痛,虚寒吐泻
淡附片	回阳救逆,散寒止痛	用于亡阳虚脱,肢冷脉微,阴寒水肿,阳虚外感,寒湿痹痛

二、临床调剂

1. **用法用量**　3～15g,先煎,久煎。

2. **临床使用与禁忌**

(1)不宜与半夏、瓜蒌、瓜蒌子、瓜蒌皮、天花粉、川贝母、浙贝母、平贝母、伊贝母、湖

北贝母、白蔹、白及同用。

（2）本品辛热燥烈,孕妇慎用,阴虚阳亢者忌用。

（3）生品外用,内服须经炮制。

（4）若内服过量,或炮制、煎煮方法不当,可引起中毒。

3. **贮藏**　盐附子密闭,置阴凉干燥处;黑顺片及白附片置干燥处,防潮。

本品临床常用炮制规格与调剂注意事项见表7-13。

表7-13　附子临床常用炮制规格与调剂注意事项

炮制规格	处方名	用法用量	特殊禁忌	特殊贮藏方法
黑顺片	黑顺片	3～15g,先煎,久煎	不宜与半夏、瓜蒌、瓜蒌子、瓜蒌皮、天花粉、川贝母、浙贝母、平贝母、伊贝母、湖北贝母、白蔹、白及同用。孕妇慎用,阴虚阳亢者忌用	盐附子密闭,置阴凉干燥处;黑顺片、白附片置干燥处,防潮
白附片	白附片			
淡附片	淡附片			
炮附片、炒附片	炮附片			
熟附片	熟附片			
煨附片	煨附片			

大　黄

【来源】

本品为蓼科植物掌叶大黄 *Rheum palmatum* L.、唐古特大黄 *Rheum tanguticum* Maxim. ex Balf. 或药用大黄 *Rheum officinale* Baill. 的干燥根和根茎。秋末茎叶枯萎或次春发芽前采挖,除去细根,刮去外皮,切瓣或段,绳穿成串干燥或直接干燥。

【炮制规格】

1. 生大黄

（1）《中国药典》2020 年版标准:除去杂质,洗净,润透,切厚片或块,晾干。

性状:本品呈不规则类圆形厚片或块,大小不等。外表皮黄棕色或棕褐色,有纵皱纹及疙瘩状隆起。切面黄棕色至淡红棕色,较平坦,有明显散在或排列成环的星点,有空隙。

（2）地方标准(表 8-1)

表 8-1　生大黄常见地方标准制法及性状要求

来源	制法	性状
《黑龙江省中药饮片炮制规范》2012 年版	取原药材,除去杂质,洗净,润透,切厚片,干燥,即得	本品多为类圆形或不规则形的厚片。外表棕黄色,切面光滑,可见星点、放射状纹理及环纹。气香。味微苦、涩,嚼之粘牙,有沙粒感
《天津市中药饮片炮制规范》2012 年版	取原药材,除去杂质,大小个分开,略浸,捞出,淋润至透,切厚片或块,干燥	为不规则厚片,表面黄棕色或黄褐色,具锦纹。有香气,味苦而微涩

续表

来源	制法	性状
《湖南省中药饮片炮制规范》2010年版	取原药材,除去杂质,大小分开,洗净,捞出,淋润至软后,竖切厚片或块,晾干或低温干燥,筛去灰屑	为不规则厚片或块。表面黄棕色或黄褐色,切面淡红棕色或黄棕色,有放射状纹理及星点(异型维管束)散在。质轻,气清香,味苦而微涩,嚼之粘牙,有沙粒感
《北京市中药饮片炮制规范》2008年版	取原药材,除去杂质,大小分开,洗净,浸泡1～4小时,取出,闷润12～24小时,至内外干湿一致;或投入浸润罐,加水适量,浸润30～60分钟,至内无干心,取出,晾至内外软硬适宜时,切厚片或小块,干燥	本品为不规则厚片或块。除去外皮者,外表皮黄棕色至红棕色,残留的外皮棕褐色。切面淡红棕色或黄棕色,根茎髓部宽广,有星点环列或散在;根木部发达,具放射状纹理。气清香,味苦而微涩,嚼之粘牙,有沙粒感
《上海市中药饮片炮制规范》2008年版	将原药除去杂质,分档,洗净,润透,切厚片,干燥,筛去灰屑	本品为类圆形、半圆形或不规则形的切片,边缘有的具凹陷与缺刻,直径2.5～10cm。表面黄棕色至红棕色,可见类白色网状纹理,残留的外皮棕褐色。切面淡红棕色后黄棕色,显颗粒性;根茎髓部宽广,有星点环列或散在(异型维管束);根木部发达,具放射状纹理,形成层环明显,无星点。质坚,易断。气清香,味苦而微涩,嚼之粘牙,有沙粒感
《重庆市中药饮片炮制规范及标准》2006年版	除去杂质,洗净,润透,切厚片或块,晒干	为类圆形厚片或不规则块状。直径3～10cm。除尽外皮者表面黄棕色至红棕色,有的可见类白色网状纹理及星点(异型维管束)散在,残留的外皮棕褐色,多具绳孔及粗皱纹。质坚实,有的中心稍松软,切面淡红棕色或黄棕色,显颗粒性;根茎髓部宽广,有星点环列或散在;根木部发达,具放射状纹理,形成层环明显,无星点。气清香,味苦而微涩,嚼之粘牙,有沙粒感
《安徽省中药饮片炮制规范》2005年版	取原药材,除去杂质,洗净,润透,切厚片或小块,干燥,筛去碎屑	为不规则的厚片或小方块。切面淡红色或黄棕色,有的具星点,有的具放射状纹理。气清香,味苦而微涩,嚼之粘牙,有沙粒感
《浙江省中药炮制规范》2005年版	取原药,除去杂质及栓皮,大小分档,洗净,润软,切厚片,干燥;产地已切片者,筛去灰屑	多为类圆形或不规则形的厚片。表面黄棕色。切面淡红棕色或黄棕色,颗粒性,具星点及放射状或环状纹理,形成层环明显。质坚实。气香,味微苦、涩,嚼之粘牙、有沙粒感
《河南省中药饮片炮制规范》2005年版	除去杂质,洗净,润透,切厚片或块,晾干	为不规则厚片。切面淡红棕色或黄棕色,具有锦纹。有香气,味苦而微涩

来源	制法	性状
《贵州省中药饮片炮制规范》2005年版	取原药材,除去杂质,洗净,润透,切厚片或块,晾干	呈不规则厚片或块。切面黄棕色或黄褐色。中心有纹理,微显朱砂点,习称"锦纹"。质轻。气清香,味苦而微涩
《四川省中药饮片炮制规范》2002年版	除去杂质,洗净,润透,切厚片或块,晾干	表面黄棕色,部分表面暗褐色,厚度不超过3.3mm(1分)平片
《江苏省中药饮片炮制规范》2002年版	取原药材,除去杂质,大小分档,用适量水分批浸润,用浸润的原药汁再次分批浸润,至药材润透,及时切厚片或小方块,低温干燥	为不规则厚片或小方块。切面黄棕色或黄褐色,有的具锦纹。有香气,味苦而微涩
《吉林省中药饮片炮制规范》1986年版	除去杂质,按大小个分开,洗净泥土,浸泡至五成透时,捞出。每日喷淋水3~4次(边喷边上下翻动),润透。稍晾至绷皮,回润,切3mm片,晒干	无具体要求
《甘肃省中药饮片炮制规范》1980年版	除去杂质,按大小分开,分别浸泡至六七成透(2~8小时),捞出,润透,切片,晒干	无具体要求

2. 酒大黄

(1)《中国药典》2020年版标准:取净大黄片,照酒炙法(通则0213)炒干。

性状:本品形如大黄片,表面深棕黄色,有的可见焦斑。微有酒香气。

(2)地方标准(表8-2)

表8-2　酒大黄常见地方标准制法及性状要求

来源	制法	性状
《天津市中药饮片炮制规范》2012年版	取大黄片,用酒均匀喷淋,闷润至酒吸进,置锅内炒至微显火色,放凉。每100kg净大黄,用黄酒10kg	为不规则厚片,表面深褐色,偶有焦斑。略有酒气
《黑龙江省中药饮片炮制规范》2012年版	取净大黄饮片,用黄酒拌匀,待黄酒吸尽,用文火炒至稍变焦黄色,取出,摊凉,即得。每10kg大黄饮片,用黄酒3kg	本品表面深棕色或棕褐色,微具焦斑,余同大黄饮片
《湖南省中药饮片炮制规范》2010年版	取净大黄片或块,用酒拌匀,稍闷,炒干至色泽加深。每100kg大黄片或块,用黄酒10kg	深棕色或棕褐色,偶有焦斑,内部呈浅棕色,质坚实,略具酒香气
《北京市中药饮片炮制规范》2008年版	取大黄片,加黄酒拌匀,闷润1~2小时,至黄酒被吸尽,置热锅内,用文火炒干,取出,晾凉。每100kg大黄片,用黄酒15kg	本品为不规则厚片,表面深褐色,内部棕褐色,偶带焦斑,略有酒气
《上海市中药饮片炮制规范》2008年版	酒制大黄:取生大黄,加入黄酒拌匀,置适宜的容器内,蒸至内外均呈黑色,再将蒸时所得汁水拌入,使之吸尽,干燥,筛去灰屑。每100kg生大黄,用黄酒20kg	全体呈黑褐色,质坚,易断,断面黑褐色,星点等明显,气微香,味涩、苦

续表

来源	制法	性状
《上海市中药饮片炮制规范》2008年版	酒洗大黄：将生大黄喷洒黄酒，拌匀，使之吸尽，干燥。每100kg生大黄，用黄酒13kg	棕色至深棕色
《重庆市中药饮片炮制规范及标准》2006年版	取净大黄片，用酒喷淋拌匀，稍闷，文火炒干	为深棕色或灰褐色，偶有焦斑，略有酒气
《安徽省中药饮片炮制规范》2005年版	取大黄片，加入黄酒，闷润，待黄酒被吸尽后，置锅内炒干。每100kg大黄，用黄酒30kg	为不规则的厚片或小方块，表面焦褐色，偶有焦斑，略有酒气
《浙江省中药炮制规范》2005年版	取大黄，与酒拌匀，稍闷，炒至表面色深时，取出，摊凉。每100kg大黄，用酒25kg	表面及切面深棕色或棕褐色。微具酒香气
《贵州省中药饮片炮制规范》2005年版	酒洗大黄：取净大黄片，加酒拌匀，闷透，晾干。每100kg净大黄，用黄酒15kg	呈不规则厚片或块，略有酒气
《河南省中药饮片炮制规范》2005年版	取净大黄片，用酒喷淋拌匀，稍闷，文火炒干	为不规则厚片，表面深褐色，偶有焦斑。略有酒气
《河南省中药饮片炮制规范》2005年版	酒拌大黄：将大黄片与黄酒拌匀，闷润至酒尽时，取出，晾干。每100kg大黄片，用酒18kg	为不规则厚片，略有酒气
《四川省中药饮片炮制规范》2002年版	取净大黄片，照酒炙法炒干。每100kg大黄，用白酒10kg	呈深棕色或灰褐色
《江苏省中药饮片炮制规范》2002年版	取大黄片，用酒拌匀，闷润至透，置锅内，用文火炒干，取出放凉。每100kg大黄，用酒10kg	形同大黄片。表面深褐色，偶有焦，略有酒气
《吉林省中药饮片炮制规范》1986年版	取黄酒喷淋大黄片内，拌匀，盖严，稍润。置锅中用文火炒至深褐色，取出，晾干。每100kg大黄片，用黄酒20kg	无具体要求
《甘肃省中药饮片炮制规范》1980年版	取大黄片用黄酒喷淋，拌匀，微闷，用文火微炒，出锅，晾凉。每100kg大黄，用黄酒10kg	无具体要求

3. 熟大黄

（1）《中国药典》2020年版标准：取净大黄块，照酒炖或酒蒸法（通则0213）炖或蒸至内外均呈黑色。

性状：本品呈不规则的块片，表面黑色，断面中间隐约可见放射状纹理，质坚硬，气微香。

（2）地方标准（表8-3）

表8-3　熟大黄常见地方标准制法及性状要求

来源	制法	性状
《黑龙江省中药饮片炮制规范》2012年版	取大黄饮片，用黄酒拌匀，闷至黄酒吸尽，蒸约4小时，取出，晾晒至五成干，如上法蒸制三次，至外黑内棕黑色，干燥，即得。每10kg大黄饮片，用黄酒5kg	本品黑褐色，质坚实，略有香气，余同大黄饮片

续表

来源	制法	性状
《天津市中药饮片炮制规范》2012 年版	取大黄块,用黄酒喷拌均匀,置压力罐内密闭封严,用蒸气蒸 6～8 小时,至酒尽,显黑褐色时,取出晾干。每 100kg 大黄块,用黄酒 40kg	为不规则厚片,表面黑棕色,断面深褐色,质轻而脆,味微苦
《湖南省中药饮片炮制规范》2010 年版	取净大黄片或块,用黄酒拌匀,置适宜的蒸制容器内,密闭,隔水加热,反复蒸 24～32 小时,至大黄内外呈黑色。每 100kg 大黄片或块,用黄酒 30kg	黑褐色,质坚实,有特异芳香气,味微苦
《北京市中药饮片炮制规范》2008 年版	取大黄块或片,加黄酒拌匀,闷润 1～2 小时,至黄酒被吸尽,置适宜容器内,密封,蒸 18～24 小时,至表面呈黑褐色,内部黄褐色,取出,晾干。每 100kg 大黄块(片),用黄酒 50kg	本品为不规则块或厚片。表面黑褐色,内部黄褐色。味微苦,微有酒香气
《重庆市中药饮片炮制规范及标准》2006 年版	取净大黄块,照酒炖或酒蒸法炖或蒸至内外均呈黑色	为黑褐色,微有酒香气,质坚实
《安徽省中药饮片炮制规范》2005 年版	取净大黄片,用黄酒拌匀,待酒吸尽后,照蒸法(附录Ⅰ),蒸至内外均呈黑色时,取出,干燥	为不规则的厚片或小方块,表面黑褐色,微有酒香气
《浙江省中药炮制规范》2005 年版	取大黄,与酒拌匀,稍闷,吸尽,置适宜容器内,炖或煮 8～10 小时,闷 12 小时,至内外均呈黑褐色时,取出,干燥	内外均呈黑褐色。微具酒气
《河南省中药饮片炮制规范》2005 年版	取大黄块,加入黄酒,置适宜的容器内,密闭,隔水或用蒸汽加热炖透,炖至内外均呈黑色。或取净大黄块,大小分档,加入黄酒拌匀、闷透,置适宜的蒸制容器内,用蒸汽加热,炖至内外均呈黑色,取出,稍晾,拌回蒸液,再晒至六成干,切成片或段,干燥	为不规则厚片,表面黑褐色。味微苦,有特异芳香气
《贵州省中药饮片炮制规范》2005 年版	取净大黄片,加入黄酒,置适宜容器内,蒸上大气后约 4 小时,稍晾再蒸,反复 3 次,至内外均呈黑色	呈不规则厚片或块。表面黑褐色。有特异香气,味微苦
《四川省中药饮片炮制规范》2002 年版	取净大黄块,照酒炖或酒蒸法炖或蒸至内外均呈黑色	呈黑褐色,质坚实
《江苏省中药饮片炮制规范》2002 年版	取大黄片或小方块,加酒拌匀,按炖法或蒸法(参见附录),炖或蒸至内外均呈黑色或黑褐色,取出,干燥。每 100kg 大黄,用黄酒 30kg	为不规则厚片或小方块。表面黑色或黑褐色,味微苦,气特异芳香
《吉林省中药饮片炮制规范》1986 年版	取黄酒喷淋大黄片内,拌匀。润至酒尽,放适宜容器内,盖严,隔水炖 8 小时。放凉取出,晒至六成干时,再依前法重复一次,晒干	无具体要求
《甘肃省中药饮片炮制规范》1980 年版	取润透的大黄切 1cm(3 分)见方的小块,晒干,用黄酒拌匀,置铜(磁)罐内或其他适宜的容器内,封严,隔水用武火加热,约一昼夜,至内外黑透,出锅,晒干。每 100kg 大黄,用黄酒 50kg	无具体要求

4. 大黄炭

（1）《中国药典》2020年版标准：取净大黄片，照炒炭法（通则0213）炒至表面焦黑色、内部焦褐色。

性状：本品形如大黄片，表面焦黑色，内部深棕色或焦褐色，具焦香气。

（2）地方标准（表8-4）

表8-4　大黄炭常见地方标准制法及性状要求

来源	制法	性状
《天津市中药饮片炮制规范》2012年版	取大黄片置热锅内，炒至表面黑褐色，内部深褐色，喷淋清水少许，放凉，干燥	为不规则厚片，表面黑褐色，内部深褐色
《黑龙江省中药饮片炮制规范》2012年版	取大黄饮片，分开大小片，分别用武火炒至外呈炭黑色，内呈焦褐色，见起火星，喷水使熄，再炒至水气逸尽，取出，摊凉，即得	本品表面炭黑色，内呈焦褐色，具焦香气，余同大黄饮片
《湖南省中药饮片炮制规范》2010年版	取净大黄片或块，置热锅内，武火炒至外表呈焦黑色，喷淋清水少许，熄灭火星，取出，晾干	表面焦黑色，内部焦褐色，质轻而脆，有焦香气，味微苦
《北京市中药饮片炮制规范》2008年版	取大黄片，大小分开，置热锅内，用武火180～220℃炒至表面焦黑色，内部焦褐色，喷淋清水少许，熄灭火星，取出，晾干	本品为不规则厚片。表面焦黑色，内部焦褐色。质轻而脆。气微，味微苦
《安徽省中药饮片炮制规范》2005年版	取净大黄片，置热锅内，用武火炒至外表焦褐色，内部深黄色，喷淋清水少许，熄灭火星，取出，晾干	为不规则的厚片或小方块，外表焦褐色，内部深黄色，质轻而脆。具焦香气，味苦、涩
《浙江省中药炮制规范》2005年版	取大黄，炒至浓烟上冒，表面焦黑色，内部棕褐色时，微喷水，灭尽火星，取出，晾干	表面及切面焦黑色，内部棕褐色。质松脆。略具焦气，味苦
《河南省中药饮片炮制规范》2005年版	取净大黄片，置热锅内，用武火炒至表面焦黑色，内部焦褐色	为不规则厚片，表面焦黑色，断面焦褐色，质轻而脆，气微，味微苦
《贵州省中药饮片炮制规范》2005年版	取净大黄片，炒至表面焦黑色、内部焦褐色	呈不规则厚片或块，表面黑色
《江苏省中药饮片炮制规范》2002年版	取大黄片置锅内，用武火炒至表面焦黑色，内部焦褐色，喷淋清水少许，灭尽火星，取出，凉透	形同大黄片。表面焦黑色，断面焦褐色，质轻而脆。无臭。味微苦
《吉林省中药饮片炮制规范》1986年版	取大黄片置锅内，用武火炒至焦褐色（但需存性），取出。喷水灭火星，晒干（炒炭时应掌握好火候，防止灰化，炒炭后，防止复燃）	无具体要求
《甘肃省中药炮制规范》1980年版	取大黄片用武火炒至外表焦褐色，内碴为黄色时，喷洒清水适量，熄灭火星，出锅，摊开，晾凉	无具体要求

5. 生大黄粉

《中国药典》2020年版未收载本炮制规格，常见地方标准制法及性状见表8-5。

表8-5 生大黄粉常见地方标准制法及性状要求

来源	制法	性状
《天津市中药饮片炮制规范》2018年版	取净大黄,破碎,粉碎成细粉	本品呈黄棕色或黄褐色粉末,气清香,味苦而微涩
《江西省中药饮片炮制规范》2008年版	取原药,除去杂质,抢水洗净,切碎,干燥,碾成细粉	本品为黄棕色细粉,气清香,味苦、涩
《云南省中药饮片标准》第二册2005年版	取药材,精选,洗净,破碎,干燥,粉碎成中粉,即得	本品为黄棕色至棕褐色粉末,气清香,味苦而微涩,嚼之粘牙,有沙粒感

6. 清宁片 《中国药典》2020年版未收载本炮制规格,常见地方标准制法及性状见表8-6。

表8-6 清宁片常见地方标准制法及性状要求

来源	制法	性状
《安徽省中药饮片炮制规范》2019年版	取净大黄片,置锅内,加水满过药材,用武火加热,煮约2小时至烂时,加入黄酒(100∶30)搅拌,再煮成泥状,取出,干燥,粉碎,再与黄酒、炼蜜混合成团块状,置笼屉内蒸约2小时至透,取出揉匀,搓成直径约14mm的圆条,于50～55℃低温干燥,烘至七成干时,装入容器内,闷约10天至内外湿度一致,手摸有挺劲,取出,切厚片,晾干	为圆形厚片,表面乌黑色。气香,味苦微甜
《湖南省中药饮片炮制规范》2010年版	取净大黄片或块加水煮烂后,加入酒(100∶30)搅拌,再煮成泥状,取出干燥,粉碎,过100目筛后再与酒、炼蜜混合成团块状,置笼屉内蒸透,取出揉搓成直径为14mm圆条,50～55℃低温烘至七成干时,闷约10日至内外湿度一致,手摸有挺劲,切厚片,干燥,筛去碎屑。每100kg大黄片或块,用黄酒75kg,炼蜜40kg	为圆形厚片,乌黑色,有香气,味微苦甘
《贵州省中药饮片炮制规范》2005年版	取净大黄片,粉碎成细粉,与黄酒、炼蜜混合成团块状,蒸约2小时,取出,揉匀,搓成直径约15mm的圆条,50～55℃低温干燥至七成干,装入密闭容器,闷约10天,至内外湿度一致时,取出,切薄片,干燥。每100kg净大黄片,用黄酒75kg,炼蜜40kg	无具体要求
《河南省中药饮片炮制规范》2005年版	取净大黄片,置锅内,加水漫过药材,用武火加热,煮约2小时至烂时,加入黄酒(100∶30)搅拌,再煮成泥状,取出,干燥,粉碎,再与黄酒、炼蜜混合成团块状,置笼屉内蒸约2小时至透,取出揉匀,搓成直径约14mm的圆条,于50～55℃低温干燥,烘至七成干时,装入容器内,闷约10天至内外湿度一致,手摸有挺劲,取出,切厚片,晾干	为圆形厚片,表面乌黑色。气香,味苦微甜
《北京市中药饮片切制规范》1974年版(上册)	取清宁丸面100斤,兑炼蜜40斤(蜜炼至120℃),黄酒45斤,与黄酒同兑入药面内,混匀呈泥状,置笼屉内蒸约2小时蒸透为度,取出揉匀搓成条(直径约4分)用低温干燥(温度50～55℃),盖严防尘,烘至七成干时,装容器内,闷约10天,至内外湿度一致,手摸有挺劲,切片	片厚6cm

来源	制法	性状
《北京市中药饮片切制规范》1974 年版（上册）	取整大黄，去净泥土，置锅内加水漫过药材，煮约 2 小时，俟烂，按大黄 100 斤加黄酒 30 斤，随时搅拌，至煮成泥状，取出晒干，轧为细粉过 100 孔罗，再按细粉 100 斤，加黄酒 45 斤，炼蜜 40 斤（蜜炼至 120℃）混合成泥状，置笼屉内，蒸约 2 小时，至透为度，取出揉匀搓成条（直径约 4 分）用 50～55℃低温干燥，烘至七成干时，装入容器内，闷 10 天左右，随时检查，至内外湿度一致，手摸有挺劲，切片	片厚 6cm

7. 醋大黄 《中国药典》2020 年版未收载本炮制规格，常见地方标准制法及性状见表 8-7。

表 8-7 醋大黄常见地方标准制法及性状要求

来源	制法	性状
《天津市中药饮片炮制规范》2022 年版	取大黄片或块，用醋喷淋均匀，待醋吸尽，置加热的锅内，用文火炒至微显火色，放凉，干燥。每 100kg 净大黄，用醋 10kg	本品呈不规则类圆形厚片或块，大小不等。外表皮黄棕色或棕褐色，有纵皱纹及疙瘩状隆起。切面黄棕色至淡红棕色，较平坦，有明显散在或排列成环的星点，有空隙。略有醋气
《山东省中药饮片炮制规范》2022 年版	取净大黄片，用米醋拌匀，闷润至米醋被吸尽，置锅内，文火炒至表面微带焦斑时，取出，放凉。每 100kg 大黄片，用米醋 10kg	本品呈不规则的厚片。表面深棕黄色，切面较平坦，有明显散在排列成环的星点，有的可见焦斑，略有醋气
《湖南省中药饮片炮制规范》2010 年版	取净大黄片或块，用米醋拌匀，闷润，待醋吸尽，炒干。每 100kg 大黄片或块，用米醋 15kg	深棕色或棕褐色，内部浅棕色，略具醋气
《河南省中药饮片炮制规范》2005 年版	取大黄片与醋拌匀，闷润至透，置锅内，用文火加热，炒干，取出，放凉	为不规则厚片，略有醋气

8. 蜜大黄 《中国药典》2020 年版未收载本炮制规格，常见地方标准制法及性状见表 8-8。

表 8-8 蜜大黄常见地方标准制法及性状要求

来源	制法	性状
《湖南省中药饮片炮制规范》2010 年版	先将炼蜜加适量沸水稀释后，加入净大黄片拌匀，闷透，置炒制容器内，炒至不粘手为度，取出，放凉。每 100kg 大黄片，用炼蜜 18kg	为圆形厚片，稍有黏性。味甜微苦

9. 焦大黄 《中国药典》2020 年版未收载本炮制规格，常见地方标准制法及性状见表 8-9。

表 8-9　焦大黄常见地方标准制法及性状要求

来源	制法	性状
《陕西省中药饮片标准》第三册(2011 年)	取饮片大黄,置炒制容器内,用文火炒至焦褐色,易燃时,可喷淋清水少许,再炒干	本品呈半圆形、类圆形或不规则形厚片,直径 1～10cm。表面棕褐色,显颗粒性,偶有焦斑;根茎部位者髓部宽广,有星点环列或散在;根部者木部发达,具放射状纹理,形成层环明显,无星点。质坚实,有的中心稍松软,断面浅棕色。气清香,味苦而微涩,嚼之粘牙,有沙粒感

【金老谈大黄炮制历史】

综合古代大黄的炮炙方法,主要有炮、熬、炙、煨、烧、炒、蒸、煮等法,有不加辅料,也有加辅料。辅料有酒、醋、姜汁、米泔、蜜等,下面分别予以介绍。

一、不加辅料炮炙

包括炮、蒸、炒、熬、炙、烧、煨等,每一种炙法中又有不同的炮炙要求。

1. **炮法**　《金匮玉函经》最早提出"炮"。其后宋代《急救仙方》中也有相同记载。

2. **蒸法**　《金匮要略方论》最早提出"蒸"。其后,唐代《备急千金要方》,宋代《校注妇人良方》《济生方》,元代《卫生宝鉴》《丹溪心法》中都有相同记载。古籍中还记述了蒸的不同要求,如《备急千金要方》中提到"蒸熟",宋代《圣济总录》中提到"九蒸九曝"。

3. **炒(熬)法**　汉代《华氏中藏经》中最先提出了"炒",唐代《备急千金要方》中提到"熬"。其后,唐代《外台秘要》、宋代《校正集验背疽方》、元代《卫生宝鉴》《丹溪心法》中都有相同记载。一些书籍中还记述了炒(熬)的不同要求,如《华氏中藏经》中提到"炒取末",《备急千金要方》中提到"熬令黑",《外台秘要》中提到"熬勿令焦"。

4. **炙法**　唐代《千金翼方》中提到"炙令烟出"。其后,《银海精微》中也提到"炙"。

5. **烧法**　宋代《小儿卫生总微论方》中首先提到"烧"的炮炙方法。其后,明代《医宗必读》、清代《握灵本草》中都有相同记载,并记述了烧的要求,如《小儿卫生总微论方》中提到"烧存性",《医宗必读》中提到"烧灰存性"。

6. **煨法**　最早见于汉代《华氏中藏经》,曰:"湿纸煨"。其他有宋代《博济方》中提到"纸裹,慢火煨,候纸黄住",《圣济总录》中提到"湿纸裹煨香熟",《普济本事方》中提到"湿纸裹甑上蒸"。其后,宋代《卫生家宝产科备要》《女科百问》,元代《丹溪心法》中都提到"纸裹煨"。

二、加辅料炮炙

应用的辅料有酒、醋、腊、蜜、巴豆、米泔水、酥、姜汁、童便、面及韭汁等,其中以酒最为常见。在炙法中有用一种辅料的,也有两种辅料合并使用。

(一)单一辅料炮炙

1. **酒制**　在汉代《金匮要略方论》中首先提到"酒洗"或"酒浸"。其后,唐代《银海精微》、宋代《小儿药证直诀》、元代《汤液本草》、明代《普济方》、清代《医宗说约》等多种文献中都提到酒炙方面的内容。而酒炙又有不同的炙法和要求,包括"酒洗"或"酒浸"(汉代《金匮要略方论》),"酒浸过炒"(唐代《银海精微》),"酒浸煨"(元代《瑞竹堂经验方》),"酒焙"或

"酒蒸"（元代《卫生宝鉴》），"酒浸蒸熟"（明代《仁术便览》），"酒蒸九次，极黑"（明代《寿世保元》）。"酒浸煨熟"（清代《本草述钩元》），"酒炒至黑色"（清代《本草问答》）。

2. **醋制**　应用醋为辅料最早见于唐代《食疗本草》，云："治疬癖，醋煎。"但是大黄应用醋炙在古代不是十分普遍，其他提到醋炙的书籍如宋代《圣济总录》中提到"醋炒"，清代《本草述钩元》中提到"化脾积血块，用醋熬成膏"。

其他，还有个别的特殊炙法，如宋代《类证活人书》中提到"米泔水浸炒取熟"，宋代《证类本草》中提到"酥炒令酥尽"，宋代《圣济总录》中提到"蜜水浸焙"，"姜汁涂，炙汁尽，焙干"，宋代《三因极一病证方论》中提到"蜜蒸"，明代《仁术便览》中提到"麸包煨"，明代《外科正宗》中提到"蜜炒"，清代《医宗说约》中提到"血痢韭菜汁拌，晒干"，清代《得配本草》等书中提到"破瘀血，韭汁炒"，清代《外科证治全书》中提到"同石灰炒"。

（二）两种辅料合并炮炙

合并应用的辅料有巴豆与纸、童便与纸、童便与盐、酒与巴豆、当归与醋。

1. **巴豆与纸合制**　最早见于宋代《小儿药证直诀》，其中提到"巴豆去皮，贴在大黄上，纸裹，饭上蒸三次，切，炒令黄焦，去巴豆不用"。

2. **童便与纸合制**　宋代《卫生家宝产科备要》中提到"用小便浸七日，每日一换，月足，湿纸裹，煨熟，薄切，焙干为末"。

3. **童便与盐、酒与巴豆、当归与醋合制**　明代《万病回春》中提到"童便入盐浸一日，晒干，不用童便；酒浸一日，浸软切如杏核，晒干，入巴豆去皮，同炒黄色，去巴豆不用；用当归，入淡醋浸一日，晒干，不用当归"。

【金老论大黄炮制与临床】

一、临床功效与主治

本品味苦，性寒。归大肠、脾、胃、心、肝经。功善泻下攻积，清热泻火，凉血解毒，逐瘀通经，利湿退黄。用于实热积滞便秘，血热吐衄，目赤咽肿，痈肿疔疮，肠痈腹痛，血瘀经闭，产后瘀阻，跌打损伤，湿热痢疾，黄疸尿赤，淋证，水肿；外治烧烫伤（表8-10）。

表8-10　大黄各临床常用炮制规格功效、主治对比

炮制规格	功效	主治
生大黄（粉）	泻下攻积，清热泻火，凉血解毒，逐瘀通经，利湿退黄	用于热积滞便秘，血热吐衄，目赤咽肿，痈肿疔疮，肠痈腹痛，血瘀经闭，产后瘀阻，跌打损伤，湿热痢疾，黄疸尿赤，淋证，水肿；外治烧烫伤
酒大黄	清上焦血分热毒，活血化瘀	用于目赤咽肿，牙龈肿痛及瘀血证。酒炒品：上焦热证，蓄血发狂，湿热痢疾，里急后重，跌打损伤；酒蒸品：跌打扑坠，五劳虚极，眼生翳，腰脚痹痛，小儿惊热，中风瘫痪
熟大黄	泻下力缓，长于泻火解毒	用于火毒疮疡
大黄炭	凉血化瘀止血	用于血热有瘀等出血证。呕血、咯血、便血；鼻出血；下痢脓血；晚期血吸虫病食管静脉破裂出血
清宁片	泻热通便	多用于饮食停滞，口干舌燥，大便秘结。去五脏湿热秽浊

续表

炮制规格	功效	主治
焦大黄	逐瘀温经，凉血止血	血瘀经闭；上消化道出血
醋大黄	消积化瘀	食积痞满，产后瘀停，癥瘕癖积，胎衣不下，小儿脾癖
蜜大黄	润肠通便，缓其峻下作用	口糜生疮

二、临床调剂

1. 用法用量　3～15g，后下，用于泻下不宜久煎。外用适量，研末敷于患处。

2. 临床使用与禁忌

（1）本品大苦大寒，易伤胃气，胃弱者忌用，犯之可致食减、泛恶。

（2）气血虚弱，无积滞、瘀血者忌用。

（3）阴疽或痈肿溃后脓清，正气不足者忌用。

（4）妇女月经期、妊娠，以及产后无瘀滞者慎用或忌用；哺乳期妇女服大黄，婴儿食母乳后，可引起腹泻。

3. 贮藏　各种炮制规格均置通风干燥处，防蛀。

本品临床常用炮制规格与调剂注意事项见表8-11。蜜大黄与焦大黄临床鲜用，本节未收入。

表8-11　大黄临床常用炮制规格与调剂注意事项

炮制规格	处方名	用法用量	特殊禁忌	特殊贮藏方法
生大黄	大黄、生军、川军、锦纹、西吉、中吉	3～15g，后下，不宜久煎。外用适量，研末调敷患处	胃弱者忌用，气血虚弱、无积滞、瘀血者忌用。阴疽或痈肿溃后脓清，正气不足者忌用。妇女月经期、妊娠，以及产后无瘀滞者慎用或忌用。生大黄粉有创面者禁用	置通风干燥处，防蛀
酒大黄	酒大黄、酒炒大黄、炙大黄、炒大黄	3～15g		
熟大黄	熟大黄、熟军、制大黄、制川军	3～15g，不宜久煎		
大黄炭	大黄炭	3～15g		
生大黄粉	生大黄粉	3～15g；吞服一次0.3～1g，一日0.9～3g		
清宁片	清宁片			
醋大黄	醋大黄	3～15g		

人　参

【来源】

本品为五加科植物人参 *Panax ginseng* C.A.Mey. 的干燥根和根茎。多于秋季采挖，洗净经晒干或烘干。栽培的俗称"园参"；播种在山林野生状态下自然生长的称"林下山参"，习称"籽海"。

【炮制规格】

1. 山参

（1）《中国药典》2020 年版标准：润透，切薄片，干燥，或用时粉碎、捣碎。

性状：本品呈圆形或类圆形薄片。外表皮灰黄色。切面淡黄白色或类白色，显粉性，形成层环纹棕黄色，皮部有黄棕色的点状树脂道及放射性裂隙。体轻，质脆。香气特异，味微苦、甘。

（2）地方标准（表 9-1）

表 9-1　山参常见地方标准制法及性状要求

来源	制法	性状
《黑龙江省中药饮片炮制规范》2012 年版	生晒山参：取原药材，除去芦头，润透，切薄片，干燥，即得	本品为圆形或类圆形的薄片。外表面灰黄色。切面淡黄白色或类白色，显粉性，形成层环纹棕黄色，皮部有黄棕色的点状树脂道及放射状裂隙。体轻，质脆。香气特异，味微苦、甘
《吉林省中药饮片炮制规范》1986 年版	生晒山参：将鲜山参刷净泥土，晒干。用时去芦，研粉或捣碎 糖山参：将鲜山参刷洗干净，去掉参须，经水炸、排针、灌糖后，干燥。用时去芦研粉或捣碎	无具体要求

2. 园参

（1）《中国药典》2020 年版标准：润透，切薄片，干燥，或用时粉碎、捣碎。

性状：本品呈圆形或类圆形薄片。外表皮灰黄色。切面淡黄白色或类白色，显粉性，形成层环纹棕黄色，皮部有黄棕色的点状树脂道及放射性裂隙。体轻，质脆。香气特异，味微苦、甘。

（2）地方标准（表 9-2）

表 9-2　园参常见地方标准制法及性状要求

来源	制法	性状
《天津市中药饮片炮制规范》2022 年版	冻干人参片：取鲜人参药材，洗净，切片，低温冷冻干燥	本品呈类圆形片，断面淡黄白色，显粉性，形成层环纹黄色皮部有黄棕色的点状树脂道及放射性裂隙。气特异，味微苦、甘
《天津市中药饮片炮制规范》2012 年版	生晒参：取原药材，除去杂质 生晒参片：取生晒参净药材，润透，切片，干燥 林下山参：取林下山参原品入药	生晒参：主根呈纺锤形或圆柱形；表面灰黄色，上部或全体有横纹及纵皱，下部有侧根，若生多数细长的须根。根茎具不定根痕和凹究状茎痕。质较硬，渐而淡黄白色，显粉性，形成层环纹黄色，皮部有黄棕色的点状树脂道及放射性裂隙。气特异，味微苦、甘 生晒参片：本品呈类形片，断面淡黄白色，显粉性，形成层环纹黄色，皮部有黄棕色的点状树脂道及放射性裂隙。气特异，味微苦、甘

续表

来源	制法	性状
		林下山参：本品主根多与根茎近等长或较短，呈圆柱形、菱角形或人字形，长1～6cm。表面灰黄色，具纵皱纹，上部或中下部有环纹。支根多为2～3条，须根少而细长，清晰不乱，有较明显的疣状突起。根茎细长，少数粗短，中上部具稀疏或密集而深陷的根茎。不定根较细，多下垂
《北京市中药饮片炮制规范》2008年版	生晒参：取原药材，除去芦头，洗净，闷润24～48小时，至内外湿度一致，切薄片，干燥	本品为不规则的圆形或类圆形薄片。外表皮灰黄色。切面淡黄白色，显粉性，形成层环纹棕黄色，皮部有黄棕色的点状树脂道及放射状裂隙。气特异，味微苦、甘
《江西省中药饮片炮制规范》2008年版	生晒参：去芦，润透，切薄片（斜片），干燥；或用时粉碎、捣碎	本品为圆形或类圆形的薄片。表面淡黄白色或灰白色，显粉性，形成层环纹棕黄色，皮部有黄棕色的点状树脂道及放射状裂隙。周边灰黄色。质坚实。香气特异，味微苦、甘。无虫蛀
《天津市中药饮片炮制规范》2005年版	生晒参：园参经晒干或烘干 红参：园参蒸制 糖参：园参经沸水浸、灌糖后干燥	生晒参：主根呈纺锤形或圆柱形；表面灰黄色，上部或全体有横纹及纵皱，下部有侧根，着生多数细长的须根。根茎具不定根痕和凹窝状茎痕。质较硬，断面淡黄白色，显粉性，形成层环纹黄色，皮部有黄棕色的点状树脂道及放射性裂隙。气特异味微苦、甘。 红参：形似生晒参；表面半透明，红棕色，偶有不透明的暗褐色斑块，具纵沟、皱纹及细根痕，上部可见环纹，下部有扭曲交叉的侧根。根茎上有茎痕及不定根。质硬而脆，断面平坦，角质样。 糖参：形似生晒参；表面白色，体充实。断面白色。味甜、微苦
《安徽省中药饮片炮制规范》2005年版	生晒参：取原药材，润透，切薄片，干燥	为圆形或类圆形的薄片。切面类白色或淡黄白色，显粉性，形成层环纹棕黄色，皮部有黄棕色的点状树脂道及放射状裂隙。体轻，质脆。有特异香气，味微苦、甘
《吉林省中药饮片炮制规范》1986年版	生晒参：将鲜园参刷净泥土，置沸水中略焯，或直接干燥用时去芦研粉或捣碎 红参：将鲜园参刷净泥土，分档蒸造、干燥。用时去芦，研粉或捣碎 糖参：将鲜园参刷净泥土，经水炸、排针、灌糖后、干燥。用时去芦、研粉或捣碎	无具体要求

续表

来源	制法	性状
《辽宁省中药炮制规范》1975年版	生晒参：去芦，稍焖，切片，晾干。或用时捣碎 红参：去芦，稍焖，切片，晾干。或用时捣碎 糖参：去芦，捣碎用 人参粉：取净生晒参粉碎成粗粉备用	无具体要求

【金老谈人参炮制历史】

隋唐时期有细锉、切法（唐代《外台秘要》）。宋代有烧炭（《证类本草》），焙、微炒（《小儿卫生总微论方》），去芦、蒸（《疮疡经验全书》），黄泥裹煨（《类编朱氏集验医方》）等方法。元代有蜜炙法（《世医得效方》）。明代有盐炒、湿纸裹煨（《普济方》），酒浸（《寿世保元》），人乳拌烘、人乳浸蒸（《先醒斋医学广笔记》）等方法。清代已有类似今天生晒参加工的"人参采来有入沸汤，略沸即取出，焙干"（《冯氏锦囊秘录》）和类似红参加工的"掘人参之人，一日所得，至晚便蒸，次早，日中晒，晒干后有大有小，有红有白"（《绝域纪略》）的明确记述。现在主要的炮制方法有蒸切、润切等。

【金老论人参炮制与临床功效】

一、临床功效与主治

本品味甘、微苦，性微温。归脾、肺、心、肾经。功善大补元气，补脾益肺，复脉固脱，生津养血，安神益智。用于体虚欲脱，肢冷脉微，脾虚食少，肺虚喘咳，阳痿宫冷，气虚津伤口渴，内热消渴，气虚血亏，久病虚羸，心气不足，心悸失眠（表9-3）。

表9-3 人参各临床常用炮制规格功效、主治对比

炮制规格	功效	主治
生晒参	大补元气，补脾益肺，复脉固脱，生津养血，安神益智	用于体虚欲脱，肢冷脉微，脾虚食少，肺虚喘咳，阳痿宫冷，气虚津伤口渴，内热消渴，气虚血亏，久病虚羸，心气不足，心悸失眠
红参	大补元气，复脉固脱，益气摄血	用于体虚欲脱，肢冷脉微，气不摄血，崩漏下血等

二、临床调剂

1. 用法用量　3～9g，挽救虚脱可用15～30g，文火另煎兑服；也可研粉吞服，一次2g，一日2次。

2. 临床使用与禁忌

（1）不宜与藜芦、五灵脂同用。

（2）不宜与莱菔子同服。

3. **贮藏** 置阴凉干燥处,密闭保存,防蛀。

本品临床常用炮制规格与调剂注意事项见表9-4。

表9-4 人参临床常用炮制规格与调剂注意事项

炮制规格	处方名	用法用量	特殊禁忌	特殊贮藏方法
生晒参 红参	人参,生晒参 红参	3～9g,挽救虚脱可用15～30g,文火另煎兑服;也可研粉吞服,一次2g,一日2次	不宜与藜芦、五灵脂同用。不宜与莱菔子同服	置阴凉干燥处,密闭保存,防蛀

半　夏

【来源】

本品为天南星科植物半夏 *Pinellia ternata*(Thunb.)Breit. 的干燥块茎。夏、秋二季采挖,洗净,除去外皮和须根,晒干。

【炮制规格】

1. 生半夏

(1)《中国药典》2020年版标准:用时捣碎。

性状:本品呈类球形,有的稍偏斜,直径1～1.5cm,表面白色或浅黄色,顶端有凹陷的茎痕,周围密布麻点状根痕;下面钝圆,较光滑。质坚实,断面洁白,富粉性。气微,味辛辣、麻舌而刺喉。

(2)地方标准(表10-1)

表10-1 生半夏常见地方标准制法及性状要求

来源	制法	性状
《江西省中药饮片炮制规范》2008年版	除去杂质。用时捣碎	本品呈类球形,有的稍偏斜,直径1～1.5cm。表面白色或浅黄色,顶端有凹陷的茎痕,周围密布麻点状根痕;下面钝圆,较光滑。质坚实,断面洁白,富粉性。无臭,味辛辣麻舌而刺喉。无虫蛀
《河南省中药饮片炮制规范》2005年版	除去杂质。用时捣碎	呈类球形,有的稍偏斜,直径1～1.5cm。表面白色或浅黄色,顶端有凹陷的茎痕,周围密布麻点状根痕;下面钝圆,较光滑。质坚实,断面洁白,富粉性。气微,味辛辣、麻舌而刺喉
《安徽省中药饮片炮制规范》2005年版	取原药材,除去杂质,洗净,干燥。用时捣碎	呈类球形,有的稍偏斜,直径1～1.5cm。表面白色或浅黄色,顶端有凹陷的茎痕,周围密布麻点状的根痕;下端钝圆,较光滑。质坚实,断面洁白,富粉性。无臭,味辛辣、麻舌而刺喉
《贵州省中药饮片炮制规范》2005年版	取原药材,除去杂质。用时捣碎	本品呈类球形,有的稍偏斜,直径1～1.5cm。表面白色或浅黄色,顶端有凹陷的茎痕,周围密布麻点状根痕;下面钝圆,较光滑。质坚实,断面洁白,富粉性。气微,味辛辣、麻舌而刺喉

2. 法半夏

（1）《中国药典》2020 年版标准：取半夏，大小分开，用水浸泡至内无干心，取出；另取甘草适量，加水煎煮二次，合并煎液，倒入用适量水制成的石灰液中，搅匀，加入上述已浸透的半夏，浸泡，每日搅拌 1～2 次，并保持浸液 pH 12 以上，至剖面黄色均匀，口尝微有麻舌感时，取出，洗净，阴干或烘干，即得。每 100kg 净半夏，用甘草 15kg、生石灰 10kg。

性状：本品呈类球形或破碎成不规则颗粒状。表面淡黄白色、黄色或棕黄色。质较松脆或硬脆，断面黄色或淡黄色，颗粒者质稍硬脆。气微，味淡略甘、微有麻舌感。

（2）地方标准（表 10-2）

表 10-2　法半夏常见地方标准制法及性状要求

来源	制法	性状
《江西省中药饮片炮制规范》2008 年版	（1）取生半夏，大小分开，用水浸泡至内无干心，取出；另取甘草适量，加水煎煮 2 次，合并煎液，倒入用适量水制成的石灰液中，搅匀，加入上述已浸透的半夏，浸泡，每日搅拌 1～2 次，并保持浸液 pH 12 以上，至剖面黄色均匀，口尝微有麻舌感时，取出，洗净，阴干或烘干，即得。每 100kg 净半夏，用甘草 15kg、生石灰 10kg （2）取生半夏，大小分开，加皂角、甘草漂 2～3 周，至内无干心、口尝麻辣味减至轻度时，取出；再加白矾粉，反复搅拌，腌 8 小时，然后加清水至没过药面约 10cm。注意不使白矾粉冲沉缸底，继续腌 2 天，至口尝无或微有麻舌感时，取出，洗净，切厚片，干燥，即得。每 100kg 净半夏，用皂角 5kg、甘草 6kg、白矾 1kg （3）取生半夏，大小分开，加清水浸泡 7～10 天，每天换水 2～3 次，中途分两次沥干水，用白矾粉（半夏 100kg：白矾 5kg）拌匀，腌 24 小时后，加清水浸泡至规定时间捞出，干燥。再倒入容器内，用皂角、干姜、薄荷、陈皮、甘草、白矾和皮硝等药粉拌匀，加沸水冲泡搅拌，药汁超过药面约 15cm，密闭，放室内阴凉处浸泡 21 天，至口尝微有麻舌感时，取出，洗净，切厚片，干燥，即得。每 100kg 半夏，用皂角、干姜、薄荷、陈皮、甘草各 3kg，白矾 12.5kg，皮硝 5kg	本品呈类球形、类圆形或破碎成不规则颗粒状。表面淡黄白色、黄色或棕黄色。质较松脆或硬脆，断面黄色或淡黄色，颗粒者质稍硬脆。气微，味淡略甘、微有麻舌感。无虫蛀
《河南省中药饮片炮制规范》2005 年版	（1）取净半夏，大小分开，用水浸泡至内无干心，取出；另取甘草适量，加水煎煮二次，合并煎液，倒入用适量水制成的石灰液中，搅匀，加入上述已浸透的半夏，浸泡，每日搅拌 1～2 次，并保持浸液 pH 12 以上，至剖面黄色均匀，口尝微有麻舌感时，取出，洗净，阴干或烘干，即得。每 100kg 净半夏，用甘草 15kg、生石灰 10kg （2）照上述清半夏的制法，将半夏浸泡至口尝稍有麻辣感时，再加白矾浸泡 1 日，取出。另取甘草碾碎，加水煎汁二次，合并滤液，用甘草汁泡生石灰，加水适量混合，除去石灰渣，倒入半夏缸中浸泡，每日搅拌，使其颜色均匀，内外均呈黄色，无白心为度，捞出洗去石灰，阴干。每 100kg 半夏，用白矾 1.8kg、甘草 15kg、生石灰 39kg	呈类球形或破碎成不规则颗粒状。表面淡黄白色、黄色或棕黄色。质较松脆或硬脆，断面黄色或淡黄色颗粒者质稍硬脆。气微，味淡略甘、微有麻舌感

来源	制法	性状
《安徽省中药饮片炮制规范》2005 年版	取净生半夏,大小分档,用清水浸泡至内无干心时,取出;另取甘草适量,加水煎煮 2 次,合并煎液,倒入用适量水制成的石灰液中,搅匀。加入上述已浸透的半夏,浸泡,每日搅拌 1～2 次,并保持浸液 pH 12 以上,至剖面黄色均匀,口尝微有麻舌感时;取出,洗净,干燥。每 100kg 半夏,用甘草 15kg,生石灰 10kg	为类球形或破碎成不规则颗粒状。表面淡黄白色、黄色或棕黄色。质较松脆或硬脆,断面黄色或淡黄色,颗粒者质稍硬脆。气微,味淡略甘、微有麻舌感
《贵州省中药饮片炮制规范》2005 年版	取净半夏,大小分开,用水浸泡至内无干心,取出;另取甘草适量,打碎,加水煎煮 2 次,合并煎液,倒入用适量水制成的石灰液中,搅匀,加入上述已浸透的半夏,浸泡,每日搅拌 1～2 次,并保持浸液 pH 12 以上,至剖面黄色均匀,口尝微有麻舌感时,取出,洗净,阴干或烘干,即得。每 100kg 净半夏,用甘草 15kg、生石灰 10kg	本品呈类球形或破碎成不规则颗粒状。表面淡黄白色、黄色或棕黄色。质较松脆或硬脆,断面黄色或淡黄色,颗粒者质稍硬脆。气微,味淡略甘,微有麻舌感
《四川省中药饮片炮制规范》2002 年版	取半夏,大小分开,用水浸泡至内无干心,取出;另取甘草适量,加水煎煮 2 次,合并煎液,倒入用适量水制成的石灰液中,搅匀,加入上述已浸透的半夏,浸泡,每日搅拌 12 次,并保持浸液 pH 值 12 以上,至剖面黄色均匀,口尝微有麻舌感时,取出,洗净,切片,阴干或烘干。每 100kg 净半夏,用甘草 15kg、生石灰 10kg	本品呈不规则片状,有部分破碎。表面淡黄白色、黄色或棕黄色。质较松脆或硬脆,断面黄色或淡黄色。气微,味淡略甘、微有麻舌感

3. 姜半夏

（1）《中国药典》2020 年版标准:取净半夏,大小分开,用水浸泡至内无干心时,取出;另取生姜切片煎汤,加白矾与半夏共煮透,取出,晾干,或晾至半干,干燥;或切薄片,干燥。每 100kg 净半夏,用生姜 25kg、白矾 12.5kg。

性状:本品呈片状、不规则颗粒状或类球形。表面棕色至棕褐色。质硬脆,断面淡黄棕色,常具角质样光泽。气微香,味淡、微有麻舌感,嚼之略粘牙。

（2）地方标准（表 10-3）

表 10-3 姜半夏常见地方标准制法及性状要求

来源	制法	性状
《江西省中药饮片炮制规范》2008 年版	（1）取净半夏,大小分开,用水浸泡至内无干心时,取出;另取生姜切片煎汤,加白矾与半夏共煮透,取出,晾至半干,切薄片,干燥。每 100kg 半夏,用生姜 25kg、白矾 12.5kg （2）取净半夏,用水漂 3 天,再加甘草、皂角,水漂 7～10 天,捞起,用生姜、皂角、甘草在宽水中煮约 4 小时,至内无白心,去辅料,加清水煮约 2 小时,取出,干燥至七八成干,切薄片,干燥。每 100kg 半夏,用生姜 20kg、皂角 8kg、甘草 5kg	本品为片状,不规则颗粒状或类球形。表面棕色至棕褐色。质硬脆,断面淡黄棕色,常具角质样光泽。气微香,味淡、微有麻舌感,嚼之略粘牙

续表

来源	制法	性状
	（3）取净半夏，用水漂 7～10 天，每天换水 2～3 次，中途分两次沥干水，用白矾粉（半夏 100kg：白矾 5kg）拌匀，腌 24 小时后，加清水浸泡，至规定时间，捞出，干燥。入容器内，用生姜汁、白矾粉拌匀，腌 24 小时，至吸尽闷透，取出；蒸 5～6 小时，至透心、口尝微有麻舌感时，日摊夜闷至六成干后，切或刨薄片，晾干，筛去灰屑。每 100kg 半夏，用生姜 25kg、白矾 12.5kg	
《河南省中药饮片炮制规范》2005 年版	（1）取净半夏，大小分开，用水浸泡至内无干心时；另取生姜切片煎汤，加白矾与半夏共煮透，取出，晾至半干，切薄片，干燥。每 100kg 半夏，用生姜 25kg、白矾 12.5kg （2）取清半夏片，用生姜汁拌匀，稍润，置锅内用文火炒至黄色为度，取出，放凉。每 100kg 清半夏片，用生姜 12kg	为片状、不规则颗粒状或类球形。表面棕色至棕褐色。质硬脆，断面淡黄棕色，常具角质样光泽。气微香，味淡、微有麻舌感，嚼之略粘牙
《安徽省中药饮片炮制规范》2005 年版	取净生半夏，大小分档，用清水浸泡至内无干心时，另取生姜切片煎汤，加白矾与半夏共煮透，至口尝微有麻舌感时，取出，晾至半干，切薄片，干燥，筛去碎屑。每 100kg 半夏，用生姜 25kg，白矾 12.5kg	为片状，不规则颗粒或类球形。表面棕色至棕褐色。质硬脆，断面淡黄棕色，常具角质样光泽。气微香，味淡微有麻舌感，嚼之略粘牙
《贵州省中药饮片炮制规范》2005 年版	取净生半夏小粒者，用水浸泡至内无干心；另取生姜切片煎汤，加入白矾溶解，再与半夏共煮至透，取出，洗净白矾，干燥。每 100kg 净生半夏，用生姜 25kg、白矾 12.5kg	本品为片状、不规则颗粒状或类球形。表面棕色至棕褐色。质硬脆，断面淡黄棕色，常具角质样光泽。气微香，味淡、微有麻舌感，嚼之略粘牙
《四川省中药饮片炮制规范》2002 年版	每取生半夏 5 000g，大小分开，加水浸泡至内无白心，稍晾。另取生姜 1 250g，捣绒煎汤，加明矾 620g，溶化后，与半夏拌匀，待汁吸尽后，与半夏煮至透心，取出，切片，干燥	为圆片，黄白色，表面光滑，发亮，质脆。味淡

4. 清半夏

（1）《中国药典》2020 年版标准：取净半夏，大小分开，用 8% 白矾溶液浸泡或煮至内无干心，口尝微有麻舌感，取出，洗净，切厚片，干燥。每 100kg 净半夏，煮法用白矾 12.5kg，浸泡法用白矾 20kg。

性状：本品呈椭圆形、类圆形或不规则的片。切面淡灰色至灰白色或黄白色至黄棕色，可见灰白色点状或短线状维管束迹，有的残留栓皮处下方显淡紫红色斑纹。质脆，易折断，断面略呈粉性或角质样。气微，味微涩、微有麻舌感。

（2）地方标准（表 10-4）

表 10-4　清半夏常见地方标准制法及性状要求

来源	制法	性状
《江西省中药饮片炮制规范》2008 年版	取净半夏，大小分开，用 8% 白矾溶液浸泡至内无干心，口尝微有麻舌感，取出，洗净，切厚片，干燥。每 100kg 半夏，用白矾 20kg	本品为椭圆形、类圆形或不规则片状。表面淡灰色至灰白色，可见灰白色点状或短线状维管束迹，有的边缘残留栓皮处下方显淡紫红色斑纹。质脆，易折断，断面略呈角质样。气微，味微涩、微有麻舌感
《河南省中药饮片炮制规范》2005 年版	（1）取净半夏，大小分开，用 8% 白矾溶液浸泡至内无干心，口尝微有麻舌感，取出，洗净，切厚片，干燥。每 100kg 半夏，用白矾 20kg （2）取净半夏，大小分开，用清水浸泡。夏天泡 7 天左右，冬天泡 14 天左右。每日换水 1～2 次，泡至口尝稍有麻辣感时，移至锅内加白矾与水煮透；或再加面粉拌匀，取出，制成团，略晾后，切片，干燥（用时筛去粉末）。每 100kg 半夏，用白矾 12～18kg，面粉适量	为椭圆形、类圆形或不规则片状。切面淡灰色至灰白色，可见灰白色点状或短线状维管束迹，有的残留栓皮处下方显淡紫红色斑纹。质脆，易折断，断面略呈角质样。气微，味微涩、微有麻舌感
《安徽省中药饮片炮制规范》2005 年版	取净生半夏，大小分档，用 8% 白矾溶液浸泡至内无干心，口尝微有麻舌感时，取出，用清水洗净，切厚片，干燥，筛去碎屑。每 100kg 半夏，用白矾 20kg	为椭圆形、类圆形或不规则片。切面淡灰色至灰白色，可见灰白色点状或短线状维管束迹，有的残留栓皮处下方显淡紫红色斑纹。质脆，易折断，断面略呈角质样。气微，味微涩、微有麻舌感
《贵州省中药饮片炮制规范》2005 年版	取净生半夏，大小分开，用 8% 白矾溶液浸泡至内无干心，口尝微有麻舌感，取出，洗净白矾，切厚片，干燥。每 100kg 净生半夏，用白矾 20kg	为椭圆形、类圆形或不规则厚片。切面淡灰色至灰白色，可见灰白色点状或短线状维管束迹，有的残留栓皮处下方显淡紫红色斑纹。质脆，易折断，断面略呈角质样。气微，味微涩、微有麻舌感

5. 半夏曲　《中国药典》2020 年版未收载本炮制规格，常见地方标准制法及性状见表 10-5。

表 10-5　半夏曲常见地方标准制法及性状要求

来源	制法	性状
《四川省中药饮片炮制规范》2015 年版	取法半夏、甘草分别粉碎成细粉（可加适量面粉），混匀，用冷开水搅拌均匀，制成大小适宜的团块，使其发酵至内部疏松起蜂窝眼时，切成小方块，干燥。每 100kg 法半夏粉，加甘草粉 10kg	本品为黄白色的小方块，表面颗粒状，可见细小蜂窝眼。质疏松，入水易崩解。味微甜，后微麻

续表

来源	制法	性状
《河南省中药饮片炮制规范》2005年版	取法半夏、赤小豆、苦杏仁共研细粉,与面粉混合均匀,加入鲜青蒿、鲜辣蓼、鲜苍耳草煎出汁,搅拌揉匀,堆置发酵,压成片状,切成小块,晒干。每100kg法半夏,用赤小豆30kg、苦杏仁30kg、面粉400kg、鲜青蒿30kg、鲜辣蓼30kg、鲜苍耳草30kg	为小立方块,表面浅黄色,质疏松,有细蜂窝眼
《贵州省中药饮片炮制规范》2005年版	取清半夏、六神曲研成细粉;白矾加水适量溶化,加入生姜汁混匀,与上述细粉以及面粉、生麸皮混匀,制成湿颗粒;发酵;取出,制成条状;切块,干燥。每100kg清半夏,用生姜汁12.5kg、白矾6.25kg、六神曲3.125kg、面粉10kg、生麸皮10kg	为淡黄色块。表面粗糙,质脆易断。气微香,味酸辣

6. **炒半夏曲**　《中国药典》2020年版未收载本炮制规格,常见地方标准制法及性状见表10-6。

表10-6　炒半夏曲常见地方标准制法及性状要求

来源	制法	性状
《河南省中药饮片炮制规范》2005年版	麸炒半夏曲:取麸皮,撒在热锅内,待冒烟时,加入半夏曲,迅速拌炒至表面深黄色,取出,筛去麸皮,放凉 每100kg半夏曲,用麸皮10kg	形如半夏曲,表面米黄色
《贵州省中药饮片炮制规范》2005年版	取半夏曲块,照清炒法(附录Ⅰ炮制通则)炒至表面黄棕色	形同半夏曲,表面黄棕色,有焦香气

7. **制半夏**　《中国药典》2020年版未收载本炮制规格,常见地方标准制法及性状见表10-7。

表10-7　制半夏常见地方标准制法及性状要求

来源	制法	性状
《安徽省中药饮片炮制规范》2019年版	取净生半夏,大小分档,用清水浸泡至内无干心时,取出,沥干,切厚片;另取姜汁适量,加入,搅匀至汁吸尽,再加入白矾粗粉搅拌使匀透(注意不要使白矾粉沉到容器底部),浸泡48小时,然后沿边缘加入清水至超过半夏平面约10cm,继续浸泡2～4日,至口尝微有麻辣感时,取出,洗净,干燥。每100kg半夏,用生姜18kg,白矾20kg	本品为椭圆形,类圆形或不规则的厚片。表面黄白色或灰黄色,质脆,常具角质样光泽。气微香,味淡、微有麻舌感,嚼之略粘牙

【金老谈半夏炮制历史】

综合古代半夏的炮炙方法,主要有洗、泡、浸、熬、煨、炮、煮、炒及炙,有不加辅料的,也有加辅料的。辅料有姜、米、醋、麸、浆水、酒、矾水、猪苓、米泔、白芥子、皂角水、吴茱萸、香油、菜油、面、甘草、李仁、猪胆汁、羌活、巴豆、芒硝、盐、牛胆及蜜等。下面分别予以介绍。

一、不加辅料炮炙

包括洗、泡、浸、炮、炒、煮、煨、炙及熬。

1. **洗法**　半夏"洗"的炮炙方法最早载于《金匮玉函经》，曰："不㕮咀以汤洗十数度，令水清滑尽，洗不熟有毒也。"其后，晋代《肘后备急方》、南齐《刘涓子鬼遗方》、南朝梁代《本草经集注》、宋代《博济方》、金代《儒门事亲》、元代《脾胃论》、明代《普济方》、清代《本草述》等51种文献中都有相同记载。

2. **泡法**　唐代《仙授理伤续断秘方》中首先提出"汤泡"，其后元代《卫生宝鉴》、明代《秘传证治要诀及类方》、清代《医门法律》等书中都有泡法的记载。

3. **浸法**　宋代《博济方》中最早提出"以水浸七日，每日早晨换水足，取出令自干"。其后的宋代《苏沈良方》"水浸作片"，《小儿药证直诀》中提到"汤浸七次"，《校注妇人良方》中提到"水浸洗"。

4. **炮法**　唐代《备急千金要方》中首先提出"微火炮之，捣末酒和服如粟米粒大""若膏酒丸散皆煻灰炮之"。其后，如唐代《外台秘要》、元代《卫生宝鉴》、明代《普济方》中都提到炮的方法，一些书籍中还提出了不同要求，如元代《活幼心书》、明代《证治准绳》中提到"炮裂"，明代《普济方》、清代《叶天士秘方大全》提到"炮七次"。

5. **炒法**　宋代《校注妇人良方》中首先提出"细切炒""炮洗炒黄"。其后，如元代《丹溪心法》、明代《济阴纲目》中都有炒的记载。

6. **煮法**　最早于元代《活幼心书》载有"汤煮透滤仍锉焙干"。其后的明代《普济方》中提到"煮熟焙"，《医学纲目》中提到"十二枚，以水一升煮取半升，去渣"。

7. **煨法**　最早于明代《女科撮要》中提到"煨"，其后的明代《本草纲目》中亦提到"煨研"。

二、加辅料炮炙

应用的辅料有姜、白芥子、麸、醋、浆、水、酒、米、矾、猪苓、米泔、皂角、吴茱萸、香油、菜油、面粉、甘草、李仁、牙皂、猪胆汁、羌活、巴豆、芒硝、牛肉、盐、牛胆，其中以姜汁、醋为最常见。在炙法中有用一种辅料的，也有两种或两种辅料合并使用的。

（一）单一辅料炮炙

1. **姜制**　在晋《肘后备急方》中提出"中半夏毒以生姜汁解之"。稍后的南齐《刘涓子鬼遗方》中最早提出以姜为辅料炮炙，曰："汤浸七遍，生姜浸一宿熬过。"其后约有100种文献都记述有半夏姜炙法。而姜炙中又有不同的炙法和要求，其中包括"生姜汁浸二宿，炒令黄色""汤洗七遍，以生姜汁没三宿用麸炒令黄""姜汁略浸""姜汁浸一宿焙干""姜汁捣作饼具令黄"（宋代《博济方》）。

2. **浆水制**　宋代《博济方》中首先提出"用浆水煮三十沸，细切小片焙干"。其后，如《苏沈良方》、明代《普济方》中提到"水浸作片，用浆水雪水各半同煮三五沸焙干"。宋代《证类本草》中提到"浆水搜饼""酸浆浸一宿，温汤洗五七遍，去恶气，日中晒干，捣为末，浆水搜饼子，日中干之，再为末"。另外如宋代《圣济总录》《三因极一病证方论》等书中都记述有"浆水煮"。

3. 酒制　宋代《圣济总录》中首先提出"汤洗四十九遍，用清酒浸一日，焙干"。其后，《陈氏小儿病源方论》中提到"酒浸一宿"，明代《医学纲目》中提到"酒洗焙"。

4. 醋制　宋代《圣济总录》中首先提出用醋为辅料炮炙，曰："醋浸一宿，银石器中煮酸尽焙"。其后，有些书籍中又有不同制法和要求，如《三因极一病证方论》中提到"醋煮令透"，明代《普济方》《医学纲目》中提到"煮醋尽焙干"。

5. 白矾制　宋代《圣济总录》中首先提出"白矾水浸七日焙干"。其后一些书籍中又有不同的制法和要求，宋代《太平惠民和剂局方》中提到"白矾制"，《小儿卫生总微论方》中提到"白矾汤洗七次焙干""白矾水渍去滑，炒黄""白矾水浸一宿洗净炒黄"。

6. 猪苓制　宋代《圣济总录》中首先提出"入猪苓同炒令猪苓紫色，去猪苓用半夏"。其后元代《瑞竹堂经验方》、明代《普济方》中提到"每个切作二块，木猪苓亦作片，水浸同炒燥，不用猪苓"。明代《景岳全书》中提到"将半夏破如豆粒，用猪苓为末，先将一两炒半夏色黄勿令焦，取半夏为末糊丸桐子大，候干用前猪苓末一半又同炒微裂，入磁瓶内养之"。

7. 米泔制　元代《丹溪心法》中首先提出"米泔浸"的炮炙方法。其后，如明代《婴童百问》中提到"米泔浸一宿"的要求。

8. 米制　宋代《圣济总录》中首先提出"汤洗十遍米炒微黄"。其后的明代《普济方》中提到"汤洗过以粟米炒黄"的炮炙要求。

9. 皂角制　此法首先见于元代《丹溪心法》，其中曰："汤泡切作片，以皂角水浸一日，晒干""皂角浸透，晒干。"其后，如明代《普济方》中提到"用皂角汁浸一宿，榨干切片"，《奇效良方》中提到"用浓皂角水浸一宿，焙干为末"，《医学纲目》中提到"皂角水煮取汁，拌半夏末晒干"，《景岳全书》中亦提到"以皂角水浸一日晒干"的炙法。

10. 香油制　元代《丹溪心法》中最早提出"香油炒"。其后的明代《仁术便览》《外科启玄》中提到"油炒"，清代《嵩崖尊生全书》中提到"油炒黄"的要求。

11. 盐制　清代《女科要旨》中首先提到"盐汤泡七次"的辅料炙法。

（二）两种或两种以上辅料合并炙

合并应用的辅料有白芥子与醋、姜与酒、生姜与白矾、姜与米、白矾与皂角、姜与香油等。

1. 白芥子与醋合制　南朝刘宋《雷公炮炙论》中首先提出"用捣了白芥子末二两，头醋六两，二味搅令浊，将半夏投于中，洗三遍用之。半夏上有陳涎，若洗不净，令人气逆，肝气怒满"。其后，如明代《本草纲目》、清代《修事指南》等书中都有相同记载。

2. 姜与酒合制　首先见于宋代《博济方》，其曰："热酒荡一度，姜汁浸一宿。"其后的明代《普济方》中提到"用酒同生姜自然汁浸四十九日，切破焙干"，《寿世保元》中又提到"汤泡姜汁浸，白酒炒"。

3. 姜与白矾合制　宋代《太平惠民和剂局方》中最早提出"汤洗七次，用白矾末沸汤浸一昼夜滤出，别用汤洗去矾，候干。一片切作两片，再用生姜自然汁于银盂中浸一昼夜，却于汤中炖令姜汁干尽，以慢火焙燥为细末。再用生姜自然汁搜成饼子，日干或焙干，炙黄勿令色焦"。其后又有不同制法和要求，如明代《奇效良方》中提到"汤煮，每个切四片，用明矾泡汤浸，露七日夜，漉出，姜汁捣成饼焙干"。《鲁府禁方》中提到"用白矾滚水浸十日，再生姜汁浸五日，阴干为末"。《医宗粹言》中提到"用滚水入明矾或皮硝同泡，泡之时勿得动,一俟汤冷,又易滚汤泡之,泡五七次者为佳。切片,仍以生姜捣汁拌,微炒过用"。

4. 姜与米合制　明代《普济方》中提到"姜水浸一宿,切片,汤洗七次,入粟米一合同炒黄,去米"。

5. 白矾与牙皂合制　明代《寿世保元》中首先提出"用白矾、牙皂同煅一夜,不见白星"。

6. 姜与香油合制　明代《宋氏女科秘书》中首先提出"姜汤泡,香油炒",《寿世保元》中亦有相同记载。

7. 牙皂与生姜合制　明代《审视瑶函》中首先提出"牙皂、姜汁煮,焙干",其后的清代《得配本草》中又提到"风痰,姜汁、皂荚汁拌和造"。

其他,还有一些特殊的辅料炙法,应用的辅料有酒与麸、白矾、皂角与巴豆,黄牛胆与蜜、生姜,白矾与皂角,芒硝与大黄,生姜与青盐、石灰、白矾、皮硝、甘草、薄荷、丁香,白豆蔻与沉香等。

【金老论半夏炮制与临床功效】

一、临床功效与主治

本品味辛,性温。归脾、胃、肺经。功善燥湿化痰,降逆止呕,消痞散结。用于湿痰寒痰,咳喘痰多,风痰眩晕,痰厥疼痛,呕吐反胃,胸脘痞闷,梅核气,痈疽肿毒,瘰疬痰核,毒蛇咬伤。半夏经炮制后,能降低毒性,缓和药性,消除毒副作用(表10-8)。

表10-8　半夏各临床常用炮制规格功效、主治对比

炮制规格	功效	主治
生半夏	燥湿化痰,降逆止呕,消痞散结	用于湿痰寒痰,咳喘痰多,风痰眩晕,痰厥疼痛,呕吐反胃,胸脘痞闷,梅核气,痈疽肿毒,瘰疬痰核,毒蛇咬伤
姜半夏	温中化痰,降逆止呕	用于痰饮呕吐,胃脘痞满
法半夏	去顽痰,调理脾胃	用于痰多咳嗽,痰饮眩悸
清半夏	燥湿化痰	用于湿痰咳嗽,痰热内结,风痰吐逆,痰涎凝聚,咳吐不出
半夏曲	化痰止咳,消食积	用于咳嗽痰多,胸脘痞满,饮食不消,苔腻呕恶
麸炒半夏曲	健胃消食	用于食积痞满

二、临床调剂

1. 用法用量　内服一般炮制后使用,3～9g。外用适量,磨汁涂或研末以酒调敷患处。

2. 临床使用与禁忌

(1)不宜与川乌、制川乌、草乌、制草乌、附子同用。

(2)生品内服宜慎。

(3)本品性温燥,阴虚燥咳、血证、热痰、燥痰应慎用。

3. 贮藏　置通风干燥处,防蛀。

本品临床常用炮制规格与调剂注意事项见表10-9。

表 10-9　半夏临床常用炮制规格与调剂注意事项

炮制规格	处方名	用法用量	特殊禁忌	特殊贮藏方法
法半夏	半夏、法半夏	3～9g。外用适量，磨汁涂或研末以酒调敷患处	不宜与川乌、制川乌、草乌、制草乌、附子同用。阴虚燥咳、血证、热痰、燥痰应慎用	置通风干燥处，防蛀
清半夏	清半夏			
姜半夏	姜半夏			
半夏曲	半夏曲、曲半夏			

麻　黄

【来源】

本品为麻黄科植物草麻黄 *Ephedra sinica* Stapf、中麻黄 *Ephedra intermedia* Schrenk et C.A.Mey. 或木贼麻黄 *Ephedra equisetina* Bge. 的干燥草质茎。秋季采割绿色的草质茎，晒干。

【炮制规格】

1. 生麻黄

（1）《中国药典》2020 年版标准：除去木质茎、残根及杂质，切段。

性状：本品呈圆柱形的段。表面淡黄绿色至黄绿色，粗糙，有细纵脊线，节上有细小鳞叶。切面中心显红黄色。气微香，味涩、微苦。

（2）地方标准（表 11-1）

表 11-1　生麻黄常见地方标准制法及性状要求

来源	制法	性状
《北京市中药饮片炮制规范》2008 年版	取原药材，除去杂质及木质茎、残根，迅速洗净，闷润 2～4 小时（草麻黄闷润 1～2 小时），至内外湿度一致，切中段，干燥，筛去碎屑	本品为圆柱形中段。表面淡绿色至黄绿色，有细纵脊线，触之微有粗糙感。节上有膜质鳞叶。切面略呈纤维性，周边绿黄色，髓部红棕色，近圆形或三角状圆形。体轻，质脆。气微香，味涩、微苦
《上海市中药饮片炮制规范》2008 年版	将原药除去根、木质茎等杂质，洗净，润软，切短段，干燥，筛去灰屑	草麻黄：本品呈圆柱形段状，直径 1～2mm，有的带少量棕色木质茎。表面淡绿色至黄绿色，有细纵脊线，触之微有粗糙感；节明显，节上有膜质鳞叶，长 3～4mm；裂片 2（稀 3），锐三角形，先端灰白色，反曲，基部联合成筒状，红棕色。体轻，质脆，易折断。断面略呈纤维性；周边绿黄色；髓部红棕色，近圆形。气微香，味涩、微苦中麻黄：直径 1.5～3mm，有粗糙感。节上膜质鳞叶长 2～3mm；裂片 3（稀 2），先端锐尖。断面髓部呈三角状圆形木贼麻黄：直径 1～1.5mm，无粗糙感。节上膜质鳞叶长 1～2mm；裂片 2（稀 3），上部为短三角

续表

来源	制法	性状
《重庆市中药饮片炮制规范及标准》2006年版	除去木质茎残根及杂质，洗净，切段，干燥	为长短不一的段，直径1～2mm。表面淡绿色至黄绿色，有细纵脊线，触之微有粗糙感。节明显，节上有膜质鳞叶，基部联合成筒状，红棕色至棕黑色。体轻，质脆，易折断，断面略呈纤维性，周边绿黄色，切面髓部红棕色，近圆形。气微香，味涩、微苦
《河南省中药饮片炮制规范》2005年版	除去木质茎、残根及杂质，切段	为圆柱形短节段。表面淡绿色至黄绿色，粗糙，有细纵棱线，节上有细小鳞叶。体轻，质脆，断面中心显红黄色，粉性。气微香，味涩、微苦
《安徽省中药饮片炮制规范》2005年版	取原药材，除去木质茎、残根及杂质，清水喷淋，稍润，切段，干燥	为细圆柱形的段。表面淡绿色至黄绿色，有细纵棱线，触之微有粗糙感。有的有节，节上有膜质鳞叶。体轻，质脆，易折断，断面略呈纤维性，周边绿黄色，髓部红棕色，近圆形。气微香，味涩、微苦
《浙江省中药炮制规范》2005年版	取原药，除去残根、木质茎等杂质，切段。筛去灰屑	草麻黄：为圆柱形的段状。表面淡绿色至黄绿色，有纵棱线，触之微有粗糙感；切面略显纤维性，髓部红棕色。节明显，其上有膜质鳞叶；鳞叶长3～4mm，裂片2(稀3)，锐三角形，先端反曲，基部联合成筒状。体轻，质脆。气微香，味涩、微苦 中麻黄：触之有粗糙感。鳞叶长2～3mm，裂片3(稀2)，先端锐尖 木贼麻黄：触之无粗糙感。鳞叶长1～2mm，裂片先端多不反曲
《江苏省中药饮片炮制规范》2002年版	取原药材，除去木质茎、残根及杂质，切段	为细圆形的短段，表面黄绿色，粗糙，有细纵棱线，节上有细小鳞叶，质脆，断面中心显红黄色，粉性。气微香，味涩、微苦
《甘肃省中药饮片炮制规范》1980年版	除去杂质，刜去根，洗净，捞出，润透，切节，晒干	无具体要求

2. 蜜麻黄

（1）《中国药典》2020年版标准：取麻黄段，照蜜炙法（通则0213）炒至不粘手。每100kg麻黄，用炼蜜20kg。

性状：本品形如麻黄段。表面深黄色，微有光泽，略具黏性。有蜜香气，味甜。

（2）地方标准（表11-2）

表11-2　蜜麻黄常见地方标准制法及性状要求

来源	制法	性状
《北京市中药饮片炮制规范》2008年版	取炼蜜，加适量沸水稀释，淋入麻黄段中，拌匀，闷润2～4小时，置热锅内，用文火炒至不粘手时，取出，晾凉。每100kg麻黄段，用炼蜜20kg	本品为圆柱形中段。表面黄绿色，稍有黏性。味甜

续表

来源	制法	性状
《上海市中药饮片炮制规范》2008年版	取麻黄,照蜜炙法(附录Ⅰ)用炼蜜拌炒至蜜汁吸尽,不粘手。每100kg麻黄,用炼蜜35kg	黄色至深黄绿色,略滋润,有蜜糖香气,味稍甜
《重庆市中药饮片炮制规范及标准》2006年版	取净麻黄段,照蜜炙法炒至不粘手。每100kg麻黄,用炼蜜15~20kg	微有黏性,表面深黄色,微有光泽;具蜜香气,味微甜
《安徽省中药饮片炮制规范》2005年版	取净麻黄段,照蜜炙法(附录Ⅰ),炒至不粘手。每100kg麻黄,用炼蜜20kg	形同麻黄,微有黏性,表面深黄色,微有光泽;具蜜香气,味微甜
《河南省中药饮片炮制规范》2005年版	取麻黄段,照蜜炙法(炮制通则)炒至不粘手。每100kg麻黄段,用炼蜜20kg	形如麻黄段,表面深黄色,微有光泽,略具黏性。有蜜香气,味甜
《浙江省中药炮制规范》2005年版	取麻黄,与炼蜜拌匀,稍闷,炒至不粘手时,取出,摊凉。每100kg麻黄,用炼蜜20kg	表面黄色,略具光泽,滋润。味甘、微苦
《江苏省中药饮片炮制规范》2002年版	取炼蜜用适量开水稀释后,加入麻黄段拌匀,闷透,置锅内,用文火炒至不粘手,取出放凉。每100kg麻黄,用炼蜜20kg	形同麻黄段,表面黄绿色,微显光泽,有焦香
《甘肃省中药饮片炮制规范》1980年版	取蜂蜜置锅内用文火炼沸,将净麻黄倒入,拌匀,炒成微黄色时,出锅,摊开,晾凉。每100kg麻黄,用蜂蜜12.5kg	无具体要求

3. 麻黄绒 《中国药典》2020年版未收载本炮制规格,常见地方标准制法及性状见表11-3。

表11-3 麻黄绒常见地方标准制法及性状要求

来源	制法	性状
《重庆市中药饮片炮制规范及标准》2006年版	取净麻黄段,碾成绒,筛去细粉即得	为绒团状,黄绿色,体轻
《河南省中药饮片炮制规范》2005年版	取麻黄段,碾绒,筛去粉末	为松散的绒团状,黄绿色,体轻
《甘肃省中药饮片炮制规范》1980年版	将净麻黄碾成绒,筛去细粉	无具体要求

4. 蜜炙麻黄绒 《中国药典》2020年版未收载本炮制规格,常见地方标准制法及性状见表11-4。

表11-4 蜜炙麻黄绒常见地方标准制法及性状要求

来源	制法	性状
《重庆市中药饮片炮制规范及标准》2006年版	取净麻黄绒,照蜜炙法炒至深黄色不粘手。每100kg麻黄绒,用炼蜜25~30kg	黏结状,呈深黄色,有蜜香气,味微甜
《河南省中药饮片炮制规范》2005年版	取麻黄绒,照蜜炙法(炮制通则)炒至深黄色,不粘手。每100kg麻黄绒,用炼蜜25kg	为黏结的绒团状,深黄色,略带黏性。有蜜香气,味微甜

续表

来源	制法	性状
《甘肃省中药饮片炮制规范》1980年版	取蜂蜜置锅内用文火炼沸,将麻黄绒倒入,炒拌均匀,出锅,摊开,晾凉。每100kg麻黄绒,用蜂蜜30kg	无具体要求

5. 炒麻黄 《中国药典》2020年版未收载本炮制规格,常见地方标准制法及性状见表11-5。

表 11-5 炒麻黄常见地方标准制法及性状要求

来源	制法	性状
《浙江省中药炮制规范》2005年版	取麻黄,炒至香气逸出,表面呈黄色,微具焦斑时,取出,摊凉	表面黄色,微具焦斑

【金老谈麻黄炮制历史】

综合古代麻黄的炮炙方法,主要有去节、煮、炒、烧、加辅料炮制等方法。辅料有酒、姜汁、醋及蜜等,下面分别予以介绍。

一、不加辅料炮炙

1. **水煮** 如前述,《金匮玉函经》等著作中提到"折之,皆先煮数沸,生则令人烦,汗出不可止,折节益佳""去节,水煮去沫,焙干作末"。以后,唐代《备急千金要方》中提到"去节,先别煮两三沸,掠去沫,更益水如本数,乃内余药,不尔令人烦",宋代《苏沈良方》中提到"去节,水煮少时去沫",元代《汤液本草》中提到"去节,煮三二沸,去上沫,否则令人心烦闷",明代《普济方》中提到"水煮,焙干,为末""去根节煎,掠去沫,焙",《炮炙大法》也提到"去节并沫,若不尽,服之令人闷。用夹刀剪去节并头,槐砧上用铜刀细锉,煎三四十沸,竹片掠去上沫尽,漉出,晒干用之",清代《本草汇》中也提到"去根节,煮数沸,掠去沫,焙干"。

2. **炒法** 宋代《博济方》中提到"去根节炒",元代《卫生宝鉴》中也提到"去节,炒黄"。

二、加辅料炮炙

1. **酒制** 宋代《太平圣惠方》中提到"五两去根节,捣碎,以酒五升煎取一升,去滓熬成膏"。

2. **姜汁制** 明代《普济方》中提到"以热汤浸软,用姜汁浸半日"。

3. **醋制** 明代《仁术便览》中提到"去根节,滚醋汤泡,片时,去沫,发汗;根,止汗。有连根节全用者",清代《医方集解》中提到"凡用麻黄去节,醋汤略泡,晒干略用,庶免太发"。

4. **蜜制** 宋代《本草衍义》中较早地提到"剪去节半两,以蜜一匙同炒良久",清代《握灵本草》中提到"痘疮因感风寒而倒靥者,用麻黄蜜炒,煎服便出"。《本草备要》中也提到"亦有用蜜炒煮,庶免太发"。

5. **酒蜜合制** 明代《景岳全书》中提到"连根节,酒蜜拌,炒焦",《先醒斋医学广笔记》中也提到"去节,汤泡过,以蜜酒拌炒"。

【金老论麻黄炮制与临床功效】

一、临床功效与主治

本品味辛、微苦,性温。归肺、膀胱经。功善发汗解表,宣肺平喘、利水消肿。用于风寒感冒,胸闷喘咳,风水浮肿等风寒表实证(表11-6)。

表11-6　麻黄各临床常用炮制规格功效、主治对比

炮制规格	功效	主治
生麻黄	发汗解表、宣肺平喘、利水消肿	风寒感冒,胸闷喘咳,风水浮肿等风寒表实证
蜜麻黄	宣肺平喘、润肺止咳	表证已解之气喘咳嗽
麻黄绒	宣肺平喘	适用于老人、幼儿及虚人风寒感冒
蜜麻黄绒	润肺止咳	适用于表证已解而咳喘未愈的老人、幼儿及体虚患者

二、临床调剂

1. 用法用量　2～10g。麻黄绒及蜜炙麻黄绒1.5～6g。

2. 临床使用与禁忌

(1)本品发汗宣肺力强,凡表虚自汗、阴虚盗汗及肺肾虚喘者均当慎用。

(2)高血压、心功能不全者慎用。

3. 贮藏　置通风干燥处。防潮。

本品临床常用炮制规格与调剂注意事项见表11-7。

表11-7　麻黄临床常用炮制规格与调剂注意事项

炮制规格	处方名	用法用量	特殊禁忌	特殊贮藏方法
生麻黄	麻黄、生麻黄	2～10g	表虚自汗、阴虚盗汗及肺肾虚喘者均当慎用。高血压、心功能不全者慎用	置通风干燥处。防潮
蜜麻黄	蜜麻黄、炙麻黄	2～10g		
麻黄绒	麻黄绒	1.5～6g		
蜜炙麻黄绒	蜜麻黄绒	1.5～6g		

黄　芩

【来源】

本品为唇形科植物黄芩 *Scutellaria baicalensis* Georgi 的干燥根。春、秋二季采挖,除去须根和泥沙,晒后撞去粗皮,晒干。

【炮制规格】

1. 黄芩片

(1)《中国药典》2020年版标准:除去杂质,置沸水中煮10分钟,取出,闷透,切薄片,

干燥;或蒸半小时,取出,切薄片,干燥(注意避免曝晒)。

性状:本品为类圆形或不规则形薄片。外表皮黄棕色或棕褐色。切面黄棕色或黄绿色,具放射状纹理。

（2）地方标准(表 12-1)

表 12-1 黄芩片常见地方标准制法及性状要求

来源	制法	性状
《北京市中药饮片炮制规范》2023 年版	取原药材,除去杂质,置沸水中煮 10～20 分钟或置适宜容器内蒸制 30 分钟,取出,闷润 1～3 小时至透,切厚片,干燥(注意避免曝晒)	本品为类圆形或不规则形厚片。外表皮黄棕色至棕褐色。切面黄棕色或黄绿色,有放射状纹理,中心部分有的呈枯朽状,暗棕色。气微,味苦
《浙江省中药炮制规范》2015 年版	取原药,除去杂质,置沸水中煮 10 分钟,或蒸半小时,取出,润软,切薄片、厚片或段,干燥(注意避免曝晒)	为不规则形的薄片、厚片或段状,直径 0.5～3cm。表面深黄色至黄棕色,多较粗糙,有皱纹。切面皮部黄色,木部色较浅,有时呈层片状,有的中心暗棕色、棕黑色,或枯朽成空洞。气微,味苦。栽培品表面浅黄棕色,纵皱纹较细腻,切面略呈角质样。苦味较淡
《陕西省中药饮片标准》第一册(2009 年)	取药材黄芩,除去杂质,置沸水中煮 10 分钟,取出,闷透,切薄片,干燥;或蒸半小时,取出,切薄片,干燥(注意避免曝晒)	本品呈类圆形或不规则形薄片,直径 0.2～4cm。切面黄棕色或黄绿色,具放射状纹理,中心部分有的呈棕色。周皮表面黄棕色至棕褐色。气微,味苦
《江西省中药饮片炮制规范》2008 年版	除去杂质,置沸水中煮 10 分钟,取出,闷透,切薄片,干燥;或蒸半小时,取出,切薄片,干燥(注意避免曝晒)	本品为类圆形或不规则形的薄片,直径 1～3cm。表面黄棕色或黄绿色,具放射状纹理,老根中央暗棕色或棕黑色,枯朽状或空洞。周边棕黄色至棕褐色。气微,味苦
《重庆市中药饮片炮制规范及标准》2006 年版	除去杂质,置沸水中煮 10 分钟,取出,闷透,切薄片,干燥;或蒸半小时,取出,切薄片,干燥(注意避免曝晒)	为类圆形或不规则形薄片。直径 1～3cm。周边棕黄色或深黄色,有稀疏的疣状细根痕,上部较粗糙,有纵皱或不规则的网纹,质硬而脆,易折断,切面黄色,具放射状纹理,中间红棕色;有的中心枯朽状或中空,呈暗棕色或棕黑色。气微,味苦
《安徽省中药饮片炮制规范》2005 年版	取原药材,除去杂质,大小分档,用流通蒸汽蒸约 30 分钟至透,取出,趁热切薄片,及时干燥。或取原药材,除去杂质,大小分档,倒入沸水中,煮 10 分钟,取出,闷透,趁热切薄片,及时干燥(注意避免曝晒),筛去碎屑	为类圆形或不规则形薄片。切面黄棕色或黄绿色,具放射状纹理,中间有红棕色的圆心,有的中央呈暗棕色或棕黑色枯朽状或成空洞;周边棕黄色或深黄色。质硬而脆。气微,味苦
《河南省中药饮片炮制规范》2005 年版	除去杂质,置沸水中煮 10 分钟,取出,闷透,切薄片,干燥;或蒸半小时,取出,切薄片,干燥(注意避免曝晒)	为类圆形或不规则形薄片。外表皮黄棕色至棕褐色。切面黄棕色或黄绿色,具放射状纹理。质硬而脆。气微,味苦

续表

来源	制法	性状
《辽宁省中药炮制规范》1975年版	拣净杂质,除去残茎,置沸水锅内煮10分钟或用笼屉蒸50分钟,取出,稍晾,润透,切片,晒或烘干,筛除灰土	无具体要求

2. 酒黄芩

（1）《中国药典》2020年版标准：取黄芩片,照酒炙法（通则0213）炒干。

性状：本品形如黄芩片。略带焦斑,微有酒香气。

（2）地方标准（表12-2）

表12-2　酒黄芩常见地方标准制法及性状要求

来源	制法	性状
《北京市中药饮片炮制规范》2023年版	取黄芩片(厚片),加黄酒拌匀,闷润1～2小时,至黄酒被吸尽,置热锅内,用文火炒干,取出,晾凉。每100kg黄芩片(厚片),用黄酒15kg	本品为类圆形或不规则形厚片。外表皮棕褐色。切面黄棕色,有放射状纹理,中心部分的呈枯朽状,暗棕色。微有酒香气
《浙江省中药炮制规范》2015年版	取黄芩饮片,照酒炙法炒至表面色变深时,取出,摊凉。每100kg黄芩,用酒10kg	表面色较深。微具酒香气
《陕西省中药饮片标准》第一册(2009年)	取饮片黄芩,照酒炙法(附录Ⅰ)炒干	本品呈类圆形或不规则形薄片,直径0.2～4cm,表面略带焦斑。切面黄棕色,具放射状纹理,中心部分有的呈棕色。周皮表面棕褐色。微具酒香气,味苦
《江西省中药饮片炮制规范》2008年版	取黄芩片,照酒炙法(附录二)文火炒干	形如黄芩,表面棕黄色,微具焦斑。略具酒香气
《重庆市中药饮片炮制规范及标准》2006年版	取黄芩片,照酒炙法炒干。每100kg黄芩,用黄酒10kg	酒蒸后切面黄棕色,略带焦斑,略有酒气
《安徽省中药饮片炮制规范》2005年版	取净黄芩片,照酒炙法(附录Ⅰ),炒干,呈深黄色或略带焦斑点。每100kg黄芩,用黄酒10kg	形同黄芩,表面棕黄色或深黄色,略带焦斑点,有酒香气
《河南省中药饮片炮制规范》2005年版	取黄芩片,照酒炙法(炮制通则)炒干	形如黄芩片,棕黄色。略有酒气
《辽宁省中药炮制规范》1975年版	取净黄芩片,喷淋黄酒,拌匀,闷润,稍晾,置锅内用微火炒干,取出,放凉。每100kg黄芩片,用黄酒10kg	无具体要求

3. 黄芩炭　《中国药典》2020年版未收载本炮制规格,常见地方标准制法及性状见表12-3。

表 12-3　黄芩炭常见地方标准制法及性状要求

来源	制法	性状
《北京市中药饮片炮制规范》2023 年版	取黄芩片(厚片),置热锅内,用武火炒至表面焦黑色,内部焦褐色,喷淋清水少许,熄灭火星,取出,晾干	本品为类圆形或不规则形厚片。表面焦黑色,内部焦褐色
《山东省中药饮片炮制规范》2022 年版	取净黄芩段或黄芩片,置热锅中,武火炒至表面黑褐色,内部黄褐色时,喷淋清水少许,灭尽火星,取出,及时摊晾,凉透	本品为类圆形或不规则形段或片,表面黑褐色,内部黄褐色。有焦糊气,味苦
《安徽省中药饮片炮制规范》2019 年版	取净黄片,置炒制容器内,用武火炒至表面呈焦褐色,内部呈黄褐色时,喷淋清水少许,灭尽火星,取出,及时摊晾,凉透	本品为类圆形或不规则的薄片。表面呈焦褐色,内部呈黄褐色,具放射状纹理。质硬而脆。有焦煳气
《浙江省中药炮制规范》2015 年版	取黄芩饮片,炒至浓烟上冒、表面焦黑色,内部棕褐色时,微喷水,灭尽火星,取出,晾干	表面焦黑色,内面棕褐色。质脆。略具焦气,味苦
《陕西省中药饮片标准》第一册(2009 年)	取饮片黄芩,照炒炭法(附录Ⅰ)炒至表面焦黑色	本品呈类圆形或不规则形薄片,表面焦黑色,内部焦黄色。气微,味微苦
《江西省中药饮片炮制规范》2008 年版	取黄芩片,用文火炒至外面焦黑色,内部棕黑色时取出,放凉	形如黄芩,表面焦黑色,内呈棕黑色。质松脆
《河南省中药饮片炮制规范》2005 年版	取黄芩片,照炒炭法(炮制通则)炒至外呈黑色,内呈黑褐色	形如黄芩片,表面焦黑色,内呈焦褐色

4. **炒黄芩**　《中国药典》2020 年版未收载本炮制规格,常见地方标准制法及性状见表 12-4。

表 12-4　炒黄芩常见地方标准制法及性状要求

来源	制法	性状
《浙江省中药炮制规范》2015 年版	取黄芩,炒至表面深黄色,微具焦斑时,取出,摊凉	表面深黄色,微具焦斑

【金老谈黄芩炮制历史】

综合古代黄芩的炮炙方法,以炒为主要炮制方法,应用辅料较为广泛,辅料有酒、醋、姜、米泔、猪胆汁等,下面分别予以介绍。

一、不加辅料炮炙

炒法　唐代《银海精微》中较早提到"炒",宋代《太平惠民和剂局方》中提到"凡使,先须割碎,微炒过,方入药用",《校注妇人良方》中提到"炒焦",元代《原机启微》中提到"黄芩除上热,目内赤肿,火炒者妙",明代《济阴纲目》中提到"炒黑"。

二、加辅料炮炙

1. **酒制**　唐代《银海精微》中提到"酒洗""酒制""酒炒"，宋代《校注妇人良方》提到"酒炒"。元代《汤液本草》较早对酒炙的作用进行了阐述："病在头面及手梢皮肤者，须用酒炒之，借酒力以上腾也。咽之下，脐之上，须酒洗之，在下生用。"金代《珍珠囊》也提到"酒炒上颈，主上部积血，上焦有疮者须用黄芩酒洗"。明代《医学入门》提到"酒炒上行，便炒下行，寻常生用"。《本草纲目》提到"酒炒上行，主上部积血"。《本草原始》提到"条芩治上膈病，酒炒为宜，片芩治下焦病，生用最妙"。《炮炙大法》提到"入肺经，用枯芩，去腐，酒浸切炒。入大肠或安胎等，俱用子芩，酒浸切炒"。

2. **醋制**　元代《瑞竹堂经验方》提到"枝条者二两重，用米醋浸七日，炙干，又浸又炙，如此七次"。明代《普济方》提到"醋浸一宿，晒"，《寿世保元》提到"醋炒"。

3. **姜制**　明代《宋氏女科秘书》《济阴纲目》均提到"淡姜汁炒"。

4. **其他辅料**

（1）米泔水：清代《医宗金鉴》提到"米泔浸七日，炙干，又浸又炙，如此七次"。

（2）猪胆汁：明代《本草通玄》提到"得猪胆除肝胆火"，清代《医宗说约》提到"治胆热用猪胆汁拌晒干"。

（3）吴茱萸：清代《本草述》提到"吴茱萸炙者为其入肝散滞火也"。

（4）皂角子仁、侧柏：清代《外科大成》提到"（条芩）每斤用皂角子仁、侧柏各四两水煮半日，汁干为度，用芩"。

【金老论黄芩炮制与临床功效】

一、临床功效与主治

本品味苦，性寒。归肺、胆、脾、大肠、小肠经。功善清热燥湿，泻火解毒，止血，安胎，用于湿温暑湿，胸闷呕恶，湿热痞满，泻痢，黄疸，肺热咳嗽，高热烦渴，痈肿疮毒，血热出血，胎动不安（表12-5）。

表12-5　黄芩各临床常用炮制规格功效、主治对比

炮制规格	功效	主治
黄芩	清热燥湿，泻火解毒，止血，安胎	用于湿温暑湿，胸闷呕恶，湿热痞满，泻痢，黄疸，肺热咳嗽，高热烦渴，痈肿疮毒，血热出血，胎动不安
酒黄芩	清肺热	用于上焦肺热及四肢肌表之湿热
黄芩炭	清热止血	用于崩漏下血，吐血衄血

二、临床调剂

1. **用法用量**　3～10g。清热泻火、解毒宜生用，安胎多炒用，清上焦热酒炙用，止血宜炒炭用。

2. **临床使用与禁忌**　本品苦寒伤胃，脾胃虚寒者不宜使用。

3. **贮藏**　置通风干燥处，防潮，避免曝晒，勿与水接触，否则遇水变绿，损失药效。

本品临床常用炮制规格与调剂注意事项见表12-6。

表 12-6　黄芩临床常用炮制规格与调剂注意事项

炮制规格	处方名	用法用量	特殊禁忌	特殊贮藏方法
黄芩片	黄芩、子芩、条芩、枯芩、淡芩、生黄芩	3～10g	脾胃虚寒者不宜使用	置通风干燥处,防潮,避免曝晒,勿与水接触
酒黄芩	酒黄芩、酒炒黄芩			
黄芩炭	黄芩炭			

茯　苓

【来源】

本品为多孔菌科真菌茯苓 *Poria cocos*(Schw.)Wolf 的干燥菌核。多于 7—9 月采挖,挖出后除去泥沙,堆置"发汗"后,摊开晾至表面干燥,再"发汗",反复数次至现皱纹、内部水分大部散失后,阴干,称为"茯苓个";或将鲜茯苓按不同部位切制,阴干,分别称为"茯苓块"和"茯苓片"。

【炮制规格】

1. 茯苓

(1)《中国药典》2020 年版标准:取茯苓个,浸泡,洗净,润后稍蒸,及时削去外皮,切制成块或切厚片,晒干。

性状:茯苓个　呈类球形、椭圆形、扁圆形或不规则团块,大小不一。外皮薄而粗糙,棕褐色至黑褐色,有明显的皱缩纹理。体重,质坚实,断面颗粒性,有的具裂隙,外层淡棕色,内部白色,少数淡红色,有的中间抱有松根。气微,味淡,嚼之粘牙。

茯苓块　为去皮后切制的茯苓,呈立方块状或方块状厚片,大小不一。白色、淡红色或淡棕色。

茯苓片　为去皮后切制的茯苓,呈不规则厚片,厚薄不一。白色、淡红色或淡棕色。

(2)地方标准(表 13-1)

表 13-1　茯苓常见地方标准制法及性状要求

来源	制法	性状
《北京市中药饮片炮制规范》2008 年版	取原药材,除去杂质,筛去碎屑	本品为立方块或不规则的片。白色、淡红色或淡棕色。体重,质坚实,切面颗粒性。气微,味淡,嚼之粘牙
《江西省中药饮片炮制规范》2008 年版	(1)取茯苓个,浸泡,洗净,润后稍蒸,及时切取皮和块或切厚片,干燥 (2)取茯苓个,清水浸泡 1～2 天至透,削去外表黑皮,入甑内蒸 3～4 小时,至透心,趁热切厚片,干燥;或鲜茯苓去皮后切片,干燥	本品为不规则厚片或块状,大小不一。切面光滑细腻,白色、淡红色或淡棕色,显颗粒性,有的具裂隙。体重,质坚实。气微,味淡,嚼之粘牙。无霉变

续表

来源	制法	性状
《重庆市中药饮片炮制规范及标准》2006年版	取茯苓个,浸泡,洗净,润后蒸透,切厚片或小方块,干燥	为白色厚片状或小方块,体重,质坚实,断面颗粒性,有的具裂隙,外层淡棕色,内部白色,少数淡红色。气微,味淡,嚼之粘牙
《安徽省中药饮片炮制规范》2005年版	取茯苓块,除去杂质,或取茯苓个,浸泡,洗净,润后稍蒸,切厚片或块,干燥	为不规则的厚片或块,大小不一。切面白色、淡红色或淡棕色,颗粒性。质坚实。无臭,味淡,嚼之粘牙
《河南省中药饮片炮制规范》2005年版	茯苓块大小个分开,浸泡,洗净,润后稍蒸,及时切取皮和块或切厚片,晒干	为去皮后切制的茯苓,呈块片状,大小不一。体重,质坚实,切面颗粒性,有的具裂隙,白色、淡红色或淡棕色;有的中间抱有松根(茯神)。无臭,味淡,嚼之粘牙
《四川省中药饮片炮制规范》2002年版	洗净,润透,削去外皮(茯苓皮),蒸透,切厚片或小方块,干燥	茯苓皮黑褐色。茯苓片色白。质坚,粉质重。味淡
《云南省中药咀片炮灸规范》1974年版	米汤吸切片:取茯苓个,先将米汤煮沸后装入盆内,倒入茯苓吸约3天,每天洒水数次,待皮软后,削取皮晒干为茯苓皮。再将削去皮的茯苓,放甑内蒸透心(约2小时),趁热边蒸边切,切成厚约6.6mm(2分)的平片,阴干或晒干。在切片时分别挑选:色赤者为赤茯苓,色白者为白茯苓,带木心者为茯神注:用米沥浸吸,蒸后热切,取其不散。亦有产地加工,发过三道汗后,削去皮,切片阴干或晒干	茯苓皮:表皮灰褐或棕褐色,内白色或黄棕色。茯苓片:色洁白,片厚不过9mm。赤茯苓:赤红色。茯神:有木心的茯苓

2. 朱茯苓 《中国药典》2020年版未收载本炮制规格,常见地方标准制法及性状见表13-2。

表13-2 朱茯苓常见地方标准制法及性状要求

来源	制法	性状
《江西省中药饮片炮制规范》2008年版	取茯苓块,喷洒清水少许,用朱砂拌至表面挂匀红色为度。每100kg茯苓块,用飞朱砂1kg	形同茯苓块,表面朱红色
《重庆市中药饮片炮制规范及标准》2006年版	取净茯苓厚片或小方块,用水飞后的朱砂拌匀。每100kg茯苓,用朱砂4kg	表面呈朱红色
《安徽省中药饮片炮制规范》2019年版	取净茯苓片或块,喷水少许,微润,用朱砂细粉拌匀,染成红色,干燥。每100kg茯苓,用朱砂2kg	本品为不规则的厚片或块,大小不一。表面朱红色。质坚实,断面颗粒性,白色、淡红色或淡棕色。气微,味淡,嚼之粘牙

续表

来源	制法	性状
《河南省中药饮片炮制规范》2005年版	取茯苓块,加定量朱砂细粉搅匀。每100kg茯苓块,用朱砂1.8~2kg	形如茯苓块,表面朱红色
《四川省中药饮片炮制规范》2002年版	取净茯苓厚片或小方块,用水飞后的朱砂拌匀。每100kg茯苓,用朱砂4kg	朱砂拌后表面呈红色
《云南省中药咀片炮炙规范》1974年版	取茯神片或茯苓片,装盆内加水拌匀,加朱砂粉3%边撒边拌至挂染均匀,晒干,即成朱衣茯神、茯苓	朱衣茯苓(神):片面均染上朱砂粉,呈朱红色。茯神木只用茯苓的木心

3. 茯苓皮

(1)《中国药典》2020年版标准:加工"茯苓片""茯苓块"时,收集削下的外皮,阴干。

性状:本品呈长条形或不规则块片,大小不一。外表面棕褐色至黑褐色,有疣状突起,内面淡棕色并常带有白色或淡红色的皮下部分。质较松软,略具弹性。气微、味淡,嚼之粘牙。

(2)地方标准(表13-3)

表13-3　茯苓皮常见地方标准制法及性状要求

来源	制法	性状
《江西省中药饮片炮制规范》2008年版	取茯苓外皮,除去杂质,洗净,切碎,干燥	本品为不规则片状,大小不一。外表面棕褐色至黑褐色,内面白色或淡棕色。质较松软,略具弹性
《河南省中药饮片炮制规范》2005年版	取茯苓皮,除去杂质	为削下的茯苓外皮,形状大小不一。外表面棕褐色至黑褐色,内面白色或淡棕色。质较松软,略具弹性

4. 茯神　《中国药典》2020年版未收载本炮制规格,常见地方标准制法及性状见表13-4。

表13-4　茯神常见地方标准制法及性状要求

来源	制法	性状
《江西省中药饮片炮制规范》2008年版	取含松根者,除去杂质,洗净,润透,切厚片,干燥	形同茯苓块,切面粉白色,松根切面棕黄色,有圈状纹理(年轮)
《河南省中药饮片炮制规范》2005年版	除去杂质和不抱木心者	本品呈扁平方块状,中间有松根。白色、淡红色或淡棕色。体重,质坚实,断面粉性。无臭,味淡,嚼之粘牙

【金老谈茯苓炮制历史】

茯苓的炮制方法最早载于《雷公炮炙论》,曰:"茯苓去皮、心,捣细,于水盆中搅浊,浮者滤去之。"南朝梁代《本草经集注》载:"削除黑皮。"唐代的《千金翼方》《新修本草》分别对茯苓的切制规格及煮制方法做了初步规定。宋代,在沿用前人炮制方法的基础上,在炮制工艺、辅料应用及剂型规格等方面做了较为大的改进与创新。《普济本事方》中新增"切,微炒"炒制方法。同时《太平惠民和剂局方》《传信适用方》《洪代经验集成》分别新增"锉""水飞""木舂千下,为末"等切制方法。《校注妇人良方》有记载,辅料制法包括猪苓制和乳制两种。金元时期,则出现焙制(《世医得效方》)、酒制(《汤液本草》)、煨制(《卫生宝鉴》)、蒸制(《儒门事亲》)等炮制方法。明清在历代炮制沿革基础上,茯苓的炮制工艺及辅料应用得到了进一步的发展。创制了天花粉制(明代《普济方》)、砂仁制(明代《外科正宗》)、(清代《时病论》)、姜汁制(清代《幼幼集成》)、土炒制(清代《妇科玉尺》)等方法。同时乳法和酒制法也得到了丰富。

【金老论茯苓炮制与临床功效】

一、临床功效与主治

本品味甘、淡,性平。归心、肺、脾、肾经。功善利水渗湿,健脾,宁心。用于水肿尿少,痰饮眩悸,脾虚食少,便溏泄泻,心神不安,惊悸失眠(表13-5)。

表13-5　茯苓临床常用炮制规格功效、主治对比

炮制规格	功效	主治
茯苓	利水渗湿,健脾,宁心	用于水肿尿少,痰饮眩悸,脾虚食少,便溏泄泻,心神不安,惊悸失眠
茯苓皮	利水消肿	用于小便不利
茯神	宁心安神	用于心神不安,惊悸,健忘,失眠
朱茯苓(神)	宁心安神	用于心神不安,惊悸,健忘,失眠

二、临床调剂

1. **用法用量**　10～15g。
2. **临床使用与禁忌**　无。
3. **贮藏**　置干燥处,防潮。朱茯苓用陶器贮存。

本品临床常用炮制规格与调剂注意事项见表13-6。

表13-6　茯苓临床常用炮制规格与调剂注意事项

炮制规格	处方名	用法用量	特殊禁忌	特殊贮藏方法
茯苓	茯苓、云茯苓、白茯苓、云苓	10～15g		置干燥处,防潮。朱茯苓用陶器贮存
茯苓皮	茯苓皮	15～30g		
茯神	茯神、茯神木	6～9g		
朱茯苓(神)	朱茯苓	10～15g		

黄　　连

【来源】

本品为毛茛科植物黄连 *Coptis chinensis* Franch.、三角叶黄连 *Coptis deltoidea* C.Y.Cheng et

Hsiao 或云连 *Coptis teeta* Wall. 的干燥根茎。以上三种分别习称"味连""雅连""云连"。秋季采挖，除去须根和泥沙，干燥，撞去残留须根。

【炮制规格】

1. 黄连片（味连）

（1）《中国药典》2020 年版标准：除去杂质，润透后切薄片，晾干，或用时捣碎。

性状：本品呈不规则的薄片。外表皮灰黄色或黄褐色，粗糙，有细小的须根。切面或碎断面鲜黄色或红黄色，具放射状纹理，气微，味极苦。

（2）地方标准（表 14-1）

表 14-1　黄连片常见地方标准制法及性状要求

来源	制法	性状
《安徽省中药饮片炮制规范》2019 年版	取原药材，除去须根、杂质，抢水洗净，润透，切薄片，干燥，筛去碎屑	为不规则的薄片。切面皮部橙红色或暗棕色，木部鲜黄色或橙黄色，具放射状纹理；周边暗黄色或黄褐色。质硬。气微，味极苦
《四川省中药饮片炮制规范》2015 年版	除去杂质，润透，切段，晾干，或用时捣碎	本品呈不规则的段。外表皮灰黄色或黄褐色，粗糙，有细小的须根。切面鲜黄色或红黄色，具放射状纹理。气微，味极苦
《北京市中药饮片炮制规范》2008 年版	取原药材，除去须根及杂质，掰成枝；或迅速洗净，闷润 2～6 小时，至内外湿度一致，切薄片，干燥，筛去碎屑	本品呈枝状或不规则薄片状。小枝表面灰黄色或黄褐色，粗糙，有不规则结节状隆起、须根及须根残基。质硬，断面不整齐。切面皮部橙红色或暗棕色，木部鲜黄色或橙黄色，呈放射状排列。气微，味极苦
《重庆市中药饮片炮制规范及标准》2006 年版	黄连除去杂质，润透后切薄片，晾干，或用时捣碎	为不规则的薄片，直径 0.3～0.8cm。周边灰黄色或黄褐色，粗糙，有细小须根。质硬。切面皮部橙红色或暗棕色，木部鲜黄色或橙黄色，呈放射状排列，髓部有的中空。气微，味极苦
《云南省中药饮片炮制规范》1986 年版	取原药拣净杂质，用时捣碎	表面灰黄色或灰棕色，有节，无毛，内心鲜黄，味极苦
《湖北中草药炮制规范》1979 年版	拣去杂质，抢水洗净，沥干，润透后切薄片，晒干或烘干，筛去灰屑	片面色黄，中心浅黄或深黄

2. 酒黄连

（1）《中国药典》2020 年版标准：取净黄连，照酒炙法（通则 0213）炒干。每 100kg 黄连，用黄酒 12.5kg。

性状：本品形如黄连片，色泽加深。略有酒香气。

（2）地方标准（表14-2）

表14-2　酒黄连常见地方标准制法及性状要求

来源	制法	性状
《安徽省中药饮片炮制规范》2019年版	取净黄连片，加黄酒拌匀，闷透，置炒制容器内，用文火炒干。每100kg黄连，用黄酒12.5kg	形同黄连，表面棕黄色，微带焦斑，略有酒气
《北京市中药饮片炮制规范》2008年版	取黄连片，加黄酒拌匀，闷润1～2小时，至黄酒被吸尽，置热锅内，用文火炒干，取出，晾凉。每100kg黄连片，用黄酒10kg	本品为不规则薄片。表面棕黄色，微带焦斑，略有酒香气
《重庆市中药饮片炮制规范及标准》2006年版	取净黄连，照酒炙法炒干。每100kg黄连，用黄酒12.5kg	表面棕黄色，微带焦斑，略有酒气
《云南省中药饮片炮制规范》1986年版	取黄连拣净杂质，每50kg用白酒5kg，洒匀拌吸，放入锅内，用文火拌炒至黄褐色，取出晾冷	表面呈黄褐色
《湖北中草药炮制规范》1979年版	取净黄连片，用酒拌匀，吸尽后置锅内，以文火炒干。每净黄连片1斤（500g），用酒2两（62.5g）	无具体要求

3. 姜黄连

（1）《中国药典》2020年版标准：取净黄连，照姜汁炙法（通则0213）炒干。每100kg黄连，用生姜12.5kg。

性状：本品形如黄连片，表面棕黄色。有姜的辛辣味。

（2）地方标准（表14-3）

表14-3　姜黄连常见地方标准制法及性状要求

来源	制法	性状
《安徽省中药饮片炮制规范》2019年版	取净黄连片，加姜汁拌匀，置炒制容器内，用文火炒干。每100kg黄连，用生姜12.5kg	形同黄连，表面棕黄色，微带焦斑，有姜的辛辣味
《北京市中药饮片炮制规范》2008年版	取黄连片，加入姜汁拌匀，闷润1～2小时，至姜汁被吸尽，置热锅内，文火炒干，取出，晾凉。每100kg黄连片，用鲜姜10kg或干姜3kg。 姜汁制法：取鲜姜10kg，洗净，捣烂，加水适量，压榨取汁，姜渣再加水适量，浸泡后再榨干取汁，合并姜汁（约12L）。或用干姜3kg，捣碎后加水煎煮二次，合并煎液，滤过，取滤液（约12L）	本品为不规则薄片。表面棕黄色，微带焦斑，略有姜的辛辣味
《重庆市中药饮片炮制规范及标准》2006年版	取净黄连片，照姜汁炙法炒干。每100kg黄连，用生姜12.5kg	表面棕黄色，微带焦斑，有姜的辛辣味
《四川省中药饮片炮制规范》2002年版	每取净黄连片5 000g，加生姜625g，捣碎加水煎汁（或鲜生姜切碎，加水压榨取汁），拌匀，待姜汁被吸尽，用文火炒干为度，为姜黄连	无具体要求
《湖北中草药炮制规范》1979年版	取净黄连片，用姜汁拌匀，吸尽后置锅内，以文火炒干。每净黄连片1斤（500g），用生姜汁3两（93.75g）	无具体要求

4. 萸黄连

（1）《中国药典》2020 年版标准：取吴茱萸加适量水煎煮，煎液与净黄连拌匀，待液吸尽，炒干。每 100kg 黄连，用吴茱萸 10kg。

性状：本品形如黄连片，表面棕黄色。有吴茱萸的辛辣香气。

（2）地方标准（表 14-4）

表 14-4　萸黄连常见地方标准制法及性状要求

来源	制法	性状
《安徽省中药饮片炮制规范》2019 年版	取净黄连片，拌入吴茱萸汁（取净吴茱萸置锅内，加适量清水，共煮 2 次，每次煮沸 20 分钟，过滤，合并滤液），闷润至吴茱萸汁被吸尽，置锅内，文火炒干，表面棕黄色。每 100kg 黄连，用吴茱萸 10kg	形同黄连，表面棕黄色，微带焦斑，有吴茱萸的辛辣味
《北京市中药饮片炮制规范》2008 年版	取黄连片，加入吴茱萸汁，闷润 1～2 小时，至吴茱萸汁被吸尽，置热锅内，用文火炒干，取出，晾凉。每 100kg 黄连片，用吴茱萸 6kg 吴茱萸汁制法：取吴茱萸 6kg，加水（约吴茱萸量的 12 倍）适量，煎煮 30 分钟，滤过，取滤液（约 50L）	本品为不规则薄片。表面棕黄色，微带焦斑，略有吴茱萸的辛辣味
《重庆市中药饮片炮制规范及标准》2006 年版	取吴茱萸加适量水煎煮，煎液与净黄连拌匀，待液吸收，炒干。每 100kg 黄连，用吴茱萸 10kg	表面棕黄色，微带焦斑，有吴茱萸的辛辣味
《四川省中药饮片炮制规范》2002 年版	取吴茱萸加适量水煎煮，煎液与净黄连拌匀，待液吸收，炒干。每 100kg 黄连，用吴茱萸 10kg	无具体要求
《云南省中药饮片炮制规范》1986 年版	取黄连拣净杂质，每 50kg 加吴茱萸 3kg，捣碎，加水适量，煮约半小时，去渣，将药汁拌于黄连中，待吸干，以文火炒至无水分，取出晾干	色较深，不焦
《湖北中草药炮制规范》1979 年版	取净黄连片，用吴茱萸水拌匀，吸尽后置锅内，以文火炒干。每净黄连片 1 斤（500g），用吴茱萸 5 钱（15.625g，煎水适量）	无具体要求

【金老谈黄连炮制历史】

一、不加辅料炮炙

1. **熬法**　唐代《千金翼方》中提到"熬"，但不常见。

2. **炒法**　唐代《银海精微》中提到"炒"，宋代《博济方》中提到"炒令稍焦，赤色"，《小儿药证直诀》中提到"去须，炒"，《校注妇人良方》中提到"炒""炒黑"，明代《济阴纲目》中提到"炒黑"。

二、加辅料炮炙

1. **酒制**　唐代《银海精微》中提到"酒洗""酒洗炒"，宋代《三因极一病证方论》中提到"燎去须，酒浸银器中，重汤煮，漉出晒干，添酒煮七次止"，金代《珍珠囊》中开始提到酒的炮炙作用，曰："酒炒酒浸上颈上"。《丹溪心法》中提到"半斤，净酒二升浸，以瓦器置甑上蒸，至烂取出，晒干"。明代《本草发挥》中提到"酒炒则上行"，《普济方》中提到"苦，纯阳，泄心火，心下痞，酒炒、酒浸上颈已上""净，半斤，酒二斤，重汤蒸，候时取出，曝干"。《济阴纲目》中提到"酒煮"。

2. **姜制**　宋代《旅舍备要方》中提到"入生姜同杵，炒令紫色"。《证类本草》中提到"宣连一两，生姜四两，一处以慢火炒，令姜干脆，色深，去姜，取连，捣末"。《圣济总录》中提到"去须一两，生姜四两慢火炒令姜赤色，去姜取黄连"。《小儿卫生总微论方》中提到"二两，锉匀如豆大；又用生姜四两净洗，亦匀切如豆大。同入石银器中炒，不住手搅，贵得匀也，炒至生姜焦脆，去姜不用，只用黄连"。元代《卫生宝鉴》中提到"入生姜拌炒令黄色"。《丹溪心法》中提到"姜汁炒"。明代《本草发挥》中提到"以姜汁炒黄连，辛散冲热有功"。《奇效良方》中提到"去须，分作二分，一分同姜切片同炒黑色，一分姜汁浸一宿，次日晒干"。《外科正宗》中提到"姜汁拌炒"。

3. **蜜制**　宋代《史载之方》中提到"蜜浸一宿，火上炙干"。《太平惠民和剂局方》中提到"凡使，先净去须，锉碎，用蜜拌，慢火炒干，方入药用"。清代《医方集解》中也提到"蜜水拌蒸晒九次"。

4. **米泔水制**　宋代《小儿药证直诀》中提到"去须，米泔浸一日"。以后，《小儿卫生总微论方》及元代《卫生宝鉴》中均有相同的提法。

5. **童便制**　宋代《证类本草》中提到"黄连四分碎切，以童子小便五大合浸，经宿"。元代《瑞竹堂经验方》中提到"锉如大豆，用童子小便浸一宿，滤去渣，晒干为末"。

6. **麸制**　宋代《圣济总录》中提到"麸炒，焦黄色"，金代《儒门事亲》中也提到"麸炒"。

7. **吴茱萸制**　宋代《圣济总录》中提到"去须一两，用吴茱萸半两同炒，以茱萸黑色为度，放地上出火毒，不用茱萸"，《小儿卫生总微论方》中提到"一分，用吴茱萸一分同炒，去茱萸不用，只用黄连"，元代《丹溪心法》及明代《奇效良方》中均提到"去须，十两，用吴茱萸五两同炒赤色，去茱萸不用"，清代《医方集解》中提到"黄连二十两，吴茱萸十两，同炒去茱萸用……用吴茱萸同炒者，取其能利大肠壅气，且以杀大寒之性也"。

8. **其他辅料**

（1）猪胆汁：宋代《圣济总录》中提到"（末）用犭蒦猪胆一枚入末在内，以好醋煮十余沸，取出挂候干，研为末"。

（2）巴豆：宋代《小儿卫生总微论方》中提到"用巴豆七个，去皮膜，用水一盏同煮，水尽去巴豆不用，只使黄连"。明代《奇效良方》及《证治准绳》均提到"半两，锉，同巴豆三粒炒黄，去豆"。

（3）附子：明代《普济方》中提到"半两，用附子半两煮，去附子用"。

（4）冬瓜汁：明代《普济方》中提到"净，锉，用冬瓜汁浸一宿，晒干，凡七次"。

（5）陈壁土：明代《证治准绳》中提到"细切，用陈壁泥同炒"。

（6）吴茱萸、酒：明代《寿世保元》中提到"二两，内一两用吴茱萸一两炒，去茱萸，用黄连；内一两，酒炒"。

（7）酒、猪胆汁：明代《寿世保元》中提到"酒浸，猪胆汁炒"。

【金老论黄连炮制与临床功效】

一、临床功效与主治

本品味苦，性寒。归心、脾、胃、肝、胆、大肠经。功善清热燥湿，泻火解毒。用于湿热痞满，呕吐吞酸，泻痢，黄疸，高热神昏，心火亢盛，心烦不寐，心悸不宁，血热吐衄，目赤，牙痛，消渴，痈肿疔疮；外治湿疹，湿疮，耳道流脓（表14-5）。

表14-5　黄连各临床常用炮制规格功效、主治对比

炮制规格	功效	主治
黄连	清热燥湿，泻火解毒	用于湿热痞满，呕吐吞酸，泻痢，黄疸，高热神昏，心火亢盛，心烦不寐，心悸不宁，血热吐衄，目赤，牙痛，消渴，痈肿疔疮；外治湿疹，湿疮，耳道流脓
酒黄连	清上焦火热	用于目赤，口疮
姜黄连	清胃和胃止呕	用于寒热互结，湿热中阻，痞满呕吐
萸黄连	疏肝和胃止呕	用于肝胃不和，呕吐吞酸

二、临床调剂

1. **用法用量**　2～5g。外用适量，研末，麻油调敷患处。
2. **临床使用与禁忌**　本品大苦大寒，过量久服易伤脾胃，脾胃虚寒者忌用。枯燥易伤阴津，阴虚津伤者慎用。
3. **贮藏**　置通风干燥处。酒黄连、姜黄连、萸黄连密闭保存。

本品临床常用炮制规格与调剂注意事项见表14-6。

表14-6　黄连临床常用炮制规格与调剂注意事项

炮制规格	处方名	用法用量	特殊禁忌	特殊贮藏方法
黄连	黄连、川连、味连、雅连、云连	2～5g。外用适量，研末，麻油调敷患处	脾胃虚寒者忌用。阴虚津伤者慎用	置通风干燥处。酒黄连、姜黄连、萸黄连密闭保存
酒黄连	酒黄连	2～5g		
姜黄连	姜黄连	2～5g		
萸黄连	萸黄连	2～5g		

白　术

【来源】

本品为菊科植物白术 *Atractylodes macrocephala* Koidz. 的干燥根茎。冬季下部叶枯黄、上部叶变脆时采挖，除去泥沙，烘干或晒干，再除去须根。

【炮制规格】

1. 白术

（1）《中国药典》2020 年版标准：除去杂质，洗净，润透，切厚片，干燥。

性状：本品呈不规则的厚片。外表皮灰黄色或灰棕色。切面黄白色至淡棕色，散生棕黄色的点状油室，木部具放射状纹理；烘干者切面角质样，色较深或有裂隙。气清香，味甘、微辛，嚼之略带黏性。

（2）地方标准（表 15-1）

表 15-1 白术常见地方标准制法及性状要求

来源	制法	性状
《安徽省中药饮片炮制规范》2019 年版	趁鲜干燥适宜程度，切片，干燥	本品多为不规则的厚片。外表皮灰黄色或灰棕色，切面黄白色或淡棕色；散生棕黄色的点状油室，木部具放射状纹理。气清香，味甘、微辛，嚼之略带黏性
《浙江省中药炮制规范》2015 年版	取原药，除去杂质，大小分档，略浸，洗净，润软，切厚片，干燥	多为类圆形或不规则形的厚片，直径 1～7cm。表面灰黄色或灰棕色，有时可见细纵纹。切面黄白色至淡棕色，散生棕黄色的点状油室，木部具放射状纹理，髓部色较浅；烘干者色较深，角质样，有裂隙。气清香，味甘、微辛，嚼之略有黏性
《湖南省中药饮片炮制规范》2010 年版	取原药材，除去杂质，洗净，润透，切厚片，干燥，筛去灰屑	为不规则厚片。切面黄白色或淡黄棕色，粗糙不平，中间色较深，有放射状纹理和棕黄色的点状油室散在，周边灰棕色或灰黄色，有皱纹和瘤状突起，质坚实。气清香，味甘、微辛，嚼之略带黏性
《北京市中药饮片炮制规范》2008 年版	取原药材，除去杂质及残茎，洗净，浸泡 12～24 小时，至七成透时，取出，闷润 24～32 小时，至内外湿度一致，切厚片，干燥，筛去碎屑	本品为不规则厚片。外表皮灰棕色或灰黄色。切面黄白色或淡黄棕色，中间色较深，有棕黄色的点状油室散在。气清香，味甘、微辛，嚼之略带黏性
《江西省中药饮片炮制规范》2008 年版	除去杂质，洗净，润透，切厚片，干燥	本品为不规则纵厚片。表面黄白色或淡黄色，粗糙不平，中间色较深，有放射状纹理和褐色小点，有的有裂隙；周边灰棕色或灰黄色，有皱缩和瘤状突起。质坚实。气清香，味甜，微辛。无虫蛀
《四川省中药饮片炮制规范》2002 年版	除去杂质，洗净，润透，切厚片，干燥	为不规则的厚片，表面灰黄色或灰棕色。切面黄白色至淡棕色，棕黄色的点状油室散在；烘干者断面角质样，色较深或有裂隙。气清香，味甘、微辛。嚼之略带黏性

2. 麸炒白术

（1）《中国药典》2020 年版标准：将蜜炙麸皮撒入热锅内，待冒烟时加入白术片，炒至黄棕色、逸出焦香气，取出，筛去蜜炙麸皮。每 100kg 白术片，用蜜炙麸皮 10kg。

性状：本品形如白术片，表面黄棕色，偶见焦斑。略有焦香气。

（2）地方标准（表 15-2）

表 15-2　麸炒白术常见地方标准制法及性状要求

来源	制法	性状
《北京市中药饮片炮制规范》2023 年版	取麸皮，撒入热锅内，待冒烟时，加入净白术片，迅速翻动，用文火炒至表面黄棕色，有香气逸出时，取出，筛去麸皮，晾凉。每 100kg 白术片，用麸皮 10kg	本品为不规则厚片。表面黄棕色，偶见焦斑。切面或有裂隙。断面浅黄棕色至黄棕色。质坚硬。有香气
《山东省中药饮片炮制规范》2022 年版	先将锅用武火加热，均匀撒入麦麸皮，待冒烟时，投入净白术片，用中火拌炒至表面显深黄色，有香气逸出时，迅速取出，筛去焦麸皮，放凉。每 100kg 白术片，用麸皮 10kg	为不规则的厚片，表面黄色或黄棕色，偶见焦斑，有棕黄色的点状油室散在，木部具放射状纹理。质坚硬，有焦麸香气，味甘、微辛，嚼之略带黏性
《浙江省中药炮制规范》2015 年版	取蜜炙麸皮，置热锅中，翻动，待其冒烟，投入白术，迅速翻炒至表面深黄色时，取出，筛去麸皮，摊凉。每 100kg 白术，用蜜炙麸皮 10kg	表面深黄色，微具焦斑。略有焦香气
《湖南省中药饮片炮制规范》2010 年版	取净白术片，照麸炒法（附录Ⅰ）炒至深黄色、透出焦香气。每 100kg 白术片，用麦麸 10kg	形如白术片，表面黄棕色或棕褐色，偶见焦斑，有麸炒香气
《江西省中药饮片炮制规范》2008 年版	（1）将蜜炙麸皮或谷糠撒入热锅内，待冒烟时加入白术片，炒至焦黄色、逸出焦香气，取出，筛去蜜炙麸皮或谷糠。每 100kg 白术片，用蜜炙麸皮或谷糠 10kg （2）取白术片，用麦麸或谷糠炒至色转黄时，取出，放凉。每 100kg 白术，用麸皮或谷糠 20kg	形如白术片，表面橘黄色或黄棕色，偶见黄斑，具香气
《安徽省中药饮片炮制规范》2005 年版	取净白术片，照麸炒法（附录Ⅰ），炒至表面深黄色，有香气逸出。每 100kg 白术，用麦麸 10kg	形同白术，表面深黄色、黄棕色或棕褐色，偶见焦斑。质硬，有焦麸香气
《四川省中药饮片炮制规范》2002 年版	将蜜炙麸皮撒入热锅内，待冒烟时加入净白术片，炒至焦黄色，逸出焦香气，取出，筛去蜜炙麸皮	表面深黄色，偶见焦斑，微具焦香气

3.（炒）焦白术　《中国药典》2020 年版未收载本炮制规格，常见地方标准制法及性状见表 15-3。

表 15-3　焦白术常见地方标准制法及性状要求

来源	制法	性状
《北京市中药饮片炮制规范》2023 年版	取白术片，置热锅内，用中火炒至表面焦褐色，喷淋清水少许，熄灭火星取出，晾干；必要时筛去碎屑	本品为不规则厚片。表面焦褐色，断面焦黄色。质脆。有焦香气，味微苦

续表

来源	制法	性状
《山东省中药饮片炮制规范》2022年版	取净白术片,置锅内,武火炒至表面焦褐色,取出,放凉	形如麸白术,表面焦褐色。质松脆。微有焦香气,味微苦
《安徽省中药饮片炮制规范》2019年版	取净白术片,置炒制容器内,用中火加热炒至表面深黄色,有焦香气逸出,取出,放凉	本品为不规则的厚片。外表面焦褐色,多有裂隙,断面焦黄色。质松脆。有焦香气
《江西省中药饮片炮制规范》2008年版	取白术片,大小分开,炒至出火星时,喷洒少许清水,再炒至表面焦黑色、内部棕褐色,取出,放凉	形如白术片,表面焦黑色,内棕褐色,体松脆,具焦香气
《四川省中药饮片炮制规范》1977年版	取净白术片,用清炒法炒至外表有焦斑,内呈深黄色,有香气为度,为焦术	色深黄,有焦斑,质脆

4. 土白术 《中国药典》2020年版未收载本炮制规格,常见地方标准制法及性状见表15-4。

表15-4 土白术常见地方标准制法及性状要求

来源	制法	性状
《北京市中药饮片炮制规范》2023年版	取伏龙肝细粉,置热锅内,用中火炒至灵活状态时,加入净白术片,炒至表面挂土色,有香气逸出时,取出,筛去伏龙肝粉,晾凉。每100kg白术片,用伏龙肝细粉30kg	本品为不规则厚片。表面显土色,断面浅黄色至黄褐色,具放射状纹理,或有棕色小点及裂隙。质脆。有土香气
《山东省中药饮片炮制规范》2022年版	取伏龙肝细粉,置锅内中火炒至呈灵活状态时,加入净白术片,拌炒至表面挂土色,有香气逸出时,取出,筛去伏龙肝细粉,放凉。每100kg白术片,用伏龙肝细粉20kg	形如麸白术,表面显土色。附有细土末。有土香气,味甘、微辛
《浙江省中药炮制规范》2015年版	取伏龙肝,置热锅中,翻动,待其滑利,投入白术,炒至表面土黄色时,取出,筛去伏龙肝,摊凉。每100kg白术,用伏龙肝20kg	表面土黄色。略有土气
《湖南省中药饮片炮制规范》2010年版	取净白术片,照土炒法(附录Ⅰ)炒至白术表面均匀挂上土粉时,取出,筛去土粉,放凉。每100kg白术片,用灶心土25kg	形如白术片,表面杏黄土色,附有细土粉,有土香气
《江西省中药饮片炮制规范》2008年版	取白术片,用伏龙肝细粉炒至表面挂有土,呈土黄色,筛去多余的土,放凉。每100kg白术片,用伏龙肝细粉20kg	形如白术片,表面土黄色,附有细土粉,略具香气
《四川省中药饮片炮制规范》2002年版	取伏龙肝(或赤石脂)细粉,置热锅中,待其滑利,投入净白术片,炒至表面挂有土色,取出,筛去多余的土。每100kg白术片,用伏龙肝(或赤石脂)细粉20kg	表面土黄色并有土黏附,略有土气

5. 漂白术 《中国药典》2020年版未收载本炮制规格,常见地方标准制法及性状见表15-5。

表 15-5　漂白术常见地方标准制法及性状要求

来源	制法	性状
《江西省中药饮片炮制规范》2008 年版	除去杂质，洗净，浸透，纵切厚片，用米泔水漂 1 天，再用清水漂 1～2 天，捞起，干燥	形如白术片，表面颜色较淡

【金老谈白术炮制历史】

综合古代白术的炮炙方法，主要有炮、炒、煨、焙、烧、蒸、浸、洗、煮、炙等。在炙法中有不加辅料的，也有加辅料的。辅料有米泔、土、蜜、酒、麸、人乳、绿豆、牡蛎、面、姜汁、醋、盐等。下面分别予以介绍。

一、不加辅料炮炙

包括熬、炮、炒、煨、煮、烧、蒸，每一种炙法中又有不同的炮炙要求。

1. **熬法**　唐代《千金翼方》中提出"熬令色变""熬黄"。

2. **炮法**　宋代《博济方》中首先提出"炮黄色"。其后如宋代《圣济总录》中也有"炮"的记载。

3. **炒法**　宋代《博济方》中首先提出"炒黄"。以后有 43 部文献中都提到炒法，如明代《普济方》中提到"微炒黄"。《证治准绳》中提到"略炒去油"。《寿世保元》中提到"微炒"。《医宗必读》中提到"炒焦"。清代《本草从新》中提到"凡炒白术，止宜炒黄，若炒焦则气味全失"。《本草纲目拾遗》中提到"炒黄不宜焦，焦则无力矣"。

4. **煨法**　宋代《太平惠民和剂局方》中首先提出"煨"。其后的《急救仙方》、金代《珍珠囊》、明代《奇效良方》、清代《医宗金鉴》中都有相同记载。

5. **煮法**　明代《普济方》中提出"水煮过"。

6. **烧法**　清代《本经逢原》中提出"烧存性"。

7. **蒸法**　清代《本经逢原》中首先提出"饭上蒸数次"，《沈氏女科辑要笺正》中提出"蒸熟"，《增广验方新编》中提到"饭上蒸炒"。《女科要旨》《笔花医镜》中亦提到蒸的炮炙。

二、加辅料炮炙

应用的辅料有米泔、麦麸、土、黄芪、石斛、牡蛎、蜜、绿豆、酒、人乳、麦芽、面、姜汁、醋、陈皮汁、盐、附子等，其中以米泔和土最为常见，麦麸较为常见。在炙法中有用一种辅料的，也有两种辅料合并使用的。

（一）单一辅料炮炙

1. **米泔制**　宋代《博济方》中首先提到"米泔浸一宿洗净"，其后如宋代《三因极一病证方论》、明代《医学入门》、清代《本草汇》等书中都提到白术米泔炙。而米泔炙又有不同的制法和要求，其中包括"米泔浸半日去芦"（明代《医学入门》）；"米泔浸一宿，锉碎炒"（明代《普济方》）；"去芦，淘米泔水洗，薄片晒干"（明代《寿世保元》）；"泔浸一宿焙"（明代《医学纲目》）；"米泔洗炒"（清代《医学从众录》）；"淘米水泡炒"（清代《增广验方新编》）；"白米泔水浸三昼夜，洗净浮皮，蒸晒十次，有脂沾手为度，切片熬膏"（清代《本草纲目拾遗》）。

2. **麦麸制**　宋代《类编朱氏集验医方》中首先提出"麸炒"。其后的明代《医学纲目》中提到"麸皮同炒，去麸皮"，明代《医宗粹言》中提到"用麸炒微黄色"。

3. **土制**　最早见于唐代《外台秘要》，曰"土炒"。历代有 78 部文献记述有白术土炙。而土炙中又有不同制法和要求。如宋代《类编朱氏集验医方》中提到"土水煮烧"，《疮疡经验全书》中提到"用陈壁土炒"；明代《增补万病回春》中提到"去芦油土炒"。

4. **醋制**　宋代《圣济总录》中首先提出"醋浸一宿炒"，其后清代《外科大成》中提到"醋浸"，《良朋汇集》中提到"醋炒"。

5. **蜜制**　明代《普济方》中最早提到"汤浸半月，切片子蜜炙香黄色""蜜略涂，纸衬铫，慢火炒"。其后蜜炙又有不同的制法和要求，如清代《本草通玄》中首先提到"以蜜水炒之"，以后在《本草备要》等书中都有相同记载。《本草汇》中提到"蜜水炙"，《本经逢原》中又提到"蜜水拌蒸"。

6. **绿豆制**　明代《普济方》中提出"以绿豆炒香，去豆"。

7. **酒制**　明代《外科理例》中首先提到"酒制"。其后在酒炙中又有不同制法和要求，如清代《医宗说约》中提到"用酒拌蒸"、《良朋汇集》中提到"酒炒"，《本草纲目拾遗》中提到"酒浸九蒸九晒"。

8. **人乳制**　明代《本草蒙筌》中最早提到"人乳汁润之"，其后的《本草纲目》、清代《本草汇》中都有相同记载。而乳炙又有不同制法和要求，如清代《药品辨义》中提到"人乳浸，饭上多蒸用"，《本草汇纂》中提到"乳拌"，《医学从众录》中提到"人乳拌蒸晒"。

9. **面制**　明代《景岳全书》中首先提到"面炒"，其后的《先醒斋医学广笔记》、清代《成方切用》中都有相同记载。

10. **姜汁制**　清代《本草汇》中首先提出"姜汁焙之"，其后的《温热暑疫全书》中提到"姜汁拌生用""姜汁炒"，《本经逢原》中又提到"姜汁拌晒"。

11. **陈皮制**　清代《医学从众录》中提出"用陈皮煎汁收入，去陈皮"。

其他辅料炙法如明代《寿世保元》中提到"盐水炒"，清代《类证治裁》中提到"盐炒"。明代《医学纲目》中提到"用黄芪同炒，去黄芪""用石斛同炒，去石斛""用牡蛎同炒，去牡蛎"。

（二）两种或两种以上辅料合并炮炙

合并应用的辅料有，米泔与麦麸，米泔与土，米泔、土与蜜，附子、生姜与醋，米泔与麦芽，米泔与米，人乳与米泔，人乳与蜜，黄芪、石斛、牡蛎与麦麸等。

1. **米泔与麦麸合制**　最早见于宋代《苏沈良方》中提到"米泔浸一宿，切，麸炒黄色"，其后如《校正集验背疽方》中提"用米泔浸半日，锉到小指头大方块，焙干，再用麦麸炒色，不得伤火，去麸将白术锉用"。

2. **米泔与土合制**　明代《医学入门》中最早提出"米泔浸半日去芦，泻胃火生用，补胃虚土炒"，而合制又有不同制法和要求，如明代《本草原始》中提到"米泔浸，切，土炒"，清代《沈氏女科辑要笺正》中提到"米泔浸一日，黄土炒香"，《本草纲目拾遗》中提到"用糯米泔浸，陈壁土炒，炒黄不宜焦，焦则无力矣"。还有明代《炮炙大法》中提到"米泔浸去油者，山黄土裹蒸晒九次，洗净去皮，切片晒干"，清代《本草述》中提到"去油者去皮切片，米泔水浸透，晒干，陈壁土裹蒸晒九次，洗净仍晒干用"，《医宗必读》中提到"泔浸一宿，土蒸切片，慢火炒黄甲（色）"。

3. **米泔、土与蜜合制**　明代《医宗必读》中首先提出"米泔水浸半日，土蒸切片，蜜水拌匀炒令褐色"，其后如清代《本草必用》中亦有相同记载。

4. **附子、生姜与醋合制**　明代《奇效良方》中提出"附子各一两，入生姜四两，用醋煮十数沸,焙干"。

5. **米泔与麦芽合制** 清代《外科大成》中提出"鲜白者米泔浸去涩水,切片晒干,同麦芽拌炒"。

6. **米泔与米合制** 清代《长沙药解》中提出"泔浸,切片,盘盛,隔布,上下铺湿米,蒸至米烂,晒干用"。

7. **人乳与米泔合制** 清代《本草害利》中提出"人乳拌蒸,糯米泔浸"的炙法。

8. **人乳与蜜合制** 清代《本草辑要》中提出"蜜水炒,人乳拌蒸用"。

9. **黄芪,石斛、牡蛎与麦麸合制** 两种以上辅料炙最早见于元代《丹溪心法》,其中提到"分作四分,一分用黄芪同炒,一分用石斛同炒,一分用牡蛎同炒,一分用麸皮同炒,上各微炒黄色,去余药。只用白术,研细",其后的明代《证治准绳》中有相同记载。清代《本草纲目拾遗》中则提到"于术四两分四制,一两黄芪煎汁炒,一两牡蛎粉炒,一两麸皮汤炒,一两石斛汤炒,只取术为末"。

【金老论白术炮制与临床功效】

一、临床功效与主治

本品味甘、苦,性温。归脾、胃经。功善健脾益气,燥湿利水,止汗,安胎。用于脾虚食少,腹胀泄泻,痰饮眩悸,水肿,自汗,胎动不安(表 15-6)。

表 15-6 白术各临床常用炮制规格功效、主治对比

炮制规格	功效	主治
白术	健脾益气,燥湿利水,止汗,安胎	用于脾虚食少,腹胀泄泻,痰饮眩悸,水肿,自汗,胎动不安
麸炒白术	健脾和胃	用于脾胃不和,运化失常,食少胀满倦怠乏力,表虚自汗
土炒白术	补脾止泻	用于脾虚食少,泄泻便溏,胎动不安
焦白术	健脾止泻	用于脾虚泄泻,久痢,带下白浊

二、临床调剂

1. **用法用量** 6~12g。

2. **临床使用与禁忌** 无。

3. **贮藏** 置阴凉干燥处,防蛀。

本品临床常用炮制规格与调剂注意事项见表 15-7。

表 15-7 白术临床常用炮制规格与调剂注意事项

炮制规格	处方名	用法用量	特殊禁忌	特殊贮藏方法
白术	生白术、生于术、生冬术	6~12g		置阴凉干燥处,防蛀
麸炒白术	麸炒白术、炒白术、炒于术、炒冬术			
土炒白术	土炒白术、土炒于术、土炒冬术			
焦白术	焦白术			

苦 杏 仁

【来源】

本品为蔷薇科植物山杏 *Prunus armeniaca* L.var. *ansu* Maxim.、西伯利亚杏 *Prunus sibirica* L.、东北杏 *Prunus mandshurica*（Maxim.）Koehne 或杏 *Prunus armeniaca* L. 的干燥成熟种子。夏季采收成熟果实，除去果肉和核壳，取出种子，晒干。

【炮制规格】

1. 生苦杏仁

（1）《中国药典》2020 年版标准：用时捣碎。

性状：本品呈扁心形，长 1～1.9cm，宽 0.8～1.5cm，厚 0.5～0.8cm。表面黄棕色至深棕色，一端尖，另端钝圆，肥厚，左右不对称，尖端一侧有短线形种脐，圆端合点处向上具多数深棕色的脉纹。种皮薄，子叶 2，乳白色，富油性。气微，味苦。

（2）地方标准（表 16-1）

表 16-1　生苦杏仁常见地方标准制法及性状要求

来源	制法	性状
《天津市中药饮片炮制规范》2012 年版	取原药材，除去杂质	呈扁心形，长 1～1.9cm，宽 0.8～1.5cm，厚 0.5～0.8cm。表面黄棕色至深棕色，端尖，另端钝圆，肥厚，左右不对称。尖端一侧有短线形种脐，圆端合点处具多数向上的深棕色脉纹。种皮薄，乳白色子叶 2，富油性。气微，味苦
《湖南省中药饮片炮制规范》2010 年版	取原药材，除去核壳等杂质，干燥	呈扁心形，长 1～1.9cm，宽 0.8～1.5cm，厚 0.5～0.8cm。表面黄棕色至深棕色，一端尖，另端钝圆，肥厚，左右不对称，尖端一侧有短线形种脐，圆端合点处向上具多数深棕色的脉纹。种皮薄，子叶 2，乳白色，富油性。气微，味苦
《江西省中药饮片炮制规范》2008 年版	除去杂质，用时捣碎	本品呈扁心形，长 1～1.9cm，宽 0.8～1.5cm，厚 0.5～0.8cm。表面黄棕色至深棕色，一端尖，另端钝圆，肥厚，左右不对称，尖端一侧有短线形种脐，圆端合点处向上具多数深棕色的脉纹。种皮薄，子叶 2，乳白色，富油性。气微，味苦。无虫蛀、泛油
《广西壮族自治区中药饮片炮制规范》2007 年版	除去杂质	呈扁心形，长 1～1.9cm，宽 0.8～1.5cm，厚 0.5～0.8cm。表面黄棕色至深棕色，一端尖，另端钝圆，肥厚，左右不对称，尖端一侧有短线形种脐，圆端合点处向上具多数深棕色的脉纹。种皮薄，子叶 2，乳白色，富油性。气微，味苦
《重庆市中药饮片炮制规范及标准》2006 年版	除去杂质。用时捣碎	为扁心形，长 1～1.9cm，宽 0.8～1.5cm，厚 0.5～0.8cm。表面黄棕色至深棕色，一端尖，另端钝圆，肥厚，左右不对称。尖端一侧有短线形种脐，圆端合点处向上具多数深棕色的脉纹。种皮薄，子叶 2，乳白色，富油性。气微，味苦

续表

来源	制法	性状
《安徽省中药饮片炮制规范》2005 年版	取原药材,除去褐色油粒、杂质	为扁心形,长 1~1.9cm,宽 0.8~1.5cm,厚 0.5~0.8cm。表面黄棕色至深棕色,有细密纵皱纹,顶端尖,底部钝圆肥厚,左右不对称;尖端一侧有短线形种脐,圆端合点处散出多数脉纹。种仁薄,子叶 2,乳白色,富油性。气微,味苦
《四川省中药饮片炮制规范》1977 年版	取苦杏仁,除去杂质,择去油、黑、虫、烂等颗粒,用时打碎	为扁心脏形,种皮薄,棕色至暗棕色,内有白色子叶 2 片,富油性,具臭气,味苦
《辽宁省中药炮制规范》1975 年版	拣净杂质及残留的硬壳和褐色油粒	无杂质硬壳

2. 焯苦杏仁

（1）《中国药典》2020 年版标准:取净苦杏仁,照焯法（通则 0213）去皮。用时捣碎。

性状:本品呈扁心形。表面乳白色或黄白色,一端尖,另端钝圆,肥厚,左右不对称,富油性。有特异的香气,味苦。

（2）地方标准（表 16-2）

表 16-2　焯苦杏仁常见地方标准制法及性状要求

来源	制法	性状
《湖南省中药饮片炮制规范》2010 年版	取净苦杏仁,照焯法（附录Ⅰ）沸水烫至种皮颜色变深,取出,置冷水中略泡或趁热搓下、除去种皮,选除种皮未搓下者及油黑者后,及时晒干或低温烘干,簸去灰屑。用时捣碎	为去皮后的扁心形种仁,或已分离为单瓣;表面乳白色或黄白色,富油性,有特殊香气,味苦
《江西省中药饮片炮制规范》2008 年版	（1）取净苦杏仁,照焯法（附录二）去皮,用时捣碎 （2）取净苦杏仁,置沸水中焯至皮鼓起,捞出,浸入冷水中,搓去皮,干燥	形如苦杏仁,或分离为单瓣,无种皮。表面乳白色,有特殊香气,味苦
《广西壮族自治区中药饮片炮制规范》2007 年版	取生苦杏仁,除去杂质,在 10 倍量沸水中焯 5 分钟,取出,去皮,及时干燥,用时捣碎	为去皮后的扁心形种仁,或已分离为单瓣;表面乳白色或黄白色,富油性。有特殊香气,味苦
《重庆市中药饮片炮制规范及标准》2006 年版	取净苦杏仁,照焯法去皮。用时捣碎	无种皮,为心形的乳白色种仁,有的分离单瓣,特异香气浓,味苦
《安徽省中药饮片炮制规范》2005 年版	取净苦杏仁,照焯法（附录Ⅰ）去皮。用时捣碎	形同苦杏仁,有的分离为单瓣,表面乳白色。有特异香气,味苦
《浙江省中药炮制规范》2005 年版	取原药,除去杂质及油黑者,投入 10 倍量以上的沸水中,翻动片刻,取出,搓去种皮,干燥。用时捣碎	无种皮,表面黄白色
《四川省中药饮片炮制规范》2002 年版	取净苦杏仁,照焯法去皮。用时捣碎	为心脏形的乳白色核仁,臭气浓,味苦

3. 炒苦杏仁

（1）《中国药典》2020年版标准：取燀苦杏仁，照清炒法（通则0213）炒至黄色。用时捣碎。

性状：本品形如燀苦杏仁，表面黄色至棕黄色，微带焦斑。有香气，味苦。

（2）地方标准（表16-3）

表16-3　炒苦杏仁常见地方标准制法及性状要求

来源	制法	性状
《天津市中药饮片炮制规范》2022年版	取苦杏仁置锅内，炒至呈现火色，取出，放凉	本品呈扁心形，长1～1.9cm，宽0.8～1.5cm，厚0.5～0.8cm。一端尖，另端钝圆，肥厚，左右不对称，尖端一侧有短线形种脐，圆端合点处向上具多数深棕色的脉纹。种皮薄，子叶2，乳白色，富油性。气微，味苦。黄棕色至深棕色，偶带焦斑，有香气
《江西省中药饮片炮制规范》2008年版	取燀苦杏仁，照清炒法（附录二）炒至黄色，用时捣碎	形如苦杏仁，表面微黄色
《广西壮族自治区中药饮片炮制规范》2007年版	取燀苦杏仁，用文火炒至黄色，用时捣碎	为去皮后的扁心形种仁，或已分离为单瓣；表面乳白色或黄白色，富油性。有特殊香气，味苦
《重庆市中药饮片炮制规范及标准》2006年版	取燀苦杏仁，照清炒法炒至黄色。用时捣碎	为心形的淡黄白色种仁，偶见焦斑，特异香气浓，味苦
《安徽省中药饮片炮制规范》2005年版	取燀苦杏仁或苦杏仁，照炒黄法（附录D），炒至种仁微黄色，或挂火色，有香气	形同燀苦杏仁，表面微黄色，偶见焦斑。有香气
《浙江省中药炮制规范》2005年版	取燀苦杏仁，炒至表面微具焦斑时，取出，摊凉。用时捣碎	无种皮，表面黄色，微具焦斑
《天津市中药饮片炮制规范》2005年版	取苦杏仁置锅内，炒至呈显火色，取出，放凉	形如苦杏仁，表面微黄色，偶带焦斑，有香气
《四川省中药饮片炮制规范》2002年版	取苦杏仁，除去杂质，用清炒法，炒至微黄色带焦斑为度，取出，临用时打碎	炒后黄色带焦斑，具焦香气
《辽宁省中药炮制规范》1975年版	取净苦杏仁，置锅内用微火炒至深黄色并逸出香气为度，取出，放凉。用时捣碎	深黄色有香气，不焦

4. 苦杏仁饼

《中国药典》2020年版未收载本炮制规格，常见地方标准制法及性状见表16-4。

表16-4　苦杏仁饼常见地方标准制法及性状要求

来源	制法	性状
《天津市中药饮片炮制规范》2018年版	取苦杏仁，轧去油，成薄片状	为薄片状，一面有光泽，一面粗糙，黄棕色，布满棕红色至棕褐色点状物。无臭，味苦

续表

来源	制法	性状
《天津市中药饮片炮制规范》2005年版	取苦杏仁,轧去油,成薄片状	为薄片状,一面有光泽,一面粗糙,黄棕色,布满棕红色至棕褐色点状物。气微,味苦
《辽宁省中药炮制规范》1975年版	取净苦杏仁,用机器榨去油,压成干燥薄片状饼,放冷,包装备用	不应有发霉及败油味

5. 苦杏仁霜 《中国药典》2020年版未收载本炮制规格,常见地方标准制法及性状见表16-5。

表16-5　苦杏仁霜常见地方标准制法及性状要求

来源	制法	性状
《安徽省中药饮片炮制规范》2019年版	取净焯苦杏仁,照去油制霜法(附录Ⅰ),制成乳白色或淡黄色的松散粉末	为松散状粉末,乳白色至淡黄色。气特异,味苦
《四川省中药饮片炮制规范》2015年版	取杏仁,除去杂质,照制霜法(通则0213)制霜	为棕黄色干燥薄片状物,具杏仁的特异香气
《湖南省中药饮片炮制规范》2010年版	取净苦杏仁,碾碎,在吸油纸上曝晒或烘烤,趁热包起,压榨去油,如此反复数次,至油几尽,研粉	为灰白色松散粉末
《江西省中药饮片炮制规范》2008年版	取焯苦杏仁,捣碎如泥,用草纸包裹后,置于烈日下曝晒,反复换纸,吸去油分	本品为白色松散粉末。微有油腻气,味苦
《广西壮族自治区中药饮片炮制规范》2007年版	生苦杏仁碾碎,在吸油纸上曝晒或烘烤,趁热包起,压榨去油,如此反复数次,至油几尽,研粉	本品为乳白色松散粉末,无走油
《重庆市中药饮片炮制规范及标准》2006年版	取净苦杏仁,照制霜法制霜	为棕黄色干燥薄片状物或松散状粉末,乳白色至淡黄色,具杏仁的特异香气,味苦

6. 蒸苦杏仁 《中国药典》2020年版未收载本炮制规格,常见地方标准制法及性状见表16-6。

表16-6　蒸苦杏仁常见地方标准制法及性状要求

来源	制法	性状
《浙江省中药炮制规范》2015年版	取原药,除去杂质及油黑者,置适宜容器内,蒸至上汽,续蒸半小时,取出,干燥。用时捣碎	呈扁心形,长1~1.9cm,宽0.8~1.5cm,厚0.5~0.8cm。表面黄棕色至深棕色。一端尖,具种孔,一侧有短线形的种脐,另端钝圆,肥厚,左右不对称,自合点向种孔具多数深棕色的脉纹。种皮薄,子叶2,乳白色,富油性。气微,味苦

【金老谈苦杏仁炮制历史】

一、净选与切制

1. **捣（研、杵、捶）**　汉代《金匮玉函经》首先提出"别捣令如膏"，有"杵为膏""捣令如膏，乃稍纳药末中，更下粗罗。""研膏""去及研如泥""捶碎""研令漉取汁""炮去皮尖，砂罐内研如泥，入水再研，澄去浊脚。"

2. **去油取霜**　宋代《圣济总录》首先提出"炒令黄黑捣为末，用纸三两重裹压去油，又换纸油尽令如粉白"。有"去皮尖，研细，取油""入瓦器研去油""霜去皮尖捣碎，以纸包，压去油，以成白粉为度""热汤泡去皮，以绵纸包，木槌缓缓捶去油，此物极难得干，必数十换纸，方得油净，以成白粉为度"。也有用油者，如唐代《外台秘要》首先提出"研滤取汁"。

3. **去皮尖**　汉代《金匮玉函经》首先提出"泡去皮"，有"去皮尖""汤浸去皮尖""汤柔挞去皮""去尖""去皮膜""去皮梢"等提法。关于去或不去皮尖之目的，或云："去皮尖则缓，连皮尖则锐""治风寒肺病，药中亦有连皮尖用者，取其发散也"。《握灵本草》谓："劳伤咳嗽，杏仁以童子小便浸，春七日，冬二七日，连皮尖于砂盆中研滤取汁，煮令鱼眼沸，候软如面糊即成。以粗布摊爆之，可丸。""令及熟研用。"

4. **去双仁**　汉代《金匮玉函经》首先提出"勿取两人者"，有"去两（或'双'或'二'）仁者""双仁有大毒，不可用""双仁者，惟堪毒狗，误服杀人""如花大出，必双仁独粒，有毒，忌用，杀人"。

汉代《金匮玉函经》首先提出"熬"及"作煮不熬"的方法，以后医药书籍中又记载了多种炮炙方法，如炒、煮、焙、烧（煅、燎、炼）、蒸、熬、浸、制、煨、煎等，有不加辅料的，也有加辅料的。辅料有麸、酥、油、酒、面、瓜蒌、童便、姜、盐、醋、牡蛎、白火石、乌（黑）豆、薄荷、地黄、糠。下面分别介绍。

二、不加辅料炮炙

1. **炒法**　汉代《金匮要略方论》首先提出"炒"。以后，历代有此记载者有：唐代《银海精微》，宋代《小儿药证直诀》《圣济总录》《产育宝庆集》《校注妇人良方》《济生方》《女科百问》，金代《儒门事亲》，元代《外科精要》《丹溪心法》，明代《普济方》《秘传证治要诀及类方》《奇效良方》《外科理例》《证治准绳》《济阴纲目》《医宗必读》《一草亭目科全书》，清代《医门法律》《医宗说约》《本草述》《医方集解》《本草备要》《本草从新》《本草求真》《叶天士秘方大全》《本草辑要》《医学从众录》《类证治裁》《本草汇纂》《医家四要》。明代《证治准绳》还有"制炒"及"炒去皮尖油取净霜"的记载。此外，有的还提出了具体要求，如"微炒"（宋代《普济本事方》、明代《婴童百问》《医学纲目》《景岳全书》、清代《外科大成》《良朋汇集》），"炒黄（包）"（宋代《济生方》、金代《儒门事亲》、元代《卫生宝鉴》、明代《普济方》《女科撮要》《医学纲目》《本草纲目》《医宗粹言》《寿世保元》《炮炙大法》《本草通玄》、清代《本草汇》《食物本草会纂》《修事指南》《良朋汇集》《医宗金鉴》《幼幼集成》《得配本草》《成方切用》《温热经纬》《本草害利》），"纸上炒令黄色"（明代《普济方》），"炒熟"（明代《医学纲目》），"炒令焦"（宋代《济生方》），"炒焦碎"（明代《普济方》），"炒令黄黑捣为末，用纸三两重裹压去油，又换纸油尽令如粉白"（宋代《圣济总录》，明代《普济方》），"炒令微黑"

（明代《普济方》），"炒黑"（明代《奇效良方》、清代《外科大成》），"炒赤"（明代《普济方》《婴童百问》）。

2. **煮法**　宋代《博济方》首先提出"汤洗去皮尖,烂煮令香,取出,研",明代《普济方》亦有相同记载。此外,金代《儒门事亲》提出"煮",明代《景岳全书》提出"水一碗煮令减半"（明代《医学纲目》云："水一碗煎令减半,取出令干,另研。"后"熬"法中亦相同）。清代《医方丛话》提出"有大毒,须煮令极熟,中心无白为度"（附：汉代《金匮玉函经》提出"作煮不熬"）。

3. **焙法**　明代《滇南本草》首先提出"瓦烧",明代《医宗必读》提出"焙"。

4. **烧（包括燎、炼）法**　晋代《肘后备急方》首先提出"烧",明代《青效良方》亦有相同记载。明代《普济方》提出"烧存性",同此者尚有：明代《婴童百问》《济阴纲目》,清代《串雅内编》《本草纲目拾遗》。此外,还有"烧令烟未尽"（明代《医学入门》）；"烧令黑"（唐代《千金翼方》）；"灯上烧作炭,略存性"（宋代《小儿卫生总微论方》）；"烧作灰"（宋代《太平圣惠方》）,以后清代《良朋汇集》亦记载了相同炙法；"铜针穿灯上,燎作声为度"（宋代《太平圣惠方》）；"灯上燎熟"（宋代《圣济总录》）；"针挑上火炼存性"（明代《普济方》）。

5. **蒸法**　清代《本草述》首先提出"蒸熟去皮尖研滤取净汁",清代《增广验方新编》提出"去皮尖,蒸熟捣碎,开水冲服。"

6. **熬法**　汉代《新辑宋本伤寒论》首先提出"熬黑"及"熬别作脂"。以后,提出"熬"的,尚有晋代《肘后备急方》、唐代《千金翼方》、宋代《证类本草》、明代《普济方》。提出"熬别作脂"还有：汉代《注解伤寒论》、唐代《千金翼方》（"熟别捣如膏"）、唐代《食疗本草》（"熬捣作脂"）、明代《普济方》（"熬研为脂"）、清代《医宗金鉴》。

7. **制法**　宋代《校注妇人良方》提出"制"。

8. **炒、煮法**　宋代《小儿药证直诀》提出"微炒煮三五沸",以后明代《婴童百问》亦有相同记载。

9. **炒、煮、焙法**　宋代《小儿卫生总微论方》提出"微炒,更煮三五沸,焙干"。

10. **焙、炒法**　明代《普济方》提出"焙,炒微黄"。

11. **蒸、煎、炒法**　清代《增广验方新编》提出"蒸熟去皮煎炒"。

三、加辅料炮炙

（一）单一辅料炮炙

1. **麸制**　唐代《外台秘要》首先提出"麸炒黄",以后,记载相同者有：宋代《伤寒总病论》《小儿药证直诀》《普济本事方》《太平惠民和剂局方》,金代《儒门事亲》,明代《普济方》《证治准绳》《济阴纲目》《审视瑶函》。宋代《太平圣惠方》提出"麸炒微黄",以后,记载相同者有：明代《普济方》《奇效良方》《婴童百问》。宋代《脚气治法总要》提出"麸炒",以后,记载相同者有：宋代《圣济总录》《太平惠民和剂局方》《小儿卫生总微论方》《洪氏集验方》《三因极一病证方论》《传信适用方》《类编朱氏集验医方》,金代《儒门事亲》,元代《汤液本草》《卫生宝鉴》《丹溪心法》,明代《奇效良方》《本草蒙筌》《医学纲目》《本草纲目》《证治准绳》《寿世保元》《景岳全书》《济阴纲目》《炮炙大法》《医宗必读》,清代《握灵本草》《医门法律》《本草述》《本草述钩元》《食物本草会纂》《修事指南》《医宗金鉴》《得配本草》《本草害利》。明代《普济方》提出"麸炒令熟"。

2. **酥制**　唐代《外台秘要》提出"酥熬"。

3. **油制**　唐代《外台秘要》提出"油煎令黑捣如膏"。

4. **酒制**　清代《本草汇》提出"酒浸"。

5. **面制**　宋代《太平惠民和剂局方》首先提出"面炒,令黄赤色为度"。以后,还有提出"面炒黄"(宋代《校注妇人良方》,明代《婴童百问》《医学纲目》《医学入门》《景岳全书》),"面炒"(明代《本草发挥》《外科理例》《保婴撮要》《济阴纲目》),"面炒赤色"(明代《保婴撮要》)。

6. **瓜蒌瓤制**　宋代《圣济总录》提出"瓜蒌瓤同炒黄去瓜蒌瓤",明代《普济方》提出"瓜蒌瓤同炒黄"。

7. **桑根白皮制**　宋代《圣济总录》首先提出"杏仁一两,用桑根白皮二两,细切,河水一碗同煮一复时,只用杏仁"。明代《普济方》也有相同记载。

8. **饭为辅料**　宋代《太平圣惠方》首先提出"绢袋盛饭甑中蒸,乘热绞取脂"。以后,宋代《圣济总录》、明代《普济方》也记载了相同炙法。

9. **米泔制**　宋代《三因极一病证方论》提出"米泔浸一宿,取出握干略炒"。

10. **蒜为制**　明代《普济方》提出"烧过后,入蒜煮研"。

11. **蜜制**　宋代《圣济总录》提出"蜜拌炒黄"。清代《握灵本草》提出"杏仁制炒,研膏入蜜"。

12. **蛤蚧粉制**　明代《普济方》提出"蛤蚧粉炒"。

13. **黄明胶制**　明代《普济方》提出"用黄明胶煎黄"。

14. **童便制**　宋代《普济方》首先提出"童子小便冬浸五日,夏浸三日,取出,新水淘净后用"。明代《医学入门》提出"童便浸三日"。

15. **姜制**　清代《本草汇》提出"姜水泡去皮尖,焙煎饮"。

16. **盐制**　清代《本草汇》提出"盐水润焙"。

17. **醋制**　清代《幼科释谜》提出"醋煮杏仁二枚,灯上煅"。

18. **牡蛎粉制**　明代《奇效良方》提出"用牡蛎煅成粉,与同杏仁炒黄色,去牡蛎粉不用"。明代《证治准绳》亦有同样记载。

（二）多种辅料炮炙

1. **白火石、乌豆合制**　南朝刘宋《雷公炮炙论》首先提出"凡使,须以沸汤浸少时,去皮膜,去尖,擘作两片,用白火石并乌豆、杏仁三件于锅子中,下东流水煮,从巳至午,其杏仁色褐黄,则去尖,然用。每修事一斤,用白火石一斤,乌豆三合,水旋添,勿令缺,免反血,为妙也"。之后,明代《本草纲目》《本草乘雅半偈》,清代《修事指南》也都记载了此法。

2. **童便、酥、薄荷合制**　宋代《太平圣惠方》提出"以童子小便,于瓦瓶中浸二七日,和瓶于日中,每日换小便,日满以新汲水淘洗,去皮尖,便以微火焙干。则以小便一(斗),于银锅内缓火煎,后杏仁随手破,即于久经用砂盆内,柳木槌研,令如膏,更以细布滤过,入真酥一两,薄荷汁二大合,和令匀"。

3. **童便、麸合制**　宋代《太平圣惠方》提出"童子小便浸三宿,麸炒微黄"。

4. **童便、酒、地黄合制**　宋代《圣济总录》提出"一斗以汤浸去皮尖双仁,用童子小便三斗煮一日,以好酒二升淘洗,就后经研如膏,再以清酒三斗并地黄汁三升和杏仁青银石器内重汤煮一复时,稀稠如膏为度,盛并器密封口"。

5. **童便、蜜合制**　宋代《圣济总录》首先提出"童子小便浸一复(明代《普济方》为'伏')时控干蜜炒"。以后,明代《普济方》亦有相同记载。

6. **面、糠合制** 清代《本草述》提出"杏仁(霜)、去皮面裹作包,糠火煨熟去面,研烂压去油"。

【金老论苦杏仁炮制与临床功效】

一、临床功效与主治

本品味苦,性微温。有小毒。归肺、大肠经。功善止咳平喘,润肠通便。治疗咳嗽气喘、胸满痰多,肠燥便秘等症(表16-7)。

表16-7　苦杏仁各临床常用炮制规格功效、主治对比

炮制规格	功效	主治
生苦杏仁	止咳平喘,润肠通便	用于咳嗽气喘、胸满痰多,肠燥便秘等症
燀苦杏仁	止咳平喘,润肠通便	用于咳嗽气喘、胸满痰多,肠燥便秘等症
炒苦杏仁	温肺散寒	用于肺寒喘咳,久喘肺虚
苦杏仁饼	宣肺降气	用于脾虚便溏的喘咳患者
苦杏仁霜	止咳祛痰	用于便溏、肺阴不足、肺气虚弱患者止咳除痰

二、临床调剂

1. **用法用量**　5~10g,生品入煎剂后下。苦杏仁霜煎时需布包。
2. **临床使用与禁忌**
(1)内服不宜过量,以免中毒。
(2)大便溏泻者慎用,婴儿慎用。
3. **贮藏**　置阴凉干燥处,防蛀。
本品临床常用炮制规格与调剂注意事项见表16-8。

表16-8　苦杏仁临床常用炮制规格与调剂注意事项

炮制规格	处方名	用法用量	特殊禁忌	特殊贮藏方法
生苦杏仁	生苦杏仁	5~10g,入煎剂后下	大便溏泻者慎用,婴儿慎用	置阴凉干燥处,防蛀
燀苦杏仁	杏仁、苦杏仁、燀苦杏仁	5~10g		
炒苦杏仁	炒苦杏仁	5~10g		
苦杏仁霜	苦杏仁霜	5~10g,煎时需布包		

石　膏

【来源】

本品为硫酸盐类矿物硬石膏族石膏,主含含水硫酸钙($CaSO_4 \cdot 2H_2O$),采挖后,除去杂石及泥沙。

【炮制规格】

1. 生石膏

（1）《中国药典》2020 年版标准：打碎，除去杂石，粉碎成粗粉。

性状：本品为纤维状的集合体，呈长块状、板块状或不规则块状。白色、灰白色或淡黄色，有的半透明。体重，质软，纵断面具绢丝样光泽。气微，味淡。

（2）地方标准（表 17-1）

表 17-1　生石膏常见地方标准制法及性状要求

来源	制法	性状
《安徽省中药饮片炮制规范》2019 年版	取原药材，除去杂质，洗净，干燥，打成碎块或粗粉	为不规则块状或粉末。白色、灰色或淡黄色，有的半透明。体重，质软，纵断面呈纤维状或板状，并有绢丝样光泽。无臭，味淡
《江西省中药饮片炮制规范》2008 年版	（1）洗净，干燥，打碎，除去杂石，粉碎成粗粉 （2）洗净，干燥，砸成小块，除去杂石	本品为不规则小块状或粉末。表面白色、灰白色或淡黄色，有的半透明。体重，质软，纵断面呈纵向纤维状纹理，具绢丝样光泽。气微，味淡
《北京市中药饮片炮制规范》2008 年版	取原药材，除去杂石，加工成碎块	本品为不规则块状。白色、灰白色或淡黄色。体重，质软，纵断面具绢丝样光泽。气微，味淡
《重庆市中药饮片炮制规范及标准》2006 年版	洗净，除去杂石，干燥打碎成小块或粗粉	为不规则块状或粉末。白色、灰白色或淡黄色，有的半透明。体重，质软，纵断面具绢丝样光泽。气微，味淡
《山东省中药炮制规范》1990 年版	除去杂质，洗净，晒干，砸成小块，除去夹石，碾成粉末	为粉末状，白色，纤维状，有绢丝样光泽。体重，质软。无臭，味淡
《湖北中草药炮制规范》1979 年版	洗净，晒干，敲成小块，拣去夹石	无具体要求
《四川省中药饮片炮制规范》1977 年版	取石膏，洗净，干燥，打碎，除去杂石，研粗粉	为长块状或不规则形纤维状的白色结晶聚合体，具绢丝样光泽。体重，质脆

2. 煅石膏

（1）《中国药典》2020 年版标准：取石膏，照明煅法（通则 0213）煅至酥松。

性状：本品为白色的粉末或酥松块状物，表面透出微红色的光泽，不透明。体较轻，质软，易碎，捏之成粉。气微，味淡。

（2）地方标准（表 17-2）

表 17-2　煅石膏常见地方标准制法及性状要求

来源	制法	性状
《安徽省中药饮片炮制规范》2019 年版	取净石膏块或粗粉，照明煅法（附录Ⅰ）煅至红透、酥脆时，取出，放凉，碾碎	为不规则酥松碎块或粉白色的粉末，表面透出微红色的光泽，不透明。体较轻，质软，易碎，捏之成粉。无臭，味淡

续表

来源	制法	性状
《江西省中药饮片炮制规范》2008年版	取生石膏,照明煅法(附录二)煅至红透、酥脆,取出,放凉,碾碎	本品为白色的粉末或酥松块状物。表面透出微红色的光泽,不透明。体较轻,质软,易碎,捏之成粉。气微,味淡
《北京市中药饮片炮制规范》2008年版	取净石膏,置煅炉或适宜容器内,煅至酥松,取出,晾凉	本品为白色的粉末或酥松块状物,表面透出微红色的光泽,不透明。体较轻,质软,易碎,捏之成粉。气微,味淡
《重庆市中药饮片炮制规范及标准》2006年版	取净生石膏,照明煅法煅至洁白无光泽,成疏松的粉末为度,取出,放凉	为白色的粉末或酥松块状物,表面透出微红色的光泽,不透明。体较轻,质软,易碎,捏之成粉。气微,味淡
《四川省中药饮片炮制规范》2002年版	取净石膏,用明煅法煅至洁白无光泽,成疏松的粉末为度,取出放冷	为白色的粉末或酥松块状物,表面透出微红色的光泽,不透明。体较轻,质软,易碎,捏之成粉,无臭,味淡
《山东省中药炮制规范》1990年版	将净石膏块,置无烟的炉火上,或砸成小块装入耐火容器内,再置无烟的炉火中,用武火煅烧至红透时,取出,放凉,碾成粉末	形如生石膏(为无水硫酸钙),灰白色,无光泽,具吸水性。气微弱,味淡
《湖北中草药炮制规范》1979年版	取洗净的石膏,置武火上煅至红透,取出,冷后敲碎,拣去杂质,研末,过80目筛	无具体要求

【金老谈石膏炮制历史】

综合古代石膏的炮炙方法,主要有碎、研、碾、煨、烧、煅、浸、炒、煮、飞,有加辅料,也有不加辅料。辅料有醋、糖、甘草,下面分别予以介绍。

一、不加辅料炮炙

1. **碎法**　如前述,石膏的炮炙方法最早载于汉《金匮玉函经》,曰"碎"。其后《金匮要略方论》《新辑宋本伤寒论》《注解伤寒论》、汉代《华氏中藏经》、南朝刘宋《雷公炮炙论》、唐代《经效产宝》、宋代《圣济总录》、元代《卫生宝鉴》、明代《医学纲目》、清代《温热暑疫全书》中都有相同记载。一些书籍中还记述了碎的不同要求,如唐代《千金翼方》中提到"打碎",宋代《太平圣惠方》中提到"捣碎",其后《普济本事方》中提到"杵碎",明代《万氏女科》中提到"捶碎"。值得一提的是明代《本草纲目》中详细记述了碎的要求,云:"打碎如豆大,绢包入汤煮之",清代《本草述钩元》云:"凡入煎剂碎之如粟米大。"

2. **研法**　唐代《千金翼方》中首先提出"研",其后宋代《伤寒总病论》、明代《炮炙大法》、清代《修事指南》中都有相同记载。一些书籍中还记述了研的不同要求,如宋代《圣济总录》中提到"研为细末",其后《扁鹊心书》中提到"研极细",明代《本草蒙筌》中提到"绝细研成,汤液任使",清代《长沙药解》中提到"研细绵裹入药煎"。值得提到的是明代《医宗粹言》中明确地记述了研的目的,云:"研极细调入药尤效。"

3. **碾法**　明代《普济方》中提到"碾"，稍后《奇效良方》、清代《温病条辨》中都载有相同灸法。

4. **煨法**　宋代《校注妇人良方》中提到"煨"，稍后《女科百问》、明代《寿世保元》、清代《医宗金鉴》，其后《增广验方新编》及《时病论》中都载有相同灸法。

5. **烧法**　宋代《苏沈良方》中首先提到"泥裹烧通赤"，明代《普济方》中提到"用湿纸裹，炮令透，为末，或用泥团烧之。取出，去火毒，为细末"，又在另一项下提出"炭火烧白色，研"，其后《奇效良方》中提到"用纸裹，炮令透，为末，或用泥瓦烧之"。

6. **煅法**　唐代《食医心鉴》中最早提出"煅"，稍后《仙授理伤续断秘方》中提到"煅过"，宋代《三因极一病证方论》、元代《瑞竹堂经验方》、明代《秘传证治要诀及类方》、清代《增广验方新编》中都有相同记载。一些书籍中还记述了煅的不同要求，如宋代《圣济总录》中提到"泥裹火煅通赤"，其后《女科百问》中提到"黄泥封固煅过"，元代《丹溪心法》中提到"新瓦上煅"，明代《普济方》中提到"煅通赤、净地去火毒以器复之"，又在另一项下提出"煅留性"。

7. **浸法**　明代《普济方》中提到"用腊八水或雪浸三日"，其后《奇效良方》中亦提到相同灸法，《鲁府禁方》中提到"江水浸三日"。

8. **炒法**　唐代《银海精微》中最早提出"炒"，宋代《全生指迷方》中提到"炒研"，明代《寿世保元》中提到"炒，去火毒"。

二、加辅料炮炙

应用的辅料有甘草、糖、醋，其中以甘草为最常见，在灸法中未见有用两种以上辅料合并使用的。

1. **甘草制**　南朝刘宋《雷公炮炙论》中最早提出"凡使……生甘草水飞过了，水尽令干，重研用之"，其后宋代《类证活人书》、金代《儒门事亲》、元代《外科精义》、明代《炮炙大法》中都有相同记载。一些书籍中还记述了飞的不同要求，如宋代《太平惠民和剂局方》中提到"捣研水飞，令极细方入用药"，明代《本草纲目》中提到"生甘草水飞过，澄、晒、筛、研用"，其后《本草乘雅半偈》中提到"生甘草水飞两遍，澄清去水，晒"，清代《外科大成》中提到"生石膏为末，用生甘草汤飞七次"。

2. **糖制**　应用糖炙最早见于明代《本草纲目》，云："近人因其寒，火煅过用，或糖拌炒过，则不妨脾胃。"清代《本草述钩元》及《修事指南》中都提到相同灸法。一些书中还进一步提到了糖炙的目的，如明代《本草通玄》中提到"壮盛人生用，虚人糖拌炒，恐妨脾胃"，清代《药品辨义》中提到"糖拌略炒则不腻，多煅则腻而性敛"，稍后《本草从新》中提到"近人因其寒，或用火煅，则不甚伤胃，但用之甚力，则难见功"。

3. **醋制**　宋代《太平惠民和剂局方》中提到"凡化，并用火煅，醋淬七遍，方入用药"，其后清代《本经逢原》中提到"醋煅"。

【金老论石膏炮制与临床功效】

一、临床功效与主治

本品味甘、辛，性大寒。归肺、胃经。功善清热泻火，除烦止渴。用于外感热病，高热烦渴，肺热喘咳，胃火亢盛，头痛，牙痛（表17-3）。

表 17-3 石膏各临床常用炮制规格功效、主治对比

炮制规格	功效	主治
生石膏	清热泻火，除烦止渴	用于外感热病，高热烦渴，肺热喘咳，胃火亢盛，头痛，牙痛
煅石膏	收湿，生肌，敛疮，止血	外治溃疡不敛，湿疹瘙痒，水火烫伤，外伤出血

二、临床调剂

1. **用法用量** 生石膏 15～60g，打碎先煎。煅石膏外用适量，研末撒敷患处。
2. **临床使用与禁忌** 脾胃虚寒及阴虚内热者忌用。
3. **贮藏** 置干燥处。

本品临床常用炮制规格与调剂注意事项见表 17-4。

表 17-4 石膏临床常用炮制规格与调剂注意事项

炮制规格	处方名	用法用量	特殊禁忌	特殊贮藏方法
生石膏	石膏、生石膏	15～60g，打碎先煎	脾胃虚寒及阴虚内热者忌用	置干燥处
煅石膏	煅石膏	外用适量，研末撒敷患处		

枳 实

【来源】

本品为芸香科植物酸橙 *Citrus aurantium* L. 及其栽培变种或甜橙 *Citrus sinensis* Osbeck 的干燥幼果。5—6 月收集自落的果实，除去杂质，自中部横切为两半，晒干或低温干燥，较小者直接晒干或低温干燥。

【炮制规格】

1. 枳实

（1）《中国药典》2020 年版标准：除去杂质，洗净，润透，切薄片，干燥。

性状：本品呈不规则弧状条形或圆形薄片。切面外果皮黑绿色至暗棕绿色，中果皮部分黄白色至黄棕色，近外缘有 1～2 列点状油室，条片内侧或圆片中央具棕褐色瓤囊。气清香，味苦、微酸。

（2）地方标准（表 18-1）

表 18-1 枳实常见地方标准制法及性状要求

来源	制法	性状
《湖南省中药饮片炮制规范》2010 年版	取原药材，除去杂质，洗净，浸泡 1～2 小时，润透，切薄片，干燥，筛去灰屑	为不规则弧状条形或圆形薄片，条片长 0.5～2.5cm，宽 0.3～1.2cm，圆片直径 0.3～1.5cm。切面外果皮黑绿色至暗棕色，中果皮部分黄白色至黄棕色，近外缘有 1～2 列点状油室，条片内侧或圆片中央具棕褐色瓤囊。质硬。气清香，味苦，微酸

续表

来源	制法	性状
《北京市中药饮片炮制规范》2008年版	取原药材,除去杂质	本品为圆球形、半球形或类圆形薄片。切面外果皮黑绿色至暗棕绿色,中果皮黄白色至黄棕色,近外缘有1~2列点状油室,瓤囊棕褐色。质坚硬。气清香,味苦、微酸
《江西省中药饮片炮制规范》2008年版	除去杂质,大小分开,洗净,润透,切薄片,干燥	本品为不规则弧状条形或圆形薄片,条片长达2.5cm,宽达1.2cm,圆片直径0.3~1.5cm。切面外果皮黑绿色至暗棕色,中果皮部分黄白色至黄棕色,近外缘有1~2列点状油室,条片内侧或圆片中央具棕褐色瓤囊。质硬。气清香,味苦、微酸。无虫蛀
《江苏省中药饮片炮制规范》2002年版	取原药材,除去杂质及霉烂变黑者,洗净,润透,切薄片,低温干燥	为不规则弧状条形或圆形薄片,条片长2.5cm,宽1.2cm,圆片直径0.3~1.5cm。切面外果皮黑绿色至暗棕色;中果皮部分黄白色至黄棕色,近外缘有1~2列点状油室,条片内侧或圆片中央具棕褐色瓤束
《湖北中草药炮制规范》1979年版	拣去杂质,洗净,放于水中浸1小时,沥干,置适宜容器中,润透后切薄片,晒干或低温烘干,筛去灰屑	条片半圆形,色棕黄,气香

2. 麸炒枳实

（1）《中国药典》2020年版标准:取枳实片,照麸炒法(通则0213)炒至色变深。

性状:本品形如枳实片,色较深,有的有焦斑。气焦香,味微苦,微酸。

（2）地方标准(表18-2)

表18-2　麸炒枳实常见地方标准制法及性状要求

来源	制法	性状
《湖南省中药饮片炮制规范》2010年版	取净枳实,照麸炒法(附录Ⅰ)炒至微黄色	形同枳实,色较深,有的有焦斑
《江西省中药饮片炮制规范》2008年版	取枳实片,照麸炒法(附录二)用麦麸炒至色转微黄为度。每100kg枳实,用麦麸20~30kg	形如枳实片,色较深,有的有焦斑,香气较浓
《北京市中药饮片炮制规范》2008年版	取麸皮,撒入热锅内,待冒烟时,加入枳实片,迅速翻动,用火110~140℃炒至表面深黄色,取出,筛去麸皮,晾凉。每100kg枳实片,用麸皮10kg	本品为类圆形薄片。表面深黄色,有的有焦斑。质脆。气焦香,味微苦
《江苏省中药饮片炮制规范》2002年版	取麸皮撒入热锅内,用武火加热,待冒烟时,迅速加入净枳实片,炒至表面深黄色,麸皮焦褐色,取出放凉,筛去麸皮。每100kg枳实,用麸皮10kg	形同枳实片,色泽加深,有焦斑,质脆易折断。气焦香,味较弱

续表

来源	制法	性状
《四川省中药饮片炮制规范》2002年版	取净枳实片，照麸炒法炒至淡黄色。每100kg枳实，用麸皮10kg	形如枳实片，表面黄色，质脆，易折断，气清香，味较弱
《湖北中草药炮制规范》1979年版	将锅烧至微红，撒入麸皮，俟起烟时投入枳实片，不断翻动，炒至外表黄色，取出，筛去麸皮。每枳实片1斤（500g），用麸皮2两（62.5g）	无具体要求

【金老谈枳实炮制历史】

综合古代大黄的炮炙方法，主要有炒、炙、烧、熬及蒸。有不加辅料的炮制，也有加辅料的炮制，辅料包括麸子、醋、蜜及酒，下面分别予以介绍。

一、不加辅料炮炙

包括炒、炙、烧、熬及蒸，以炒法最普遍，其他方法仅见于少数医药文献。

1. **炒法**　汉代《金匮玉函经》中较早地提到"炙"及"去瓤炒"。其后的许多书籍中都有相似的记述，如晋代《肘后备急方》、唐代《备急千金要方》、宋代《苏沈良方》。有的还记述了炒的不同要求，如元代《脾胃论》中提到"炒黄"，唐代《颅囟经》中提到"炒令黑，拗破，看内外相似"。

2. **烧法**　汉代《金匮要略方论》中较早地提到"烧令黑勿太过"，明代《证治准绳》中也有提及。

3. **熬法**　唐代《备急千金要方》中提到"细切，熬令黄"，稍后的《千金翼方》中也有提到。

4. **蒸法**　明代《景岳全书》中提到"饭上蒸"。

二、加辅料炮炙

应用的辅料有麸子、醋、蜜及酒，其中以麸子最普遍，醋等仅在个别书籍中提到。

1. **麸子制**　汉代《华氏中藏经》中较早地提到"麸炒去瓤"。在以后的多数文献中均有类似记载，如宋代《证类本草》中提到"麸炒去瓤"，《苏沈良方》中提到"麸皮炒"，《圣济总录》中提到"麸炒"，元代《汤液本草》中提到"麸炒用"。在麸炒中有的文献又进一步提出了炒的程度和要求，如宋代《证类本草》中提到"锉，麸炒黄，为末"，《普济本事方》中提到"汤浸洗去瓤，薄切麸炒"，明代《炮炙大法》中也提到"去瓤，麸炒黄色"，宋代《太平惠民和剂局方》中提到"凡使要陈者，先以汤浸，磨去瓤，焙干，以麸炒焦，候香熟为度"，明代《本草纲目》中提到"要陈久平深者为佳，并去瓤核，以小麦麸炒至焦变，去麸用"，清代《本草经》中提到"麸炒黑，去麸"。

2. **醋制**　宋代《校注妇人良方》中提到"醋炒"

3. **蜜制**　明代《本草纲目》中提到"以蜜炙用，则破水积以泄气，除内热"。

4. **酒制**　清代《幼幼集成》中提到"酒炒"。

【金老论枳实炮制与临床功效】

一、临床功效与主治

本品味苦、辛、酸,性微寒。归脾、胃经。功善破气消积,化痰散痞,破气之力较强,有损伤正气之虑,适宜气壮邪实者。用于积滞内停,痞满胀痛,泻痢后重,大便不通,痰滞气阻,胸痹,结胸,脏器下垂(表18-3)。

表18-3 枳实各临床常用炮制规格功效、主治对比

炮制规格	功效	主治
枳实	破气消积,化痰散痞	用于积滞内停,痞满胀痛,泻痢后重,大便不通,痰滞气阻,胸痹,结胸,脏器下垂
麸炒枳实	散结消痞	用于食积胃脘痞满,积滞便秘,湿热泻痢

二、临床调剂

1. **用法用量** 3～10g。

2. **临床使用与禁忌** 孕妇慎用。

3. **贮藏** 置阴凉干燥处,防蛀。

本品临床常用炮制规格与调剂注意事项见表18-4。

表18-4 枳实临床常用炮制规格与调剂注意事项

炮制规格	处方名	用法用量	特殊禁忌	特殊贮藏方法
枳实	生枳实	3～10g	孕妇慎用	置阴凉干燥处,防蛀
麸炒枳实	枳实、江枳实、川枳实、炒枳实、焦枳实、麸炒枳实			

厚 朴

【来源】

本品为木兰科植物厚朴 *Magnolia officinalis* Rehd. et Wils. 或凹叶厚朴 *Magnolia officinalis* Rehd. et Wils. var. *biloba* Rehd. et Wils. 的干燥干皮、根皮及枝皮。4—6月剥取,根皮和枝皮直接阴干;干皮置沸水中微煮后,堆置阴湿处,"发汗"至内表面变紫褐色或棕褐色时,蒸软,取出,卷成筒状,干燥。

【炮制规格】

1. 厚朴

(1)《中国药典》2020年版标准:刮去粗皮,洗净,润透,切丝,干燥。

性状:本品呈弯曲的丝条状或单、双卷筒状。外表面灰褐色,有时可见椭圆形皮孔或纵皱纹。内表面紫棕色或深紫褐色,较平滑,具细密纵纹,划之显油痕。切面颗粒性,有油性,

有的可见小亮星。气香,味辛辣、微苦。

（2）地方标准（表19-1）

表19-1　厚朴常见地方标准制法及性状要求

来源	制法	性状
《湖南省中药饮片炮制规范》2010年版	取原药材,刮去粗皮,洗净,润透,切细丝片或小块片,干燥,筛去灰屑	为卷筒状（单卷或双卷）细丝片或小块片。外表面灰褐色,中层棕色,内表面红棕色或紫褐色,质坚硬,切面颗粒性,外层灰棕色,内层紫褐色或棕色,有可见的小亮星。气香,味辛辣,微苦
《江西省中药饮片炮制规范》2008年版	（1）刮去粗皮,洗净,润透,切丝,低温干燥 （2）除去杂质,洗净,略浸,润透,刮去粗皮,切丝片或肚片,低温干燥	本品为弯曲丝条状或片状,厚0.1～0.7cm。外表面棕褐色、灰褐色或紫褐色,较平坦;内表面紫棕色或紫褐色,平滑,有细密纵纹,划之显油痕。质坚硬,不易折断,断面颗粒性或纤维性,有的可见多数小亮星。气香,味辛辣、微苦
《重庆市中药饮片炮制规范及标准》2006年版	除去杂质,刮去粗皮,洗净,润软,切丝,干燥	为弯曲丝条状。外表面灰棕色或灰褐色,粗糙,有时呈鳞片状,较易剥落,有明显的椭圆形皮孔和纵皱纹,刮去粗皮者显黄棕色。内表面紫棕色或深紫褐色,较平滑,具细密纵纹,划之显油痕。质坚硬,不易折断,切面颗粒性,外层灰棕色,内层紫褐色或棕色,有油性,有的可见多数小亮星。气香,味辛辣、微苦
《安徽省中药饮片炮制规范》2005年版	取原药材,刮去粗皮,洗净,润透,切丝,干燥	为内卷的丝条状,宽3～5mm。外表面棕褐色、灰褐色或紫褐色;内表面紫褐色或深紫褐色,较平滑。质坚硬,切断面颗粒性,有油性,有的可见多数小亮星。气香,味辛辣、微苦
《贵州省中药饮片炮制规范》2005年版	取原药材,刮去粗皮,洗净,润透,切丝,晾干	呈弯曲丝条状。外表面灰棕色或灰褐色,粗糙,内表面紫棕色或深紫褐色,较平滑,切面颗粒性,有油性,有的可见多数小亮星。气香,味辛辣、微苦

2. 姜厚朴

（1）《中国药典》2020年版标准:取厚朴丝,照姜汁炙法（通则0213）炒干。

性状:本品形如厚朴丝,表面灰褐色,偶见焦斑。略有姜辣气。

（2）地方标准（表19-2）

表19-2　姜厚朴常见地方标准制法及性状要求

来源	制法	性状
《浙江省中药炮制规范》2015年版	取原药,刮去粗皮,洗净,润软,先切成宽约3cm的条,再横切成丝,低温干燥。与姜汁拌匀,煮至姜汁被吸尽时,再低温干燥。每100kg厚朴,用鲜生姜10kg	呈长短不一的丝条状,宽0.4～0.5cm,厚0.1～0.8cm。外表面灰棕色或棕褐色;内表面紫棕色或紫褐色,较平滑。切面颗粒性,可见多数红棕色的小亮点。质坚硬。气香,味辛辣、微苦

来源	制法	性状
《湖南省中药饮片炮制规范》2010 年版	取净厚朴丝,照姜汁炙法(附录Ⅰ)炒干	本品形同生厚朴片。棕黑色,断面纤维性,呈紫褐色。略具姜的香辣气,味辛辣
《北京市中药饮片炮制规范》2008 年版	取原药材,刮去粗皮,洗净,闷润 4～6 小时,至内外湿度一致,切成丝,晒干。取厚朴丝与鲜姜煎液同置锅内,煮至煎液被吸尽,取出,干燥。每 100kg 厚朴丝,用鲜姜 10kg。 鲜姜煎液制法:取鲜姜片 10kg,加水适量(约鲜姜量的 10 倍)煎煮二次,每次 1 小时,合并煎液,滤过,取滤液(约 80L)	本品呈卷曲丝条状。外表面灰棕色或灰褐色。内表面紫棕色或深紫褐色,具细密纵纹,划之显油痕。切面颗粒性,有的可见多数小亮星。气香,味辛辣、微苦
《江西省中药饮片炮制规范》2008 年版	(1) 取厚朴丝或肚片,照姜汁炙法(附录二)炒干 (2) 取厚朴丝或肚片,加姜汁拌匀,待吸尽后,用文火炒至微黄色为度 每 100kg 厚朴,用生姜 10kg	形如厚朴,色泽加深,微具姜辣气味
《重庆市中药饮片炮制规范及标准》2006 年版	取厚朴丝,照姜汁炙法炒干。每 100kg 厚朴,用生姜 20kg	色泽加深,呈紫褐色,稍具姜辣气味
《安徽省中药饮片炮制规范》2005 年版	取净厚朴丝,照姜炙法(附录Ⅰ),炒干。或取生姜切片,加水与厚朴净原药材同煮至汁水尽,取出厚朴,切丝,干燥。每 100kg 厚朴,用鲜姜 10kg,或干姜 3kg	形同厚朴,色泽加深,稍具姜辣气味
《贵州省中药饮片炮制规范》2005 年版	取厚朴丝,照姜汁炙法(附录Ⅰ炮制通则)炒干 每 100kg 净厚朴丝,用生姜 12kg	形同厚朴丝,微具姜辣气
《四川省中药饮片炮制规范》2002 年版	除去杂质,刮去粗皮,洗净,润软,切丝,干燥	本品呈丝状,外表面灰褐色或灰棕色,有明显的椭圆形皮孔和纵皱内表面紫棕色或深紫褐色,香气浓郁,有姜辣味

【金老谈厚朴炮制历史】

一、不加辅料炮炙

有炙、炒、煅、制、煮、焙等。

1. **炙法**　汉代《金匮玉函经》首先提出。

2. **炒法**　宋代《类编朱氏集验医方》首先提出,云:"焦炒如煤。"以后亦有一些医籍宗之。

3. **煅法**　明代《普济方》提出。

4. **制法**　明代《普济方》提出,明代《女科撮要》宗之。

5. **焙法**　焙。代《普济方》提出"水一盏煮尽后,细切,焙干"。

二、加辅料炮炙

(一) 单一辅料炮炙

1. 姜制

(1) 姜炙：汉代《注解伤寒论》首先提出，以后历代医籍论述颇多。以炙法言，有姜炙、姜汁炙、生姜汁炙、生姜炙、生姜自然汁炙、生姜汁炒炙、生姜汁浸炙、涂姜汁炙、蘸姜汁炙。以朴、姜汁比例而言，为 2：1。以炙的要求而言，有炙令香、令熟、令香熟、炙透、令黄、紫色、微焦、焦黄、焦、焦黑、烟尽，还有提出"炙三次"。以炙之中姜汁耗损情况而言，有"炙一升为度""炙尽为度"。

(2) 姜炒：宋代《太平圣惠方》首先提出，以后历代医籍所论颇多。以炒法言，有：姜炒、姜汁炒、姜制炒、生姜汁炒、姜汁浸炒、姜汁拌炒、拌匀酿……炒、淹……炒、(捣)压……炒、生姜同杵炒、微炒、慢火炒、捣烂二味相拌渍，炒、同煎……炒、同捣烂……炒、焙炒等。对浸、淹……之时间，多数为"一宿"，但也有未提出具体时间，也有要求较长时间者。以炒时所用容器言，均无特殊要求，只有明代《普济方》云："于银器内炒""于磁瓦器内炒"。以炒的要求言，有：炒干、微炒、炒透、炒香、炒令香熟、紫色烟尽为度、炒令黄、炒褐、炒令紫、炒黑、炒令去尽油，嚼之不粘牙为度，亦不可焦、炒焦等。以二药用量之比例言：多数为等量，只有明代《普济方》为朴一姜二，清代《外科证治全生集》为朴四姜一。此外，还有几种较为特殊或复杂的方法：宋代《太平圣惠方》云："五两去粗皮细锉，用生姜五两研取汁和浸厚朴一宿，以生姜捏焙干后微火炒令香熟，紫色烟尽为度。"明代《普济方》云："去粗皮，锉如小豆大，生姜自然汁浸至透，过三日又换一番，浸五六日，炒令去尽油，嚼之不粘牙为度，亦不可焦。"宋代《校正集验背疽方》云："削去粗皮及中间一重黑心如纸厚，要到三寸长，劈作薄片，每厚朴五两净，用生姜五两净，连皮薄切捣烂，用淹一宿，以文武火，翻覆炙，五七次炙，至姜滓焦黑，刮去姜不用，只用厚朴细锉取四两净，再用姜四两，连皮薄切捣烂，同厚朴和一处，再淹一宿，入铫内用文武火炒至干用。"明代《普济方》云："一两，生姜和皮二两，捣压在钵中二三宿，常翻转，取出，慢干火炒焦。"明代《婴童百问》："水浸一宿，锉，姜汁制炒。"清代《外科证治全生集》云："去皮切片，每斤取带皮姜四两，切片同煮，汗干、炒透去姜。"

(3) 姜焙：宋代《小儿药证直诀》首先提出，以后历代医籍中也略有论述，较简单者如"同生姜杵碎，焙干"，其他均先经"同煮"或"爁、罨"等，煮的要求有："煮至姜味淡，取出厚朴""煮水尽，去姜"；爁则要求熟，罨要求一宿或两宿：对"焙"的要求有：焙燥、焙干。朴姜二药用量比例，多为等分，只有明代《普济方》为朴二姜一。此外还有姜、朴各半斤，用水五升；以及朴一斤、姜半斤、水五升之比例。对炮炙时之用具，有提出用银器者。此外，较特殊或复杂的有：宋代《洪氏集验方》与明代《普济方》云："姜汁罨一宿，爁熟，焙燥。"明代《普济方》云："水煮数十沸，晒干，杵细，以姜等分研细，拌和，罨两宿，焙干。"

(4) 姜制：宋代《本草衍义》首先提出"不以姜制，则棘人喉舌"。以后，亦有数书引此，并冠以"味苦"二字。记载姜制者为数不少，包括姜汁制、生姜制、姜汁涂制等。明代《济阴纲目》并提出"姜汁制香细切"。明代《普济方》提出"一半生，一半熟，生姜制"。元代《汤液本草》、明代《本草发挥》云："腹胀，用姜制厚朴"。

(5) 姜煮：明代《普济方》首先提出"姜汁煮"，明代《秘传证治要诀及类方》云："四两，姜四两,水煮尽为度。"清代《增广验方新编》云:"厚朴三斤同老姜二斤切片,同煮一时,去姜不用。"

(6)姜汁浸(淹):明代《普济方》云:"生姜自然汁淹一宿"。清代《本草汇》云:"姜汁浸透。"

2. **酥制** 包括酥炙、酥涂炙、乳酥炙、酥油炙。《雷公炮炙论》首先提出"酥……每修一斤,用酥四两炙"。以后,明代《炮炙大法》亦云如此,还有的提出炙焦或炙熟之要求。但记载酥炙者仅几部耳。

3. **醋制** 明代《医学入门》首先提出醋炙,清代《医方集解》首先提出醋炒,以后只有几部医著又提到醋炒。

4. **糯米制** 宋代《圣济总录》首先提出"糯米粥浸一次饭久,曝干为末"。以后,只有明代《普济方》再次提及,并改为"浸一宿,炒焙干"。

5. **盐制** 元代《瑞竹堂经验方》首先提出"二两……盐一两同炒,青盐不见烟为度,不用盐"。明代《普济方》亦如此云,并于"同炒"后加"黑色"二字。

6. **酒制** 明代《普济方》首先提出"酒浸一宿,煮干焙",明代《医宗必读》云:"酒浸炒。"

(二)多种辅料炮炙

1. **姜、枣合制(姜、枣煮焙)** 宋代《圣济总录》首先提出"半斤去粗皮,生姜半斤青州枣四两水三升同煮,水尽为度。去生姜、枣,细锉焙"。以后,明代《普济方》除引此文外,二次提出"生姜二两切片,枣十枚(一次为一枚)擘破,同煮半日,取出,去姜枣,锉焙"。

2. **陈壁土、姜、酒合制(陈壁土、姜、酒煮)** 宋代《类编朱氏集验医方》提出"陈壁土生姜二斤,酒一盏和水五盏,厚朴四两,煮令干为度,晒干"。

3. **姜、蜜合制(姜、蜜炙)** 明代《普济方》云:"涂生姜汁、蜜炙。"

4. **姜、巴豆合制(姜、巴豆炒)** 明代《普济方》云:"姜汁制,用巴豆二八粒,轻手破,同厚朴四两炒熟,去豆用。"

5. **姜、醇醋合制** 明代《证治准绳》云:"姜汁浸一宿,慢火炒干,再入醇醋焠透,仍以慢火炒。"

【金老论厚朴炮制与临床功效】

一、临床功效与主治

本品味苦、辛,性温。归脾、胃、肺、大肠经。功善燥湿消痰,下气除满。用于湿滞伤中,脘痞吐泻,食积气滞,腹胀便秘,痰饮喘咳(表19-3)。

表19-3 厚朴临床常用炮制规格功效、主治对比

炮制规格	功效	主治
生厚朴	燥湿消痰,下气除满	用于湿滞伤中,脘痞吐泻,食积气滞,腹胀便秘,痰饮喘咳
姜厚朴	和胃宽中	用于湿阻气滞,脘腹胀满或呕吐泻痢,积滞便秘,痰饮喘咳,梅核气

二、临床调剂

1. **用法用量** 3～10g。

2. **临床使用与禁忌**　本品辛苦温燥湿,易耗气伤津,气虚津亏者及孕妇慎用。

3. **贮藏**　置通风干燥处。

本品临床常用炮制规格与调剂注意事项见表19-4。

表19-4　厚朴临床常用炮制规格与调剂注意事项

炮制规格	处方名	用法用量	特殊禁忌	特殊贮藏方法
生厚朴	生厚朴	3～10g	气虚津亏者及孕妇慎用	置通风干燥处
姜厚朴	厚朴、川厚朴、川朴、紫油朴、 炙厚朴、姜厚朴、姜制厚朴			

栀　子

【来源】

本品为茜草科植物栀子 *Gardenia jasminoides* Ellis 的干燥成熟果实。9—11月果实成熟呈红黄色时采收,除去果梗和杂质,蒸至上汽或置沸水中略烫,取出,干燥。

【炮制规格】

1. **生栀子**

(1)《中国药典》2020年版标准:除去杂质,碾碎。

性状:本品呈不规则的碎块。果皮表面红黄色或棕红色,有的可见翅状纵横。种子多数,扁卵圆形,深红色或红黄色。气微,味微酸而苦。

(2)《国家中药饮片炮制规范》:取药材,除去杂质,破碎。

性状:本品呈不规则的碎块。果皮表面红黄色或棕红色,有的可见翅状纵棱。种子多数,扁卵圆形,深红色或红黄色。气微,味微酸而苦。

(3)地方标准(表20-1)

表20-1　生栀子常见地方标准制法及性状要求

来源	制法	性状
《浙江省中药炮制规范》2015年版	取原药,除去果梗等杂质,筛去灰屑。用时捣碎	本品呈长卵圆形或椭圆形,长 1.5～3.5cm,直径 1～1.5cm。成熟者表面红黄色或棕红色(近成熟者表面灰棕色至灰褐色),具 6 条翅状纵棱,棱间常有 1 条明显的纵脉纹。果皮薄而脆,内壁有光泽,具 2～3 条隆起的隔膜。种子多数,扁卵圆形,成熟者深红色或红黄色(近成熟者黄棕色至灰褐色),表面密具细小疣状突起。气微,味微酸、苦
《湖南省中药饮片炮制规范》2010年版	取原药材,除去果梗、宿萼等杂质,干燥,筛去灰屑。捣碎	果皮碎片,深红色或红黄色,种子多数,扁卵圆形,深红色或红黄色,表面密具细小疣状突起。气微,味微酸而苦

续表

来源	制法	性状
《江西省中药饮片炮制规范》2008年版	（1）除去杂质，碾碎 （2）除去杂质及残留果柄，碾碎，过筛取仁；或用时打碎	本品为不规则的碎块。果皮表面红黄色或棕红色，完整者具6条翅状纵棱，棱间常有1条明显的纵脉纹，并有分枝。果皮薄而脆，略有光泽；内表面色较浅，有光泽。种子扁卵圆形，深红色或红黄色，表面密具细小疣状突起。气微，味微酸而苦
《北京市中药饮片炮制规范》2008年版	取原药材，除去杂质	本品呈长卵圆形、椭圆形。表面红黄色或棕红色，具6条翅状纵棱，棱间常有1条明显的纵脉纹，并有分枝。顶端残存萼片，基部稍尖，有残留果梗。果皮薄而脆，略有光泽；内表面色较浅，有光泽，具2～3条隆起的假隔膜。种子多数，扁卵圆形，集结成团，深红色或红黄色，表面密具细小疣状突起。气微，味微酸而苦
《贵州省中药饮片炮制规范》2005年版	取原药材，除去杂质，筛去灰屑，碾碎	为不规则碎块或碎粒。表面红黄色或棕红色，可见翅状纵棱。果皮薄而脆，略有光泽。内表面色较浅，有光泽。种子多数，扁卵圆形，深红色或红黄色，表面密具细小疣状突起。气微，味微酸而苦
《安徽省中药饮片炮制规范》2005年版	取原药材，除去杂质。用时捣碎	为长卵形或椭圆形，长1.5～3.5cm，直径1～1.5cm。表面红黄色或红棕色，具6条翅状纵棱，棱间常有1条明显的纵脉纹，并有分枝。顶端残存萼片，基部稍尖，有残留果梗。果皮薄而脆，略有光泽；内表面色较浅，有光泽，具2～3条隆起的假隔膜。种子多数，扁卵圆形，集结成团，深红色或红黄色，表面具细密疣状突起。气微，味微酸而苦
《四川省中药饮片炮制规范》2002年版	取栀子，除去杂质，用时捣碎或碾碎	本品为果壳和种子团的混合体。果壳表面红黄色或棕红色。表面完整者可见明显的6条翅状纵棱，棱间常有1条明显的纵脉纹，并有分枝；果壳顶端残留萼片，与纵棱同数；基部稍尖，有残留果柄。果壳薄而脆。内表面色浅，棕黄色，有光泽，具2～3条隆起的假隔膜。种子多数，集结成团，扁卵圆形，深红色或红黄色，表面密具细小疣状突起。气微，味微酸而苦
《辽宁省中药炮制规范》1975年版	拣净杂质，碾碎	呈粗末状，黄棕色

2. 炒栀子

（1）《中国药典》2020年版标准：取净栀子，照清炒法（通则0213）炒至黄褐色。

性状：本品形如栀子碎块，黄褐色。

（2）《国家中药饮片炮制规范》：取栀子，置预热的炒制设备内，用文火炒至表面黄褐色，取出，放凉。

性状：本品呈不规则的碎块。果皮表面深黄色或黄褐色，有的可见翅状纵棱。种子多数，扁卵圆形，深黄色或红褐色。气微，味微酸而苦。

（3）地方标准（表20-2）

表20-2　炒栀子常见地方标准制法及性状要求

来源	制法	性状
《北京市中药饮片炮制规范》2023年版	取净栀子，过筛，置热锅内，用文火炒至表面黄褐色，喷淋鲜姜汁适量，炒干，取出，晾凉。每100kg净栀子，用鲜姜10kg 鲜姜汁制法：取鲜姜10kg，洗净，捣烂，加水适量，压榨取汁，姜渣再加水适量，浸泡后再榨干取汁，合并姜汁（约12L）	本品为不规则的碎块，表面黄褐色。气微香，味微酸而苦
《浙江省中药炮制规范》2015年版	取栀子饮片，照清炒法炒至表面黄褐色，内部色加深时，取出，摊凉	表面黄褐色
《湖南省中药饮片炮制规范》2010年版	取净栀子，大小分档，照清炒法（附录Ⅰ）用文火炒至表面黄褐色，内部色加深	形同栀子，表面黄褐色，略有焦斑
《贵州省中药饮片炮制规范》2005年版	取净栀子，照清炒法（附录Ⅰ炮制通则）用文火炒至黄褐色、有香气逸出	形同栀子，表面黄褐色，种子棕黄色
《四川省中药饮片炮制规范》2002年版	取净栀子，用清炒法炒至黄褐色	颜色较深，果壳外表黄褐色，偶见略鼓起细小点状焦斑

3. 焦栀子

（1）《中国药典》2020年版标准：取栀子，或碾碎，照清炒法（通则0213）用中火炒至表面焦褐色或焦黑色，果皮内表面和种子表面为黄棕色或棕褐色，取出，放凉。

性状：本品形状同栀子或为不规则的碎块，表面焦褐色或焦黑色。果皮内表面棕色，种子表面为黄棕色或棕褐色。气微，味微酸而苦。

（2）地方标准（表20-3）

表20-3　焦栀子常见地方标准制法及性状要求

来源	制法	性状
《北京市中药饮片炮制规范》2023年版	取净栀子，置热锅内，用中火炒至表面焦褐色或焦黑色，喷淋鲜姜汁适量，炒干，取出，晾凉。每100kg净栀子，用鲜姜6kg 鲜姜汁制法：取鲜姜6kg，洗净，捣烂，加水适量，压榨取汁，姜渣再加水适量，浸泡后再榨干取汁，合并姜汁（约10L）	本品为不规则的碎块。表面焦褐色或焦黑色。果皮薄而脆，内表面棕色。种子团棕色或棕褐色。气微，味微酸而苦
《湖南省中药饮片炮制规范》2010年版	取净栀子，大小分档，照炒焦法（附录Ⅰ）用中火炒至表面焦褐色，内部棕色或棕褐色	形同栀子，表面焦褐色。略有焦香气
《江西省中药饮片炮制规范》2008年版	取净栀子，照清炒法（附录二）用中火炒至表面焦褐色或焦黑色，果皮内面和种子表面为黄棕色或棕褐色，取出，放凉	形如栀子碎块，表面焦褐色或焦黑色，有香气

来源	制法	性状
《安徽省中药饮片炮制规范》2005年版	取净栀子碎块,照炒焦法(附录Ⅰ),炒至表面呈焦黄色或焦褐色	为不规则的碎块,表面焦黄色或焦褐色,果皮薄而脆,内表面棕色,种子团棕色或棕褐色。气微,味微酸而苦
《贵州省中药饮片炮制规范》2005年版	取净栀子,照炒炭法(附录Ⅰ炮制通则)用中火炒至表面黑褐色、内部黄褐色	形同栀子,表面焦黑褐色或焦黑色,种子棕色或棕褐色
《辽宁省中药炮制规范》1975年版	取碾碎的栀子,置锅内炒至棕褐色,取出,放凉	为棕褐色

4. **栀子炭** 《中国药典》2020年版未收载本炮制规格,常见地方标准制法及性状见表20-4。

表20-4 栀子炭常见地方标准制法及性状要求

来源	制法	性状
《浙江省中药炮制规范》2015年版	取栀子饮片,照清炒法炒至浓烟上冒,表面焦黑色,内部棕褐色时,微喷水,灭尽火星,取出,晾干	表面焦黑色,内部焦褐色,质松脆。略具焦气,味苦
《湖南省中药饮片炮制规范》2010年版	取净栀子,大小分档,照炒炭法(附录Ⅰ)用武火炒至表面焦黑色,内部焦黄或焦褐色,存性	形同栀子,表面焦黑色,存性
《辽宁省中药炮制规范》1975年版	取碾碎的栀子,置锅内用强火炒至黑褐色,但须存性,取出,放凉	为黑褐色,存性

5. **姜栀子** 《中国药典》2020年版未收载本炮制规格,常见地方标准制法及性状见表20-5。

表20-5 姜栀子常见地方标准制法及性状要求

来源	制法	性状
《贵州省中药饮片炮制规范》2005年版	取净栀子,照姜汁炙法(附录Ⅰ炮制通则)文火炒干	形同栀子,表面姜黄色,种子棕黄色,具姜辣味

【金老谈栀子炮制历史】

综合古代栀子的炮炙方法,主要有烧、炒,辅料有酒、甘草水、姜汁等,下面分别予以介绍。

一、不加辅料炮炙

1. **烧法** 晋代《肘后备急方》较早提到"烧末"。以后,宋代《证类本草》提到"烧灰细末"。《普济本事方》提到"烧,存性"。清代《幼幼集成》提到"烧灰研末"。

2. **炒法** 唐代《银海精微》中提到"炒"。元代《丹溪心法》提到"炒令十分有二分焦黑"。明代《本草蒙筌》提到"折梗及须,研碎才炒(止血用,须炒黑色;去热用,但燥而已),留皮除热于肌表,去皮却热于心胸(一说去皮泻心火,留皮泻肺火)"。《万病回春》中提到"清上焦郁热,用慢火炒黑;清三焦实火生用,能清曲屈之火"。《本草原始》提到"治上中焦连壳用,下焦去壳微炒用,血病炒黑用"。《宋氏女科秘书》也提到"炒黑"。

二、加辅料炮炙

1. **酒炒** 唐代《银海精微》、宋代《疮疡经验全书》均提到"酒炒"。

2. **甘草水浸** 南朝刘宋《雷公炮炙论》提到"凡使,先去皮须了,取仁,以甘草水浸一宿,滤出,焙干,捣筛为赤金末用"。宋代《博济方》提到"去皮,以甘草水浸一宿焙用"。《太平惠民和剂局方》提到"凡使,先去皮须,用甘草水浸一宿,滤出焙干,入药用"。明代《炮炙大法》提到"凡使先去皮须了,取九棱者,仁以甘草水浸一宿,漉出焙干,捣晒如赤金末用。大率治上焦,中焦连壳用,下焦去壳,沉去黄浆炒用;治血病炒黑用"。明代《本草纲目》及清代《本草乘雅半偈》也记述了雷敩的炮炙方法。

3. **姜汁制** 宋代《产宝杂录》提到"姜汁炒焦黄",《疮疡经验全书》提到"姜汁拌炒",明代《寿世保元》提到"姜炒"。

4. **蜜制** 明代《寿世保元》提到"二两去皮,入蜜半两拌和,炒令微焦"。

5. **童便制** 明代《医学入门》提到"用仁,去心胸热。用皮去肌表热,寻常生用。虚火童便炒七次至黑色"。

有关栀子皮、仁的不同效用及炮炙后的药性变化,在古代许多文献中尚有记述,如元代《汤液本草》中提到"治心经留热,小便赤涩,去皮,山栀子火煨""用仁,去心胸中热,用皮,去肌表热"。明代《证治准绳》提到"凡使,须要如雀脑,并须长有九路赤色者为上,去心胸中热用仁,去肌表热用皮,治上焦中焦连壳用,下焦去壳,治血病炒黑用"。《医宗粹言》提到"破微炒,去浮火连壳用,泻小肠火独用仁,炒过研破煎得出味,凡仁入煎,俱要研碎"。《寿世保元》及清代《医宗说约》提到"生用清三焦实火,炒黑清三焦郁热,又能清曲屈之火"。清代《本草述钩元》提到"胃热病在上者,带壳用(丹溪),治上中焦病,连皮或生或炒用;治血病及开郁止疼并炒黑用;下焦病去皮,洗去黄浆炒用;去心肝血热,酒炒黑用"。《本草从新》提到"内热用仁,表热用皮,生用泻火,炒黑止血,姜汁炒止烦呕,烧灰吹鼻止衄"。《得配本草》更详细地归纳为"微炒去皮。上焦中焦连壳,下焦去壳,洗去黄浆。炒用。泻火生用,止血炒黑。内热用仁,表热用皮,淋症童便炒,退虚火盐水炒。劫心胃火痛姜汁炒,热痛乌药拌炒,清胃血蒲黄炒"。

【金老论栀子炮制与临床功效】

一、临床功效与主治

本品味苦,性寒。归心、肺、三焦经。功善泻火除烦,清热利湿,凉血解毒;外用消肿止痛。用于热病心烦,湿热黄疸,淋证涩痛,血热吐衄,目赤肿痛,火毒疮疡;外治扭挫伤痛(表20-6)。

表 20-6　栀子各临床常用炮制规格功效、主治对比

炮制规格	功效	主治
生栀子	泻火除烦,清热利湿,凉血解毒;外用消肿止痛	用于热病心烦,湿热黄疸,淋证涩痛,血热吐衄,目赤肿痛,火毒疮疡;外治扭挫伤痛
炒栀子	散瘀止痛	缓和药性,用于瘀血肿痛
焦栀子	凉血止血	用于血热吐衄、尿血、崩漏
栀子炭	凉血止血	用于吐血、咯血、衄血、尿血、崩漏

二、临床调剂

1. **用法用量**　6～10g。外用生品适量,研末调敷。
2. **临床使用与禁忌**　本品苦寒伤胃,脾虚便溏者慎用。
3. **贮藏**　置通风干燥处。

本品临床常用炮制规格与调剂注意事项见表 20-7。

表 20-7　栀子临床常用炮制规格与调剂注意事项

炮制规格	处方名	用法用量	特殊禁忌	特殊贮藏方法
生栀子	生栀子	6～10g。外用适量,研末调敷	脾虚便溏者慎用	置通风干燥处
炒栀子	栀子、栀仁、炒栀子	6～10g		
焦栀子	焦栀子、焦栀仁	6～10g		
栀子炭	栀子炭、栀仁炭	6～10g		

柴　胡

【来源】

本品为伞形科植物柴胡 *Bupleurum chinense* DC. 或狭叶柴胡 *Bupleurum scorzonerifolium* Willd. 的干燥根。按性状不同,分别习称"北柴胡"和"南柴胡"。春、秋二季采挖,除去茎叶和泥沙,干燥。

【炮制规格】

1. **柴胡**
(1)《中国药典》2020 年版标准:除去杂质和残茎,洗净,润透,切厚片,干燥。
性状
北柴胡:呈不规则厚片。外表皮黑褐色或浅棕色,具纵皱纹和支根痕。切面淡黄白色,纤维性。质硬。气微香,味微苦。
南柴胡:呈类圆形或不规则片。外表皮红棕色或黑褐色。有时可见根头处具细密环纹或有细毛状枯叶纤维。切面黄白色,平坦。具败油气。

（2）地方标准（表 21-1）

表 21-1　柴胡常见地方标准制法及性状要求

来源	制法	性状
《江西省中药饮片炮制规范》2008 年版	除去杂质及残茎,洗净,润透,切厚片,干燥	本品为不规则形的厚片。表面皮部棕红色或浅棕色,显纤维性(北柴胡)或不显纤维性(南柴胡),木部黄白色。周边黑褐色、黑棕色或浅棕色,具纵皱纹、支根痕及皮孔。气微香或具败油气,味微苦。无虫蛀
《广西壮族自治区中药饮片炮制规范》2007 年版	除去杂质及残茎,洗净,润透,切厚片,干燥,筛去灰屑	生北柴胡:为不规则的厚片,直径 0.3～0.8cm。表面黑褐色或浅棕色。质硬而韧,切面显纤维性,皮部浅棕色,木质部黄白色。气微香,味微苦生南柴胡:为不规则的厚片,表面红棕色或黑棕色。质稍软,易折断。具败油气
《河南省中药饮片炮制规范》2005 年版	除去杂质及残茎,洗净,润透,切厚片,干燥	为不规则的厚片。表面黑褐色、黑棕色或浅棕色,切面皮部棕红色或浅棕色,显纤维性(北柴胡)或不显纤维性(南柴胡),木部黄白色。气微香,味微苦
《安徽省中药饮片炮制规范》2005 年版	取原药材,除去残茎、杂质,洗净,润软,切厚片,干燥,筛去碎屑	为不规则的厚片。切面粗糙,黄白色,纤维性;周边红棕色或黑褐色,有纵皱纹及支根痕。质硬。北柴胡气微香,南柴胡有败油气,味微苦
《江苏省中药饮片炮制规范》2002 年版	取原药材,除去杂质及残茎,洗净,润透,切厚片,干燥	为不规则的厚片,切面粗糙,黄白色,纤维性;周边红棕色或黑褐色,有纵皱纹及支根痕,质硬。北柴胡气微香,南柴胡有败油气,味微苦
《四川省中药饮片炮制规范》2002 年版	除去杂质及残茎,洗净,润透,切厚片,干燥	本品为不规则的厚片。表面黑褐色或浅棕色,切面皮部棕红色,显纤维性。皮部浅棕色,木部黄白色。气微香,味微苦
《吉林省中药饮片炮制规范》1986 年版	除去杂质,洁净泥土,捞出;稍润;切 1.5mm 片,晒干	无具体要求
《甘肃省中药饮片炮制规范》1980 年版	除去杂质,洗净泥土,捞出,润透,切片,晒干	无具体要求
《湖北中草药炮制规范》1979 年版	拣去杂质,洗净,放于水中浸 1～2 小时,取出,沥干,润透后切薄片,晒干或烘干,筛去灰屑	无具体要求
《辽宁省中药炮制规范》1975 年版	拣净杂质,除去残茎,洗净,润透,切片,晒或烘干,筛除灰土	片厚 1mm

2. 醋柴胡

（1）《中国药典》2020 年版标准:取柴胡片,照醋炙法(通则 0213)炒干。

性状

醋北柴胡:形如北柴胡片,表面淡棕黄色,微有醋香气,味微苦。

醋南柴胡：形如南柴胡片，微有醋香气。

（2）地方标准（表21-2）

表21-2　醋柴胡常见地方标准制法及性状要求

来源	制法	性状
《江西省中药饮片炮制规范》2008年版	（1）取柴胡片，用醋拌匀，待吸尽后，用文火炒干，取出。每100kg柴胡，用醋20kg （2）取柴胡片，用醋拌匀，待吸尽后，取出，晾干；用麦麸炒至淡黄色为度。每100kg柴胡，用醋20kg，麦麸30kg	形如柴胡，表面木部淡黄色，颜色加深，具醋香气
《广西壮族自治区中药饮片炮制规范》2007年版	取净柴胡片，用醋拌匀，稍闷，置锅内用文火炒干，取出，放凉。每100kg柴胡用醋10kg	形同生北柴胡或南柴胡，呈棕色，具醋气
《安徽省中药饮片炮制规范》2005年版	取柴胡片，照醋炙法①（附录Ⅰ），炒干。每100kg柴胡，用米醋10kg	形同柴胡，色泽加深，有醋气
《河南省中药饮片炮制规范》2005年版	取柴胡片，照醋炙法（炮制通则）炒干	形如柴胡片，切面木部淡黄色，具醋气
《江苏省中药饮片炮制规范》2002年版	取柴胡片，加醋拌匀，闷润至透，文火炒干，取出。每100kg柴胡，用醋20kg	形同柴胡，色泽加深，有醋气
《四川省中药饮片炮制规范》2002年版	取净柴胡片，照醋炙法炒干。每100kg柴胡，用醋15kg	无具体要求
《吉林省中药饮片炮制规范》1986年版	取米醋喷淋柴胡片，拌匀，稍润；置锅中，用文火微炒，取出，晾干。每100kg柴胡，用米醋20kg	无具体要求
《甘肃省中药饮片炮制规范》1980年版	用醋将净柴胡片拌匀，用文火炒成黄色，出锅，摊开，晾凉。每100kg柴胡，用醋10kg	无具体要求
《湖北中草药炮制规范》1979年版	醋炒柴胡：取净柴胡片，洒入醋，拌匀，吸尽后置锅内，以文火炒干。每净柴胡片1斤（500g），用醋2两（62.5g）	片面色黄白，显裂隙
《辽宁省中药炮制规范》1975年版	取净柴胡片，用米醋拌匀，闷润，置锅内用微火炒干，取出，放凉。每100kg柴胡片，用米醋10kg	淡黄色，不焦

3. 酒柴胡　《中国药典》2020年版未收载本炮制规格，常见地方标准制法及性状见表21-3。

表21-3　酒柴胡常见地方标准制法及性状要求

来源	制法	性状
《湖北省中药饮片炮制规范》2018年版	取净柴胡片，照酒炙法（附录Ⅲ）炒干。每100kg柴胡片，用黄酒10kg	酒北柴胡：本品呈不规则厚片。外表皮黑褐色或浅棕色，具纵皱纹和支根痕。切面淡棕黄色，纤维性。质硬。微有酒香气，味微苦 酒南柴胡：本品呈类圆形或不规则厚片。外表皮红棕色或黑褐色。有时可见根头处具细密环纹或有细毛状枯叶纤维。切面棕黄色，平坦。质稍软。具败油气，微有酒香气

续表

来源	制法	性状
《河南省中药饮片炮制规范》2005年版	取柴胡片,照酒炙法(炮制通则)炒至黄色。每100kg柴胡片,用黄酒12kg	形如柴胡片,切面木部黄色,具酒气
《四川省中药饮片炮制规范》1977年版	取柴胡节5 000g,加酒930g,拌匀,闷润至酒被吸尽,用文火炒至黄色为度	无具体要求

4. 炒柴胡　《中国药典》2020年版未收载本炮制规格,常见地方标准制法及性状见表21-4。

表21-4　炒柴胡常见地方标准制法及性状要求

来源	制法	性状
《河南省中药饮片炮制规范》2005年版	取柴胡片,照清炒法(炮制通则)炒至黄色	形如柴胡片,切面木部黄色,具焦香气
《四川省中药饮片炮制规范》1977年版	取柴胡节,用文火炒至色稍加深为度	颜色加深,质硬脆

5. 蜜柴胡　《中国药典》2020年版未收载本炮制规格,常见地方标准制法及性状见表21-5。

表21-5　蜜柴胡常见地方标准制法及性状要求

来源	制法	性状
《河南省中药饮片炮制规范》2005年版	取柴胡片,照蜜炙法(炮制通则)以文火炒至深黄色	形如柴胡片,切面深黄色或棕黄色,具蜜的特异香气
《四川省中药饮片炮制规范》1977年版	取柴胡节5 000g,加炼蜜930g。先将蜜加热至沸,倒入柴胡节,用文火炒至深黄色、不粘手为度	无具体要求

6. 柴胡炭　《中国药典》2020年版未收载本炮制规格,常见地方标准制法及性状见表21-6。

表21-6　柴胡炭常见地方标准制法及性状要求

来源	制法	性状
《河南省中药饮片炮制规范》2005年版	取柴胡片,照炒炭法(炮制通则)炒炭存性	形如柴胡片,表面焦褐色,内部焦黄色

7. 鳖血柴胡　《中国药典》2020年版未收载本炮制规格,常见地方标准制法及性状见表21-7。

表 21-7　鳖血柴胡常见地方标准制法及性状要求

来源	制法	性状
《江苏省中药饮片炮制规范》2020 年版	取北柴胡片或南柴胡片用鳖血及适量黄酒拌匀,稍焖,置锅内,用文火炒干,取出,放凉。每 100kg 柴胡,用鳖血 12.5kg、黄酒 25kg	本品为不规则片,棕褐色或黑褐色,有酒气及血腥气
《江西省中药饮片炮制规范》2008 年版	取柴胡片,用鲜鳖血与黄酒或清水拌匀,待吸尽后,用文火或麦麸炒至颜色加深。每 1kg 柴胡,用 3～4 个鳖取出鲜血	形如柴胡,色泽加深,具血腥气
《河南省中药饮片炮制规范》2005 年版	取柴胡片,用鳖血和适量水拌匀,稍闷,用文火炒干。每 100kg 柴胡片,用鳖血 12.5kg	形如柴胡片,色较深,具血腥气
《四川省中药饮片炮制规范》1977 年版	每取柴胡节 5 000g,加鳖血 310g,再加适量水拌匀,用文火炒干为度	无具体要求

【金老谈柴胡炮制历史】

古代柴胡的炮制方法主要有炒、酒炒、蜜炒,现在主要炮制方法有醋炙、鳖血炙、鳖血黄酒炙等。

一、不加辅料炮炙

包括炮、熬、煨、炙、烧、炒、蒸等,每一种炙法中又有不同的炮炙要求。

1. **熬法**　唐代《备急千金要方》提到"熬变色",但不多见。

2. **炒法**　明代《一草亭目科全书·异授眼科》提到"炒",但不多见。

二、加辅料炮炙

1. **酒制**　元代《丹溪心法》中提到"酒拌",《原机启微》中提到"酒炒",明代《本草蒙筌》中提到"折净芦头。疗病上升,用根酒渍;中行下降,用梢宜生",清代《本草汇》提到"酒炒",《本草述》提到"酒炒三遍"。

2. **蜜炒**　明代《医学入门》提到"有咳汗者,蜜水炒"。

有关不同辅料炮炙的作用,明代以后的一些文献中开始有了记述,如明代《本草发挥》中提到"柴胡泻肝火,须用黄连佐之。欲上升则用根酒浸。欲中及下降,则生用梢",《医学入门》提到"外感生用,内伤升气酒炒三遍,有咳汗者,蜜水炒",清代《本草述钩元》《本草备要》提到"凡使,上升用根酒渍。中行下降用梢,宜生,外感生用。内伤升气酒炒三遍。有咳汗者,蜜水炒。勿令犯火力,便少效",《药品辨义》提到"制以酒拌,领入血分,以清抑郁之气,而血虚之热自退,酒拌下无炒字,因柴胡不宜见火",《得配本草》中提到"外感生用多用,升气酒炒少用。下降用梢,上升用根,有汗咳者蜜炒,痨疳用银柴胡,犯火便无效",《本草从新》及《医家四要》提到"外感生用,内伤升气酒炒。凡治中及下降用梢,有汗咳者,蜜水拌炒"。

【金老论柴胡炮制与临床功效】

一、临床功效与主治

本品味辛、苦,性微寒。归肝、胆、肺经。功善疏散退热,疏肝解郁,升举阳气。用于感冒发热,寒热往来,胸胁胀痛,月经不调,子宫脱垂,脱肛(表21-8)。

表21-8　柴胡各临床常用炮制规格功效、主治对比

炮制规格	功效	主治
生柴胡	疏散退热,疏肝解郁,升举阳气	用于感冒发热,寒热往来,胸胁胀痛,月经不调,子宫脱垂,脱肛
醋柴胡	疏肝止痛	用于肝郁气滞的胁肋胀痛,腹痛,月经不调等症
酒柴胡	行血通经,升举阳气	同醋柴胡
鳖血柴胡	填阴滋血	用于热入血室,骨蒸劳热
炒柴胡	同生柴胡,发散作用缓和	同柴胡

二、临床调剂

1. **用法用量**　3～10g。疏散退热宜生用,疏肝解郁宜醋炙,升举阳气可生用或酒炙。

2. **临床使用与禁忌**　本品辛散,易耗肝阴,阴虚阳亢,肝风内动,阴虚火旺及气机上逆者忌用或慎用。

3. **贮藏**　置通风干燥处,防蛀。醋柴胡、酒柴胡、蜜柴胡、鳖血柴胡应密闭,置阴凉干燥处。

本品各临床常用炮制规格与调剂注意事项见表21-9。柴胡炭临床鲜用,本节未收入。

表21-9　柴胡各临床常用炮制规格与调剂注意事项

炮制规格	处方名	用法用量	特殊禁忌	特殊贮藏方法
生柴胡	柴胡、软柴胡	3～10g	阴虚阳亢,肝风内动,阴虚火旺及气机上逆者忌用或慎用	置通风干燥处,防蛀。醋柴胡、酒柴胡、蜜柴胡、鳖血柴胡密闭,置阴凉干燥处
炒柴胡	炒柴胡			
醋柴胡	醋柴胡			
酒柴胡	酒柴胡			
蜜柴胡	蜜柴胡			
鳖血柴胡	鳖血柴胡			

芒　硝

【来源】

本品为硫酸盐类矿物芒硝族芒硝,经加工精制而成的结晶体。主含含水硫酸钠($Na_2SO_4 \cdot 10H_2O$)。

【炮制规格】

芒硝

（1）《中国药典》2020年版标准

性状：本品为棱柱状、长方形或不规则块状及粒状。无色透明或类白色半透明。质脆，易碎，断面呈玻璃样光泽。气微，味咸。

（2）地方标准（表22-1）

表22-1　芒硝常见地方标准制法及性状要求

来源	制法	性状
《安徽省中药饮片炮制规范》2019年版	取适量鲜萝卜，洗净，切片，置锅中，加适量水煮透后，取萝卜汁，加入天然芒硝共煮，至全部溶化，过滤，取滤液，或澄清以后取上清液，放冷。待结晶大部分析出，取出，置避风处适当干燥，结晶母液经浓缩，可继续析出结晶，直至无结晶析出为止。每100kg芒硝，用萝卜20kg	为棱柱状、长方体或不规则块状及粒状。无色透明或类白色半透明。质脆，易碎，断面呈玻璃样光泽。无臭，味咸
《浙江省中药炮制规范》2015年版	取白萝卜，洗净，切片，分二次加4～5倍量水，各煮沸1小时，倾取煎出液，合并，与皮硝共煮，至全部溶化时，滤过。滤液散放细竹枝若干，静置，待析出结晶时，随时取出，除去竹枝，晾干。缸底大块者，砸碎如上法处理。每100kg皮硝，用白萝卜20kg	为棱柱、长方形或不规则形无色透明的结晶，大小不一。置空气中则表面渐风化而覆盖一层白色粉末。质脆易碎，断面常不整齐，显玻璃样光泽。气微，味苦、咸
《新疆维吾尔自治区中药维吾尔药饮片炮制规范》2010年版	先将萝卜洗净，切厚片，置锅内，加适量清水煮透，再将天然芒硝（朴硝）倒入共煮，至全部溶化，取出，滤去杂质及萝卜片，滤液静置，阴凉处冷却，待大部分结晶析出，取出，置避风处适当干燥即得，其结晶母液经浓缩后可继续析出结晶，直至无结晶析出为止。每100kg芒硝，用萝卜20kg	本品为棱柱状、长方形或不规则块状及粒状。无色透明或类白色半透明。质脆，易碎，断面呈玻璃样光泽。无臭，味咸
《湖南省中药饮片炮制规范》2010年版	取鲜萝卜，洗净切片，置锅内加适量的水煮透后，除去萝卜渣，将皮硝倒入锅内，不断搅拌至全部溶化，舀出，澄清过滤，将滤液倒入浅盆或浅缸内，加放少量稻草梗，排包在阴凉处静置待析出大部分结晶体时，捞出，沥干，除去稻草梗，晾干即得。其未结晶的溶液及容器底部的沉淀物可重复煮提，至无结晶析出为止。每100kg芒硝，用鲜萝卜20kg	为棱柱状，长方形或不规则块状及粒状结晶体，无色透明或类白色半透明，质脆，易碎，断面呈玻璃样光泽，气微，味咸
《江西省中药饮片炮制规范》2008年版	取萝卜，洗净，切片，用水煮透后，加入朴硝共煮，至溶化，过滤或倾取上层溶液，倒入木盆中，盆中放几根稻草，过夜则结晶析出，撕去稻草，取出结晶，阴干。每100kg朴硝，用萝卜20～30kg	为棱柱状、长方形或不规则块状及粒状。无色透明或类白色半透明。质脆，易碎，断面呈玻璃样光泽。气微，味咸。色极纯

续表

来源	制法	性状
《上海市中药饮片炮制规范》2008年版	将鲜白萝卜洗净,切厚片,置锅内加水煎汁,去渣,加入皮硝,煮沸,待溶化后,过滤,滤液置缸内,放些稻草硬梗,静置过夜,待滤液中有结晶体析出,取出结晶体,除去稻草硬梗,晾干。每100kg皮硝,用鲜白萝卜30kg	本品呈棱柱状、长方形或不规则块状及粒状。无色透明或类白色半透明。质脆,易碎,断面呈玻璃样光泽。气微,味咸
《广西壮族自治区中药饮片炮制规范》2007年版	取定量鲜萝卜,洗净切片,加水煮透后投入芒硝共煮,至全部溶化,取出过滤,滤液置容器中在阴凉处静置,至大部分结晶,取出,放避风处阴干。其未结晶的溶液及底部的沉淀物可再重复煮提,至无结晶为止(本品在10~15℃时为结晶盛产期)。每100kg芒硝,用萝卜20kg	本品为棱柱状、长方形或不规则形的块状及粒状,无色透明或类白色半透明,质脆,易碎,断面呈玻璃样光泽。气微,味咸
《河南省中药饮片炮制规范》2005年版	取萝卜洗净切片,置锅内加水煮沸后,倒入皮硝共煮,至全部溶化,适当浓缩,滤过,滤液静置一夜(必要时可于滤液中放稻草数根,促使结晶析出),至结晶全部析出,取出结晶,晾干(又称马牙硝)。每100kg皮硝,用白萝卜0.96kg,加水2.88kg	为棱柱状,长方形或不规则块状及粒状。无色透明或类白色半透明,置空气中则表面渐风化而覆盖一层白色粉末。质脆,易碎,断面呈玻璃样光泽。气微,味咸

【金老谈芒硝炮制历史】

综合古代芒硝的炮炙方法,主要有煎、炼、熬、蒸、研、碾、烧、煅、水飞等。有不加辅料的,也有加辅料的。辅料有萝卜、豆腐、腻粉、甘草及雄黄。下面分别予以介绍。

一、不加辅料炮炙

包括炼、烧、煅、研、水飞、熬,每一种炙法中又有不同的炮炙要求。

1. **炼法** 最早载于《神农本草经》,曰"炼"。其后,唐代《外台秘要》、宋代《圣济总录》、明代《医学入门》、清代《本草便读》中都有相同记载。一些书籍中还记述了炼的不同要求,如唐代《新修本草》中提到"炼耳服之……练之白如银",宋代《证类本草》中提到"以水取汁,煎炼而成,乃朴硝也"。清代《药品辨义》中详细地记述了炼法,云:"初名朴硝,煎炼为芒硝,再煎提为玄明粉"。

2. **烧法** 唐代《备急千金要方》中最先提出"烧令汁尽"。其后一些书籍中亦提到了烧的不同要求,如宋代《圣济总录》中提到"烧令赤",在另一项下又提到"烧令白,于湿地上用纸衬上出火毒",明代《普济方》中提到"安在一新砖上,以火烧烟尽放"。

3. **煅法** 明代《普济方》中最先提到"火煅通赤"。其后,清代《外科大成》中亦提到"煅烟尽为度,取出为末"。

4. **研法** 南朝刘宋《雷公炮炙论》中最先提出"研",其后《经效产宝》《太平圣惠方》等书中记载了不同的炮制要求。

5. **水飞法** 南朝刘宋《雷公炮炙论》中最先提出"凡使,先以水飞过,用五重纸滴过,去脚,于铛中干之,方入乳钵研如粉任用"。

6. **熬法**　晋代《肘后备急方》中首先提到"熬令汁尽"，唐代《外台秘要》中提到"熬黄"。

二、加辅料炮炙

应用的辅料有萝卜、豆腐、甘草、腻粉及雄黄，其中以萝卜为最常见。在炙法中有用一种辅料的，也有两种辅料合并使用的，下面只介绍单一辅料炮炙法。

单一辅料炮炙

1. **萝卜制**　明代《本草乘雅半偈》中首先提到用萝卜的辅料炮炙，曰"同莱菔煎炼"或"入莱菔同煮"。其后如清代《握灵本草》《本草述钩元》《药品辨义》等书中都提到煎、煮内容，而煎炙又有不同的制法和要求，其中包括："以水煎化，澄去滓脚，入萝卜数枚同煮熟，去萝卜，倾入盆中，经宿则结成白硝，如冰如蜡，故俗称为盆硝。齐、卫之硝则底多，而上面生细芒如锋。《别录》所谓芒硝者是也。川、晋之硝，炼之底少而面上生牙如圭角，作六棱，纵横玲珑，洞彻可爱，《嘉祐本草》所谓马牙者是也。状如白石英，又名英硝，二硝之底则通明朴硝也，取芒硝、英硝再三以萝卜蒸炼去碱味即为甜硝。以二硝置之风日中吹去水气，则轻白如粉，即为风化硝。以朴硝、芒硝、英硝同甘草煎过，鼎罐升煅则为玄明粉"（清代《本草述》）；"凡使朴硝多恐不洁，再同萝卜煎提一二次用"（明代《本草乘雅半偈》）；"同萝卜煎过，去碱味者名甜硝"（《握灵本草》）；"用硝十斤，水十斤，萝卜十斤，煎至萝卜烂为度，去萝卜，倾硝入缸，隔一宿去水即成"（《药品辨义》）。

2. **豆腐制**　应用豆腐制最早见于明代《普济方》，云"安豆腐淋过，将瓦盏煅。"清代《握灵本草》中提到"朴硝置豆腐中蒸"其后，《幼幼集成》中提到"一撮，以碗盛豆腐一块，将硝放豆腐上，饭上蒸之，俟硝已化去豆腐不用，取汁用"。

3. **腻粉制**　明代《普济方》中提到"二两，用腻粉半两，于纸内同拌匀，裹安定在一新砖上，以火煅，烟尽放冷，入瓷合子内，埋坑入地可一尺深，候一宿，研"。

4. **酒制**　清代《外科大成》中提到"四两入小酒瓶加老酒四碗，入瓶内封口，炭火煅，烟尽为度"。

5. **甘草制**　明代《普济方》中提到"瓷合子内固济，火煅通赤，先掘一地坑子，以甘草水洗，令湿纸衬药入坑子内一宿，取出研末用之"。

还有其他特殊炙法，如元代《汤液本草》提到"揉细生用"，宋代《圣济总录》提到"生铁铫子炒干，刮出，纸裹，于黄土内窨一宿取出细研"，明代《本草品汇精要》提到"碾细如粉用"。

【金老论芒硝炮制与临床功效】

一、临床功效与主治

本品味咸、苦，性寒。归胃、大肠经。功善泻下通便，润燥软坚，清火消肿。用于实热积滞，腹满胀痛，大便燥结，肠痈肿痛；外治乳痈，痔肿痛。

二、临床调剂

1. **用法用量**　6～12g，一般不入煎剂，待汤剂煎得后，溶入汤液中服用。外用适量。

2. **临床使用与禁忌**

（1）不宜与硫黄、三棱同用。

（2）孕妇慎用。

3. **贮藏**　密闭，在30℃以下保存，防风化。

牡　　蛎

【来源】

本品为牡蛎科动物长牡蛎 *Ostrea gigas* Thunberg、大连湾牡蛎 *Ostrea talienwhanensis* Crosse 或近江牡蛎 *Ostrea rivularis* Gould 的贝壳。全年均可捕捞，去肉，洗净，晒干。

【炮制规格】

1. **生牡蛎**

（1）《中国药典》2020年版标准：牡蛎洗净，干燥，碾碎。

性状：本品为不规则的碎块。白色。质硬，断面层状。气微，味微咸。

（2）《国家中药饮片炮制规范》：取药材，除去杂质，洗净，干燥，破碎。

性状：本品为不规则的碎块。白色。质硬，断面层状。气微，味微咸。

（3）地方标准（表23-1）

表23-1　生牡蛎常见地方标准制法及性状要求

来源	制法	性状
《安徽省中药饮片炮制规范》2019年版	取原药材，除去杂质，洗净，干燥，碾碎	为不规则的碎块或粉末状。表面淡紫棕色、灰白色、黄色或黄褐色，内面瓷白色。质硬，断面层状或层纹状排列，洁白。气微腥，味微咸
《湖南省中药饮片炮制规范》2010年版	取原药材，洗净，干燥，碾碎	为不规则的碎块。表面淡紫棕色、灰白色、黄色或黄褐色；内面瓷白色。质硬，断面层状或层纹状排列，洁白。气微，味微咸
《北京市中药饮片炮制规范》2008年版	取原药材，除去杂质，洗净，干燥，加工成碎块	本品为不规则碎块。白色至类白色或灰黄色。表面凹凸不平，呈波浪形覆瓦状层次，有的略具光泽。碎断面显层纹。质硬。气微，味微咸
《上海市中药饮片炮制规范》2008年版	将原药除去壳外附着物等杂质，洗净，干燥，敲成小于2cm小块，用50目筛，筛去灰屑	本品为不规则形的块片，最大不超过2cm；白色至类白色或灰黄色至灰色，外表面凹凸不平，呈波浪形覆瓦状层次，有的略具光泽；破碎面粗糙，显层纹；质坚硬。气微，味微咸
《浙江省中药炮制规范》2005年版	取原药，除去杂质及黑褐色者，水浸2~4小时，洗净，干燥。砸成直径1cm左右的块片或细粒	呈不规则的碎片状或细粒。片状者外面不平坦，呈凹凸鳞片状，黄白色、白色或淡紫色，内面光滑，乳白色。断面不整齐，层状。质硬。气微，味微咸
《江苏省中药饮片炮制规范》2002年版	取原药材，除去杂质及附属物，洗净，干燥，打成小块或碾成粗粉	为不规则碎块或呈粗粉状。表面淡紫棕色、灰白色、黄色或黄褐色，内面瓷白色。质硬，断面层状或层纹状排列，洁白。气微腥；味微咸

续表

来源	制法	性状
《四川省中药饮片炮制规范》2002年版	取牡蛎,洗净,晒干,碾碎	生品为不规则的卵圆形、长圆形、类三角形、叶状或厚片状的贝壳,外表面为灰褐色、灰白色或淡紫色,内表面乳白色,平滑有光泽,断面白色。质坚硬。无臭,味微咸。粉末白色有光泽
《福建省中药饮片炮制规范》1998年版	洗净,晒干,碾碎	呈粗末状。类白色,质硬,断面层状,洁白。无臭。味微咸
《广东省中药材饮片加工炮制手册》1977年版	取原药材,洗刷洁净,晒干,击碎成蚕豆大小碎片	无具体要求
《山东省中草药炮制规范》1975年版	去净杂质,洗刷干净,晒干,串粉	无具体要求

2. 煅牡蛎

（1）《中国药典》2020年版标准：取净牡蛎,照明煅法（通则0213）煅至酥脆。

性状：本品为不规则的碎块或粗粉。灰白色。质酥脆,断面层状。

（2）《国家中药饮片炮制规范》：取牡蛎,置煅制设备内,煅至酥脆,取出,放凉,破碎。

性状：本品为不规则的碎块或粗粉。灰白色。质酥脆,断面层状。

（3）地方标准（表23-2）

表23-2　煅牡蛎常见地方标准制法及性状要求

来源	制法	性状
《安徽省中药饮片炮制规范》2019年版	取净牡蛎,照明煅法（附录Ⅰ）,煅至酥脆	形同牡蛎,青灰色。质酥脆,味微咸
《湖南省中药饮片炮制规范》2010年版	取净牡蛎,照明煅法（附录Ⅰ）,煅至酥脆	形如牡蛎碎块,青灰色,质松脆
《北京市中药饮片炮制规范》2008年版	取净牡蛎,置煅炉或适宜的容器内,煅（550℃,1小时）至酥脆,取出,晾凉	不规则碎块或粉末。灰白色,断面显层纹,质酥脆
《上海市中药饮片炮制规范》2008年版	将原药除去壳外附着物等杂质,洗净,干燥;照明煅法（附录Ⅰ）煅至酥脆,拍成块	灰白色,间有青灰色或淡灰黄色,质松易碎,略具焦臭
《浙江省中药炮制规范》2005年版	取原药,除去杂质,洗净,干燥。置无烟炉火上或砸碎置适宜容器内,煅至臭气逸出,上下翻动1～2次,至表面青灰色,质地酥脆时,取出,摊凉。砸成直径1cm左右的块片或细粒	为不规则的碎块或细粒,大小不一。表面青灰色。质疏松。有焦臭气,味咸
《四川省中药饮片炮制规范》2002年版	取净牡蛎,用明煅法煅至酥脆	灰白色,体质较轻,无光泽
《江苏省中药饮片炮制规范》2002年版	取净牡蛎,置适宜的容器内,用武火煅至酥脆,取出凉透,碾碎	形同牡蛎碎块,青灰色,无光泽,质松脆
《福建省中药饮片炮制规范》1998年版	取净牡蛎,照明煅法煅至酥脆	形如牡蛎。质酥脆,洁白,层状,无光泽

续表

来源	制法	性状
《广东省中药材饮片加工炮制手册》1977 年版	取原个牡蛎,洗刷洁净,晒干,用瓦器盛之,置火中煅至红透,取出,放冷,研成细粉	无具体要求
《山东省中草药炮制规范》1975 年版	取净牡蛎,按直火煅法煅透,研粉	无具体要求

3. 盐牡蛎　《中国药典》2020 年版未收载本炮制规格,常见地方标准制法及性状见表 23-3。

表 23-3　盐牡蛎常见地方标准制法及性状要求

来源	制法	性状
《广东省中药饮片炮制规范》第一册(2011 年)	取净牡蛎,置适宜容器内,用武火加热,煅至红透时取出,加盐水拌匀,冷后研碎。每 100kg 牡蛎,用盐 2kg	本品为不规则的碎块。浅黄褐色或黄褐色。质硬,断面层状。气微,味微咸

4. 醋牡蛎　《中国药典》2020 年版未收载本炮制规格,常见地方标准制法及性状见表 23-4。

表 23-4　醋牡蛎常见地方标准制法及性状要求

来源	制法	性状
《广东省中药饮片炮制规范》第一册(2011 年)	取净牡蛎置无烟炉火上或适宜容器内,武火加热,煅至红透时取出,喷洒米醋,冷后研碎。每 100kg 牡蛎,用米醋 12.5kg	本品为不规则的碎块。类白色、浅灰褐色或灰黑色。质硬,断面层状。气微腥,味微酸

5. 牡蛎粉　《中国药典》2020 年版未收载本炮制规格,常见地方标准制法及性状见表 23-5。

表 23-5　牡蛎粉常见地方标准制法及性状要求

来源	制法	性状
《浙江省中药炮制规范》2015 年版	取牡蛎饮片,研成细粉	为粒度均匀、乳白色的粉末

【金老谈牡蛎炮制历史】

综合古代牡蛎的炮炙方法,主要有熬、煅、炙、煨、炒、醋制、童便制等法,下面分别予以介绍。

一、不加辅料炮炙

包括熬、炙、烧、煅、炒、煨等方法。

1. 熬制　始载于汉代《金匮玉函经》,曰"熬"。以后,唐代《千金翼方》中提到"熬令黄色",在宋代《圣济总录》《类证活人书》中均有提及。

2. 炙法　始见于唐代《食疗本草》中,曰:"火上炙令沸,去壳。"以后,明代《普济方》等书均有同样叙述,但均无详细方法。

3. **烧法**　《雷公炮炙论》记有"烧令通赤,然后入乳钵中研为粉用"。以后,《太平圣惠方》提到"以湿纸裹后却以泥更裹,候干用火烧通赤。"《圣济总录》《本草衍义》中均提到"烧为粉用"。

4. **煅法**　煅制的方法很多,最早在汉代《注解伤寒论》中记有"煅"的方法,随后在《雷公炮炙论》《外台秘要》等书中皆有详细的记述,煅的方法很多,有煮煅、闷煅、煅飞、童便煅、醋煅等法。

（1）煮煅:《雷公炮炙论》中提到"凡修事,先用二十个,东流水、盐一两,煮一伏时,后入火中烧令通赤,然后入钵中研为粉用也。"

（2）闷煅:明代《秘传证治要诀及类方》中提到"用韭菜叶捣,盐泥固济,火煅,取白者研细"。明代《普济方》中提到"用黄泥固一指厚,于文武火煨干后,以炭火煅通赤,去外涩者用粉研细"。

（3）煅飞:宋代《类编朱氏集验医方》中提到"韭菜叶和泥煅水飞"。

（4）童便煅:在加辅料制中有记述。

5. **炒制**　宋代《伤寒总病论》及《类证活人书》中载有"炒黄"。后至明代有炒制标准,如《普济方》曰:"炒赤色"。随后炒的方法较多,由清炒演变成有童便炒、酒炒、煅炒等。

6. **煨制**　宋代《史载之方》中有"火煨通赤"的记载,明代《普济方》中记载的方法更为详细,有"盐泥煨烧""用黄泥固一指厚,于文武火煨干后,以炭火煅通红,去外黑者,用粉研细"等。

二、加辅料炮炙

有醋制、酒制、童便制、盐泥煨等方法。

1. **醋制**　宋代《普济本事方》中有"坩锅子内火煅,用醋淬七次,焙"的记载,是醋制最早的记载。随后于明代《普济方》中有"用好醋和为丸子,入火烧令通赤,放冷"的记叙。明代《寿世保元》《先醒斋医学广笔记》等书中也载有火煅醋淬的方法。另外尚有醋浸方法,如《普济方》中记有"用醋浸少时,生用"。

2. **酒制**　始见于清代《增广验方新编》,有"酒炒"之说。

3. **童便制**　在宋代盛行,宋代《校注妇人良方》中提到"二两童便浸四十九日,却用硫黄末一两涂用纸裹之,米醋浸湿,盐泥固济用炭煅"。《疮疡经验全书》中提到"火煅童便浸再煅"等。

【金老论牡蛎炮制与临床功效】

一、临床功效与主治

本品味咸,性微寒。归肝、胆、肾经。功善重镇安神,潜阳补阴,软坚散结。用于惊悸失眠,眩晕耳鸣,瘰疬痰核,癥瘕痞块(表23-6)。

表23-6　牡蛎临床常用炮制规格功效、主治对比

炮制规格	功效	主治
生牡蛎	重镇安神,潜阳补阴,软坚散结	用于惊悸失眠,眩晕耳鸣,瘰疬痰核,癥瘕痞块
煅牡蛎	收敛固涩,制酸止痛	用于自汗盗汗,遗精滑精,崩漏带下,胃痛吞酸

二、临床调剂

1. **用法用量**　9～30g,先煎。重镇安神,潜阳补阴,软坚散结生用;收敛固涩,制酸止痛煅用。

2. **临床使用与禁忌**

（1）本品多服久服,易引起便秘和消化不良。

（2）恶麻黄、吴茱萸、辛夷。

3. **贮藏**　各种炮制规格均置干燥处,防尘。

葛　根

【来源】

本品为豆科植物野葛 *Pueraria lobata*(Willd.)Ohwi 的干燥根。习称野葛。秋、冬二季采挖,趁鲜切成厚片或小块;干燥。

【炮制规格】

1. **葛根**

（1）《中国药典》2020年版标准:除去杂质,洗净,润透,切厚片,晒干。

性状:本品呈不规则的厚片、粗丝或边长为 0.5～1.2cm 的方块。切面浅黄棕色至棕黄色。质韧,纤维性强。气微,味微甜。

（2）地方标准(表24-1)

表24-1　葛根常见地方标准制法及性状要求

来源	制法	性状
《湖南省中药饮片炮制规范》2010年版	取原药材,除去杂质,洗净,润透,切厚片或方丁,干燥,筛去碎屑	为不规则的厚片或小方块,外皮淡棕色,粗糙,体重,质硬,富粉性,切面黄白色,纹理不明显。质韧,纤维性强。无臭,味微甜
《北京市中药饮片炮制规范》2008年版	取原药材,除去杂质,筛去灰屑	本品为小方块或长方形厚片。外表皮淡棕色,有纵皱纹,粗糙。切面黄白色,纹理不明显。质韧,纤维性强。气微,味微甜
《上海市中药饮片炮制规范》2008年版	将原药除去杂质(原只对劈开),适当水浸,洗净,润透,切厚片,干燥,筛去灰屑。原药如为切片,整理去杂,洗润后,改刀切粗丝(5～10mm),干燥,筛去灰屑。原药如为小方块,整理去杂,筛去灰屑	本品为不规则的粗丝或小方块,有的松散成丛毛状。表面淡棕色,有纵皱纹,粗糙,有的外皮已除去。切面黄白色,纹理不明显。质韧,纤维性强。气微,味微甜
《江西省中药饮片炮制规范》2008年版	除去杂质,洗净,润透,切小方块片或厚片,干燥	本品为小方块片或不规则的厚片。表面黄白色,纹理不明显,有的呈绵毛状。周边淡棕色,有纵皱纹,粗糙。质韧,纤维性强。气微,味微甜。无虫蛀

来源	制法	性状
《广西壮族自治区中药饮片炮制规范》2007年版	除去杂质,大小分档,洗净（或稍泡）,润透（闷润时可熏硫黄）,切厚片或小块,干燥,筛去灰屑	呈纵切的长方形厚片或边长0.5～1cm小方块,外皮淡棕色,有纵皱纹,粗糙。切面黄白色,纹理不明显,纤维性强。质韧,味微甜
《浙江省中药炮制规范》2005年版	取原药,除去杂质及黑色者,筛去灰屑,干燥	为长条形或不规则形的厚片或为边长0.5～1cm的小方块。切面具黄白相间的纹理,纤维性,横切片的切面具由纤维和导管组成的同心性环纹,纵切片的切面具多数纤维质的纵纹。质硬。气微,味微苦
《河南省中药饮片炮制规范》2005年版	除去杂质,洗净,润透,切厚片,晒干	为白色、类白色或浅黄色的切片。切面粗糙,纤维性,富粉性。气微,味微甜
《四川省中药饮片炮制规范》2002年版	取葛根,洗净,润透,切块或厚片,干燥	本品白色或类白色,切面粗糙,纤维性。质坚硬而重,富粉性。气微,味甜

2. 炒葛根　《中国药典》2020年版未收载本炮制规格,常见地方标准制法及性状见表24-2。

表24-2　炒葛根常见地方标准制法及性状要求

来源	制法	性状
《浙江省中药炮制规范》2015年版	取蜜炙麸皮,置热锅中翻动,待其冒烟,投入葛根,炒至表面深黄色,微具焦斑时,取出,筛去麸皮,摊凉。每100kg葛根,用蜜炙麸皮10kg	为长条形或不规则形的厚片、粗丝或为边长0.5～1.2cm的小方块,表面黄色,微具焦斑。切面具纹理,纤维性,横切片的切面具由纤维和导管组成的同心性环纹,纵切片的切面具多数纤维质的纵纹。质硬,略有焦香气,味微苦
《上海市中药饮片炮制规范》2008年版	将葛根照麸炒法（附录Ⅰ）用蜜麸拌炒至深黄色,筛去麸皮	淡黄色至黄色,有的可见焦斑,具焦香气
《江西省中药饮片炮制规范》2008年版	取葛根片,用麦麸炒至深黄色为度。每100kg葛根,用麦麸30kg	形如葛根,表面焦黄色或老黄色,具焦斑
《四川省中药饮片炮制规范》1977年版	取葛根片,用麸炒法,炒至黄色为度	麸炒后呈米黄色或深黄色

3. 煨葛根　《中国药典》2020年版未收载本炮制规格,常见地方标准制法及性状见表24-3。

表24-3　煨葛根常见地方标准制法及性状要求

来源	制法	性状
《湖北省中药饮片炮制规范》2018年版	取净葛根片或块与麸皮同置炒制容器内,照煨法（附录Ⅲ）炒至葛根片或块呈焦黄色。每100kg葛根片或块,用麸皮30kg	本品呈不规则的厚片、粗丝或边长为0.5～1.2cm的方块。表面微黄色、米黄色或深黄色。质韧,纤维性强。气微,味微甜

续表

来源	制法	性状
《湖南省中药饮片炮制规范》2010年版	（1）湿纸煨：取净葛根片或块，照煨法（附录Ⅰ）煨至纸呈焦黑色，葛根呈微黄色 （2）麦麸煨：取葛根片，照煨法（附录Ⅰ）煨至葛根表面呈焦黄色时取出。筛去麦麸，放凉，备用。每100kg葛根，用麦麸30kg	形如葛根，表面焦黄色，气微香
《江西省中药饮片炮制规范》2008年版	取葛根片，用3层湿纸包好，在灰火中煨至纸呈黑色，去纸，放凉	形如葛根，表面黄色至深黄色，具焦香气
《广西壮族自治区中药饮片炮制规范》2007年版	取生葛根片，用湿纸（约三层）包好，埋于无烟热火灰中，煨至纸呈黑色，药材微黄色为度，取出，去纸，放凉	形同生葛根，呈黄色，稍带焦斑，无杂质
《河南省中药饮片炮制规范》2005年版	取净葛根片，照纸裹煨法（炮制通则）煨至纸呈焦黑色；或照麸煨法（炮制通则）煨至焦黄色。每100kg葛根片，用麸皮30kg	形如葛根片，黄色至深黄色或焦黄色
《四川省中药饮片炮制规范》2002年版	取葛根块或片，用纸裹煨法煨至纸呈焦黑色为度；或照麸煨法煨至黄色	煨后呈米黄色或深黄色

【金老谈葛根炮制历史】

古代葛根的炮制方法比较简单，有炒、煨，介绍如下。

一、不加辅料炮炙

炒法 明代《普济方》中提到"锉，微炒"。《寿世保元》中提到"炒黑"。清代《本草便读》中提到葛根煨的炮炙作用，曰："治泻则煨熟用之，煨熟则散性全无，即由胃入肠，不行阳明之表，但入阳明之里，升清为用。亦如升麻之煨熟，即升而不散，可以厚肠止泻耳。"

二、加辅料炮炙

醋炒 宋代《太平圣惠方》中提到"（野）醋拌炒令干"，《证类本草》提到"紫葛，痈肿恶疮，取根皮捣为末，醋和封之"。

【金老论葛根炮制与临床功效】

一、临床功效与主治

本品味甘、辛，性凉。归脾、胃、肺经。功善解肌退热，生津止渴，透疹，升阳止泻，通经活络，解酒毒，用于外感发热头痛，项背强痛，口渴，消渴，麻疹不透，热痢，泄泻，眩晕头痛，中风偏瘫，胸痹心痛，酒毒伤中。

葛根临床常用炮制规格功效、主治对比见表24-4。

表 24-4　葛根临床常用炮制规格功效、主治对比

炮制规格	功效	主治
葛根	解肌退热,生津止渴,透疹,升阳止泻,通经活络,解酒毒	用于外感发热头痛,项背强痛,口渴,消渴,麻疹不透,热痢,泄泻,眩晕头痛,中风偏瘫,胸痹心痛,酒毒伤中
煨葛根	升阳止泻	用于热痢,泄泻

二、临床调剂

1. **用法用量**　10～15g。解肌退热,生津止渴,透疹,升阳止泻,通经活络,解酒毒宜生用,升阳止泻宜用煨葛根。

2. **临床使用与禁忌**　本品切制时不宜长时间浸泡,否则会因走粉而减效。

3. **贮藏**　各种炮制规格均置通风干燥处,防蛀。

本品临床常用炮制规格调剂注意事项见表 24-5。

表 24-5　葛根临床常用炮制规格调剂注意事项

炮制规格	处方名	用法用量	特殊禁忌	特殊贮藏方法
葛根	葛根、干葛	10～15g		
煨葛根	煨葛根			
麸炒葛根	麸炒葛根			

细　辛

【来源】

本品为马兜铃科植物北细辛 *Asarum heterotropoides* Fr. Schmidt var. *mandshuricum*(Maxim.) Kitag.、汉城细辛 *Asarum sieboldii* Miq. var. *seoulense* Nakai 或华细辛 *Asarum sieboldii* Miq. 的干燥根和根茎。前二种习称"辽细辛"。夏季果熟期或初秋采挖,除净地上部分和泥沙,阴干。

【炮制规格】

1. 细辛

(1)《中国药典》2020 年版标准:除去杂质,喷淋清水,稍润,切段,阴干。

性状:本品呈不规则的段。根茎呈不规则圆形,外表皮灰棕色,有时可见环形的节。根细,表面灰黄色,平滑或具纵皱纹。切面黄白色或白色。气辛香,味辛辣、麻舌。

(2)地方标准(表 25-1)

表 25-1　细辛常见地方标准制法及性状要求

来源	制法	性状
《北京市中药饮片炮制规范》2008 年版	取原药材,除去杂质,迅速洗净,闷润约 1 小时,切长段,阴干,筛去碎屑	本品为不规则长段。根茎呈不规则的圆柱状,表面灰棕色,有环形的节,节上生有细根。细根表面灰黄色,平滑;有须根或须根痕;质脆,易折断,断面平坦,黄白色或白色。气辛香,味辛辣、麻舌

续表

来源	制法	性状
《上海市中药饮片炮制规范》2008年版	将原药除去杂质,洗净,润透,切短段,干燥,筛去灰屑	本品呈段状。根段细长圆柱形,直径约1mm;表面灰黄色至灰褐色,平滑或具纵皱纹,可见须根及须根痕;切面黄白色或白色。根茎段呈不规则结节状或圆柱形结节状,直径1~5mm;表面灰棕色,粗糙,可见环形的节、叶柄痕及根痕,节长1~10mm,有的有分枝;切面黄白色或白色。质脆。气辛香,味辛辣、麻舌
《重庆市中药饮片炮制规范及标准》2006年版	除去杂质,喷淋清水,稍润,切段,阴干	为不规则的段。根茎呈不规则圆柱形,具短分枝,直径0.2~0.4cm,切面黄白色或白色;表面灰棕色,粗糙,有环形的节,有的分枝一端有碗状的茎痕。根细,密生节上,直径0.1cm;表面灰黄色,平滑或具纵皱纹,有须根及须根痕。气辛香,味辛辣、麻舌
《浙江省中药炮制规范》2005年版	取原药,除去杂质,喷水稍润,切段,低温干燥	北细辛:呈段状。根茎呈不规则圆柱形,直径0.2~0.4cm。表面灰棕色,粗糙,有环形的节,节间长0.2~0.3cm,有的有碗状茎痕。根直径约1mm,灰黄色,表面平滑或具纵皱纹;切面皮部白色或黄白色,木部黄色。质脆。气辛香,味辛辣、麻舌。 汉城细辛:根茎直径0.1~0.5cm,节间长0.1~1cm。 华细辛:根茎直径0.1~0.2cm,节间长0.2~1cm。气味较弱
《天津市中药饮片炮制规范》2005年版	取原药材,除去杂质,喷淋清水,稍润,切段,阴干	本品为不规则小段。根茎横生呈不规则圆柱形,细而弯曲,表面灰棕色,粗糙,有环形节,分枝顶端有碗状的茎痕;节上生有细长根。质脆,断面黄白色。有香气,味辛辣而麻舌
《河南省中药饮片炮制规范》2005年版	除去杂质,喷淋清水,稍润,切段,阴干	本品为不规则的段。根茎圆柱形,表面灰棕色,粗糙,有环形节。节上密生细根,表面灰黄色,平滑或具纵皱纹。气辛香,味辛辣、麻舌
《安徽省中药饮片炮制规范》2005年版	取原药材,除去杂质,用水喷淋,稍润,切段,阴干	为不规则的段。根茎呈不规则圆柱形,具短分枝,切面黄白色或白色,周边灰棕色,粗糙,有环形的节,有的分枝一端有碗状的茎痕。根细,密生节上,表面灰黄色,平滑或具纵皱纹,有须根及须根痕。质脆,易折断。气辛香,味辛辣、麻舌
《四川省中药饮片炮制规范》2002年版	取细辛,除去杂质,喷淋清水,稍润,切段,阴干	本品为根、叶混合的段,根茎表面灰棕色;根灰黄色;叶淡绿色,气辛香,味辛辣,麻舌
《吉林省中药饮片炮制规范》1986年版	除去杂质,少淋清水(喷潮)稍润,切10mm段,阴干(或干切)	无具体要求
《辽宁省中药炮制规范》1986年版	除去杂质,淋水稍闷,切段,阴干或低温干燥,筛去灰土	无具体要求

2. **蜜炙细辛** 《中国药典》2020 年版未收载本炮制规格,常见地方标准制法及性状见表 25-2。

表 25-2　蜜炙细辛常见地方标准制法及性状要求

来源	制法	性状
《上海市中药饮片炮制规范》2008 年版	取细辛,照蜜炙法(附录Ⅰ)用炼蜜拌炒至蜜汁吸尽。每 100kg 细辛,用炼蜜 20kg	黄褐色,滋润,味微甜

【金老谈细辛炮制历史】

细辛的炮制沿革根据是否加入辅料分为两大类,一类为炒、焙、炮等加热炮制,另一类为加入酒或醋炮制。

一、不加辅料炮制

1. **炒法** 宋代《圣济总录》曰"去苗叶轻炒",明代《济阴纲目》曰"去苗,炒",清代《本草纲目拾遗》曰"去叶节炒焦"。各版《中国药典》及炮制规范均未收载炒制细辛的炮制规格。

2. **焙法** 首见于宋代《太平惠民和剂局方》"先去土并苗,焙干,方入药用",宋代《三因极一病证方论》"去苗并叶,焙",清代《本草纲目拾遗》"北细辛焙干"。现 2020 年版《中国药典》规定"阴干"。

3. **火炮** 明代《奇效良方》曰"炮,去苗用"。

二、加辅料炮制

1. **酒制** 金代《儒门事亲》曰"酒浸"。

2. **醋制** 清代《本草述》曰"醋浸一宿晒干为末"。

各版《中国药典》只收载了细辛的净制和切制,地方炮制规范中只有 2008 年版《上海市中药饮片炮制规范》收载了蜜炙细辛。

【金老论细辛炮制与临床功效】

一、临床功效与主治

本品味辛,性温。归心、肺、肾经。功善解表散寒,祛风止痛,通窍,温肺化饮。用于风寒感冒,头痛,牙痛,鼻塞流涕,鼻衄,鼻渊,风湿痹痛,痰饮喘咳。

细辛临床常用炮制规格功效、主治对比见表 25-3。

表 25-3　细辛各临床常用炮制规格功效、主治对比

炮制规格	功效	主治
细辛	解表散寒,祛风止痛,通窍,温肺化饮	用于风寒感冒,头痛,牙痛,鼻塞流涕,鼻衄,鼻渊,风湿痹痛,痰饮喘咳
蜜炙细辛	同细辛,温散之性减少	同细辛

二、临床调剂

1. **用法用量**　1～3g。散剂每次服 0.5～1g。外用适量。

2. **临床使用与禁忌**

（1）不宜与藜芦同用。

（2）用量不宜过大，肾功能不全者慎用。

（3）本品辛香温散，气虚多汗，阴虚阳亢头痛，阴虚燥咳或肺热咳嗽者忌用。

3. **贮藏**　置阴凉干燥处，防潮。

本品临床常用炮制规格调剂注意事项见表25-4。

表25-4　细辛常用临床炮制规格调剂注意事项

炮制规格	处方名	用法用量	特殊禁忌	特殊贮藏方法
细辛	细辛、北细辛、华细辛、辽细辛	1～3g。散剂每次服 0.5～1g。外用适量	不宜与藜芦同用。肾功能不全者慎用。气虚多汗，阴虚阳亢头痛，阴虚燥咳或肺热咳嗽者忌用	置阴凉干燥处，防潮
蜜炙细辛	蜜炙细辛			

阿　胶

【来源】

本品为马科动物驴 *Equus asinus* L. 的干燥皮或鲜皮经煎煮、浓缩制成的固体胶。

【炮制规格】

1. **阿胶**

（1）《中国药典》2020 年版标准：将驴皮浸泡去毛，切块洗净，分次水煎，滤过，合并滤液，浓缩（可分别加入适量的黄酒、冰糖及豆油）至稠膏状，冷凝，切块，晾干，即得。

性状：本品呈长方形块、方形块或丁状。棕色至黑褐色，有光泽。质硬而脆，断面光亮，碎片对光照视呈棕色半透明状。气微，味微甘。

（2）地方标准（表 26-1）

表26-1　阿胶常见地方标准制法及性状要求

来源	制法	性状
《天津市中药饮片炮制规范》2012年版	原品入药	为小方丁或长条块。表面黑褐色，有光泽，质硬而脆，断面光亮，对光照视呈棕色半透明。气微，味微甘
《湖南省中药饮片炮制规范》2010年版	将驴皮浸泡去毛，切块洗净，分次水煎，滤过，合并滤液，浓缩（可分别加入适量的黄酒、冰糖和豆油）至稠膏状，冷凝，切块，晾干	为长方形块，方形块或丁状。黑褐色，有光泽。质硬而脆，断面光亮，碎片对光照视呈棕色半透明状。气微，味微甘

续表

来源	制法	性状
《江西省中药饮片炮制规范》2008年版	用时捣成碎块	本品为长方形、方形块或不规则碎块。黑褐色，有光泽。质硬而脆，断面光亮，碎片对光照视呈棕色半透明状。气微，味微甘
《北京市中药饮片炮制规范》2008年版	取原药材，烘软(60~80℃)，切成1cm左右的小方块(阿胶丁)；或取原药材刨成小薄碎片或加工成粉末	本品呈方块状或碎片状。表面黑褐色，有光泽。质硬而脆，断面光亮，碎片对光照视呈棕色半透明状。粉末呈黄色至棕色。气微，味微甘
《安徽省中药饮片炮制规范》2005年版	原品入药。用时打碎或烘软切成小块	为长方块。表面黑褐色，有光泽。质硬而脆，断面光亮，对光照视呈棕色半透明。气微腥，味微甘
《贵州省中药饮片炮制规范》2005年版	取原药材，捣碎；或用文火烘软，切成小方块(每粒重约0.5g，俗称"丁")	为不规则碎块或小方块。表面黑褐色，有光泽。质硬而脆，断面光亮，碎片对光照视呈棕色半透明状。气微，味微甘
《四川省中药饮片炮制规范》2002年版	烤软，趁热切成立方小块或用时捣成碎块	本品呈长方形或方形块，黑褐色，有光泽。质硬而脆，断面光亮，碎片对光照视呈棕色半透明。气微，味微甘
《山东省中药炮制规范》1990年版	捣成碎块，或烘软后切成0.6cm左右立方块(丁)	呈立方块或为不规则的碎块，黑褐色，有光泽，质硬而脆。断面光亮，碎片对光照视呈棕色半透明。气微，味微甜
《吉林省中药饮片炮制规范》1986年版	取经过检疫合格的驴皮，用水浸泡，将表皮之毛及皮上的残肉刮净，切成小块，与碱共置沸水中焯一下。取出驴皮，洗净，淘净锅水。再置锅中，加水没过驴皮，用武火加热，沸时可减火力，保持沸腾。水少时可续开水，约经16小时，停止续水。减弱火力，熬至八成汁时，去皮取汁，过滤，置缸中沉淀。略翘起盖，放至微温，汁澄清时，将上层清汁倒入另缸中备用，熬过的驴皮，如前法反复共煎四次。取四次熬得的清汁(汁不得超过锅内容量的60%，以免沸腾时汁外溢)置锅中，用武火加热。汤勺轻轻搅动，并不断蹾锅，至沸时，清除上浮之泡沫，开始扬勺，以防糊底粘锅。随着浓度逐增，俟勺挂胶，可逐渐改为文火。浓缩至稠状时，加入冰糖、黄酒、豆油，搅拌，均匀后出锅，倒入稍擦香油的搪瓷盘或适宜容器。厚约3.5cm，使其凝固，取出(切成宽3.5cm，厚0.5cm，长9.5cm的长方	无具体要求

来源	制法	性状
	块），置竹帘上，阴干，2～3 天翻动一次。晾至表皮发硬时装木箱内回闷 2～3 天，使胶内水分渗出。此时胶面又发软，取出，再晾。如此反复闷晾 2～3 次，至胶片全部干透，用时捣碎。每 100kg 干驴皮，用碱 0.1kg、黄酒 0.3kg，冰糖 0.5kg，豆油 0.15kg	

2. 蛤粉炒阿胶珠

（1）《中国药典》2020 年版标准：取阿胶，烘软，切成 1cm 左右的丁，照蛤粉炒（通则 0213）用蛤粉烫至成珠，内无溏心时，取出，筛去蛤粉，放凉。

性状：无具体要求。

（2）地方标准（表 26-2）

表 26-2　蛤粉炒阿胶珠常见地方标准制法及性状要求

来源	制法	性状
《安徽省中药饮片炮制规范》2019 年版	取阿胶丁，将蛤粉置锅内，用中火加热，至蛤粉呈滑利状态时，投入净药材，不断翻埋，烫至全部鼓起为球状，内无心	为类圆球形，表面灰白色或灰褐色。质脆，中空略呈蜂窝状。气微香，味微甘
《天津市中药饮片炮制规范》2012 年版	取适量蛤粉置锅内，加热呈滑动状态时，放入阿胶丁（小块），拌炒至鼓起，内无溏心时，迅速取出，筛去蛤粉，放凉	呈类圆球形，表面附着蛤粉呈灰白色或深土黄色，质脆，中空略呈海绵状，易碎
《湖南省中药饮片炮制规范》2010 年版	取阿胶微火烘软，切约 1cm 丁块，用蛤粉（或滑石粉）炒至鼓起成圆珠状，内无溏心时，取出，筛去蛤粉（或滑石粉）放冷	呈类圆球形，表面灰白色或深土黄色。质脆，中空略成海绵状，不互相粘连，无枯焦，易碎
《江西省中药饮片炮制规范》2008 年版	取阿胶，烘软，切成丁，照烫法（附录二）用蛤粉或滑石粉炒至鼓起成圆珠状、内无溏心	本品呈圆球状，质松泡。表面黄白色或灰褐色，内无溏心
《浙江省中药炮制规范》2005 年版	取阿胶，烘软，切成 1cm 左右的丁。取蛤粉，置热锅中翻动，待其滑利，投入阿胶丁，炒至全体鼓起，呈圆球形，内无溏心时，取出，筛去蛤粉，摊凉	本品为类球形，有的具棱角，直径 2～4cm。外表面棕黄色或灰白色，附有白色粉末，体轻，质酥易碎，中空，内表面棕黄色至棕褐色，断面多孔状。气微，味微甜
《贵州省中药饮片炮制规范》2005 年版	取阿胶丁，用蛤粉照烫法（附录 I 炮制通则）烫至鼓起成珠、内无溏心，迅速取出	呈圆球形，表面灰白色。质脆泡酥，中空，略呈海绵状。不粘连，不枯焦
《四川省中药饮片炮制规范》2002 年版	取阿胶立方小块，照烫法烫至全部鼓起成圆珠状，内无心时，取出，放凉即得	呈圆珠形，表面黄褐色或暗灰黄色，微有腥气，质酥体轻，中心空泡
《山东省中药炮制规范》1990 年版	将蛤粉置锅内，中火加热至翻动显灵活状态后，投入净阿胶丁，翻炒至鼓起成圆球形，内无溏心（无胶茬）时，迅即取出，筛去蛤粉，放凉。蛤粉用量，以烫炒时能将阿胶丁全部掩埋，并剩余部分为宜	呈类圆珠形，表面黄白色或淡黄色，光滑，附有蛤粉细粉。质脆，易碎。碎断面中空略成海绵状，淡黄色。气微，味微甜

续表

来源	制法	性状
《吉林省中药饮片炮制规范》1986年版	取阿胶喷水润软,切成小方块,晾干。另取适量蛤粉,置锅中,用文火炒热,放入阿胶小块,烫至鼓起成圆珠状,呈黄白色,内无溏心,取出,筛去蛤粉,晾凉	无具体要求

3. 蒲黄炒阿胶珠 《中国药典》2020年版未收载本炮制规格,常见地方标准制法及性状见表26-3。

表26-3 蒲黄炒阿胶珠常见地方标准制法及性状要求

来源	制法	性状
《安徽省中药饮片炮制规范》2019年版	将蒲黄置热锅内,用中火加热炒至稍微变色,投入阿胶丁,不断翻动,炒至鼓起呈圆球形,内无溏心时,取出,筛去蒲黄,放凉	形同蛤粉烫阿胶珠,外表棕褐色
《浙江省中药炮制规范》2015年版	取阿胶,烘软,切成1cm左右的丁。取蒲黄,置热锅中翻动,待其滑利,投入阿胶丁,炒至全体鼓起,呈圆球形,内无溏心时,取出,筛去蒲黄,摊凉	为类球形,有的具棱角,直径2~4cm。外表面棕黄色,附有深黄色粉末。体轻,质酥易碎,中空,内表面棕黄色至棕褐色,断面多孔状。气微,淡
《贵州省中药饮片炮制规范》2005年版	取阿胶丁,用蒲黄粉照烫法(附录I炮制通则)烫至鼓起成珠、内无溏心、迅速取出	形同阿胶珠,表面深土黄色

【金老谈阿胶炮制历史】

综合古代阿胶的炮炙方法,主要有炙、熬、炒、炮、蒸等不加辅料炙法和以蛤粉、猪脂、麸、糯米、蚌粉、草灰、面、蒲黄、牡蛎粉、土等为辅料的各种方法。以上各类方法一般要求炮炙品质地疏松、酥脆。有的还要求炮炙品外观呈珠状。

一、不加辅料炮炙

1. 炙法 载于南朝梁代《本草经集注》:"凡丸散用胶皆先炙,使通体沸起燥,乃可捣。有不沸处更炙之。"此法在唐、宋、明、清各代的文献中均有记述,其中唐代《外台秘要》的记述为"炙珠",宋代《证类本草》载"作药用之皆火炙,丸散须极燥,入汤微炙尔",而明代《普济方》中则记载为"炙令微起"。

2. 熬法 载于唐代《千金翼方》,云:"熬。"

3. 炒法 载于唐代《千金翼方》,云:"炒。"其后在宋、明、清各代的文献中均有炒法的记载。

4. 炮法 载于元代《汤液本草》,云:"炮用。"同代文献《卫生宝鉴》记载:"慢火炮……搓细用。"明代《本草发挥》亦有类似记述。

5. 蒸法 载于宋代《类编朱氏集验医方》,云:"水浸蒸。"

二、加辅料炮炙

1. **蛤粉制** 蛤粉炒。载于宋代《全生指迷方》,云:"蛤粉炒。"此法在同代其他文献及许多明、清文献中均有记载,如宋代《卫生家宝产科备要》曰:"锉碎,蛤粉炒令泡起,筛去蛤粉用。"《女科百问》曰:"蛤粉炒成珠。"清代文献还说明了炮炙目的,如《本草分经》曰:"化痰蛤粉炒。"

2. **猪脂制**

(1)猪脂浸炙:载于南朝刘宋《雷公炮炙论》,曰:"凡使,先于猪脂内浸一宿,至明出,于柳木火上炙……"此法明、清两代均沿用。

(2)猪脂浸后蛤粉炒:载于明代《医学入门》,曰:"凡使,先于猪脂内浸一宿,取出锉碎,以蛤粉炒成珠。"

3. **麸制** 麸炒。载于宋代《小儿药证直诀》,曰:"麸炒。"此法在很多明、清文献中均有记载。

4. **糯米制** 糯米炒。载于宋代《圣济总录》,曰:"锉入糯米二合同炒,去米。""米炒沸。"糯米炒法在明、清文献中均有记述。其中,明代《本草通玄》、清代《本草汇》均曰:"糯米粉炒成珠。"

5. **以蚌粉制** 蚌粉炒。载于宋代《传信适用方》,曰:"蚌粉炒成珠。"此法在明、清文献中均有记载。

6. **以草灰制** 草灰炒。载于元代《卫生宝鉴》,曰:"净草灰炒。"此法在明、清文献中均有记载。

7. **以面制** 面炒。载于清代《握灵本草》,曰:"凡用或面炒。"此法在清代《本草备要》《傅青主女科》中也有记载。

8. **以蒲黄制** 蒲黄炒。载于清代《本草述钩元》,曰:"打碎,同……蒲黄……炒。"此法在同代许多文献中均有记载。有些文献还说明了炮炙作用,如《本草备要》中"蒲黄炒止血"的记述。

9. **以牡蛎粉制** 牡蛎粉炒。载于清代《本草述钩元》,曰:"打碎同……牡蛎粉炒。"

10. **以土制** 土炒。载于清代《叶天士秘方大全》,曰:"土炒"。

【金老论阿胶炮制与临床功效】

一、临床功效与主治

本品味甘,性平。归肺、肝、肾经。功善补血滋阴,润燥,止血。用于血虚萎黄,眩晕心悸,肌痿无力,心烦不眠,虚风内动,肺燥咳嗽,劳嗽咯血,吐血尿血,便血崩漏,妊娠胎漏(表26-4)。

表26-4 阿胶各临床常用炮制规格功效、主治对比

炮制规格	功效	主治
阿胶	补血滋阴,润燥,止血	用于血虚萎黄,眩晕心悸,肌痿无力,心烦不眠,虚风内动,肺燥咳嗽,劳嗽咯血,吐血尿血,便血崩漏,妊娠胎漏
蛤粉炒阿胶	益肺润燥	用于阴虚咳嗽,久咳少痰或痰中带血
蒲黄炒阿胶	止血通络	用于阴虚咳血,崩漏,便秘等

二、临床调剂

1. **用法用量**　3~9g,烊化兑服。润肺宜蛤粉炒,止血宜蒲黄炒。
2. **临床使用与禁忌**　本品黏腻,有碍消化,脾胃虚弱者慎用。
3. **贮藏**　密闭,防潮,防热。

本品临床常用炮制规格与调剂注意事项见表26-5。

表26-5　阿胶临床常用炮制规格与调剂注意事项

炮制规格	处方名	用法用量	特殊禁忌	特殊贮藏方法
阿胶	阿胶、驴皮	3~9g,烊化兑服	脾胃虚弱者慎用	密闭,防潮,防热
蛤粉炒阿胶	蛤粉炒阿胶			
蒲黄炒阿胶	蒲黄炒阿胶			

知　　母

【来源】

本品为百合科植物知母 *Anemarrhena asphodeloides* Bge. 的干燥根茎。春、秋二季采挖,除去须根和泥沙,晒干,习称"毛知母";或除去外皮,晒干。

【炮制规格】

1. 知母

(1)《中国药典》2020年版标准:除去杂质,洗净,润透,切厚片,干燥,去毛屑。

性状:本品呈不规则类圆形的厚片。外表皮黄棕色或棕色,可见少量残存的黄棕色叶基纤维和凹陷或突起的点状根痕。切面黄白色至黄色。气微,味微甜、略苦,嚼之带黏性。

(2)地方标准(表27-1)

表27-1　知母常见地方标准制法及性状要求

来源	制法	性状
《安徽省中药饮片炮制规范》2019年版	趁鲜干燥至适宜程度时,切片,干燥	为不规则类圆形厚片。切面黄白色;周边黄棕色至棕色(毛知母)或黄白色(光知母)。质硬。气微,味微甜、略苦,嚼之带黏性
《天津市中药饮片炮制规范》2012年版	取原药材,除去杂质及毛须,洗净,润透,切薄片,干燥	为不规则的类圆形薄片,切面黄白色,周边黄棕色至棕色或黄白色。气微,味微甜、略苦,嚼之带黏性
《陕西省中药饮片标准》第一册(2009年)	取药材知母,除去杂质及毛须,洗净,润透,切厚片,干燥,筛去毛屑	本品呈不规则条带状或类圆形厚片,直径0.8~1.5cm,厚2~4mm。切面黄白色至淡黄色,质地滋润,易折断。周皮表面黄棕色至棕色,具紧密排列的环状节及残存叶基(毛知母);或黄白色,具凹陷或突起的点状根痕(知母肉)。气微,味微甜、略苦,嚼之带黏性

续表

来源	制法	性状
《北京市中药饮片炮制规范》2008 年版	取原药材,除去杂质,洗净,闷润 6～14 小时,至内外湿度一致,稍晾(2～3 小时),切薄片,干燥,筛去碎屑	本品为不规则类圆形薄片。外表皮黄棕色至棕色,可见残存的黄棕色叶基(毛知母);或黄白色(知母肉)。切面黄白色。气微,味微甜、略苦,嚼之带黏性
《江西省中药饮片炮制规范》2008 年版	除去杂质,用温水洗净,润透,切厚片或斜薄片,干燥,去净毛屑	本品为不规则的切片。表面类白色或淡黄白色。边缘灰白色或黄棕色,具叶痕或残存叶基,并具须根痕。质硬,易折断。气微,味微甜、略苦,嚼之带黏性
《广西壮族自治区中药饮片炮制规范》2007 年版	除去杂质,洗净,润透,切厚片或中片,干燥,去毛屑	为不规则的黄白色类圆形厚片或中片,直径 0.8～1.5cm。周边黄棕色至棕色(毛知母)或黄白色(知母肉)。切面黄白色,气微,味微甜,略苦,嚼之带黏性
《浙江省中药炮制规范》2005 年版	取原药,除去杂质,洗净,润软,切厚片,干燥,去毛屑。产地已切片者,筛去灰屑	多为扁圆形的厚片,直径 0.8～1.5cm。表面黄白色、黄棕色至棕色,有的残留少量毛状的叶鞘残基,具点状须根痕。切面黄白色,维管束筋脉点状,散生。质硬。气微,味微甘、微苦,嚼之粘牙
《河南省中药饮片炮制规范》2005 年版	除去杂质,洗净,润透,切厚片,干燥,去毛屑	为不规则的厚片。表面灰白色,未去外皮的黄白色,附生少量黄棕色毛状物。切面类白色或淡黄白色。气微,味微甜略苦,嚼之带黏性
《贵州省中药饮片炮制规范》2005 年版	取原药材,除去杂质及须毛,洗净,润透,切厚片,干燥。搓去须毛,簸净	呈扁圆形或不规则形的厚片。切面黄白色至淡黄色,筋脉点散在。周边黄棕色至棕色,除去外皮后呈淡黄色,可见残留的点状须根痕及横环纹。质硬。气微,味微甜、略苦,嚼之带黏性
《四川省中药饮片炮制规范》2002 年版	取知母,除去杂质,洗净,润透,切成厚片,干燥,筛去毛状物	本品为厚片表面灰白色,未去外皮的黄白色,附生少量黄棕色毛状物。切面类白色或淡黄白色,嚼之有黏性
《吉林省中药饮片炮制规范》1986 年版	除去杂质,洗净泥土,捞出,润透,切 1.5mm 片,晒干	无具体要求

2. 盐知母

(1)《中国药典》2020 年版标准:取知母片,照盐水炙法(通则 0213)炒干。

性状:本品形如知母片,色黄或微带焦斑。味微咸。

(2)地方标准(表 27-2)

表 27-2　盐知母常见地方标准制法及性状要求

来源	制法	性状
《天津市中药饮片炮制规范》2012 年版	取知母,喷淋盐水,拌匀,稍闷,用文火炒至微显火色,取出,放凉。每 100kg 知母,用盐 2kg	形如知母片,色泽加深,味微咸

来源	制法	性状
《陕西省中药饮片标准》第一册（2009 年）	取饮片知母，照盐炙法（附录Ⅰ）炒干	本品呈不规则条带状或类圆形厚片，直径 0.8～1.5cm，厚 2～4mm。切面淡黄色至黄色，偶有焦斑，质脆，易折断。周皮表面黄棕色至棕色，具紧密排列的环状节及残存叶基（毛知母）；或淡黄色，具凹陷或突起的点状根痕（知母肉）。气微，味微咸、略苦，嚼之带黏性
《北京市中药饮片炮制规范》2008 年版	取知母片，置热锅内，用文火炒至微变色时，喷淋盐水，炒干，取出，晾凉。每 100kg 知母片，用食盐 2kg	本品为不规则类圆形薄片。表面淡黄色，偶有焦斑。气微，味微咸、略苦，嚼之带黏性
《江西省中药饮片炮制规范》2008 年版	取净知母片，照盐水炒法（附录二）炒干。每 100kg 知母，用食盐 2kg	形如知母片，表面呈老黄色或黄色，微具焦斑，味微咸
《广西壮族自治区中药饮片炮制规范》2007 年版	取生知母，用文火炒至表面微有焦斑，喷淋盐水，炒干，取出，放凉。每 100kg 生知母用食盐 2kg	形如生知母，色泽加深，略有焦斑。味微咸
《安徽省中药饮片炮制规范》2005 年版	取净知母片，照盐炙法②（附录Ⅰ），炒干，显焦斑。每 100kg 知母，用食盐 2kg	形同知母，表面黄色，略带焦斑。味微咸
《浙江省中药炮制规范》2005 年版	取知母，炒至表面深黄色，微具焦斑时，喷淋盐水，炒干，取出，摊凉。每 100kg 知母，用盐 2kg	表面深黄色，微具焦斑。味微咸
《河南省中药饮片炮制规范》2005 年版	知母片，照盐水炙法（炮制通则）炒干	形如知母片，色黄或微带焦斑。味微咸
《贵州省中药饮片炮制规范》2005 年版	取净知母片，照盐水炙法（附录Ⅰ炮制通则）炒干；或取净知母片，加盐水拌匀，放置 1～2 小时至盐水吸尽，干燥，照麸炒法（附录Ⅰ炮制通则）炒至黄色。每 100kg 净知母片，用食盐 1.2kg	形同知母。切面黄色，周边黄棕色，略有焦斑。具焦气，味微甜、略咸
《四川省中药饮片炮制规范》2002 年版	取净知母片，照盐水炙法炒至深黄色。每 100kg 知母，用盐 2kg	呈深黄色，表面偶见焦斑，略具咸味
《吉林省中药饮片炮制规范》1986 年版	取盐，用适量水溶解，过滤，取滤液喷淋知母片内，拌匀，稍润，用文火炒至变黄色，取出，晾干。每 100kg 知母片，用盐 2kg	无具体要求

3. 酒知母　《中国药典》2020 年版未收载本炮制规格，常见地方标准制法及性状见表 27-3。

表 27-3 酒知母常见地方标准制法及性状要求

来源	制法	性状
《陕西省中药饮片标准》第一册(2009年)	取饮片知母,照酒炙法(附录Ⅰ)炒干	本品呈不规则条带状或类圆形厚片,直径0.8~1.5cm,厚2~4mm。切面淡黄色至黄色,偶有焦斑,质脆,易折断。周皮表面黄棕色至棕色,具紧密排列的环状节及残存叶基(毛知母);或淡黄色,具凹陷或突起的点状根痕(知母肉)。微具酒香气,味微甜、略苦,嚼之带黏性
《吉林省中药饮片炮制规范》1986年版	取黄酒喷淋知母片内,拌匀,稍润。用文火炒至黄色,取出,晾干。每100kg知母片,用黄酒15kg	无具体要求

4. **炒知母** 《中国药典》2020年版未收载本炮制规格,常见地方标准制法及性状见表27-4。

表 27-4 炒知母常见地方标准制法及性状要求

来源	制法	性状
《浙江省中药炮制规范》2015年版	取原药,除去杂质,洗净,润软,切片,干,去毛屑;产地已切片者,筛去灰屑。照清炒法炒至表面深黄色,微具焦斑时,取出,摊凉	多为不规则形或扁圆形至条形的片,直径0.8~1.5cm。表面黄棕色至棕色,有的残留少量毛状的叶鞘残基,具点须根痕。切面棕黄色至深黄色,微具焦斑,维管束筋脉点状,散生。质硬,气微,味微甘、略苦,嚼之带黏性
《四川省中药饮片炮制规范》1977年版	取净知母片,用麸炒法文火炒至深黄色为度	表面深黄色

【金老谈知母炮制历史】

一、不加辅料炮炙

1. **煨法** 宋代《太平圣惠方》提出"煨令微黄"。

2. **炒法** 宋代《陈氏小儿痘疹方论》首先提出"炒",以后,宗之者有:元代《脾胃论》《瑞竹堂经验方》《丹溪心法》,明代《普济方》《婴童百问》《女科撮要》《万氏女科》《保婴撮要》《医学纲目》《济阴纲目》《一草亭目科全书·异授眼科》,清代《本草汇》《本草述》《医方集解》《药品辨义》《良朋汇集》《医宗金鉴》《幼幼集成》《吴鞠通医案》《增广验方新编》。其中有些还提出了具体要求,如元代《瑞竹堂经验方》云"微炒出汗"。后,明代《普济方》宗之。明代《保婴撮要》提出"炒黄色"。清代《本草述》提出"隔纸炒"。清代《药品辨义》提出"略炒"。清代《幼幼集成》提出"微炒"。清代《吴鞠通医案》提出"炒黑"。

3. **焙法** 明代《普济方》首先提出"焙"及"焙干"。以后,宗之者有明代《奇效良方》《医学纲目》《济阴纲目》《炮炙大法》。

4. **烧法** 《雷公炮炙论》:"凡使,先于槐砧上细锉,焙干。"明代《本草纲目》引《雷公炮炙论》,将焙干改为烧干。

二、加辅料炮炙

(一) 单一辅料炮炙

1. 酒制

（1）酒浸（洗）：唐代《银海精微》首先提出"酒浸"。以后，又提出"酒浸""酒洗"或"酒浸洗"者有：元代《脾胃论》《汤液本草》（云："咽之下脐之上须酒洗之""酒浸曝干，恐寒伤胃气也"）、《瑞竹堂经验方》《卫生宝鉴》，明代《本草发挥》《普济方》《医学纲目》《寿世保元》。自清代《本草备要》进一步明确"上行酒炒"后，诸医籍皆宗之，计有《本草从新》《本草求真》《本草辑要》《本草汇纂》《医学四要》。

（2）酒炒（或"酒拌炒""酒浸炒""酒洗炒""酒拌晒炒""酒拌湿炒"）：宋代《校注妇人良方》首先提出"酒拌炒黑"，以后，宗之者有：元代《汤液本草》，金代《珍珠囊》，元代《丹溪心法》，明代《普济方》《外科理例》《本草蒙筌》《明医杂录》《医学纲目》《医学入门》《仁术便览》《增补万病回春》《鲁府禁方》《证治准绳》《宋氏女科秘书》《医宗粹言》《寿世保元》《外科正宗》《医宗必读》，清代《医门法律》《外科大成》《本草述》《医方集解》《嵩崖尊生全书》《良朋汇集》《医宗金鉴》《类证治裁》。其中，不少医籍中还提出了酒炒的目的和要求，如元代《汤液本草》云："病在头面及手梢皮肤者，须用酒炒之借酒力以上腾也""上颈行经，皆须用酒炒"。金代《珍珠囊药性赋》、明代《普济方》皆云："上颈行经，皆（或'用'）酒炒"。明代《本草蒙筌》云"引经上颈，酒炒才升"。明代《医学入门》云"上行酒炒"。明代《增补万病回春》及《寿世保元》俱云"酒炒泻肾火"。明代《医宗粹言》云"治嗽酒炒"。此外，明代《医学纲目》有"一半生，一半酒炒"之论。

（3）酒制：明代《奇效良方》首先提出"酒制"。以后，宗之者有：明代《外科理例》《医学入门》《外科启玄》。其中《医学入门》还指出其目的是"恐寒伤胃也"。

（4）酒焙（或"酒洗焙""酒浸焙干""酒浸焙""酒润焙"）：明代《医学纲目》首先提出"酒洗焙"，以后，宗之者有：明代《本草纲目》和《证治准绳》，清代《握灵本草》《本草述》《本草述钩元》《修事指南》《本草必用》《外科证治全生集》《本草害利》。其中除《医学纲目》《本草述》外，均明确了其目的为"引经上行（或曰'上行'）"。

2. 盐制

（1）盐炒（或"盐水炒""盐水拌炒""盐水炒透"）：明代《本草蒙筌》首先提出"益肾滋阴，盐炒便入"。以后，主张盐炒者尚有：明代《医学入门》《医宗粹言》《景岳全书》《外科正宗》《医宗必读》《一草亭目科全书·异授眼科》，清代《握灵本草》《外科大成》《医方集解》《药品辨义》《嵩崖尊生全书》《本草经解要》《医宗金鉴》《成方切用》《类证治裁》《增广验方新编》《时病论》。其中，不少医籍还提出了目的要求，如：《医学入门》云"补药盐水……炒"，《医宗粹言》云"入肾盐水炒"，《医宗必读》云"盐水炒透"。清代《握灵本草》云"下行盐水炒"，《药品辨义》云"去毛略炒用，入肾用咸水"。

（2）盐蒸：明代《医学入门》云："补药盐……蒸。"

（3）盐焙（或"盐水润焙""盐水焙""盐水拌焙"）：明代《本草纲目》首先提出"下行则用盐水润焙"。以后，主张盐焙者尚有：明代《证治准绳》，清代《本草述》《本草述钩元》《修事指南》《本草必用》《外科证治全生集》《得配本草》。以上除《本草述》外，均明确此法之目的在于"下行"。

（4）盐洗（或"盐水洗""盐水拌"）：明代《审视瑶函》首先提出"盐水洗"。以后，清代《本草备要》《本草从新》《本草求真》《本草辑要》《本草汇纂》《医家四要》均云："下行盐水拌。"

（5）盐制：清代《嵩崖尊生全书》云："入肺经气分清热于上，若用盐制，亦能下降。"

3. 蜜制

（1）蜜水炒（或"蜜水浸拌炒""蜜水浸炒"）：明代《明医杂录》首先提出"蜜水浸拌炒"，以后，宗之者有：明代《仁术便览》《鲁府禁方》《宋氏女科秘书》《审视瑶函》。

（2）蜜水蒸：明代《医学入门》云"补药……蜜水蒸"。

（3）蜜炙：明代《炮炙大法》首先提出"蜜炙"，以后，宗之者有：明代《先醒斋医学广笔记》、清代《本草汇》。

4. 童便制

（1）童便浸晒干：明代《证治准绳》云"童便浸晒干"。

（2）童便炒：明代《外科正宗》首先提出"童便炒"。清代《外科大成》《医宗金鉴》宗之。

（3）溺炒：清代《本草汇》云"溺炒"。

5. 姜制　　明代《寿世保元》云"姜汤浸"。

6. 人乳汁（或乳）制　　明代《寿世保元》云："人乳汁炒"，《景岳全书》云"乳炒"。

（二）多种辅料炮炙

1. 盐、酒合制（"盐酒炒""盐酒拌炒"）　　宋代《疮疡经验全书》首先提出"盐酒炒"。以后，宗之者有：明代《证治准绳》《景岳全书》《本草通玄》《审视瑶函》，清代《医门法律》《医宗说约》《医方集解》《本经逢原》《成方切用》《时方妙用》《类证治裁》。其中，宋代《疮疡经验全书》并提出炒至"褐色"，明代《本草通玄》更详细地提出"盐酒久炒如褐色"。清代《医宗说约》云"盐酒炒泻肾火"。

2. 人乳汁、盐、酒合制　　明代《增补万病回春》提出"人乳汁盐酒炒"。

3. 酒、盐、人乳、蜜合制　　明代《审视瑶函》首先提出"六两，分作四分，如黄柏四制同"（按：该书在此前"黄柏"项内有"厚川黄柏，去粗皮净，切作八片，二两酒浸，二两盐水浸，二两人乳浸，二两蜜浸，各一昼夜，晒干，炒褐色"）。清代《串雅内编》亦云："去毛四两，制与黄柏同。附：黄柏八两，二两盐水，二两酒浸，二两人乳浸，二两蜜浸，俱晒炒赤。"

4. 姜、蜜合制　　清代《良朋汇集》云："姜汁煮蜜蒸为膏。"

【金老论知母炮制与临床功效】

一、临床功效与主治

本品味苦、甘，性寒。归肺、胃、肾经。功善清热泻火，滋阴润燥。用于外感热病，高热烦渴，肺热燥咳，骨蒸潮热，内热消渴，肠燥便秘（表27-5）。

表27-5　各临床常用炮制规格功效、主治对比

炮制规格	功效	主治
知母	清热泻火，滋阴润燥	用于外感热病，高热烦渴，肺热燥咳，骨蒸潮热，内热消渴，肠燥便秘
盐知母	清利虚热，生津润燥	用于骨蒸潮热，内热消渴，肺热燥咳，肠燥便秘
酒知母	清热泻火，生津润燥	用于外感热病，高热烦渴，肺热燥咳等上焦实热

二、临床调剂

1. **用法用量** 6～12g。清热泻火宜生用,滋阴降火宜盐水炙用。
2. **临床使用与禁忌** 本品性寒质润,有滑肠作用,脾虚便溏者慎用。
3. **贮藏** 置通风干燥处,防潮。盐知母,密闭,贮存于阴凉干燥处。

本品临床常用炮制规格与调剂注意事项见表27-6。

表27-6 知母临床常用炮制规格与调剂注意事项

炮制规格	处方名	用法用量	特殊禁忌	特殊贮藏方法
知母	知母、毛知母、光知母、肥知母、生知母、知母肉	6～12g	脾虚便溏者慎用	置通风干燥处,防潮。盐知母密闭,于阴凉干燥处保存
盐知母	盐知母			
酒知母	酒知母			

龙 骨

【来源】

本品为古代哺乳动物如三趾马类、犀类、鹿类、牛类、象类等骨骼的化石或象类门齿的化石。主产于山西、内蒙古、陕西。全年均可采挖,挖出后,除去泥土及杂质,贮存于干燥处。生用或煅用。

【炮制规格】

1. 龙骨

性状:本品呈骨骼状或已破碎呈不规则状,大小不一。表面白色、灰白色,多较光滑,有的具纵纹裂隙或棕色条纹和斑点。质硬,不易破碎,断面不平坦,有的中空,吸湿性强,粘舌。无臭,无味。

《中国药典》2020年版未收载本炮制规格,常见地方标准制法及性状见表28-1。

表28-1 龙骨常见地方标准制法及性状要求

来源	制法	性状
《北京市中药饮片炮制规范》2023年版	取原药材,除去杂质,加工成碎块	龙骨:为不规则的碎块。表面类白色、灰白色、黄白色或淡棕色,较平滑。断面不平坦,有的具蜂窝状小孔。质硬,不易破碎。具吸湿性,有粘舌感。气微,味淡 五花龙骨:表面淡黄白色,夹有蓝灰色及红棕色的花纹,深浅粗细不等。质硬,较酥脆,易成片状剥落
《山东省中药饮片炮制规范》2022年版	除去杂质,刷去泥土及灰屑,砸成碎块或碾成粉末	为不规则的碎块或粉末。龙骨碎块表面白色、灰白色或黄白色至淡棕色,较平滑,有的碎块具有纹理,或棕色条纹和斑点,质硬。碎断面

来源	制法	性状
		不平坦,色白或黄白。有的中空,或具蜂窝状小孔,吸舌。五花龙骨有的碎块具蓝灰色及红棕色深浅粗细不同的花纹。表面平滑,质硬,较酥脆,易成片状剥落,吸舌力很强。粉末细腻如粉质,灰白色,有吸舌力。气微,无味
《安徽省中药饮片炮制规范》2019年版	取原药材,除去杂质,刷去泥土及灰屑,打成碎块	为不规则的碎块。表面白色或黄白色至淡棕色,多较平滑,有的具纵纹裂隙或具棕色条纹及斑点。质硬,断面不平坦,色白或黄白,有的中空,或有蜂窝状小孔。吸湿性较强,以舌舔之有吸力。无臭,无味
《陕西省中药饮片标准》第一册(2009年)	取药材龙骨,除去杂质及灰骨,打碎	本品呈不规则的块状或灰白色粉末,大小不一。碎块外表面白色、灰白色或淡棕色,多较平滑,有的具有纹理与裂隙或棕色条纹和斑点。质硬,断面不平坦。吸湿性强。无臭,无味
《上海市中药饮片炮制规范》2008年版	将原药除去泥块等杂质,敲成小于1cm小块,用50目筛,筛去灰屑	本品为不规则形的小块,直径小于1cm。灰白色、淡棕色、青灰色或相互交织,表面略显粉性,有的具蜂窝状小孔,具吸湿性,有粘舌感。质坚硬,用火烧之,无焦毛气,不炭化。气微,味淡
《江西省中药饮片炮制规范》2008年版	除去泥沙及杂质,打碎	本品呈不规则的块状或颗粒。表面类白色、灰白色或淡黄棕色,多较平滑,有的具有蓝灰色及红棕色深浅粗细不同的花纹或棕色条纹和斑点。质硬,断面不平坦,关节处有多数蜂窝状小孔。吸湿性强。无臭,无味
《广西壮族自治区中药饮片炮制规范》2007年版	除去泥沙,打碎	龙骨:呈不规则的碎块状,表面白色、灰白色或淡棕色,多平滑,有的具有纹理与裂隙或棕色条纹或斑点,质硬,断面不平坦,关节处有多数蜂窝状小孔。吸湿性强。无臭,无味。 五花龙骨:表面淡灰白色、淡黄白色或浅黄棕色,夹有蓝灰色及红棕色深浅粗细不同的花纹,偶有不具花纹者。表面平滑,质硬,较酥脆,易成片状剥落
《河南省中药饮片炮制规范》2005年版	除去杂质及泥沙,打碎或碾成粉末	龙骨:呈不规则的碎块状或粉末。表面白色、灰白色或淡棕色,多平滑,有的具有纹理与裂隙或棕色条纹和斑点。质硬,断面不平坦,关节处有多数蜂窝状小孔。吸湿性强。气微、无味。 五花龙骨:为不规则碎块或粗粉,表面淡灰白色、淡黄白色或淡黄棕色,平滑,断面白色。质硬,较酥,易成片状剥落

续表

来源	制法	性状
《河北省中药饮片炮制规范》2003年版	除去杂质及泥沙,打成直径约4mm的碎块	本品为不规则的碎块,表面灰白色、浅灰褐色或浅青灰色,有的具多数蜂窝状小孔。体轻,质酥脆,微有吸湿性。无臭,无味
《四川省中药饮片炮制规范》1977年版	除去泥沙杂质,打碎	为骨骼状或已破碎呈不规则形的块状,表面黄白色、灰白色或浅棕色,断面白色。质硬,以舌舔之有吸力。无臭,无味。煅后质松脆

2. 煅龙骨 《中国药典》2020年版未收载本炮制规格,常见地方标准制法及性状见表28-2。

表28-2 煅龙骨常见地方标准制法及性状要求

来源	制法	性状
《北京市中药饮片炮制规范》2023年版	取净龙骨,置煅炉或适宜容器内,煅(600℃,1小时)至红透,取出,晾凉,加工成碎块	为不规则碎块。灰白色或灰绿色,断面有的具蜂窝状小孔,具吸湿性,质酥
《山东省中药饮片炮制规范》2022年版	取净龙骨置无烟炉火中,或取净龙骨碎块,装入耐火容器内,置无烟的炉火中,武火煅烧至红透后,取出,放凉,碾成粉末	呈粉末状,暗灰白色,无光泽,吸舌力强,质轻。气微,无味
《广东省中药饮片炮制规范》第一册(2011年)	取净龙骨小块,置耐火容器内,用武火煅至红透,放凉,取出,碾碎	本品呈不规则小碎块或粗粉。黄白色、灰白色或浅棕色。质酥脆易碎。具吸湿性,有粘舌感。气微,无味
《陕西省中药饮片标准》第一册(2009年)	取药材龙骨,除去杂质及灰骨,照煅法(附录Ⅰ)煅至红透,放凉,取出,碾碎	本品呈不规则的块状或青灰色粉末,大小不一,碎块表面青灰色。质松脆,粘舌性强。无臭,无味
《上海市中药饮片炮制规范》2008年版	将龙骨置锅内,(附录Ⅰ)用烈火煅至外呈灰褐色	色较深,质较松
《江西省中药饮片炮制规范》2008年版	取净龙骨,照明煅法(附录二)煅至红透,放凉,用时碾碎	本品为不规则的粗粉或碎块,表面灰白色或灰褐色。质疏松,显粉性,吸湿性强
《广西壮族自治区中药饮片炮制规范》2007年版	取生龙骨,置适宜容器内,用武火煅至红透,放凉,取出,碾碎	为类白色不规则块状或粉末,质松,舐之粘舌
《河南省中药饮片炮制规范》2005年版	取净龙骨,照明煅法(炮制通则)煅至红透,放凉,取出,碾碎	为不规则碎块或粗粉,呈灰白色或灰褐色。质轻,酥脆易碎,表面显粉性,吸湿性强
《河北省中药饮片炮制规范》2003年版	取净龙骨,照明煅法(附录Ⅰ)煅至红透时,取出,放凉	无具体要求
《四川省中药饮片炮制规范》1977年版	取净龙骨碎块,用明煅法煅至红透,放冷,碾成粉	质松脆

3. **朱龙骨**　《中国药典》2020年版未收载本炮制规格,常见地方标准制法及性状见表28-3。

表28-3　朱龙骨常见地方标准制法及性状要求

来源	制法	性状
《安徽省中药饮片炮制规范》2019年版	取净龙骨碎块,喷水少许,微润,用朱砂细粉拌匀,染成红色,干燥。每100kg龙骨,用朱砂2kg	形同龙骨,表面朱红色

【金老谈龙骨炮制历史】

综合古代龙骨的炮炙方法,主要有碎、研、飞、炒、烧、煅、淬、炙酥、浸、煎、煮、蒸、锉,有不加辅料的,也有加辅料的。辅料有醋、酒、童便、燕子、鸡、黑豆、栀子、黄柏、僵蚕。下面分别予以介绍。

一、不加辅料炮炙

1. **捣碎**　最早提出的龙骨炮炙方法,载于晋代《肘后备急方》,曰"捣碎"。其后唐代《外台秘要》、明代《证治准绳》、清代《本草新编》中都有相同记载。

2. **研法**　在《肘后备急方》中首先提到"研入",其后唐代《仙授理伤续断秘方》,宋代《急救仙方》,元代《瑞竹堂经验方》,明代《普济方》,清代《长沙药解》中都有相同记载。一些书籍中还记述了研的不同要求,如宋代《证类本草》中提到"细研",稍后的《圣济总录》中提到"茅香汤浴三遍研如面",《太平惠民和剂局方》中提到"罗研如粉了",元代《瑞竹堂经验方》中提到"另细研",明代《炮炙大法》中提到"洗净揬研如粉极细",清代《外科证治全生集》中提到"生研"。

3. **水飞法**　宋代《太平惠民和剂局方》中提到"以水飞过三度",明代《医学纲目》、清代《串雅内编》中都有相同的记载。

4. **烧法**　宋代《证类本草》中首先提到"烧灰"。其后,元代《汤液本草》中提到"烧通赤为粉",清代《本草求真》中提到"面裹,外以盐泥重包,阴干,放入火中烧红,冷定取骨"。

5. **煅法**　宋代《小儿卫生总微论方》中首先提出"煅",其后《三因极一病证方论》、元代《瑞竹堂经验方》、明代《增补万病回春》、清代《外科大成》中都有相同记载。一些书籍中还记述了煅的不同要求,如宋代《洪氏集验方》中提出"煅通赤",元代《瑞竹堂经验方》中提到"新瓦上煅",明代《证治准绳》中提到"煅法以小砂锅入龙骨锅内,连锅煅通赤,去火毒方用",清代《握灵本草》中提到"煅赤为粉用,亦有生用者"。

6. **酥炙法**　明代《普济方》中提到"去土涂酥炙",清代《成方切用》中提到"酥炒",《串雅内编》《得配本草》《温病条辨》中都载有酥炙的方法。

7. **锉法**　清代《幼幼集成》中提到"正龙骨,锉",其后《医方丛话》中提到"锉,微炒"。浸、煎、煮、蒸、熬、焙、煨、炒等方法将在加辅料炮炙项下予以介绍。

二、加辅料炮炙

应用的辅料有醋、酒、盐泥、米、黑豆、燕子、鸡、栀子、黄柏、防风、僵蚕等,其中以酒和醋为最常见。在炙法中有加一种辅料的,也有两种或两种以上辅料合并使用的。

（一）单一辅料炮炙

1. **酒制** 宋代《太平惠民和剂局方》中首先提到用酒为辅料炮炙，曰"酒浸"或"酒煮"。其后明代《医学入门》和《炮炙大法》、清代《本草备要》和《本草汇纂》等书中都提到酒炙方面的内容。而酒炙又有不同的制法和要求，其中包括："凡使，要粘舌者，先以酒浸一宿"（宋代《太平惠民和剂局方》）；"如急用，以酒煮焙干"（明代《炮炙大法》）；"酒蒸晒干，水飞为末"（明代《济阴纲目》）；"酒煮火煅用"（清代《本草求真》）；"酒煎焙干为用"（清代《本草正义》）。

2. **醋制** 应用醋为辅料最早在宋代《小儿卫生总微论方》中提到"同醋一大盏煮至醋尽为度"，明代《普济方》中提到"煅，醋淬"，其后《景岳全书》、清代《本草新编》和《重楼玉钥》中都提到"淬入醋内"的炙法。

3. **盐泥制** 明代《证治准绳》中提到"盐泥煅"。其后《济阴纲目》中提到"盐泥包煅"。

4. **黑豆制** 明代《本草纲目》中提到"凡入药，须水飞过晒干，每斤用黑豆一斗，蒸一伏时，晒干用。否则着人肠胃，晚年作热也"。其后《炮炙大法》、清代《修事指南》和《得配本草》等都提到相同炙法。

5. **米制** 明代《普济方》中提到"入熟绢袋盛，缝合，置五斗米下炊一次，干，重研细"，此法不多见。

6. **鸡制** 明代《寿世保元》中提到"入鸡腹中煮一宿"，清代《本草新编》中提到"研末入鸡腹煮一宿"。

（二）两种或两种以上辅料合并炮炙

合并应用的辅料有香草与燕子，栀子与黄柏，僵蚕与防风、当归、川芎等。龙骨用辅料炮制最早见于南朝刘宋《雷公炮炙论》，其中提到"夫使，先以香草煎汤浴过两度，捣研如粉，用绢袋子盛粉末了，以燕子一只，擘破腹，去肠，安骨末袋于燕腹内，悬于井面上一宿，至明，去燕子并袋子，取骨粉重研万下"；明代《本草纲目》、清代《外科证治全生集》中都提到相同炙法。值得提到的是清代《修事指南》中明确地记述了炮炙与功效，云："凡使龙骨，先煮……取出碎粉入补肾药中，其效如神。"

以栀子与黄柏合炙，见于清代《嵩崖尊生全书》，曰："栀柏汁内蒸干研细。"此法不多见。

以僵蚕、防风、当归、川芎等合炙，见于清代《医宗金鉴》，曰："一两用僵蚕四十九条，防风、当归、川芎、牙皂、青盐、升麻、白芷、地骨皮各五钱，细辛、藁本各三钱，共研粗末，长流水五碗同药入砂锅内，以桑柴火熬药至三碗，去渣再入砂锅内蒸至一碗，将龙骨火煅红入药汁内淬之，如此七次去药汁将龙骨焙干研末。"

其他特殊炙法，如清代《嵩崖尊生全书》提到"火炙便淬七次"。又如《增广验方新编》提到"醋泡焙干枯研敷"。还有明代《普济方》中提到"浸水"。清代《本草正义》中提到"竹叶包，水泡湿，火煨"。

【金老论龙骨炮制与临床功效】

一、临床功效与主治

本品味甘、涩，性平。归心、肝、肾经。功善镇惊安神，平肝潜阳，收敛固涩。用于心神不宁，心悸失眠，惊痫癫狂，肝阳上亢，头晕目眩，滑脱诸证，湿疮痒疹，疮疡久溃不敛等症（表28-4）。

表28-4 龙骨各临床常用炮制规格功效、主治对比

炮制规格	功效	主治
龙骨	镇惊安神,平肝潜阳,收敛固涩	用于心神不宁,心悸失眠,惊痫癫狂,肝阳上亢,头晕目眩,滑脱诸证,湿疮痒疹,疮疡久溃不敛等症
煅龙骨	收敛固涩、生肌	用于盗汗、自汗、遗精、带下、崩漏、白带、久泻久痢、疮口不敛等症

二、临床调剂

1. **用法用量** 15～30g,先煎。外用适量。镇惊安神、平肝潜阳宜生用,收敛固涩宜煅用。

2. **临床使用与禁忌** 湿热积滞者不宜使用。

3. **贮藏** 置通风干燥处,防潮。

本品临床常用炮制规格与调剂注意事项见表28-5。朱龙骨临床鲜用,本节未收入。

表28-5 龙骨临床常用炮制规格与调剂注意事项

炮制规格	处方名	用法用量	特殊禁忌	特殊贮藏方法
龙骨	龙骨、生龙骨	15～30g,先煎。外用适量	湿热积滞不宜使用	置通风干燥处,防潮
煅龙骨	煅龙骨			

桃 仁

【来源】

本品为蔷薇科植物桃 *Prunus persica*(L.)Batsch 或山桃 *Prunus davidiana*(Carr.) Franch. 的干燥成熟种子。果实成熟后采收,除去果肉和核壳,取出种子,晒干。

【炮制规格】

1. **桃仁**

(1)《中国药典》2020 年版标准:除去杂质。用时捣碎。

性状:桃仁呈扁长卵形,长 1.2～1.8cm,宽 0.8～1.2cm,厚 0.2～0.4cm。表面黄棕色至红棕色,密布颗粒状突起。端尖,中部膨大,另端钝圆稍偏斜,边缘较薄。尖端侧有短线形种脐,圆端有颜色略深不甚明显的合点,自合点处散出多数纵向维管束。种皮薄,子叶 2,类白色,富油性。气微,味微苦。

山桃仁呈类卵圆形,较小而肥厚,长约 0.9cm,宽约 0.7cm,厚约 0.5cm。

(2)地方标准(表29-1)

表29-1 桃仁常见地方标准制法及性状要求

来源	制法	性状
《江西省中药饮片炮制规范》2008 年版	(1)除去杂质,用时捣碎 (2)除去黑色油粒及杂质	本品呈扁长卵形,长 1.2～1.8cm,宽 0.8～1.2cm,厚 0.2～0.4cm;或呈类卵圆形,较小而肥厚,长

续表

来源	制法	性状
		约 0.9cm，宽约 0.7cm，厚约 0.5cm。表面黄棕色至红棕色，密布颗粒状突起。一端尖，中部膨大，另一端钝圆稍偏斜，边缘较薄。尖端一侧有短线形种脐，圆端有颜色略深不甚明显的合点，自合点处散出多数纵向维管束。种皮薄，子叶 2，类白色，富油性。气微，味微苦。无虫蛀
《重庆市中药饮片炮制规范及标准》2006 年版	除去杂质及泛油种粒。用时捣碎	桃仁：扁长卵形，长 1.2～1.8cm，宽 0.8～1.2cm，厚 0.2～0.4cm。表面黄棕色至红棕色，密布颗粒状突起。一端尖，中部膨大，另一端钝圆稍偏斜，边缘较薄。尖端一侧有短线形种脐，圆端有颜色略深不甚明显的合点，自合点处散出多数纵向维管束。种皮薄，子叶 2，类白色，富油性。气微，味微苦 山桃仁：类卵圆形，较小而肥厚，长约 0.9cm，宽约 0.7cm，厚约 0.5cm
《河南省中药饮片炮制规范》2005 年版	除去杂质。用时捣碎	桃仁：呈扁长卵形，长 1.2～1.8cm，宽 0.8～1.2cm，厚 0.2～0.4cm。表面黄棕色至红棕色，密布颗粒状突起。一端尖，中部膨大，另端钝圆稍偏斜，边缘较薄。尖端一侧有短线形种脐，圆端有颜色略深不甚明显的合点，自合点处散出多数纵向维管束。种皮薄，子叶 2，类白色，富油性。气微，味微苦。 山桃仁：类卵圆形，较小而肥厚，长约 0.9cm，宽约 0.7cm，厚约 0.5cm
《贵州省中药饮片炮制规范》2005 年版	取原药材，除去杂质。用时捣碎	呈扁长卵形或类卵圆形。表面黄棕色至红棕色，密布颗粒状突起。一端尖，中部膨大，另端钝圆稍偏斜，边缘较薄。尖端一侧有短线形种脐，圆端有颜色略深不甚明显的合点，自合点处散出多数纵向维管束。种皮薄，子叶 2，类白色，富油性。气微，味微苦
《安徽省中药饮片炮制规范》2005 年版	取原药材，除去杂质及走油发黑者，筛去碎屑。用时捣碎	桃仁：长扁卵形，长 1.2～1.8cm，宽 0.8～1.2cm，厚 0.2～0.4cm。外皮黄棕色至红棕色，密布颗粒状突起，一端尖，中部膨大，另端钝圆，稍偏斜，边缘较薄；尖端一侧有短线形种脐，圆端有颜色略深的合点，自合点处散出多数纵向维管束。种皮薄，子叶 2，类白色，富油性。气微，味微苦。 山桃仁：类卵圆形，较小而肥厚，长约 0.9cm，宽约 0.7cm，厚约 0.5cm
《江苏省中药饮片炮制规范》2002 年版	取原药材，除去杂质及走油发黑者，筛去灰屑	桃仁呈扁长卵形，长 1.2～1.8cm，宽 0.8～1.2cm，厚 0.2～0.4cm。外皮黄棕色或红棕色，有纵皱，顶端尖，中间膨大，底部略小，钝圆，稍偏斜，边缘较薄。气微，味微苦。 山桃仁呈类卵圆形，较小而肥厚，长约 0.9cm，宽约 0.7cm，厚约 0.5cm

来源	制法	性状
《四川省中药饮片炮制规范》2002年版	取桃仁,除去杂质,用时捣碎	呈扁长卵形或类卵圆形,长0.9～1.8cm,宽0.7～1.2cm,表面黄棕色至红棕色,密布颗粒状突起。一端尖,中部膨大,另端钝圆稍偏斜,边缘较薄。尖端一侧有短线形种脐,圆端有颜色略深不甚明显的合点,自合点处散出多数纵向维管束。种皮薄,子叶2,类白色,富油性。气微,味微苦
《山东省中药炮制规范》1990年版	除去杂质及残留的硬壳,筛去灰屑	本品呈扁椭圆形或类卵圆形,长9～18mm,宽7～12mm,厚2～5mm。种皮黄棕色或红棕色,有颗粒状突起及纵向凹纹。顶端尖,中部膨大,基部钝圆稍偏斜。种皮薄,子叶肥大,富油质。气微,味微苦

2. 燀桃仁

(1)《中国药典》2020年版标准:取净桃仁,照燀法(通则0213)去皮。用时捣碎。

性状:燀桃仁呈扁长卵形,长1.2～1.8cm,宽0.8～1.2cm,厚0.2～0.4cm。表面浅黄白色,一端尖,中部膨大,另端钝圆稍偏斜,边缘较薄。子叶2,富油性。气微香,味微苦。燀山桃仁呈类卵圆形,较小而肥厚,长约1cm,宽约0.7cm,厚约0.5cm。

(2)地方标准(表29-2)

表29-2 燀桃仁常见地方标准制法及性状要求

来源	制法	性状
《北京市中药饮片炮制规范》2008年版	取原药材,除去杂质,置沸水中烫至种皮微胀时,取出,放入冷水中,取出,除去种皮,晒干后簸净,收集种仁	本品呈扁长卵形,长1.2～1.8cm,宽0.8～1.2cm。表面乳白色,顶端尖,底部钝圆稍偏斜。气微,味微苦
《江西省中药饮片炮制规范》2008年版	(1)取净桃仁,照燀法(附录二)去皮,用时捣碎。 (2)取桃仁,置沸水中燀至外皮微皱,捞出,放在冷水中浸漂,搓去种皮,干燥	形如桃仁,表面干净,无外皮,富油性
《重庆市中药饮片炮制规范及标准》2006年版	取净桃仁,照燀法制后去皮,干燥。用时捣碎	无种皮呈类白色,有细微皱纹,子叶2,富油性
《河南省中药饮片炮制规范》2005年版	取净桃仁,照燀法(炮制通则)去皮。用时捣碎	形如桃仁,表面干净,无外皮
《贵州省中药饮片炮制规范》2005年版	取净桃仁,照燀法(附录一炮制通则)去皮,干燥,簸去皮屑。用时捣碎	形同桃仁。类白色,富油性
《安徽省中药饮片炮制规范》2005年版	取净桃仁,照燀法(附录Ⅰ),烫5～10分钟,去皮。用时捣碎	形同桃仁,乳白色,富油性
《江苏省中药饮片炮制规范》2002年版	取净桃仁置沸水锅中烫5～10分钟,至外皮微胀时,捞出,置冷水中稍浸,搓去外皮,晒干;或烫5～10分钟后,取出干燥	形同桃仁,乳白色或黄棕色(未去种皮者),表面有皱纹

续表

来源	制法	性状
《四川省中药饮片炮制规范》2002年版	取净桃仁,照燀法(炮制通则)制后去皮。用时捣碎	燀后除去外皮呈类白色,子叶2,富油性
《湖南省中药材炮制规范》1999年版	拣去杂质、油黑者及残留的硬壳,置沸水中燀至外皮微皱,捞出,放在冷水中浸漂,搓去皮尖,晒干或烘干,簸净外皮,筛去灰屑即得	无具体要求
《贵州省中药饮片炮制规范》1986年版	取原药材,除去杂质,置沸水中燀至种皮微皱,用手刚可搓去皮时,取出立即放入冷水中冷却,再捞出,置木板上,搓去外皮,干燥,簸去外皮,用时捣碎	洁净无皮,色白完整
《辽宁省中药炮制规范》1975年版	拣去杂质及残留的硬壳,置沸水锅中煮至外皮微皱,捞出,入凉水中浸漂,搓去皮,晒干,簸净	洁净,无油粒;炒后不焦

3. 炒桃仁　《中国药典》2020年版未收载本炮制规格,常见地方标准制法及性状见表29-3。

表29-3　炒桃仁常见地方标准制法及性状要求

来源	制法	性状
《江西省中药饮片炮制规范》2008年版	取净桃仁,照清炒法(附录二)炒至黄色,用时捣碎	形如桃仁,表面呈黄色或较深
《重庆市中药饮片炮制规范及标准》2006年版	取净桃仁,照清炒法炒至黄色。用时捣碎	颜色加深,黄色,略带焦斑,有香气
《河南省中药饮片炮制规范》2005年版	取燀桃仁,照清炒法(炮制通则)炒至黄色。用时捣碎	形如桃仁,表面呈黄色或变深
《贵州省中药饮片炮制规范》2005年版	取燀桃仁,照清炒法(附录一炮制通则)用文火炒至黄色。用时捣碎	形同燀桃仁。黄色
《安徽省中药饮片炮制规范》2005年版	取净燀桃仁,照炒黄法(附录Ⅰ),炒至微黄色,显焦斑。用时捣碎	形同燀桃仁,色泽加深,略见焦斑
《江苏省中药饮片炮制规范》2002年版	取燀桃仁置锅内,用文火炒至微黄色,显焦斑,取出,放凉	形同燀桃仁,色泽加深,略见焦斑

4. 麸炒桃仁　《中国药典》2020年版未收载本炮制规格,常见地方标准制法及性状见表29-4。

表29-4　麸炒桃仁常见地方标准制法及性状要求

来源	制法	性状
《河南省中药饮片炮制规范》2005年版	取燀桃仁,照麸炒法(炮制通则)炒至黄色。用时捣碎。每100kg燀桃仁,用麸皮12kg	形如桃仁,表面微黄色,略有焦斑

5. **桃仁霜** 《中国药典》2020 年版未收载本炮制规格,常见地方标准制法及性状见表29-5。

表 29-5 桃仁霜常见地方标准制法及性状要求

来源	制法	性状
《浙江省中药炮制规范》2015 年版	取桃仁,研成糊状,用吸水纸包裹,压榨,间隔一日剥去纸,研散。如此反复多次,至油几尽,质地松散时,研成粗粉	为粒度均匀、疏松的类白色粉末

【金老谈桃仁炮制历史】

汉代有去皮尖和熬法(《金匮玉函经》)。南朝刘宋时期有白术乌豆制、酒蒸法(《雷公炮炙论》)。唐代有"去皮尖,炒熟研如膏"(《经效产宝》)、酒煮法(《食疗本草》)。宋代增加了麸炒炒焦(《太平圣惠方》)、面炒(《博济方》)、黑豆汤浸炒(《圣济总录》)、童便浸(《太平惠民和剂局方》)及盐炒(《类编朱氏集验医方》)等炮制方法。元代新增焙法(《世医得效方》)。明代又增加了吴茱萸炒、蛤壳粉炒、酒制、炒微黄、炙令微黑(《普济方》)、水洗去毒(《奇效良方》)、烧存性(《本草纲目》)、盐水炒、黄连水炒法(《医学入门》)等。现在主要的炮制方法有燀法和炒法等。2020 年版《中国药典》上载桃仁、燀桃仁、炒桃仁。

【金老论桃仁炮制与临床功效】

一、临床功效与主治

本品味苦、甘,性平。归心、肝、大肠经。功善活血祛瘀,润肠通便,止咳平喘。用于经闭痛经,癥瘕痞块,肺痈肠痈,跌仆损伤,肠燥便秘,咳嗽气喘(表29-6)。

表 29-6 桃仁各临床常用炮制规格功效、主治对比

炮制规格	功效	主治
燀桃仁	活血祛瘀,润肠通便,止咳平喘	用于经闭痛经,癥瘕痞块,肺痈肠痈,跌仆损伤,肠燥便秘,咳嗽气喘
炒桃仁	润燥活血	用于肠燥便秘,心腹胀满等症

二、临床调剂

1. **用法用量** 5～10g。
2. **临床使用与禁忌** 孕妇及便溏者慎用。
3. **贮藏** 置阴凉干燥处,防蛀。

本品临床常用炮制规格与调剂注意事项见表29-7。桃仁霜临床鲜用,本节未收入。

表 29-7 桃仁临床常用炮制规格与调剂注意事项

炮制规格	处方名	用法用量	特殊禁忌	特殊贮藏方法
桃仁	生桃仁、光桃仁	5～10g	孕妇及便溏者慎用	置阴凉干燥处,防蛀
燀桃仁	桃仁、燀桃仁			
炒桃仁	炒桃仁			

淡 豆 豉

【来源】

本品为豆科植物大豆 *Glycine max* (L.) Merr. 的干燥成熟种子(黑豆)的发酵加工品。

【炮制规格】

1. 淡豆豉

(1)《中国药典》2020 年版标准:取桑叶、青蒿各 70～100g,加水煎煮,滤过,煎液拌入净大豆 1 000g 中,俟吸尽后,蒸透,取出,稍晾,再置容器内,用煎过的桑叶、青蒿渣覆盖,闷使发酵至黄衣上遍时,取出,除去药渣,洗净,置容器内再闷 15～20 天,至充分发酵、香气溢出时,取出,略蒸,干燥,即得。

性状:本品呈椭圆形,略扁,长 0.6～1cm,直径 0.5～0.7cm。表面黑色,皱缩不平。质柔软,断面棕黑色。气香,味微甘。

(2)地方标准(表 30-1)

表 30-1 淡豆豉常见地方标准制法及性状要求

来源	制法	性状
《北京市中药饮片炮制规范》2023 年版	方法一:取清瘟解毒汤,置锅内,用文火煎煮两次,第 1 次加水 10 倍量煎煮 1 小时,第 2 次加水 10 倍量煎煮 1 小时,分次滤过,合并滤液,与净黑豆同置锅内煮沸,不断翻动,至汤吸尽,黑豆膨胀时,取出,再取青蒿与黑豆拌匀,置适宜容器内盖严,置适当温度下,待发酵后,取出,干燥,簸去青蒿。每 100kg 净黑豆,用清瘟解毒汤一剂,煎汤 30～40kg,青蒿 15kg 方法二:将桑叶、青蒿各 7kg,用文火煎煮两次,第 1 次加水 10 倍量,第 2 次加水 8 倍量,滤过,煎液约 100kg,拌入净黑豆 100kg 中,待吸尽后,蒸 2 小时至透,取出,稍晾,再置容器内,用煎过的桑叶、青蒿渣覆盖,放入平均室温为 23℃的房间发酵(约 16 天)至生出白霉衣时,取出,除去药渣,洗净,置容器内再闷 7 天,至充分发酵、香气逸出时,取出,略蒸,干燥	本品呈椭圆形,略扁,长 0.6～1cm,直径 0.5～0.7cm。表面灰黑色或黑色,皱缩不平。断面黄棕色、灰绿色或棕黑色。气微香,味微甘
《上海市中药饮片炮制规范》2008 年版	将黑大豆除去杂质,淘净,沥干,用下列药汁拌匀,稍闷,使药汁吸尽后,置蒸具内蒸熟,摊凉后再闷,使之发酵至黄衣布满后,干燥,清炒至微具焦斑,并有香气逸出,筛去灰屑。每 100kg 黑大豆,用鲜辣蓼、鲜青蒿、鲜佩兰、鲜紫苏叶、鲜藿香、鲜荷叶各 2kg,打汁;麻黄 2kg 水煎 2 次,每次 30 分钟,去渣取汁与鲜药汁合并	本品呈椭圆形,略扁,长 0.6～1cm,直径 4～7mm。表面棕褐色至黑褐色,皱缩不平,外皮有的已破碎。切面淡棕黄色至淡棕色。质坚。具焦香气,味微苦

来源	制法	性状
《江西省中药饮片炮制规范》2008年版	（1）取桑叶、青蒿各70～100g，加水煎煮，滤过，煎液拌入净大豆1 000g中，俟吸尽后，蒸透，取出，稍晾，再置容器内，用煎过的桑叶、青蒿渣覆盖，闷使发酵至黄衣上遍时，取出，除去药渣，洗净，置容器内再闷15～20天，至充分发酵、香气溢出时，取出，略蒸，干燥，即得 （2）取黑大豆，淘净，用紫苏叶和麻黄加清水煮至大豆熟透，药汁煮干，倒出，干燥至七八成干，放入竹筐内，覆盖稻草，使其发酵（夏季约需3天，冬季6天）至豆发热、生黄衣和白霉为度，取出，干燥至近干，再蒸透，干燥。每100kg黑大豆，用紫苏叶、麻黄各4kg	本品呈椭圆形，略扁，长0.6～1cm，直径0.5～0.7cm。表面黑色，皱缩不平。质柔软，断面棕黑色。气香，味微甘。无虫蛀
《广西壮族自治区中药饮片炮制规范》2007年版	取桑叶、青蒿各70～100g，加水煎煮，滤过，煎液拌入净大豆1 000g中，俟吸尽后，蒸透，取出，稍晾，再置容器内，用煎过的桑叶、青蒿渣覆盖，闷使发酵至黄衣上遍时，取出，除去药渣，洗净，置容器内再闷15～20天，至充分发酵，香气逸出时，取出，略蒸，干燥，即得	本品为椭圆形略扁的小粒，长0.6～1cm，直径0.5～0.7cm。表面黑色，皱缩不平，质柔软，断面棕黑色，气香，味微甘。无杂质，无虫蛀
《重庆市中药饮片炮制规范及标准》2006年版	取桑叶、青蒿各70～100g，加水煎煮，滤过，煎液拌入净大豆1 000g中，俟吸尽后，蒸透，取出，稍晾，再置容器内，用煎过的桑叶、青蒿渣覆盖，闷使发酵至黄衣上遍时，取出，除去药渣，洗净，置容器内再闷15～20天，至充分发酵、香气逸出时，取出，略蒸，干燥，即得	椭圆形，略扁，长0.6～1cm，直径0.5～0.7cm。表面黑色，皱缩不平。质柔软，断面棕黑色。气香，味微甘
《安徽省中药饮片炮制规范》2005年版	取黑大豆洗净。另取桑叶、青蒿加水煎煮，滤过，将煎汁拌入净大豆中，待汤液被吸尽后，置蒸制容器内蒸透，取出，稍凉，置容器内，用煎过汁的桑叶、青蒿渣覆盖，在温度25～28℃，相对湿度80%的条件下，闷至发酵，长满黄衣时，取出，去药渣，加适量水搅拌，捞出，置容器内，保持温度50～60℃，闷15～20天，充分发酵，有香气逸出时，取出，略蒸，干燥。每100kg黑大豆，用桑叶、青蒿各7～10kg	为椭圆形，略扁，长0.6～1cm，直径0.5～0.7cm。表面黑色，皱缩不平。质柔软，断面棕黑色。气香，味微甘
《浙江省中药炮制规范》2015年版	取黑大豆，洗净。另取桑叶、青蒿，加水煮汁，滤过。取滤液，投入黑大豆，拌匀，至黑大豆膨胀不具干心时，蒸4～6小时，凉至约30℃时，取出，摊于竹匾上。将米曲霉孢子（加10倍量麦粉稀释）装入纱布袋中，均匀地拍在黑大豆上，置28～30℃，相对湿度70%～80%的温室中，至初起"白花"，翻拌一次，待遍布"黄衣"时，取出，略洒水拌匀，置适宜容器内，密封，放于50～60℃的温室中，任其发酵15～20天，待香气逸出时，再蒸约1小时，取出，干燥。每100kg黑大豆，用桑叶、青蒿各7kg	呈椭圆形，略扁，长0.6～1cm，直径0.5～0.7cm。表面黑色，皱缩不平。质柔软，断面棕黑色。气香，味微甘

续表

来源	制法	性状
《河南省中药饮片炮制规范》2005 年版	除去杂质	本品呈椭圆形,略扁,长 0.6~1cm,直径 0.5~0.7cm。表面黑色,皱缩不平,上附有黄灰色膜状物。质柔软,断面棕黑色。气香,味微甘
《贵州省中药饮片炮制规范》2005 年版	取桑叶、青蒿各 7~10kg,加适量水煎煮,滤过,药渣备用;滤液拌入净大豆 100kg 中,俟汁液吸尽后,蒸透,取出,稍晾;再置竹箩内,用桑叶、青蒿药渣覆盖,置温暖处使发酵至黄衣上遍时,取出,除去药渣,洗净;置容器内再闷 15~20 天,至充分发酵、香气逸出时,取出,略蒸,干燥,即得	本品呈椭圆形,略扁,长 0.6~1cm,直径 0.5~0.7cm。表面黑色,皱缩不平。质柔软,断面棕黑色。气香,味微甘
《四川省中药饮片炮制规范》2002 年版	取桑叶、青蒿各 70~100g,加水煎煮,滤过,煎液拌入净大豆 1 000g 中,俟吸尽后,蒸透,取出,稍晾,再置容器内,用煎过的桑叶、青蒿渣覆盖,闷使发酵至黄衣上遍时,取出,除去药渣,洗净,置容器内再闷 15~20 天,至充分发酵、香气逸出时,取出,略蒸,干燥,即得	本品呈椭圆形,略扁,长 0.6~1cm,直径 0.5~0.7cm。表面黑色或淡黄白色,皱缩不平。质柔软。气香,味微甘
《吉林省中药饮片炮制规范》1986 年版	取净桑叶、青蒿,置锅中,加适量水熬汁,出渣,待用。将洗净的黑大豆投入以桑叶、青蒿熬汁中,用文火煮透,至药汁被吸尽时,取出,稍凉,放入适宜的容器内,以熬汁后的药渣严密覆盖,放温暖处。待黑大豆表面生满白衣时,取出,晒干。每 100kg 黑大豆,用青蒿 7kg,桑叶 4kg	无具体要求

2. 炒淡豆豉　《中国药典》2020 年版未收载本炮制规格,常见地方标准制法及性状见表 30-2。

表 30-2　炒淡豆豉常见地方标准制法及性状要求

来源	制法	性状
《浙江省中药炮制规范》2005 年版	取淡豆豉饮片,照清炒法炒至香气逸出,微具焦斑时,取出,摊凉	表面微具焦斑

【金老谈淡豆豉炮制历史】

晋代有熬令黄香法(《肘后备急方》)。唐代增加有九蒸九曝(《食医心鉴》),酒制(《食疗本草》),醋制(《外台秘要》)。宋代有"炒令烟出,微焦"法(《太平圣惠方》)。明代详细记载了制造淡豆豉的方法(《本草纲目》)。并有"黑豆性平,作豉则温,即经蒸(罨),故能升能散"(《炮炙大法》)等记述。还有了醋拌蒸法(《普济方》)。清代新增了清蒸法、酒浸制法(《本草述》)。现在主要的炮制方法有桑叶与青蒿制曲等。2020 年版《中国药典》收载淡豆豉。

【金老论淡豆豉炮制与临床功效】

一、临床功效与主治

本品味苦、辛,性凉。归肺、胃经。功善解表,除烦,宣发郁热。用于感冒,寒热头痛,烦躁胸闷,虚烦不眠等。

二、临床调剂

1. **用法用量**　6~12g。
2. **临床使用与禁忌**　无。
3. **贮藏**　置通风干燥处,防蛀。

当　归

【来源】

本品为伞形科植物当归 *Angelica sinensis* (Oliv.) Diels 的干燥根。秋末采挖,除去须根和泥沙,待水分稍蒸发后,捆成小把,上棚,用烟火慢慢熏干。

【炮制规格】

1. 当归

(1)《中国药典》2020 年版标准:除去杂质,洗净,润透,切薄片,晒干或低温干燥。

性状:本品呈类圆形、椭圆形或不规则薄片。外表皮浅棕色至棕褐色。切面浅棕黄色或黄白色,平坦,有裂隙,中间有浅棕色的形成层环,并有多数棕色的油点,香气浓郁,味甘、辛、微苦。

(2)地方标准(表 31-1)

表 31-1　当归常见地方标准制法及性状要求

来源	制法	性状
《北京市中药饮片炮制规范》2023 年版	取原药材,除去杂质,洗净,闷润 12~24 小时,至内外湿度一致,切薄片,晒干或低温干燥,筛去碎屑 当归头:取净当归头部,洗净,润透,切薄片,晒干或低温干燥,筛去碎屑 当归尾:取净当归尾部,洗净,润透,切薄片,晒干或低温干燥,筛去碎屑 当归身:取切去头、尾的净当归,纵切成薄片,晒干或低温干燥,筛去碎屑	本品为类圆形、长条形或不规则薄片,直径 1cm 以上。外表皮黄棕色至棕褐色。切面黄白色或淡黄棕色,皮部厚,有的具裂隙及棕色油点,木部色较淡,具放射状纹理,形成层环黄棕色。有浓郁的香气,味甘、辛、微苦 当归头、当归尾:本品为类圆形或不规则薄片。外表皮黄棕色至棕褐色,具纵皱纹。切面黄白色或淡黄棕色,皮部厚,有的具裂隙及棕色油点,木部色较淡,形成层环黄棕色。有浓郁的香气,味甘、辛、微苦

来源	制法	性状
《四川省中药饮片炮制规范》2015年版	当归头：取当归头，洗净，稍润，切厚片，晒干或低温干燥	本品为类圆形、椭圆形或不规则的厚片，直径1.5～4cm。外表皮黄棕色至棕褐色。切面较光滑，黄白色或淡棕黄色，平坦，有裂隙，中间有浅棕色的形成层环，并有多数棕色的油点，质柔软。有浓郁香气，味甘辛、微苦
《浙江省中药炮制规范》2015年版	当归：取原药，除去杂质，抢水洗净，润软，切薄片，低温干燥 当归尾：取原药，除去杂质，抢水洗净，润软，切取支根，切薄片或段，低温干燥	当归：为类圆形的薄片，直径0.3～4cm。表面黄棕色至棕褐色。切面皮部厚，淡黄棕色，有裂隙及多数棕色点状分泌腔，形成层环浅棕色，木部色稍浅，具放射状纹理。质柔韧，油润。气香浓郁，味甘、辛、微苦 当归尾：为类圆形的薄片或段状，直径0.2～0.8cm
《甘肃省中药炮制规范》2009年版	全当归（当归）：取原药材，除去杂质和黑色油条，按大小个分开，洗净，润透，稍晾，切薄片，晒干或低温干燥 当归头：取净当归头部，洗净，稍润，切成薄片，晒干或低温干燥 当归身：取切去当归头及腿（支根）的当归，切成薄片，晒干或低温干燥 当归尾：取净当归腿（支根），切横片或斜片，晒干或低温干燥	全当归（当归头、当归身、当归尾）呈圆形、类圆形或不规则条形薄片，直径0.3～4cm，厚1～2mm。表面灰棕色或灰褐色，有浅纵沟纹。切面黄白色或淡黄棕色，平坦，有裂隙，中间有一浅棕色的环纹，并有多数棕色的油点。质柔软。有特异香气，味甘辛，微苦
《陕西省中药饮片标准》第二册（2009年）	全当归：取药材当归，除去杂质，洗净，润透，切薄片，晒干或低温干燥 当归头：取药材当归，除去杂质和侧根，洗净，润透，自头部而下切4～6薄片，晒干或低温干燥 当归身：取药材当归，除去杂质和侧根，洗净，润透，切去头部，切薄片，晒干或低温干燥 当归尾：取药材当归，除去杂质，取侧根洗净，润透，切薄片，晒干或低温干燥	本品为类圆形、长圆形、长条形或不规则形薄片，直径0.3～4cm。切面黄白色或淡黄棕色，皮部厚，有裂隙及多数棕色点状分泌腔；木部色较淡，形成层环黄棕色。周皮表面黄棕色至棕褐色；根头部切片可见紫色或黄绿色的茎及叶鞘的残基。质柔韧。有浓郁的香气，味甘、辛、微苦 当归头：呈类圆形薄片，直径1.5～4cm，厚0.1～0.2cm。切面黄白色或淡黄棕色，皮部厚，有裂隙及多数棕色点状分泌腔；木部色较淡，形成层环黄棕色。周皮表面黄棕色至棕褐色，可见横环纹，有的可见紫色或黄绿色的茎及叶鞘的残基。质柔韧。有浓郁的香气，味甘、辛、微苦 当归身：呈类圆形、长圆形或不规则形薄片，直径1.5～4cm。切面黄白色或淡黄棕色，皮部厚，有裂隙及多数棕色点状分泌腔；木部色较淡，形成层环黄棕色。周皮表面黄棕色至棕褐色，具纵皱纹及横长皮孔样突起。质柔韧。有浓郁的香气，味甘、辛、微苦

来源	制法	性状
		当归尾:为类圆形、长圆形、长条形或不规则形薄片,直径 0.2~1cm。切面黄白色或淡黄棕色,皮部厚,有多数棕色点状分泌腔;木部色较淡,形成层环黄棕色。周皮表面黄棕色至棕褐色,具纵皱纹及横长皮孔样突起。质柔韧。有浓郁的香气,味甘、辛、微苦
《上海市中药饮片炮制规范》2008 年版	将原药除去柴性大、干枯无油、断面绿褐色、黑色油脂及茎叶残基等杂质,快洗,洁净,软润后切薄片,晒或低温干燥,筛去灰屑	本品为类圆形或不规则形的切片。表面黄棕色至棕褐色,可见纵皱纹。切面黄白色或淡黄棕色,皮部厚,有裂隙及多数棕色油点(分泌腔),木部色较淡,间有 1 个黄棕色环纹。质柔韧。气香特异,味甘、辛、微苦
《重庆市中药饮片炮制规范及标准》2006 年版	除去杂质,洗净,润透,切厚片,晒干或低温干燥	为圆形或类圆形厚片。周边黄棕色至棕褐色,具皱纹及横长皮孔样突起。质柔韧,切面黄白色或淡黄棕色,皮部厚,有裂隙及多数棕色点状分泌腔,木部色较淡,形成层环黄棕色。有浓郁的香气,味甘、辛、微苦。柴性大、干枯无油或断面呈绿褐色者不可供药用
《安徽省中药饮片炮制规范》2005 年版	取原药材,除去杂质,抢水洗净,润透,切薄片,低温干燥	为圆形或类圆形薄片。切面黄白色或淡黄棕色,平坦,有裂隙,中间有一浅棕色纹,并有多数棕色的油点,周边灰棕色或棕褐色,有缺裂。质柔韧。有浓郁的香气,味甘、辛,微苦
《河南省中药饮片炮制规范》2005 年版	全当归:除去杂质,洗净,稍润,切薄片,晒干或低温干燥。 当归头:取原药材,洗净,稍润,将当归头部分切薄片,低温干燥(有取当归头部分,纵向切薄片)。 当归身:取切去归头、归尾的当归,切薄片,低温干燥。 当归尾:取净当归须根部分,切片,低温干燥	当归:圆形或类圆形薄片。表面黄白色或淡黄棕色,平坦,有裂隙,中间有一浅棕色的环纹,并有多数棕色的油点,周边灰棕色或灰褐色,有裂缺。质柔韧,有浓郁香气,味甘、辛、微苦。 当归头:形如当归头,直径 1.5~4cm,表面有紫色或黄绿色的茎及叶鞘的残迹。 当归身:类圆形薄片,切面黄白色,平坦,周边黄棕色,质柔韧,香气浓郁,味甘、辛、微苦。 当归尾:形如当归片,直径 0.3~1cm,表面有少数须根痕
《贵州省中药饮片炮制规范》2005 年版	取原药材,除去杂质,抢水洗净,润透,切薄片,晒干或低温干燥	为类圆形或不规则薄片。切面黄白色或淡黄棕色,皮部厚,有裂隙及多数棕色点状分泌腔,木部黄白色,形成层环黄棕色,明显。周边黄棕色至棕褐色,具纵皱纹及横长皮孔。质柔韧。香气浓郁,味甘、辛、微苦
《四川省中药饮片炮制规范》2002 年版	除去泥沙及杂质,淋洗,晾干,切厚片,干燥	本品为圆形或类圆形厚片,表面黄棕色,切面光滑,黄白色,有浅棕色环纹及油点。质柔软,有浓郁香气
《吉林省中药饮片炮制规范》1986 年版	当归片:除去杂质,洗净泥土,捞出,润透,取出晾至七成干时,闷润,切 1~1.5mm 片,晒干	无具体要求

2. 酒当归

（1）《中国药典》2020年版标准：取净当归片，照酒炙法（通则0213）炒干。

性状：本品形如当归片。切面深黄色或浅棕黄色，略有焦斑。香气浓郁，并略有酒香气。

（2）地方标准（表31-2）

表31-2　酒当归常见地方标准制法及性状要求

来源	制法	性状
《浙江省中药炮制规范》2015年版	取当归，与酒拌匀，稍闷，炒至表面深黄色时，取出，摊凉。每100kg当归，用酒10kg 酒当归尾：取当归尾，与酒拌匀，稍闷，炒至表面深黄色时，取出，摊凉。每100kg当归尾，用酒15kg	表面深黄色。微具酒香气
《甘肃省中药炮制规范》2009年版	取净当归，用黄酒拌匀，待酒吸尽闷透，置锅内，用文火加热，微炒至干，出锅，放凉。每100kg净当归，用黄酒10kg	形如全当归。表面色泽加深，偶见焦斑。微有酒气
《陕西省中药饮片标准》第二册（2009年）	取饮片当归，照酒炙法（附录Ⅰ）炒干	本品为类圆形、长圆形、长条形或不规则形薄片，直径0.3～4cm，切面深黄色至黄棕色，略有焦斑，皮部厚，有多数棕色点状分泌腔；木部色较淡，形成层环浅棕色。周皮表面黄棕色至棕褐色；根头部切片可见黄棕色的茎及叶鞘的残基。质柔韧。浓郁的香气中略有酒香气，味甘、微苦
《上海市中药饮片炮制规范》2008年版	（1）酒炒当归：取当归，照酒炒法（附录Ⅰ）喷洒黄酒，拌匀，使之吸尽，炒至微具焦斑，筛去灰屑。每100kg当归，用黄酒15kg （2）酒洗当归：取当归，照酒炒法（附录Ⅰ）喷洒黄酒，拌匀，使之吸尽，晒或低温干燥。每100kg当归，用黄酒15kg	酒炒当归：表面棕褐色，切面棕黄色至黄棕色，有的可见焦斑，具焦香气而微带酒香。 酒洗当归：微具酒香气
《北京市中药饮片炮制规范》2008年版	取当归片，加黄酒拌匀，闷润1～2小时，至黄酒被吸尽，置热锅内，用文火炒至微干，取出，晾凉。每100kg当归片，用黄酒15kg	本品为类圆形或不规则薄片。表面深黄色，中间有一黄棕色环纹。质柔韧。有酒香气
《重庆市中药饮片炮制规范及标准》2006年版	取净当归片，照酒炙法用白酒炒至深黄色	为深黄色，略有焦斑，有酒香气
《安徽省中药饮片炮制规范》2005年版	取净当归片，照酒炙法（附录Ⅰ），炒干。每100kg当归，用黄酒10kg	形同当归，表面深黄色，略有焦斑，有酒香气
《河南省中药饮片炮制规范》2005年版	取净当归片，照酒炙法（炮制通则）炒干	形如当归片，切面有浅棕色环纹，质柔韧，深黄色，略有焦斑。气浓厚。有酒香气

续表

来源	制法	性状
《贵州省中药饮片炮制规范》2005 年版	取净当归片,加黄酒拌匀,闷润 10～12 小时,低温干燥或用文火炒干。每 100kg 净当归片,用黄酒 12kg	形同当归,表面深黄色,有酒气
《四川省中药饮片炮制规范》2002 年版	取净当归片,照酒炙法炒至深黄色。每 100kg 当归,用白酒 10kg	无具体要求
《吉林省中药饮片炮制规范》1986 年版	取黄酒喷淋当归片内,拌匀,稍润,置锅中,用文火炒至微变黄色,取出,晾干。每 100kg 当归,用黄酒 10kg	无具体要求

3. 土炒当归　《中国药典》2020 年版未收载本炮制规格,常见地方标准制法及性状见表 31-3。

表 31-3　土炒当归常见地方标准制法及性状要求

来源	制法	性状
《湖北省中药饮片炮制规范》2018 年版	取净当归片,照土炒法(附录Ⅲ)炒至表面挂土色。每 100kg 当归片,用灶心土 30kg	本品为类圆形、椭圆形或不规则薄片。外表皮棕黄色至棕褐色。切面棕黄色或土黄色,附有细土末,平坦,有裂隙,中间有浅棕色的形成层环,并有多数棕色的油点。具土香气,味甘、辛、微苦
《甘肃省中药炮制规范》2009 年版	取灶心土(伏龙肝)细粉,置锅内,用文火炒热,加入净当归,继续以文火炒至表面呈土色(挂土色),出锅,放凉。筛去土粉。每 100kg 净当归,用灶心土细粉 20kg	形如全当归。表面挂土粉,片面深黄色。有香气
《河南省中药饮片炮制规范》2005 年版	取净当归片,照炒法(炮制通则)用灶心土炒至外呈焦黄色,内呈微黄色。每 100kg 当归片,用灶心土 50kg	形如当归片,表面挂土黄色,具土香气

4. 油当归　《中国药典》2020 年版未收载本炮制规格,常见地方标准制法及性状见表 31-4。

表 31-4　油当归常见地方标准制法及性状要求

来源	制法	性状
《甘肃省中药炮制规范》2009 年版	取净当归,用香油拌匀,稍闷润,置锅内,用文火加热,微炒,出锅,摊开,放凉。每 100kg 净当归,用香油 3kg	形如全当归。表面颜色较深,微具焦斑,油润。有香气
《河南省中药饮片炮制规范》2005 年版	将当归片与麻油拌匀,略润,置锅内用文火炒至片面呈深黄色或微带焦斑、油亮为度,取出,放凉。每 100kg 当归片,用麻油 12kg	形如当归片,表面黄色,具油亮光泽,有麻油香气

5. **当归炭**　《中国药典》2020 年版未收载本炮制规格,常见地方标准制法及性状见表 31-5。

表 31-5　当归炭常见地方标准制法及性状要求

来源	制法	性状
《山东省中药饮片炮制规范》2022 年版	取净当归片,置热锅内,中火炒至表面焦褐色,喷淋清水少许,灭尽火星,取出,及时摊晾,凉透	形如炒当归。表面焦黑色,内部棕褐色,质松脆。具焦香气,味苦、辛
《湖北省中药饮片炮制规范》2018 年版	取净当归片,照炒炭法(附录Ⅰ)炒至黑褐色	本品呈类圆形、椭圆形或不规则薄片。表面黑褐色,折断面中间呈灰棕色。质松脆。具焦香气,味涩
《浙江省中药炮制规范》2015 年版	取当归,炒至浓烟上冒,表面焦黑色,内部棕褐色时,微喷水,灭尽火星,取出,晾干	表面焦黑色,内部棕褐色。质松脆。略具焦气,味苦、辛
《甘肃省中药炮制规范》2009 年版	取净当归,置锅内,用中火加热,炒至表面呈微黑色、内部棕褐色(存性),喷淋清水少许,灭尽火星,出锅,摊开,放凉	形如全当归。表面黑褐色,断面灰棕色。微香
《陕西省中药饮片标准》第二册(2009 年)	取饮片当归,照炒炭法(附录Ⅰ)炒至焦褐色	本品为类圆形、长圆形、长条形或不规则形薄片,直径 0.3～4cm,表面焦褐色至黑褐色,断面灰棕色。质酥脆。具焦香气,味甘、辛,微苦、涩
《上海市中药饮片炮制规范》2008 年版	取当归,照炭炒法(附录Ⅰ)清炒至外焦黑色,内棕黄色,筛去灰屑	表面棕褐色至黑褐色,切面棕黑色,质脆,折断面黄棕色,具焦香气,味苦
《河南省中药饮片炮制规范》2005 年版	取当归片,照炒炭法(炮制通则)炒至黑褐色	形如当归片,表面黑褐色,断面灰棕色,质松脆,气味减弱,并带涩味

6. **炒当归**　《中国药典》2020 年版未收载本炮制规格,常见地方标准制法及性状见表 31-6。

表 31-6　炒当归常见地方标准制法及性状要求

来源	制法	性状
《上海市中药饮片炮制规范》2008 年版	取当归,照清炒法(附录Ⅰ)清炒至淡黄色,微具焦斑,筛去灰屑	表面棕褐色,切面棕黄色至黄棕色,有的可见焦斑,具焦香气
《河南省中药饮片炮制规范》2005 年版	取当归片,照清炒法(炮制通则)炒至黄色	形如当归片,表面黄色,香气浓郁

7. **蜜当归**　《中国药典》2020 年版未收载本炮制规格,常见地方标准制法及性状见表 31-7。

表 31-7　蜜当归常见地方标准制法及性状要求

来源	制法	性状
《河南省中药饮片炮制规范》2005 年版	取当归片，照蜜炙法（炮制通则）炒至深黄色，不粘手。每 100kg 当归片，用炼蜜 18kg	形如当归片，表面黄色，有蜜糖光泽，味甘甜

【金老谈当归炮制历史】

综合古代当归的炮炙方法，主要有炒、熬、炙、浸、洗、煅、烧、焙等，有不加辅料的，也有加辅料的。辅料有酒、醋、姜汁、生地黄汁、童便、黑豆汁及土等。下面分别予以介绍。

一、不加辅料炮炙

包括炒、熬、炙、煅、烧、焙，在每种炙法中又有不同的炮炙要求。

1. **炒法**　《刘涓子鬼遗方》最早提出的当归炮炙方法"炒"，其后的宋代《博济方》、金代《素问病机气宜保命集》、元代《卫生宝鉴》、明代《普济方》、清代《本草述》等医药书籍中都有相同记载。一些书籍中还记述了炒的不同要求，如宋代《太平圣惠方》中提到"微炒"，清代《吴鞠通医案》中提到"炒黑"。

2. **熬法**　宋代《博济方》中提出"熬令香"。

3. **炙法**　宋代《圣济总录》中首先提出"炙"的炮炙方法，其后的明代《普济方》中提到"微炙"。

4. **煅法**　明代《医学纲目》中提出"煅存性"。

5. **烧法**　明代《济阴纲目》中首先提出了"火烧存性"，其后的清代《外科大成》中又提出了"烧灰为末"的炮炙要求。

二、加辅料炮炙

应用的辅料有米、酒、醋、生地黄汁、姜汁、童便、黑豆汁及土，在炙法中有用一种辅料的，也有两种辅料合并使用的。

1. **米制**　宋代《圣济总录》中最早提出"米炒"，其后的清代《医学丛众录》中又提到"米拌炒"。

2. **酒制**　唐代《银海精微》中最早提出"酒浸""酒洗"。其后有约 80 部医药文献中都提到酒炙方面的内容。而酒炙又有不同的制法和要求，如唐代《仙授理伤续断秘方》载"酒浸一宿阴干"。宋代《苏沈良方》载"无灰酒浸一宿焙"，《圣济总录》载"酒熔"，《卫生家宝产科备要》载"好酒浸一宿，慢火炙令黄色，不得焦，候冷切细"，《校注妇人良方》载"酒拌""酒制"，《济生方》载"酒浸炒"，《产宝杂录》载"酒浸焙微炒"。明代《济阴纲目》载"酒浸略炒"，《一草亭目科全书》载"酒洗烘"。清代《本草汇》载"酒蒸"，《本草述》载"酒浸七日焙"，《串雅内编》载"用好酒浸洗之日晒干"，《本草纲目拾遗》载"黄酒浸隔水蒸"，《本草害利》载"用酒炒黑"。

3. **醋制**　宋代《博济方》中首先提出"醋炒"。其后如明代《普济方》、清代《本草述》等书中都有相同记载，金代《儒门事亲》中提出"以米醋微炒"。

4. **生地黄汁制** 明代《普济方》中提出"用生地黄汁浸,焙干,汁多尤妙"。

5. **姜制** 清代《本草汇》中最早提出"姜汁炒",而姜炙又有不同制法和要求,如清代《本草述》载"姜制",《药品辨义》载"以姜同炒",《本经逢原》载"姜汁制"。

6. **童便制** 清代《本草述》中最早提出"童便浸一宿烧",稍后的《女科要旨》中提出"童便浸晒干"。

7. **黑豆汁制** 清代《良朋汇集》中提出"用黑豆煮浓汁,将当归浸透,蒸晒干,再煮黑豆汁,再浸再蒸再晒,以当归心内黑透为度,晒干。"

8. **土制** 清代《妇科玉尺》中首先提出"土炒",其后的《温病条辨》《时病论》等书中都有相同记载。

其他辅料炮炙方法还有清代《本草经解要》的"用吴萸同炒",《得配本草》的"芍药汁炒"。

【金老论当归炮制与临床功效】

一、临床功效与主治

本品味甘、辛,性温。归肝、心、脾经。功善补血活血,调经止痛,润肠通便。用于血虚萎黄,眩晕心悸,月经不调,经闭痛经,虚寒腹痛,肠燥便秘,风湿痹痛,跌仆损伤,痈疽疮疡(表31-8)。

表31-8 当归各临床常用炮制规格功效、主治对比

炮制规格	功效	主治
当归	补血活血,调经止痛,润肠通便	用于血虚萎黄,眩晕心悸,月经不调,经闭痛经,虚寒腹痛,肠燥便秘,风湿痹痛,跌仆损伤,痈疽疮疡
酒当归	活血通经,祛瘀止痛	用于经闭痛经,风湿痹痛,跌仆损伤
土炒当归	增强入脾补血作用,缓和油润而不滑肠	用于血虚而又便溏,腹中时痛
油当归	润肠通便	用于血虚及老年肠燥便秘者
当归炭	止血和血	用于崩漏下血
炒当归	长于和血	用于血虚萎黄,眩晕心悸,月经不调,经闭痛经,虚寒腹痛,肠燥便秘等
蜜当归	长于补血和血	用于血虚萎黄,眩晕心悸,月经不调,经闭痛经,虚寒腹痛,肠燥便秘等

二、临床调剂

1. **用法用量** 6～12g。

2. **临床使用与禁忌** 湿盛中满、大便泄泻者忌服。

3. **贮藏** 置阴凉干燥处,防潮,防蛀,防泛油。

本品临床常用炮制规格与调剂注意事项见表31-9。

表 31-9 当归临床常用炮制规格与调剂注意事项

炮制规格	处方名	用法用量	特殊禁忌	特殊贮藏方法
当归	当归、生当归、西归、西当归	6~12g	湿盛中满、大便泄泻者忌服	置阴凉干燥处,防潮,防蛀,防泛油
归头	归头、当归头			
归身	归身、当归身			
归尾	归尾、当归尾			
酒当归	酒(炙)当归			
土炒当归	土当归、土炒当归			
油当归	油当归			
当归炭	当归炭			
炒当归	炒当归			
蜜当归	蜜(炙)当归			

桔 梗

【来源】

本品为桔梗科植物桔梗 *Platycodon、grandiflorum*(Jacq.)A.DC. 的干燥根。春、秋二季采挖,洗净,除去须根,趁鲜剥去外皮或不去外皮,干燥。

【炮制规格】

1. 桔梗

(1)《中国药典》2020 年版标准:除去杂质,洗净,润透,切厚片,干燥。

性状:本品呈椭圆形或不规则厚片。外皮多已除去或偶有残留。切面皮部黄白色,较窄;形成层环纹明显,棕色;木部宽,有较多裂隙。气微,味微甜后苦。

(2)地方标准(表 32-1)

表 32-1 桔梗常见地方标准制法及性状要求

来源	制法	性状
《浙江省中药炮制规范》2015 年版	取原药,除去杂质,洗净,润软,切薄片,干燥;产地已切片者,筛去灰屑	为类圆形的薄片,直径 0.7~2cm,表面类白色至灰棕色。切面平坦,皮部黄白色,常有不规则的裂隙,形成层环棕色;木部淡黄白色,微有放射状的裂隙。气微,味微甜后苦
《湖南省中药饮片炮制规范》2010 年版	取原药材,除去杂质,洗净,润透,切短段片,干燥,筛去碎屑	为斜椭圆形或不规则段片,外皮多已除去或偶有残留。切面皮部类白色,较窄;形成层环纹明显,淡褐色;木部宽,黄白色,有较多裂隙。质脆,易折断。无臭,味微甜后苦

续表

来源	制法	性状
《陕西省中药饮片标准》第一册(2009年)	取药材桔梗,除去杂质,洗净,润透,切厚片,干燥	本品为类圆形、斜椭圆形或不规则形薄片,直径0.3~2cm。切面皮部淡黄白色,较窄;形成层环纹明显,淡褐色;木部宽,有较多裂隙。周皮表面白色或淡黄白色,偶有残留外皮。质脆,易折断。气微,味微甜后苦
《北京市中药饮片炮制规范》2008年版	取原药材,除去杂质,洗净,稍浸,取出,闷润8~12小时,至内外湿度一致,切薄片,干燥,筛去碎屑	本品为椭圆形或不规则薄片。外表皮白色或淡黄白色。切面皮部类白色,有裂隙,形成层环明显,淡棕色,木部淡黄白色。质脆,易折断。气微,味微甜后苦
《江西省中药饮片炮制规范》2008年版	(1)除去杂质,洗净,润透,切厚片,干燥 (2)除去杂质及芦头,洗净,润透,切薄片,干燥	本品为椭圆形或不规则形片,直径0.5~2.5cm。表面皮部类白色,较窄;形成层环棕色,明显;木部淡黄色,可见较多放射状裂隙。边缘白色至淡黄白色或黄棕色至灰棕色。质脆。气微,味微甜后苦
《重庆市中药饮片炮制规范及标准》2006年版	除去杂质,洗净,润透,切厚片,干燥	为类圆形、椭圆形或不规则厚片,直径0.7~2cm。周边白色或淡黄白色,外皮多除去或偶有残留。具纵皱沟,并有横长的皮孔样疤痕。质脆,切面形成层环棕色,淡褐色,皮部类白色较窄,有裂隙,木部淡黄白色。气微,味微甜后苦
《河南省中药饮片炮制规范》2005年版	除去杂质,洗净,润透,切厚片,干燥	为椭圆形或不规则厚片,外皮多已除去或偶有残留。切面皮部淡黄白色,较窄;形成层环纹明显,淡褐色;木部宽,有较多裂隙。质脆,易折断。气微,味微甜后苦
《安徽省中药饮片炮制规范》2005年版	取原药材,除去杂质,洗净,润透,切薄片,干燥,筛去碎屑	为类圆形、椭圆形或不规则薄片,外皮多除去或偶有残留,除去外皮者表面白色或淡黄白色,未去外皮者呈黄棕色至灰棕色。切面皮部类白色,较窄;形成层环纹明显,淡褐色;木部宽,有较多裂隙,黄白色。质脆。无臭,味微甜而后苦
《贵州省中药饮片炮制规范》2005年版	取原药材,除去杂质,洗净,润透,切薄片,干燥	本品为斜椭圆形或不规则薄片,外皮多已除去或偶有残留。切面皮部淡黄白色,较窄;形成层环纹明显,淡褐色;木部宽,类白色,有裂隙。质脆,易折断。气微,味微甜后苦
《江苏省中药饮片炮制规范》2002年版	取原药材,除去杂质,洗净,润透,切薄片,干燥	为斜椭圆形或不规则薄片,外皮多已除去或偶有残留。切面皮部淡黄白色,较窄;形成层环纹明显,淡褐色;木部宽,有较多裂隙。质脆,易折断
《吉林省中药饮片炮制规范》1986年版	除去杂质,洗净泥土,捞出,沥水,切1.5mm片,晒干	无具体要求
《辽宁省中药炮制规范》1986年版	除去杂质,洗净,润透,稍晾,切片,干燥	无具体要求

2. 蜜桔梗　《中国药典》2020年版未收载本炮制规格,常见地方标准制法及性状见表32-2。

表32-2　蜜桔梗常见地方标准制法及性状要求

来源	制法	性状
《浙江省中药炮制规范》2015年版	取桔梗饮片,照蜜炙法炒至不粘手时,取出,摊凉。每100kg桔梗,用炼蜜15~25kg	表面黄色,略具光泽,滋润。味微甘
《陕西省中药饮片标准》第一册(2009年)	取饮片桔梗,照蜜炙法(附录Ⅰ)炒至不粘手	本品呈类圆形、斜椭圆形或不规则薄片,直径0.3~2cm。表面黄白色至淡棕黄色,有黏性。切面皮部黄白色,较窄;形成层环纹明显,黄褐色;木部宽,有较多裂隙。具蜜香气,味甜后苦
《河南省中药饮片炮制规范》2005年版	取桔梗片,照蜜炙法(炮制通则)炒至片面呈黄色、不粘手	形如桔梗片,表面黄色,有光泽,具蜜焦香气

3. 炒桔梗　《中国药典》2020年版未收载本炮制规格,常见地方标准制法及性状见表32-3。

表32-3　炒桔梗常见地方标准制法及性状要求

来源	制法	性状
《浙江省中药炮制规范》2015年版	取桔梗饮片,照清炒法炒至表面微黄色,微具焦斑时,取出,摊凉	表面微黄色,微具焦斑

【金老谈桔梗炮制历史】

历代古籍收载了多种炮制桔梗的方法,如净制、切制、加辅料制等,具体炮制方法有去苗、去皮、细切等,南北朝就有百合制,到明代以百合制、米泔水制、蜜炙为主流炮制方法,清代保留了明代的炮制方法,使用的辅料为百合汁、米泔水和蜂蜜。

《肘后备急方》最早记载桔梗的炮制,其将桔梗"烧末"使用。南朝刘宋时期最先在《雷公炮炙论》中提出"百合制桔梗",并作详细说明。唐代的《仙授理伤续断秘方》中记载将桔梗去芦去苗使用。发展到宋代,相关本草书籍中不仅增加了桔梗的炮制方法(如切制、炒制等),还补充了炮制辅料的种类,如《普济本事方》中首次提到了用姜汁浸、炒桔梗的炮制方法,至此,桔梗的炮制方法已趋向清晰化。金元时期,除沿用前人的炮制方法之外,新增了蜜炙桔梗。到明清时期又出现了一些新的炮制方法,明代《普济方》中首次记载了酒炒桔梗的炮制方法,对炮制程度也提出了具体要求;《奇效良方》中增加了麸炒、醋炙的炮制方法;《本草纲目》中首次明确提出桔梗炮制前需去浮皮。

历年版《中国药典》收载的桔梗饮片品种均只有桔梗生品,而全国地方炮制规范除收载桔梗生品外,还收载了蜜桔梗、炒桔梗。

【金老论桔梗炮制与临床功效】

一、临床功效与主治

本品味苦、辛,性平。归肺经。功善宣肺,祛痰,利咽,排脓。用于咳嗽痰多,胸闷不畅,咽痛音哑,肺痈吐脓(表32-4)。

表32-4　桔梗各临床常用炮制规格功效、主治对比

炮制规格	功效	主治
桔梗	宣肺,祛痰,利咽,排脓	用于咳嗽痰多,胸闷不畅,咽痛音哑,肺痈吐脓
蜜桔梗	润肺止咳,宣肺利咽,祛痰,排脓	用于肺燥咳嗽,痰多胸闷,咽痛,音哑,肺痈吐脓

二、临床调剂

1. **用法用量**　3～10g。

2. **临床使用与禁忌**

(1)本品性升散,凡气机上逆,呕吐,呛咳、眩晕、阴虚火旺咯血等不宜用。

(2)用量过大,易致恶心呕吐。

3. **贮藏**　置通风干燥处,防蛀。

本品临床常用炮制规格与调剂注意事项见表32-5。炒桔梗临床鲜用,本节未收入。

表32-5　桔梗临床常用炮制规格与调剂注意事项

炮制规格	处方名	用法用量	特殊禁忌	特殊贮藏方法
桔梗	桔梗、生桔梗	3～10g	气机上逆,呕吐,呛咳、眩晕、阴虚火旺咯血等不宜用	置通风干燥处,防蛀
蜜桔梗	蜜桔梗、蜜炙桔梗			

泽　泻

【来源】

本品为泽泻科植物东方泽泻 *Alisma orientale*(Sam.)Juzep. 或泽泻 *Alisma plantago-aquatica* Linn. 的干燥块茎。冬季茎叶开始枯萎时采挖,洗净,干燥,除去须根和粗皮。

【炮制规格】

1. **生泽泻**

(1)《中国药典》2020年版标准:除去杂质,稍浸,润透,切厚片,干燥。

性状:本品呈圆形或椭圆形厚片。外表皮淡黄色至淡黄棕色,可见细小突起的须根痕。切面黄白色至淡黄色,粉性,有多数细孔。气微,味微苦。

(2)地方标准(表33-1)

表33-1　生泽泻常见地方标准制法及性状要求

来源	制法	性状
《湖南省中药饮片炮制规范》2010年版	取原药材,除去杂质,稍浸,润透,切圆厚片,干燥,筛去碎屑	为类圆形厚片,切面黄白色,有多数细孔,周边黄白色,有须根痕;质坚,粉性;味微苦

来源	制法	性状
《江西省中药饮片炮制规范》2008年版	除去杂质,大小分开,温水浸泡,稍浸,润透,切圆厚片,干燥	本品为类圆形厚片。表面黄白色,粉性,有多数细孔。边缘黄白色或淡黄棕色,有多数细小突起的须根痕。质坚实。气微,味微苦。无虫蛀
《北京市中药饮片炮制规范》2008年版	取原药材,除去杂质,大小分开,洗净,浸泡6~8小时,至七成透时,取出,闷润12~24小时,至内外湿度一致,切厚片,干燥,筛去碎屑	本品为圆形厚片。外表面黄白色或淡黄棕色,有多数细小突起的须根痕。切面黄白色,粉性,有多数细孔。质坚实。气微,味微苦
《广西壮族自治区中药饮片炮制规范》2007年版	除去杂质,大小分档,洗净,稍浸,润透,切厚片,干燥,筛去灰屑	为黄白色或淡黄棕色的厚片,质坚实,粉性。气微,味微苦。无杂质,无霉蛀
《重庆市中药饮片炮制规范及标准》2006年版	除去杂质,稍浸,润透,切厚片,干燥	为类圆形或椭圆形厚片,直径2~6cm。周边黄白色或淡黄棕色,有环状浅沟纹及多数细小突起的须根痕。质坚实,切面黄白色,粉性,有多数细孔。气微,味微苦
《安徽省中药饮片炮制规范》2005年版	取原药材,除去杂质,大小分档,浸泡至四五成透时,取出,润透,切厚片,干燥,筛去碎屑	为圆形厚片。切面黄白色,粉性,有多数细孔;周边黄白色或淡黄棕色,有不规则的横向环状浅沟及多数细小突起的须根痕。气微,味微苦
《贵州省中药饮片炮制规范》2005年版	取原药材,除去杂质,浸泡至四五成透,沥去水分,润透,切厚片,干燥	为类圆形厚片。切面黄白色,粉性,有多数细孔。周边黄白色或淡黄棕色,可见不规则的浅沟纹及细小点状突起的须根痕。质坚实。气微,味微苦
《河南省中药饮片炮制规范》2005年版	除去杂质,稍浸,润透,切厚片,干燥	为圆形厚片。表面黄白色或淡黄棕色。切面黄白色,有多数细孔,粉性。气微,味微苦
《福建省中药饮片炮制规范》1998年版	除去杂质,稍浸,润透,切薄片(生用)或厚片(炒炙用),干燥	呈片状,片厚1~2mm或2~4mm。切面黄白色,粉性,有多数细孔。外皮黄白色或淡黄棕色,气微,味微苦
《吉林省中药饮片炮制规范》1986年版	除去杂质,按大、小个分开,洗净泥土,分别用水浸泡至约八成透时,捞出,润透,晾至六成干,回润;切3mm片,晒干	无具体要求

2. 盐泽泻

(1)《中国药典》2020年版标准:取泽泻片,照盐水炙法(通则0213)炒干。

性状:本品形如泽泻片,表面淡黄棕色或黄褐色,偶见焦斑。味微咸。

（2）地方标准（表33-2）

表33-2　盐泽泻常见地方标准制法及性状要求

来源	制法	性状
《湖南省中药饮片炮制规范》2010年版	取净泽泻片，照盐炙法（附录Ⅰ）炒干。每100kg泽泻，用食盐2kg	形如泽泻，表面微黄色，偶有焦斑，味微咸
《江西省中药饮片炮制规范》2008年版	（1）取泽泻片，照盐水炙法（附录二）炒干（2）取泽泻片，用盐水喷洒拌匀，闷润，用麦麸或谷糠炒至表面黄色为度。每100kg泽泻，用食盐2kg、麦麸或谷糠50kg	形如泽泻，表面微黄色，偶见焦斑，味微咸
《北京市中药饮片炮制规范》2008年版	取泽泻片，喷淋适量盐水，拌匀，闷润1～2小时，至盐水被吸尽，置热锅内，用文火炒至表面颜色变深，取出，晾凉。每100kg泽泻片，用食盐2kg	本品为圆形厚片。表面微黄色，略显粉性，有多数细孔，偶见焦斑。气微，味微咸
《广西壮族自治区中药饮片炮制规范》2007年版	取生泽泻，置锅内加盐水拌匀，用文火炒干，取出，放凉。每100kg生泽泻，用盐2kg	形同生泽泻，呈黄色。味咸
《重庆市中药饮片炮制规范及标准》2006年版	取泽泻片，照盐水炙法炒干	表面棕黄色，略有焦斑，味微苦咸
《安徽省中药饮片炮制规范》2005年版	取净泽泻片，照盐炙法①（附录Ⅰ），炒干。每100kg泽泻，用食盐2kg	形同泽泻，表面微黄色，偶见焦斑，味微咸
《贵州省中药饮片炮制规范》2005年版	取净泽泻片，照盐水炙法（附录Ⅰ炮制通则）炒干；或取净泽泻片，加盐水拌匀，闷润至盐水吸尽后干燥，照麸炒法（附录Ⅰ炮制通则）炒至金黄色。每100kg净泽泻片，用食盐1.2kg	形同泽泻。表面棕黄色，略有焦斑，具焦香气，味微苦咸
《河南省中药饮片炮制规范》2005年版	取泽泻片，照盐水炙法（炮制通则）炒干。每100kg泽泻片，用食盐2.0kg	形如泽泻，表面微黄色，偶见焦斑，味微咸
《福建省中药饮片炮制规范》1998年版	取泽泻片，照盐水炙法炒干	形如泽泻，片厚2～4mm，色略深，味微咸
《吉林省中药饮片炮制规范》1986年版	取盐用适量水溶解，过滤；取滤液喷淋泽泻片内，拌匀，稍润，置锅中，用文火炒至变黄色，取出，晾干。每100kg泽泻，用盐2kg	无具体要求

3. **麸炒泽泻**　《中国药典》2020年版未收载本炮制规格，常见地方标准制法及性状见表33-3。

表33-3　麸炒泽泻常见地方标准制法及性状要求

来源	制法	性状
《安徽省中药饮片炮制规范》2019年版	先将炒制容器加热，至撒入麸皮即刻烟起，随即投入净泽泻片，迅速翻动，炒至表面呈黄色或深黄色时，取出，筛去麸皮，放凉。每100kg泽泻，用麸皮10～15kg	本品为类圆形的厚片。外表皮灰黄色至棕褐色，有不规则的横向环状浅沟纹和细小突起的须根痕。质坚实，切面棕黄色至深黄色，微具焦斑，有多数细孔。略有焦香气，味微苦

续表

来源	制法	性状
《四川省中药饮片炮制规范》2015年版	取泽泻,洗净,切成厚片,干燥,照麸炒法(通则0213)炒至表面黄色。每100kg泽泻,用麦麸10kg	本品呈圆形或椭圆形厚片。外表皮黄棕色至棕褐色,可见细小突起的须根痕。切面淡黄色至黄棕色,有多数细孔。具焦香气,味微苦
《湖南省中药饮片炮制规范》2010年版	取净泽泻片,照麸炒法(附录Ⅰ)炒至药物呈黄色	形如泽泻,表面黄白,偶有焦斑,微有焦香气
《河南省中药饮片炮制规范》2005年版	取泽泻片,照麸炒法(炮制通则)炒至表面呈黄色。每100kg泽泻片,用麸皮10kg	形如泽泻片,表面微黄色,偶见焦斑,有香气
《福建省中药饮片炮制规范》1998年版	取泽泻片,照麸炒法炒至金黄色	形如泽泻,片厚2~4mm,色金黄,微有焦香气

4. **土炒泽泻** 《中国药典》2020年版未收载本炮制规格,常见地方标准制法及性状见表33-4。

表33-4 土炒泽泻常见地方标准制法及性状要求

来源	制法	性状
《福建省中药饮片炮制规范》1998年版	取泽泻片,照土炒法炒至透出香气,尽染土色	形如泽泻,片厚2~4mm,尽染土色

【金老谈泽泻炮制历史】

泽泻始载于汉《神农本草经》,古代炮炙方法比较简单,主要有蒸及酒炙、盐炙,分别介绍如下。

一、不加辅料炮炙

1. **炒法** 金代《儒门事亲》、宋代《疮疡经验全书》中提到"炒"。
2. **蒸法** 明代《证治准绳》《外科启玄》中提到"去土,蒸""蒸焙"。

二、加辅料炮炙

1. **酒制** 南朝刘宋《雷公炮炙论》中较早地提到"不计多少,细锉,酒浸一宿,滤出,曝干任用也"。宋代《圣济总录》提到"酒浸""洗净,酒浸一宿,炙"。《类编朱氏集验医方》提到"水洗切作块,酒湿,蒸五次,块焙"。明代《本草纲目》中提到"细锉,酒浸一宿,取出暴干,任用"。《炮炙大法》提到"细锉酒浸一宿,滤,曝干用"。清代《本草汇》提到"酒洗一宿,曝干用"。《得配本草》提到其炮炙作用为"健脾生用,或酒炒用。滋阴利水,盐水炒"。

2. **盐制** 清代《幼幼集成》提到"盐水炒焦""盐水炒干"。《得配本草》提到"滋阴利水,盐水炒"。

3. **米泔水制** 明代《炮炙大法》提到"米泔浸去毛,蒸或捣碎焙"。《先醒斋医学广笔记》提到"米泔浸炒"。清代《本草述》提到"米泔浸去毛,蒸或捣碎"。

【金老论泽泻炮制与临床功效】

一、临床功效与主治

本品味甘、淡,性寒。归肾、膀胱经。功善利水渗湿,泻热,化浊降脂。用于小便不利,水肿胀满,泄泻尿少,痰饮眩晕,热淋涩痛,高脂血症(表33-5)。

表33-5　泽泻各临床常用炮制规格功效、主治对比

炮制规格	功效	主治
生泽泻	利水渗湿,泻热,化浊降脂	用于小便不利,水肿胀满,泄泻尿少,痰饮眩晕,热淋涩痛,高脂血症
盐泽泻	引药入肾,增强利水渗湿的作用	用于水热互结,小便不利,腰痛重者
麸炒泽泻	寒性稍缓,渗湿和脾,降浊升清	用于脾湿泄泻,痰湿眩晕等症

二、临床调剂

1. **用法用量**　6～10g。
2. **临床使用与禁忌**　肾虚精滑无湿热者禁服。
3. **贮藏**　各种炮制规格均置干燥处,防蛀。
本品临床常用炮制规格与调剂注意事项见表33-6。

表33-6　泽泻临床常用炮制规格与调剂注意事项

炮制规格	处方名	用法用量	特殊禁忌	特殊贮藏方法
生泽泻	生泽泻、泽泻、文且、建泽泻	6～10g	肾虚精滑无湿热者禁服	置干燥处,防蛀
盐泽泻	盐泽泻、盐炙泽泻、炙泽泻			
麸炒泽泻	麸炒泽泻、炒泽泻			
土炒泽泻	土炒泽泻			

麦　冬

【来源】

本品为百合科植物麦冬 *Ophiopogon japonicus* (L.f) Ker-Gawl. 的干燥块根。夏季采挖,洗净,反复曝晒、堆置,至七八成干,除去须根,干燥。

【炮制规格】

1. 生麦冬

(1)《中国药典》2020年版标准:除去杂质,洗净,润透,轧扁,干燥。

性状:本品形如麦冬,或为轧扁的纺锤形块片。表面淡黄色或灰黄色,有细纵纹。质柔韧,断面黄白色,半透明,中柱细小。气微香,味甘、微苦。

（2）地方标准（表34-1）

表34-1　生麦冬常见地方标准制法及性状要求

来源	制法	性状
《四川省中药饮片炮制规范》2015年版	除去杂质,洗净,干燥,粉碎成粗粉	本品呈不规则的颗粒状,黄白色或淡黄色。气微香,味甘、微苦
《浙江省中药炮制规范》2015年版	取原药,除去杂质,洗净,润软,轧扁或切小段,干燥	为扁纺锤形或小段,直径0.3～0.6cm。外表皮黄白色或淡黄色,纵纹明显,有的可见轧扁所致的裂隙。质柔韧,断面黄白色,半透明,中柱明显。气香,味甘、微苦,嚼之有黏性
《湖南省中药饮片炮制规范》2010年版	取原药材,除去杂质,洗净,润透,轧扁,干燥,筛去碎屑	呈纺锤形,两端略尖,长1.5～3cm,直径0.3～0.6cm。表面黄白色或淡黄色,有细纵纹。质柔韧,断面黄白色,半透明,中柱细小。气微香,味甘、微苦
《陕西省中药饮片标准》第二册（2009年）	取药材麦冬,除去杂质,洗净,干燥	本品呈纺锤形,两端略尖,长1.5～3cm,直径0.3～0.6cm。表面黄白色或淡黄色,有细纵纹。质柔韧,断面黄白色,半透明,中柱细小。气微香,味甘、微苦
《北京市中药饮片炮制规范》2008年版	取原药材,除去杂质	本品呈纺锤形,两端略尖,长1.5～3cm,直径0.3～0.6cm。表面黄白色或淡黄色,有细纵纹。质柔韧,断面黄白色,半透明,中柱细小。气微香,味甘、微苦
《江西省中药饮片炮制规范》2008年版	除去杂质,洗净,润透,轧扁,去心或不去心,干燥	本品呈扁长形或扁纺锤形。表面黄白色或淡黄色,半透明,具细纵纹。质柔韧,断面黄白色,不去木心者中央有细小木心。气微香,味甘、微苦。无虫蛀、霉变、泛油
《广西壮族自治区中药饮片炮制规范》2007年版	除去杂质,洗净,润透,轧扁,干燥	呈纺锤形,两端略尖,长1.5～3cm,直径0.3～0.6cm。表面黄白色或淡黄色,有细纵纹。质柔韧,断面黄白色,半透明,中柱细小。浅黄色。气微香,味甘、微苦
《重庆市中药饮片炮制规范及标准》2006年版	除去杂质,洗净,润透,轧扁,干燥	为纺锤形,两端略尖,长1.5～3cm,直径0.3～0.6cm。表面黄白色或淡黄色,有细纵纹。质柔韧,断面黄白色,半透明,中柱细小。气微香,味甘、微苦
《河南省中药饮片炮制规范》2005年版	除去杂质,洗净,润透,轧扁,干燥	呈扁纺锤形,两端略尖,长1.5～3cm,直径0.3～0.6cm。表面黄白色或淡黄色,有细纵纹。质柔韧,断面黄白色,半透明,中柱细小。气微香,味甘、微苦
《贵州省中药饮片炮制规范》2005年版	取原药材,除去杂质,洗净,晾至半干,轧扁,干燥	本品呈略扁的纺锤形,两端略尖,长1.5～3cm,直径0.3～0.6cm。表面黄白色或淡黄色,有细纵纹。质柔韧,断面黄白色,半透明,中柱细小。气微香,味甘、微苦

来源	制法	性状
《江苏省中药饮片炮制规范》2002年版	取原药材,拣去杂质及黑色油脂,洗净,晾至半干,轧扁或压扁,干燥	呈扁纺锤形,长1.5～3cm,直径0.3～0.6cm,表面黄白色,或淡黄色,有细纵纹。质柔软,断面黄白色,半透明,中柱细小,浅黄色。气微香,味甘、微苦
《吉林省中药饮片炮制规范》1986年版	除去杂质	无具体要求

2. 炒麦冬 《中国药典》2020年版未收载本炮制规格,常见地方标准制法及性状见表34-2。

表34-2 炒麦冬常见地方标准制法及性状要求

来源	制法	性状
《浙江省中药炮制规范》2015年版	取原药,除去杂质,洗净,润软,轧扁或切段,干燥,照清炒法炒至表面深黄色,微鼓起,略具焦斑时,取出,摊凉	表面深黄色,略鼓起,发泡,微具焦斑

3. 黛麦冬 《中国药典》2020年版未收载本炮制规格,常见地方标准制法及性状见表34-3。

表34-3 黛麦冬常见地方标准制法及性状要求

来源	制法	性状
《浙江省中药炮制规范》2015年版	取原药,除去杂质,洗净,润软,轧扁或切段,干燥。取青黛,与之拌匀,至表面被均匀地黏附时为度。每100kg麦冬,用青黛1kg	表面深蓝色,均匀地黏附着青黛的粉末

4. 朱麦冬 《中国药典》2020年版未收载本炮制规格,常见地方标准制法及性状见表34-4。

表34-4 朱麦冬常见地方标准制法及性状要求

来源	制法	性状
《湖南省中药饮片炮制规范》2010年版	取净麦冬,喷水少许,微润,加水飞朱砂细粉,拌匀,晾干	形如麦冬,表面粘朱砂细粉
《江西省中药饮片炮制规范》2008年版	取净麦冬,喷洒少许清水,撒入飞朱砂细粉,拌匀,取出,干燥。每100kg麦冬,用飞朱砂2kg	形如麦冬,表面带朱红色,断面黄白色
《广西壮族自治区中药饮片炮制规范》2007年版	将每500g生麦冬喷少量开水,加朱砂50g拌匀,晒干	形同麦冬,表面带朱红色,有光泽,无黑色走油,外染朱砂细粉。无杂质
《河南省中药饮片炮制规范》2005年版	取净麦冬,喷清水少许,微润,加朱砂细粉,拌匀,取出,晾干。每100kg麦冬,用朱砂粉2kg	形如麦冬,外被朱砂细粉

续表

来源	制法	性状
《吉林省中药饮片炮制规范》1986 年版	取麦冬放入盆内,喷水少许,稍润,将朱砂细粉撒入麦冬内。边撒边翻动,至麦冬皮上挂匀朱砂时,取出,晒干。每 100kg 麦冬,用朱砂极细粉 2kg	无具体要求

5. **米麦冬**　《中国药典》2020 年版未收载本炮制规格,常见地方标准制法及性状见表 34-5。

表 34-5　米麦冬常见地方标准制法及性状要求

来源	制法	性状
《河南省中药饮片炮制规范》2005 年版	取净麦冬,照米炒法(炮制通则)炒至米呈焦黑,麦冬呈黄色、微显焦斑。每 100kg 麦冬,用米 12kg	形如麦冬,表面黄色或略显焦斑

6. **蜜麦冬**　《中国药典》2020 年版未收载本炮制规格,常见地方标准制法及性状见表 34-6。

表 34-6　蜜麦冬常见地方标准制法及性状要求

来源	制法	性状
《湖南省中药饮片炮制规范》2010 年版	取净麦冬,照蜜炙法(附录Ⅰ)炒至黄色,不粘手为度。每 100kg 麦冬,用炼蜜 12kg	形如麦冬,表面黄色。味甜
《河南省中药饮片炮制规范》2005 年版	取净麦冬,照蜜炙法(炮制通则)炒至老黄色、不粘手。每 100kg 麦冬,用炼蜜 12kg	形如麦冬,表面老黄色,气香,味甜

【金老谈麦冬炮制历史】

　　麦冬的炮制方法最早见于汉代《金匮玉函经》中"皆微润抽去心"。梁代《本草经集注》中提出了"用之汤泽,抽去心,不尔令人烦",说明麦冬去心的道理。

　　唐代还发展了煮制、取汁和熬制,并提出另煎,如《备急千金要方》:"入汤皆切,三捣三绞,取汁。汤成去滓下之,煮五六沸,依如升数,不可共药煮之。"《外台秘要》载:"去心熬。"宋金元时代,净制方面仍沿用去心外,《证类本草》:"温水洗去心用,不令心烦,惟伤寒科带心用。"其时有不去心用法,《校注妇人良方》载"去皮";《世医得效方》谓"去芦"。切制方面,《太平圣惠方》提出"锉碎"。炮炙方面,首次应用液体辅料酒和苦瓠汁,炮制方法有浸、炒和焙。《证类本草》:"用肥大苦瓠汁浸,经宿然后去心。"《太平惠民和剂局方》:"凡使,先以汤微润,抽去心,焙干。"《儒门事亲》:"炒,去心用。"《汤液本草》:"行经酒浸,汤浸。去心治经枯"。

　　明代,麦冬炮制有了很大进展,净制方面,卢之颐在《本草乘雅半偈》中提出:"或以竹刀连心切作薄片,醇酒浸一宿,连酒磨细,入布囊内揉出白浆,点生姜汁、苦杏仁末各少许,频搅数百下,久之澄清去酒,晒干收用。入汤膏亦连心用,方合土德全体。"对软化方法也有明确要求,《本草品汇精要》载:"凡使以水渍漉周润,俟其柔软去心用,若以汤渍,则气味失矣,不抽心则令人烦闷。"

切制方面,除切薄片外,始创捣膏。清代《本草纲目》:"或以汤浸捣膏和药亦可,滋补药则以酒浸擂之。"炮炙方面除沿用酒制和焙制外,《仁术便览》首载蒸制和姜汁浸:"水润略蒸去心,有酒浸、有姜汁浸,免恋膈,伏日洗,抽心,极妙。"《寿世保元》首创盐炒:"去心盐炒。"清代,麦冬入药也有去心和连心。《本草述》提出"槌扁"的切制方法。

炮炙方法又发展了姜汁炒、酒浸、米制和药汁制。姜汁炒见于《医宗说约》"去心姜汁炒";酒润出自《本草从新》;米制如《幼幼集成》"去心糯米拌炒"。《本草从新》:"去心,入滋补药,酒浸制其寒,或拌米炒黄。"《得配本草》:"心能令人烦,去心,忌铁,入凉药生用,入补药酒浸,糯米拌蒸亦可。"《本草便读》:"炒用元米。"可见,米制有炒和蒸之别,米的种类也有不同。药汁制因药汁不同分朱砂制和青黛拌,其中朱砂制又分拌和拌炒,如《幼幼集成》之"朱砂拌炒",《校注医醇剩义》之"青黛拌"和"朱砂拌"。

【金老论麦冬炮制与临床功效】

一、临床功效与主治

本品味甘、微苦,性微寒。归心、肺、胃经。功善养阴润肺,益胃生津,清心除烦。用于肺燥干咳,阴虚痨嗽,喉痹咽痛,津伤口渴,内热消渴,心烦失眠,肠燥便秘(表34-7)。

表34-7　麦冬各临床常用炮制规格功效、主治对比

炮制规格	功效	主治
生麦冬	养阴润肺,益胃生津,清心除烦	用于肺燥干咳,阴虚劳嗽,喉痹咽痛,津伤口渴,内热消渴,心烦失眠,肠燥便秘
朱麦冬	镇惊安神	用于惊悸失眠,烦躁不安等
蜜麦冬	润肺止咳	用于肺燥干咳,阴虚劳嗽等

二、临床调剂

1. **用法用量**　6～12g。麦冬粉泡服,一次2～3g。
2. **临床使用与禁忌**　无。
3. **贮藏**　各种炮制规格均置阴凉干燥处,防潮。朱麦冬、蜜麦冬、米麦冬密闭保存。

本品临床常用炮制规格与调剂注意事项见表34-8。

表34-8　麦冬临床常用炮制规格与调剂注意事项

炮制规格	处方名	用法用量	特殊禁忌	特殊贮藏方法
生麦冬	生麦冬、麦冬、麦门冬、寸冬	6～12g		置阴凉干燥处,防潮。朱麦冬、蜜麦冬、米麦冬密闭保存
朱麦冬	朱麦冬			
蜜麦冬	蜜麦冬、蜜炙麦冬			
米麦冬	米麦冬			

猪　苓

【来源】

本品为多孔菌科真菌猪苓 *Polyporus umbellatus*（Pers.）Fries 的干燥菌核。春、秋二季采挖，除去泥沙，干燥。

【炮制规格】

猪苓

（1）《中国药典》2020 年版标准：除去杂质，浸泡，洗净，润透，切厚片，干燥。

性状：本品呈类圆形或不规则的厚片。外表皮黑色或棕黑色，皱缩。切面类白色或黄白色，略呈颗粒状。气微，味淡。

（2）地方标准（表 35-1）

表 35-1　猪苓常见地方标准制法及性状要求

来源	制法	性状
《湖南省中药饮片炮制规范》2010 年版	取原药材，除去杂质，浸泡，洗净，润透，切厚片，干燥	为厚片。切面类白色或黄白色，略呈颗粒状。周边黑色、灰黑色或棕黑色。体轻，质硬。气微，味淡
《陕西省中药饮片标准》第二册（2009 年）	取药材猪苓，除去杂质，洗净，润透，切厚片，干燥	本品呈不规则形厚片，直径 1～6cm。切面类白色或黄白色，略显颗粒性，周边皱缩。周皮表面黑色、灰黑色或棕黑色，皱缩或有瘤状突起。体轻，质韧。气微、味淡
《北京市中药饮片炮制规范》2008 年版	取原药材，除去杂质，大小分开，洗净，浸泡 16～20 小时，取出，闷润 8～12 小时，至内外湿度一致，切厚片，干燥，筛去碎屑	本品为不规则厚片。外表皮黑色、灰黑色或棕黑色，皱缩。切面类白色或黄白色，略呈颗粒状。体轻，质硬。气微，味淡
《江西省中药饮片炮制规范》2008 年版	除去杂质，浸泡，洗净，润透，切厚片或薄片，干燥	本品为类圆形或不规则形的片，直径 2～6cm。表面类白色或黄白色，略呈颗粒状。周边黑色、灰黑色或棕黑色，具皱缩，偶见瘤状突起。体轻，质硬。气微，味淡
《广西壮族自治区中药饮片炮制规范》2007 年版	除去杂质，浸泡，洗净，润透，切厚片，干燥	本品为不规则的厚片，切面类白色或黄白色，略呈颗粒状。周边黑色、灰黑色或棕黑色。体轻，质硬。气微，味淡
《重庆市中药饮片炮制规范及标准》2006 年版	除去杂质，大小分档，浸泡至四五成透，剔净泥沙，洗净润透，切厚片，干燥	不规则的厚片，大小不一。周边黑色、灰黑色或棕黑色，皱缩或有瘤状突起。体轻，质硬，切面类白色或黄白色，略呈颗粒状。气微，味淡

续表

来源	制法	性状
《河南省中药饮片炮制规范》2005年版	除去杂质,大小分档,洗净,浸泡12～24小时;捞出,润透后捶扁,挖去其中的砂石,切厚片,干燥	本品为不规则的厚片。表面类白色或黄白色,略成颗粒状,周边外皮皱缩,黑色灰黑色或棕黑色,体轻,质韧。气微,味淡
《贵州省中药饮片炮制规范》2005年版	取原药材,除去杂质,热水浸泡约4小时,剔除石砂,洗净,润透,切厚片,干燥	本品为不规则的厚片,大小不一。表面黑色、灰黑色或棕黑色,皱缩。微有光泽。切面类白色或黄白色,略显颗粒性。体轻,质硬。气微,味淡
《江苏省中药饮片炮制规范》2002年版	取原药材,除去杂质,大小分开,浸泡,剔清泥沙,洗净,润透,切厚片,干燥	为不规则厚片,切面类白色或黄白色,略呈颗粒状;周边皱缩,黑色、灰黑色或棕黑色。体轻,质韧。气微,味淡
《吉林省中药饮片炮制规范》1986年版	除去杂质,洗净泥土,用水浸泡至约六成透时,捞出,润透,切2mm片,晒干	无具体要求
《云南省中药饮片炮制规范》1986年版	取原药拣净杂质,除去夹石,倒入缸内,上放篾笆一块,压一石块,用水浸泡约24小时,捞出,吸润透,切成厚约3mm的薄片,晒干即可	无具体要求
《辽宁省中药炮制规范》1986年版	拣净杂质,挖除砂石,洗净,润透,切片,干燥	片厚1～2mm

【金老谈猪苓炮制历史】

汉代猪苓炮制方法有去黑皮炮制法(《伤寒杂病论》)。南朝刘宋时有升麻叶蒸制(《雷公炮炙论》),曰:"凡采得,用铜刀削上粗皮一重,薄切,下东流水浸一夜,至明漉出,细切,以升麻叶对蒸一日,出,去升麻叶令净,晒干用。"宋代增加了醋炒法(《疮疡经验全书》)。明代有单蒸(《炮炙大法》)、木通同炒(《普济方》)。木通同炒,木通泻火行水,通利血脉,两药合制,增强泻火行水,交通心肾的作用。也可生用,"猪苓取其行湿,生用更佳"(《本草纲目》)。清代新增炒法(《幼幼集成》)。近代炮制方法还有浸泡法。历代均以生用为多见,尤其行湿,生用更佳。2020年版《中国药典》仅收载生品。

【金老论猪苓炮制与临床功效】

一、临床功效与主治

本品味甘、淡,性平。归肾、膀胱经。功善利水渗湿。用于小便不利,水肿,泄泻,淋浊,带下。

二、临床调剂

1. 用法用量　6～12g。

2. **临床使用与禁忌** 无。

3. **贮藏** 置通风干燥处。

赤 小 豆

【来源】

本品为豆科植物赤小豆 *Vigna umbellata* Ohwi et Ohashi 或赤豆 *Vigna angularis* Ohwi et Ohashi 的干燥成熟种子。秋季果实成熟而未开裂时拔取全株,晒干,打下种子,除去杂质,再晒干。

【炮制规格】

赤小豆

(1)《中国药典》2020 年版标准:除去杂质,筛去灰屑。

性状:赤小豆呈长圆形而稍扁,长 5～8mm,直径 3～5mm。表面紫红色,无光泽或微有光泽;一侧有线形突起的种脐,偏向一端,白色,约为全长 2/3,中间凹陷成纵沟;另侧有 1 条不明显的棱脊。质硬,不易破碎。子叶 2,乳白色。气微,味微甘。

赤豆呈短圆柱形,两端较平截或钝圆,直径 4～6mm。表面暗棕红色,有光泽,种脐不突起。

(2)地方标准(表 36-1)

表 36-1 赤小豆常见地方标准制法及性状要求

来源	制法	性状
《江西省中药饮片炮制规范》2008 年版	除去杂质,洗净,干燥,用时打碎	本品呈长圆形而稍扁或短圆柱形,两端较平截或钝圆,长 5～8mm,直径 3～6mm,表面紫红色,无光泽或微有光泽;一侧有线形突起的种脐,偏向一端,白色,约为全长 2/3,中间凹陷成纵沟;另一侧有 1 条不明显的棱脊或表面暗棕红色,有光泽,种脐不突起。质硬,不易破碎。子叶 2,乳白色。气微,味微甘。无虫蛀
《北京市中药饮片炮制规范》2008 年版	取原药材,除去杂质	赤小豆:呈长圆形而稍扁,长 5～8mm,直径 3～5mm,表面紫红色,无光泽或微有光泽;一侧有线形突起的种脐,偏向一端,白色,约为全长 2/3,中间凹陷成纵沟;另侧有 1 条不明显的棱脊。质硬,不易破碎。子叶 2,乳白色。气微,味微甘。 赤豆:呈短圆柱形,两端较平截或钝圆,直径 4～6mm。表面暗棕红色,有光泽,种脐不突起
《上海市中药饮片炮制规范》2008 年版	将原药除去杂质,淘净,干燥;或润软轧扁后,干燥;筛去灰屑	赤小豆:呈长圆形而稍扁,长 5～8mm,直径 3～5mm。外表面紫红色,平滑,无光泽或微有光泽,一侧有线形突起的种脐,偏向一端,白色,约为全长的 2/3,中间凹陷成纵沟,另侧有 1 条不明显的棱脊。质坚,不易破碎。子叶 2,乳白色,气微,味微甘,嚼之有豆腥气。或已轧扁,表面有破裂纹

续表

来源	制法	性状
		赤豆：呈短圆柱形，两端较平截或钝圆，直径4～6mm，表面暗棕红色，有光泽，种脐不突起。或已轧扁，表面有破裂纹
《广西壮族自治区中药饮片炮制规范》2007年版	除去杂质及霉烂黑粒，洗净，干燥，筛去灰屑，临用时捣碎	赤小豆：长圆形而稍扁，长5～8mm，直径3～5mm。表面紫红色，无光泽或微有光泽；一侧有线形突起的种脐，偏向一端，白色，约为全长2/3，中间凹陷成纵沟；另侧有1条不明显的棱脊。质硬，不易破碎。子叶2，乳白色。气微，味微甘，嚼之有豆腥气。无杂质，无霉蛀 赤豆：短圆柱形，两端较平截或钝圆，直径4～6mm。表面暗棕红色，有光泽，种脐不突起
《重庆市中药饮片炮制规范及标准》2006年版	除去杂质，用时捣碎	赤小豆：呈长圆形而稍扁，长5～8mm，直径3～5mm。表面紫红色，无光泽或微有光泽；一侧有线形突起的种脐，偏向一端，白色，约为全长2/3，中间凹陷成纵沟；另侧有1条不明显的棱脊。质硬，不易破碎，子叶2，乳白色。气微，味微甘，嚼之有豆腥气 赤豆：为短圆柱形，两端较平截或钝圆，直径4～6mm。表面暗棕红色，有光泽，种脐不突起
《河南省中药饮片炮制规范》2005年版	除去杂质，洗净，干燥	赤小豆：长圆形而稍扁，长5～8mm，直径3～5mm。表面紫红色，无光泽或微有光泽；一侧有线形突起的种脐，偏向一端，白色，约为全长2/3，中间凹陷成纵沟；另侧有1条不明显的棱脊。质硬，不易破碎。子叶2，乳白色。气微，味微甘 赤豆：短圆柱形，两端较平截或钝圆，直径4～6mm。表面暗棕色，有光泽，种脐不突起
《贵州省中药饮片炮制规范》2005年版	取原药材，除去杂质，洗净，干燥。用时捣碎	本品呈稍扁的长圆形（赤小豆）或两端较平截或钝圆的短圆柱形（赤豆）。长5～8mm，直径3～5mm。表面紫红色（赤小豆）或暗棕红色（赤豆）；一侧有线形突起的白色种脐，偏向一端，约为全长的2/3；中间凹陷成纵沟；另侧有1条不明显的棱脊。质坚硬，不易破碎。子叶2，乳白色。气微，味微甘
《江苏省中药饮片炮制规范》2002年版	取原药材，除去杂质，淘净，干燥	呈长圆形，稍扁，长5～8mm，直径3～5mm。表面紫红色，种脐白色，线形突起，偏向一侧，中间凹陷成纵沟；背面有一条不明显的棱脊。子叶2片，乳白色，质坚硬，不易破碎。气微，味微甘
《吉林省中药饮片炮制规范》1986年版	除去杂质，筛去灰屑。用时捣碎	无具体要求

来源	制法	性状
《广东省中药饮片炮制规范》1984 年版	除去杂质,洗净,晒干	本品呈长圆形而稍扁。表面紫红色,种脐线形突起,偏向一端,中间凹陷或纵沟,背面有 1 条不明显的棱脊。无臭,味微甘。以粒饱满、色紫红者为佳

【金老谈赤小豆炮制历史】

晋代《肘后备急方》:"水蛊腹大,动摇有声,皮肤黑者。用赤小豆三升,白茅根一握,水煮食豆,以消为度。""产后目闭心闷。赤小豆生研,东流水服方寸匕。不瘥更服。""舌上出血如簪孔。小豆一升,杵碎,水二升和,绞汁服。"

宋代苏颂曰:"水气肿胀。用赤小豆五合,大蒜一颗,生姜五钱,商陆根一条,并碎破,同水煮烂,去药,空心食豆,旋旋啜汁令尽,肿立消也。"《梅师方》:"热毒下血或因食热物发动。赤小豆杵末,水调下方寸匕。"

【金老论赤小豆炮制与临床功效】

一、临床功效与主治

本品味甘、酸,性平。归心、小肠经。功善利水消肿,解毒排脓。用于水肿胀满,脚气浮肿,黄疸尿赤,风湿热痹,痈肿疮毒,肠痈腹痛。

二、临床调剂

1. **用法用量** 9～30g。外用适量,研末敷于患处。
2. **临床使用与禁忌** 无。
3. **贮藏** 置干燥处,防蛀。

葶 苈 子

【来源】

本品为十字花科植物播娘蒿 *Descurainia sophia*(L.)Webb. ex Prantl. 或独行菜 *Lepidium apetalum* Willd. 的干燥成熟种子。前者习称"南葶苈子",后者习称"北葶苈子"。夏季果实成熟时采割植株,晒干,搓出种子,除去杂质。

【炮制规格】

1. 生葶苈子

(1)《中国药典》2020 年版标准:除去杂质和灰屑。

性状

南葶苈子:呈长圆形略扁,长 0.8～1.2mm,宽约 0.5mm。表面棕色或红棕色,微有光泽,具纵沟 2 条,其中 1 条较明显。一端钝圆,另端微凹或较平截,种脐类白色,位于凹入端或平截处。气微,味微辛、苦,略带黏性。

北葶苈子:呈扁卵形,长 1～1.5mm,宽 0.5～1mm。一端钝圆,另端尖而微凹,种脐位于凹入端。味微辛辣,黏性较强。

（2）地方标准(表 37-1)

表 37-1　生葶苈子常见地方标准制法及性状要求

来源	制法	性状
《湖南省中药饮片炮制规范》2010 年版	取原药材,除去杂质	北葶苈子:扁卵形,长 1～1.5mm,宽 0.5～1mm。表面棕色或红棕色,微有光泽,具纵沟 2 条,其中 1 条较明显。一端钝圆,另端尖而微凹,类白色,种脐位于凹入端。气微,味微辛辣,黏性较强 南葶苈子:长圆形略扁,长约 1mm,宽约 0.5mm。一端钝圆,另端微凹或较平截。味微辛、苦,略带黏性
《陕西省中药饮片标准》第一册(2009 年)	取药材葶苈子,除去杂质及灰屑	北葶苈子:扁卵形,长 1～1.5mm,宽 0.5～1mm。表面棕色或红棕色,微有光泽,具纵沟 2 条,其中 1 条较明显。一端钝圆,另端尖而微凹,类白色,种脐位于凹入端。气微,味微辛辣,黏性较强 南葶苈子:长圆形略扁,长约 1mm,宽约 0.5mm。一端钝圆,另端微凹或较平截。味微辛、苦,略带黏性
《江西省中药饮片炮制规范》2008 年版	除去杂质,筛去灰屑	本品呈扁卵形或扁长圆形,长 1～1.5mm,宽 0.5～1mm。表面黄棕色或红棕色,微有光泽,具纵沟 2 条,其中 1 条较明显。一端钝圆,另一端渐尖而微凹或较平截,类白色,种脐位于凹入端。气微,味微辛辣,黏性较强。无虫蛀
《广西壮族自治区中药饮片炮制规范》2007 年版	除去杂质及灰屑	生北葶苈子:扁卵形,长 1～1.5mm,宽 0.5～1mm。表面棕色或红棕色,微有光泽,具纵沟 2 条,其中 1 条较明显。一端钝圆,另端尖而微凹,类白色,种脐位于凹入端。气微,味微辛辣,黏性较强。无杂质霉变 生南葶苈子:长圆形略扁,长约 1mm,宽约 0.5mm。一端钝圆,另端微凹或较平截。味微辛、苦,略带黏性。无杂质霉变
《安徽省中药饮片炮制规范》2005 年版	取原药材,除去杂质	北葶苈子:扁卵形,长 1～1.5mm,宽 0.5～1mm。表面棕色或红棕色,微有光泽,具纵沟 2 条,其中一条较明显。一端钝圆,另端尖而微凹,类白色,种脐位于凹入端。气微,味微辛辣,黏性较强 南葶苈子:椭圆形或矩圆形,略扁,长约 1mm,宽约 0.5mm。表面黄棕色,放大后可见细小密集的疣点及 2 条纵裂的浅槽,种脐位于平截或凹入的一端。味微辛苦,略带黏性
《河南省中药饮片炮制规范》2005 年版	除去杂质,筛去灰屑	呈扁卵形或长圆形略扁,长 1～1.5mm,宽 0.5～1mm。表面棕色或红棕色,微有光泽,具纵沟 2 条,其中 1 条较明显。一端钝圆,另端尖而微凹或较平截,类白色,种脐位于凹入端。气微,味微辛辣,黏性较强

来源	制法	性状
《江苏省中药饮片炮制规范》2002年版	取原药材,除去杂质,筛去灰屑	南葶苈子:椭圆形或矩圆形,略扁,长约1mm,宽约0.5mm。表面黄棕色,微有光泽,放大后可见细小密集的疣点及2条纵裂的浅槽,种脐位于平截或微凹入的一端。气无,味微苦辛,略带黏性 北葶苈子:扁卵形,长1~1.5mm,宽0.5~1mm。表面棕色或棕红色,色微有光泽。无臭,味微辛辣,黏性较强
《四川省中药饮片炮制规范》2002年版	取葶苈子,除去杂质	呈扁卵形。表面棕色或红棕色,微有光泽,具纵沟2条,其中1条较明显。一端钝圆,另端尖而微凹,类白色,种脐位于凹入端。无臭,味辣,黏性较强
《福建省中药饮片炮制规范》1998年版	除去杂质	为扁卵形或扁长圆形,长1~1.5mm,宽0.5~1mm。表面棕色或红棕色。一端钝圆,另端尖而微凹或较平截。无臭,味微辛辣,黏性较强或略带黏性
《山东省中草药炮制规范》1975年版	去净杂质,罗去灰屑	无具体要求

2. 炒葶苈子

(1)《中国药典》2020年版标准:取净葶苈子,照清炒法(通则0213)炒至有爆声。

性状:本品形如葶苈子,微鼓起,表面棕黄色。有油香气,不带黏性。

(2) 地方标准(表37-2)

表37-2　炒葶苈子常见地方标准制法及性状要求

来源	制法	性状
《湖南省中药饮片炮制规范》2010年版	取净药材,照炒黄法(附录Ⅰ)炒至有爆裂声	形如葶苈子,微有焦香气
《陕西省中药饮片标准》第一册(2009年)	取饮片葶苈子,照清炒法(附录Ⅰ)炒至有爆声	北葶苈子:扁卵形,微鼓起,长1~1.5mm,宽0.5~1mm。表面棕色或红棕色,微有光泽,具纵沟2条,其中1条较明显。一端钝圆,另端尖而微凹,类白色,种脐位于凹入端。气微香,味微辛辣,略带黏性 南葶苈子:长圆形略扁,长约1mm,宽约0.5mm。一端钝圆,另端微凹或较平截。味微辛、苦
《江西省中药饮片炮制规范》2008年版	取净葶苈子,照清炒法(附录二)用文火炒至微鼓起、有爆裂声.具香气为度	形如净葶苈子,微鼓起,表面色泽加深,有油香气,不带黏性
《广西壮族自治区中药饮片炮制规范》2007年版	取生葶苈子,置锅内用文火炒至有爆裂声并有香气,取出放凉	形同生葶苈子,深棕色,微有香气
《安徽省中药饮片炮制规范》2005年版	取净葶苈子,照炒黄法(附录Ⅰ),炒至有爆裂声	形同葶苈子,微鼓起,表面色泽加深,有油香气,不带黏性

续表

来源	制法	性状
《河南省中药饮片炮制规范》2005年版	取净葶苈子,照清炒法(炮制通则)炒至有爆声,并有香气为度,取出,放凉	呈扁卵形或长圆形略扁,长1~1.5mm,宽0.5~1mm。表面棕色或红棕色,微有光泽,具纵沟2条,其中1条较明显。一端钝圆,另端尖而微凹或较平截,类白色,种脐位于凹入端。气微,味微辛辣,黏性较强
《江苏省中药饮片炮制规范》2002年版	取净葶苈子置锅内,用文火炒至有爆裂声,并有香气逸出,取出放凉	形同葶苈子,微鼓起,表面色泽加深,有油香气,不带黏性
《四川省中药饮片炮制规范》2002年版	取净葶苈子,照清炒法炒至微鼓起并有香气	表面颜色加深,略鼓起,香气明显
《福建省中药饮片炮制规范》1998年版	取净葶苈子,照炒黄法炒至有爆裂声,透出香气	形如葶苈子,色略深,微有爆裂痕。具焦香气
《辽宁省中药炮制规范》1986年版	取葶苈子,除去杂质及灰屑,置锅内,用微火炒至有爆声,取出放凉	炒后不焦
《山东省中草药炮制规范》1975年版	取净葶苈子,按炒黄法用文火微炒至鼓起并有香气,取出,放凉	无具体要求

3. 蜜葶苈子 《中国药典》2020年版未收载本炮制规格,常见地方标准制法及性状见表37-3。

表37-3 蜜葶苈子常见地方标准制法及性状要求

来源	制法	性状
《浙江省中药炮制规范》2015年版	取葶苈子饮片,照蜜炙法炒至不粘手时,取出,摊凉。每100kg葶苈子,用炼蜜10kg	南葶苈子:扁长圆形。长约1mm,宽约0.5mm。表面棕色或棕红色,微有光泽,滋润,具纵沟2条,其中一条明显。一端钝圆,另端微凹或较平截,类白色。种脐位于凹入端。气微,味微甘、辛 北葶苈子:呈扁卵形,长1~1.5mm,宽0.5~1mm。一端钝圆,另端尖而微凹

【金老谈葶苈子炮制历史】

汉代即有"得酒良"的记载,即酒炒(《神农本草经》),有熬令黄色,捣末为丸(《金匮玉函经》)。南朝刘宋时期有"凡使,以糯米相合,置于灶上微微焙,待米熟,去米,单捣用。"(《雷公炮炙论》)。唐代有隔纸炒(《外台秘要》)。宋代有"以水净过,日晒干,却用浆水浸一炊久,取出,又日晒干"(《太平圣惠方》)。明代炮制方法较多,有酒洗炒;用黑枣拌匀,蒸用;"纸上炒令紫色,捣如膏,裹两瓦子合床脚下,漉去油"(《普济方》);蒸熟(《医学入门》)。清代增加了醋炒(《串雅补》)。还论述了炒制作用,"不炒则不香,不能散,故必炒用"(《本草问答》)。现在主要的炮制方法有炒黄等。2020年版《中国药典》收载葶苈子和炒葶苈子。

【金老论葶苈子炮制与临床功效】

一、临床功效与主治

本品味辛、苦,性大寒。归肺、膀胱经。功善泻肺平喘,行水消肿。用于痰涎壅肺,喘咳痰多,胸胁胀满,不得平卧,胸腹水肿,小便不利(表37-4)。

表37-4 葶苈子各临床常用炮制规格功效、主治对比

炮制规格	功效	主治
生葶苈子	泻肺平喘,行水消肿	用于痰涎壅肺,喘咳痰多,胸胁胀满,不得平卧,胸腹水肿,小便不利
炒葶苈子	泻肺平喘,行水消肿,药性更为缓和	用于咳嗽喘逆,腹水胀满等

二、临床调剂

1. **用法用量** 3～10g,包煎。
2. **临床使用与禁忌** 无。
3. **贮藏** 各种炮制规格均置干燥处,防潮。

本品临床常用炮制规格与调剂注意事项见表37-5,其中蜜葶苈子临床鲜用,本节未收入。

表37-5 葶苈子临床常用炮制规格与调剂注意事项

炮制规格	处方名	用法用量	特殊禁忌	特殊贮藏方法
生葶苈子	生葶苈子、葶苈子、北葶苈子、南葶苈子、甜葶苈子、苦葶苈子	3～10g,包煎		置干燥处,防潮
炒葶苈子	炒葶苈子			

吴 茱 萸

【来源】

本品为芸香科植物吴茱萸 *Euodia rutaecarpa*(Juss.)Benth.、石虎 *Euodia rutaecarpa*(Juss.)Benth. var. *officinalis*(Dode)Huang 或疏毛吴茱萸 *Euodia rutaecarpa*(Juss.)Benth. var. *bodinieri*(Dode)Huang 的干燥近成熟果实。8—11月果实尚未开裂时,剪下果枝,晒干或低温干燥,除去枝、叶、果梗等杂质。

【炮制规格】

1. **吴茱萸**

(1)《中国药典》2020年版标准:除去杂质。

性状:本品呈球形或略呈五角状扁球形,直径 2～5mm。表面暗黄绿色至褐色,粗糙,

有多数点状突起或凹下的油点。顶端有五角星状的裂隙,基部残留被有黄色茸毛的果梗。质硬而脆,横切面可见子房5室,每室有淡黄色种子1粒。气芳香浓郁,味辛辣而苦。

（2）地方标准（表38-1）

表38-1　吴茱萸常见地方标准制法及性状要求

来源	制法	性状
《湖南省中药饮片炮制规范》2010年版	取原药材,除去杂质及果柄,筛去灰屑	呈球形或略呈五角状扁球形,直径2～5mm,表面暗黄绿色至褐色,粗糙,有多数点状突起或凹下的油点。顶端有五角星状裂隙,基部残留被有黄色茸毛的果梗。质硬而脆,横切面可见子房5室,每室有淡黄色种子1粒。气芳香浓郁,味辛辣而苦
《陕西省中药饮片标准》第一册（2009年）	取药材吴茱萸,除去杂质	本品呈球形或略呈五角状扁球形,直径2～5mm。表面暗黄绿色至褐色,粗糙,有多数点状突起或凹下的油点。顶端有五角星状裂隙,基部残留被有黄色茸毛的果梗。质硬而脆,横切面可见子房5室,每室有淡黄色种子1粒。气芳香浓郁,味辛辣而苦
《江西省中药饮片炮制规范》2008年版	除去杂质,筛去灰屑	本品呈球形或略呈五角状扁球形,直径2～5mm。表面暗黄绿色至褐色,粗糙,有多数点状突起或凹下的油点。顶端有五角星状的裂隙,基部残留被有黄色茸毛的果梗。质硬而脆,横切面可见子房5室,每室有淡黄色种子1粒。气芳香浓郁,味辛辣而苦
《广西壮族自治区中药饮片炮制规范》2007年版	除去杂质,投入沸水中浸2分钟,捞出,晒干	呈球形或略呈五角状扁球形,直径2～5mm。表面暗黄绿色至褐色,粗糙,有多数点状突起或凹下的油点。顶端有五角星状裂隙,基部残留被有黄色茸毛的果梗。质硬而脆,横切面可见子房5室,每室有淡黄色种子1粒。气芳香浓郁,味辛辣而苦。无杂质
《重庆市中药饮片炮制规范及标准》2006年版	除去粗梗及杂质	为球形或略呈五角状扁球形,直径2～5mm。表面暗黄绿色至褐色,粗糙,有多数点状突起或凹下的油点。顶端有五角星状裂隙,基部残留被有黄色茸毛的果梗。质硬而脆,横切面可见子房5室,每室有淡黄色种子1粒。气芳香浓郁,味辛辣而苦
《贵州省中药饮片炮制规范》2005年版	取原药材,除去杂质及果柄、枝梗,筛去灰屑	呈球形或略呈五角状扁球形,直径2～5mm。表面暗黄绿色至褐色,粗糙,有多数点状凸凹的油点。质硬而脆,横切面可见子房5室,每室有淡黄色种子1粒。气芳香浓郁,味辛辣而苦
《河南省中药饮片炮制规范》2005年版	除去杂质	球形或略呈五角状扁球形,直径2～5mm。表面暗黄绿色至褐色,粗糙,有多数点状突起或凹下的油点。顶端有五角星状裂隙,基部残留被有黄色茸毛的果梗。质硬而脆,横切面可见子房5室,每室有淡黄色种子1粒。气芳香浓郁,味辛辣而苦

来源	制法	性状
《江苏省中药饮片炮制规范》2002年版	取原药材,除去杂质及果柄、枝梗,筛去灰屑	为扁球形,略带五棱,直径2~5mm。表面暗黄绿色或绿黑色,粗糙。有多数点状突起或凹下的油点,顶端有五角星状裂隙,基部有果柄残痕或果柄。质硬而脆。气香浓郁,味辛辣而微苦
《吉林省中药饮片炮制规范》1986年版	除去果梗及杂质,筛去灰屑	无具体要求
《辽宁省中药炮制规范》1986年版	除去杂质,去梗	无具体要求

2. 制吴茱萸

（1）《中国药典》2020年版标准:取甘草捣碎,加适量水,煎汤,去渣,加入净吴茱萸,闷润吸尽后,炒至微干,取出,干燥。

每100kg吴茱萸,用甘草6kg。

性状:本品形如吴茱萸,表面棕褐色至暗褐色。

（2）地方标准(表38-2)

表38-2 制吴茱萸常见地方标准制法及性状要求

来源	制法	性状
《湖南省中药饮片炮制规范》2010年版	取甘草捣碎,加盐及适量水煎汤,趁热去渣,加入吴茱萸,闷润吸尽甘草盐水后,用文火炒至微干,取出,晒干。再照炒黄法(附录Ⅰ)炒爆。每100kg吴茱萸,用甘草6kg,盐2kg	形同吴茱萸,微鼓起,顶端开裂成5瓣,外表色泽加深,呈黑褐色,香气减弱
《陕西省中药饮片标准》第一册(2009年)	取甘草片,加水(1∶5)煎煮两次,每次1小时,滤过,滤液合并,趁热加入饮片吴茱萸拌匀,闷润,俟汤吸尽后,用文火炒至微干,取出,低温干燥。每100kg吴茱萸,用甘草6kg	本品呈球形或略呈五角状扁球形,直径2~5mm。表面棕褐色至黑褐色,粗糙,有多数点状突起或凹下的油点。顶端有五角星状的裂隙,基部残留被有黄色茸毛的果梗。质硬而脆,横切面可见子房5室,每室有淡黄色种子1粒。气芳香浓郁,味辛辣而苦,微甜
《江西省中药饮片炮制规范》2008年版	取甘草捣碎,加适量水,煎汤,去渣,加入净吴茱萸,闷润吸尽后,炒至微干,取出,低温干燥。每100kg吴茱萸,用甘草6kg	形如吴茱萸,表面颜色加深,气味稍淡
《北京市中药饮片炮制规范》2008年版	（1）取原药材,除去杂质。与甘草煎液同置锅内,煮至汤被吸尽,取出,干燥。每100kg吴茱萸,用甘草片6kg （2）甘草煎液制法:取甘草片6kg,加水适量(约甘草量的12倍)煎煮两次,第一次2小时,第二次1小时,合并煎液,滤过,取滤液(约42L)	本品呈球形或略呈五角状扁球形。表面绿黑色,粗糙,有多数点状突起或凹下的油点。顶端有五角星状的裂隙,基部具有果梗残痕或短果梗。质硬而脆。气芳香,味辛辣而微苦

来源	制法	性状
《广西壮族自治区中药饮片炮制规范》2007年版	取甘草捣碎,加适量水煎汤,去渣,加入生吴茱萸,闷润吸尽甘草水后,用文火炒至微干,取出,晒干。每100kg吴茱萸,用甘草6kg	形同生吴茱萸,顶端开裂成5瓣,外表色泽加深,呈黑褐色。香气减弱。无杂质
《重庆市中药饮片炮制规范及标准》2006年版	取甘草捣碎,加水(1∶5),煎汤,去渣,加入净吴茱萸,闷润吸尽后,炒至微干,取出,晒干。每100kg吴茱萸,用甘草6kg	表面黄褐色,气清香,味稍淡
《贵州省中药饮片炮制规范》2005年版	净吴茱萸,用甘草汁照药汁炙法(附录Ⅰ炮制通则)炒至微干,低温干燥。每100kg净吴茱萸,用甘草6kg	形同吴茱萸,色泽加深。味辛辣、苦、微甜
《河南省中药饮片炮制规范》2005年版	取甘草捣碎,加适量水,煎汤,去渣,加入净吴茱萸,闷润吸尽后,炒至微干,取出,晒干。每100kg吴茱萸,用甘草6kg	形如吴茱萸,色泽加深,气味稍淡
《江苏省中药饮片炮制规范》2002年版	取甘草捣碎,加适量水,煎汤,去渣,加入净吴茱萸,闷润吸尽后,炒至微干,取出,晒干。每100kg吴茱萸,用甘草6kg	形同吴茱萸,色泽加深,气味稍淡
《吉林省中药饮片炮制规范》1986年版	取甘草片、食盐共置锅中,加适量水熬汁,捞去渣,将吴茱萸倒入锅中,煮至汁尽时,取出,晒干;再置锅中,用文火炒至稍鼓起变色,取出,晾凉。每100kg吴茱萸,用甘草5kg、盐2kg	无具体要求
《辽宁省中药炮制规范》1986年版	取净甘草片,置锅内加适量水,煎汤,去渣,加入净吴茱萸,闷润吸尽后,炒至微干,取出,晾干。每100kg吴茱萸,用甘草6kg	无具体要求

　　3. 泡吴茱萸　《中国药典》2020年版未收载本炮制规格,常见地方标准制法及性状见表38-3。

表38-3　泡吴茱萸常见地方标准制法及性状要求

来源	制法	性状
《江西省中药饮片炮制规范》2008年版	(1)取净甘草捣碎,加水适量,煎汤,去渣,加入吴茱萸,浸泡约2小时,然后取出,低温干燥。每100kg吴茱萸,用甘草6kg (2)取吴茱萸,用开水泡约1小时至顶端开口,再置锅内炒热,洒入盐水至发香气,焙干。每100kg吴茱萸,用食盐3kg	形如吴茱萸,表面颜色加深,气味稍淡或微咸(盐泡)

　　4. 炒吴茱萸　《中国药典》2020年版未收载本炮制规格,常见地方标准制法及性状见表38-4。

表 38-4　炒吴茱萸常见地方标准制法及性状要求

来源	制法	性状
《四川省中药饮片炮制规范》2015 年版	取吴茱萸,除去粗梗及杂质,照清炒法(通则 0213)炒至透出香气,较原色稍深为度	呈球形或略带五角状扁球形,表面粗糙,黑褐色
《重庆市中药饮片炮制规范及标准》2006 年版	取净吴茱萸,照清炒法炒至透出香气,较原色稍深为度	表面黑褐色

5. 盐吴茱萸　《中国药典》2020 年版未收载本炮制规格,常见地方标准制法及性状见表 38-5。

表 38-5　盐吴茱萸常见地方标准制法及性状要求

来源	制法	性状
《四川省中药饮片炮制规范》2015 年版	取吴茱萸,除去粗梗及杂质,照盐炙法(通则 0213)炒至干。每 100kg 吴茱萸,用食盐 2kg	浅灰褐色,味苦、咸
《山东省中药饮片炮制规范》2022 年版	取净吴茱萸,用食盐水拌匀,闷润至盐水被吸尽,置锅内,用文火炒至稍鼓起、裂开,取出,放凉。每 100kg 吴茱萸,用食盐 2kg	本品呈球形或略呈五角状扁球形,直径 2~5mm。表面黄褐色至黑色,粗糙,有多数点状突起或凹下的油点。顶端有五角星状的裂隙,基部残留被有黄色茸毛的果梗。质硬而脆,横切面可见子房 5 室,每室有淡黄色种子 1 粒。味微咸
《重庆市中药饮片炮制规范及标准》2006 年版	取净吴茱萸,照盐水炙法炒至裂开,稍膨起	表面灰褐色,味微苦、咸
《贵州省中药饮片炮制规范》2005 年版	取净甘草,打碎,加水约 12 倍量,煎煮,去渣,取汁,趁热加入净吴茱萸,泡至发涨,取出,低温干燥;再照盐水炙法(附录 I 炮制通则)用文火炒至发泡。每 100kg 净吴茱萸,用甘草 10kg、食盐 1.2kg	形同吴茱萸,味辛辣、苦、微咸
《河南省中药饮片炮制规范》2005 年版	取净吴茱萸,照盐水炙法(制剂通则)炒至裂开为度。每 100kg 吴茱萸,用食盐 1.8kg	形如吴茱萸,表面焦黑色,香气浓郁,味辛辣、微苦、咸
《辽宁省中药炮制规范》1986 年版	取制吴茱萸,加盐水拌匀,稍润,置锅内用微火炒干,取出,放凉。每 100kg 吴茱萸,用盐 3kg	炒后稍膨胀,有特殊香气,不焦

6. 醋吴茱萸　《中国药典》2020 年版未收载本炮制规格,常见地方标准制法及性状见表 38-6。

表 38-6　醋吴茱萸常见地方标准制法及性状要求

来源	制法	性状
《四川省中药饮片炮制规范》2015 年版	取吴茱萸,除去粗梗及杂质,照醋炙法(通则 0213)炒至干。每 100kg 吴茱萸,用醋 12.5kg	黑褐色,有醋香气
《重庆市中药饮片炮制规范及标准》2006 年版	取净吴茱萸,照醋炙法炒至干。每 100kg 吴茱萸,用醋 12.5kg	表面黑褐色,有醋香气
《河南省中药饮片炮制规范》2005 年版	取净吴茱萸,照醋炙法(制剂通则)炒至裂开为度。每 100kg 吴茱萸,用醋 18kg	形如吴茱萸,色泽加深,有醋味

7. 黄连炙吴茱萸　《中国药典》2020 年版未收载本炮制规格,常见地方标准制法及性状见表 38-7。

表 38-7　黄连炙吴茱萸常见地方标准制法及性状要求

来源	制法	性状
《山东省中药饮片炮制规范》2022 年版	将净黄连片置锅内,加水适量,煎煮 2 次,去渣,合并 2 次煎液,趁热加入净吴茱萸中,拌匀,稍润,待黄连汁液被吸尽后,文火炒干,取出,放凉。每 100kg 吴茱萸,用黄连 10kg	形如盐吴茱萸,表面棕褐色至黑色。味苦
《四川省中药饮片炮制规范》2015 年版	取黄连,加水煎煮,取汁浸润吴茱萸,待黄连水被吸尽,再炒干。每 100kg 吴茱萸,用黄连 10.6kg	黑褐色,味极苦
《重庆市中药饮片炮制规范及标准》2006 年版	取黄连,加水煎煮,取汁浸润吴茱萸,待黄连水被吸尽,再炒干。每 100kg 吴茱萸,用黄连 12kg	表面黄褐色,气香,味极苦
《河南省中药饮片炮制规范》2005 年版	取黄连捣碎,置锅内加水适量煎汤,捞出黄连渣,倒入净吴茱萸,闷润至黄连水尽时,用文火炒至微干,取出,晒干。每 100kg 吴茱萸,用黄连 12kg	形如吴茱萸,色泽加深,有苦味
《云南省中药饮片炮制规范》1986 年版	取原药,拣净杂质及果柄,每 50kg 吴茱萸用黄连 1kg,先将黄连用水适量、置锅内煮沸约 1 小时,滤渣取汁与吴茱萸拌匀,稍吸片刻,炒至水干,有香辣气,呈黑褐色,取出,晾冷即可	无具体要求

8. 姜制吴茱萸　《中国药典》2020 年版未收载本炮制规格,常见地方标准制法及性状见表 38-8。

表 38-8　姜制吴茱萸常见地方标准制法及性状要求

来源	制法	性状
《贵州省中药饮片炮制规范》2005 年版	取净吴茱萸,照姜汁炙法(附录 I 炮制通则)炒干。每 100kg 吴茱萸,用生姜 25kg	形同吴茱萸,色泽加深。气香

9. 酒吴茱萸　《中国药典》2020 年版未收载本炮制规格,常见地方标准制法及性状见表 38-9。

表 38-9　酒吴茱萸常见地方标准制法及性状要求

来源	制法	性状
《河南省中药饮片炮制规范》2005 年版	取净吴茱萸,照酒炙法(制剂通则)炒至裂开为度。每 100kg 吴茱萸,用酒 12kg	形如吴茱萸,色泽加深,有酒味
《云南省中药饮片炮制规范》1986 年版	取原药,拣净杂质及梗,筛净灰屑置于锅内,每 50kg 加白酒 5kg,用文火边炒边洒,炒至呈黑褐色,微发泡,有香辣气,取出,晾冷即可	黑褐色或焦黑色净粒,气香、味苦辛辣

【金老谈吴茱萸炮制历史】

汉代有洗法(《金匮玉函经》)、炒法(《金匮要略》)。南朝刘宋时期有盐水炒、醋煮法(《雷公炮炙论》)。唐代有酒煮服、姜汁制(《食疗本草》)。宋代增加了炒令焦、炒令熟、醋制、焙制(《太平圣惠方》),煨制、醋炒(《博济方》),汤浸(《本草衍义》),酒浸炒、黑豆汤浸炒(《圣济总录》),童便浸法(《太平惠民和剂局方》),盐制(《小儿卫生总微论方》),汤煮(《校注妇人良方》)。元代有汤洗焙干(《脾胃论》)、酒洗焙(《卫生宝鉴》)、盐炒(《丹溪心法》)等法。明代增加了盐水炒、黄连水炒(《医学入门》),水浸、黄连炒、牵牛子炒(《奇效良方》)。有"滚水加盐泡五次,去毒炒用"(《仁术便览》)及"盐汤浸去烈汁焙干用,陈久者良,闭口者多毒"(《本草通玄》)的论述。清代对炮制目的有"阴干,须深滚汤泡去苦烈汁七次始可焙用,治疝盐水炒,治血醋炒,止呕姜汁炒,疏肝胃黄连木香汁炒"(《本草害利》)等记载。现在主要的炮制方法有甘草水制和盐水炙等。2020 年版《中国药典》收载吴茱萸和制吴茱萸。

【金老论吴茱萸炮制与临床功效】

一、临床功效与主治

本品味辛、苦,性热;有小毒。归肝、脾、胃、肾经。功善散寒止痛,降逆止呕,助阳止泻。用于厥阴头痛,寒疝腹痛,寒湿脚气,经行腹痛,脘腹胀满,呕吐吞酸,五更泄泻(表 38-10)。

表 38-10　吴茱萸各临床常用炮制规格功效、主治对比

炮制规格	功效	主治
生吴茱萸	散寒定痛力强	有小毒,多外用于口腔溃疡、牙痛、湿疹
制吴茱萸	毒性降低,燥性缓和	多内服,用于厥阴头痛,寒疝腹痛,寒湿脚气,经行腹痛,脘腹胀满,呕吐吞酸,五更泄泻
盐吴茱萸	引药下行,缓和燥性,助阳疗疝	多用于疝气疼痛
炒吴茱萸	缓和燥性	多内服,用于厥阴头痛,寒疝腹痛,寒湿脚气,经行腹痛,脘腹胀满,呕吐吞酸,五更泄泻

续表

炮制规格	功效	主治
醋吴茱萸	引药入肝经,增强活血止痛作用	多内服,用于厥阴头痛,寒疝腹痛
黄连炙吴茱萸	止呕作用强	多用于脘腹胀满,呕吐吞酸
姜制吴茱萸	散寒止呕作用强	多用于脘腹胀满,呕吐吞酸

二、临床调剂

1. **用法用量**　2～5g。外用适量。

2. **临床使用与禁忌**

（1）本品辛热燥烈,易耗气动火,故不宜多服、久服。

（2）阴虚有热者忌用。

（3）孕妇慎用。

3. **贮藏**　各种炮制规格均置阴凉干燥处。制吴茱萸密闭保存。

本品临床常用炮制规格与调剂注意事项见表 38-11。炒吴茱萸与泡吴茱萸临床鲜用,本节未收入。

表 38-11　吴茱萸临床常用炮制规格与调剂注意事项

炮制规格	处方名	用法用量	特殊禁忌	特殊贮藏方法
生吴茱萸	生吴茱萸、吴茱萸、吴萸、吴芋、吴黄子	2～5g。外用适量	阴虚有热者忌用。孕妇慎用	置阴凉干燥处。制吴茱萸密闭保存
制吴茱萸	制吴茱萸、制吴芋	2～5g		
盐吴茱萸	盐炙吴茱萸	2～5g		
酒吴茱萸	酒吴茱萸	2～5g		
黄连炙吴茱萸	黄连炙吴茱萸、连茱萸	2～5g		
姜制吴茱萸	姜制吴茱萸、姜茱萸	2～5g		
醋吴茱萸	醋吴茱萸	2～5g		

赤　石　脂

【来源】

本品为硅酸盐类矿物多水高岭石族多水高岭石,主含四水硅酸铝〔$Al_4(Si_4O_{10})(OH)8 \cdot 4H_2O$〕。采挖后,除去杂石。

【炮制规格】

1. **赤石脂**

（1）《中国药典》2020 年版标准:除去杂质,打碎或研细粉。

性状:本品为块状集合体,呈不规则的块状。粉红色、红色至紫红色,或有红白相间的花纹。质软,易碎,断面有的具蜡样光泽。吸水性强。具黏土气,味淡,嚼之无沙粒感。

（2）地方标准（表 39-1）

表 39-1　赤石脂常见地方标准制法及性状要求

来源	制法	性状
《山东省中药饮片炮制规范》2022 年版	取赤石脂,除去杂质,打碎或研成细粉	为不规则的碎块或粉末,粉红色、红色至紫红色,或有红白相间的花纹。质软,易碎,断面有的具蜡样光泽。吸水性强。具黏土气,味淡,嚼之无沙粒感
《黑龙江省中药饮片炮制规范》2012 年版	取原药材,除去杂质,捣碎或研粉,即得	本品为不规则的小碎块,粉红色、红色至紫红色。质软,易碎,细腻如脂,断面有的具蜡样光泽,吸湿性强。有泥土气。细粉为土红色
《湖南省中药饮片炮制规范》2010 年版	取原药材,除去杂质,打碎或研细粉	为块状集合体,呈不规则的块状。粉红色、红色至紫红色,或有红白相间的花纹。质软,易碎,断面有的具蜡样光泽。吸水性强。具黏土气,味淡,嚼之无沙粒感
《陕西省中药饮片标准》第二册（2009 年）	取药材赤石脂,除去杂质,打碎或研细粉	本品为不规则小碎块或细粉。碎块粉红色、红色至紫红色,或有红白相间的花纹。质软,易碎,断面有的具有蜡样光泽。粉末粉红色至红色。吸水性强。具黏土气,味淡,嚼之无沙粒感
《江西省中药饮片炮制规范》2008 年版	除去杂质,打碎或研细粉	本品呈不规则碎块状或细粉。粉红色、红色至紫红色,或有红白相间的花纹。质软,易碎,断面有的具有蜡样光泽。吸水性强。具黏土气,味淡,嚼之无沙粒感
《广西壮族自治区中药饮片炮制规范》2007 年版	除去杂质,打碎或碾细粉	为粉红色至紫红色不规则的碎块或细粉,光滑细腻如脂,微有光泽。吸水性强,舔之粘舌,嚼之无沙粒感
《重庆市中药饮片炮制规范及标准》2006 年版	除去杂质,打碎或研细粉	为块状集合体,呈不规则的块状。粉红色、红色至紫红色,或有红白相间的花纹。质软,易碎,断面有的具蜡样光泽。吸水性强。具黏土气,味淡,嚼之无沙粒感
《贵州省中药饮片炮制规范》2005 年版	取原药材,除去杂质,捣碎或研细粉	为不规则碎块或细粉。粉红色、红色至紫红色,或有红白相间的花纹。质软,易碎,断面有的具蜡样光泽。吸湿性强。具黏土气,味淡,嚼之无沙粒感
《江苏省中药饮片炮制规范》2002 年版	取原药材,除去杂质,打碎或研细粉	为不规则小块。粉红色、红色至朱红色或有红白相间的花纹;质软,易碎,断面有的具蜡样光泽。吸湿性强。具黏土气,味淡,嚼之无沙粒感
《吉林省中药饮片炮制规范》1986 年版	除去杂质,洗净泥土,晒干	无具体要求

2. 煅赤石脂

（1）《中国药典》2020 年版标准:取赤石脂细粉,用醋调匀,搓条,切段,干燥,照明煅法（通则 0213）煅至红透。用时捣碎。

性状: 无具体要求。

（2）地方标准（表39-2）

表39-2　煅赤石脂常见地方标准制法及性状要求

来源	制法	性状
《山东省中药饮片炮制规范》2022年版	取净赤石脂细粉,用米醋调匀,搓条,切段,干燥,放入耐火容器内,置无烟的炉火中,武火煅烧至红透时,取出,放凉,用时捣碎或碾成细粉。每100kg赤石脂,用米醋30kg	为不规则条状,深红色或红褐色,质坚硬,具醋气
《黑龙江省中药饮片炮制规范》2012年版	取赤石脂饮片,用米醋及适量清水和匀,做成饼,置无烟火上或适宜容器内,用武火加热,煅至红透,取出,放凉,碾碎,即得。每100kg赤石脂饮片,用米醋20kg	本品为棕红色或黄红色的粗粉或不规则的碎块,吸湿性强
《湖南省中药饮片炮制规范》2010年版	取赤石脂细粉,用醋调匀,搓条,切段,干燥,照明煅法(附录Ⅰ)煅至红透,取出,晒干,研粉。每100kg赤石脂,用醋20kg	为淡粉红色至淡紫红色粉末,质细腻如脂。吸水性强。口尝之,粘舌,有泥土气,无沙粒感,味淡
《陕西省中药饮片标准》第二册(2009年)	取饮片赤石脂细粉,用醋调匀,搓条,切段,干燥,照明煅法(附录Ⅰ)煅至红透	本品呈短圆柱形或圆饼状及不规则碎块,深红色,质酥松。气微,味淡
《北京市中药饮片炮制规范》2008年版	取原药材,除去杂质,研成细粉,取赤石脂细粉,加米醋调匀,搓条,切大段(2.5～3cm),干燥;再置煅炉或适宜容器内,煅(550℃,1小时)至红透,取出,晾凉。每100kg赤石脂,用米醋40kg	本品呈圆柱形段状。表面灰蓝色或浅黄红色。质坚脆,易砸碎,断面不平坦。吸水性强,用舌舔之粘舌。略有醋酸气
《江西省中药饮片炮制规范》2008年版	（1）取赤石脂细粉,用醋调匀,搓条,切段,干燥,照明煅法(附录二)煅至红透,用时捣碎 （2）取净赤石脂,置适宜的容器内,煅至红透时,取出,放凉,用时碾粉	本品为不规则颗粒或细粉。粉红色,质松、酥脆
《广西壮族自治区中药饮片炮制规范》2007年版	取赤石脂细粉,用醋调匀,搓条切段或做成饼状,干燥后置适宜容器内,用武火煅至红透,取出,放凉,用时捣碎。每100kg赤石脂,用米醋30kg	煅赤石脂为砖红色至红褐色的细颗粒或细粉,质酥松,无光泽,吸水性强。 醋赤石脂为深红色或红褐色的细粉
《重庆市中药饮片炮制规范及标准》2006年版	取赤石脂细粉,用醋调匀,搓条,切段,干燥,照明煅法煅至红透,用时捣碎。或取赤石脂块,照明煅法煅至红透,碾细粉。每100kg赤石脂,用醋30kg	为颗粒或粉末,呈土红色或红褐色,无光泽,质疏松,略带醋气
《贵州省中药饮片炮制规范》2005年版	取净石脂碎块,照明煅法(附录Ⅰ炮制通则)煅至紫黑色,捣碎或研成细粉。或取赤石脂细粉,用醋调匀,搓条,切段,干燥,照明煅法(附录Ⅰ炮制通则)煅至红透。用时捣碎	为深紫红色碎块或细粉,质疏松

来源	制法	性状
《江苏省中药饮片炮制规范》2002年版	取赤石脂细粉,用醋调匀,搓条,切段,干燥,置适宜的容器内,照明煅法煅至红透。用时捣碎。每100kg赤石脂,用醋30kg	为不规则小块。土红色,质疏松
《吉林省中药饮片炮制规范》1986年版	取净赤石脂,碾成细粉,用醋和水调匀,做成小饼,晒干,置适宜容器内,用武火煅至红透,取出,晾凉。每100kg赤石脂,用米醋10kg	无具体要求

3. **醋赤石脂** 《中国药典》2020年版未收载本炮制规格,常见地方标准制法及性状见表39-3。

表39-3 醋赤石脂常见地方标准制法及性状要求

来源	制法	性状
《陕西省中药饮片标准》第二册(2009年)	取饮片赤石脂细粉,用水调匀,做成饼状,干燥,照明煅法(附录Ⅰ)煅至红透,醋淬,干燥。每100kg赤石脂,用醋30kg	本品呈短圆柱形或圆饼状及不规则碎块,深红色,质酥松。微具醋香气,味淡微酸

【金老谈赤石脂炮制历史】

综合古代赤石脂的炮炙方法,主要有碎、筛、研、烧、煅、淬及飞,有不加辅料的,也有加辅料的。辅料仅醋一种。下面分别予以介绍。

一、不加辅料炮炙

包括碎、锉、筛、研、烧、煅、水飞、切,每一种方法中又有不同的炮炙要求。

1. **碎法** 《金匮玉函经》中最早提出赤石脂炮炙方法,曰"碎"。稍后,《新辑宋本伤寒论》、宋代《太平圣惠方》、明代《奇效良方》、清代《成方切用》中都有相同记载。一些书籍中还记述了碎的不同要求,如宋代《太平圣惠方》中提到"捣碎",清代《串雅内编》中提到"捣筛"。

2. **锉法** 汉代《金匮要略方论》中提到"锉",明代《普济方》中提到"锉小块"。

3. **筛法** 汉代《金匮玉函经》中提到"筛末",其后明代《景岳全书》、清代《医宗金鉴》中都有相同记载。

4. **研法** 南朝刘宋《雷公炮炙论》中最先提出"研"。其后,唐代《食医心鉴》、宋代《洪氏集验方》、明代《济阴纲目》、清代《温病条辨》中都有相同记载,一些书籍中还记述了研的不同要求,如《雷公炮炙论》中提到"凡使,须细研如粉",明代《奇效良方》中提到"研为极细末"。

5. **烧法** 宋代《太平圣惠方》中提到"烧",其后《小儿药证直诀》中提到"烧存性",《扁鹊心书》中提到"烧红"。

6. **煅法** 宋代《三因极一病证方论》中提到"煅"。其后,《太平惠民和剂局方》,明代《本草蒙筌》《本草纲目》,清代《本草纲目拾遗》中都有相同记载。一些书籍中还记述了煅的不同要求,如宋代《济生方》中提到"火煅七次",明代《医学纲目》中提到"火煅通赤",清代《成方切用》中提到"火煅淬"。

7. **水飞**　宋代《太平惠民和剂局方》中提到"凡使……水飞过,方入药",明代《本草纲目》中提到"凡使赤石脂研如粉,新汲水飞过三度,晒干用",清代《重楼玉钥》中提到"水飞数次再用"。

二、加辅料炮炙

未见记载用两种以上辅料合并炙的,应用辅料仅有醋一种。

1. **醋制**　宋代《太平圣惠方》中提到"烧赤投醋中滤出",其后《扁鹊心书》中提到"醋淬七次",明代《奇效良方》中提到"醋拌匀湿于生铁铫子内,慢火炒令干",其后《本草蒙筌》中提到"醋淬才研",《寿世保元》中提到"醋炒",清代《医门法律》中提到"煅醋淬"。

2. **其他特殊炙法**　如唐代《外台秘要》中提到"切",宋代《证类本草》中提到"杵罗为末如面",明代《奇效良方》中提到"煨"。

【金老论赤石脂炮制与临床功效】

一、临床功效与主治

本品味甘、酸、涩,性温。归大肠、胃经。功善涩肠,止血,生肌敛疮。用于久泻久痢,大便出血,崩漏带下;外治疮疡久溃不敛,湿疮脓水浸淫(表39-4)。

表39-4　赤石脂各临床常用炮制规格功效、主治对比

炮制规格	功效	主治
赤石脂	涩肠,止血,生肌敛疮	用于久泻久痢,大便出血,崩漏带下;外治疮疡久溃不敛,湿疮脓水浸淫
煅赤石脂	收涩作用增强	同赤石脂

二、临床调剂

1. **用法用量**　9～12g,先煎。外用适量,研末敷患处。

2. **临床使用与禁忌**

(1)本品不宜与肉桂同用。

(2)孕妇慎用。

(3)湿热积滞泻痢者忌用。

3. **贮藏**　置干燥处,防潮。煅赤石脂密闭,置阴凉干燥处。

本品临床常用炮制规格与调剂注意事项见表39-5。

表39-5　赤石脂临床常用炮制规格与调剂注意事项

炮制规格	处方名	用法用量	特殊禁忌	特殊贮藏方法
赤石脂	赤石脂、赤石、红土、红高岭土	9～12g,先煎。外用适量,研末敷患处	不宜与肉桂同用。孕妇慎用。湿热积滞泻痢者忌用	置干燥处,防潮。煅赤石脂密闭,置阴凉干燥处
煅赤石脂	煅赤石脂、醋赤石脂		不宜与肉桂同用	

水　蛭

【来源】

本品为水蛭科动物蚂蟥 *Whitmania pigra* Whitman、水蛭 *Hirudo nipponica* Whitman 或柳叶蚂蟥 *Whitmania acranulata* Whitman 的干燥全体。夏、秋二季捕捉，用沸水烫死，晒干或低温干燥。

【炮制规格】

1. 水蛭

（1）《中国药典》2020 年版标准：洗净，切段，干燥。

性状

蚂蟥：呈扁平纺锤形，有多数环节，长 4～10cm，宽 0.5～2cm。背部黑褐色或黑棕色，稍隆起，用水浸后，可见黑色斑点排成 5 条纵纹；腹面平坦，棕黄色。两侧棕黄色，前端略尖，后端钝圆，两端各具 1 吸盘，前吸盘不显著，后吸盘较大。质脆，易折断，断面胶质状。气微腥。

水蛭：扁长圆柱形，体多弯曲扭转，长 2～5cm，宽 0.2～0.3cm。

柳叶蚂蟥：狭长而扁，长 5～12cm，宽 0.1～0.5cm。

（2）地方标准（表 40-1）

表 40-1　水蛭常见地方标准制法及性状要求

来源	制法	性状
《天津市中药饮片炮制规范》2022 年版	取原药材，除去杂质	蚂蟥：呈扁平纺锤形，有多数环节，长 4～10cm，宽 0.5～2cm。背部黑褐色或黑棕色，隆起，用水浸后，可见黑色斑点排成 5 条纵纹；腹面平坦，棕黄色。两侧棕黄色，前端略尖，后端钝圆，两端各具 1 吸盘，前吸盘不显著，后吸盘较大。质脆，易折断，断面胶质状。气微腥 水蛭：扁长圆柱形，体多弯曲扭转，长 2～5cm，宽 0.2～0.3cm 柳叶蚂蟥：狭长而扁，长 5～12cm，宽 0.1～0.5cm
《湖南省中药饮片炮制规范》2010 年版	取原药材，洗净，切中段，干燥	为不规则小段，扁平，由多数环节组成。背部黑褐色或黑棕色，腹部黄棕色。质脆，易碎。有腥臭气，味咸苦
《陕西省中药饮片标准》第二册（2009 年）	药材水蛭，洗净，切长段，干燥	本品呈不规则扁块状，有多数环节，宽 0.1～2cm。背部黑褐色或黑棕色，稍隆起，用水浸后，可见黑色斑点排成 5 条纵纹；腹面平坦，棕黄色。两侧棕黄色，两端者可见吸盘。切面胶质状。质脆。气微腥
《江西省中药饮片炮制规范》2008 年版	洗净，切段，干燥	本品为扁平纺锤形或扁长圆柱形段，有多数环节，宽 0.5～2cm。背部黑褐色或黑棕色，有黑色斑点排成 5 条纵纹。腹面平坦，棕黄色。有的一端可见吸盘。质脆，易折断。气微腥。无虫蛀

来源	制法	性状
《广西壮族自治区中药饮片炮制规范》2007年版	除去杂质,洗净,切短段,干燥	为不规则小段,扁平,由多数环节组成。背部黑褐色或黑棕色,腹部黄棕色。质脆,易碎。有腥臭气,味咸苦
《重庆市中药饮片炮制规范及标准》2006年版	除去杂质,闷软,切段,干燥	为不规则小段,扁平,有多数环节。背部黑褐色或黑棕色,稍隆起;腹面平坦,棕黄色。两侧棕黄色。质脆,易折断,断面胶质状。气微腥
《河南省中药饮片炮制规范》2005年版	洗净,切段,干燥	为不规则小段,长1~1.5cm。呈黑褐色。气微腥,味咸苦
《贵州省中药饮片炮制规范》2005年版	取原药材,除去杂质,洗净,切段,干燥	呈不规则段状。扁平,有多数环纹。背部黑褐色或黑棕色;腹面平坦,棕黄色。质脆,易折断,断面胶质状。气微腥
《江苏省中药饮片炮制规范》2002年版	取原药材,洗净,切段,干燥	为扁形或不规则小段,背部棕黑色,腹面黄棕色。质脆,断面胶质状。气微腥
《吉林省中药饮片炮制规范》1986年版	除去杂质,洗净泥土,捞出,晒干	无具体要求

2. 烫水蛭

(1)《中国药典》2020年版标准:取净水蛭段,照烫法(通则0213)用滑石粉烫至微鼓起。

性状:本品呈不规则扁块状或扁圆柱形,略鼓起,表面棕黄色至黑褐色,附有少量白色滑石粉。断面松泡,灰白色至焦黄色。气微腥。

(2)地方标准(表40-2)

表40-2　烫水蛭常见地方标准制法及性状要求

来源	制法	性状
《天津市中药饮片炮制规范》2022年版	取原药材,除去杂质,大小分开。另取滑石粉置锅中,加热至滑利状态时,将适量水蛭投入,烫至鼓起,取出,筛去滑石粉,放凉。每100kg水蛭,用滑石粉30kg	本品为扁圆柱形,全体鼓起,焦黄色至焦褐色,被有滑石粉粉霜。体表面有细密横向环纹。头、尾各有吸盘一个。断面松泡,灰白色或焦黄色。质脆。气微腥,味微咸
《湖南省中药饮片炮制规范》2010年版	取净水蛭段,照滑石粉烫法(附录Ⅰ)烫至微鼓起	形同水蛭,略鼓起,黑褐色。质酥脆,易碎。有焦腥气
《陕西省中药饮片标准》第二册(2009年)	取饮片水蛭,照烫法(附录Ⅰ)用滑石粉烫至微鼓起	本品呈不规则鼓起的扁块状,有多数环节,宽0.1~2cm。表面黑褐色,有的附有少量白色滑石粉。质松脆,易碎。气微腥
《江西省中药饮片炮制规范》2008年版	取净水蛭段,照烫法(附录二)用滑石粉炒至淡黄色、微鼓起,取出,筛去滑石粉,碾粉入药。每100kg水蛭,用滑石粉30~40kg	形如水蛭,表面淡黄色、微鼓起。质酥脆,易碎。有较浓的腥臭气

续表

来源	制法	性状
《广西壮族自治区中药饮片炮制规范》2007 年版	先将滑石粉置锅内炒热,加入净水蛭段,烫至微鼓起,取出,筛去滑石粉,放凉。每 100kg 生水蛭,用滑石粉 30~50kg	形同生水蛭,略鼓起,黑褐色。质酥脆,易碎。有焦腥气
《重庆市中药饮片炮制规范及标准》2006 年版	取净水蛭段,照烫法用滑石粉烫至微鼓起,呈黄棕色。每 100kg 水蛭,用滑石粉 40kg	膨胀,棕黄色或黑褐色,质酥脆,气微腥,味微咸苦
《河南省中药饮片炮制规范》2005 年版	取净水蛭段,照烫法(炮制通则)用滑石粉烫至微鼓起	形如水蛭段,表面鼓起,质松脆,易碎
《江苏省中药饮片炮制规范》2002 年版	取净滑石粉或砂子,置锅内用文火烧热后,加入净水蛭炒至微鼓起,取出,筛去滑石粉或砂子,放凉。每 100kg 水蛭,用滑石粉或砂子 15kg	形同水蛭,表面鼓起,黑褐色。质松脆,易碎
《吉林省中药饮片炮制规范》1986 年版	取净水蛭,置炒热的滑石粉锅中,以文火炒至鼓起,微变色时,取出,筛去滑石粉,晾凉	无具体要求

3. 酒水蛭 《中国药典》2020 年版未收载本炮制规格,常见地方标准制法及性状见表 40-3。

表 40-3　酒水蛭常见地方标准制法及性状要求

来源	制法	性状
《北京市中药饮片炮制规范》2023 年版	取原药材,除去杂质,洗净,浸泡 0.5~1 小时,取出,闷润 2~4 小时,至内外湿度一致,切中段,干燥。取水蛭段,加黄酒拌匀,闷润 1~2 小时,至黄酒被吸尽,置热锅内,用文火炒干,取出,晾凉。每 100kg 水蛭段,用黄酒 20kg	本品为不规则中段。背部黑色或黑褐色,有多数环节;腹面平坦,棕黄色,有的一端略尖,并具圆形环圈(吸盘)。切面胶质状。质脆,易碎。气微腥,味咸苦,微有酒气
《四川省中药饮片炮制规范》2015 年版	取水蛭,洗净,切段,干燥。照酒炙法(通则 0213)炒至微黄色。每 100kg 水蛭段,用白酒或黄酒 20kg	本品形如水蛭,呈段状。背部黑色或黑褐色,有多数环节;腹面平坦,棕黄色。切面胶质状。质脆,易碎。气微腥,味咸苦,微有酒气
《重庆市中药饮片炮制规范及标准》2006 年版	取净水蛭,照酒炙法炒至微黄色。每 100kg 水蛭,用白酒 5kg	黄色,质松脆,有酒香气
《贵州省中药饮片炮制规范》2005 年版	取净水蛭段,置已将砂炒热的锅中,用小火拌炒,喷入酒,拌匀,继续炒至水蛭呈深黄色,筛去砂,晾冷。每 100kg 净水蛭段,用黄酒 10kg	形同水蛭,表面黄色,质松脆,易碎

【金老谈水蛭炮制历史】

综合古代水蛭的炮炙方法,主要有不加辅料炙与加辅料炙两类。前者包括熬、炒、煨、焙、炙等法，后者有以米、石灰、油脂、盐为辅料的各种方法。各种方法在工艺方面一般都有明确的要求。如炒法，在文献中就有炒黄、炒焦、炒炭等不同记载。

一、不加辅料炮炙

1. **熬法**　载于汉代《金匮玉函经》："熬。"同样的记载还见于南齐《刘涓子鬼遗方》，唐代《备急千金要方》《千金翼方》，明代《景岳全书》，清代《医宗金鉴》等。此外，汉代《注解伤寒论》中有"熬，暖水洗去腥"，明代《医学纲目》中有"熬，去子杵"的记载。

2. **炒法**

（1）炒黄：载于宋代《太平圣惠方》，云"微炒""炒令微黄"。在同时代其他文献及明、清的文献中均有此法的记载。有些文献还解释了炮炙原因，如宋代《证类本草》云："极难修制，须细锉后用微火炒令色黄乃熟。不尔，入腹生子为害。"在明代《本草蒙筌》中也有类似的记载。

（2）炒焦：载于宋代《普济本事方》，云："炒焦。"在同时代文献《校注妇人良方》、明代《济阴纲目》中也有同样记载。

（3）炒黑：载于清代《洞天奥旨》，云："切碎，如米大，烈火炒黑。水蛭必须炒黑，万不可半生，则反害人矣。"同时代文献《串雅内编》《本草求真》中也有"炒黑""熬黑"的记载。

关于炒法，文献还载有其他要求，如"杵碎，炒令烟尽"（明代《普济方》），"炒枯黄"（清代《本草从新》）等。

3. **煨法**　载于宋代《太平圣惠方》，云："微煨令黄。"同时代文献《本草衍义》也有相同记载。

4. **焙法**　载于宋代《证类本草》，云："新瓦上焙干，为细末。"

5. **炙法**　载于明代《医学纲目》，云："炙。"清代文献《医宗金鉴》也有此记载。

二、加辅料炮炙

1. **米制**　米炒。载于宋代《伤寒总病论》，云："水浸，去血子，米炒。"同时代文献《圣济总录》中有"糯米同炒微焦用""米炒黄"的记述。明代《普济方》中还有"糯米同煎，米熟，去米"的方法。在明代其他文献及清代文献中也见到类似记载。

2. **石灰制**

（1）石灰炒熬：载于宋代《小儿药证直诀》，云："熬去子杵碎，水蛭入腹再化，为害尤甚，须锉断，用石灰炒过再熬。"

（2）石灰炒：载于宋代《济生方》，云："用石灰慢火炒令焦黄色。"明代很多文献中都有类似的记载。

3. **油脂制**

（1）猪脂煎：载于宋代《证类本草》："米泔水浸一宿后爆干，以冬猪脂煎令焦黄。"明、清二代很多文献都有类似的记载。另外，有的文献采用直接以猪脂煎的方法，如明代《景岳全书》，云："以冬收猪脂煎令焦黄用之。"此法在同时代的《本草正》及清代《握灵本草》中都有记载。还有些清代文献主张以"猪脂熬黑"，如《医方集解》《成方切用》等。

（2）油炒：载于明代《医学纲目》，云："油炒。"清代《吴鞠通医案》载有"香油炒焦"。

4. **盐制**　盐炒。载于元代《瑞竹堂经验方》，云："盐炒烟尽。"另有文献记载"盐炒精黄"（明代《医宗必读》）。

【金老论水蛭炮制与临床功效】

一、临床功效与主治

本品味咸、苦,性平。有小毒。归肝经。功善破血通经,逐瘀消癥。用于血瘀经闭,癥瘕痞块,中风偏瘫,跌仆损伤(表40-4)。

表40-4 水蛭各临床常用炮制规格功效、主治对比

炮制规格	功效	主治
水蛭	破血通经,逐瘀消癥	用于血瘀经闭,癥瘕痞块,中风偏瘫,跌仆损伤
烫水蛭	同水蛭,能降低毒性,矫味矫臭,杀死虫卵	同水蛭
酒水蛭	同水蛭,矫味矫臭	同水蛭

二、临床调剂

1. **用法用量** 1～3g。

2. **临床使用与禁忌**

(1)孕妇及月经过多者禁用。

(2)体弱血虚,无瘀血停聚者忌服。

3. **贮藏** 各种炮制规格均置干燥处,防蛀。

本品临床常用炮制规格与调剂注意事项见表40-5。

表40-5 水蛭临床常用炮制规格与调剂注意事项

炮制规格	处方名	用法用量	特殊禁忌	特殊贮藏方法
生水蛭	生水蛭	1～3g	孕妇及月经过多者禁用。体弱血虚,无瘀血停聚者忌服	置干燥处,防蛀
烫水蛭	水蛭、烫水蛭			
酒水蛭	酒炙水蛭			

甘　遂

【来源】

本品为大戟科植物甘遂 *Euphorbia kansui* T.N. Liou ex T.P. Wang 的干燥块根。春季开花前或秋末茎叶枯萎后采挖,撞去外皮,晒干。

【炮制规格】

1. 生甘遂

(1)《中国药典》2020年版标准:除去杂质,洗净,干燥。

性状:本品呈椭圆形、长圆柱形或连珠形,长 1～5cm,直径 0.5～2.5cm。表面类白色或黄白色,凹陷处有棕色外皮残留。质脆,易折断,断面粉性,白色,木部微显放射状纹理;长

圆柱状者纤维性较强。气微,味微甘而辣。

（2）地方标准（表41-1）

表41-1　生甘遂常见地方标准制法及性状要求

来源	制法	性状
《湖南省中药饮片炮制规范》2010年版	取原药材,除去杂质,洗净,切中段片,干燥,筛去灰屑。或用时捣碎	为椭圆形、长圆柱形或连珠形中段片,表面类白色或黄白色,质脆,易折断,切面粉性,类白色,木部微显放射状纹理。气微,味微甘而辣
《陕西省中药饮片标准》第一册（2009年）	取药材甘遂,除去杂质,洗净,切长段,低温干燥	本品呈椭圆形或长圆柱形小段,长1~3cm,直径0.5~2.5cm。表面类白色或黄白色,凹陷处有棕色外皮残留。质脆,易折断,断面粉性,白色,木部微显放射状纹理;长圆柱状者纤维性较强。气微,味微甘而辣
《江西省中药饮片炮制规范》2008年版	除去杂质,抢水洗净,干燥	本品呈椭圆形、长圆柱形或连珠形,长1~5cm,直径0.5~2.5cm。表面类白色或黄白色,凹陷处有棕色外皮残留。质脆,易折断,断面粉性,白色,木部微显放射状纹理;长圆柱状者纤维性较强。气微,味微甘而辣。无虫蛀
《广西壮族自治区中药饮片炮制规范》2007年版	除去杂质,洗净,干燥	呈椭圆形、长圆柱形或连珠形,长1~5cm,直径0.5~2.5cm。表面类白色或黄白色,凹陷处有棕色外皮残留。质脆,易折断,断面粉性,白色,木质部微显放射状纹理;长圆柱状者纤维性较强。气微,味微甘而辣
《重庆市中药饮片炮制规范及标准》2006年版	取原药材,除去杂质,洗净,晒干	为椭圆形、长圆柱形或连珠形,长1~5cm,直径0.5~2.5cm。表面类白色或黄白色,凹陷处有棕色外皮残留。质脆,易折断,断面粉性,白色,木部微显放射状纹理;长圆柱状者纤维性较强。气微,味微甘而辣
《河南省中药饮片炮制规范》2005年版	除去杂质,洗净,晒干	呈椭圆形、长圆柱形或连珠形,长1~5cm,直径0.5~2.5cm。表面类白色或黄白色,凹陷处有棕色外皮残留。质脆,易折断,断面粉性,白色,木部微显放射状纹理;长圆柱状者纤维性较强。气微,味微甘而辣
《贵州省中药饮片炮制规范》2005年版	取原药材,除去杂质,洗净,晒干	呈椭圆形、长圆柱形或连珠形,长1~5cm,直径0.5~2.5cm。表面类白色或黄白色,凹陷处有棕色外皮残留。质脆,易折断,断面粉性,白色,木部微显放射状纹理;长圆柱状者纤维性较强。气微,味微甘而辣
《安徽省中药饮片炮制规范》2005年版	取原药材,除去杂质,洗净,干燥	为椭圆形、长圆柱形或连珠形,长1~5cm,直径0.5~2cm。表面类白色或黄白色,凹陷处有棕色外皮残留。质脆,易折断。断面粉性,白色,木部微显放射状纹理;长圆柱状者纤维性较强。气微,味微甘而辣

续表

来源	制法	性状
《江苏省中药饮片炮制规范》2002 年版	取原药材,除去杂质,洗净,干燥	呈椭圆形、长圆柱形或连珠形,长 1～5cm,直径 0.5～2cm,表面黄白色,有棕色斑纹,缢处作不规则凹凸。质脆。断面粉性,白色,木部微显放射状纹理。气微,味微甘而辣
《吉林省中药饮片炮制规范》1986 年版	除去杂质,洗净泥土	无具体要求

2. 醋甘遂

(1)《中国药典》2020 年版标准:取净甘遂,照醋炙法(通则 0213)炒干。每 100kg 甘遂,用醋 30kg。

性状:本品形如甘遂,表面黄色至棕黄色,有的可见焦斑。微有醋香气,味微酸而辣。

(2)地方标准(表 41-2)

表 41-2　醋甘遂常见地方标准制法及性状要求

来源	制法	性状
《湖南省中药饮片炮制规范》2010 年版	取净甘遂,照醋炙法(附录Ⅰ)炒至微干。每 100kg 甘遂,用米醋 30kg	形如甘遂,表面棕黄色,偶有焦斑,略有醋气
《陕西省中药饮片标准》第一册(2009 年)	取饮片生甘遂,照醋炙法(附录Ⅰ)炒干。每 100kg 生甘遂,用醋 30kg	本品呈椭圆形或长圆柱形小段,长 1～3cm,直径 0.5～2.5cm。表面黄色至棕黄色,有的可见深色焦斑,凹陷处有棕色外皮残留。质脆,易折断,断面粉性,白色,木部微显放射状纹理;长圆柱状者纤维性较强。微有醋香气,味微甘而辣
《江西省中药饮片炮制规范》2008 年版	取净生甘遂,用醋拌匀,待醋吸尽后,用文火炒至微干,取出,晾干。用时捣碎。每 100kg 甘遂,用醋 30kg	形如生甘遂,表面色泽加深,有醋香气
《北京市中药饮片炮制规范》2008 年版	取原药材,除去杂质,洗净,干燥。取净甘遂,加米醋和水适量,拌匀,浸泡约 4 小时,置热锅内煎煮,不断翻动,至米醋被吸尽时,取出,干燥。每 100kg 净甘遂,用米醋 50kg	本品呈椭圆形、长圆柱形或连珠形,长 1～5cm,直径 0.5～1.5cm。表面黄色至黄棕色,折断面黄白色,木部微显放射状纹理。略有醋酸气,味微辛
《广西壮族自治区中药饮片炮制规范》2007 年版	(1)取生甘遂,加醋拌匀,稍闷,置锅内用文火炒至微干,取出,晾至半干,切成厚片或短段,干燥。每 100kg 甘遂,用醋 30～50kg (2)取生甘遂,加醋和适量的水共置锅中,煮至醋液被甘遂吸尽,取出,晾至半干,切成厚片或短段,干燥。每 100kg 甘遂,用醋 50kg	形如生甘遂,表面色泽加深或呈深黄色至黄棕色,有醋香气
《重庆市中药饮片炮制规范及标准》2006 年版	取净甘遂,照醋炙法炒干。每 100kg 甘遂,用醋 30kg	表面棕褐色或棕黄色,偶有焦斑,有醋香气

来源	制法	性状
《河南省中药饮片炮制规范》2005年版	取净甘遂,照醋炙法(炮制通则)炒干。每100kg甘遂,用醋24kg	形如生甘遂,表面色泽加深,有醋香气
《安徽省中药饮片炮制规范》2005年版	取净生甘遂,照醋炙法①(附录Ⅰ),炒干。每100kg甘遂,用米醋30kg	形同生甘遂,表面棕黄色,偶有焦斑,略有醋气
《贵州省中药饮片炮制规范》2005年版	取净生甘遂,照醋炙法(附录Ⅰ炮制通则)炒干。每100kg净生甘遂,用醋30kg	形同甘遂,表面棕褐色,偶有焦斑,略有醋气
《江苏省中药饮片炮制规范》2002年版	(1)取净甘遂,加醋拌匀,闷透,置锅内,用文火炒至微干,取出放凉。用时捣碎 (2)取净甘遂,加醋拌匀,闷透,切厚片,炒干。每100kg甘遂,用醋30kg	形同甘遂,表面深黄色,偶有焦斑,略有醋酸气。或为类圆形厚片,切面淡黄色,略有醋酸气
《四川省中药饮片炮制规范》2002年版	取净甘遂段,照醋炙法炒干。每100kg甘遂,用醋30kg	醋制后色变深,有醋香气
《吉林省中药饮片炮制规范》1986年版	取净甘遂与醋共置适宜容器中,用文火隔水炖,不断翻动,至汁尽时,取出,晒干,再用文火微炒至稍变色,晾凉。每100kg甘遂,用米醋50kg	无具体要求

3. 煨甘遂　《中国药典》2020年版未收载本炮制规格,常见地方标准制法及性状见表41-3。

表41-3　煨甘遂常见地方标准制法及性状要求

来源	制法	性状
《安徽省中药饮片炮制规范》2019年版	取净生甘遂,用湿面包裹好后,投入已炒热的滑石粉中,适当翻动至面皮表面呈焦黄色时取出,剥去面皮,放凉	本品呈椭圆形、长圆柱形或连珠形,长1~5cm,直径0.5~2cm。表面焦黄色,凹陷处有棕色外皮残留。质脆,易折断。断面粉性,木部微显放射状纹理;长圆柱状者纤维性较强。气微,味微甘而辣
《江西省中药饮片炮制规范》2008年版	取净生甘遂,用湿草纸裹,煨至纸变焦黄色,取出甘遂。用时捣碎	形如生甘遂,表面呈焦黄色,略有焦香气
《河南省中药饮片炮制规范》2005年版	取定量之面粉加水适量,做成适宜之团块,然后将甘遂逐个包裹,置热砂中同炒或置炉旁炕,至面皮呈焦黄色为度,取出,放凉,去面皮。每100kg甘遂,用面粉50kg	形如生甘遂,表面类白色,略有焦香气
《四川省中药饮片炮制规范》1977年版	取净甘遂,用面裹煨法煨至面皮外表呈焦黄色为度,取出,剥去面皮	表面黄色,断面微黄色,体硬质脆

4. 醋煮甘遂　《中国药典》2020 年版未收载本炮制规格,常见地方标准制法及性状见表 41-4。

表 41-4　醋煮甘遂常见地方标准制法及性状要求

来源	制法	性状
《河南省中药饮片炮制规范》2005 年版	取净甘遂,照醋煮法(炮制通则)煮至中央无白心,取出,放凉。每 100kg 甘遂,用醋 50kg	形如生甘遂,表面黄色至黄棕色,有浓郁的醋香气

【金老谈甘遂炮制历史】

综合古代甘遂的炮炙方法,主要有熬、煨、炒、炮、煮、炙及焙,有不加辅料,也有加辅料的。辅料有胡麻、麸、醋、面、甘草、莘苈等,下面分别予以介绍。

一、不加辅料炮炙

包括熬、煨、炒、炮、煮、炙,有些炙法中又有不同的炮炙要求。

1. 熬法　唐代《外台秘要》中最早提出了"熬"的炮炙方法。

2. 煨法　宋代《太平圣惠方》中最早提出"煨令微黄",其后的明代《普济方》等书中亦有相同记载。清代《幼科释谜》也提到"煨黄"。

3. 炒法　宋代《博济方》中首先提出"炒令黄色",其后的宋代《全生指迷方》、金代《素问病机气宜保命集》、清代《嵩崖尊生全书》等书中都有"炒"的记载。在炒法中又有不同炮炙要求,如宋代《小儿药证直诀》中提到"慢火炒焦黄色",《圣济总录》中提到"炒微黄",《小儿卫生总微论方》、明代《婴童百问》等书中都有"微炒"的记载。

4. 炮法　宋代《圣济总录》中首先提出了"炮",其后的《三因极一病证方论》、明代《医学纲目》等书中也有相同记载。

5. 煮法　元代《丹溪心法》中最早提出"水浸冬七春秋五日,或水煮亦可"。明代《医宗必读》中又提出"长流水浸半日,煮干晒"。

6. 炙法　清代《本草述》中提出了"慢火炙"的炮炙方法。

二、加辅料炮炙

应用的辅料有胡麻、麸、纸、醋、面,其中以面为最常见。在炙法中有用一种辅料的,亦有两种或两种以上辅料合并使用。

(一)单一辅料炮炙

1. 胡麻制　宋代《太平圣惠方》中最早提出"与胡麻同炒,以胡麻熟为度"。其后的明代《证治准绳》、清代《医宗金鉴》中都有相同记载。

2. 麸制　宋代《圣济总录》中最早提出了"麸炒",而麸炙又有不同制法和要求,如元代《卫生宝鉴》中提到"麸炒黄",明代《普济方》中提到"用麸炒透里黄褐色""麸炒焦黄""麸炒,裹煮、焙干"。

3. 醋制　宋代《圣济总录》中最早提出"醋炒干",其后的明代《医学纲目》、清代《医宗金鉴》中都有相同记载。

4. 面制　金代《儒门事亲》中首先提出"以面包,不令透水,煮百余沸,取出,用冷水浸过,去面,焙干"。而在面炙中又有不同制法和要求。如元代《卫生宝鉴》中提到"面裹,微煮焙"，《丹溪心法》中提出"湿面裹，长流水浸半日，再水洗，晒干""面裹煨"。明代《婴童百问》中提到"面裹煨令黄色"，《医学入门》中提到"面炒"，《仁术便览》中提到"面裹煮透用"，《医宗粹言》中提到"面包煨熟去面"。清代《医门法律》中提到"湿面裹，长流水浸半日，煮晒干"，《本草害利》中提到"用东流水浸去黑水，面裹煨熟用"。

（二）两种或两种以上辅料合炙

合并应用的辅料有甘草与小荠苨、甘草小荠苨与面、甘草与面。

1. 甘草与小荠苨合制　南朝刘宋《雷公炮炙论》中最早提出"用生甘草汤、小荠苨自然汁二味，搅浸三日，其水如黑汁，更漉出，用东流水淘六七次，令水清为度，漉出，于土器中熬令脆用之"。明代《医学入门》《本草纲目》等书中都有相同记载。

2. 甘草、小荠苨与面合制　明代《证治准绳》中首先提出"用甘草汤荠苨自然汁，搅浸三日，其水如黑汁，漉出，东流水淘六七次，以水清为度，然后用面包煨熟用"，其后的清代《本草从新》《本草求真》等书中都有相同记载。

3. 甘草与面合制　清代《外科证治全生集》中提出用甘草与面为辅料合炙，曰："用甘草煎汤浸三日，汤黑去汤，河水淘洗，取清水日淘日浸，每日换水数次，三日后去心再淘，浸四五日，取一撮入白瓷盆内隔宿，次日盆内水无异色乃妥，再淘三四次，沥干，以面裹如团，入糠火煨，煨至面团四面皆黄，内药熟透，取出晒干，入锅炒透，磨粉。"

【金老论甘遂炮制与临床功效】

一、临床功效与主治

本品味苦，性寒。有毒。归肺、肾、大肠经。功善泻水逐饮，消肿散结。用于水肿胀满，胸腹积水，痰饮积聚，气逆咳喘，二便不利，风痰癫痫，痈肿疮毒（表41-5）。

表41-5　甘遂各临床常用炮制规格功效、主治对比

炮制规格	功效	主治
生甘遂	泻水逐饮，消肿散结	用于水肿胀满，胸腹积水，痰饮积聚，气逆咳喘，二便不利，风痰癫痫，痈肿疮毒
醋甘遂	降低毒性，缓和峻泻作用	用于腹水胀满，痰饮积聚，气逆喘咳，风痰癫痫，二便不利
煨甘遂	降低毒性	同甘遂
醋煮甘遂	降低毒性	同甘遂

二、临床调剂

1. 用法用量　0.5～1.5g，炮制后多入丸散用。生品外用适量。

2. 临床使用与禁忌

（1）不宜与甘草同用。

（2）孕妇禁用，体虚者忌服。

（3）本品有毒，应按医疗用毒性药品管理。

3. 贮藏　置通风干燥处，防蛀。醋甘遂密闭。

本品临床常用炮制规格与调剂注意事项见表41-6。醋煮甘遂临床鲜用，本节未收入。

表 41-6 甘遂临床常用炮制规格与调剂注意事项

炮制规格	处方名	用法用量	特殊禁忌	特殊贮藏方法
生甘遂	生甘遂	0.5～1.5g；外用适量	不宜与甘草同用。孕妇禁用。体虚者忌服	置通风干燥处，防蛀。醋甘遂密闭
醋甘遂	甘遂、煮甘遂、醋（炙）甘遂、制甘遂	0.5～1.5g，多入丸散用		
煨甘遂	煨甘遂	0.5～1.5g，多入丸散用		

黄 柏

【来源】

本品为芸香科植物黄皮树 *Phellodendron chinense* Schneid. 的干燥树皮。习称"川黄柏"。剥取树皮后，除去粗皮，晒干。

【炮制规格】

1. 黄柏

（1）《中国药典》2020 年版标准：除去杂质，喷淋清水，润透，切丝，干燥。

性状：本品呈丝条状。外表面黄褐色或黄棕色。内表面暗黄色或淡棕色，具纵棱纹。切面纤维性，呈裂片状分层，深黄色。味极苦。

（2）地方标准（表 42-1）

表 42-1 黄柏常见地方标准制法及性状要求

来源	制法	性状
《湖南省中药饮片炮制规范》2010 年版	取原药材，除去杂质，喷淋清水，润透，切丝片，干燥，筛去灰屑	为长条状丝片，长 3～5cm，宽 2～3mm。外表面黄褐色或黄棕色，平坦或具纵沟纹；内表面暗黄色或淡棕色，具细密的纵棱纹。体轻，质硬，切面深黄色，纤维性，呈裂片状分层。气微，味极苦，嚼之有黏性
《陕西省中药饮片标准》第二册（2009 年）	取药材黄柏，除去杂质，喷淋清水，润透，切丝，干燥	本品呈丝带状，皮厚 1～6mm，宽 3～5mm。外表面黄褐色或黄棕色，平坦或具纵沟纹，有的可见皮孔痕及残存的灰褐色粗皮。内表面暗黄色或淡棕色，具细密的纵棱纹。切面纤维性，呈裂片状分层，鲜黄色。体轻，质硬。气微，味极苦，嚼之有黏性
《江西省中药饮片炮制规范》2008 年版	除去杂质，抢水洗净，润透，刮去残留粗皮，切丝或方块，晾干	本品为丝片或小方块。外表面黄褐色或黄棕色，平坦或具纵裂纹；内表面暗黄色、深棕色或黄绿色，具细密的纵皱纹。体轻，质硬，切面深黄色或鲜黄色，呈裂片状分层。气微，味甚苦，嚼之有黏性。无霉变

续表

来源	制法	性状
《广西壮族自治区中药饮片炮制规范》2007 年版	除去杂质,喷淋清水,润透,切丝,干燥	为卷曲的丝状,外表面黄褐色或黄棕色,内表面暗黄色或淡棕色。体轻,质硬,切面深黄色,纤维性,呈裂片状分层。气微,味甚苦,嚼之有黏性
《重庆市中药饮片炮制规范及标准》2006 年版	除去杂质,清水淋润,切丝,干燥	为鲜黄色微卷曲的丝,厚 1～6mm。外表面黄褐色或黄棕色,平坦或具纵沟纹,有的可见皮孔痕及残存的灰褐色粗皮。内表面暗黄色或淡棕色,具细密的纵棱纹。体轻,质硬,切面纤维性,呈裂片状分层,深黄色。气微,味甚苦,嚼之有黏性
《安徽省中药饮片炮制规范》2005 年版	取原药材,除去杂质,抢水洗净,润透,切丝,干燥,筛去碎屑	为微卷曲的丝状。切面纤维性,深黄色;外表面黄褐色或黄棕色,平坦或具纵沟纹;内表面暗黄色或淡棕色,具细密的纵棱纹。体轻,质硬。气微,味甚苦,嚼之有黏性
《河南省中药饮片炮制规范》2005 年版	除去杂质,喷淋清水,润透,切丝,干燥	呈微卷曲的丝状。外表面黄褐色或黄棕色,内表面暗黄色或淡棕色,具细密的纵棱纹。体轻,质硬,切面深黄色,纤维性,呈裂片状分层。气微,味甚苦
《贵州省中药饮片炮制规范》2005 年版	取原药材,除去杂质,刮去残留的栓皮,喷淋清水,润透,切丝或块,干燥	为微卷曲的丝或块。外表面黄棕色至黄褐色,内表面暗黄色或淡棕色。切面深黄色。体轻,质硬,断面纤维性,呈裂片状分层。气微,味极苦,嚼之有黏性
《吉林省中药饮片炮制规范》1986 年版	除去杂质,洗净泥土,捞出,润透,切 3mm 丝,晒干	无具体要求
《辽宁省中药炮制规范》1986 年版	除去杂质,喷淋清水,润透,切丝,干燥	丝宽 2～4mm,味苦
《云南省中药饮片炮制规范》1986 年版	取原药拣净杂质,淘洗后吸润约 24 小时,铡成宽约 2cm、长约 3.5cm 的小方块(可用作炒片)或铡成宽 1cm 的丝条片	方块片:长不超 4cm,宽不超过 3cm。丝条片:宽不超 1.5cm。外表灰黄色,内心金黄色,味苦

2. 盐黄柏

(1)《中国药典》2020 年版标准:取黄柏丝,照盐水炙法(通则 0213)炒干。

性状:本品形如黄柏丝,表面深黄色,偶有焦斑。味极苦,微咸。

(2)地方标准(表 42-2)

表 42-2　盐黄柏常见地方标准制法及性状要求

来源	制法	性状
《湖南省中药饮片炮制规范》2010 年版	取净黄柏丝片,照盐水炙法(附录Ⅰ)炒干。每 100kg 黄柏,用食盐 2kg	形同黄柏,表面深黄色,偶有焦斑;略具咸味

续表

来源	制法	性状
《陕西省中药饮片标准》第二册(2009年)	取饮片黄柏,照盐炙法(附录Ⅰ)炒干	本品呈丝带状,皮厚1~6mm,宽3~5mm。表面暗黄色至黄棕色,偶见焦斑;外表面平坦或具纵沟纹,有的可见皮孔痕及残存的灰褐色粗皮;内表面具细密的纵棱纹;切面纤维性,呈裂片状分层。体轻,质硬,断面鲜黄色。气微,味极苦,微咸,嚼之有黏性
《江西省中药饮片炮制规范》2008年版	(1)取黄柏丝或方块,照盐水炙法(附录二)炒干 (2)取黄柏丝或方块,用盐水喷洒拌匀,至药透汁尽,用文火炒至老黄色为度。 每100kg黄柏,用食盐2kg	形如黄柏,表面深黄色,微具焦斑,味微咸
《广西壮族自治区中药饮片炮制规范》2007年版	取生黄柏,用文火炒至深黄色,略有焦斑,喷洒盐水,炒干,取出,放凉。 每100kg生黄柏,用食盐2kg	形同生黄柏,表面深黄色,偶有焦斑;略具咸味
《重庆市中药饮片炮制规范及标准》2006年版	取黄柏丝,照盐水炙法炒干	深黄色,偶有焦斑,味苦微咸
《安徽省中药饮片炮制规范》2005年版	取净黄柏丝,照盐炙法①(附录Ⅰ),炒干。每100kg黄柏,用食盐2kg	形同黄柏,表面深黄色,偶有焦斑,略具咸味
《河南省中药饮片炮制规范》2005年版	取黄柏丝,照盐水炙法(炮制通则)炒干	形如黄柏丝,深黄色,偶有焦斑,略具咸味
《贵州省中药饮片炮制规范》2005年版	取净黄柏丝或块,照盐水炙法(附录Ⅰ炮制通则)炒至焦黄色	形同黄柏。深黄色,略有焦斑。味苦微咸
《辽宁省中药炮制规范》1986年版	取黄柏丝,用盐水拌匀,闷润至盐水被吸尽,稍晾,用文火炒干,取出,放凉。每100kg黄柏,用盐2kg	味咸苦、不焦
《吉林省中药饮片炮制规范》1986年版	将盐用水溶解,过滤,取滤液喷淋于黄柏丝内,拌匀,待盐水被吸尽后,置锅中,用文火炒至稍变色时,取出,晾干。每100kg黄柏丝,用盐2kg	无具体要求
《云南省中药饮片炮制规范》1986年版	取黄柏片,每50kg用食盐1kg兑水适量溶化,先将黄柏片置锅内用文武火拌炒,边炒边洒入盐水,炒至呈黄褐色,取出晾冷,即可	为黑褐色

3. 黄柏炭

(1)《中国药典》2020年版标准:取黄柏丝,照炒炭法(通则0213)炒至表面焦黑色。

性状:本品形如黄柏丝,表面焦黑色,内部深褐色或棕黑色。体轻,质脆,易折断。味苦涩。

（2）地方标准（表42-3）

表42-3　黄柏炭常见地方标准制法及性状要求

来源	制法	性状
《湖南省中药饮片炮制规范》2010年版	取净黄柏丝片，照炒炭法（附录Ⅰ）用武火炒至表面焦黑色	形同黄柏，表面深黑色，内部焦褐色，质轻而脆，味微苦涩
《陕西省中药饮片标准》第二册（2009年）	取饮片黄柏，照炒炭法（附录Ⅰ）炒至表面焦黑色	本品呈丝带状，皮厚1~6mm，宽3~5mm。表面焦黑色，平坦或具纵沟纹。质轻而脆，断面焦黄色至焦褐色，纤维性，呈裂片状分层。味微苦、涩
《江西省中药饮片炮制规范》2008年版	（1）取黄柏丝或方块，照炒炭法（附录二）炒至表面焦黑色 （2）取黄柏丝或方块，用武火炒至外表黑褐色，内部黄褐色，取出，放凉	形如黄柏，表面黑褐色，内部黄褐色，质轻而脆，味微苦涩
《广西壮族自治区中药饮片炮制规范》2007年版	取生黄柏，置锅内用武火炒至表面焦黑色。喷淋清水，取出，晾干	形同生黄柏，表面深黑色，内部焦褐色，质轻而脆，味微苦涩
《重庆市中药饮片炮制规范及标准》2006年版	取黄柏丝，照炒炭法炒至表面焦黑色	表面焦黑色，内部深褐色，质轻而脆，味苦涩
《安徽省中药饮片炮制规范》2005年版	取净黄柏丝，照炒炭法（附录Ⅰ），炒至表面焦黑色，内部焦褐色	形同黄柏，表面焦黑色，内部焦褐色，质轻而脆，味微苦、涩
《河南省中药饮片炮制规范》2005年版	取黄柏丝，照炒炭法（炮制通则）炒至表面焦黑色	形如黄柏丝，表面焦黑色，内部焦褐色，质轻而脆，味微苦涩
《贵州省中药饮片炮制规范》2005年版	取净黄柏丝或块，照炒炭法（附录Ⅰ炮制通则）炒至表面焦黑色、内部焦黄色	形同黄柏。表面焦黑色、内部焦黄色
《吉林省中药饮片炮制规范》1986年版	取黄柏丝，置锅中，用武火炒至表面呈黑色、内部焦褐色时（但须存性），喷水灭火星，取出，晾干	无具体要求

4.酒黄柏　《中国药典》2020年版未收载本炮制规格，常见地方标准制法及性状见表42-4。

表42-4　酒黄柏常见地方标准制法及性状要求

来源	制法	性状
《山东省中药饮片炮制规范》2022年版	取净黄柏丝，用黄酒拌匀，稍润至黄酒被吸尽，置锅内，文火炒干，取出，放凉。每100kg黄柏丝，用黄酒10kg	本品呈不规则的丝片状，宽3~5mm。外表面深黄色，平坦或具纵沟纹，有的可见皮孔痕及残存的灰褐色粗皮；内表面黄色或黄棕色。断面纤维性，呈裂片状分层，深黄色。体轻，质较硬，略具酒气，味极苦，嚼之有黏性

续表

来源	制法	性状
《安徽省中药饮片炮制规范》2019年版	取净黄柏丝,照酒炙法(附录Ⅰ)炒干,取出,放凉。每100kg黄柏,用黄酒10kg	本品为微卷曲的丝状。外表面深黄色,平坦或具纵沟纹,偶有焦斑;内表面深黄色,具细密的纵棱纹。体轻,质硬。切面纤维性,呈裂片状分层,深黄色。略具酒气,味甚苦,有黏性
《四川省中药饮片炮制规范》2015年版	除去杂质,喷淋,润透,切丝,干燥,照酒炙法(通则0213)炒干。每100kg黄柏,用白酒10kg	本品呈丝条状。外表面深黄色或黄褐色,内表面暗黄色或淡棕色,具纵棱纹。切面纤维性,呈裂片状分层。有少量焦斑,略有酒气,味极苦
《福建省中药饮片炮制规范》2012年版	取原药材,除去杂质,喷淋清水,润透,切丝,干燥。照酒炙法(附录Ⅰ)炒干。每100kg黄柏,用黄酒10kg	本品呈宽丝状。表面深黄色,具细密的纵棱纹。切面纤维性,呈裂片状分层。偶有焦斑。略具酒气。味甚苦
《黑龙江省中药饮片炮制规范》2012年版	取黄柏丝,喷淋黄酒,拌匀,待黄酒吸尽,用文火炒至深黄色,取出,摊凉,即得。每100kg黄柏丝,用黄酒20kg	本品呈丝状,皮厚约3mm。外表面深黄棕色,可见焦斑。内表面暗黄色或淡棕色,具纵棱纹。切面纤维性,呈裂片状分层,深黄色。略有酒气,味极苦
《陕西省中药饮片标准》第二册(2009年)	取饮片黄柏,照酒炙法(附录Ⅰ)炒干。每100kg黄柏,用黄酒12.5kg	本品呈丝带状,皮厚1~6mm,宽3~5mm。表面暗黄色至黄棕色,偶见焦斑;外表面平坦或具纵沟纹,有的可见皮孔痕及残存的灰褐色粗皮;内表面具细密的纵棱纹
《江西省中药饮片炮制规范》2008年版	取黄柏丝或方块,用酒喷洒拌匀,用文火炒至老黄色为度。每100kg黄柏,用酒10kg	形如黄柏,表面深黄色,微具焦斑,有酒香气
《重庆市中药饮片炮制规范及标准》2006年版	取黄柏丝,照酒炙法用白酒炒干	深黄色,有少量焦斑,略有酒气
《河南省中药饮片炮制规范》2005年版	取黄柏丝,照酒炙法(炮制通则)炒干。每100kg黄柏丝,用黄酒12kg	形如黄柏丝,深黄色,偶有焦斑,略具酒气
《吉林省中药饮片炮制规范》1986年版	取黄酒喷淋于黄柏丝内,拌匀,待黄酒被吸尽后,用文火炒至稍变色,取出,晾干。每100kg黄柏丝,用黄酒2kg	无具体要求
《辽宁省中药炮制规范》1986年版	取黄柏丝用酒拌匀,闷润至酒液被吸尽,稍晾,用文火炒干并呈深黄色,取出,放凉。每100kg黄柏丝,用黄酒10kg	味苦、深黄色、不焦

5. 蜜黄柏　《中国药典》2020年版未收载本炮制规格,常见地方标准制法及性状见表42-5。

表 42-5　蜜黄柏常见地方标准制法及性状要求

来源	制法	性状
《福建省中药饮片炮制规范》2012 年版	取原药材,除去杂质,喷淋清水,润透,切丝,干燥。照蜜炙法(附录Ⅰ)炒至不粘手	本品呈宽丝状。表面色泽更深,偶见焦斑。气微,味微甜、甚苦

【金老谈黄柏炮制历史】

综合古代黄柏的炮炙方法,主要有炒法,可分为清炒和加辅料炒,辅料的种类比较多,有酒、蜜、盐、人乳、童便、猪胆汁。还有一些特殊炙法,下面分别予以介绍。

一、不加辅料炮炙

1. **炒法**　唐代《备急千金要方》中提到“微炒”。其后,宋代《苏沈良方》中提到“炒”,《校注妇人良方》中提到“炒黑”,明代《万病回春》中提到“炒褐色”,清代《本草汇》中提到“炒”。

2. **炙法**　宋代《太平圣惠方》中提到“炙令黑焦”,但不多见。

3. **烧法**　宋代《小儿卫生总微论方》中提到“烧存性”,但不多见。

二、加辅料炮炙

应用的辅料有酒、蜜、盐、童便、人乳等,其中以酒和蜜为常见,有用一种辅料炮炙的,也有用两种或两种以上辅料合并炮炙的。

(一)单一辅料炮炙

1. **酒制**　唐代《银海精微》中较早地提到“酒柏”。宋代《校注妇人良方》中提到“酒炒黑”“酒拌”。元代《汤液本草》中开始对酒的作用做了初步解释:“病在头面及手梢皮肤者,须用酒炒之,借酒力以上腾也。咽之下,脐之上,须酒洗之。酒浸曝干,恐寒伤胃气也。”明代《万病回春》《医宗粹言》中也提到“酒炒”,清代《本草汇》中提到“酒炙”。

2. **蜜制**　南朝刘宋《雷公炮炙论》中较早地提到“削去粗皮,用生蜜水浸半日,漉出晒干,用蜜涂,文武火炙,令蜜尽为度,每五两用蜜三两”。以后,宋代《太平圣惠方》中提到“涂蜜,微炙,锉”。《博济方》中提到“以蜜慢火炙紫色”,《圣济总录》中提到“去粗皮蜜炙”,《小儿卫生总微论》中提到“蜜炒”。明代《本草蒙筌》中对蜜炙的不同作用作了初步解释:“去外褐粗糙才制,先渍蜜水,日际曝干,次涂蜜糖,火边炙燥……治三焦,二制则治上焦,单制则治中焦,不制则治下焦也”。《本草纲目》中对生品及各种炮炙品的作用做了进一步论述:“黄柏性寒而沉,生用则降实火,熟用则不伤胃,酒制则治上,盐制则治下,蜜制则治中”。同时代的《证治准绳》中也有相似的记载,《炮炙大法》中提到“凡使,用刀削上粗皮,用生蜜水浸半日,滤出晒干,用蜜涂文武火炙,令蜜尽为度,凡修事五两,用蜜三两”。清代《本草汇》中也提到“蜜炙”。

3. **猪胆汁制**　宋代《疮疡经验全书》中提到“去粗皮,猪(胆)汁润炙,褐色”。明代《万病回春》中也提到“猪胆炒”。

4. **人乳制**　明代《万病回春》中提到“人乳炒”,同时代的《寿世保元》中也提到“乳汁浸透”“人乳汁炒”。

5. **童便制** 明代《万病回春》中提到"童便炒",同时代的《证治准绳》中也提到"童便浸,晒干",《寿世保元》中提到"去皮,童便炒"。

6. **盐制** 明代《医宗粹言》中提到"肾家用盐水炒",稍后的《寿世保元》中提到"青盐水炒",清代《本草汇》中提到"盐炙"。

7. **盐酒制** 宋代《疮疡经验全书》中提到"去粗皮,盐酒拌炒黑色",明代《本草纲目》中提到"黄柏去皮,盐酒炒褐为末"。同时代的《炮炙大法》中也提到"用盐酒拌炒褐色"。

8. **人乳及盐制** 明代《寿世保元》中提到"去皮,人乳拌匀,晒干,再用盐水炒"。

9. **盐水童便制** 明代《寿世保元》中提到"盐水炒一半,童便炒一半"。

（二）特殊炙法

1. **鸡子清合制** 宋代《圣济总录》中提到"去粗皮用鸡子清涂炙"。

2. **葱汁合制** 宋代《疮疡经验全书》中提到"葱汁拌炒干"。

3. **酒蜜汤盐水童尿合制** 明代《本草纲目》中提到"黄柏一斤,分作四分,用醇酒、蜜汤、盐水、童尿浸洗,晒炒为末"。

4. **酒醋童尿合制** 明代《本草纲目》中提到"川黄柏皮刮净一斤,分作四分,三分用酒、醋、童尿各浸七日,洗晒焙,一分生炒黑色,为末"。

5. **酒蜜人乳糯米泔合制** 明代《本草纲目》中提到"川柏皮刮净一斤,分作四分,用酒、蜜、人乳、糯米泔各浸透,炙干切研。"

6. **醇酒盐汤童尿合制** 明代《本草纲目》中提到"黄柏一斤分作四分,三分用醇酒、盐汤、童尿各浸二日,焙研"。

7. **人乳汁盐酒合制** 明代《万病回春》中提到"人乳汁盐酒炒"。

8. **盐水酒人乳蜜合制** 清代《串雅内编》中提到"厚黄柏去皮八两,二两盐水,二两酒浸,二两人乳浸,二两蜜浸,俱晒干炒赤"。

【金老论黄柏炮制与临床功效】

一、临床功效与主治

本品味苦,性寒。归肾、膀胱经。功善清热燥湿,泻火除蒸,解毒疗疮。用于湿热泻痢,黄疸尿赤,带下阴痒,热淋涩痛,脚气痿躄,骨蒸劳热,盗汗,遗精,疮疡肿毒,湿疹湿疮(表42-6)。

表42-6 黄柏各临床常用炮制规格功效、主治对比

炮制规格	功效	主治
黄柏	清热燥湿,泻火除蒸,解毒疗疮	用于湿热泻痢,黄疸尿赤,带下阴痒,热淋涩痛,脚气痿躄,骨蒸劳热,盗汗,遗精,疮疡肿毒,湿疹湿疮
盐黄柏	滋阴降火	用于阴虚火旺,盗汗骨蒸
酒黄柏	引药上行消上焦之热,功能清热燥湿,泻火除蒸,解毒疗疮	用于口舌生疮,目赤耳鸣
黄柏炭	凉血止血	用于崩漏及赤白带下
蜜黄柏	缓和枯燥之性	同黄柏

二、临床调剂

1. **用法用量**　3～12g。外用适量。
2. **临床使用与禁忌**　本品苦寒伤胃，脾胃虚寒者忌用。
3. **贮藏**　置通风干燥处，防潮。盐黄柏、酒黄柏、蜜黄柏密闭。

本品临床常用炮制规格与调剂注意事项见表42-7。

表42-7　黄柏临床常用炮制规格与调剂注意事项

炮制规格	处方名	用法用量	特殊禁忌	特殊贮藏方法
黄柏	黄柏、川黄柏、川柏	3～12g。外用适量	脾胃虚寒者忌用	置通风干燥处，防潮。盐黄柏、酒黄柏、蜜黄柏密闭
盐黄柏	盐(炙)黄柏			
黄柏炭	黄柏炭			
酒黄柏	酒黄柏			
蜜黄柏	蜜(炙)黄柏			

瓜　蒌

【来源】

本品为葫芦科植物栝楼 *Trichosanthes kirilowii* Maxim. 或双边栝楼 *Trichosanthes rosthornii* Harms 的干燥成熟果实。秋季果实成熟时，连果梗剪下，置通风处阴干。

【炮制规格】

1. **瓜蒌**

（1）《中国药典》2020年版标准：压扁，切丝或切块。

性状：本品呈不规则的丝或块状。外表面橙红色或橙黄色，皱缩或较光滑；内表面黄白色，有红黄色丝络，果瓤橙黄色，与多数种子黏结成团。具焦糖气，味微酸、甜。

（2）地方标准（表43-1）

表43-1　瓜蒌常见地方标准制法及性状要求

来源	制法	性状
《安徽省中药饮片炮制规范》2019年版	取原药材，除去杂质及果柄，洗净，压扁，切丝或小块，干燥	为不规则的丝条或块片状，果皮、果肉及种子混合。果皮表面橙红色或橙黄色，皱缩或较光滑，果肉红黄色或橙黄色。果瓤橙黄色，与多数种子黏结成团。略具焦糖气，味微酸、甜
《陕西省中药饮片标准》第一册（2009年）	取药材瓜蒌，除去梗及泥沙，压扁，切丝或切块	本品呈不规则的丝块状。果皮外表面橙红色或橙黄色，皱缩或较光滑；内表面黄白色，有红黄色丝络，质较脆。果瓤橙黄色，与多数种子黏结成团。具焦糖气，味微酸、甜

续表

来源	制法	性状
《北京市中药饮片炮制规范》2008年版	取原药材,除去杂质及果柄,洗净,置适宜容器内,蒸(70~80℃)10~15分钟,取出,压扁,切宽丝,晒干或低温干燥	本品为不规则宽丝。外表面橙红色或橙黄色,皱缩或较光滑。内表面黄白色,有红黄色丝络,果瓤橙黄色,黏稠,与多数种子黏结成团。具焦糖气,味微酸、甜
《江西省中药饮片炮制规范》2008年版	(1)除去梗及泥沙,压扁,切丝或切块 (2)取原药,去柄,洗净,压扁或置蒸笼内蒸软压扁,切成厚片,干燥	本品为不规则的块片、丝或厚片,果皮、果肉、种子混合。果皮橙红色或橙黄色,皱缩,或较光滑,内果皮黄白色,有红黄色丝络。果肉橙黄色,黏稠,与多数种子黏结成团。具焦糖气,味微酸、甜。无虫蛀、霉变
《广西壮族自治区中药饮片炮制规范》2007年版	除去梗及泥沙,剪去蒂茎,洗净,压扁,切丝或切块,干燥	本品呈不规则的丝块状,果皮、果肉及种子混合。果皮橙黄色,果肉黄白色。有红黄色丝络。果瓤橙黄色,黏稠,与多粒种子黏结成团。具焦糖气,味微酸甜
《重庆市中药饮片炮制规范及标准》2006年版	除去果梗及泥沙,压扁,切丝或切块	为丝状或块状。果皮、果肉及种子混合。果皮表面橙红色或橙黄色,皱缩或较光滑,果肉红黄色或橙黄色。轻重不一。质脆,内表面黄白色,有红黄色丝络,果瓤橙黄色,黏稠,与多数种子黏结成团。具焦糖气,味微酸、甜
《浙江省中药炮制规范》2005年版	取原药,除去果梗等杂质及霉黑者,压扁,切丝或块。筛去灰屑	呈丝状或块状。果皮外表面橙红色或橙黄色,较光滑;内表面黄白色,有橙黄色丝络。果瓤橙黄色,黏稠,与多数种子黏结成团。种子卵状椭圆形,扁平。具焦糖气,味微酸、微甜
《河南省中药饮片炮制规范》2005年版	除去梗及泥沙,压扁,切丝或切块,晾干	呈不规则的丝或块状。果皮、果肉及种子混合。果皮橙黄色,果肉黄白色。味微酸甜
《江苏省中药饮片炮制规范》2002年版	取原药材,除去杂质及果柄,洗净,压扁,切丝或小块,干燥	为不规则的丝条或块片状,果皮、果肉及种子混合。果皮橙黄色,果肉红黄色或橙黄色。味微酸甜
《吉林省中药饮片炮制规范》1986年版	剪净枝梗,除去表皮灰土,晒干,用时压扁,剪成小块	无具体要求
《四川省中药饮片炮制规范》1977年版	取瓜蒌,淘去泥沙,切碎,为全瓜蒌。除去子仁(为瓜蒌子,另作药用),切成细丝或方块,晒干,为瓜壳	为外表红黄色或杏黄色,微有光泽,内为黄白色,微似絮状

　　2. 蜜瓜蒌　《中国药典》2020年版未收载本炮制规格,常见地方标准制法及性状见表43-2。

表 43-2　蜜瓜蒌常见地方标准制法及性状要求

来源	制法	性状
《山东省中药饮片炮制规范》2022 年版	将炼蜜用适量开水稀释,加入净瓜蒌丝或块中拌匀,稍润,置热锅内,文火炒至表面棕黄色,微带焦斑时,取出,凉透。每 100kg 瓜蒌,用炼蜜 12kg	本品呈不规则丝或块状。外表面棕黄色,皱缩或较光滑,微带焦斑,微显光泽,带黏性。切面黄白色,果瓤与多数种子黏结成团。具焦糖气,味微酸、甜
《江苏省中药饮片炮制规范》2020 年版	取炼蜜,用适量开水稀释后,与净瓜蒌丝或小块拌匀,闷透,用文火炒至不粘手为度,取出,放凉。每 100kg 瓜蒌,用炼蜜 20kg	本品呈不规则丝状或块状。外表面棕黄色,皱缩或较光滑,微带焦斑,微显光泽,带黏性。切面黄白色,果瓤与多数种子黏结成团。具焦糖气,味甜
《安徽省中药饮片炮制规范》2019 年版	取净瓜蒌丝或小块,照蜜炙法①(附录Ⅰ),炒至不粘手。每 100kg 瓜蒌,用炼蜜 20kg	形同瓜蒌,棕黄色,微有光泽,略带黏性。味甜
《河南省中药饮片炮制规范》2005 年版	取净瓜蒌丝,照蜜炙法(炮制通则)炒至不粘手。每 100kg 瓜蒌丝,用炼蜜 15kg	形如瓜蒌丝或块,带黏性,呈棕黄色,微显光泽
《四川省中药饮片炮制规范》1977 年版	取瓜蒌壳 5 000g,加炼蜜 930g,拌匀,炒至不粘手为度	炙后颜色变深,质脆,有甜香气

【金老谈瓜蒌炮制历史】

瓜蒌始载于《神农本草经》,在古代炮炙方法中主要有煅、烧、炒、煨,大多不加辅料,分别介绍如下。

1. **煅法**　宋代《圣济总录》提到"取端正者,纸筋和泥通裹,于顶间留一眼子,煅存性,地坑内放一宿"。《类编朱氏集验医方》及明代《奇效良方》提到"以炭火煅存性,用碗盖定地下一宿,除去火毒"。《济阴纲目》提到"急火煅存性",清代《握灵本草》提到"煅存性,出火毒为末"。

2. **烧法**　宋代《太平惠民和剂局方》提到"烧存性""急火烧焦存性"。明代《万病回春》提到"烧灰存性"。《证治准绳》提到"急火烧焦存性"。

3. **炒法**　明代《证治准绳》提到"瓦上炒香",清代《得配本草》提到"通大便,研酒调下,或炒香酒下"。

4. **煨法**　明代《寿世保元》提到"连皮子瓤,重重纸包,火煨,捣烂"。

5. **其他**　明代《本草蒙筌》中提到"霜降采取,囫囵捣烂,或煅蛤蜊粉和(择紫口者煅研,栝楼一斤,蛤粉半斤),或研明矾末搅(栝楼一斤,明矾四两),各以新瓦盛贮,置于风日处,待甚干燥,复研细霜"。明代《证治准绳》提到"一颗熟者去仁,以童子小便一升相和,研绞取汁"。有关栝楼的炮炙作用,清代《得配本草》提到"通大便,研酒调下,或炒香酒下。恐滑肠,去油用。咳嗽,明矾制,或蛤粉和炒"。

【金老论瓜蒌炮制与临床功效】

一、临床功效与主治

本品味甘、微苦,性寒。归肺、胃、大肠经。功善清热涤痰,宽胸散结,润燥滑肠。用于肺热咳嗽,痰浊黄稠,胸痹心痛,结胸痞满,乳痈,肺痈,肠痈,大便秘结(表43-3)。

表43-3 瓜蒌各临床常用炮制规格功效、主治对比

炮制规格	功效	主治
瓜蒌	清热涤痰,宽胸散结,润燥滑肠	用于肺热咳嗽,痰浊黄稠,胸痹心痛,结胸痞满,乳痈,肺痈,肠痈,大便秘结
蜜瓜蒌	润肺止咳	用于肺热咳嗽,燥咳痰黏

二、临床调剂

1. 用法用量 9～15g。

2. 临床使用与禁忌 本品不宜与川乌、制川乌、草乌、制草乌、附子同用。

3. 贮藏 置阴凉干燥处,防霉,防蛀。蜜瓜蒌密闭。

本品临床常用炮制规格与调剂注意事项见表43-4。

表43-4 瓜蒌临床常用炮制规格与调剂注意事项

炮制规格	处方名	用法用量	特殊禁忌	特殊贮藏方法
瓜蒌	瓜蒌、栝楼、全瓜蒌	9～15g	不宜与川乌、制川乌、草乌、制草乌、附子同用	置阴凉干燥处,防霉,防蛀。蜜瓜蒌密闭
蜜瓜蒌	蜜瓜蒌、炒瓜蒌			

附药:瓜蒌皮

【来源】

本品为葫芦科植物栝楼 *Trichosanthes kirilowii* Maxim. 或双边栝楼 *Trichosanthes rosthornii* Harms 的干燥成熟果皮。秋季采摘成熟果实,剖开,除去果瓤及种子,阴干。

【炮制规格】

1. 瓜蒌皮

(1)《中国药典》2020年版标准:洗净,稍晾,切丝,晒干。

性状:本品常切成2至数瓣,边缘向内卷曲,长6～12cm。外表面橙红色或橙黄色,皱缩,有的有残存果梗;内表面黄白色。质较脆,易折断。具焦糖气,味淡、微酸。

(2)地方标准(表43-5)

表43-5 瓜蒌皮常见地方标准制法及性状要求

来源	制法	性状
《陕西省中药饮片标准》第一册(2009年)	取药材瓜蒌皮,除去杂质,洗净,稍晾,切丝,干燥	本品呈丝片状,外表面橙红色或橙黄色,皱缩,有的可见残存果梗;内表面黄白色。质较脆,易折断。微具焦糖气,味淡、微酸

续表

来源	制法	性状
《江西省中药饮片炮制规范》2008 年版	除去杂质及果柄,抢水洗净,稍润,切丝,干燥	本品为不规则的丝。外表面橙红色或橙黄色,皱缩;内表面黄白色。质较脆,易折断。具焦糖气,味淡、微酸。无虫蛀、霉变
《北京市中药饮片炮制规范》2008 年版	取原药材,除去杂质,洗净,闷润1~2小时,至内外湿度一致,稍晾,切宽丝,干燥,筛去碎屑	本品为不规则宽丝。外表面橙红色或橙黄色,皱缩或较光滑。内表面黄白色。质较脆,易折断。具焦糖气,味淡、微酸
《广西壮族自治区中药饮片炮制规范》2007 年版	生瓜蒌皮洗净,稍晾,除去残留子仁,剪去蒂茎,切丝,干燥	呈丝片状。外表面橙红色或橙黄色,皱缩;内表面黄白色。质较脆,易折断。具焦糖气,味淡、微酸
《重庆市中药饮片炮制规范及标准》2006 年版	瓜蒌皮洗净,稍晾,切丝或方块,晒干	为丝或方块状,边缘向内卷曲。外表面橙红色或橙黄色,皱缩;内表面黄白色。质较脆,易折断。具焦糖气,味淡、微酸
《河南省中药饮片炮制规范》2005 年版	瓜蒌皮洗净,稍晾,切丝,晒干	呈丝片状。外表面橙黄色或红黄色,有光泽,内表面黄白色。味淡、微酸
《江苏省中药饮片炮制规范》2002 年版	取原药材,除去果柄及杂质,抢水洗净,润透,切丝,干燥	为丝片状。皮外侧橙黄色或红黄色,有光泽;内侧淡黄白色。味淡、微酸

2. 炒瓜蒌皮 《中国药典》2020 年版未收载本炮制规格,常见地方标准制法及性状见表 43-6。

表 43-6 炒瓜蒌皮常见地方标准制法及性状要求

来源	制法	性状
《江苏省中药饮片炮制规范》2020 年版	取净瓜蒌皮丝,用文火炒至棕黄色,略带焦斑,取出放凉,筛去灰屑	形同瓜蒌皮,棕黄色,略带焦斑
《广西壮族自治区中药饮片炮制规范》2007 年版	取生瓜蒌皮丝,文火炒至棕黄色,微带焦斑	形如生瓜蒌皮,棕黄色,略带焦斑
《河南省中药饮片炮制规范》2005 年版	取净瓜蒌皮丝,照清炒法(炮制通则)炒至棕黄色,微带焦斑	形如瓜蒌皮,棕黄色,略带焦斑
《贵州省中药饮片炮制规范》2005 年版	取原药材,除去杂质,洗净,稍晾,切丝,晒干	为丝片状,外表面橙红色或橙黄色,皱缩;内表面黄白色。质较脆,易折断。具焦糖气,味淡、微酸

3. 蜜瓜蒌皮 《中国药典》2020 年版未收载本炮制规格,常见地方标准制法及性状见表 43-7。

表 43-7 蜜瓜蒌皮常见地方标准制法及性状要求

来源	制法	性状
《江苏省中药饮片炮制规范》2020 年版	取炼蜜,用适量开水稀释后,与净瓜蒌皮丝拌匀,闷透,用文火炒至表面黄棕色,以不粘手为度,取出,放凉。每 100kg 瓜蒌皮,用炼蜜 25kg	形同瓜蒌皮,黄红色,有光泽。味甜

来源	制法	性状
《四川省中药饮片炮制规范》2015年版	取瓜蒌皮,洗净,稍晾,切丝或块,晒干,照蜜炙法(通则0213)炒至不粘手。每100kg瓜蒌皮,用炼蜜25kg	为不规则的丝条状或块状,外表橙黄色至棕黄色,有光泽,皱缩,内表面黄白色至黄棕色。具蜜香气,味甜、微酸
《广西壮族自治区中药饮片炮制规范》2007年版	取生瓜蒌皮丝,加开水稀释的炼蜜,拌匀,闷透,置锅内,文火炒至棕黄色,微带焦斑	形如生瓜蒌皮,黄红色,有光泽
《重庆市中药饮片炮制规范及标准》2006年版	取净瓜蒌皮,照蜜炙法炒至呈棕黄色,不粘手	为棕黄色,有光泽,具蜜香味
《贵州省中药饮片炮制规范》2005年版	取净瓜蒌皮丝,照蜜炙法(附录I炮制通则)炒至黄色,摊开,烘干	形同瓜蒌皮,表面黄棕色,有光泽,味甜
《河南省中药饮片炮制规范》2005年版	取净瓜蒌皮丝,照蜜炙法(炮制通则)炒至黄棕色不粘手。每100kg瓜蒌丝,用炼蜜25kg	形如瓜蒌皮,黄红色,有光泽

【金老谈瓜蒌皮炮制历史】

宋代有炒(《太平圣惠方》)、焙(《伤寒总病论》)、烧存性、蛤粉炒、蒸(《圣济总录》)等炮制方法。明代增加了以白面同作饼焙干捣末(《普济方》)、同蛤粉或明矾捣和干燥研制成霜(《本草蒙筌》)、加煅蛤蜊蚬壳捣和制饼(《医宗粹言》)、纸包煨(《寿世保元》)等方法。清代有焙(《医宗金鉴》)、明矾制、炒、蛤粉炒(《得配本草》)等炮制方法。现在主要的炮制方性有蜜炙等。2020年版《中国药典》收载瓜蒌皮。

【金老论瓜蒌皮炮制与临床功效】

一、临床功效与主治

本品味甘,性寒。归肺、胃经。清热化痰,利气宽胸。用于痰热咳嗽,胸闷胁痛(表43-8)。

表43-8 瓜蒌皮各临床常用炮制规格功效、主治对比

炮制规格	功效	主治
生瓜蒌皮	清热化痰,利气宽胸	用于痰热咳嗽,胸闷胁痛
炒瓜蒌皮	利气宽胸	用于胸膈满闷或胁肋疼痛
蜜瓜蒌皮	润燥	用于肺燥伤阴,久咳咳痰或咳痰不爽

二、临床调剂

1. **用法用量** 6~10g。

2. **临床使用与禁忌** 不宜与川乌、制川乌、草乌、制草乌、附子同用。

3. **贮藏** 置阴凉干燥处,防霉,防蛀。

本品临床常用炮制规格与调剂注意事项见表43-9。

表43-9　瓜蒌皮临床常用炮制规格与调剂注意事项

炮制规格	处方名	用法用量	特殊禁忌	特殊贮藏方法
瓜蒌皮	瓜蒌皮、栝楼皮、蒌壳、瓜蒌壳	6～10g	不宜与川乌、制川乌、草乌、制草乌、附子同用	置阴凉干燥处,防霉,防蛀
炒瓜蒌皮	炒瓜蒌皮			
蜜瓜蒌皮	蜜瓜蒌皮、炙瓜蒌皮			

附药:瓜蒌子

【来源】

本品为葫芦科植物栝楼 *Trichosanthes kirilowii* Maxim. 或双边栝楼 *Trichosanthes rosthornii* Harms 的干燥成熟种子。秋季采摘成熟果实,剖开,取出种子,洗净,晒干。

【炮制规格】

1. 瓜蒌子

(1)《中国药典》2020年版标准:除去杂质和干瘪的种子,洗净,晒干。用时捣碎。

性状

栝楼:呈扁平椭圆形,长12～15mm,宽6～10mm,厚约3.5mm。表面浅棕色至棕褐色,平滑,边缘有1圈沟纹。顶端较尖,有种脐,基部钝圆或较狭。种皮坚硬;内种皮膜质,灰绿色,子叶2,黄白色,富油性。气微,味淡。

双边栝楼:较大而扁,长15～19mm,宽8～10mm,厚约2.5mm。表面棕褐色,沟纹明显而环边较宽。顶端平截。

(2)地方标准(表43-10)

表43-10　瓜蒌子常见地方标准制法及性状要求

来源	制法	性状
《陕西省中药饮片标准》第一册(2009年)	取药材瓜蒌子,除去杂质及干瘪的种子,洗净,干燥	栝楼:呈扁平椭圆形,长12～15mm,宽6～10mm,厚约3.5mm。表面浅棕色至棕褐色,平滑,沿边缘有1圈沟纹。顶端较尖,有种脐,基部钝圆或较狭。种皮坚硬;内种皮膜质,灰绿色,子叶2,黄白色,富油性。气微,味淡 双边栝楼:较大而扁,长15～19mm,宽8～10mm,厚约2.5mm。表面棕褐色,沟纹明显而环边较宽。顶端平截
《江西省中药饮片炮制规范》2008年版	除去杂质,洗净,捞去干瘪的种子,干燥,用时捣碎	本品呈扁平椭圆形,长12～15mm,宽6～10mm,厚约3.5mm;或较大而扁,长15～19mm,宽8～10mm,厚约2.5mm。表面浅棕色至棕褐色,平滑,沿边缘有1圈沟纹或沟纹明显而环边较宽。顶端较尖或平截,有种脐,基部钝圆或较狭。种皮坚硬;内种皮膜质,灰绿色,子叶2,黄白色,富油性。气微,味淡。无虫蛀、霉变

续表

来源	制法	性状
《广西壮族自治区中药饮片炮制规范》2007年版	除去杂质及干瘪的种子,洗净,干燥,用时捣碎	生栝楼子:呈扁平椭圆形,长12～15mm,宽6～10mm,厚约3.5mm。表面浅棕色至棕褐色,平滑,沿边缘有1圈沟纹。顶端较尖,有种脐,基部钝圆或较狭。种皮坚硬;内种皮膜质,灰绿色,子叶2,黄白色,富油性。气微,味淡 生双边栝楼子:较大而扁,长15～19mm,宽8～10mm,厚约2.5mm。表面棕褐色,沟纹明显而环边较宽;顶端平截
《河南省中药饮片炮制规范》2005年版	除去杂质及干瘪的种子,洗净,晒干。用时捣碎	呈扁平椭圆形,长12～19mm,宽6～10mm,厚2.5～3.5mm。表面浅棕色至棕褐色,平滑,沿边缘有1圈沟纹。顶端较尖或平截,有种脐,基部钝圆或较狭。种皮坚硬;内种皮膜质,灰绿色,子叶2,黄白色,富油性。气微,味淡
《江苏省中药饮片炮制规范》2002年版	取原药材,除去杂质及干瘪种子,洗净,干燥	为扁平椭圆形,长1.2～1.5cm,宽0.6～1cm,厚约3.5mm。表面灰棕色,平滑,沿边缘有一圈沟纹,一端较尖,有种脐,另一端钝圆或较狭,种皮坚硬;种仁外被绿色薄膜,内为黄白色,富油性。气微,味淡

2. 炒瓜蒌子

（1）《中国药典》2020年版标准:取瓜蒌子,照炒法(通则0213),用文火炒至微鼓起,取出,放凉。

性状:呈扁平椭圆形,长12～15mm,宽6～10mm,厚约3.5mm。表面浅褐色至棕褐色,平滑,偶有焦斑,沿边缘有1圈沟纹,顶端较尖,有种脐,基部钝圆或较狭。种皮坚硬;内种皮膜质,灰绿色,子叶2,黄白色,富油性。气略焦香,味淡。

（2）地方标准(表43-11)

表43-11　炒瓜蒌子常见地方标准制法及性状要求

来源	制法	性状
《陕西省中药饮片标准》第一册(2009年)	取饮片瓜蒌子,照炒法(附录Ⅰ)炒至微鼓起	栝楼:本品呈扁平椭圆形,长12～15mm,宽6～10mm,厚约4mm。表面浅褐色至棕褐色,平滑,偶有焦斑,沿边缘有1圈沟纹,顶端较尖,有种脐,基部钝圆或较狭。种皮坚硬;内种皮膜质,灰绿色,子叶2,黄白色,富油性。气略焦香,味淡 双边栝楼:较大而扁,长15～19mm,宽8～10mm,厚约3mm。表面棕褐色,沟纹明显而环边较宽。顶端平截
《江西省中药饮片炮制规范》2008年版	取净瓜蒌子,用炒热的净砂拌炒至鼓起、透香气为度,用时捣碎	形如瓜蒌子,表面颜色较深,微鼓起,具香气

续表

来源	制法	性状
《广西壮族自治区中药饮片炮制规范》2007年版	取生瓜蒌子,置锅内用文火炒至微鼓起,取出,放凉,用时捣碎	微鼓起,表面呈微黄色,具香气,其余同生瓜蒌子
《河南省中药饮片炮制规范》2005年版	取净瓜蒌子,照清炒法(炮制通则)炒至微鼓起。用时捣碎	形如瓜蒌子,表面微黄色
《江苏省中药饮片炮制规范》2002年版	取净瓜蒌子,用文火炒至表面略鼓起,稍有焦斑,取出放凉	形同瓜蒌子,表面灰棕色至微黄色,略鼓起,微有焦斑

3. 蜜瓜蒌子　本炮制规格其他常见地方标准制法及性状见表43-12。

表43-12　蜜瓜蒌子常见地方标准制法及性状要求

来源	制法	性状
《天津市中药饮片炮制规范》2022年版	取原药材,除去杂质及干瘪的种子,洗净,干燥。取净瓜蒌子置热锅内,炒至鼓起,微香,随即将炼蜜淋入,搅拌均匀,炒至不粘手,微显火色,取出,放凉。每100kg净瓜蒌子,用炼蜜3kg	呈扁平椭圆形,长12～15mm,宽6～10mm,厚约3.5mm。表面浅棕色至棕褐色,平滑,边缘有1圈沟纹。顶端较尖,有种脐,基部钝圆或较狭。种皮坚硬,子叶2片,黄白色,富油性,外被灰绿色薄膜。气微,味淡(双边栝楼较大而扁,长15～19mm,宽8～10mm,厚约2.5mm。表面棕褐色,沟纹明显而环边较宽)。不粘手,显火色,微有光泽
《山东省中药饮片炮制规范》2022年版	将净瓜蒌子置热锅内,文火炒至微鼓起时,均匀地淋入用少量开水稀释后的炼蜜,再拌炒至蜜液被吸尽,松散,不粘手,取出,凉透。每100kg瓜蒌子,用炼蜜5kg	呈扁平椭圆形或长方椭圆形,形体鼓起,长12～19mm,宽6～10mm。表面棕褐色,具焦斑,微显光泽,沿边缘有一圈沟纹。顶端较尖或宽而略方,有种脐,基部钝圆或较狭。种皮坚硬,内种皮膜质,灰绿色,子叶2,黄白色,富油性。气微香,味甜
《四川省中药饮片炮制规范》2015年版	取瓜蒌子,除去杂质和干瘪的种子,将炼蜜(嫩蜜)用适量沸水稀释后,淋入瓜蒌子中,拌匀,闷润2～4小时,置热锅内,照蜜炙法(通则0213),用文火炒至鼓起,不粘手为度,取出,晾凉。每100kg净瓜蒌子,用炼蜜3kg	栝楼(瓜蒌子):本品呈扁平椭圆形,长12～15mm,宽6～10mm,厚约3.5mm。表面棕黄色至棕褐色,略鼓起,偶见焦斑,沿边缘有一圈沟纹。有蜜香气,味微甜双边栝楼(瓜蒌子):较大而扁,长15～19mm,宽8～10mm,厚约2.5mm。沟纹明显而环边较宽
《河南省中药饮片炮制规范》2005年版	取净瓜蒌子,照蜜炙法(炮制通则),用文火炒至深黄色,不粘手。每100kg瓜蒌子,用炼蜜12kg	形如瓜蒌子,表面深黄色,微显光泽,微香

4. 瓜蒌子霜 本炮制规格其他常见地方标准制法及性状见表 43-13。

表 43-13 瓜蒌子霜常见地方标准制法及性状要求

来源	制法	性状
《山东省中药饮片炮制规范》2012 年版	取净瓜蒌子去壳取仁,碾成泥状,用吸油纸包严,加热微烘,压去油脂,不断换纸,至纸上不再出现油痕时,碾细,过筛;或用布包严,置笼内蒸至上气,压去油脂,碾细,过筛	为松散的黄白色或青黄色粉末。气香,味咸、苦
《广西壮族自治区中药饮片炮制规范》2007 年版	取生瓜蒌仁研成细粉,略晒或略烘,用草纸包裹,压榨去油,反复换纸,至油净为度,取出,使成碎粉	黄白色松散粉末,微显油性
《河南省中药饮片炮制规范》2005 年版	取净瓜蒌子,照制霜法(炮制通则)制霜	为松散的粉末,黄白色

【金老谈瓜蒌子炮制历史】

瓜蒌子炮制最早见于南北朝时期:"栝楼凡使,皮、子、茎、根效别……若修事,去上壳皮革膜并油了"(《雷公炮炙论》)。宋代有"炒令香熟"(《证类本草》)。金元时期有"炒"(《儒门事亲》)、"研和润"(《丹溪心法》)等法。明代有制霜(《本草蒙筌》)、蛤粉炒(《先醒斋医学广笔记》)等法。清代有焙制(《握灵本草》)、麸炒(《类证治裁》)。现在主要的炮制方法有炒黄、蜜炙、制霜等。2020 年版《中国药典》收载瓜蒌子和炒瓜蒌子。

【金老论瓜蒌子炮制与临床功效】

一、临床功效与主治

本品味甘,性寒。归肺、胃、大肠经。润肺化痰,滑肠通便。用于燥咳痰黏,肠燥便秘(表 43-14)。

表 43-14 瓜蒌子各临床常用炮制规格功效、主治对比

炮制规格	功效	主治
瓜蒌子	润肺化痰,滑肠通便	用于燥咳痰黏,肠燥便秘
炒瓜蒌子	寒性减弱,长于理肺化痰	用于痰饮结阻于肺,气失宣降,咳嗽,胸闷
蜜炙瓜蒌子	寒性缓和,润肺止咳作用增强	用于咳嗽喘促,痰涎壅盛
瓜蒌子霜	润肺祛痰	用于肺热咳嗽,咳痰不爽,大便不实者

二、临床调剂

1. 用法用量 9～15g。
2. 临床使用与禁忌 不宜与川乌、制川乌、草乌、制草乌、附子同用。
3. 贮藏 各种炮制规格均置阴凉干燥处,防霉,防蛀。

本品临床常用炮制规格与调剂注意事项见表 43-15。

表 43-15　瓜蒌子临床常用炮制规格与调剂注意事项

炮制规格	处方名	用法用量	特殊禁忌	特殊贮藏方法
瓜蒌子	瓜蒌子、栝楼子、栝楼仁、瓜蒌仁	9~15g	不宜与川乌、制川乌、草乌、制草乌、附子同用	置阴凉干燥处,防霉,防蛀
炒瓜蒌子	炒瓜蒌子、炒瓜蒌仁	9~15g	不宜与川乌、制川乌、草乌、制草乌、附子同用	
蜜瓜蒌子	蜜瓜蒌子	9~15g	不宜与川乌、制川乌、草乌、制草乌、附子同用	密闭
瓜蒌子霜	瓜蒌子霜	9~15g,包煎	不宜与川乌、制川乌、草乌、制草乌、附子同用	

天　花　粉

【来源】

本品为葫芦科植物栝楼 *Trichosanthes kirilowii* Maxim. 或双边栝楼 *Trichosanthes rosthornii* Harms 的干燥根。秋、冬二季采挖,洗净,除去外皮,切段或纵剖成瓣,干燥。

【炮制规格】

天花粉

(1)《中国药典》2020 年版标准:略泡,润透,切厚片,干燥。

性状:本品呈类圆形、半圆形或不规则形的厚片。外表皮黄白色或淡棕黄色。切面可见黄色木质部小孔,略呈放射状排列。气微,味微苦。

(2)地方标准(表 44-1)

表 44-1　天花粉常见地方标准制法及性状要求

来源	制法	性状
《湖南省中药饮片炮制规范》2010 年版	取原药材,除去杂质,洗净,略泡,润透,切圆厚片或纵切竖块片,干燥,筛去碎屑	不规则圆形厚片或块片。周边黄白色或淡棕黄色,有的有黄棕色外皮残留。质坚实,切面白色或淡黄色,富粉性,横切面可见黄色木质部,略呈放射状排列,气微,味微苦。纵切面可见黄色条纹状木质部
《北京市中药饮片炮制规范》2008 年版	取原药材,除去杂质,大小分开,洗净,浸泡 12~24 小时,至六成透时,取出,闷润 12~24 小时,至内外湿度一致,切厚片,干燥,筛去碎屑	本品为类圆形、半圆形或不规则形厚片。外表皮黄白色或淡棕黄色。切面白色或淡黄色,富粉性,有黄色的筋脉点(导管),略呈放射状排列。质坚,细腻。气微,味微苦
《江西省中药饮片炮制规范》2008 年版	除去杂质,大小分开,冷水浸2~3 小时,润透,切厚片,干燥	本品为类圆形的厚片。外表面白色或淡黄棕色,有的可见黄棕色残留栓皮。切面粉白色或淡黄色,有黄色筋脉点,略呈放射状排列。质坚实,粉性。气微,味微苦。无虫蛀

来源	制法	性状
《广西壮族自治区中药饮片炮制规范》2007年版	除去杂质，大小分档，洗净，分别浸泡，闷润（在闷润时宜熏硫黄1次），润透心后，切厚片，干燥，筛去灰屑	本品类圆形或半圆形厚片，表面白色或淡黄色，富粉性，有黄色的筋脉点（导管），略呈放射状排列。周边黄白色或淡棕色。质坚、细腻。气微，味微苦。无杂质，无霉蛀
《重庆市中药饮片炮制规范及标准》2006年版	除去杂质，洗净，润透，切厚片，干燥	为类圆形或不规则厚片，直径1.5～5.5cm。周边黄白色或淡棕黄色，有纵皱纹细根痕及略凹陷的横长皮孔。质坚实，切面白色或淡黄色，富粉性，有淡黄色筋脉点（维管束），可见黄色木质部，略呈放射状排列。有的纵切面可见黄色条纹状木质部。气微，味微苦
《河南省中药饮片炮制规范》2005年版	除去杂质，大小个分开，浸泡至六成透时，取出，闷润至内外湿度均匀，切厚片，干燥	本品呈类圆形厚片。表面白色或淡黄色，富粉性，有黄色的筋脉点（导管），略呈放射状排列。周边黄白色或淡棕色。质坚，细腻。气微，味微苦
《贵州省中药饮片炮制规范》2005年版	取原药材，除去杂质，略泡，润透，切厚片，干燥	本品为类圆形厚片，切面白色或淡黄色，富粉性，可见黄色木质部，略呈放射状排列。周边黄白色或淡棕黄色，质坚实。气微，味微苦
《安徽省中药饮片炮制规范》2005年版	取原药材，除去杂质，大小分档，稍浸泡，润透，切厚片，干燥，筛去碎屑	为类圆形厚片或不规则块片。外表面黄白色或淡黄棕色，有纵皱纹细根痕及略凹陷的横长皮孔；横切面白色或淡黄色，富粉性，有黄色的筋脉点（导管），略呈放射状排列；纵切面可见黄色条纹状木质部。质坚实。无臭，味微苦
《四川省中药饮片炮制规范》2002年版	除去杂质，洗净，润透，切厚片，干燥	片面白色，粉性重，有黄色的筋脉点（导管），边皮黄白色或淡棕色。质坚，细腻
《江苏省中药饮片炮制规范》2002年版	取原药材，除去杂质，大小分档，分别浸泡至四五成透时，捞出，润透，切厚片，干燥	为类圆形厚片，切面白色或淡黄色，富粉性，有黄色的筋脉点（导管），略呈放射状排列。质坚。无臭，味微苦
《山东省中药炮制规范》1990年版	除去杂质，大小分档，用清水浸泡至五六成透，捞出，闷润至透，切厚片，干燥	本品为类圆形、半圆形或不规则厚片。片面白色或淡黄色，富粉性，有黄色筋脉点（导管），略呈放射性排列，周边黄白色或淡棕色。质坚，细腻。无臭，味微苦
《吉林省中药饮片炮制规范》1986年版	除去杂质，按大小分开，分别用水浸泡至七成透时，捞出，润透，切3mm片，晒干	无具体要求

【金老谈天花粉炮制历史】

天花粉的炮制方法最早见《神农本草经》，要求"暴干"，《雷公炮炙论》要求"去皮，细捣"。古文献关于切制要求的记载有"薄切""寸切""细切""切片"等。《千金要方》有鲜品捣汁应用和趁鲜切制的方法。古代对于天花粉的炮制方法主要包括不加辅料炮制和加辅料炮制两大类。

一、不加辅料炮制

1. **炒法**　在古代有"炒""炒焦",《证类本草》要求"烧灰"。

2. **制粉**　是古代习惯用法,尤以清代更受推崇。在方法上,制粉可分湿制和干制两类。《千金要方》即为湿制法,曰:"深掘一大栝楼根、厚削去皮至白处止,寸切水浸一日一夜,易水经五日,出,烂捣碎,研之,以袋滤如出粉法,干之",将制粉过程记述得十分详细。《仁术便览》记载"为细末,水澄去黄浆,数次成粉"。《外科正宗》用"新鲜未晒者四两,石臼捣烂,投水一碗搅匀,绞去渣用",则兼有用汁、用粉二法之妙。干法制粉,方法简单,即"为细末"或"捣细罗过"。

二、加辅料炮制

辅料主要有酒、醋,其次有蜜、姜汁、茯苓皮、薄荷等。

1. **酒制**　有"酒拌炒"(《疮疡经验全书》)、"酒浸一宿、焙"(《普济方》)、"酒洗"(《丹溪心法》)、"酒浸"(《本草蒙筌》)等具体要求。

2. **醋熬**　《肘后备急方》曰:"内苦酒中,五宿出,熬。"《食疗本草》和《握灵本草》分别记述了用醋熬这一炮制方法。

3. **蜜炙**　见于《小儿卫生总微论方》。

4. **姜汁浸制**　见于《仁术便览》。

5. **茯苓皮煮**　见于《普济方》。

6. **薄荷蒸**　《本草通玄》载有薄荷蒸法,是澄粉法基础上的进一步炮制,方法是"去皮切片……绢滤澄粉,薄荷衬蒸"。《济阴纲目》有瓜蒌根、薄荷梗二味等分,治乳汁少的应用,薄荷蒸的作用应与二药配伍的意义相同。《本草述》中也有蒸法,曰:"水泡切片,用竹沥拌,如是三次。再同乳汁浸。饭上蒸。晒干。"如此炮制,欲借竹沥、乳汁之药效,与薄荷蒸法显然有别。

【金老论天花粉炮制与临床功效】

一、临床功效与主治

本品味甘、微苦,性微寒。归肺、胃经。功善清热泻火,生津止渴,消肿排脓。用于热病烦渴,肺热燥咳,内热消渴,疮疡肿毒。

二、临床调剂

1. **用法用量**　10～15g。

2. **临床使用与禁忌**

(1)孕妇慎用。

(2)不宜与川乌、制川乌、草乌、制草乌、附子同用。

3. **贮藏**　置通风干燥处,防蛀。

五 味 子

【来源】

本品为木兰科植物五味子 Schisandra chinensis(Turcz.)Baill. 的干燥成熟果实。习称"北五味子"。秋季果实成熟时采摘,晒干或蒸后晒干,除去果梗和杂质。

【炮制规格】

1.五味子

(1)《中国药典》2020年版标准:除去杂质。用时捣碎。

性状:本品呈不规则的球形或扁球形,直径5～8mm。表面红色、紫红色或暗红色,皱缩,显油润;有的表面呈黑红色或出现"白霜"。果肉柔软,种子1～2,肾形,表面棕黄色,有光泽,种皮薄而脆。果肉气微,味酸;种子破碎后,有香气,味辛、微苦。

(2)《国家中药饮片炮制规范》:取药材,除去残留果柄等杂质,筛去灰屑。用时捣碎。

性状:本品呈不规则的球形或扁球形,直径5～8mm。表面红色、紫红色或暗红色,皱缩,显油润;有的表面呈黑红色或出现"白霜"。果肉柔软,种子1～2,肾形,表面棕黄色,有光泽,种皮薄而脆。果肉气微,味酸;种子破碎后,有香气,味辛、微苦。

(3)地方标准(表45-1)

表45-1　五味子常见地方标准制法及性状要求

来源	制法	性状
《湖南省中药饮片炮制规范》2010年版	取原药材,除去杂质	不规则的球形或扁球形,直径5～8mm。表面红色、紫红色或暗红色,皱缩,显油润;有的表面呈黑红色或出现"白霜"。果肉柔软,种子1～2,肾形,表面棕黄色,有光泽,种皮薄而脆。果肉气微,味酸;种子破碎后,有香气,味辛、微苦。无杂质
《江西省中药饮片炮制规范》2008年版	除去杂质,用时捣碎	本品呈不规则的球形或扁球形,直径5～8mm,表面红色、紫红色或暗红色,皱缩,显油润;有的表面呈黑红色或出现"白霜"。果肉柔软,种子1～2,肾形,表面棕黄色,有光泽,种皮薄而脆。果肉气微,味酸;种子破碎后,有香气,味辛微苦。无虫蛀、霉变
《广西壮族自治区中药饮片炮制规范》2007年版	除去杂质,用时捣碎	本品呈不规则的球形或扁球形,直径5～8mm。表面红色、紫红色或暗红色,皱缩,显油润;有的表面呈黑红色或出现"白霜"。果肉柔软,种子1～2,肾形,表面棕黄色,有光泽,种皮薄而脆。果肉气微,味酸;种子破碎后,有香气,味辛、微苦。无杂质
《重庆市中药饮片炮制规范及标准》2006年版	除去杂质和果柄。用时捣碎	为不规则的球形或扁球形,直径5～8mm。表面红色、紫红色或暗红色,皱缩,显油润,有的表面呈黑红色或出现"白霜"。果肉柔软,种子1～2,肾形,表面棕黄色,有光泽,种皮薄而脆。果肉气微,味酸;种子破碎后,有香气,味辛、微苦

续表

来源	制法	性状
《安徽省中药饮片炮制规范》2005 年版	取原药材,除去杂质。用时捣碎	为不规则的球形或扁球形,直径 5～8mm。表面红色、紫红色或暗红色,皱缩,显油润,有的表面呈黑红色或出现"白霜";果肉柔软;气微,味酸。种子1～2,肾形;表面棕黄色,有光泽;种皮薄而脆;种子破碎后,有香气;味辛、微苦
《贵州省中药饮片炮制规范》2005 年版	取原药材,除去杂质。用时捣碎	呈不规则的球形或扁球形,直径 5～8mm。表面红色、紫红色或暗红色,皱缩,显油润;有的表面呈黑红色或出现"白霜"。果肉柔软。种子 1～2,肾形,表面棕黄色,有光泽,种皮薄而脆。果肉气微,味酸;种子破碎后,有香气,味辛、微苦
《河南省中药饮片炮制规范》2005 年版	除去杂质。用时捣碎	呈不规则的球形或扁球形,直径 5～8mm。表面红色、紫红色或暗红色,皱缩,显油润;有的表面呈黑红色或出现"白霜"。果肉柔软,种子1～2,肾形,表面棕黄色,有光泽,种皮薄而脆。果肉气微,味酸;种子破碎后有香气,味辛、微苦
《江苏省中药饮片炮制规范》2002 年版	取原药材,除去杂质及果柄,洗净,干燥	为不规则的球形或扁球形,直径 5～8mm。表面红色、紫红色或暗红色,皱缩,显油润,果肉柔软;有种子 1～2 粒,肾形,表面棕黄色,有光泽,种皮薄而脆,果肉柔软,味酸;种子破碎后有香气,味辛、微苦
《辽宁省中药炮制规范》1986 年版	除去杂质及霉粒。用时捣碎	无杂质,无霉粒
《吉林省中药饮片炮制规范》1986 年版	除去霉粒,筛去灰屑	无具体要求

2. 醋五味子

（1）《中国药典》2020 年版标准:取净五味子,照醋蒸法(通则 0213)蒸至黑色。用时捣碎。

性状:本品形如五味子,表面乌黑色,油润,稍有光泽。有醋香气。

（2）地方标准(表 45-2)

表 45-2　醋五味子常见地方标准制法及性状要求

来源	制法	性状
《安徽省中药饮片炮制规范》2019 年版	取净五味子,置入洁净的容器内,加入米醋,拌匀,密闭闷润后,置适宜的蒸制容器内或置高压蒸制锅中,蒸至表面乌黑色有油润光泽时,取出,干燥,即得。每 100kg 五味子,用米醋 20kg	本品呈不规则的球形或扁球形,直径 5～8mm。表面乌黑色,皱缩,油润,稍有光泽。果肉柔软,有黏性,种子 1～2 枚,肾形,表面棕红色,有光泽,种皮薄而脆。略具醋香,果肉味酸;种子破碎后,有香气,味辛、微苦
《浙江省中药炮制规范》2015 年版	取原药,除去果梗等杂质,洗净,干燥,与醋拌匀,稍闷,隔水炖至表面黑色油润时,取出,干燥。每 100kg 五味子,用醋 20kg	微具醋气

来源	制法	性状
《湖南省中药饮片炮制规范》2010年版	取净五味子,照醋蒸法(附录Ⅰ),蒸至上大气,五味子表面呈黑色,取出,干燥。每100kg五味子,用醋15kg	形同五味子,表面呈紫黑色,油润,稍有光泽;果肉柔软,有黏性。种子表面棕红色,有光泽。微具醋气
《江西省中药饮片炮制规范》2008年版	(1)取净五味子,照醋蒸法(附录二)蒸至黑色,用时捣碎 (2)取净五味子,用醋喷洒拌匀,吸尽后,入木甑内,用武火蒸至黑色,取出,干燥。每100kg五味子,用醋20kg	形如净五味子,表面乌黑色,油润,稍有光泽。果肉柔软,有黏性。种子表面棕红色,有光泽。具醋气
《北京市中药饮片炮制规范》2008年版	取原药材,除去杂质,迅速洗净,加米醋拌匀,闷润3~4小时,置适宜容器内,蒸18~24小时,至乌黑色有油润光泽时,取出,干燥。每100kg净五味子,用米醋20kg	本品呈不规则的球形或扁球形,直径5~8mm。表面乌黑色,油润,稍有光泽。果肉柔软,有黏性。种子1~2,肾形,表面棕黄色,有光泽。味酸
《广西壮族自治区中药饮片炮制规范》2007年版	取生五味子,加醋搅匀,置适宜容器内,蒸至黑色,取出,干燥,用时捣碎。每100kg五味子,用醋20kg	形同生五味子,表面呈紫黑色,油润,稍有光泽;果肉柔软,有黏性。种子表面棕红色,有光泽。无杂质,无霉蛀
《重庆市中药饮片炮制规范及标准》2006年版	取净五味子,照醋蒸法蒸至紫黑色,干燥。用时捣碎。每100kg五味子,用醋10kg	表面乌黑色或棕黑色,油润,稍有光泽。果肉柔软,有黏性。种子表面棕红色,有光泽,微有醋气
《贵州省中药饮片炮制规范》2005年版	取净五味子,照醋蒸法(附录Ⅰ炮制通则)蒸至黑色。用时捣碎	形同五味子。表面乌黑色,油润,稍有光泽。果肉柔软,有黏性。种子表面棕红色,有光泽
《河南省中药饮片炮制规范》2005年版	取净五味子,照醋蒸法(炮制通则)蒸至黑色。用时捣碎	形如五味子,表面乌黑色,油润,稍有光泽。果肉柔软,有黏性。种子表面棕红色,有光泽
《江苏省中药饮片炮制规范》2002年版	取净五味子,用醋拌匀,置适宜容器内,密闭,隔水加热,蒸至黑色,取出,干燥。每100kg五味子,用醋20kg	表面乌黑色,油润,稍有光泽,果肉柔软,有黏性。种子表面棕红色,有光泽

3. 蜜五味子 《中国药典》2020年版未收载本炮制规格,常见地方标准制法及性状见表45-3。

表45-3 蜜五味子常见地方标准制法及性状要求

来源	制法	性状
《四川省中药饮片炮制规范》2015年版	取净五味子,照蜜炙法(通则0213)炒至不粘手。每100kg五味子,用炼蜜10kg	果肉有蜜香味,味酸;种子破碎后有香气,味辛、微苦
《湖南省中药饮片炮制规范》2010年版	取净五味子,照蜜炙法(附录Ⅰ),拌炒均匀,至蜜水炒干为度。每100kg五味子,用蜂蜜15kg	形同五味子,表面油润光泽呈黑红色

来源	制法	性状
《重庆市中药饮片炮制规范及标准》2006年版	取净五味子,照蜜炙法炒至不粘手。每100kg五味子,用炼蜜10kg	色泽加深,略显光泽,味酸,有蜜香味
《河南省中药饮片炮制规范》2005年版	取净五味子,照蜜炙法(炮制通则)炒至不粘手。每100kg五味子,用炼蜜10kg	形如五味子,色泽加深,略显光泽,味酸,兼有甘味
《辽宁省中药炮制规范》1986年版	取净五味子,以开水适量及炼蜜制成的蜜液拌匀,蒸2～3小时,取出,晾干。用时捣碎。每100kg五味子,用炼蜜15kg	表面黑色,质柔润

4. 酒五味子　《中国药典》2020年版未收载本炮制规格,常见地方标准制法及性状见表45-4。

表45-4　酒五味子常见地方标准制法及性状要求

来源	制法	性状
《天津市中药饮片炮制规范》2022年版	取净五味子,加黄酒拌匀,蒸至酒尽,取出,干燥。每100kg净五味子,用黄酒20kg	表面乌黑色,油润,稍有光泽,果肉柔软,有黏性。种子表面棕红色或棕黑色,有光泽
《山东省中药饮片炮制规范》2022年版	(1)将净五味子用黄酒拌匀,闷润至黄酒被吸尽,放笼屉内,先用武火加热,待圆气后改用文火,蒸至色泽黑润时(约4小时),取出,摊晾至外皮微干,再将余汁拌入,吸尽,干燥 (2)将净五味子与黄酒装入蒸罐或蒸锅内,拌匀,密封,隔水加热至色泽黑润时,取出,摊晾至外皮微干,再将余汁拌入,吸尽,干燥。每100kg五味子,用黄酒20kg	本品呈不规则的球形或扁球形,直径5～8mm。表面紫黑色,皱缩,显油润,稍有光泽。种子1～2,肾形,表面棕黄色,有光泽,种皮薄而脆。略有酒气,味辛、微苦
《四川省中药饮片炮制规范》2015年版	取净五味子,用黄酒拌匀,蒸至透心,干燥。用时捣碎。每100kg五味子,用黄酒10kg	本品呈不规则的球形或扁球形,直径5～8mm。表面黑褐色或棕黑色,质柔润或稍显油润。果肉柔软,种子1～2粒,肾形,表面棕黄色,有光泽,种皮薄而脆。果肉微具酒气,味酸;种子破碎后,有香气,味辛、微苦
《福建省中药饮片炮制规范》2012年版	取净五味子,加黄酒拌匀,置适宜的容器内,焖润1小时,蒸4小时至酒尽转黑色,取出,干燥,即得。每100kg五味子,用黄酒20kg	本品表面黑色或紫黑色,油润。有酒香气。其余同药材性状
《湖南省中药饮片炮制规范》2010年版	取净五味子,照酒蒸法(附录Ⅰ),蒸至上大气,稍焖,取出,干燥。每100kg五味子,用黄酒15kg	形同五味子,表面黑红色,微具酒气

续表

来源	制法	性状
《重庆市中药饮片炮制规范及标准》2006年版	取净五味子,用黄酒拌匀,蒸透心至表面黑色,干燥。用时捣碎。每100kg五味子,用黄酒10kg	表面黑褐色或棕黑色,质柔润或稍显油润,微具酒气
《河南省中药饮片炮制规范》2005年版	取净五味子,加入黄酒,拌匀,置适宜的容器内,密闭,隔水加热至表面呈紫黑色或黑褐色,取出,干燥。每100kg五味子,用黄酒20kg	形如五味子,表面紫黑或黑褐色,质柔润或稍显油润,微有酒气

5. **蒸五味子** 《中国药典》2020年版未收载本炮制规格,常见地方标准制法及性状见表45-5。

表45-5 蒸五味子常见地方标准制法及性状要求

来源	制法	性状
《浙江省中药炮制规范》2015年版	取原药,除去果梗等杂质,洗净,稍晾,置适宜容器内,蒸2~4小时,闷过夜至表面黑色油润时,取出,干燥	呈不规则的球形或扁球形,直径5~8mm。表面黑色或黑红色,皱缩,显油润。果肉柔软。种子1~2枚,肾形,表面棕黄色,平滑,有光泽,种皮薄而脆,种仁富油性。气微,果肉味酸,种子味辛、微苦
《福建省中药饮片炮制规范》2012年版	取原药材,洗净,稍晾,置适宜容器内,蒸2~4小时,焖过夜至表面黑色油润时,取出,干燥	本品表面黑色或黑红色,皱缩,显油润。有香气,味辛、微苦。其余同药材性状

【金老谈五味子炮制历史】

五味子始载于汉代《神农本草经》,唐代《银海精微》中最早提到"炒"。此后,古代文献相继记载了不同的炮炙方法。包括不加辅料炮制如炒、焙、烧、炮、烘、蒸、制、熬和加辅料炮制如蜜制、酒制、米制、麸制、盐制等。

一、不加辅料炮炙

1. **炒法** 唐代《银海精微》中最早有"炒"的记载。此后,古代文献对炒又有不同要求,如宋代《三因极一病证方论》云"微炒",《校正集验背疽方》云"拣去枝杖,慢火炒至透,不得伤火",明代《外科理例》云"炒捣碎"。《本草蒙筌》又要求"捣炒"。清代《本草新编》曰:"炒黑研末……敷疮疡溃烂皮肉欲脱者,可保全如故,不至全脱也。"

2. **焙法** 明代《本草蒙筌》中有"焙"的记载。此后文献还有不同要求,如《寿世保元》云"微焙",《审视瑶函》云"敲破,焙干",清代《本草述》还要求"微焙研碎"。

3. **烧法** 宋代《校正集验背疽方》有"拣去枝杖,烧过用核"的记载。

4. **炮法** 元代《外科精义》中有"炮"的记载。

5. **烘法** 明代《审视瑶函》中有"烘"的记载。

6. **蒸法** 清代《本草求真》中有"入补药蒸"的记载。

7. **制法**　清代《吴鞠通医案》中有"制"的记载。

8. **熬法**　清代《本草备要》中有"俱捶碎,熬膏良"的记载。

二、加辅料炮炙

1. **蜜制**　南朝刘宋《雷公炮炙论》中最早有"凡用,以铜刀劈作两片,用蜜浸蒸,从巳至申却以浆水浸一宿焙干用"的记载。此后,明代《本草纲目》《炮炙大法》《一草亭目科全书·异授眼科》,清代《本草述》《修事指南》《本草害利》等都收载了蜜蒸。但有些文献仅记有蜜浸蒸后不用浆水浸、直接焙干或烘干或水浸改用泔水浸,宋代《本草衍义》中尚有"方红熟时,采得,蒸烂、研滤汁,去子,熬成稀膏。量酸甘入蜜,用于火上待蜜熟,俟冷,器中贮,作汤,肺虚寒入,可化为汤,时时服"。此外,清代《外科大成》中还记载有"蜜拌炒"。

2. **酒制**　宋代《圣济总录》中最早有"用酒三升,浸三日取出焙干"。此后的文献如明代《普济方》《奇效良方》、清代《类证治裁》等都有酒浸的记载。另外,明代《景岳全书》尚有"酒蒸",清代《良朋汇集》尚有"酒拌晒干"的记载。

3. **米炒**　明代《普济方》中载"糯米炒"。

4. **麸炒**　明代《济阴纲目》中载"麸炒"。

5. **盐蒸**　清代《外科证治全生集》中载"盐水拌蒸"。《时方妙用》还记载有"盐水浸炒"。

6. **蜜酒合制**　清代《本草从新》中有"蜜酒拌蒸,晒干焙,临用再研碎"的记载。

【金老论五味子炮制与临床功效】

一、临床功效与主治

本品味酸、甘,性温。归肺、心、肾经。功善收敛固涩,益气生津,补肾宁心。用于久嗽虚喘,梦遗滑精,遗尿尿频,久泻不止,自汗盗汗,津伤口渴,内热消渴,心悸失眠(表45-6)。

表45-6　五味子各临床常用炮制规格功效、主治对比

炮制规格	功效	主治
五味子	收敛固涩,益气生津,补肾宁心	用于久嗽虚喘,梦遗滑精,遗尿尿频,久泻不止,自汗盗汗,津伤口渴,内热消渴,心悸失眠
醋五味子	涩酸收敛、涩精止泻	用于肾虚遗精,久泻不止
酒五味子	益肾固精	用于肾虚遗精
蜜五味子	补益肺肾	用于肾虚遗精

二、临床调剂

1. **用法用量**　2～6g。

2. **临床使用与禁忌**　凡表邪未解,内有实热,咳嗽初期,麻疹初期,均不宜用。

3. **贮藏**　置通风干燥处,防霉。酒五味子、醋五味子、蜜五味子,密闭。

本品临床常用炮制规格与调剂注意事项见表45-7。蒸五味子临床鲜用,本节未收入。

表 45-7　五味子临床常用炮制规格与调剂注意事项

炮制规格	处方名	用法用量	特殊禁忌	特殊贮藏方法
五味子	生五味子	2～6g	表邪未解，内有实热，咳嗽初期，麻疹初期，均不宜用	置通风干燥处，防霉。酒五味子、醋五味子、蜜五味子，密闭
醋五味子	五味子、辽五味、北五味、山五味、醋五味子	2～6g		
酒五味子	酒五味子	2～6g		
蜜五味子	蜜五味子、炙五味子	2～6g		

滑　石

【来源】

本品为硅酸盐类矿物滑石族滑石，主含含水硅酸镁〔$Mg_3(Si_4O_{10})(OH)_2$〕。采挖后，除去泥沙和杂石。

【炮制规格】

1. 滑石

（1）《中国药典》2020 年版标准：除去杂石，洗净，砸成碎块，粉碎成细粉，或照水飞法（通则 0213）水飞，晾干。

性状：无具体要求。

（2）地方标准（表 46-1）

表 46-1　滑石常见地方标准制法及性状要求

来源	制法	性状
《北京市中药饮片炮制规范》2023 年版	取原药材，除去杂石，洗净，干燥，加工成小碎块	本品为不规则碎块。白色、黄白色或淡蓝灰色，有蜡样光泽。质软，细腻，手摸有滑润感，无吸湿性，置水中不崩散。气微，味淡
《安徽省中药饮片炮制规范》2019 年版	取原药材，除去杂质，洗净，干燥	多为块状集合体。呈不规则的块状。白色、黄白色或淡蓝灰色，有蜡样光泽。质软，细腻，手摸有润滑感，无吸湿性，置水中不崩散。无臭，无味
《黑龙江省中药饮片炮制规范》2012 年版	取原药材，除去杂质、石块，洗净，干燥，捣碎或照水飞法（附录Ⅱ）制成极细粉，即得	本品为不规则的碎块，白色，黄白色，有蜡样光泽。体较重，质软细腻，无吸湿性。气微，味淡。粉末为白色或类白色，手捻有滑润感

续表

来源	制法	性状
《江西省中药饮片炮制规范》2008年版	（1）除去杂石，洗净，砸成碎块，粉碎成细粉；或照水飞法（附录二）水飞，晾干 （2）取净滑石，碾成细粉，置盆中，加水搅拌，稍待泥沙沉底，倾出悬浮液于铺有毛边纸的筛内，干燥，碾粉	本品多为块状集合体，呈不规则的块状或粉末。白色、黄白色或淡蓝灰色，有蜡样光泽。质软，细腻，手摸有滑润感，无吸湿性，置水中不崩散。气微，无味
《广西壮族自治区中药饮片炮制规范》2007年版	除去杂石，洗净，干燥，用时捣碎	本品多为块状集合体。呈不规则的碎块。白色、黄白色或淡蓝灰色，有蜡样光泽。质软，细腻，手摸有滑润感，无吸湿性，置水中不崩散。气微，无味
《重庆市中药饮片炮制规范及标准》2006年版	除去杂石，洗净，砸成碎块	多为块状集合体。呈不规则的块状。白色、黄白色或淡蓝灰色，有蜡样光泽。质软，细腻，手摸有滑润感，无吸湿性，置水中不崩散。气微，无味
《贵州省中药饮片炮制规范》2005年版	取原药材，除去杂石，洗净，砸成碎块	为不规则的块状。白色、黄白色或淡蓝灰色，有蜡样光泽。质软，细腻，手摸有滑润感，无吸湿性，置水中不崩散。气微，无味
《山东省中药炮制规范》1990年版	除去杂石，洗净，干燥	为不规则的碎块或细粉，白色、黄白色或淡蓝灰色，有蜡样光泽。质软细腻，无吸湿性。无臭，无味

2. 滑石粉

（1）《中国药典》2020年版标准：系滑石经精选净制、粉碎、干燥制成。

性状：本品为白色或类白色、微细、无砂性的粉末，手摸有滑腻感。气微，味淡。在水、稀盐酸或稀氢氧化钠溶液中均不溶解。

（2）地方标准（表46-2）

表46-2　滑石粉常见地方标准制法及性状要求

来源	制法	性状
《安徽省中药饮片炮制规范》2019年版	取净滑石，打成碎块，碾成细粉。或取净滑石，打成粗粉，照水飞法（附录Ⅰ），水飞成极细粉末	为白色或类白色、微细、无砂性的粉末。手摸有滑腻感。无臭，无味。本品在水、稀盐酸或稀氢氧化钠溶液中均不溶解
《湖南省中药饮片炮制规范》2010年版	取原药材，除去杂石，洗净，干燥后研细粉，或照水飞法（附录Ⅰ）水飞，晾干	为白色或青白色粉末，质细腻，手捻之有滑润感，无吸湿性，置水中不崩散。气微，无味
《陕西省中药饮片标准》第一册（2009年）	取药材滑石，除去杂石，洗净，砸成碎块，粉碎成细粉；或照水飞法（附录Ⅰ）水飞，晾干	本品呈白色或类白色、微细、无砂性的粉末，手摸有滑腻感。气微，无味

来源	制法	性状
《北京市中药饮片炮制规范》2008年版	系滑石经精选、净化、粉碎、干燥制成	本品为白色或类白色、微细、无砂性的粉末,手摸有滑腻感。气微,味淡
《江西省中药饮片炮制规范》2008年版	取净滑石,经精选净化、粉碎、干燥制成	本品为白色或类白色、微细、无砂性粉末,手摸有滑腻感。气微,无味
《广西壮族自治区中药饮片炮制规范》2007年版	取生滑石,研成细粉,过筛。或将生滑石加入适量清水,研磨成糊状,再加多量水搅拌,粗粉下沉,及时倾出混悬液,下沉粗粒再行研磨,如此反复操作,直到研细为止。最后将无法研细混悬的杂质弃去。前后数次倾出的混悬液合并静置,待沉淀后,倾去上面清水,将干燥沉淀物研成极细粉,晾干	本品为白色、类白色或青白色微细无砂性的粉末,手摸有滑腻感。无臭,无味
《重庆市中药饮片炮制规范及标准》2006年版	取净滑石块,粉碎成细粉,或照水飞法水飞成极细粉,干燥	为白色或类白色微细、无砂性的粉末,手摸有滑腻感。气微,无味。在水、稀盐酸或稀氢氧化钠溶液中均不溶解
《贵州省中药饮片炮制规范》2005年版	取精选净滑石,碎成细粉,或照水飞法(附录Ⅰ炮制通则)水飞成极细粉,晾干	为白色或类白色细粉
《江苏省中药饮片炮制规范》2002年版	取原药材,除去杂石,洗净,砸成碎块,粉碎成细粉或照水飞法(参见附录)水飞成极细粉,晾干	为不规则的块状。白色或类白色,微细、无砂砾感的粉末,手摸有滑腻感。无臭,无味
《山东省中药炮制规范》1990年版	将净滑石碎块研成细粉,或取净滑石粗粉加入多量的清水,研磨,搅拌,待粗粉粒下沉,细粉粒混悬于水中时,倾取上层混悬液,余渣再研再飞,弃去残渣。合并混悬液,静置,分取沉淀,干燥后再研散	呈极细腻的粉末状,白色或青白色,手捻有滑腻感。无臭,无味
《吉林省中药饮片炮制规范》1986年版	(1)除去杂质,研粉,过120目筛 (2)水飞法:将滑石置研钵中,加水研磨至无声时,倾出混悬液,余渣加水再研。如此反复多次操作。合并混悬液,放置,倾去上清液,将沉淀物干燥	无具体要求
《辽宁省中药炮制规范》1962年版	将滑石粉置容器中,加3倍量的水共研,将水面净沫打捞干净,将上层液倾入另一容器中,边加水边研磨,边倾取上层混悬液。如此反复操作,直至出现杂质为止,将混悬液静置沉淀后,收取晒干即得	为白色极细粉末

【金老谈滑石炮制历史】

综合古代滑石的炮炙方法,主要有碎、研、水飞、煎、炼、炒及煅法,有不加辅料的,也有加辅料,应用辅料炙法不十分普遍。辅料只有甘草、牡丹皮二种。下面分别予以介绍。

一、不加辅料炮炙

包括碎、研、煅、炒、水飞,每一种炙法中又有不同的炮炙要求。

1. **碎法**　滑石的炮炙方法最早载于汉代《金匮玉函经》,曰"碎"。其后《新辑宋本伤寒论》《雷公炮炙论》、唐代《千金翼方》、宋代《卫生家宝产科备要》、清代《温热暑疫全书》及《医宗金鉴》中都有相同记载,一些书中还记述了碎的不同要求,如宋代《传信适用方》中提到"捣碎",明代《医学纲目》中提到"碎,绵裹"。

2. **研法**　汉代《注解伤寒论》中最先提出"研"。其后一些书中进一步提到了研的不同要求,如《雷公炮炙论》中提到"研如粉",宋代《苏沈良方》中提到"水研如泔,扬去粗者存细者,沥干更研无声乃止",明代《医宗粹言》中提到"研为极细末",清代《握灵本草》中提到"研细"。

3. **煅法**　宋代《小儿卫生总微论方》中提到"火煅",明代《外科理例》及《外科启玄》中亦有煅的记载。一些书籍中还记述煅的不同要求,如宋代《类编朱氏集验医方》中提到"火煅去火毒"。明代《济阴纲目》中提到"煅水飞"。

4. **炒法**　元代《丹溪心法》中提到"炒",宋代《博济方》中提到"炒先研细",明代《医学纲目》中提到"炒黄",其后《景岳全书》中亦有相同记载。

5. **水飞**　宋代《重刊本草衍义》中最先提出"水飞",元代《汤液本草》、明代《医学入门》、清代《本草经解要》中都有相同记载。一些书中还记述了水飞的不同要求,如《瑞竹堂经验方》中提到"飞去灰石",元代《卫生宝鉴》中提到"水飞用",明代《本草发挥》中提到"水飞细用",其后《寿世保元》中提到"以水飞过用",清代《外科证治全生集》中提到"取石研水飞"。

煎、煮、炼、煨、净等方法将在加辅料炮炙下予以介绍。

二、加辅料炮炙

应用的辅料有甘草、牡丹皮,在炙法中有用牡丹皮一种辅料的,也有甘草、牡丹皮二种辅料合并使用的。

(一)单一辅料炮炙

牡丹皮制　在南朝刘宋《雷公炮炙论》中首先提到用牡丹皮为辅料炮炙,曰:"凡使,先以刀刮研如粉,以牡丹皮同煮一伏时出,去牡丹皮,取滑石,却用东流水淘过,于日中晒干方用。"其后宋代《太平惠民和剂局方》、明代《本草纲目》、清代《本草害利》等都提到以牡丹皮同煮炙法,与牡丹皮同煮又有不同的炙法和要求,如宋代《太平惠民和剂局方》"凡使,先以刀刮下",明代《炮炙大法》"先以刀刮下。以牡丹皮同煮一伏时,取出用东流水研飞过,日中晒干,方可入药",《本草乘雅半偈》"修治,竹刀剖净、研极细……以东流水飞过数次,晒干用",清代《本草必用》"研细,用牡丹皮煎汁煮过,晒干"。

(二)两种辅料合并炙

应用甘草、牡丹皮合炙见于明代《医学纲目》,其中提到"研粉,或以牡丹皮水煮飞过晒干,凡用必以甘草和之"。

(三)其他

特殊炙法,如唐代《新修本草》提到"炼之如膏"。其后《外台秘要》中提到"屑",明代

《普济方》中提到"火煨煅"等。

【金老论滑石炮制与临床功效】

一、临床功效与主治

本品味甘、淡,性寒。归膀胱、肺、胃经。功善利尿通淋,清热解暑;外用祛湿敛疮(表46-3)。

表46-3　滑石各临床常用炮制规格功效、主治对比

炮制规格	功效	主治
滑石	利尿通淋,清热解暑;外用祛湿敛疮	用于热淋,石淋,尿热涩痛,湿热水泻;外用治湿疹,痱子
滑石粉	同滑石	同滑石

二、临床调剂

1. **用法用量**　滑石10～20g,先煎;滑石粉10～20g,包煎。外用适量。
2. **临床使用与禁忌**　脾虚、热病伤津者及孕妇慎用。
3. **贮藏**　各种炮制规格均置干燥处。滑石粉密闭。

本品临床常用炮制规格与调剂注意事项见表46-4。

表46-4　滑石临床常用炮制规格与调剂注意事项

炮制规格	处方名	用法用量	特殊禁忌	特殊贮藏方法
滑石	滑石、飞滑石	10～20g,先煎。外用适量	脾虚、热病伤津者及孕妇慎用	置干燥处。滑石粉密闭
滑石粉	滑石粉			

升　麻

【来源】

本品为毛茛科植物大三叶升麻 *Cimicifuga heracleifolia* Kom.、兴安升麻 *Cimicifuga dahurica*(Turcz.)Maxim. 或升麻 *Cimicifuga foetida* L.的干燥根茎。秋季采挖,除去泥沙,晒至须根干时,燎去或除去须根,晒干。

【炮制规格】

1. 升麻

(1)《中国药典》2020年版标准:除去杂质,略泡,洗净,润透,切厚片,干燥。

性状:本品为不规则的长形块状,多分枝,呈结节状,长10～20cm,直径2～4cm。表面黑褐色或棕褐色,粗糙不平,有坚硬的细须根残留,上面有数个圆形空洞的茎基痕,洞内壁显网状沟纹;下面凹凸不平,具须根痕。体轻,质坚硬,不易折断,断面不平坦,有裂隙,纤维性,黄绿色或淡黄白色。气微,味微苦而涩。

（2）地方标准（表 47-1）

表 47-1　升麻常见地方标准制法及性状要求

来源	制法	性状
《黑龙江省中药饮片炮制规范》2012 年版	取原药材，除去杂质，洗净，润透，切厚片，干燥，即得	本品为类圆形或不规则的厚片。外表面黑褐色或棕褐色，粗糙不平。切面黄白色至浅棕黑色，有裂隙，纤维性，呈放射状或不规则网状纹理，有的中心有空洞。体轻，质硬。气微，味微苦而涩
《山东省中药饮片炮制规范》2012 年版	除去杂质，略泡，洗净，润透，除去残留芦头，切厚片，干燥	为类圆形或不规则的厚片。外表面黑褐色或棕褐色，切面黄绿色或淡黄白色，有裂隙，纤维性，皮部很薄。中心有放射状网状条纹，髓部有空洞。体轻，质脆。气微，味微苦而涩
《湖南省中药饮片炮制规范》2010 年版	取原药材，除去杂质，略泡，洗净，润透，切厚片，干燥，筛去碎屑	为不规则的圆形厚片。片周围黑褐色或棕褐色，粗糙不平，有坚硬的细须根残留。体轻，质坚硬，切面黄绿色或淡黄白色，有裂隙，纤维性。气微，味微苦而涩
《陕西省中药饮片标准》第二册（2009 年）	取药材升麻，除去杂质，略泡，洗净，润透，切厚片，干燥	本品为不规则形厚片，直径 1.5～4cm。表面黄白色至淡棕黑色，有网状裂隙，纤维性，残留皮部很薄。横切面有放射状网纹，髓部中空。体轻，质硬脆。气微，味微苦而涩
《北京市中药饮片炮制规范》2008 年版	取原药材，除去杂质，洗净，闷润 6～10 小时，至内外湿度一致，切厚片，干燥，筛去碎屑	本品为不规则厚片。外表皮黑褐色或棕褐色，粗糙不平，偶有须根残留。切面黄白色至淡棕色，有裂隙，纤维性，呈放射状或不规则状网状纹理；有的中心有空洞。体轻，质脆。气微，味微苦而涩
《江西省中药饮片炮制规范》2008 年版	除去杂质，略浸，洗净，润透，切厚片，干燥	本品为不规则形厚片，直径 2～4cm。表面灰白色或灰褐色，有裂隙，纤维性，具明显的筋脉排列成网状沟纹。边缘黑褐色或灰褐色，有时可见须根痕。体轻，质坚硬，纤维性。气微，味微苦而涩
《广西壮族自治区中药饮片炮制规范》2007 年版	除去杂质，洗净，略泡，润透，切厚片，干燥，筛去灰屑	本品为不规则的片状，表面棕褐色或黑褐色，有裂隙，切面黄绿色或淡黄白色，纤维性，皮部很薄，中心有放射状网状条纹，髓部有空洞，质脆。气微、味微苦而涩。无杂质
《重庆市中药饮片炮制规范及标准》2006 年版	除去杂质，略泡，洗净，润透，切厚片，干燥	为不规则或类圆形厚片。周边黑褐色或棕褐色，粗糙不平。体轻，质坚硬，切面黄绿色或淡黄白色，有裂隙，纤维性，有的饮片中心具放射状网状条纹，髓部有空洞。气微，味微苦而涩

续表

来源	制法	性状
《河南省中药饮片炮制规范》2005 年版	除去杂质,略泡,洗净,润透,切厚片,干燥	为不规则的片状,直径 2~4cm。外表面黑褐色或棕褐色,粗糙不平,有坚硬的细须根残留。切面黄白色至浅棕黑色,有裂隙,纤维性,皮部很薄,中心有放射状网状条纹。体轻,质坚硬,不易折断。气微,味微苦而涩
《贵州省中药饮片炮制规范》2005 年版	取原药材,除去杂质,略泡,洗净,润透,切厚片,干燥	呈不规则的厚片。切面黄绿色或淡黄白色,有裂隙,纤维性。周边黑褐色或棕褐色,粗糙。体轻,质坚硬。气微,味微苦而涩
《辽宁省中药炮制规范》1986 年版	拣去杂质,洗净稍泡,润透。切薄片,干燥,筛去灰屑	片厚 1~2mm,味微苦涩
《吉林省中药饮片炮制规范》1986 年版	除去杂质,洗净泥土,捞出,润透,切 3mm 片,晒干	无具体要求

2. 蜜升麻 《中国药典》2020 年版未收载本炮制规格,常见地方标准制法及性状见表 47-2。

表 47-2　蜜升麻常见地方标准制法及性状要求

来源	制法	性状
《北京市中药饮片炮制规范》2023 年版	取炼蜜用适量沸水稀释后,加入升麻片,拌匀,闷透,置热锅内,用文火加热,炒至不粘手时,取出,晾凉。每 100kg 升麻片,用炼蜜 25kg	本品为不规则厚片。外表皮黑褐色或棕褐色,粗糙不平,有的可见细须根或须根痕残留,有的可见圆形空洞的茎基痕。切面黄色至黄棕色,呈放射状或不规则网状纹理,有裂隙,有的中心有空洞。体轻,纤维性。有蜜香气,味甜、微苦而涩
《四川省中药饮片炮制规范》2015 年版	取升麻,除去杂质,略泡,洗净,润透,切厚片,干燥,照蜜炙法(通则 0213)炒至不粘手。每 100kg 升麻,用炼蜜 15~20kg	本品呈不规则的片。表面黄褐色、光亮,切面具网状裂隙,中心有空洞。体轻,质坚。具蜜香气,味微苦、涩
《山东省中药饮片炮制规范》2022 年版	先将炼蜜用开水稀释,加入净升麻后拌匀,稍润,置热锅内,文火炒至表面呈黄棕色,不粘手时,取出,摊晾,凉透后及时收藏。每 100kg 升麻片,用炼蜜 25kg	形如升麻,表面黄棕色,有蜜香气,味甜
《黑龙江省中药饮片炮制规范》2012 年版	取炼蜜,用适量沸水稀释后,加入炒热的升麻饮片,拌匀,闷透,待蜜水吸尽,用文火加热,炒至不粘手时,取出,摊凉,即得。每 100kg 升麻饮片,用炼蜜 30kg	本品为类圆形或不规则的厚片。外表面黑褐色或黑色,粗糙不平。切面淡黄棕色至棕褐色,有裂隙,纤维性,呈放射状或不规则网状纹理,有的中心有空洞。体轻,质硬。气微,味甜而微苦涩

续表

来源	制法	性状
《湖南省中药饮片炮制规范》2010 年版	取净升麻片,照蜜炙法(附录Ⅰ)炒至不粘手	形如升麻,表面黄棕色或棕褐色,微具光泽,甜而微苦
《陕西省中药饮片标准》第二册(2009 年)	取饮片升麻,照蜜炙法(附录Ⅰ)炒至不粘手	本品为不规则形厚片,直径 1.5~4cm。表面黄色至棕黑色,微有光泽,显黏性,可见网状裂隙,纤维性,残留皮部很薄。横切面有放射状网纹,髓部中空。体轻,质硬脆。气微,味微苦、微甜而涩
《江西省中药饮片炮制规范》2008 年版	取升麻片,用蜜加适量水稀释拌匀,吸尽后,炒至不粘手为度。每 100kg 升麻,用蜜 25kg	形如升麻片,表面黄棕色或棕褐色,微有光泽,味微甜
《重庆市中药饮片炮制规范及标准》2006 年版	取净升麻片,照蜜炙法炒至不粘手。每 100kg 升麻,用炼蜜 15~20kg	为黄褐色或棕褐色、光亮,具蜜香气,味甜
《河南省中药饮片炮制规范》2005 年版	取净升麻片,照蜜炙法(炮制通则)炒至不粘手为度,取出,放凉。每 100kg 升麻片,用炼蜜 24kg	形如升麻片,黄棕色或棕褐色,味甜
《贵州省中药饮片炮制规范》2005 年版	取净升麻片,照蜜炙法(附录Ⅰ炮制通则)炒至深黄色,取出,烘干。每 100kg 净升麻片,用炼蜜 25kg	形同升麻,表面黄棕色或棕褐色,滋润。微有光泽。味甜而微苦
《吉林省中药饮片炮制规范》1986 年版	取炼蜜用开水化开,喷淋升麻片内,拌匀,稍润,置锅中用文火炒至不粘手时,取出,晾凉。每 100kg 升麻片,用炼蜜 20kg	无具体要求

3. **升麻炭**　《中国药典》2020 年版未收载本炮制规格,常见地方标准制法及性状见表 47-3。

表 47-3　升麻炭常见地方标准制法及性状要求

来源	制法	性状
《山东省中药饮片炮制规范》2022 年版	将净升麻片置热锅内,武火炒至表面焦黑色,内部黑褐色时,喷淋清水少许,灭尽火星,取出,及时摊晾,凉透	形如升麻,表面焦黑色,内部褐色,有焦糊气
《河南省中药饮片炮制规范》2005 年版	取净升麻片,照炒炭法(炮制通则)炒至外呈黑色、内呈黑褐色	形如升麻片,表面黑色,折断面黑褐色
《吉林省中药饮片炮制规范》1986 年版	取升麻片,置锅中用武火炒至焦黑色(但须存性),取出,喷水灭火星,晾干	无具体要求

4. **酒炒升麻**　《中国药典》2020 年版未收载本炮制规格,常见地方标准制法及性状见表 47-4。

表 47-4 酒炒升麻常见地方标准制法及性状要求

来源	制法	性状
《湖南省中药饮片炮制规范》2010 年版	取净升麻片,照酒炙法(附录Ⅰ)用文火加热,炒至微黄色。每 100kg 升麻片,用酒 10kg	形如升麻,表面颜色加深,略具酒气
《江西省中药饮片炮制规范》2008 年版	取升麻片,用酒喷洒拌匀,润透,用麦麸炒至微黄色为度。每 100kg 升麻,用酒 10kg,麦麸 40kg	形如升麻片,表面微黄色或棕黄色,微有酒香气
《贵州省中药饮片炮制规范》2005 年版	取净升麻片,加酒拌匀,闷透,晾干,照麸炒法(附录Ⅰ炮制通则)炒至黄色。每 100kg 净升麻片,用黄酒 15kg	形同升麻,表面深黄色

【金老谈升麻炮制历史】

升麻始载于汉代《神农本草经》,晋代《肘后备急方》最早有"炙"的记载。此后,文献记载了升麻的炮炙方法,包括不加辅料的炙、烧、焙、炒、蒸和加辅料的蜜制、酒制、醋制、黄精汁制、盐制、土炒及姜汁炒等。

一、不加辅料炮炙

1. **炙法** 晋代《肘后备急方》中最早记载"炙"。此后,清代《温病条辨》也有相关记载。
2. **烧法** 宋代《圣济总录》中有"入瓶子内固济留一孔烧令烟绝,取出细研"的记载。
3. **焙法** 宋代《普济本事方》中有"去芦洗,焙,秤"的记载。此后,明代《普济方》又有此记载。
4. **炒法** 明代《普济方》中最早有"炒"的记载。此后,文献还有不同要求。如《增补万病回春》云"微炒研细,温水浸取汁",清代《类证治裁》云"炒黑"。
5. **蒸法** 清代《本草求真》中有"去须芦,蒸暴用"的记载。此后《本草汇纂》又有相同记载。

二、加辅料炮炙

1. **蜜制** 晋代《肘后备急方》中最早有"蜜煎并数食"的记载。此后,文献又分别记载了蜜炒、蜜炙,如清代《本草述》提到"止咳汗蜜炒",《得配本草》提到"多用则散,少用则升,蜜炙,使不骤升"。
2. **酒制** 明代《医学入门》中最早有"发散生用,补中酒炒,止咳汗者蜜炒"的记载。此后,明代《宋氏女科秘书》、清代《本草述》《本草述钩元》都转录了此法。
3. **醋制** 明代《炮炙大法》中最早有"治带下,用醋拌炒"。此后,清代《本草述》《本草述钩元》等亦有醋制的记载,其中《本草述》还要求"醋炒绿色"。
4. **黄精汁制** 南朝刘宋《雷公炮炙论》中最早记载"采得了,刀刮上粗皮一重了,用黄精自然汁浸一宿,出,曝干,细锉,蒸曝干用之"。此后,明代《本草纲目》《一草亭目科全书·异授眼科》、清代《修事指南》《本草害利》均记录了此方法。
5. **盐炒** 明代《景岳全书》中有"盐炒"的记载。
6. **土炒** 清代《医宗金鉴》中有"土炒"的记载。
7. **姜汁炒** 清代《类证治裁》中有"各用姜汁拌炒"的记载。

【金老论升麻炮制与临床功效】

一、临床功效与主治

本品味辛、微甘，性微寒。归肺、脾、胃、大肠经。功善发表透疹，清热解毒，升举阳气。用于风热头痛，齿痛，口疮，咽喉肿痛，麻疹不透，阳毒发斑；脱肛，子宫脱垂（表47-5）。

表47-5　升麻各临床常用炮制规格功效、主治对比

炮制规格	功效	主治
升麻	发表透疹，清热解毒，升举阳气	用于风热头痛，齿痛，口疮，咽喉肿痛，麻疹不透，阳毒发斑；脱肛，子宫脱垂
蜜升麻	辛散作用减弱，减少对胃的刺激性，略带甘补之性，升脾阳	用于中气虚弱，短气乏力，久泻，久痢，崩漏等证
升麻炭	止血	用于肠风下血
酒升麻	补中	用于中气虚弱

二、临床调剂

1. **用法用量**　3～10g。发表透疹、清热解毒宜生用，升阳举陷宜炙用。
2. **临床使用与禁忌**　麻疹已透、阴虚火旺，以及阴虚阳亢者均当忌用。
3. **贮藏**　置通风干燥处。蜜升麻、酒升麻密闭，置阴凉干燥处。

本品临床常用炮制规格与调剂注意事项见表47-6。

表47-6　升麻临床常用炮制规格与调剂注意事项

炮制规格	处方名	用法用量	特殊禁忌	特殊贮藏方法
升麻	升麻、绿升麻	3～10g	麻疹已透、阴虚火旺，以及阴虚阳亢者均当忌用	置通风干燥处。蜜升麻、酒升麻密闭，置阴凉干燥处
蜜升麻	炒升麻、炙升麻、蜜升麻			
升麻炭	升麻炭			
酒升麻	酒（炒）升麻			

艾　叶

【来源】

本品为菊科植物艾 *Artemisia argyi* Levl. et Vant. 的干燥叶。夏季花未开时采摘，除去杂质，晒干。

【炮制规格】

1. 艾叶

（1）《中国药典》2020年版标准：除去杂质及梗，筛去灰屑。

性状：本品多皱缩、破碎，有短柄。完整叶片展平后呈卵状椭圆形，羽状深裂，裂片椭圆状披针形，边缘有不规则的粗锯齿；上表面灰绿色或深黄绿色，有稀疏的柔毛和腺点；下表面密生灰白色绒毛。质柔软。气清香，味苦。

（2）地方标准（表48-1）

表48-1　艾叶常见地方标准制法及性状要求

来源	制法	性状
《安徽省中药饮片炮制规范》2019年版	取原药材，除去枝梗、杂质，筛去碎屑。或切丝	多为皱缩、破碎的叶片或丝条，完整者展平后呈卵状椭圆形，羽状深裂，裂片椭圆状披针形，边缘有不规则的粗锯齿。上表面灰绿色或深黄绿色，有稀疏的柔毛及腺点；下表面密生灰白色绒毛。质柔软。气清香，味苦
《湖北省中药饮片炮制规范》2018年版	取原药材，除去杂质及梗，筛去灰屑	本品多皱缩、破碎，有短柄。完整叶片展平后呈卵状三角形或椭圆形，羽状深裂、中裂或近全裂，裂片5～9，椭圆形至椭圆状披针形，边缘多具不规则的粗锯齿；上表面灰绿色或深黄绿色，有稀疏的柔毛；下表面密被灰白色绒毛。质柔软，揉之常成棉絮状。气清香，味苦
《湖南省中药饮片炮制规范》2010年版	取原药材，除去杂质细枝及黑色中叶，筛去灰屑	多皱缩、破碎，有短柄。完整叶片展平后呈卵状椭圆形，羽状深裂，裂片椭圆状披针形，边缘有不规则的粗锯齿；上表面灰绿色或深黄绿色，有稀疏的柔毛及腺点；下表面密生灰白色绒毛。质柔软。气清香，味苦
《陕西省中药饮片标准》第二册（2009年）	取药材艾叶，除去杂质及梗，筛去灰屑	本品多皱缩、破碎，有短柄。完整叶片展开后呈卵状椭圆形，羽状深裂，裂片椭圆状披针形，边缘有不规则的粗锯齿；上表面灰绿色或深黄绿色，有稀疏的柔毛及腺点；下表面密生灰白色绒毛。质柔软。气清香，味苦
《北京市中药饮片炮制规范》2008年版	取原药材，除去杂质及梗	本品多皱缩、破碎，有短柄。完整叶片展平后呈卵状椭圆形，羽状深裂，裂片椭圆状披针形，边缘有不规则的粗锯齿；上表面灰绿色或深黄绿色，有稀疏的柔毛及腺点；下表面密生灰白色绒毛。质柔软。气清香，味苦
《江西省中药饮片炮制规范》2008年版	除去杂质及梗，筛去灰屑	本品多皱缩、破碎，有短柄。完整叶片展平后呈卵状椭圆形，羽状深裂，裂片椭圆状披针形，边缘有不规则的粗锯齿；上表皮灰绿色或深黄绿色，有稀疏的柔毛及腺点；下表面密生灰白色绒毛。质柔软。气清香，味苦

续表

来源	制法	性状
《广西壮族自治区中药饮片炮制规范》2007 年版	除去杂质及梗, 筛去灰屑	多皱缩破碎, 有短柄。完整叶片展平后呈卵状椭圆形, 有羽状深裂, 裂片椭圆状披针形, 边缘有不规则的粗锯齿; 上表面灰绿色或深黄绿色, 有稀疏的柔毛及腺点; 下表面密生灰白色茸毛。质柔软。气清香, 味苦
《重庆市中药饮片炮制规范及标准》2006 年版	除去杂质和枝梗, 筛去灰屑	多皱缩破碎, 有短柄。完整者叶片展平后呈卵状椭圆形, 羽状深裂, 裂片椭圆状披针形, 边缘有不规则的粗锯齿; 上表面灰绿色或深黄绿色, 有稀疏的柔毛及腺点; 下表面密生灰白色绒毛。质柔软。气清香, 味苦
《贵州省中药饮片炮制规范》2005 年版	取原药材, 除去杂质及梗, 筛去灰屑	叶多皱缩、破碎, 有短柄。完整叶片展平后呈卵状椭圆形, 羽状深裂, 裂片椭圆状披针形, 边缘有不规则的粗锯齿; 上表面灰绿色或深黄绿色, 有稀疏的柔毛及白色腺点; 下表面密被灰白色绒毛。质柔软。气清香, 味苦
《江苏省中药饮片炮制规范》2002 年版	取原药材, 除去杂质枝梗, 筛去灰屑	为皱缩、破碎的叶片。上表面深绿色、黄绿色, 有蛛丝状柔毛和白色腺点; 下表面密被灰白色绒毛。质柔。气香, 味苦
《吉林省中药饮片炮制规范》1986 年版	除去杂质, 拣净蒿梗, 筛去灰屑	无具体要求

2. 醋艾炭

（1）《中国药典》2020 年版标准: 取净艾叶, 照炒炭法（通则 0213）炒至表面焦黑色, 喷醋, 炒干。每 100kg 艾叶, 用醋 15kg。

性状: 本品呈不规则的碎片, 表面黑褐色, 有细条状叶柄。具醋香气。

（2）地方标准（表 48-2）

表 48-2　醋艾炭常见地方标准制法及性状要求

来源	制法	性状
《安徽省中药饮片炮制规范》2019 年版	取净醋艾叶, 照炒炭法（附录Ⅰ）, 炒至表面焦褐色	形同艾叶, 黑褐色, 有焦糊气, 略有醋气
《陕西省中药饮片标准》第二册（2009 年）	取饮片艾叶, 照炒炭法（附录Ⅰ）炒至表面焦黑色, 喷醋, 炒干。每 100kg 艾叶, 用醋 15kg	本品多破碎、皱缩、卷曲, 有短柄。叶片羽状深裂, 裂片边缘有不规则的粗锯齿; 表面焦黑色。质柔而酥。气焦香, 微具醋香气, 味苦
《北京市中药饮片炮制规范》2008 年版	取净艾叶, 置热锅内, 用中火炒至表面焦褐色, 喷淋米醋, 炒干, 取出, 晾凉。每 100kg 净艾叶, 用米醋 15kg	本品为不规则的碎片。表面焦褐色, 有细条状叶柄。有醋酸气

续表

来源	制法	性状
《江西省中药饮片炮制规范》2008 年版	（1）取净艾叶，照炒炭法（附录二）炒至表面焦黑色，喷醋，炒干 （2）取艾叶炒热后洒入醋，炒至表面焦黑色，摊开，晾干。每 100kg 艾叶，用醋 15kg	本品为焦黑色细末，有时可见细条状叶脉，微有醋香
《重庆市中药饮片炮制规范及标准》2006 年版	取净艾叶，照炒炭法炒至表面焦黑色，喷醋，炒干。每 100kg 艾叶，用醋 15kg	为焦黑色，微具醋味
《贵州省中药饮片炮制规范》2005 年版	取净艾叶，照醋炙法（附录Ⅰ炮制通则）用文火炒至表面呈焦褐色。或取净艾叶，照炒炭法（附录Ⅰ炮制通则）用文火炒至表面焦褐色，喷醋，炒干。每 100kg 艾叶，用食醋 15kg（前法）或 12kg（后法）	叶片多已皱缩，破碎，黑褐色。质脆易碎，具焦香气，味苦

3. 醋艾叶　《中国药典》2020 年版未收载本炮制规格，常见地方标准制法及性状见表 48-3。

表 48-3　醋艾叶常见地方标准制法及性状要求

来源	制法	性状
《安徽省中药饮片炮制规范》2019 年版	取净艾叶或净艾叶丝，照醋炙法①（附录Ⅰ），炒干。每 100kg 艾叶，用米醋 15kg	形同艾叶，微有焦斑，略有醋气
《湖北省中药饮片炮制规范》2018 年版	取净艾叶，照醋炙法（附录Ⅰ）炒至表面微焦褐色。每 100kg 艾叶，用醋 15kg	本品多皱缩、破碎，有叶柄。表面微焦褐色。完整叶片展平后呈卵状三角形或椭圆形，羽状深裂、中裂或近全裂，裂片椭圆形至椭圆状披针形，边缘多具不规则的粗锯齿，背面密被绒毛。具醋香气，味苦、微酸
《四川省中药饮片炮制规范》2015 年版	取艾叶，除去杂质及梗，筛去碎屑，照醋炙法（通则 0213）炒至黑褐色	本品为黑褐色的皱缩叶片，有醋香气
《湖南省中药饮片炮制规范》2010 年版	取净艾叶，照醋炙法（附录Ⅰ）加醋拌匀，稍闷，置锅内用文火炒至微焦，取出，放凉。每 100kg 艾叶，用醋 15kg	形同艾叶，表面微具焦斑，有酸味
《广西壮族自治区中药饮片炮制规范》2007 年版	取生艾叶，加醋拌匀，稍闷，置锅内用文火炒至微焦，取出，放凉。每 100kg 艾叶用醋 15kg	形同生艾叶，表面微焦，有酸味
《重庆市中药饮片炮制规范及标准》2006 年版	取净艾叶，照醋炙法炒至黑褐色	为黑褐色

续表

来源	制法	性状
《江苏省中药饮片炮制规范》2002年版	取净艾叶,用文火炒至微焦,喷淋醋适量,随喷随炒至干,取出。每100kg艾叶,用醋15kg	形同艾叶,微有焦斑,略有醋气
《吉林省中药饮片炮制规范》1986年版	取净艾叶,加入定量米醋,拌匀,置锅中,用文火炒至焦黄色,取出,晾干。每100kg艾叶,用米醋15kg	无具体要求

4. 艾叶炭 《中国药典》2020年版未收载本炮制规格,常见地方标准制法及性状见表48-4。

表48-4 艾叶炭常见地方标准制法及性状要求

来源	制法	性状
《天津市中药饮片炮制规范》2022年版	取净艾叶,置锅内,炒至七成透时,按定量喷淋醋后再适当喷淋清水炒干,取出置容器内显黑褐色。欠火候的挑出重炒。每100kg净艾叶,用醋5kg	为黑褐色散碎状叶片,有的显不完整叶型,具艾的特殊香气
《山东省中药饮片炮制规范》2022年版	将净艾叶搓散,置铁锅内,用中火炒至全部呈黑褐色时,喷淋清水少许,灭尽火星,炒干,取出,及时摊晾,凉透	本品为不规则的碎片,多皱缩、破碎,表面黑褐色,有细条状叶柄。完整叶片少见,展平后呈卵状椭圆形,羽状深裂,裂片椭圆状披针形,边缘有不规则的粗锯齿。有焦糊气
《浙江省中药炮制规范》2015年版	取艾叶饮片,照炒炭法炒至浓烟上冒、表面焦黑色时,微喷水,灭尽火星,取出,晾干	表面焦黑色。略具焦气,味苦
《安徽省中药饮片炮制规范》2019年版	取净艾叶或净艾叶丝,照炒炭法(附录Ⅰ),炒至表面焦褐色	形同艾叶,黑褐色,质脆易碎,有焦糊气
《湖南省中药饮片炮制规范》2010年版	取净艾叶,照炒炭法(附录Ⅰ)置锅内用中火炒至外表呈焦黑色,喷淋清水,取出,晾干	形同艾叶,表面焦黑色,存性,略具焦气,味苦、涩
《广西壮族自治区中药饮片炮制规范》2007年版	取生艾叶,置锅内用中火炒至外表呈焦黑色,喷淋适量清水,取出,晾干	形同生艾叶,呈焦黑色,存性,味苦涩
《江苏省中药饮片炮制规范》2002年版	取净艾叶用武火炒至外表焦黑色,喷淋清水适量,取出,避风摊晾,干燥	为焦黑色,质脆易碎
《吉林省中药饮片炮制规范》1986年版	取净艾叶,置锅中,用武火炒至焦黑色(但须存性),喷水灭火星,取出,晾干	无具体要求

5. 艾绒 《中国药典》2020年版未收载本炮制规格,常见地方标准制法及性状见表48-5。

表 48-5　艾绒常见地方标准制法及性状要求

来源	制法	性状
《北京市中药饮片炮制规范》2023 年版	取净艾叶,除去细梗,加工成绒状	本品呈絮绒状。灰绿色。质柔软。气清香,味苦
《天津市中药饮片炮制规范》2022 年版	取净艾叶,轧成绒状,筛去灰屑	为黄绿与灰白色相间棉团状,手感柔软不扎手,无明显灰屑,无梗无杂质。气清香,味苦
《浙江省中药炮制规范》2015 年版	取原药,除去杂质。筛去灰屑	为灰绿色到黄绿色的绒状团。质柔软。气香,味苦
《四川省中药饮片炮制规范》2015 年版	取艾叶,除去杂质及梗,筛去碎屑,捣碾成绒	本品多皱缩、破碎,有短柄。破碎叶片展平后呈卵状椭圆形,羽状深裂,裂片椭圆状披针形,边缘有不规则的粗锯齿;上表面灰绿色或深黄绿色,有稀疏的柔毛和腺点;下表面密生灰白色绒毛。质柔软。气清香,味苦
《湖南省中药饮片炮制规范》2010 年版	将净艾叶捣成绒状,除去叶脉细梗,筛去灰屑	绒毛状,无叶脉细梗,气清香,味苦
《江西省中药饮片炮制规范》2008 年版	取净艾叶,用研槽推成绒状,拣去粗脉	本品为絮绒状,灰绿色,柔软,无细筋
《广西壮族自治区中药饮片炮制规范》2007 年版	将生艾叶捣成绒状,除去细梗、细粉	绒毛状,无叶脉细梗,气清香,味苦
《吉林省中药饮片炮制规范》1986 年版	取净艾叶,置碾槽内碾成绒状,拣去叶脉细梗,筛去灰屑	无具体要求

6. 酒艾叶　《中国药典》2020 年版未收载本炮制规格,常见地方标准制法及性状见表 48-6。

表 48-6　酒艾叶常见地方标准制法及性状要求

来源	制法	性状
《湖南省中药饮片炮制规范》2010 年版	取净艾叶,照酒炙法(附录 I)用酒喷润透,置锅内用文火炒干,取出,放凉。每 100kg 艾叶,用黄酒 20kg	形同艾叶,有酒香味
《广西壮族自治区中药饮片炮制规范》2007 年版	取生艾叶,用酒喷润透,置锅内用文火炒干,取出放凉。每 100kg 艾叶,用酒 20kg	形同生艾叶,有酒香味

7. 四制艾叶　《中国药典》2020 年版未收载本炮制规格,常见地方标准制法及性状见表 48-7。

表 48-7　四制艾叶常见地方标准制法及性状要求

来源	制法	性状
《四川省中药饮片炮制规范》2015 年版	取艾叶,除去杂质及梗,筛去碎屑,加入盐、醋、姜汁和酒混合液拌匀,待艾叶吸尽混合液后,蒸约 2 小时,取出,晒干。每 100kg 艾叶,用盐 2kg,醋 10kg,黄酒 10kg,生姜 10kg 取汁	本品多卷曲皱缩,微黑色,其余特征如艾叶,微具芳香气

8. 炒艾叶　《中国药典》2020 年版未收载本炮制规格,常见地方标准制法及性状见表 48-8。

表 48-8　炒艾叶常见地方标准制法及性状要求

来源	制法	性状
《浙江省中药炮制规范》2015 年版	取艾叶饮片,照清炒法炒至表面微具焦斑时,取出,摊凉	多皱缩而破碎。展平后呈卵状椭圆形,羽状深裂,裂片椭圆状披针形;边缘有不规则的粗锯齿;表面微具焦斑,上表面深绿色至黄绿色,有蛛丝状柔毛和白色腺点,有时腺点脱落仅存腺窝,下表面密被白色绒毛。质柔软。气清香,味苦

【金老谈艾叶炮制历史】

艾叶,在汉代《华氏中藏经》最早提出了“炒”的炮炙方法,稍后的唐代《备急千金要方》提出了“烧”的炮炙方法,以后的医药书籍中多数都记述有艾叶的各种不同炮炙方法。综合古代艾叶的炮炙方法,主要有炒、烧、熬、煮、焙、制绒。在炙法中有不加辅料的,也有加辅料的。辅料有醋、糯米糊、盐、酒、香附及硫黄,下面分别予以介绍。

一、不加辅料炮炙

包括炒、烧、熬、焙及制绒。

1. 炒法　如前述,汉代《华氏中藏经》最早提出“炒”。其后的宋代《校注妇人良方》、元代《丹溪心法》、明代《奇效良方》等书中都有相同记载。而炒法又有不同的要求,如宋代《太平惠民和剂局方》中提出“焙干用或慢火炒使,恐难捣”,《小儿卫生总微论方》中提出“微炒”,其后的宋代《女科百问》、元代《卫生宝鉴》、明代《医学纲目》、清代《医宗金鉴》等书中都有相同记载。宋代《卫生家宝产科备要》中还提到“炒黄”,宋代《女科百问》中还提到“炒焦取细末”。

2. 烧法　唐代《备急千金要方》最早提出艾叶“烧”的炮炙方法,曰:“烧作灰”。其后的宋代《证类本草》、清代《幼幼集成》等书中也有相同记载,而烧法又有不同要求,如宋代《圣济总录》中提到“烧黑灰”,明代《济阴纲目》中提到“火烧存性”。

3. 熬法　唐代《千金翼方》提出“熬”的炮炙方法。

4. 焙法　宋代《产育宝庆集》提出了“切焙黄”的炮炙方法。

5. 制绒　明代《本草纲目》最早提出:“拣取净叶,扬去尘屑,入石臼内木杵捣熟,罗去渣渣,取白者再捣,至柔烂如绵为度,用时焙燥,则炙火得力。”其后的清代《本草备要》《本草从新》等书中都有“揉捣如绵,谓之熟艾,炙火用”的记述。

二、加辅料炮炙

应用的辅料有醋、糯米、盐、酒、香附、硫黄及面,其中以醋为最常用。在炙法中有用一种辅料的,也有两种或两种以上辅料合并使用的。

（一）单一辅料炮炙

1. 醋制　宋代《圣济总录》中最早提到“醋煮一时辰,焙”“用米醋洒湿,压一宿,以文武火焙干为末"。其后如《女科百问》、元代《活幼心书》、明代《秘传证治要诀及类方》、清代《妇科玉尺》等书中都提到醋炙,而醋炙又有不同的制法和要求,其中包括:"醋浸七日,于净锅内用火煮令醋尽,炒干研为末"(元代《活幼心书》),"揉烂醋浸炒"(明代《寿世保元》),"醋炙""一两以醋半盏煮干"(明代《济阴纲目》),"醋炒"(明代《妇科玉尺》《妇科要旨》)。

2. **糊米制** 宋代《太平惠民和剂局方》中首先提出"先去枝梗,杵成绒,以稀糯米粥拌匀焙干用"。其后,如明代《普济方》中提到"糯米粥拌匀焙干为细末""研糯米稀糊拌匀,炒熟乘热入碾末之"。清代《外科证治全生集》中提到"用粉糊浆透,日干,杵去粉并叶屑则成白绒"。

3. **盐制** 元代《卫生宝鉴》中最早提到"盐炒"。其后,如明代《证治准绳》、清代《类证治裁》等书中都有相同记载。

4. **酒制** 明代《奇效良方》中提出了"酒炒"的炮炙方法。

5. **硫黄制** 清代《修事指南》中提出"干捣去青滓,取白,入石硫黄末少许,谓之硫黄艾炙家用,得米粉少许,可捣为末,入服食药用"。

6. **米泔制** 明代《宋氏女科秘方》中提出"米醋(泔)浸七日,将米泔慢火煮半日,焙干为末""醋炙焙干"。

(二) 两种辅料合并炮炙

合并应用的辅料有醋与糯米,醋与面,酒与醋,香附、醋与酒,分述如下。

1. **醋与糯米合制** 宋代《太平惠民和剂局方》中首先提出了"醋炒糯米糊调或饼焙干为末"。其后的宋代《产宝杂录》中提到"净煮干,取出用米粉醋为稀糊捏作饼子,焙干为末"。

2. **醋与面合制** 宋代《类编朱氏集验医方》中提出"醋调面成饼,甑上蒸熟焙干"。

3. **酒与醋合制** 清代《妇科玉尺》中提出"半酒半醋炒"。

4. **香附、醋与酒合制** 明代《济阴纲目》中提出"去梗、筋,同香附用陈醋、老酒煮一时,捣烂焙干"。

【金老论艾叶炮制与临床功效】

一、临床功效与主治

本品味辛、苦,性温。有小毒。归肝、脾、肾经。功善散寒止痛,温经止血。用于少腹冷痛,经寒不调,宫冷不孕,吐血,衄血,崩漏经多,妊娠下血;外治皮肤瘙痒(表48-9)。

表48-9 艾叶各临床常用炮制规格功效、主治对比

炮制规格	功效	主治
艾叶	散寒止痛,温经止血	用于少腹冷痛,经寒不调,宫冷不孕,吐血,衄血,崩漏经多,妊娠下血;外治皮肤瘙痒
醋艾叶	温而不燥,能缓和对胃的刺激性,增强逐寒止痛作用	用于虚寒之症
醋艾炭	温经止血	用于吐血,衄血,崩漏,妊娠下血,虚寒性出血
艾叶炭	散寒止痛,温经止血	用于少腹冷痛,经寒不调,宫冷不孕,吐血,衄血,崩漏经多妊娠下血;外治皮肤瘙痒

续表

炮制规格	功效	主治
酒炒艾叶	温经散寒,调经止痛	同艾叶
艾绒	温经散寒,止痛,通血脉	多供针灸用
四制艾叶	增强逐寒、止痛、安胎的作用	同艾叶
炒艾叶	燥性缓和	同艾叶

二、临床调剂

1. 用法用量　3～9g。外用适量,供灸治或熏洗用。

2. 临床使用与禁忌　麻疹已透、阴虚火旺,以及阴虚阳亢者均当忌用。

3. 贮藏　置阴凉干燥处,防潮。醋艾叶与艾叶炭密闭保存。艾绒置阴凉干燥处,防蛀。

本品临床常用炮制规格与调剂注意事项见表48-10。

表48-10　艾叶临床常用炮制规格与调剂注意事项

炮制规格	处方名	用法用量	特殊禁忌	特殊贮藏方法
艾叶	艾叶、蕲艾	3～9g。外用适量,供灸治或熏洗用	麻疹已透、阴虚火旺,以及阴虚阳亢者均当忌用	置阴凉干燥处,防潮。醋艾叶与艾叶炭密闭保存。艾绒置阴凉干燥处,防蛀
醋艾叶	醋艾叶	3～9g		
醋艾炭	醋艾炭	3～9g		
艾叶炭	艾叶炭	3～9g		
酒炒艾叶	酒炒艾叶、酒灸艾叶	3～9g		
四制艾叶	四制艾叶	3～9g		
炒艾叶	炒艾叶	3～9g		
艾绒	艾绒	外用适量,供灸治或熏洗用		

瓜　蒂

【来源】

本品为葫芦科一年生草质藤本甜瓜 *Cucumis melo* L. 的果蒂。全国各地均产。

【炮制规格】

甜瓜蒂　《中国药典》2020 年版未收载本炮制规格,常见地方标准制法及性状见表49-1。

表 49-1　甜瓜蒂常见地方标准制法及性状要求

来源	制法	性状
《天津市中药饮片炮制规范》2022 年版	取原药材,除去杂质	果柄长 3～6cm,直径 0.2～0.4cm。连接瓜的端常略膨大呈盘状。直径约 0.8cm,扭曲,有纵向沟纹,外表面灰黄色,有稀疏毛绒
《江苏省中药饮片炮制规范》2020 年版	将原药拣去杂质,筛去灰屑	本品呈圆柱形,多扭曲,长 3～5cm,直径约 0.3cm。表面黄褐色或黄绿色,具纵棱,微皱缩,一端膨大(花萼残基),边缘反卷(残存的果皮),质硬而韧,不易折断,断面纤维性。气无,味苦
《安徽省中药饮片炮制规范》2019 年版	取原药材,除去杂质	为圆柱形,多扭曲,长 3～5cm,直径约 3mm。表面黄褐色或黄绿色,具纵棱,微皱缩,一端膨大(花萼残基),边缘反卷(残存的果皮)。质硬而韧,不易折断,断面纤维性。气无,味苦
《山东省中药炮制规范》2012 年版	取甜瓜蒂,除去杂质,洗净,晒干	本品呈圆柱形,多扭曲,长 30～60mm,直径 2～4mm。表面黄褐色或黄绿色,具纵棱,一端渐膨大、边缘反卷。质轻而韧、不易折断、断面纤维性。气微、味苦
《黑龙江省中药饮片炮制规范》2012 年版	取原药材,除去杂质,洗净,干燥,即得	本品呈类圆柱形,稍弯曲,表面淡棕色或暗灰褐色,具纵槽棱,质坚硬,断面纤维性,暗黄色。气微,味苦
《陕西省中药饮片标准》第三册(2011 年)	取药材甜瓜蒂,除去杂质,洗净,干燥	本品呈圆柱形,多扭曲,长 3～6cm,直径 0.2～0.4cm,连接瓜的一端常略膨大呈盘状,直径约 0.8cm。表面黄褐色或黄绿色,有细纵棱及稀疏毛绒。质轻而韧,不易折断,断面纤维性,中空。气微,味苦
《湖南省中药饮片炮制规范》2010 年版	取原药材,除去杂质	呈圆柱形,多扭曲,长 3～5cm,直径 0.2～0.4cm。表面黄褐色或黄绿色,具纵棱,微皱缩,一端渐膨大,边缘反卷。质硬而韧,不易折断,断面纤维性。无臭,味苦
《甘肃省中药炮制规范》2009 年版	纯净,无杂质	本品呈圆柱形,多弯曲,长 3～6cm,直径 2～4cm。表面黄绿色或黄褐色,接近果实的端膨大成喇叭状,有放射状的棱槽。质硬而韧,不易折断,断面纤维性。气微,味苦
《上海市中药饮片炮制规范》2008 年版	将原药除去杂质,筛去灰屑	本品略呈蘑菇状,稍带果皮。果柄呈圆柱形,多扭曲,长约 2cm,直径 2～4mm。表面灰黄色至棕黄色,具纵棱,质坚韧,不易折断,断面纤维性。质脆。气微,味苦
《广西壮族自治区中药饮片炮制规范》2007 年版	捡净杂质,筛去灰屑	本品为卷曲圆柱形,黄褐色或黄绿色,一端渐膨大,边缘反卷,味苦
《浙江省中药炮制规范》2005 年版	取原药,除去杂质,筛去灰屑	呈圆柱形,多扭曲,长 3～5cm,直径 2～4mm。表面黄绿色或黄褐色,具纵棱,微皱缩。一端渐膨大,边缘反卷。质硬而韧,断面纤维性。气微,味苦

续表

来源	制法	性状
《河南省中药饮片炮制规范》2005 年版	除去杂质,洗净,晒干;或研粉	本品呈圆柱形,多扭曲,长 3～6cm,直径 0.2～0.4cm。表面黄褐色或黄绿色,具纵棱,微皱缩,一端膨大,边缘微反卷,质硬而韧,不易折断,断面纤维性。气微,味苦
《江西省中药炮制规范》1991 年版	取原药,除去杂质及黑色枯烂者	呈圆柱形,扭曲。表面黄褐色或黄绿色,具纵棱,微皱缩,一端渐膨大,边缘反卷。质硬而韧,不易折断,断面纤维性。气微,味苦
《云南省中药饮片炮制规范》1986 年版	生用:取原药拣净杂质,即可	弯条形,一端扩大成盘状,灰白色
《吉林省中药饮片炮制规范》1986 年版	除去杂质,抢水洗净泥土,捞出,晒干	无具体要求
《辽宁省中药炮制规范》1975 年版	捡净杂质	无具体要求

【金老谈瓜蒂炮制历史】

综合古代瓜蒂的炮炙方法,主要有烧法。

不加辅料炮炙

包括烧等。

烧法 载于《本草崇原》,曰:"取其蒂烧灰存性"。

【金老论瓜蒂炮制与临床功效】

一、临床功效与主治

本品味苦,性寒。有毒。归肺、心经。涌吐,吹鼻中,祛湿热。用于热痰,宿食;黄疸,湿邪头痛。

二、临床调剂

1. **用法用量** 3～10g;入丸散剂,0.3～1g。外用少量,研末嚏鼻,待鼻中流出黄水即停药。

2. **临床使用与禁忌**
（1）体虚、失血及上焦无实邪者忌服。
（2）服药后含砂糖一块,下咽,能增强药力。
（3）如中毒剧烈呕吐不止者,用麝香 0.1～0.15g,开水冲服即可解。

3. **贮藏** 各种炮制规格均置通风干燥处,防蛀。

淡 竹 叶

【来源】

本品为禾本科植物淡竹叶 *Lophatherum gracile* Brongn. 的干燥茎叶。夏季未抽花穗前采割,晒干。

【炮制规格】

淡竹叶

(1)《中国药典》2020年版标准:除去杂质,切段。

性状:本品长25~75cm。茎呈圆柱形,有节,表面淡黄绿色,断面中空。叶鞘开裂。叶片披针形,有的皱缩卷曲,长5~20cm,宽1~3.5cm;表面浅绿色或黄绿色。叶脉平行,具横行小脉,形成长方形的网格状,下表面尤为明显。体轻,质柔韧。气微,味淡。

(2)地方标准(表50-1)

表50-1　淡竹叶常见地方标准制法及性状要求

来源	制法	性状
《黑龙江省中药饮片炮制规范》2012年版	取原药材,除去杂质及残根,切段,筛去碎屑,即得	本品为不规则的段,茎、叶混合。茎呈圆柱形,有节,表面淡黄绿色,切面中空。叶片披针形,多皱缩、卷曲或破碎,表面浅绿色或黄绿色。叶脉平行,具横行小脉,形成长方形的网格状,下表面尤为明显。体轻,质柔韧。气微,味淡
《天津市中药饮片炮制规范》2012年版	除去杂质,切段	本品为不规则小段,茎呈圆柱形,有节,表面淡黄绿色,断面中空。叶鞘开裂。叶片披针形,有的皱缩卷曲;表面浅绿色或黄绿色。叶脉平行,具横行小脉,形成长方形的网格状,下表面尤为明显。体轻,质柔韧。气微,味淡
《湖南省中药饮片炮制规范》2010年版	取原药材,除去杂质及残根,切长段或扎小把切长段,筛去灰屑	为长段。叶表面淡绿色或黄绿色,叶脉平行,具横行小脉,形成长方形的网格状,下表面尤为明显。体轻,质柔韧。气微,味淡
《陕西省中药饮片标准》第二册(2009年)	取药材淡竹叶,除去残根及杂质,切段	本品为不规则草本小段。茎段圆柱形,有节,表面淡黄绿色至灰绿色,切面中空。叶鞘开裂。叶片宽1~3.5cm,有的蜷缩卷曲,表面浅绿色或黄绿色,叶脉平行,具横行小脉,形成长方形的网格状,下表面尤为明显。体轻,质柔韧。气微,味淡
《北京市中药饮片炮制规范》2008年版	取原药材,除去杂质,迅速洗净,稍晾,切长段,干燥	本品为长段。茎呈圆柱形,有节,表面浅绿色或黄绿色,切面中空。叶片完整者呈披针形,表面浅绿色或黄绿色;叶脉平行,具横行小脉,形成长方形的网格状,下表面尤为明显。体轻,质柔韧。气微,味淡
《上海市中药饮片炮制规范》2008年版	将原药除去残根、老茎等杂质,切长段,筛去灰屑	本品呈段状。茎圆柱形,直径约2mm,有节,淡黄绿色至淡黄色,具纵棱线,切面中空。叶片占大部分,已切段,宽1~3.5cm,平直或卷曲,淡绿色至黄绿色,叶脉平行,脉间有横纹,形成长方形的网格状,背面较明显。体轻,质软。气微,味淡

续表

来源	制法	性状
《江西省中药饮片炮制规范》2008 年版	（1）除去杂质，切段 （2）除去杂质及残根，抢水洗净，切段，干燥	本品呈不规则的段，茎、叶混合。茎呈圆柱形，表面淡黄绿色，断面中空，有的可见茎节或开裂的叶鞘叶片皱缩卷曲，表面浅绿色或黄绿色，叶脉平行，具横行小脉，形成长方形的网格状，下表面尤为明显。体轻，质柔韧。气微，味淡
《广西壮族自治区中药饮片炮制规范》2007 年版	除去杂质，切短段	本品为不规则的段，茎叶混合。茎呈圆柱形，有节，表面淡黄绿色，断面中空。叶鞘开裂。叶片披针形，有的皱缩卷曲；表面浅绿色或黄绿色。叶脉平行，具横行小脉，形成长方形的网格状，下表面尤为明显。体轻，质柔韧。气微，味淡
《重庆市中药饮片炮制规范及标准》2006 年版	除去杂质及残根，切段，晒干	淡竹叶为茎、叶的混合段。茎呈圆柱形，有节，表面淡黄绿色，断面中空。叶鞘开裂。叶片披针形，有的皱缩卷曲，宽 1～3.5cm；表面浅绿色或黄绿色。叶脉平行，具横行小脉，形成长方形的网格状，下表面尤为明显。体轻，质柔韧。气微，味淡
《浙江省中药炮制规范》2005 年版	取原药，除去杂质及叶基以下 3cm 的老茎，切段。筛去灰屑	呈段状，平直或卷曲。全体浅绿色至黄绿色。茎圆柱形，中空。叶淡绿色或黄绿色，叶脉平行，与横行小脉形成长方形透明的网格。质柔韧。气微，味淡
《贵州省中药饮片炮制规范》2005 年版	取原药材，除去杂质及残根，抢水洗净，稍晾，切段，干燥	本品为不规则带叶茎枝的段。茎圆柱形，有节，表面淡黄绿色，断面中空。叶有的皱缩卷曲，浅绿色或黄绿色。叶脉平行，具横行小脉，形成长方形的网格状，下表面尤为明显。体轻，质柔韧。气微，味淡
《河南省中药饮片炮制规范》2005 年版	除去杂质，切段	本品呈不规则的段。茎圆柱形，表面淡黄绿色，断面中空，有的可见茎节或开裂的叶鞘。叶片皱缩卷曲，表面浅绿色或黄绿色，叶脉平行，具横行小脉，形成长方形的网格状，下表面尤为明显。体轻，柔韧。气微，味淡
《安徽省中药饮片炮制规范》2005 年版	取原药材，除去残根、杂质，切段，筛去碎屑	为不规则的段，茎、叶混合。茎呈圆柱形，有节，表面淡黄绿色，切断面中空。叶片披针形，多皱缩卷曲或破碎，表面浅绿色或黄绿色，叶脉平行，具横行小脉，形成长方形的网格状，下表面尤为明显。体轻，质柔韧。气微，味淡
《江苏省中药饮片炮制规范》2002 年版	取原药材，除去杂质及残根，抢水洗净，稍晾，切段，干燥，筛去灰屑	为不规则的小段。表面淡黄色或黄绿色，叶脉平行，具横行小脉，形成长方形的网格状，下表面尤为明显。体轻，质柔韧。气微，味淡

续表

来源	制法	性状
《福建省中药饮片炮制规范》1998 年版	除去杂质，切段；或理成小把，每隔 2cm 用麻丝捆扎，切成段块	本品呈茎叶混合的段状，长 10～20mm；或段块，长 30～40mm。多皱缩卷曲，表面浅绿色或黄绿色，叶脉平行，具横行小脉，形成长方形的网格状，下表面尤为明显。体轻，质柔韧。气微，味淡
《山东省中药炮制规范》1990 年版	去净杂质及残根，切段，筛去灰屑	本品为茎、叶混合，呈段片状。茎呈圆柱状，表面淡黄绿色，切断面中空。叶呈片状，多皱缩卷曲，浅绿色或黄绿色，叶脉平行，具横行小脉，形成长方形网格状，下表面尤为明显。体轻，质柔韧。气微，味淡
《吉林省中药饮片炮制规范》1986 年版	除去杂质，速洗、速捞、沥水，切 10mm 段，晒干	无具体要求
《云南省中药饮片炮制规范》1986 年版	生片：取原药拣净杂质，除去根，铡成短节片，筛去灰屑，即可	短节片：长不超过 1.5cm，淡绿色或黄绿色，无杂质
《甘肃省中药饮片炮制规范》1980 年版	除去杂质，剁去根，洗净泥土，捞出，润透，切节，晒干	无具体要求
《四川省中药饮片炮制规范》1977 年版	取淡竹叶，除去杂草、泥灰和根蔸，切成节，筛去灰屑	为淡绿色或黄绿色的节，光滑无毛。质轻而柔韧
《辽宁省中药炮制规范》1975 年版	拣净杂质，去根，洗净，稍润，切段，晒或烘干	段长 5mm
《北京市中药饮片切制规范》1974 年版（上册）	取原药材，拣净杂质，去净根穗，用清水喷洒湿润，取出闷 2～4 小时，切段或干切段，过筛，将不合格的段反复操作，掺匀，晒干，过净土末，入库即得	段长三分

【金老谈淡竹叶炮制历史】

综合古代淡竹叶的炮炙方法，暂无记载。

【金老论淡竹叶炮制与临床功效】

一、临床功效与主治

本品甘、淡，寒。归心、胃、小肠经。清热泻火，除烦止渴，利尿通淋。用于热病烦渴，小便短赤涩痛，口舌生疮。

二、临床调剂

1. **用法用量**　6～10g。

2. **临床使用与禁忌**　阴虚火旺，骨蒸潮热者忌用。

3. 贮藏　置通风干燥处。

川　贝　母

【来源】

本品为百合科植物川贝母 *Fritillaria cirrhosa* D.Don、暗紫贝母 *Fritillaria unibracteata* Hsiao et K.C.Hsia、甘肃贝母 *Fritillaria przewalskii* Maxim.、梭砂贝母 *Fritillaria delavayi* Franch.、太白贝母 *Fritillaria taipaiensis* P.Y.Li 或瓦布贝母 *Fritillaria unibracteata* Hsiao et K.C.Hsia var. *wabuensis*（S.Y.Tang et S.C.Yue）Z.D.Liu，S.Wang et S.C.Chen 的干燥鳞茎。按性状不同分别习称"松贝""青贝""炉贝"和"栽培品"。夏、秋二季或积雪融化后采挖，除去须根、粗皮及泥沙，晒干或低温干燥。

【炮制规格】

1. 川贝母

（1）《中国药典》2020 年版标准：除去杂质，洗净，润透，切厚片，干燥；或打成碎块。

性状

松贝：呈类圆锥形或近球形，高 0.3～0.8cm，直径 0.3～0.9cm。表面类白色。外层鳞叶 2 瓣，大小悬殊，大瓣紧抱小瓣，未抱部分呈新月形，习称"怀中抱月"；顶部闭合，内有类圆柱形、顶端稍尖的心芽和小鳞叶 1～2 枚；先端钝圆或稍尖，底部平，微凹入，中心有 1 灰褐色的鳞茎盘，偶有残存须根。质硬而脆，断面白色，富粉性。气微，味微苦。

青贝：呈类扁球形，高 0.4～1.4cm，直径 0.4～1.6cm。外层鳞叶 2 瓣，大小相近，相对抱合，顶部开裂，内有心芽和小鳞叶 2～3 枚及细圆柱形的残茎。

炉贝：呈长圆锥形，高 0.7～2.5cm，直径 0.5～2.5cm。表面类白色或浅棕黄色，有的具棕色斑点。外层鳞叶 2 瓣，大小相近，顶部开裂而略尖，基部稍尖或较钝。

栽培品：呈类扁球形或短圆柱形，高 0.5～2cm，直径 1～2.5cm。表面类白色或浅棕黄色，稍粗糙，有的具浅黄色斑点。外层鳞叶 2 瓣，大小相近，顶部多开裂而较平。

（2）地方标准（表 51-1）

表 51-1　川贝母常见地方标准制法及性状要求

来源	制法	形状
《天津市中药饮片炮制规范》2012 年版	取原药材，除去杂质	松贝：呈类圆锥形或近球形，高 0.3～0.8cm，直径 0.3～0.9cm。表面类白色。外层鳞叶 2 瓣，大小悬殊，大瓣紧抱小瓣，未抱部分呈新月形，习称"怀中抱月"；顶部闭合，内有类圆柱形、顶端稍尖的心芽和小鳞叶 1～2 枚；先端钝圆或稍尖，底部平，微凹入，中心有 1 灰褐色的鳞茎盘，偶有残存须根。质硬而脆，断面白色，富粉性。气微，味微苦 青贝：呈类扁球形，高 0.4～1.4cm，直径 0.4～1.6cm。外层鳞叶 2 瓣，大小相近，相对抱合，顶部开裂，内有心芽和小鳞叶 2～3 枚及细圆柱形的残茎。炉贝呈长圆锥形，高 0.7～2.5cm，直径 0.5～2.5cm。表面类白

续表

来源	制法	形状
		色或浅棕黄色,有的具棕色斑点。外层鳞叶 2 瓣,大小相近,顶部开裂而略尖,基部稍尖或较钝 栽培品:呈类扁球形或短圆柱形,高 0.5～2cm,直径 1～2.5cm。表面类白色或浅棕黄色,稍粗糙,有的具浅黄色斑点。外层鳞叶 2 瓣,大小相近,顶部多开裂而较平
《湖南省中药饮片炮制规范》2010 年版	取原药材,拣去杂质,抢水洗净,捞出,干燥	松贝:呈类圆锥形或近球形,高 0.3～0.8cm,直径 0.3～0.9cm。表面类白色。外层鳞叶 2 瓣,大小悬殊,大瓣紧抱小瓣,未抱部分呈新月形,习称"怀中抱月";顶部闭合,内有类圆柱形、顶端稍尖的心芽和小鳞叶 1～2 枚;先端钝圆或稍尖,底部稍平,微凹入,中心有一灰褐色的鳞茎盘,偶有残存须根。质硬而脆,断面白色,富粉性。气微,味微苦 青贝:呈类扁球形,高 0.4～1.4cm,直径 0.4～1.6cm。外层鳞叶 2 瓣,大小相近,相对抱合,顶部开裂,内有心芽和小鳞叶 2～3 枚及细圆柱形的残茎 炉贝:呈长圆锥形,高 0.7～2.5cm,直径 0.5～2.5cm。表面类白色或浅棕黄色,有的具棕色斑点。外层鳞叶 2 瓣,大小相近,顶部开裂而略尖,基部稍尖或较钝
《陕西省中药饮片标准》第一册(2009 年)	取药材川贝母,除去杂质	松贝:呈类圆锥形或近球形,高 0.3～0.8cm,直径 0.3～0.9cm。表面类白色。外层鳞叶 2 瓣,大小悬殊,大瓣紧抱小瓣,未抱部分呈新月形,习称"怀中抱月";顶部闭合,内有类圆柱形、顶端稍尖的心芽和小鳞叶 1～2 枚;先端钝圆或稍尖,底部平,微凹入,中心有 1 灰褐色的鳞茎盘,偶有残存须根。质硬而脆,断面白色,富粉性。气微,味微苦 青贝:呈类扁球形,高 0.4～1.4cm,直径 0.4～1.6cm。外层鳞叶 2 瓣,大小相近,相对抱合,顶部开裂,内有心芽和小鳞叶 2～3 枚及细圆柱形的残茎 炉贝:呈长圆锥形,高 0.7～2.5cm,直径 0.5～2.5cm。表面类白色或浅棕黄色,有的具棕色斑点。外层鳞叶 2 瓣,大小相近,顶部开裂而略尖,基部稍尖或较钝
《甘肃省中药炮制规范》2009 年版	取原药材,除去杂质,筛去灰屑。用时捣碎	本品呈扁卵圆形或略呈圆锥形,直径 0.6～2.3cm,高 0.8～1.7cm。表面黄白色较光滑或略有细小颗粒状凸起;外层两枚鳞叶近等大,顶端钝尖,开裂,底部较平整。气微,味微苦
《江西省中药饮片炮制规范》2008 年版	除去杂质;用时捣碎或研成细粉	松贝:呈类圆锥形或近球形,高 0.3～0.8cm,直径 0.3～0.9cm。表面类白色。外层鳞叶 2 瓣,大小悬殊,大瓣紧抱小瓣,未抱部分呈新月形,习称"怀中抱月";顶部闭合,内有类圆柱形、顶端稍尖的心芽和小鳞叶 1～2 枚;先端钝圆或稍尖,底部平,微凹入,中心有一灰褐色的鳞茎盘,偶有残存须根。质硬而脆,断面白色,富粉性。气微,味微苦。无虫蛀

续表

来源	制法	形状
		青贝：呈类扁球形，高 0.4～1.4cm，直径 0.4～1.6cm。外层鳞叶 2 瓣，大小相近，相对抱合，顶部开裂，内有心芽和小鳞叶 2～3 枚及细圆柱形的残茎 炉贝：呈长圆锥形，高 0.7～2.5cm，直径 0.5～2.5cm。表面类白色或浅棕黄色，有的具棕色斑点。外层鳞叶 2 瓣，大小相近，顶部开裂而略尖，基部稍尖或较钝
《北京市中药饮片炮制规范》2008 年版	取原药材，除去杂质	松贝：呈类圆锥形或近球形，高 0.3～0.8cm，直径 0.3～0.9cm。表面类白色。外层鳞叶 2 瓣，大小悬殊，大瓣紧抱小瓣，未抱部分呈新月形，习称"怀中抱月"；顶部闭合，内有类圆柱形、顶端稍尖的心芽和小鳞叶 1～2 枚；先端钝圆或稍尖，底部平，微凹入，中心有 1 灰褐色的鳞茎盘，偶有残存须根。质硬而脆，断面白色，富粉性。气微，味微苦 青贝：呈类扁球形，高 0.4～1.4cm，直径 0.4～1.6cm。外层鳞叶 2 瓣，大小相近，相对抱合，顶部开裂，内有心芽和小鳞叶 2～3 枚及细圆柱形的残茎 炉贝：呈长圆锥形，高 0.7～2.5cm，直径 0.5～2.5cm。表面类白色或浅棕黄色，有的具棕色斑点。外层鳞叶 2 瓣，大小相近，顶部开裂而略尖，基部稍尖或较钝
《上海市中药饮片炮制规范》2008 年版	松贝：将原药除去杂质，筛去灰屑 青贝、炉贝：将原药除去杂质，快洗，润透，切厚片，干燥，筛去灰屑	松贝：呈类圆锥形或近球形，高 0.3～0.8cm，直径 0.3～0.9cm。表面类白色。外层鳞叶 2 瓣，大小悬殊，大瓣紧抱小瓣，未抱部分呈新月形，习称"怀中抱月"；顶部闭合，内有类圆柱形、顶端稍尖的心芽和小鳞叶 1～2 枚；先端钝圆或稍尖，底部平，微凹入，中心有 1 灰褐色的鳞茎盘，偶有残存须根。质硬而脆，断面白色，富粉性。气微，味微苦 青贝、炉贝：本品为类圆形、肾形、细条形或不规则形的切片，直径 0.3～2.5cm。表面类白色至淡棕黄色，有的可见棕褐色基部和稍尖的顶端。切面类白色，粉性，有的可见中间微凹的长条形浅槽。质坚脆。气微，味微苦
《江西省中药饮片炮制规范》2008 年版	除去杂质；用时捣碎或研成细粉	松贝：呈类圆锥形或近球形，高 0.3～0.8cm，直径 0.3～0.9cm。表面类白色。外层鳞叶 2 瓣，大小悬殊，大瓣紧抱小瓣，未抱部分呈新月形，习称"怀中抱月"；顶部闭合，内有类圆柱形、顶端稍尖的心芽和小鳞叶 1～2 枚；先端钝圆或稍尖，底部平，微凹入，中心有一灰褐色的鳞茎盘，偶有残存须根。质硬而脆，断面白色，富粉性。气微，味微苦。无虫蛀 青贝：呈类扁球形，高 0.4～1.4cm，直径 0.4～1.6cm。外层鳞叶 2 瓣，大小相近，相对抱合，顶部开裂，内有心芽和小鳞叶 2～3 枚及细圆柱形的残茎 炉贝：呈长圆锥形，高 0.7～2.5cm，直径 0.5～2.5cm。表面类白色或浅棕黄色，有的具棕色斑点。外层鳞叶 2 瓣，大小相近，顶部开裂而略尖，基部稍尖或较钝

续表

来源	制法	形状
《广西壮族自治区中药饮片炮制规范》2007 年版	除去杂质,洗净,干燥,用时捣碎	松贝:呈类圆锥形或近球形,高 0.3~0.8cm,直径 0.3~0.9cm。表面类白色。外层鳞叶 2 瓣,大小悬殊,大瓣紧抱小瓣,未抱部分呈新月形,习称"怀中抱月";顶部闭合,内有类圆柱形、顶端稍尖的心芽和小鳞叶 1~2 枚;先端钝圆或稍尖,底部平,微凹入,中心有 1 个灰褐色的鳞茎盘,偶有残存须根。质硬而脆,断面白色,富粉性。气微,味微苦 青贝:呈类扁球形,高 0.4~1.4cm,直径 0.4~1.6cm。外层鳞叶 2 瓣,大小相近,相对抱合,顶部开裂,内有心芽和小鳞叶 2~3 枚及细圆柱形的残茎 炉贝:呈长圆锥形,高 0.7~2.5cm,直径 0.5~2.5cm。表面类白色或浅棕黄色,有的具棕色斑点。外层鳞叶 2 瓣,大小相近,顶部开裂而略尖,基部稍尖或较钝
《重庆市中药饮片炮制规范及标准》2006 年版	除去杂质。用时捣碎或研细粉	松贝:为类圆锥形或近球形,高 0.3~0.8cm,直径 0.3~0.9cm。表面类白色。外层叶 2 瓣,大小悬殊,大瓣紧抱小瓣,未抱部分呈新月形,习称"怀中抱月";顶部闭合,内有类圆柱形、顶端稍尖的心芽和小鳞叶 1~2 枚;先端钝圆或稍尖,底部平,微凹入,中心有 1 灰褐色的鳞茎盘,偶有残存须根。质硬而脆,断面白色,富粉性。气微,味微苦 青贝:为类扁球形,高 0.4~1.4cm,直径 0.4~1.6cm。外层鳞叶 2 瓣,大小相近,相对抱合,顶部开裂,内有心芽和小鳞叶 2~3 枚及细圆柱形的残茎 炉贝:为长圆锥形,高 0.7~2.5cm,直径 0.5~2.5cm。表面类白色或浅棕黄色,有的具棕色斑点。外层鳞叶 2 瓣,大小相近,顶部开裂而略尖,基部稍尖或较钝
《浙江省中药炮制规范》2005 年版	取原药,除去杂质,洗净,干燥	松贝:呈类圆锥形或近球形,高 0.3~0.8cm,直径 0.3~0.9cm。外层 2 枚鳞片通常大小悬殊,高度近一致,大鳞片紧抱小鳞片,习称"怀中抱月",顶端钝或稍尖,闭合,内有心芽和小鳞叶 1~2 枚。鳞茎盘微内凹至平。质硬而脆,断面白色,富粉性。气微,味微甘、微苦 青贝:呈类扁球形至卵球形,高 0.4~1.4cm,直径 0.4~1.6cm。外层鳞片 2 枚,大小相近,相对抱合,顶端尖,常显著开裂呈叉状,内有心芽和小鳞叶 2~3 枚及细圆柱形的残茎 炉贝:呈长圆锥形,高 0.7~2.5cm,直径 0.5~2.5cm。表面类白色或浅棕黄色,有的具棕褐色斑纹,习称"虎皮斑"。外层 2 枚鳞片通常大小相近,相对抱合,顶端尖,常显著开裂。鳞茎盘外凸

来源	制法	形状
《安徽省中药饮片炮制规范》2005年版	取原药材,除去杂质	松贝:呈类圆锥形或近球形,高 0.3～0.8cm,直径 0.3～0.9cm。表面类白色。外层鳞叶 2 瓣,大小悬殊,大瓣紧抱小瓣,未抱部分呈新月形,习称"怀中抱月";顶部闭合,内有类圆柱形,顶端稍尖的心芽和小鳞叶 1～2 枚;先端钝圆或稍尖,底部平,微凹入,中心有一灰褐色的鳞茎盘,偶有残存须根。质硬而脆,断面白色,富粉性。气微,味微苦 青贝:呈类扁球形,高 0.4～1.4cm,直径 0.4～1.6cm。外层鳞叶 2 瓣,大小相近,相对抱合,顶部开裂,内有心芽及小鳞叶 2～3 枚及细圆柱形的残茎 炉贝:呈长圆锥形,高 0.7～2.5cm,直 0.5～2.5cm。表面类白色或浅棕黄色,有的具棕色斑点。外层鳞叶 2 瓣,大小相近,顶部开裂而略尖,基部稍尖或较钝
《河南省中药饮片炮制规范》2005年版	除去杂质	松贝:呈类圆锥形或近球形,高 0.3～0.8cm,直径 0.3～0.9cm。表面类白色。外层鳞叶 2 瓣,大小悬殊,大瓣紧抱小瓣,未抱部分呈新月形,习称"怀中抱月";顶部闭合,内有类圆柱形、顶端稍尖的心芽和小鳞叶 1～2 枚;先端钝圆或稍尖,底部平,微凹入,中心有 1 灰褐色的鳞茎盘,偶有残存须根。质硬而脆,断面白色,富粉性。气微,味微苦 青贝:呈类扁球形,高 0.4～1.4cm,直径 0.4～1.6cm。外层鳞叶 2 瓣,大小相近,相对抱合,顶部开裂,内有心芽和小鳞叶 2～3 枚及细圆柱形的残茎 炉贝:呈长圆锥形,高 0.7～2.5cm,直径 0.5～2.5cm。表面类白色或浅棕黄色,有的具棕色斑点。外层鳞叶 2 瓣,大小相近,顶部开裂而略尖,基部稍尖或较钝
《贵州省中药饮片炮制规范》2005年版	取原药材,除去杂质	松贝:呈类圆锥形或近球形,高 0.3～0.8cm,直径 0.3～0.9cm。表面类白色。外层鳞叶 2 瓣,大小悬殊,大瓣紧抱小瓣,未抱部分呈新月形,习称"怀中抱月";顶部闭合,内有类圆柱形、顶端稍尖的心芽和小鳞叶 1～2 枚;先端钝圆或稍尖,底部平,微凹入,中心有 1 灰褐色的鳞茎盘,偶有残存须根。质硬而脆,断面白色,富粉性。气微,味微苦 青贝:呈类扁球形,高 0.4～1.4cm,直径 0.4～1.6cm。外层鳞叶 2 瓣,大小相近,相对抱合,顶部开裂,内有心芽和小鳞叶 2～3 枚及细圆柱形的残茎 炉贝:呈长圆锥形,高 0.7～2.5cm,直径 0.5～2.5cm。表面类白色或浅棕黄色,有的具棕色斑点。外层鳞叶 2 瓣,大小相近,顶部开裂而略尖,基部稍尖或较钝
《四川省中药饮片炮制规范》2002年版	除去杂质,用时捣碎或研细粉	本品呈近球形至长圆锥形,类白色至棕黄色,外层鳞叶大小不一或相等,相对抱合。气微,味微苦

来源	制法	形状
《江苏省中药饮片炮制规范》2002年版	取原药材,除去杂质	松贝:呈类圆锥形或近球形,高0.3～0.8cm,直径0.3～0.9cm。表面类白色。外层鳞叶2瓣,大小悬殊,大瓣紧抱小瓣,未抱部分呈新月形,习称"怀中抱月";顶部闭合,内有类圆柱形、顶端稍尖的心芽和小鳞叶1～2枚;先端钝圆或稍尖,底部平,微凹入,中心有一灰褐色的鳞茎盘,偶有残存须根。质硬而脆,断面白色;富粉性。气微,味微苦 青贝:呈类扁球形,高0.4～1.4cm,直径0.4～1.6cm。外层鳞叶2瓣,大小相近,相对抱合,顶部开裂,内有心芽及小鳞叶2～3枚及圆柱形的残茎 炉贝:呈长圆锥形,高0.7～2.5cm,直径0.5～2.5cm。表面类白色或浅棕黄色,有的具棕色斑点。外层鳞叶2瓣,大小相近,顶部开裂而略尖,基部稍尖或较钝
《福建省中药饮片炮制规范》1998年版	除去杂质。用时捣碎或研末	本品呈圆锥形或扁球形,高0.3～2.5cm,直径0.3～2.5cm。表面类白色或浅棕黄色。外层鳞叶2瓣,大小悬殊或相近;顶部闭合或开裂,内有心芽和小鳞叶1～3枚;先端钝圆或稍尖,底部平,微凹入,中心有一灰褐色的鳞茎盘。质硬而脆,断面白色,富粉性。气微,味微苦
《山东省中药炮制规范》1990年版	去净杂质	本品呈类圆锥形或近球形,或长圆锥形。高3～25mm,直径3～25mm。表面类白色或淡棕黄色,有的具棕色斑点。外层鳞叶2瓣,大小悬殊或相近,相对抱合,内有心芽和小鳞叶1～3枚。顶部闭合或开裂,底部较平或稍尖。质硬而脆。断面白色,粉性。气微,味微苦
《吉林省中药饮片炮制规范》1986年版	除去杂质,洗净泥土,晒干,用时捣碎	无具体要求
《云南省中药饮片炮制规范》1986年版	生用:将贝母拣净杂质,用时捣碎	尖贝(川贝):顶端尖,色白,断面粉质
《辽宁省中药炮制规范》1986年版	拣去杂质,筛除灰土。用时捣碎	无具体要求
《湖北中草药炮制规范》1979年版	抢水洗净,晒干或烘干,配方时打碎或研末冲服	无具体要求

2. 川贝母粉　《中国药典》2020年版未收载本炮制规格,常见地方标准制法及性状见表51-2。

表51-2　川贝母粉常见地方标准制法及性状要求

来源	制法	性状
《四川省中药饮片炮制规范》2015年版	取本品,洗净,干燥,粉碎成细粉	本品为类白色或淡黄色的粉末。气微,味微苦

来源	制法	性状
《北京市中药饮片炮制规范》2008年版	取净川贝母,粉碎成细粉	为类白色粉末。气微,味微苦
《上海市中药饮片炮制规范》2008年版	将原药除去杂质,快洗,干燥,研细粉	为类白色至淡黄色粉末。气微,味微苦
《广西壮族自治区中药饮片炮制规范》2007年版	取净川贝母,研成细粉,过筛	为类白色粉末,气微,味微苦。无杂质,无虫蛀
《安徽省中药饮片炮制规范》2005年版	取净川贝母,碾成细粉	为类白色细粉,气微,味苦
《浙江省中药炮制规范》2005年版	取川贝,研成细粉	为细腻均匀、类白色的粉末
《贵州省中药饮片炮制规范》2005年版	取净川贝母,研成细粉	呈类白色粉末
《江苏省中药饮片炮制规范》2002年版	取川贝母,研成细粉,过筛	微类白色细粉,气微,味苦

3. **制川贝母** 《中国药典》2020年版未收载本炮制规格,常见地方标准制法及性状见表51-3。

表51-3　制川贝母常见地方标准制法及性状要求

来源	制法	性状
《四川省中药饮片炮制规范》2015年版	取经净选后大小均匀的适量川贝母,按1:1加入雪梨嫩蜜混合液(取雪梨,洗净,去核去皮、榨汁、滤过,即得雪梨汁;取蜂蜜,加约20%水,加热至沸腾后,文火保持微沸状态,至用手捻之稍有黏性,色泽无明显变化,两指间尚无白丝出现时即得蜜;将雪梨汁与嫩蜜按质量比10:3混合,即得),拌匀,热浸(温度40~45℃)至液汁吸尽,干燥(温度50~55℃)	松贝:呈类圆锥形或近球形,高0.3~0.8cm,直径0.3~0.9cm。表面淡黄色,外层鳞叶2瓣,大小悬殊,大瓣紧抱小瓣,未抱部分呈新月形,习称"怀中抱月";顶部闭合,内有类圆柱形、顶端稍尖的心芽和小鳞叶1~2枚,先端钝圆或稍尖、底部平,微凹入,中心有1灰褐色的鳞茎盘。质硬而脆,断面类黄白色至浅棕黄色,粉性;气微,味甜、微苦 青贝:呈类扁球形,高0.4~1.4cm、直径0.4~1.6cm,外层鳞叶2瓣,大小相近,相对抱合,顶部开裂,内有心芽和小鳞叶2~3枚及细圆柱形的残茎 炉贝:呈长圆锥形,高0.7~2.5cm,直径0.5~2.5cm。表面类白色至浅棕黄色。有的具棕色斑点。外层鳞叶2瓣,大小相近,顶部开裂而略尖,基部稍尖或较钝 栽培品:呈类扁球形或短圆柱形,高0.5~2cm,直径1~2.5cm。表面类白色至浅棕黄色,稍粗糙,有的具浅黄色斑点。外层鳞叶2瓣,大小相近,顶部多开裂而较平

4. **制川贝母粉** 《中国药典》2020年版未收载本炮制规格,常见地方标准制法及性状见表51-4。

表 51-4 制川贝母粉常见地方标准制法及性状要求

来源	制法	性状
《四川省中药饮片炮制规范》2015 年版	制川贝母粉:取制川贝母,粉碎成细粉	本品为浅黄色粉末。气微,味甜、微苦

【金老谈川贝母炮制历史】

综合古代川贝母的炮炙方法,主要有炒、蒸等法,有不加辅料,也有加辅料。辅料有酒、醋、姜汁、米泔、纸、蜜等,下面分别予以介绍。

一、不加辅料炮炙

包括炮、熬、煨、炙、烧、炒、蒸等,每一种炙法中又有不同的炮炙要求。

1. **炒法** 最早出现于清代,载于《痧胀玉衡》。
2. **蒸法** 最早出现于清代,载于《笔花医镜》。

二、加辅料炮炙

应用的辅料有糯米、面等。在炙法中有用一种辅料的,也有两种辅料合并使用的。

(一)单一辅料炮炙

1. **糯米制** 在明代始有糯米拌炒,如《医宗必读》中提到"米熟去米用"。
2. **面制** 在清代有用面炒,如《增广验方新编》中提到"面炒黄"。

(二)多种辅料合并炮炙

药汁制 清代增加了药汁制,采用四制法,第 1 次用大附子、童便、烧酒、韭菜汁制,第 2 次用雪蛤蟆,亦有酒韭汁制,第 3 次用吴茱萸、酒韭汁制,第 4 次用公丁香、酒韭汁制,共分 4 次制完(《本草纲目拾遗》)。

【金老论川贝母炮制与临床功效】

一、临床功效与主治

本品味苦、甘,性微寒。归肺、心经。清热润肺,化痰止咳,散结消痈。用于肺热燥咳,干咳少痰,阴虚劳嗽,痰中带血,瘰疬,乳痈,肺痈(表 51-5)。

表 51-5 川贝母各临床常用炮制规格功效、主治对比

炮制规格	功效	主治
川贝母	清热润肺,化痰止咳	用于肺热燥咳,干咳少痰,阴虚劳嗽,咳痰带血
川贝母粉	清热润肺,化痰止咳	用于肺热燥咳,干咳少痰,阴虚劳嗽,咳痰带血
制川贝母	清热润肺,化痰止咳,散结消痈	用于肺热燥咳,干咳少痰,阴虚劳嗽,痰中带血,瘰疬,乳痈,肺痈
制川贝母粉	清热润肺,化痰止咳,散结消痈	用于肺热燥咳,干咳少痰,阴虚劳嗽,痰中带血,瘰疬,乳痈,肺痈

二、临床调剂

1. **用法用量**　3～10g;研粉冲服,一次1～2g。

2. **临床使用与禁忌**

(1) 不宜与川乌、制川乌、草乌、制草乌、附子同用。

(2) 本品性质寒润,善化热痰、燥痰,故寒痰、湿痰则不宜用。

3. **贮藏**　置干燥处,防蛀。川贝母粉密闭。

本品临床常用炮制规格与调剂注意事项见表51-6。

表51-6　川贝母临床常用炮制规格与调剂注意事项

炮制规格	处方名	用法用量	特殊禁忌	特殊贮藏方法
川贝母	川贝母、川贝、炉贝、青贝	3～10g	不宜与川乌、制川乌、草乌、制草乌、附子同用。寒痰、湿痰不宜用	置干燥处,防蛀。川贝母粉密闭
川贝母粉	川贝母粉	1～2g	不宜与川乌、制川乌、草乌、制草乌、附子同用	

浙 贝 母

【来源】

本品为百合科植物浙贝母 *Fritillaria thunbergii* Miq. 的干燥鳞茎。初夏植株枯萎时采挖,洗净。大小分开,大者除去芯芽,习称"大贝";小者不去芯芽,习称"珠贝"。分别撞擦,除去外皮,拌以煅过的贝壳粉,吸去擦出的浆汁,干燥;或取鳞茎,大小分开,洗净,除去芯芽,趁鲜切成厚片,洗净,干燥,习称"浙贝片"。

【炮制规格】

1. **浙贝母**

(1)《中国药典》2020年版标准:除去杂质,洗净,润透,切厚片,干燥;或打成碎块。

性状

大贝:为鳞茎外层的单瓣鳞叶,略呈新月形,高1～2cm,直径2～3.5cm。外表面类白色至淡黄色,内表面白色或淡棕色,被有白色粉末。质硬而脆,易折断,断面白色至黄白色,富粉性。气微,味微苦。

珠贝:为完整的鳞茎,呈扁圆形,高1～1.5cm,直径1～2.5cm。表面类白色,外层鳞叶2瓣,肥厚,略似肾形,互相抱合,内有小鳞叶2～3枚和干缩的残茎。

浙贝片:为鳞茎外层的单瓣鳞叶切成的片。椭圆形或类圆形,直径1～2cm,边缘表面淡黄色,切面平坦,粉白色。质脆,易折断,断面粉白色,富粉性。

（2）地方标准（表52-1）

表52-1　浙贝母常见地方标准制法及性状要求

来源	制法	性状
《山东省中药饮片炮制规范》2012年版	取浙贝母,除去杂质,洗净,润透,切厚片,干燥;或打成碎块	本品为呈肾形、椭圆形或类圆形的厚片或不规则的碎块。碎断面白色或淡黄色,富粉性。质硬而脆。气微,味微苦
《黑龙江省中药饮片炮制规范》2012年版	取原药材,除去杂质,按大小个分档,洗净,润透,切厚片,干燥,即得	本品为不规则形的厚片。切面白色或淡黄棕色,被有白色粉末。质硬而脆,易粉碎,富粉性。气微,味微苦
《天津市中药饮片炮制规范》2012年版	除去杂质,洗净,润透,切厚片,干燥;或打成碎块	大贝:为鳞茎外层的单瓣鳞叶,略呈新月形,高1～2cm,直径2～3.5cm。外表面类白色至淡黄色,内表面白色或淡棕色,被有白色粉末。质硬而脆,易折断,断面白色至黄白色,富粉性。气微,味微苦 珠贝:为完整的鳞茎,呈扁圆形,高1～1.5cm,直径1～2.5cm。表面类白色,外层鳞叶2瓣,肥厚,略似肾形,互相抱合,内有小鳞叶2～3枚和干缩的残茎 浙贝片:为鳞茎外层的单瓣鳞叶切成的片。椭圆形或类圆形,直径1～2cm,边缘表面淡黄色,切面平坦,粉白色。质脆,易折断,断面粉白色,富粉性
《湖南省中药饮片炮制规范》2010年版	取原药材,除去杂质,洗净,润透,切厚片,干燥,筛去碎屑;或打成碎块	大贝:为类圆形厚片或不规则碎块。完整的单瓣鳞叶呈新月形,高1～2cm,直径2～3.5cm。外表面类白色至淡黄色。质硬而脆,切面白色至黄白色,富粉性。气微,味微苦 珠贝:为完整的鳞茎,呈扁圆形,高1～1.5cm,直径1～2.5cm。表面类白色或淡黄色,外层鳞叶2瓣,肥厚,略似肾形,互相抱合,内有小鳞叶2～3枚及干缩的残茎
《陕西省中药饮片标准》第一册（2009年）	取药材浙贝片,除去杂质;或取药材"大贝"或"珠贝",除去杂质,洗净,干燥	大贝:为鳞茎外层的单瓣鳞叶,略呈新月形,高1～2cm,直径2～3.5cm。外表面类白色至淡黄色,内表面白色或淡棕色,被有白色粉末。质硬而脆,易折断,断面白色至黄白色,富粉性。气微,味微苦 珠贝:为完整的鳞茎,呈扁圆形,高1～1.5cm,直径1～2.5cm。表面类白色,外层鳞叶2瓣,肥厚,略似肾形,互相抱合,内有小鳞叶2～3枚及干缩的残茎 浙贝片:为鳞茎外层的单瓣鳞叶切成的片。呈椭圆形或类圆形,直径1～2cm。切面平坦,粉白色。周皮表面淡黄色。质脆,易折断,断面粉白色,富粉性

续表

来源	制法	性状
《江西省中药饮片炮制规范》2008 年版	取原药材,除去杂质,洗净,润透,切厚片,干燥;或打成碎块	本品为新月形厚片或不规则碎块。切面白色至黄白色,富粉性。外表面类白色至淡黄色。质硬而脆。气微,味微苦
《北京市中药饮片炮制规范》2008 年版	取原药材,除去杂质,洗净,浸泡 30～60 分钟,取出,闷润 12～24 小时,切 2～3mm 片,干燥,筛去碎屑。若为产地片,除去杂质	本品为不规则肾形、椭圆形的片。外表皮类白色或淡黄色。切面粉白色,富粉性。质脆。气微,味微苦
《上海市中药饮片炮制规范》2008 年版	将原药除去杂质,打成碎块,筛去灰屑;或分档,洗净,润透,切厚片,干燥,筛去灰屑	本品切片者呈肾形、新月形或不规则形的片状,片长 0.7～3.5cm。表面类白色至淡黄色,未除尽外皮部分呈淡棕黄色至棕黄色,有的可见根的残基。切面类白色至黄白色。质坚脆,富粉性。气微,味苦。打碎者为不规则形碎块,大小不一
《广西壮族自治区中药饮片炮制规范》2007 年版	除去杂质,洗净,润透,切厚片,干燥;或打成碎块	本品为类白色至淡黄色的厚片或碎块,质硬而脆,富粉性,无虫蛀
《重庆市中药饮片炮制规范及标准》2006 年版	去浙贝母,除去杂质,洗净,润透,切厚片,干燥;或打成碎块	为椭圆形或新月形厚片,直径 2～3.5cm;或不规则碎块。外表面类白色至淡黄色,内表面白色或淡棕色,被有白色粉末。质硬而脆,切面白色至黄白色,富粉性。气微,味微苦
《安徽省中药饮片炮制规范》2005 年版	取原药材,除去杂质,大小分档,洗净,润透,切厚片,干燥,筛去碎屑或打碎	为椭圆形或类圆形厚片或不规则碎块。切面白色或淡黄白色,富粉性,质硬而脆。气微,味微苦
《浙江省中药炮制规范》2005 年版	大贝:取原药,除去杂质,水浸,洗净、润软,切厚片,干燥生切片:除去杂质。筛去灰屑。珠贝:取原药,除去杂质及根蒂,水浸,洗净,润软,切厚片,干燥	大贝:为肾形或不规则形的厚片,直径 2～3.5cm。表面类白色,多具白色粉末。切面白色或淡黄色,粉性,多数小亮点,维管束散生,短线状或点状。质硬而脆,易粉碎。气微,味苦。生切片:具黄褐色多皱的外皮。切面微鼓起珠贝:为不规则形的厚片或碎块,有的具不完整的心芽
《浙江省中药炮制规范》2005 年版	取原药,除去杂质,洗净,干燥。用时捣碎	东贝母有大东贝和小东贝之分。大东贝鳞茎完整或分离,高 1.5～2.5cm,直径 1～1.5cm,外层 2 鳞叶近等大;小东贝鳞茎完整,高 1～1.2cm,直径 0.8～1cm,外层 2 鳞叶大小悬殊,稀近等大
《河南省中药饮片炮制规范》2005 年版	除去杂质,洗净,润透,切厚片,干燥;或打成碎块	本品为肾形厚片或不规则碎块。表面白色,富粉性。质地脆而结实。气微,味微苦

续表

来源	制法	性状
《贵州省中药饮片炮制规范》2005年版	取原药材,除去杂质,洗净,润透,切厚片,干燥;或打成碎块	本品为新月形厚片或不规则碎块。切面白色至黄白色,富粉性。外表面类白色至淡黄色。质硬而脆。气微,味微苦
《江苏省中药饮片炮制规范》2002年版	取原药材,除去杂质,大小分档,洗净,润透,切厚片,干燥。或取净浙贝母打成如黄豆大小的碎块	为白色元宝形厚片或不规则碎块,表面白色,富粉性,质地脆而结实。气微,味苦
《四川省中药饮片炮制规范》2002年版	除去杂质,略洗,润透,切厚片,干燥,或打碎	本品为类白色或淡黄色片,中心黄白色,富粉性而坚实。气微,味苦
《福建省中药饮片炮制规范》1998年版	除去杂质,洗净,润透,切厚片,干燥,或除去杂质。用时捣碎	本品呈片状,片厚2~4mm。切面白色至黄白色,富粉性,外皮类白色至淡黄色。气微,味微苦
《吉林省中药饮片炮制规范》1986年版	除去杂质,筛去灰屑,用时捣碎	无具体要求
《辽宁省中药炮制规范》1986年版	除去杂质,洗净,润透,切厚片,干燥;或打成碎块	有粉性,味微苦
《云南省中药饮片炮制规范》1986年版	生用:将浙贝母拣净杂质,用时捣碎	全体呈扁圆球形,略似肾形或呈"元宝状",色白,富于粉质而坚实
《甘肃省中药饮片炮制规范》1980年版	筛去灰屑,配方时捣碎	无具体要求
《湖北中草药炮制规范》1979年版	拣去杂质,洗净,捞入筐内,上盖湿布,经常淋水,润透后切片,晒干或烘干;也可洗净,晒干,配方时打碎	片面色白,呈半月形

2. **浙贝母粉** 《中国药典》2020年版未收载本炮制规格,本炮制规格其他常见地方标准制法及性状见表52-2。

表52-2 浙贝母粉常见地方标准制法及性状要求

来源	制法	性状
《四川省中药饮片炮制规范》2015年版	取浙贝母,除去杂质,洗净,干燥,粉碎成细粉	本品为淡黄白色粉末。气微,味微苦
《重庆市中药饮片炮制规范及标准》2006年版	取浙贝母,洗净,干燥,粉碎成细粉	为细粉,淡黄白色。气微,味苦

【金老谈浙贝母炮制历史】

综合古代浙贝母的炮炙方法,暂无记载。

【金老论浙贝母炮制与临床功效】

一、临床功效与主治

本品味苦,性寒。归肺、心经。清热化痰止咳,解毒散结消痈。用于风热咳嗽,痰火咳嗽,肺痈,乳痈,瘰疬,疮毒(表 52-3)。

表 52-3　浙贝母各临床常用炮制规格功效、主治对比

炮制规格	功效	主治
浙贝母	清热化痰止咳,解毒散结消痈	用于风热咳嗽,痰火咳嗽,肺痈,乳痈,瘰疬,疮毒
浙贝母粉	同浙贝母	同浙贝母

二、临床调剂

1. **用法用量**　5～10g;研细末冲服,每次 1～1.5g。
2. **临床使用与禁忌**
(1)不宜与川乌、制川乌、草乌、制草乌、附子同用。
(2)本品苦寒,善化热痰、燥痰,如属寒痰、湿痰则不宜用。
3. **贮藏**　各种炮制规格均置干燥处,防蛀。

茵　　陈

【来源】

本品为菊科植物滨蒿 *Artemisia scoparia* Waldst. et Kit. 或茵陈蒿 *Artemisia capillaris* Thunb. 的干燥地上部分。春季幼苗高 6～10cm 时采收或秋季花蕾长成至花初开时采割,除去杂质和老茎,晒干。春季采收的习称"绵茵陈",秋季采割的称"花茵陈"。

【炮制规格】

茵陈

(1)《中国药典》2020 年版标准:除去残根和杂质,搓碎或切碎。绵茵陈筛去灰屑。

性状

绵茵陈:多卷曲成团状,灰白色或灰绿色,全体密被白色茸毛,绵软如绒。茎细小,长 1.5～2.5cm,直径 0.1～0.2cm,除去表面白色茸毛后可见明显纵纹;质脆,易折断。叶具柄;展平后叶片呈一至三回羽状分裂,叶片长 1～3cm,宽约 1cm;小裂片卵形或稍呈倒披针形、条形,先端锐尖。气清香,味微苦。

花茵陈:花茵陈茎呈圆柱形,多分枝,长 30～100cm,直径 2～8mm;表面淡紫色或紫色,有纵条纹,被短柔毛;体轻,质脆,断面类白色。叶密集,或多脱落;下部叶二至三回羽状深裂,裂片条形或细条形,两面密被白色柔毛;茎生叶一至二回羽状全裂,基部抱茎,裂片细丝状。头状花序卵形,多数集成圆锥状,长 1.2～1.5mm,直径 1～1.2mm,有短梗;总苞片 3～4 层,卵形,苞片 3 裂;外层雌花 6～10 个,可多达 15 个,内层两性花 2～10 个。瘦果

长圆形,黄棕色。气芳香,味微苦。

（2）地方标准（表 53-1）

表 53-1 茵陈蒿常见地方标准制法及性状要求

来源	制法	性状
《浙江省中药炮制规范》2015 年版	绵茵陈:除去老茎,筛去灰屑;花茵陈:除去残根等杂质,切段。或取绵茵陈饮片,称重,压块	绵茵陈:多卷缩成团状。全体灰白色或灰绿色,密被白色柔毛,柔软如绒。茎圆柱形,具多数纵棱。叶具柄;叶片一至三回羽状分裂,小裂片线状倒披针形,边缘反卷。气香,味微苦 茵陈蒿、滨蒿呈段状。茎圆柱形,直径 2～8mm,淡紫色或紫色,有纵条纹,被短柔毛;切面类白色。基生叶二至三回羽状深裂,裂片条形或细条形,两面密被灰白色柔毛;茎生叶一至二回羽状全裂,裂片丝状。头状花序卵形,长 1～1.5mm,宽约 1mm,有短梗;总苞片 3～4 层,苞片 3 裂。瘦果长圆形,黄棕色。气芳香,味微苦。茵陈蒿茎黄绿色。茎生叶裂片宽条形。头状花序较大,长 1.5～2mm,宽 1～1.5mm
《天津市中药饮片炮制规范》2012 年版	取原药材,除去杂质及根,稍润,切段,干燥	绵茵陈;本品呈松散的团状,灰白色或灰绿色,全体密被白色茸毛,绵软如绒。茎细小,除去表面白色茸毛后可见明显纵纹;质脆,易折断。叶具柄,叶片一至三回羽状全裂,长 1～3cm,宽约 1cm。气清香,味微苦
《山东省中药饮片炮制规范》2012 年版	取茵陈,除去残根、老茎及杂质,搓碎,筛去灰屑	本品呈松散的团状,灰白色或灰绿色,全体密被白色茸毛,绵软如绒。气清香,味微苦
《湖南省中药饮片炮制规范》2010 年版	取原药材,除去残根、老茎及杂质,切中段,筛去灰屑	为中段,灰白色或灰绿色,全体密被白色茸毛,绵软如绒。气清香,味微苦
《江西省中药饮片炮制规范》2008 年版	除去残根及杂质,搓碎或切碎。绵茵陈筛去灰屑	绵茵陈:多卷曲成团状,灰白色或灰绿色,全体密被白色茸毛,绵软如绒。茎细小,除去表面白色茸毛后可见明显纵纹;质脆,易折断。叶破碎。气清香,味微苦 茵陈蒿:茎呈不规则的圆柱形碎段,表面淡紫色或紫色,有纵条纹,被短柔毛;体轻,质脆,断面类白色。叶多碎,两面密被白色柔毛。头状花序卵形。瘦果长圆形,黄棕色。气芳香,味微苦。无霉变
《北京市中药饮片炮制规范》2008 年版	取原药材,除去杂质及残根,搓碎,筛去灰屑	本品呈松散团状。灰白色或灰绿色,全体密被白色茸毛,绵软如绒。气清香,味微苦
《上海市中药饮片炮制规范》2008 年版	将原药除去残根硬梗等杂质,搓碎或切碎,筛去灰屑	为多卷曲成团状,灰白色或灰绿色,全体密被白色茸毛,绵软如绒。茎细小,长 1.5～2.5cm,直径 0.1～0.2cm,除去表面白色茸毛后可见明显纵纹;质脆,易折断。叶具柄;展平后叶片呈一至三回羽状分裂,叶片长 1～3cm,宽约 1cm;小裂片卵形或稍呈倒披针形、条形,先端锐尖。气清香,味微苦

来源	制法	性状
《广西壮族自治区中药饮片炮制规范》2007 年版	除去残根及杂质,搓碎或切成短段。绵茵陈筛去灰屑	生绵茵陈:本品质嫩,绵软,呈灰白色或灰绿色,全体密被白色茸毛,绵软如绒。茎细小,直径 0.1～0.2cm,除去表面白色茸毛后可见明显纵纹;质脆,易折断。气清香,味微苦。无杂质、老梗及残根,无霉蛀 生茵陈蒿:茎呈不规则的圆柱形碎段。表面淡紫色或紫色,有纵条纹,被短柔毛;体轻,质脆,断面类白色。叶多碎,两面密被白色柔毛;头状花序卵形。瘦果长圆形,黄棕色。气芳香,味微苦
《重庆市中药饮片炮制规范及标准》2006 年版	除去杂质、残根及老梗、茎,搓碎或切碎,筛去灰屑	绵茵陈:多卷曲成团状,灰白色或灰绿色,全体密被白色茸毛,绵软如绒。茎细小,直径 0.1～0.2cm,除去表面白色茸毛后可见明显纵纹;质脆,易折断。叶具柄;展平后叶片呈羽状分裂,叶片长 1～3cm,宽约 1cm;小裂片卵形或稍呈倒披针形、条形,先端尖锐。气清香,味微苦 茵陈蒿:茵陈蒿叶密集,或多脱落;羽状深裂,裂片条形或细条形,两面密被白色柔毛;茎生叶羽状全裂,基部抱茎,裂片细丝状;头状花序卵形,多数集成圆锥状,直径 1～1.2mm,有短梗;总苞片 3～4 层,卵形,苞片 3 裂。瘦果长圆形,黄棕色。气芳香,味微苦
《安徽省中药饮片炮制规范》2005 年版	取原药材,除去残根、老茎及杂质,切碎	绵茵陈:为松散的碎团状,灰白色或灰绿色,全体密被白色茸毛,绵软如绒。茎细小,除去表面白色茸毛后可见明显纵纹;质脆,易折断。叶具柄,完整叶片展平后呈二至三回羽状分裂,小裂片卵形或稍呈倒披针形、条形,先端锐尖。气清香,味微苦
《贵州省中药饮片炮制规范》2005 年版	取原药材,除去残根及杂质,搓碎或切碎。绵茵陈筛去灰屑	绵茵陈:呈松散卷曲的碎团状,灰白色或灰绿色,全体密被白色茸毛,绵软如绒。气清香,味微苦 茵陈蒿:为不规则的碎片或碎块,茎、叶、花、果实混合。茎圆柱形,表面淡紫色或紫色,有纵条纹,被短柔毛,质脆,断面类白色。叶密集或脱落,可见两面密被白色柔毛。头状花序卵形。瘦果长圆形,黄棕色。气芳香,味微苦
《河南省中药饮片炮制规范》2005 年版	除去残根及杂质,搓碎或切碎。绵茵陈筛去灰屑	绵茵陈:多卷曲成团状,全体灰白色或灰绿色,密被白色茸毛,柔软如绒。茎圆柱形,具多数纵棱。叶具柄;叶片一至三回羽状分裂,小裂片线状倒披针形,边缘反卷。气香,味微苦。压块者呈特定形状的块。浸泡、润软、完全展开后同绵茵陈饮片 花茵陈:滨蒿呈段状。茎圆柱形,直径 2～8mm,淡紫色或紫色,有纵条纹,被短柔毛;切面类白色。基生叶二至三回羽状深裂,裂片条形或细条形,两面密被灰白色柔毛;茎生叶一至二回羽状全裂,裂片丝状。头状花序卵形,长 1～1.5mm,宽约 1mm,有短梗;总苞片 3～4 层,苞片 3 裂。瘦果长圆形,黄棕色。气芳香,味微苦

来源	制法	性状
		茵陈蒿:茎黄绿色。茎生叶裂片宽条形。头状花序较大,长1.5~2mm,宽1~1.5mm
《江苏省中药饮片炮制规范》2002年版	取原药材,除去杂质及残根,搓碎或切碎。绵茵陈,筛去灰屑	为松散的碎团状,灰白色或灰绿色,全体密被白色茸毛,绵软如绒。气清香,味微苦
《吉林省中药饮片炮制规范》1986年版	除去杂质,筛去灰屑	无具体要求
《甘肃省中药饮片炮制规范》1980年版	除去杂质,筛去泥土	无具体要求
《辽宁省中药炮制规范》1975年版	拣净杂质,除去残根及梗,筛去泥土	无具体要求

【金老谈茵陈炮制历史】

综合古代茵陈的炮炙方法,暂无记载。

【金老论茵陈炮制与临床功效】

一、临床功效与主治

本品味苦、辛,性微寒。归脾、胃、肝、胆经。功善清利湿热,利胆退黄。用于黄疸尿少,湿温暑湿,湿疮瘙痒。

二、临床调剂

1. **用法用量**　6~15g。外用适量,煎汤熏洗。
2. **临床使用与禁忌**　脾虚,气血不足,以及食滞、虫积所致的虚黄、萎黄不宜使用。
3. **贮藏**　各种炮制规格均置阴凉干燥处,防潮。

白　头　翁

【来源】

本品为毛茛科植物白头翁 *Pulsatilla chinensis*(Bge.)Regel 的干燥根。春、秋二季采挖,除去泥沙,干燥。

【炮制规格】

1. 白头翁

(1)《中国药典》2020年版标准:除去杂质,洗净,润透;切薄片,干燥。

性状:本品呈类圆形的片。外表皮黄棕色或棕褐色,具不规则纵皱纹或纵沟,近根头部有白色绒毛。切面皮部黄白色或淡黄棕色,木部淡黄色。气微,味微苦涩。

（2）地方标准（表 54-1）

表 54-1　白头翁常见地方标准制法及性状要求

来源	制法	性状
《浙江省中药炮制规范》2015 年版	取原药，除去杂质，洗净，润软，切厚片，干燥	为不规则形的厚片，直径 0.5～2cm。表皮黄棕色或棕褐色，有时可见纵皱纹，根头部可见白色绒毛。切面皮部黄白色或淡黄棕色，易与木部分离，木部淡黄色，具浅棕色射线。质脆。气微，味微苦、涩
《天津市中药饮片炮制规范》2012 年版	除去杂质，洗净，润透，切薄片，干燥	本品呈类圆形的片。外表皮黄棕色或棕褐色，具不规则纵皱纹或纵沟，近根头部有白色绒毛。切面皮部黄白色或淡黄棕色，木部淡黄色。气微，味微苦、涩
《湖南省中药饮片炮制规范》2010 年版	取原药材，除去杂质，洗净，润透，切短段片，干燥，筛去灰屑	为不规则的短段片。外表黄棕色至棕褐色，具不规则的纵槽纹，有时可见根头处皮部常朽蚀凹入及网状裂纹，顶端具白色绵毛。切面皮部类白色或淡黄棕色，木部黄色。质硬而脆。气微，味微苦
《江西省中药饮片炮制规范》2008 年版	除去杂质，大小分开，洗净，润透，切片，干燥	本品为不规则形薄片，直径 0.5～2cm，厚 0.15～0.3cm。表面皮部黄白色或淡黄色，有网状裂纹或裂隙，木部淡黄色。周边黄棕色或棕褐色，具不规则纵皱纹或纵沟，皮部易脱落，露出黄色的木部，有的具白色茸毛。质硬而脆。气微，味微苦、涩
《北京市中药饮片炮制规范》2023 年版	取原药材，除去杂质，浸泡 0.5～1 小时，取出，闷润 8～12 小时，至内外湿度一致，切厚片，干燥，筛去碎屑	本品为类圆形的厚片。外表皮黄棕色或棕褐色，具不规则纵皱纹或纵沟，近根头部有白色绒毛。切面皮部黄白色或淡黄棕色，木部淡黄色。气微，味微苦涩
《上海市中药饮片炮制规范》2018 年版	将药材除去杂质，洗净，润透，切薄片，干燥，筛去灰屑	本品为类圆形或不规则形的切片，直径 0.5～2cm。表面黄褐色至棕褐色，具纵沟纹，有的可见鞘状叶柄残基，并有白色绒毛。切面皮部淡黄色至淡黄棕色，具层层环周裂隙，有的与木部近乎分离，木部淡黄色，具放射状纹理，并有裂隙与小孔。质坚脆。气微，味微苦、涩
《陕西省中药饮片标准》第一册（2009 年）	取药材白头翁，除去杂质，洗净，润透，切厚片，干燥	本品为类圆形片或类圆柱形小段，直径约至 2cm。外表面黄棕色或棕褐色，具不规则纵皱纹或纵沟，皮部脱落者露出黄色的木部，有的有网状裂纹或裂隙，近根头处常有朽状凹洞。根头部者有白色绒毛，有的可见鞘状叶柄残基。切面皮部黄白色或淡黄棕色，木部淡黄色。质硬而脆。气微，味微苦涩

来源	制法	性状
《甘肃省中药炮制规范》2009年版	取原药材,除去杂质,洗净,按大小个分开,润透,切厚片,晒干	本品呈圆形或类圆形厚片,直径0.5～1.5cm,厚2～4mm。表面灰棕色、棕褐色或紫棕色,粗糙,靠根头部切片上具白色棉毛。切面多裂隙,皮部灰褐色,木质部淡黄色。气特异味涩而苦
《广西壮族自治区中药饮片炮制规范》2007年版	除去杂质,洗净,润透,切薄片,干燥	本品为类圆形薄片,质硬而脆,切面皮部黄白色或淡黄棕色,木质部淡黄色。有的有白色茸毛,有的可见鞘状叶柄残基。气微,味微苦、涩
《重庆市中药饮片炮制规范及标准》2006年版	除去杂质,淋润,切厚片或薄片,干燥	为不规则的厚片或薄片,直径0.5～2cm。周边黄棕色或棕褐色,具不规则纵皱纹或纵沟,皮部易脱落,露出黄色的木部,有的有网状裂纹或裂隙,近根头切片处常有朽状凹洞。根头部稍膨大,有白色绒毛,有的可见鞘状叶柄残基。质硬而脆,切面皮部黄白色或淡黄棕色,木部淡黄色。气微,味微苦涩
《安徽省中药饮片炮制规范》2005年版	取原药材,除去杂质,洗净,润透,切薄片,干燥,筛去碎屑	为不规则的薄片。切面皮部黄白色或淡黄棕色,木心淡黄色;周边黄棕色或棕褐色,有的附有白色绒毛。质硬而脆。气微,味微苦、涩
《河南省中药饮片炮制规范》2005年版	除去杂质,洗净,润透,切薄片,干燥	呈类圆形薄片,直径0.5～2cm。表面黄棕色或棕褐色,具不规则纵皱纹或纵沟,皮部易脱落,露出黄色的木部,有的有白色绒毛。质硬而脆。切面皮部黄色或淡黄棕色,木部淡黄色。气微,味微苦涩
《贵州省中药饮片炮制规范》2005年版	取原药材,除去杂质,洗净,润透,切薄片,干燥	本品为类圆柱形薄片。切面皮部黄白色或淡黄棕色,木部淡黄色。周边面黄棕色或棕褐色,具不规则纵皱纹或纵沟。质硬而脆。气微,味微苦涩
《云南省中药饮片标准》(第一册)2005年版	取药材,挑选,洗净,吸润,切成段,长不超过4cm,干燥,即得	本品地下部分及茎为类圆柱形,长不超过4cm。根茎粗。根头部被灰白色毛,断面白色至类白色,中心灰褐色。叶灰绿色至绿褐色,叶柄、叶片背面均被白色至灰棕色绒毛。有时可见花葶。气微香,味苦、微涩
《江苏省中药饮片炮制规范》2002年版	取原药材,除去杂质,洗净,润透,切薄片,干燥	为不规则薄片,切面黄白色或淡黄棕色,质硬而脆。气微,味微苦涩
《四川省中药饮片炮制规范》2002年版	除去杂质,淋润,切厚片或薄片,干燥	本品为不规则的厚片或薄片。表面黄棕色或棕褐色,切面皮部黄白色或淡黄棕色,木部淡黄色。有的片缘附有白色绒毛
《福建省中药饮片炮制规范》1998年版	除去杂质,洗净,润透,切厚片,干燥	本品呈片状,片厚2～4mm。切面皮部黄白色或淡黄棕色,木部淡黄色;外皮黄棕色或棕褐色。气微,味微苦涩

续表

来源	制法	性状
《山东省中药炮制规范》1990 年版	除去杂质,洗净,闷润至透,切厚片,干燥	本品为不规则的厚片,表面较平坦,木心淡黄色,皮部黄白色或淡黄棕色。质硬而脆。气微,味微苦、涩
《吉林省中药饮片炮制规范》1986 年版	除去杂质,洗净泥土,捞出,润透,切 3mm 片,晒干	无具体要求
《辽宁省中药炮制规范》1975 年版	拣去杂质,洗净,润透后切片,晒或烘干,筛除灰土	片厚 1.7mm

2. **白头翁炭**　《中国药典》2020 年版未收载本炮制规格,常见地方标准制法及性状见表 54-2。

表 54-2　白头翁炭常见地方标准制法及性状要求

来源	制法	性状
《河南省中药饮片炮制规范》2005 年版	取待炮炙品,置热锅内,用武火炒至表面焦黑色、内部焦褐色或至规定程度时,喷淋清水少许,熄灭火星,取出,晾干	形如白头翁片,表面焦黑色,内部棕褐色。质松脆,略具焦香气,味微苦

【金老谈白头翁炮制历史】

综合古代白头翁的炮炙方法,主要有炒、蒸等法,下面分别予以介绍。

不加辅料炮炙

包括炒、蒸等,每一种炙法中又有不同的炮炙要求。
1. **炒法**　宋代《太平圣惠方》:"锉,微炒。"《普济方》:"锉,炒。"
2. **蒸法**　宋代《太平圣惠方》:"去芦头,蒸五遍,焙干。"

【金老论白头翁炮制与临床】

一、临床功效与主治

本品味苦,性寒。归胃、大肠经。清热解毒,凉血止痢。用于热毒血痢,阴痒带下(表54-3)。

表 54-3　白头翁各临床常用炮制规格功效、主治对比

炮制规格	功效	主治
白头翁	清热解毒,凉血止痢	用于热毒血痢,阴痒带下,阿米巴痢疾
白头翁炭	清热解毒,凉血止痢。炒炭增强止血作用	同白头翁

二、临床调剂

1. **用法用量**　9~15g。外用适量。

2. **临床使用与禁忌** 无。

3. **贮藏** 各种炮制规格均置通风干燥处。

秦 皮

【来源】

本品为木犀科植物苦枥白蜡树 *Fraxinus rhynchophylla* Hance、白蜡树 *Fraxinus chinensis* Roxb.、尖叶白蜡树 *Fraxinus szaboana* Lingelsh. 或宿柱白蜡树 *Fraxinus stylosa* Lingelsh. 的干燥枝皮或干皮。春、秋二季剥取,晒干。

【炮制规格】

秦皮

(1)《中国药典》2020 年版标准:除去杂质,洗净,润透,切丝,干燥。

性状:本品为长短不一的丝条状。外表面黑白色、灰棕色或黑棕色。内表面黄白色或棕色,平滑。切面纤维性。质硬。气微,味苦。

(2)地方标准(表 55-1)。

表 55-1 秦皮常见地方标准制法及性状要求

来源	制法	性状
《天津市中药饮片炮制规范》2012 年版	除去杂质,洗净,润透,切丝,干燥	本品为不规则的丝条状,宽约 5mm,枝皮厚 1.5～3mm。外表面灰白色、灰棕色或黑棕色,或相间呈斑状,平坦或稍粗糙,有灰白色圆点状皮孔及细斜皱纹,内表面呈黄白色或棕色,平滑;干皮厚 3～6mm,外表面灰棕色,具龟裂状沟纹及红棕色圆形或横向的皮孔。断面纤维性,黄白色。质坚硬而脆。气微,味苦
《湖南省中药饮片炮制规范》2010 年版	取原药材,除去杂质,洗净,润透,横切成丝,干燥,筛去灰屑	为卷筒状的细丝片。表面灰褐色或灰棕色,具灰白色圆点状皮孔及细斜皱纹;内面黄白色或棕色,平滑;切面黄白色,纤维性。水浸出液在阳光下可见蓝色荧光。质韧,纤维性。气微,味苦涩
《北京市中药饮片炮制规范》2008 年版	取原药材,除去杂质,洗净,闷润 2～4 小时,切窄丝,干燥,筛去碎屑	本品为不规则窄丝。外表面灰棕色至黑棕色,平坦或稍粗糙,并有红棕色圆形或横长的皮孔或灰白色圆点状皮孔及细斜皱纹。内表面黄白色或棕色,平滑。切面纤维性,黄白色。质硬而脆。气微,味苦
《上海市中药饮片炮制规范》2008 年版	将原药除去杂质,快洗,润透,切丝,晒干	本品呈条状或稍弯曲,有的呈半卷筒状,长短不一,皮厚 2～4mm。外表面灰黄色、灰棕色至黑棕色,稍平坦或粗糙,有的具龟裂状沟纹及灰白色或红棕色圆形皮孔。内表面黄白色至棕色,具细纵皱纹。切面黄白色。气微,味苦

续表

来源	制法	性状
《江西省中药饮片炮制规范》2008年版	除去杂质,洗净,润透,切丝,低温干燥	本品为半圆形或略向内卷曲的丝状,厚0.2~0.6cm。外表面灰白色至灰棕色或相间呈斑状,并有灰白色圆点状皮孔及细斜皱纹,有的具龟裂状沟纹,或具分枝痕。内表面黄白色或棕黄色,平滑。质硬而脆,切面黄白色,纤维性,易成层剥离呈裂片状。无臭,味苦
《重庆市中药饮片炮制规范及标准》2006年版	除去杂质,洗净,润透,切丝,晒干	为丝状,宽3~5mm。枝皮厚1.5~3mm,外表面灰白色灰棕色至黑棕色或相间呈斑状,平坦或稍粗糙,并有灰白色圆点状皮孔及细斜皱纹;内表面黄白色或棕色,平滑。质硬而脆,切面纤维性,黄白色。气微,味苦。干皮厚3~6mm,外表面灰棕色,具龟裂状沟纹及红棕色圆形或横长的皮孔。质坚硬,切面纤维性较强。味苦
《安徽省中药饮片炮制规范》2005年版	取原药材,除去杂质,洗净,润透,切丝,干燥,筛去碎屑	为丝状,宽3~5mm。枝皮外表面灰白色、灰棕色至黑棕色或相间呈斑状,平坦或稍粗糙,并有灰白色圆点状皮孔及细斜皱纹;内表面黄白色或棕色,平滑,略有光泽。质硬而脆,断面纤维性,黄白色。无臭,味苦。干皮外表面具龟裂状沟纹及红棕色圆形或横长的皮孔。质坚硬,断面纤维性较强
《河南省中药饮片炮制规范》2005年版	除去杂质,洗净,润透,切丝,晒干	本品为丝状。外表面灰白色、灰棕色至黑棕色或相间呈斑状,稍粗糙,并有灰白色圆点状皮孔及细斜皱纹。内面黄白色或棕色,平滑。略有光泽。切面黄白色,纤维性。无臭,味苦
《贵州省中药饮片炮制规范》2005年版	取原药材,除去杂质,洗净,润透,切丝或块,低温干燥	本品呈丝状或块状。切面黄白色。外表面灰白色、灰棕色至灰黑色,有的可见红棕色皮孔;内表面黄白色或棕黄色,平滑。质硬而脆。气微,味苦
《江苏省中药饮片炮制规范》2002年版	取原药材,除去杂质,洗净,润透,切丝,干燥,筛去灰屑	为条状的丝。外表面灰褐色或灰黑色,稍粗糙,有浅色斑点;内表面黄白色或棕色,略有光泽;切面黄白色,纤维性。无臭,味苦
《四川省中药饮片炮制规范》2002年版	除去杂质,洗净,润透,切丝,晒干	本品呈丝状,外表面土灰色或灰棕色,纤维性强,味苦。水浸液显蓝色荧光
《广东省中药饮片炮制规范》1984年版	除去杂质,洗净,润透,切段或丝,干燥	枝皮:呈卷筒状或槽状。外表面灰白色、灰棕色至黑棕色或相间呈斑状,并有灰白色圆点状皮孔及细斜皱纹。内表面黄白色或棕色,平滑。质硬而脆,断面纤维性,黄白色。无臭,味苦

续表

来源	制法	性状
		干皮:为长条状块片。外表面灰棕色,具龟裂状沟纹及红棕色圆形或横长的皮孔。质坚硬,断面纤维性较强。均以条长呈筒状、外皮薄而光滑者为佳
《甘肃省中药饮片炮制规范》1980 年版	除去杂质,洗净泥土,捞出,润透,切丝,晒干	无具体要求
《辽宁省中药炮制规范》1986 年版	除去杂质,洗净,润透,切丝,干燥	无具体要求

【金老谈秦皮炮制历史】

综合古代秦皮的炮炙方法,南朝梁代《本草经集注》:"皆削去上虚软甲错,取里有味者秤之。"唐代《外台秘要》:"切。"宋代《产育宝庆集》:"去粗皮。"清代《本草述钩元》:"去骨取皮。"

【金老论秦皮炮制与临床】

一、临床功效与主治

本品味苦、涩,性寒。归肝、胆、大肠经。功善清热燥湿,收涩止痢,止带,明目。用于湿热泻痢,赤白带下,目赤肿痛,目生翳膜。

二、临床调剂

1. 用法用量　6～12g。
2. 临床使用与禁忌　无。
3. 贮藏　各种炮制规格均置通风干燥处,防蛀。

旋　覆　花

【来源】

本品为菊科植物旋覆花 *Inula japonica* Thunb. 或欧亚旋覆花 *Inula britannica* L. 的干燥头状花序。夏、秋二季花开放时采收,除去杂质,阴干或晒干。

【炮制规格】

1. 旋覆花

（1）《中国药典》2020 年版标准:除去梗、叶及杂质。

性状:本品呈扁球形或类球形,直径 1～2cm。总苞由多数苞片组成,呈覆瓦状排列,苞片披针形或条形,灰黄色,长 4～11mm;总苞基部有时残留花梗,苞片及花梗表面被白色茸毛,舌状花 1 列,黄色,长约 1cm,多卷曲,常脱落,先端 3 齿裂;管状花多数,棕黄色,长约

5mm，先端 5 齿裂；子房顶端有多数白色冠毛，长 5～6mm。有的可见椭圆形小瘦果。体轻，易散碎。气微，味微苦。

（2）地方标准（表 56-1）

表 56-1　旋覆花常见地方标准制法及性状要求

来源	制法	性状
《天津市中药饮片炮制规范》2012 年版	除去梗、叶及杂质	为不规则厚片，表面黄棕色或黄褐色，具锦纹。有香气，味苦而微涩
《湖南省中药饮片炮制规范》2010 年版	取原药材，除去梗、叶及杂质	呈扁球形或类球形，直径 1～2cm。总苞由多数苞片组成，呈覆瓦状排列，苞片披针形或条形，灰黄色，长 4～11mm；总苞基部有时残留花梗，苞片及花梗表面被白色茸毛，舌状花 1 列，黄色，长约 1cm，多卷曲，常脱落，先端 3 齿裂；管状花多数，棕黄色，长约 5mm，先端 5 齿裂；子房顶端有多数白色冠毛，长 5～6mm。有的可见椭圆形小瘦果。体轻，易散碎。气微，味微苦
《陕西省中药饮片标准》第一册（2009 年）	取药材旋覆花，除去梗、叶及杂质	本品呈扁球形或类球形，直径 1～2cm。总苞由多数苞片组成，呈覆瓦状排列，苞片披针形或条形，灰黄色，长 4～11mm；总苞基部有时残留花梗，苞片及花梗表面被白色茸毛，舌状花 1 列，黄色，长约 1cm，多卷曲，常脱落，先端 3 齿裂；管状花多数，棕黄色，长约 5mm，先端 5 齿裂；子房顶端有多数白色冠毛，长 5～6mm。有的可见椭圆形小瘦果。体轻，易散碎。气微，味微苦
《北京市中药饮片炮制规范》2008 年版	取原药材，除去梗、叶及杂质	呈扁球形或类球形，直径 1～2cm。总苞由多数苞片组成，呈覆瓦状排列，苞片披针形或条形，灰黄色，长 4～11mm；总苞基部有时残留花梗，苞片及花梗表面被白色茸毛，舌状花 1 列，黄色，长约 1cm，多卷曲，常脱落，先端 3 齿裂；管状花多数，棕黄色，长约 5mm，先端 5 齿裂；子房顶端有多数白色冠毛，长 5～6mm。有的可见椭圆形小瘦果。体轻，易散碎。气微，味微苦
《上海市中药饮片炮制规范》2008 年版	将原药除去长梗、叶等杂质，筛去灰屑	本品呈扁球形或类球形，直径 1～2cm。总苞由多数苞片组成，呈覆瓦状排列，苞片披针形或条形，灰黄色，长 4～11mm；总苞基部有时残留花梗，苞片及花梗表面被白色茸毛，舌状花 1 列，黄色，长约 1cm，多卷曲，常脱落，先端 3 齿裂；管状花多数，棕黄色，长约 5mm，先端 5 齿裂；子房顶端有多数白色冠毛，长 5～6mm。有的可见椭圆形小瘦果。体轻，易散碎。气微，味微苦
《重庆市中药饮片炮制规范及标准》2006 年版	除去梗、叶及杂质	为扁球形或类球形，直径 1～2cm。总苞由多数苞片组成，呈覆瓦状排列，苞片披针形或条形，灰黄色，长 4～11mm；苞片表面被白色茸毛，舌状花 1 列，黄色，长约 1cm，多卷曲，常脱落，先端 3 齿裂；管状花多数，棕黄色，长约 5mm，先端 5 齿裂；子房顶端有多数白色冠毛，长 5～6mm。有的可见椭圆形小瘦果。体轻，易散碎。气微，味微苦、辛、咸

来源	制法	性状
《安徽省中药饮片炮制规范》2005年版	取原药材,除去梗、叶	为扁球形或类球形,直径1～2cm。总苞由多数苞片组成,呈覆瓦状排列,苞片披针形或条形,灰黄色,长4～11mm;舌状花1列,黄色,长约1cm,多卷曲,常脱落,先端3齿裂;管状花多数,棕黄色,长约5mm,先端5齿裂;子房顶端有多数白色冠毛,长5～6mm。有的可见椭圆形小瘦果。体轻,易散碎。气微,味微苦
《浙江省中药炮制规范》2005年版	取原药材,除去总花梗、叶等杂质	呈扁球形或类球形,直径多为1～2cm。总苞碟形;总苞片披针形或条形,长4～11mm,覆瓦状排列,外层总苞片与内层总苞片近等长,灰黄色,被柔毛;舌状花1列,黄色,长约1cm,多卷曲,常脱落,先端3齿裂;管状花多数,棕黄色,长约5mm,先端5齿裂;冠毛20～30枚,约与管状花等长。瘦果小,椭圆形。体轻,易散碎。气微,味微苦
《江苏省中药饮片炮制规范》2002年版	取原药材,除去梗、叶及杂质	为扁球形或类球形。总苞由多数苞片组成,呈覆瓦状排列,苞片披针形或条形,苞片及花梗表面被白色茸毛。管状花多数,棕黄色,子房顶端有多数白色冠毛。体轻,易散碎。气微,味微苦

2. 蜜旋覆花　本炮制规格其他常见地方标准制法及性状见表56-2。

表56-2　蜜旋覆花常见地方标准制法及性状要求

来源	制法	性状
《天津市中药饮片炮制规范》2012年版	将炼蜜加入适量沸水稀释后,加入净旋覆花,拌匀,闷透,文火炒至不粘手,取出,放凉	形如旋覆花,深黄色,手捻稍粘手,具蜜香气,味甜
《湖南省中药饮片炮制规范》2010年版	取净旋覆花,与炼蜜拌匀,稍闷,文火炒至不粘手,取出,放凉	形如旋覆花,深黄色,多破碎,具蜜香气,味甜
《陕西省中药饮片标准》第一册(2009年)	取饮片旋覆花,加入炼蜜,炒至不粘手,取出,放凉	本品呈黏团状、球形、类球形或散碎,直径1～2cm,表面具黏性。总苞由多数苞片组成,呈覆瓦状排列,苞片披针形或条形,灰黄色,长4～11mm;总苞基部有时残留花梗,苞片及花梗表面被茸毛,舌状花1列,黄色,长约1cm,多卷曲,常脱落,先端3齿裂;管状花多数,棕黄色,长约5mm,先端5齿裂;子房顶端有多数白色冠毛,长5～6mm。有的可见椭圆形小瘦果。具蜜香气,味甜、微苦
《上海市中药饮片炮制规范》2008年版	取旋覆花,加入炼蜜中,文火拌炒至蜜汁吸尽不粘手,取出,放凉。每100kg旋覆花,用炼蜜50kg	黄棕色,稍有滋润感,味微甜
《重庆市中药饮片炮制规范及标准》2006年版	取净旋覆花,加入炼蜜拌匀,闷透,文火炒至不粘手,表面呈深黄色。每100kg旋覆花,用炼蜜30kg	为深棕色或灰褐色,偶有焦斑,略有酒气

续表

来源	制法	性状
《安徽省中药饮片炮制规范》2005 年版	将炼蜜加入适量沸水后,加入净旋覆花,炒至不粘手,取出,放凉。每 100kg 旋覆花,用炼蜜 25kg	形同旋覆花,深黄,多破碎,具蜜香气,味甜
《浙江省中药炮制规范》2005 年版	取旋覆花,与炼蜜拌匀,稍闷,炒至不粘手时,取出,摊凉。每 100kg 旋覆花,用炼蜜 25kg	表面深黄色,略具光泽,滋润。味微甘
《贵州省中药饮片炮制规范》2005 年版	取净旋覆花,加入炼蜜拌匀,文火炒至老黄色。每 100kg 净旋覆花,用炼蜜 18kg	形同旋覆花。表面金黄色,不粘手。气微,味微苦而甜
《江苏省中药饮片炮制规范》2002 年版	取炼蜜用适量开水稀释后,与净旋覆花拌匀,稍润,用文火炒至不粘手,取出放凉。每 100kg 旋覆花,用炼蜜 25kg	形同旋覆花,深黄色,具蜜香气,味甜

【金老谈旋覆花炮制历史】

综合古代旋覆花的炮炙方法比较简单,主要有蒸、炒。下面分别予以介绍。

不加辅料炮炙

包括蒸等,每一种炙法中又有不同的炮炙要求。

1. **蒸法**　宋代《太平惠民和剂局方》中较早地提到"凡使,须蒸过入药用,缓急不蒸亦得",明代《医学入门》提到"去梗叶,蒸熟晒干,入煎药,用绢滤过免伤入肺",《本草纲目》提到"采得花,去蕊并壳皮及蒂子,蒸之,从巳至午,晒干用"。

2. **炒法**　宋代《圣济总录》提到"微炒"。

【金老论旋覆花炮制与临床】

一、临床功效与主治

本品味苦、辛、咸,性微温。归肺、脾、胃、大肠经。功善降气,消痰,行水,止呕。用于风寒咳嗽,痰饮蓄结,胸膈痞闷,咳喘痰多,呕吐噫气,心下痞硬。

二、临床调剂

1. **用法用量**　3~9g,包煎。炙旋覆花,性甘润,温燥之性减缓,宜用于肺虚气喘夹痰饮者。

2. **临床使用与禁忌**

（1）若药液中有花序绒毛且过滤不净,易粘于咽喉,刺激喉壁作痒而引发咳嗽,故入汤剂须布包。

（2）本品蜜炙后可增强润肺止咳作用。

（3）本品温散降逆。《本经逢原》:"但性专温散,故阴虚劳嗽,风热燥咳,不可误用,用之嗽必愈甚。"故阴虚燥咳、体虚便溏者不宜用。

3. 贮藏　各种炮制规格均置通风干燥处,防潮。

本品临床常用炮制规格与调剂注意事项见表56-3。

表56-3　旋覆花临床常用炮制规格与调剂注意事项

炮制规格	处方名	用法用量	特殊禁忌	特殊贮藏方法
旋覆花	旋覆花、金沸花	3～9g,包煎	阴虚燥咳、体虚便溏者不宜用	置通风干燥处,防潮
蜜旋覆花	蜜旋覆花、炙旋覆花、蜜炙旋覆花			

瞿　麦

【来源】

本品为石竹科植物瞿麦 *Dianthus superbus* L. 或石竹 *Dianthus chinensis* L. 的干燥地上部分。夏、秋二季花果期采割,除去杂质,干燥。

【炮制规格】

瞿麦

(1)《中国药典》2020年版标准:除去杂质,洗净,稍润,切段,干燥。

性状:本品呈不规则段。茎圆柱形,表面淡绿色或黄绿色,节明显,略膨大。切面中空。叶多破碎。花萼筒状,苞片4～6。蒴果长筒形,与宿萼等长。种子细小,多数。气微,味淡。

(2)地方标准(表57-1)

表57-1　瞿麦常见地方标准制法及性状要求

来源	制法	性状
《浙江省中药炮制规范》2015年版	取原药,除去杂质,洗净,润软,切段,干燥	呈段状。全体黄绿色或麦秆黄色。茎圆柱形,节明显,略膨大;切面中空。叶对生;叶片狭披针形,先端渐尖,基部成短鞘围抱节上,边缘粗糙,侧脉不明显。花下的苞片4～6个,倒卵形,先端具短尖头;花萼筒状,长3～4cm,顶端5裂;花瓣5片,先端丝状深裂。蒴果长圆形,短于花萼。气微,味淡
《天津市中药饮片炮制规范》2012年版	除去杂质,洗净,稍润,切段,干燥	本品呈不规则段。茎圆柱形,表面淡绿色或黄绿色,节明显,略膨大。切面中空。叶多破碎。花萼筒状,苞片4～6。蒴果长筒形,与宿萼等长。种子细小,多数。气微,味淡
《湖南省中药饮片炮制规范》2010年版	取原药材,除去杂质及残根,洗净,润透,切中段,干燥	为中段。茎呈浅绿色或黄绿色,节膨大,质较硬,切面中空。叶狭长。浅绿色。花萼黄绿色,蒴果,长筒形。气微,味淡

续表

来源	制法	性状
《陕西省中药饮片标准》第一册(2009年)	取药材瞿麦,除去杂质,洗净,稍润,切段,干燥	本品为不规则形小段,长3～10mm。茎圆柱形,上部有分枝;表面淡绿色或黄绿色,光滑无毛,节明显,略膨大,切面中空。叶对生,多皱缩破碎,叶片呈条形。花萼筒状,苞片4～6,宽卵形;花瓣棕紫色或棕黄色,卷曲,先端深裂成丝状(瞿麦)或浅齿裂(石竹)。蒴果。种子细小,多数。气微,味淡
《江西省中药饮片炮制规范》2008年版	除去杂质,洗净,稍润,切段,干燥	本品为不规则的段,茎、叶、花、果实混合。茎圆柱形,表面浅绿色或黄绿色,光滑无毛,节膨大,切面中空。叶多皱缩,黄绿色,完整者展平后呈条形至条状披针形,叶尖稍反卷,基部短鞘状抱茎。花萼筒状,苞片宽卵形,花瓣紫色或黄棕色。蒴果长筒形,与宿萼等长。种子细小。多数,味淡
《北京市中药饮片炮制规范》2008年版	取原药材,除去杂质,洗净,闷润2～4小时,切长段,干燥,筛去碎屑	本品为不规则长段。茎圆柱形,表面淡绿色或黄绿色,光滑,有膨大的节,断面中空。叶对生,多皱缩,展平叶片呈条形至条状披针形。花萼筒状,黄绿色,花瓣皱缩,棕紫色或棕黄色。蒴果长筒形,与宿萼等长。种子细小,多数。气微,味淡
《上海市中药饮片炮制规范》2008年版	除去杂质、残根,淋润,切段,干燥	瞿麦:为茎、叶、花混合的段。茎圆柱形,表面淡绿色或黄绿色,光滑无毛,节略膨大,切面中空。叶对生,多皱缩,完整叶片展平呈条形至条状披针形。花萼筒状,长2.7～3.7cm;苞片长约为萼筒的1/4;花瓣棕紫色或棕黄色,卷曲,先端深裂成丝状。蒴果长筒形,与宿萼等长。种子细小,多数。气微,味淡 石竹:萼筒长1.4～1.8cm,苞片长约为萼筒的1/2;花瓣先端浅齿裂
《广西壮族自治区中药饮片炮制规范》2007年版	除去杂质残根,洗净,稍润,切段,干燥,筛去灰屑	瞿麦:茎圆柱形,表面淡绿色或黄绿色,光滑无毛,节明显,略膨大,断面中空。叶对生,多皱缩,展平叶片呈条形至条状披针形。枝端具花及果实,花萼筒状,长2.7～3.7cm;苞片4～6,宽卵形,长约为萼筒的1/4;花瓣棕紫色或棕黄色,卷曲,先端深裂成丝状。蒴果长筒形,与宿萼等长。种子细小,多数。无杂质,气微,味淡 石竹:萼筒长1.4～1.8cm,苞片长约为萼筒的1/2;花瓣先端浅齿裂
《重庆市中药饮片炮制规范及标准》2006年版	除去杂质、残根,淋润,切段,干燥	瞿麦:为茎、叶、花混合的段。茎圆柱形,表面淡绿色或黄绿色,光滑无毛,节略膨大,切面中空。叶对生,多皱缩,完整叶片展平呈条形至条状披针形。花萼筒状,长2.7～3.7cm;苞片长约为萼筒的1/4;花瓣棕紫色或棕黄色,卷曲,先端深裂成丝状。蒴果长筒形,与宿萼等长。种子细小,多数。气微,味淡

续表

来源	制法	性状
		石竹：萼筒长 1.4～1.8cm，苞片长约为萼筒的 1/2；花瓣先端浅齿裂
《安徽省中药饮片炮制规范》2005 年版	取原药材，除去杂质，洗净，稍晾，切段，干燥	瞿麦：为不规则的段，茎、叶、花和果实混合。茎圆柱形，表面淡绿色或黄绿色，光滑，节膨大，断面中空。叶对生，多皱缩，完整叶片展平后呈条形至条状披针形，浅绿色。花萼筒状，完整者长 2.7～3.7cm，苞片长约为萼筒的 1/4；花瓣棕紫色或棕黄色，卷曲，先端深裂成丝状。蒴果长筒形，与宿萼等长。种子细小，多数。无臭，味淡 石竹：萼筒长 1.4～1.8cm，苞片长约为萼筒的 1/2；花瓣先端浅齿裂
《浙江省中药炮制规范》2005 年版	取原药，除去杂质，洗净，润软，切段，干燥	瞿麦：呈段状。全体黄绿色或麦秆黄色。茎圆柱形，节明显，略膨大；切面中空。叶对生；叶片狭披针形，先端渐尖，基部成短鞘围抱节上，边缘粗糙，侧脉不明显。花下的苞片 4～6 个，倒卵形，先端具短尖头；花萼筒状，长 2.5～2.8cm，顶端 5 裂；花瓣 5 片，先端丝状深裂。蒴果长圆形，与宿萼等长或稍长。气微，味淡 长萼瞿：麦花萼长 3～4cm。蒴果短于花萼 石竹：花下的苞片倒卵状椭圆形，先端具长尖头；花萼长 1.5～2cm；花瓣先端浅齿裂
《河南省中药饮片炮制规范》2005 年版	除去杂质，洗净，稍润，切段，干燥	本品呈不规则段，茎、叶、花、果混合。茎圆柱形，表面淡绿色或黄绿色，略有光泽，无毛，断面中空。叶多皱缩，对生，黄绿色，展平后叶片长条披针形，叶尖稍反卷，基部短鞘状抱茎。花萼筒状，苞片宽卵形，花棕紫色或棕黄色。蒴果长筒形，与宿萼等长，种子细小。多数。气微，味淡
《贵州省中药饮片炮制规范》2005 年版	取原药材，除去杂质，洗净，稍润，切段，干燥	本品为不规则的段，茎、叶、花、果实混合。茎圆柱形，表面淡绿色或黄绿色，光滑无毛，节明显，略膨大，断面中空。叶多皱缩，破碎，浅绿色。花萼筒状，花瓣棕紫色或棕黄色，卷曲。蒴果长筒形。种子细小，多数。气微，味淡
《江苏省中药饮片炮制规范》2002 年版	取原药材，除去杂质，洗净，稍润，切段，干燥	为不规则的小段，茎、叶、花和果实混合。茎呈浅绿色或黄绿色，节膨大，切面中空；叶对生，浅绿色；花萼筒状，黄棕色；蒴果长筒形。无臭，味淡
《四川省中药饮片炮制规范》2002 年版	除去杂质、残根，淋润，切段，干燥	本品为茎、叶、花混合的段。茎圆柱形，淡绿色或黄绿色，节明显，略膨大，断面中空，叶对生，偶有花和果

来源	制法	性状
《山东省中药炮制规范》1990年版	除去杂质及残根,洗净,润透,切段,干燥	本品为茎、叶、花、果混合,呈段片状。茎呈圆柱状,表面浅绿色或黄绿色,光滑,有膨大的节,质坚脆,切断面中空。叶呈片状,多皱缩,浅绿色。花萼筒状,黄绿色,花瓣皱缩,棕紫色或棕黄色;蒴果长筒形。无臭,味淡
《吉林省中药饮片炮制规范》1986年版	除去杂质、洗净泥土,捞出,稍润,切10mm段,晒干	无具体要求
《辽宁省中药炮制规范》1986年版	除去杂质和残根,洗净,稍润,切段,干燥	段长5～10mm,色绿
《云南省中药饮片炮制规范》1986年版	生片:取原药材拣净杂质,淘洗捞出,吸润约8小时,铡成短节片,晒干,即可	短节片:长不超过1.5cm,茎呈浅绿色或黄绿色,叶对生,基部抱于节上,形似竹叶
《广东省中药饮片炮制规范》1984年版	除去杂质,洗净,切长段,干燥	瞿麦:茎呈圆柱形,上部有分枝,表面淡绿色或黄绿色,光滑无毛,节明显,略膨大,断面中空。叶对生,多皱缩,展平叶片呈条形至条状披针形。枝端具花及果实,蒴果长筒形,与宿萼等长。无臭,味淡 石竹:苞片长约为萼筒的1/2;花瓣先端浅齿裂 均以黄绿、穗及叶多者为佳
《甘肃省中药饮片炮制规范》1980年版	除去杂质,剁去根,洗净泥土,捞出,润透,切节,晒干	无具体要求

【金老谈瞿麦炮制历史】

综合古代瞿麦的炮炙方法,主要有烧等法,有不加辅料,也有加辅料。辅料有竹沥等,下面分别予以介绍。

一、不加辅料炮炙

包括烧、炒等,每一种炙法中又有不同的炮炙要求。

1. **烧法** 《经史证类备急本草》曰:"治鱼脐疮毒肿,烧灰和油敷于肿上甚佳。"但近代已不用。

2. **炒法** 《圣济总录》曰:"微炒以缓药效。"

二、加辅料炮炙

应用的辅料有酒、醋、腊、蜜、巴豆、米泔水、酥、姜汁、童便、面及韭汁等,其中以酒最为常见。在炙法中有用一种辅料的,也有两种辅料合并使用的。

单一辅料炮炙

竹沥制　南朝刘宋《雷公炮炙论》："凡使,只用蕊壳,不用茎叶。若一时使,即空心,令人气咽,小便不禁。凡欲用,先须以董竹沥浸一伏时,漉出,晒干用。"

【金老论瞿麦炮制与临床】

一、临床功效与主治

本品味苦,性寒。归心、小肠经。功善利尿通淋,活血通经。用于热淋,血淋,石淋,小便不通,淋沥涩痛,经闭瘀阻。

二、临床调剂

1. **用法用量**　9～15g。
2. **临床使用与禁忌**　孕妇慎用。
3. **贮藏**　各种炮制规格均置通风干燥处,防蛀。

连　翘

【来源】

本品为木犀科植物连翘 *Forsythia suspensa*(Thunb.)Vahl 的干燥果实。秋季果实初熟尚带绿色时采收,除去杂质,蒸熟,晒干,习称"青翘";果实熟透时采收,晒干,除去杂质,习称"老翘"。

【炮制规格】

1. 连翘

(1)《中国药典》2020 年版标准:取原药材,除去果梗、杂质。

性状:本品呈长卵形至卵形,稍扁,长 1.5～2.5cm,直径 0.5～1.3cm。表面有不规则的纵皱纹和多数突起的小斑点,两面各有 1 条明显的纵沟。顶端锐尖,基部有小果梗或已脱落。青翘多不开裂,表面绿褐色,突起的灰白色小斑点较少;质硬;种子多数,黄绿色,细长,一侧有翅。老翘自顶端开裂或裂成两瓣,表面黄棕色或红棕色,内表面多为浅黄棕色,平滑,具一纵隔;质脆;种子棕色,多已脱落。气微香,味苦。

(2)地方标准(表58-1)

表 58-1　连翘常见地方标准制法及性状要求

来源	制法	性状
《天津市中药饮片炮制规范》2012 年版	取原药材,除去杂质及大果柄	本品呈长卵形至卵形,稍扁,长 1.5～2.5cm,直径 0.5～1.3cm。表面有不规则的纵皱纹和多数突起的小斑点,两面各有 1 条明显的纵沟。顶端锐尖,基部有小果梗或已脱落。青翘多不开裂,表面绿褐色,突起的灰白色小斑点较少;质硬;种子多数,黄绿色,细长,一侧有翅。老

来源	制法	性状
		翘自顶端开裂或裂成两瓣,表面黄棕色或红棕色,内表面多为浅黄棕色,平滑,具一纵隔;质脆;种子棕色,多已脱落。气微香,味苦
《湖南省中药饮片炮制规范》2010年版	取原药材,除去果柄等杂质,干燥	呈长卵形至卵形,稍扁,长1.5~2.5cm,直径0.5~1.3cm。表面有不规则的纵皱纹及多数突起的小斑点,两面各有1条明显的纵沟。顶端锐尖,基部有小果梗或已脱落。青翘多不开裂,表面绿褐色,突起的灰白色小斑点较少;质硬;种子多数,黄绿色,细长,一侧有翅。老翘自顶端开裂或裂成两瓣,表面黄棕色或红棕色,内表面多为浅黄棕色,平滑,具一纵隔;质脆;种子棕色,多已脱落。气微香,味苦
《陕西省中药饮片标准》第一册(2009年)	取药材连翘,除去杂质	本品呈长卵形至卵形,稍扁,长1.5~2.5cm,直径0.5~1.3cm。表面有不规则的纵皱纹及多数突起的小斑点,两面各有一条明显的纵沟。顶端锐尖,基部有小果梗或已脱落。青翘多不开裂,表面绿褐色,突起的灰白色小斑点较少;质硬;种子多数,黄绿色,细长,一侧有翅。老翘自顶端开裂或裂成两瓣,表面灰棕色或红棕色,内表面多为浅黄棕色,平滑,具一纵隔;质脆;种子棕色,多已脱落。气微香,味苦
《北京市中药饮片炮制规范》2008年版	取原药材,除去杂质及枝梗,筛去脱落的种子及灰屑	本品呈长卵形至卵形,稍扁,长1.5~2.5cm,直径0.5~1.3cm。表面有不规则的纵皱纹及多数凸起的小斑点,两面各有1条明显的纵沟。顶端锐尖,基部有小果梗或已脱落。自顶端开裂或裂成两瓣,表面黄棕色或红棕色,内表面多为浅黄棕色,平滑,具一纵隔;质脆;种子棕色,多已脱落。气微香,味苦
《上海市中药饮片炮制规范》2008年版	将青翘除去果柄等杂质;洗净,干燥,筛去灰屑	本品呈长卵形至卵形,稍扁,长1.5~2.5cm,宽0.5~1.3cm。多不开裂,表面绿褐色,有不规则纵皱纹及突起的灰白色小斑点较少,两面各有1条明显的纵沟。顶端锐尖,基部有果梗脱落痕。质硬;种子多数,黄绿色,细长,一侧有翅,气微香,味苦
《江西省中药饮片炮制规范》2008年版	除去杂质及果柄,抢水洗净,取出,干燥,筛去灰屑	本品呈长卵形至卵形,稍扁,长1.5~2.5cm,直径0.5~1.3cm。表面有不规则的纵皱纹及多数突起的小斑点,两面各有1条明显的纵沟。顶端锐尖,基部有小果梗或已脱落。青翘多不开裂,表面绿褐色,突起的灰白色小斑点较少;质硬;种子多数,黄绿色,细长,一侧有翅。老翘自顶端开裂或裂成两瓣,表面黄棕色或红棕色,内表面多为浅黄棕色,平滑,具一纵隔;质脆;种子棕色,多已脱落。气微香,味苦

续表

来源	制法	性状
《广西壮族自治区中药饮片炮制规范》2007年版	除去杂质,搓开,簸去心和柄(青翘不必去心)	呈长卵形至卵形,稍扁,长1.5~2.5cm,直径0.5~1.3cm。表面有不规则的纵皱纹及多数突起的小斑点,两面各有1条明显的纵沟。顶端锐尖,基部有小果梗或已脱落。青翘多不开裂,表面绿褐色,突起的灰白色小斑点较少;质硬;种子多数,黄绿色,细长,一侧有翅。老翘自顶端开裂或裂成两瓣,表面黄棕色或红棕色,内表面多为浅黄棕色,平滑,具一纵隔;质脆;种子棕色,多已脱落。气微香,味苦
《重庆市中药饮片炮制规范及标准》2006年版	除去果柄及杂质	为长卵形至卵形,稍扁,长1.5~2.5cm,直径0.5~1.3cm。表面有不规则的纵皱纹及多数凸起的小斑点,两面各有1条明显的纵沟。顶端锐尖,基部有小果梗或已脱落。青翘多不开裂,表面绿褐色,突起的灰白色小斑点较少;质硬;种子多数,黄绿色,细长,一侧有翅。老翘自顶端开裂或裂成两瓣,表面黄棕色或红棕色,内表面多为浅黄棕色,平滑,具一纵隔;质脆;种子棕色,多已脱落。气微香,味苦
《安徽省中药饮片炮制规范》2005年版	取原药材,除去果柄、杂质	为长卵形至卵形,长1.5~2.5cm,直径0.5~1.3cm。表面有不规则的纵皱纹及多数凸起的小斑点,两面各有1条明显的纵沟。顶端锐尖,基部有小果梗或已脱落。青翘多不开裂,表面绿褐色,凸起的灰白色小斑点较少,质硬;种子多数,黄绿色,细长,一侧有翅。老翘自顶端开裂或裂成两瓣,表面黄棕色或红棕色,内表面多为浅黄棕色,平滑,具一纵隔;质脆;种子棕色,多已脱落。气微香,味苦
《贵州省中药饮片炮制规范》2005年版	取原药材,除去杂质及果柄,抢水洗净,低温干燥	本品呈长卵形至卵形,稍扁,长1.5~2.5cm,直径0.5~1.3cm。表面有不规则的纵皱纹及多数凸起的小斑点,两面各有1条明显的纵沟。顶端锐尖。青翘多不开裂,表面绿褐色,凸起的灰白色小斑点较少;质硬。老翘自顶端开裂或裂成两瓣,表面黄棕色或红棕色,内表面多为浅黄棕色,平滑,具一纵隔;质脆。气微香,味苦
《浙江省中药炮制规范》2005年版	取原药,除去果柄等杂质,洗净,干燥	呈长卵形至卵形,稍扁,长1.5~2.5cm,直径0.5~1.3cm。表面有不规则的纵皱纹及多数凸起的小斑点,两面各有1条明显的纵沟。顶端锐尖,基部有果梗痕。"青翘"多不开裂,表面绿褐色,凸起的灰白色小斑点较少;质硬;种子多数,黄绿色,细长,一侧有翅。"老翘"自顶端开裂或裂成两瓣,表面黄棕色或红棕色。内表面多为浅黄棕色,平滑,具一纵隔;质脆;种子棕色,多已脱落。气微香,味苦

续表

来源	制法	性状
《河南省中药饮片炮制规范》2005 年版	除去杂质,筛去灰屑	本品呈长卵形至卵形,稍扁,长 1.5～2.5cm,直径 0.5～1.3cm。表面有不规则的纵皱纹及多数凸起的小斑点,两面各有一条明显的纵沟。顶端锐尖,基部有小果梗或已脱落。清翘多不开裂,表面绿褐色,凸起的灰白色小斑点较少;质硬;种子多数,黄绿色,细长,一侧有翅。老翘自顶端开裂或裂成两瓣,表面黄棕色或红棕色,内表面多为浅黄棕色,平滑,具一纵隔,质脆;种子棕色,多已脱落。气微香,味苦
《四川省中药饮片炮制规范》2002 年版	除去果柄及杂质	本品呈长卵形或卵形,长 1.5～2.5cm,直径 0.5～1.3cm,部分裂成 2 瓣。表面黄棕色至红棕色,有突起小斑点,中间有一条明显的纵沟。未裂瓣的表面绿褐色,内有细长的种子,种子一侧具翅。味苦
《福建省中药饮片炮制规范》1998 年版	除去杂质	本品呈长卵形,稍扁,长 15～20mm,直径 6～12mm。表面有不规则的纵皱纹及多数凸起的小斑点,两面各有一条明显的纵沟。青翘多不开裂,绿褐色,种子多脱落。老翘自尖端开裂或裂成两瓣,表面黄棕色或红棕色,内含种子多数。气微香,味苦
《山东省中药炮制规范》1990 年版	去净杂质及枝梗,筛去脱落的心及灰屑	本品呈长卵形至卵形,或自顶端开裂,或裂成两瓣。长 15～25mm,直径 5～13mm。表面有不规则的纵皱纹及多数凸起的小斑点,两面各有一条明显的纵沟。青翘多不开裂,表面绿褐色,凸起的灰白色小斑点较少。老翘自尖端开裂或裂成两瓣,表面黄棕色或红棕色,内表面多为浅黄棕色。质硬脆。微有香气,味苦
《吉林省中药饮片炮制规范》1986 年版	除去杂质,剪去果柄,筛去灰屑	无具体要求
《云南省中药饮片炮制规范》1986 年版	生用:取原药拣净杂质,筛去连翘心及灰屑,即可	狭卵或卵形壳,中有凹沟,黄棕色或红棕色
《甘肃省中药饮片炮制规范》1980 年版	晒干,搓成瓣,除去杂质,簸去心(种子)及梗	无具体要求
《江苏省中药饮片炮制规范》1980 年版	将原药筛去灰屑,拣去果柄及杂质,抢水洗净,干燥	本品呈黄色或青色,鸟咀状,无杂质、果柄
《辽宁省中药炮制规范》1975 年版	拣去杂质,去梗	无具体要求

2. 连翘壳 《中国药典》2020 年版未收载本炮制规格,常见地方标准制法及性状见表 58-2。

表 58-2　连翘壳常见地方标准制法及性状要求

来源	制法	性状
《上海市中药饮片炮制规范》2008 年版	将老翘除去果柄、种子（原只者须搓碎去心）等杂质；洗净，干燥，筛去灰屑	连翘壳：本品多已裂成 2 瓣，似瓢状，顶端尖而反卷，基部有凹陷，长 1.5～2.5cm，宽 0.5～1.3cm。外表面黄棕色、红棕色或绿褐色，具不规则纵皱纹及多数疣点状突起，并可见 1 纵沟。内表面浅黄棕色，光滑，中间有一条纵隔；质脆。气微香，味苦

3. **朱砂拌连翘壳**　《中国药典》2020 年版未收载本炮制规格，常见地方标准制法及性状见表 58-3。

表 58-3　朱砂拌连翘壳常见地方标准制法及性状要求

来源	制法	性状
《上海市中药饮片炮制规范》2008 年版	将连翘壳喷潮，略润，用朱砂拌匀至色泽一致，晾干	外表面呈赭红色，内表面色稍淡

4. **朱拌连翘**　《中国药典》2020 年版未收载本炮制规格，常见地方标准制法及性状见表 58-4。

表 58-4　朱拌连翘常见地方标准制法及性状要求

来源	制法	性状
《江苏省中药饮片炮制规范》1980 年版	临用时取朱砂粉适量拌匀	无具体要求

【金老谈连翘炮制历史】

综合古代连翘的炮炙方法，主要有焙、炒等法，有不加辅料，也有加辅料。辅料有酒等，下面分别予以介绍。

一、不加辅料炮炙

包括焙、炒等，每一种炙法中又有不同的炮炙要求。

1. **焙法**　《洪氏集验方》中记载了"焙"。

2. **炒法**　明代《医学入门》有炒的记载，《中药炮制经验集成》中记载了炒炭。

二、加辅料炮炙

应用的辅料有酒、朱砂等。

单一辅料炮炙

1. **酒制**　明代《医学入门》中记载了酒制。清代记载了酒炒。

2. **朱砂制**　《中药炮制经验集成》中记载了朱砂制法。

【金老论连翘炮制与临床】

一、临床功效与主治

本品味苦,性微寒。归肝、心、小肠经。清热解毒,消肿散结,疏散风热,用于痈疽,瘰疬,乳痈,丹毒,风热感冒,温病初起,温热入营,高热烦渴,神昏发斑,热淋涩痛(表58-5)。

表58-5 连翘各临床常用炮制规格功效、主治对比

炮制规格	功效	主治
连翘	清热解毒,消肿散结,疏散风热	用于痈疽,瘰疬,乳痈,丹毒,风热感冒,温病初起,温热入营,高热烦渴,神昏发斑,热淋涩痛
连翘壳	散结,泻火,消肿,排脓,止痛,利水,通小肠,去白虫	治寒热、耳聋、诸经血凝、气聚、结热、心中客热、心火、脾胃湿热、五淋、小便不通、蛊毒、妇女月经不通。疗鼠瘘、瘰疬、疮疖、瘿瘤、恶疮、痈肿、痔肿痛(煎汤熏洗)
朱砂拌连翘	安神作用增强	用于痈疽,瘰疬,乳痈,丹毒,风热感冒,温病初起,温热入营,高热烦渴,神昏发斑,热淋涩痛

二、临床调剂

1. **用法用量** 6~12g。

2. **临床使用与禁忌** 无。

3. **贮藏** 置干燥处。朱砂拌连翘壳、朱拌连翘密闭。

本品临床常用炮制规格与调剂注意事项见表58-6。

表58-6 连翘临床常用炮制规格与调剂注意事项

炮制规格	处方名	用法用量	特殊禁忌	特殊贮藏方法
连翘	连翘、连乔、黄连翘、青连翘	6~12g		置干燥处。朱砂拌连翘壳、朱拌连翘密闭
连翘壳	连翘壳			
朱砂拌连翘壳	朱砂拌连翘壳			
朱拌连翘	朱拌连翘			

天 冬

【来源】

本品为百合科植物天冬 *Asparagus cochinchinensis*(Lour.)Merr. 的干燥块根。秋、冬二季采挖,洗净,除去茎基和须根,置沸水中煮或蒸至透心,趁热除去外皮,洗净,干燥。

【炮制规格】

1. 天冬

(1)《中国药典》2020年版标准:除去杂质,迅速洗净,切薄片,干燥。

性状：本品呈长纺锤形，略弯曲，长 5～18cm，直径 0.5～2cm。表面黄白色至淡黄棕色，半透明，光滑或具深浅不等的纵皱纹，偶有残存的灰棕色外皮。质硬或柔润，有黏性，断面角质样，中柱黄白色。气微，味甜、微苦。

（2）地方标准（表 59-1）

表 59-1　天冬常见地方标准制法及性状要求

来源	制法	性状
《北京市中药饮片炮制规范》2023 年版	取原药材，除去杂质，迅速洗净，闷润 12～16 小时，切段，干燥	本品为不规则段。外表面黄白色至淡黄棕色，半透明，光滑或具深浅不等的纵皱纹。切面角质样，中心黄白色。质硬或柔润，有黏性。气微，味甜、微苦
《天津市中药饮片炮制规范》2022 年版	取原药材，除去杂质，洗净，润透，切段或厚片，干燥	本品为类圆柱形的段或椭圆形厚片，表面黄白色或淡黄棕色，角质样，半透明，微具黏性，中心黄白色，气微，味甜，微苦
《山东省中药饮片炮制规范》2012 年版	取天冬，除去杂质及黑色泛油者，抢水洗净，润透，稍凉，切厚片或段，干燥	本品为类圆形或不规则形的厚片或段。切面黄白色至淡黄棕色，半透明，光滑或具深浅不等的纵皱纹，偶有残存的灰棕色外皮。质硬或柔润，有黏性，断面角质样，中柱黄白色。气微，味甜、微苦
《湖南省中药饮片炮制规范》2010 年版	取原药材，除去杂质及油黑色枯条，迅速抢水洗净，稍润，切中段片，干燥，筛去碎屑	呈类圆形段片。表面黄白色至淡黄棕色，半透明，有黏性，角质样，中柱黄白色。气微，味甜、微苦
《青海省藏药炮制规范》2010 年版	取原药材 500g，与牛奶 1 000ml 共煮，待牛奶蒸发和渗入药材后取出，切段，晒干即得	本品呈长圆柱形的段，表面黄白色至淡黄棕色，半透明，光滑或具深浅不等的纵皱纹，偶有残存的灰棕色外皮。质硬或柔润，有黏性，断面角质样，中柱黄白色。气微，味甜、微苦
《陕西省中药饮片标准》第一册（2009 年）	取药材天冬，除去杂质，迅速洗净，切薄片，干燥	本品为类圆形或长圆形薄片，直径至 2cm。表面黄白色至黄棕色，半透明，角质样或胶质状。中柱黄白色，约占切面的 1/4。质硬或柔韧，有黏性，常黏结成团。气微，味甜、微苦
《江西省中药饮片炮制规范》2008 年版	除去杂质，抢水洗净，稍润，（纵）切薄片，去心或不去心，干燥	本品为类圆形的薄片。表面黄白色至淡棕色，半透明，不去心者中间有一条不透明的黄色细木心。边缘光滑或具深浅不等的纵皱纹。质硬或柔润，有黏性。气微，味甜、微苦。无霉变、虫蛀
《上海市中药饮片炮制规范》2008 年版	将原药除去黑色油脂等杂质，用明矾水洗净，取出，洗去明矾水（过软者略晒），切厚片，干燥，筛去灰屑。每 100kg 天冬，用明矾 0.6kg	本品为类圆形或不规则形的切片，直径 0.5～1.5cm。全体淡黄色至淡黄棕色，略呈半透明，角质状。表面具纵沟纹，残留外皮呈灰黄色。切面中心可见黄色环纹或细木心。质坚韧。气微，味微甜而后微苦

续表

来源	制法	性状
《广西壮族自治区中药饮片炮制规范》2007年版	除去杂质,抢水洗净,晒干表皮,大小分档,小枝切段;粗大者切厚片,低温干燥,筛去灰屑	为类圆形的厚片,表面黄白色或淡棕色,角质样,半透明,微具黏性,中心黄白色,气微,味甘微苦。无杂质,无油片
《重庆市中药饮片炮制规范及标准》2006年版	除去杂质及泛油色黑者,抢水洗净。或用明矾水洗净,晒至半干,切厚片,干燥	为类圆形的厚片,直径0.5~2cm。周边黄白色至淡黄棕色,半透明,光滑,可见深浅不等的纵皱纹。质硬或柔润,有黏性,切面角质样,中柱黄白色。气微,味甜、微苦
《安徽省中药饮片炮制规范》2005年版	取原药材,除去杂质及变质发黑者,抢水洗净,稍晾,切段,干燥,筛去碎屑	为圆柱形短段。外表面黄白色或淡棕色,半透明,光滑或具深浅不等的纵皱纹;切面角质样,中柱黄白色。质硬或柔润,有黏性。气微,味甜、微苦
《浙江省中药炮制规范》2005年版	取原药,除去杂质及油黑者,抢水洗净,晾至半干,切段,干燥	为淡黄色至黄棕色的半透明的小段,直径0.5~2cm。表面有纵沟。切面角质样,中央有一不透明的黄色细心。质硬或柔韧,有黏性。气微,味甘、微苦
《河南省中药饮片炮制规范》2005年版	除去杂质,迅速洗净,切薄片,干燥	为类圆形的薄片。表面黄白色至淡棕色,半透明,角质样,微具黏性,中心黄白色。气微,味甘、微苦
《贵州省中药饮片炮制规范》2005年版	取原药材,除去杂质,抢水洗净,稍切薄片,干燥	本品为类圆形薄片,表面黄白色至淡黄棕色,半透明角质样,微具黏性,中心黄白色。气微,味甜、微苦
《四川省中药饮片炮制规范》2002年版	取原药材,除去杂质,迅速洗净,闷润12~16小时,切长段(9~15mm),干燥	本品为不规则的长段。外表面黄白色至淡黄棕色,半透明,光滑或具纵皱纹。切面角质样,中心黄白色。质硬或柔润,有黏性。气微,味甜、微苦
《江苏省中药饮片炮制规范》2002年版	将原药拣去杂质及变质发黑者,抢水洗净,晒至八成干,切薄片,干燥	为类圆形薄片,表面黄白色或淡棕色,半透明,微具黏性,中心黄白色。味甘,微苦
《福建省中药饮片炮制规范》1998年版	除去杂质,迅速洗净,切薄片,干燥	本品呈片状,片厚1~2mm。切面角质样,中柱黄白色;外皮黄白色至淡黄棕色。质硬或柔润。气微,味甜。微苦
《辽宁省中药炮制规范》1986年版	拣去杂质,迅速洗净,润透,切厚片,干燥	片厚2~4mm,味甜微苦
《云南省中药饮片炮制规范》1986年版	取原药拣净杂质,淘洗,捞出吸润约24小时至透心为度,铡成短节片,晒干	短节片,长不过1.5cm,淡黄色,半透明,质软

　　2. 炒天冬　《中国药典》2020年版未收载本炮制规格,常见地方标准制法及性状见表59-2。

表 59-2　炒天冬常见地方标准制法及性状要求

来源	制法	性状
《浙江省中药炮制规范》2015 年版	取天冬饮片,照清炒法炒至表面起泡,微具焦斑时,取出,摊凉	表面黄色或黄棕色,不透明,起泡发胖,微具焦斑
《北京市中药饮片炮制规范》2008 年版	将天冬清炒至微具焦斑,筛去灰屑	淡黄棕色至淡棕色,有的具焦斑,有焦香气

3. 蜜天冬　《中国药典》2020 年版未收载本炮制规格,常见地方标准制法及性状见表 59-3。

表 59-3　蜜天冬常见地方标准制法及性状要求

来源	制法	性状
《河南省中药饮片炮制规范》2005 年版	取天冬片,加入炼蜜拌匀,闷透,文火炒至不粘手为度,取出,放凉。每 100kg 天冬片,用炼蜜 12kg	形如天冬片,味甜

【金老谈天冬炮制历史】

综合古代天冬的炮炙方法,主要有炙、炒等法,有不加辅料,也有加辅料。辅料有蜜,下面分别予以介绍。

一、不加辅料炮炙

包括炒、炙等,每一种炙法中又有不同的炮炙要求。

1. 炒法　《丹溪心法》:"炒。"

2. 炙法　《普济方》:"慢火炙。"

二、加辅料炮炙

应用的辅料为蜜。

单一辅料炮炙

蜜制　《食疗本草》:"入蜜煮之。"

【金老论天冬炮制与临床】

一、临床功效与主治

本品味甘、苦,性寒。归肺、肾经。养阴润燥,清肺生津。用于肺燥干咳,顿咳痰黏,腰膝酸痛,骨蒸潮热,内热消渴,热病津伤,咽干口渴,肠燥便秘(表 59-4)。

表 59-4　天冬各临床常用炮制规格功效、主治对比

炮制规格	功效	主治
天冬	养阴润燥,清肺生津	肺燥干咳,顿咳痰黏,腰膝酸痛,骨蒸潮热,内热消渴,热病津伤,咽干口渴,肠燥便秘

续表

炮制规格	功效	主治
炒天冬	本品炒用寒性略减	用于肺燥干咳,顿咳痰黏,腰膝酸痛,骨蒸潮热,内热消渴,热病津伤,咽干口渴,肠燥便秘
蜜天冬	增强润肺止咳作用	多用于肺燥干咳,顿咳痰黏

二、临床调剂

1. **用法用量**　6~12g。
2. **临床使用与禁忌**　本品甘苦大寒,虚寒泄泻及外感风寒致嗽者忌服。
3. **贮藏**　各种炮制规格均置阴凉干燥处,防霉,防蛀。

本品临床常用炮制规格与调剂注意事项见表59-5。

表59-5　天冬临床常用炮制规格与调剂注意事项

炮制规格	处方名	用法用量	特殊禁忌	特殊贮藏方法
天冬	天冬、天门冬	6~12g	虚寒泄泻及外感风寒致嗽者忌服	置阴凉干燥处,防霉,防蛀
炒天冬	炒天冬			
蜜天冬	蜜天冬			

火 麻 仁

【来源】

本品为桑科植物大麻 *Cannabis sativa* L. 的干燥成熟果实。秋季果实成熟时采收,除去杂质,晒干。

【炮制规格】

1. 火麻仁

(1)《中国药典》2020年版标准:除去杂质及果皮。

性状:本品呈卵圆形,长 4~5.5mm,直径 2.5~4mm。表面灰绿色或灰黄色,有微细的白色或棕色网纹,两边有棱,顶端略尖,基部有 1 圆形果梗痕。果皮薄而脆,易破碎。种皮绿色,子叶 2,乳白色,富油性。气微,味淡。

(2)地方标准(表60-1)

表60-1　火麻仁常见地方标准制法及性状要求

来源	制法	性状
《浙江省中药炮制规范》2015年版	取原药,除去杂质。筛去灰屑。用时捣碎	呈卵圆形,长 4~5.5mm,直径 2.5~4mm。表面灰绿色或灰黄色,有微细的白色或棕色网纹。两边有棱,顶端略尖,基部有一圆形果柄痕。果皮薄而脆,易破碎。种皮绿色,子叶2,乳白色,富油性。气微,味淡

续表

来源	制法	性状
《天津市中药饮片炮制规范》2012年版	除去杂质及果皮	本品呈卵圆形,长4～5.5mm,直径2.5～4mm。表面灰绿色或灰黄色,有微细的白色或棕色网纹,两边有棱,顶端略尖,基部有1圆形果梗痕。果皮薄而脆,易破碎。种皮绿色,子叶2,乳白色,富油性。气微,味淡
《新疆维吾尔自治区中药维吾尔药饮片炮制规范》2010年版	除去杂质及果皮,筛去灰屑	本品呈卵圆形,长4～5.5mm,直径2.5～4mm。表面灰绿色或灰黄色,有微细的白色或棕色网纹,两边有棱,顶端略尖,基部有1圆形果梗痕。果皮薄而脆,易破碎。种皮绿色,子叶2,乳白色,富油性。气微,味淡
《湖南省中药饮片炮制规范》2010年版	取原药材,除去残留外果皮等杂质	呈卵圆形,长4～5.5mm,直径2.5～4mm。种皮绿色,子叶2,乳白色,富油性。气微,味淡,久嚼稍麻舌
《陕西省中药饮片标准》第二册(2009年)	取药材火麻仁,除去杂质	本品呈卵圆形,长4～5.5mm,直径2.5～4mm。表面灰绿色或灰黄色,有微细的白色或棕色网纹,两边有棱,顶端略尖,基部有1圆形果梗痕。果皮薄而脆,易破碎。种皮绿色,子叶2,乳白色,富油性。气微,味淡
《北京市中药饮片炮制规范》2008年版	取原药材,除去杂质及果壳	本品呈扁圆形,多破碎成两半或碎粒。种皮绿色,子叶乳白色,富油性。气微,味淡
《上海市中药饮片炮制规范》2008年版	将原药除去灰屑等杂质,淘净,取出,干燥	本品呈卵圆形,长4～5.5mm,直径2.5～4mm。表面灰绿色或灰黄色,有微细的白色或棕色网纹,两边有棱,顶端略尖,基部有1圆形果梗痕。果皮薄而脆,易破碎。种皮暗绿色,子叶2,乳白色,富油性。气微,味淡
《江西省中药饮片炮制规范》2008年版	除去杂质及果皮,筛去灰屑,用时打碎	本品呈卵圆形,长4～6mm,直径2.0～4mm。表面灰绿色或灰黄色,有微细的白色或棕色网纹,两边有棱,顶端略尖,基部有一圆形果梗痕。果皮薄而脆,易破碎。种皮绿色,子叶2,乳白色,富油性。气微,味淡。无虫蛀
《广西壮族自治区中药饮片炮制规范》2007年版	除去杂质及残留外果皮。用时捣碎	呈卵圆形,长4～5.5mm,直径2.5～4mm。表面灰绿色或灰黄色,有细微的白色或棕色网纹,两边有棱,顶端略尖,基部有一圆形果柄痕。果皮薄而脆,易破碎。种皮绿色,子叶2,乳白色,富油性。气微,味淡,久嚼稍麻舌。无霉蛀,无杂质
《重庆市中药饮片炮制规范及标准》2006年版	除去杂质及果皮,用时捣碎	为卵圆形,长4～5.5mm,直径2.5～4mm。表面灰绿色或灰黄色,有微细的白色或棕色网纹,两边有棱,顶端略尖,基部有1圆形果梗痕。果皮薄而脆,易破碎。种皮绿色,子叶2,乳白色,富油性。气微,味淡

续表

来源	制法	性状
《安徽省中药饮片炮制规范》2005 年版	取原药材,除去果皮、杂质。用时捣碎	为卵圆形,长 4～4.5mm,直径 2.5～4mm。表面灰绿色或灰黄色,有微细的白色或棕色网纹,两边有棱,顶端略尖,基部有一圆形果梗痕。果皮薄而脆,易破碎。种皮绿色,子叶 2,乳白色,富油性。气微,味淡
《河南省中药饮片炮制规范》2005 年版	除去杂质及果皮	呈卵圆形,长 4～5.5mm,直径 2.5～4mm。表面灰绿色或灰黄色,有微细的白色或棕色网纹,两边有棱,顶端略尖,基部有 1 圆形果梗痕。果皮薄而脆,易破碎。种皮绿色,子叶 2,乳白色,富油性。气微,味淡
《贵州省中药饮片炮制规范》2005 年版	取原药材,除去杂质及果皮	呈卵圆形,长 4～5.5mm,直径 2.5～4mm。表面灰绿色或灰黄色,有微细的白色或棕色网纹。果皮薄而脆,易破碎。种皮绿色,种仁乳白色,富油性。气微,味淡
《江苏省中药饮片炮制规范》2002 年版	取原药材,除去杂质,去灰屑	为卵圆形果实,长 4～5.5mm,直径 2.5～4mm。表面灰绿色或灰黄色,有微细网纹。果皮薄而脆,易破碎,内有白色种仁,富油性。气微,味淡
《四川省中药饮片炮制规范》2002 年版	除去杂质及果皮,用时捣碎	本品呈卵圆形,表面光滑,灰绿色或灰黄色,内有白色种仁,富油性
《福建省中药饮片炮制规范》1998 年版	除去杂质。用时捣碎	本品呈卵圆形,长 4～5.5mm,直径 2.5～4mm。表面灰绿色或灰黄色。有微细的白色或棕色网纹,两边有棱,顶端略尖,基部钝圆,有一微凹的果梗痕。果皮薄脆,易破碎。种皮绿色,富油性。气微,味淡
《云南省中药饮片炮制规范》1986 年版	取原药拣净杂质,筛去灰屑,用时捣碎	果实呈椭圆形或类似卵圆形,灰黄色或灰绿色,种仁白色,富油质
《吉林省中药饮片炮制规范》1986 年版	除去杂质,筛去灰屑,洗净,晒干;另置锅中,用微火稍炒或在日光下曝晒后,用磨将壳磨开(或用相当于火麻仁直径厚度的铁片垫在磨脐处,以防将火麻仁磨碎),簸去外壳	无具体要求
《广东省中药饮片炮制规范》1984 年版	除去杂质,用时捣碎	本品呈卵圆形。表面灰绿色,有微细的网纹,两边有棱,顶端略尖,基部钝圆,有 1 微凹的果梗痕。气微,味淡。以粒饱满、种仁色乳白者为佳
《甘肃省中药饮片炮制规范》1980 年版	除去杂质,晒干,搓破外壳,簸净	无具体要求
《辽宁省中药炮制规范》1975 年版	拣去杂质及残留外壳,取净仁	无具体要求

2. 炒火麻仁

（1）《中国药典》2020 年版标准：取净火麻仁，照清炒法（通则 0213）炒至微黄色，有香气。

性状：无具体要求。

（2）地方标准（表 60-2）

表 60-2　炒火麻仁常见地方标准制法及性状要求

来源	制法	性状
《山东省中药饮片炮制规范》2022 年版	取净火麻仁，置锅内，文火炒至表面显微黄色，有香气逸出时，取出，放凉	本品呈扁圆形，常破碎成两半或成碎粒。表面微黄色至焦黄色。气微香，味淡
《安徽省中药饮片炮制规范》2019 年版	取净火麻仁，置炒制容器内，用文火加热炒至微黄色，有香气，取出，放凉。用时捣碎	本品呈卵圆形，长 4～4.5mm，直径 2.5～4mm。表面微黄色，有的果皮破裂，有微细的白色或棕色网纹，两边有棱，顶端略尖，基部有一圆形果梗痕。果皮薄而脆，易破碎。种皮绿色，子叶 2 片，乳白色，富油性。微具焦香气，味淡
《天津市中药饮片炮制规范》2012 年版	取净火麻仁，置炒锅内，文火炒至微黄色，有香气，取出，放凉	无具体要求
《黑龙江省中药饮片炮制规范》2012 年版	取火麻仁饮片，用文火炒至有爆裂声，呈微黄色，逸出香气时，取出，摊凉，即得	本品多数为破碎不完整碎粒，完整者呈卵形，长 4～5mm，直径 2.5～4mm。表面灰绿色或灰黄色，有微细的白色或棕色网纹，两边有棱，顶端略尖，基部有 1 圆形果梗痕。果皮薄而脆，易破碎。种皮黄绿色，子叶 2，乳白色，富油性。具焦香气，味淡
《湖南省中药饮片炮制规范》2010 年版	取净火麻仁，文火炒至微黄色，有香气为度，取出，放凉	形同火麻仁，表面淡黄色，有焦黄斑，微具焦香气
《新疆维吾尔自治区中药维吾尔药饮片炮制规范》2010 年版	取净火麻仁，置锅内，用文火炒至微黄色，有香气，取出，晾凉	表面淡黄色，微具焦香气，味淡
《陕西省中药饮片标准》第二册（2009 年）	取饮片火麻仁，文火炒至微黄色，有香气	本品呈卵圆形，长 4～5.5mm，直径 2.5～4mm。表面淡黄色至淡棕黄色，有微细的网纹，偶有焦斑，两边有棱，顶端略尖，基部有 1 圆形果梗痕。果皮薄而脆，易破碎。种皮黄色，子叶 2，黄白色，富油性。微具焦香气，味淡
《北京市中药饮片炮制规范》2008 年版	取原药材，除去杂质及果壳	本品呈扁圆形，多破碎成两半或碎粒。种皮绿色，子叶乳白色，富油性。气微，味淡
《江西省中药饮片炮制规范》2008 年版	取净火麻仁，文火炒至微黄色，有香气	形如火麻仁或不完整碎粒，色泽加深，具焦香气
《广西壮族自治区中药饮片炮制规范》2007 年版	取生火麻仁，置锅内用文火炒至微黄色，有香气为度，取出，放凉	形同生火麻仁，淡黄色，有焦黄斑，微具焦香气

续表

来源	制法	性状
《重庆市中药饮片炮制规范及标准》2006年版	取净火麻仁,文火炒至微有爆声,淡黄色,有香气。取出,放凉。用时捣碎	褐黄色,有光泽,有的果皮破裂,微具焦香气
《浙江省中药炮制规范》2005年版	取火麻仁,炒至表面微黄色时,取出,摊凉	表面微黄色,有香气
《河南省中药饮片炮制规范》2005年版	取净火麻仁,文火炒至微黄色,有香气,取出,放凉	多数为不完整碎粒,色泽加深,具焦香气
《贵州省中药饮片炮制规范》2005年版	取净火麻仁,文火炒至微黄色,有香气	形同火麻仁,颜色加深,有的果皮破裂。微具香气
《四川省中药饮片炮制规范》2002年版	取净火麻仁,置炒锅内,文火炒至微有爆声,淡黄色,香气溢出。用时捣碎	炒后为淡黄色,有光泽,微具焦香气
《吉林省中药饮片炮制规范》1986年版	取净火麻仁,置锅中,用微火稍炒,取去,晾凉。用时捣碎	无具体要求
《甘肃省中药饮片炮制规范》1980年版	将净火麻仁,用文火炒成黄色,出锅,摊开,晾凉,配方时捣碎	无具体要求

【金老谈火麻仁炮制历史】

综合古代火麻仁的炮炙方法,主要有炒、煅、熬、蒸等法,有不加辅料,也有加辅料。辅料有酒等,下面分别予以介绍。

一、不加辅料炮炙

包括炒、煅、熬、蒸、发芽等,每一种炙法中又有不同的炮炙要求。

1. **炒法**　《证类本草》:"炒令香熟。"炒法为历代沿用。《千金翼方》也有炒制记载。清代则沿用炒法,并有炮制作用的论述。

2. **煅法**　明代《医学入门》出现煅法。

3. **熬法**　唐代《备急千金要方》出现熬法。

4. **蒸法**　唐代《备急千金要方》出现蒸法。

5. **发芽法**　宋代《博济方》出现发芽法。

二、加辅料炮炙

常用辅料为酒。

单一辅料炮炙

酒制　最早出现于唐代《备急千金要方》。

【金老论火麻仁炮制与临床】

一、临床功效与主治

本品味甘,性平。归脾、胃、大肠经。润肠通便。用于血虚津亏,肠燥便秘(表60-3)。

表60-3　火麻仁各临床常用炮制规格功效、主治对比

炮制规格	功效	主治
火麻仁	润肠通便	血虚津亏,肠燥便秘
炒火麻仁	同火麻仁,滑肠作用缓和	同火麻仁

二、临床调剂

1. **用法用量**　10～15g,打碎入煎。

2. **临床使用与禁忌**　火麻仁食入量过大,可引起中毒。症状为恶心,呕吐,腹泻,四肢麻木,失去定向力,抽搐,精神错乱,昏迷,瞳孔散大等。

3. **贮藏**　各种炮制规格均置阴凉干燥处,防热,防蛀。

本品临床常用炮制规格与调剂注意事项见表60-4。

表60-4　火麻仁临床常用炮制规格与调剂注意事项

炮制规格	处方名	用法用量	特殊禁忌	特殊贮藏方法
生火麻仁	生火麻仁、麻仁、大麻仁	10～15g,打碎入煎		置阴凉干燥处,防热,防蛀
炒火麻仁	火麻仁、炒火麻仁			

赭　石

【来源】

本品为氧化物类矿物刚玉族赤铁矿,主含三氧化二铁(Fe_2O_3)。采挖后,除去杂石。

【炮制规格】

1. 赭石

(1)《中国药典》2020年版标准:除去杂质,砸碎。

性状:本品为鲕状、豆状、肾状集合体,多呈不规则的扁平块状。暗棕红色或灰黑色,条痕樱红色或红棕色,有的有金属光泽。一面多有圆形的突起,习称"钉头";另一面与突起相对应处有同样大小的凹窝。体重,质硬,砸碎后断面显层叠状。气微,味淡。

(2)地方标准(表61-1)

表61-1　赭石常见地方标准制法及性状要求

来源	制法	性状
《山东省中药饮片炮制规范》2022年版	除去杂质,砸成碎块或碾成粉末	为不规则的碎块或粉末。暗棕红色或灰黑色,有的具金属光泽。体重,质硬,碎断面显层叠状。气微,味淡
《浙江省中药炮制规范》2015年版	取原药,除去杂质,砸碎如米粒大小	本品为不规则形的碎粒或碎末。表面暗红色或棕红色,有的具金属样光泽。体重,质坚硬,断面有的显层叠状。气微,味淡

来源	制法	性状
《黑龙江省中药饮片炮制规范》2012 年版	取原药材除去杂质。砸碎，碾细，即得	本品为不规则形的碎粒，大小不一。暗棕红色或黑褐色，表面附着棕红色粉末，有的可见乳头状突起，或有同样大小的凹窝。体重，质硬，断面显层叠状。气微
《天津市中药饮片炮制规范》2012 年版	除去杂质，砸碎	呈粗颗粒状，暗棕红色或灰黑色，体重。破碎后断面显层叠状。气微，味淡
《陕西省中药饮片标准》第二册（2009 年）	取药材赭石，除去杂质，砸碎或碾成粗粉	本品为不规则碎块或粗粉，碎块暗棕红色或灰黑色，体重、质硬，不易砸碎，断面显层叠状；条痕及粉末樱红色或红棕色，有的有金属光泽，粉末可粘指。气微，味淡
《北京市中药饮片炮制规范》2008 年版	取原药材，除去杂质，加工成碎块	本品为不规则碎块。暗棕红色或灰黑色，有的具金属光泽。体重，质硬，碎断面显层叠状。气微，味淡
《上海市中药饮片炮制规范》2008 年版	将原药除去杂质，敲成小于 1cm 的块，用 50 目筛筛去灰屑	本品呈不规则形的块状，棕红色至暗棕红色，有的可见圆形突起或凹窝，有的具金属光泽。体重，质硬，断面常见层叠状。气微，味淡
《江西省中药饮片炮制规范》2008 年版	除去杂质，砸碎	本品呈不规则的碎块或粉状，暗棕红色或灰黑色，有的有金属光泽。一面具"钉头"，另一面有凹窝。体重，质硬，断面显层叠状。气微，味淡
《广西壮族自治区中药饮片炮制规范》2007 年版	除去杂质，砸碎，碾粉	呈细粉状，棕红色或深棕红色，体重，气微，味淡
《重庆市中药饮片炮制规范及标准》2006 年版	除去杂质，砸碎或研成细粉	为不规则的碎粒或粗粉。碎粒大小不一，表面暗棕红色或灰黑色，条痕樱红色或红棕色，有的有金属光泽。一面多有圆形的突起，习称"钉头"；另一面与突起相对应处有同样大小的凹窝。体重，质硬，砸碎后断面显层叠状。气微，味淡
《安徽省中药饮片炮制规范》2005 年版	取原药材，除去杂质，洗净，干燥，打成碎块或碾成粗粉	为不规则块状或粗粉状，有棱角。暗棕红色或灰褐色，条痕樱红色或红棕色，有的有金属光泽。一面多有圆形的突起，习称"钉头"；另一面与突起相对应处有同样大小的凹窝。体重，质坚硬，碎断面呈层叠状。气微，味淡
《河南省中药饮片炮制规范》2005 年版	除去杂质，砸碎或碾细	呈不规则的碎块状或粉状。暗棕红色或灰黑色，有的有金属光泽，体重，质坚硬，断面显层叠状，气微，味淡
《贵州省中药饮片炮制规范》2005 年版	取原药材，除去杂质，砸碎或碾成粗粉	为不规则碎块或粗粉。碎粒大小不一，表面暗棕红色或灰黑色，条痕樱红色或红棕色，有的有金属光泽。可见圆形的突起（习称"钉头"）或同样大小的凹窝。砸碎后的断面显层叠状。体重，质硬。粗粉暗红棕色。气微，味淡
《江苏省中药饮片炮制规范》2002 年版	取原药材，除去杂质，洗净，干燥，砸碎，碾成粗粉	为粉末状。棕红色。体重。气微，味淡

来源	制法	性状
《四川省中药饮片炮制规范》2002年版	除去杂质,砸碎	本品为鲕状、豆状、肾状集合体,多呈不规则扁平块状。暗棕色或灰黑色,条痕樱红色或红棕色,有的有金属光泽。一面多有圆形的突起,习称"钉头";另一面与突起相对应处有同样大小的凹窝。体重,质坚硬,砸碎的断面呈层叠状
《福建省中药饮片炮制规范》1998年版	除去杂质,砸碎	呈粗粉状,暗棕红色或灰黑色。体重,质硬,断面层叠状。气微,味淡
《云南省中药饮片炮制规范》1986年版	取原药拣净杂质,用时捣碎	呈不规则的斜方形或肾形块状,外表紫红色
《吉林省中药饮片炮制规范》1986年版	除去杂质,砸成小块。用时捣碎	无具体要求
《甘肃省中药饮片炮制规范》1980年版	除去杂质,洗净泥土,配方时捣碎	无具体要求
《湖北中草药炮制规范》1979年版	刷净灰土,敲成小块,研碎	无具体要求
《辽宁省中药炮制规范》1975年版	砸碎或碾碎	无具体要求

2. 煅赭石

(1)《中国药典》2020年版标准:取净赭石,砸成碎块,照煅淬法(通则0213)煅至红透,醋淬,碾成粗粉。

每100kg赭石,用醋30kg。

性状:无具体要求。

(2)地方标准(表61-2)

表61-2 煅赭石常见地方标准制法及性状要求

来源	制法	性状
《山东省中药饮片炮制规范》2022年版	取净赭石块,直接放于无烟的炉火上,或装入耐火容器内,武火煅烧至红透后,取出,迅即投入米醋内,淬酥,捞出,若不酥脆,可反复煅淬至酥,干燥,碾成粗粉。每100kg赭石,用米醋30kg	呈粗粉状,暗褐色或暗棕红色。体重,质疏松。略有醋气
《浙江省中药炮制规范》2015年版	取原药,除去杂质,砸碎,置无烟炉火上或适宜容器内,煅至红透,取出,立即投入醋内,淬至质地酥脆时,取出,漂净,干燥。砸碎如米粒大小。每100kg赭石,用醋30kg	表面暗棕红色或暗褐色。质酥脆
《天津市中药饮片炮制规范》2012年版	取赭石,砸成小块,烧煅至红透,取出,醋淬,反复煅至酥脆,取出,干燥,粉碎成粗颗粒。每100kg赭石,用醋40~50kg	形如赭石,暗褐色或红棕色,质疏松。略有醋气

续表

来源	制法	性状
《黑龙江省中药饮片炮制规范》2012年版	取赭石饮片，置无烟火上或适宜容器中，用无烟武火加热，煅至红透，取出，趁热立即倒入米醋内淬酥，取出，干燥，碾成粗粉，即得。每100kg赭石饮片，用米醋30kg	本品为紫黑色或紫红色的粉末。略有醋气
《湖南省中药饮片炮制规范》2010年版	取原药材，拣去杂质，捣碎，煅透，醋淬，取出，干燥，研粉。每100kg赭石，用醋20kg	呈粉末状，棕红色或深棕红色，体重。略有醋气
《陕西省中药饮片标准》第二册（2009年）	取药材赭石，除去杂质，砸碎，煅至红透，取出，干燥，醋淬。每100kg赭石，用醋30kg	本品为暗红棕色至紫褐色粗粉，有的有金属光泽。微有醋香气，味淡
《北京市中药饮片炮制规范》2008年版	取净赭石，置煅炉或适宜的容器内，煅（约700℃，20分钟）至红透，取出，立即投入米醋中浸淬，捞出，晾干，未煅透者再反复烧煅和浸淬，直至酥脆。每100kg净赭石，用米醋30～60kg	本品为不规则碎块。暗褐色或暗红棕色。质疏松。略有醋酸气
《上海市中药饮片炮制规范》2008年版	取原药除去杂质，煅至红透，醋淬，取出，干燥后敲成小于1cm的块或碾成粗粉。每100kg代赭石，用米醋30kg	表面暗红棕色至棕黑色，质较松，断面灰黑色，或呈粗粉。略具醋气。或呈粗粉
《江西省中药饮片炮制规范》2008年版	（1）取净赭石，砸碎，煅至红透，醋淬，取出，干燥，碾成粗粉。每100kg赭石，用醋30kg （2）取净赭石，置适宜的容器内，煅至红透时，立即投入醋中淬之，反复煅淬至酥，取出，打碎或碾粉	本品为暗褐色或暗棕红色的颗粒或粉末，质酥脆，略有醋气
《广西壮族自治区中药饮片炮制规范》2007年版	取生代赭石，砸碎，置适宜的容器内，煅至红透，立即倒入醋内淬酥，取出，干燥，碾粉。每100kg代赭石，用醋30kg	形如代赭石，暗褐色或暗红棕色，质疏松，略有醋气
《重庆市中药饮片炮制规范及标准》2006年版	取净赭石，煅至红透，醋淬，取出，碾成粗粉。每100kg赭石，用醋30kg	为细小的颗粒状，紫红色或暗红色，无光泽，质疏松，略有醋味
《安徽省中药饮片炮制规范》2005年版	取原药材，拣去杂质，捣碎，煅透，醋淬，取出，干燥，研粉。每100kg赭石，用醋20kg	呈粉末状，棕红色或深棕红色，体重。略有醋气
《江苏省中药饮片炮制规范》2002年版	取净赭石，砸碎，置适宜的容器内，照明煅法（参见附录）煅至红透，取出，立即倒入醋内，酥，取出，干燥，碾成粗粉。每100kg赭石，用醋30kg	为粉末状。暗棕色。质疏松，略有醋气
《河南省中药饮片炮制规范》2005年版	取净赭石，砸碎，煅至红透，醋淬，取出，干燥，碾成粗粉。每100kg赭石，用醋30kg	为暗褐色或暗棕红色颗粒或粉末，质疏松，略有醋气
《贵州省中药饮片炮制规范》2005年版	取净赭石碎块，煅至红透，醋淬，取出，干燥，碾成粗粉。每100kg赭石，用醋30kg	为暗红棕色粗粉，质酥松，略有醋味
《四川省中药饮片炮制规范》2002年版	取净赭石，照淬法煅至红透，醋淬，砸成粗粉。每100kg赭石，用醋30kg	为细小的颗粒状，紫红色或暗红色，质疏松

续表

来源	制法	性状
《福建省中药饮片炮制规范》1998 年版	取净赭石,煅至红透,醋淬,取出,干燥,碾成粗粉	形如赭石,色暗褐,质酥脆,微具醋气
《吉林省中药饮片炮制规范》1986 年版	取净赭石小块,置适宜容器中。以武火煅至红透,取出,放醋内淬之。如此反复操作,直到淬酥为止,取出,晾凉。每 100kg 赭石,用米醋 30kg	无具体要求
《云南省中药饮片炮制规范》1986 年版	(1)煅淬:取原药拣净杂质,放入砂罐或瓦罐内,放入无烟火中,煅至红透,趁红倒入醋盆内(每 50kg 用醋 25kg)淬吸,再煅再淬,至醋吸干为度,取出晾冷,用时捣碎 (2)反射炉煅:取原药拣净杂质,放入炉内,煅时不停翻动,煅至红透,趁红倒入醋盆中(每 50kg 用醋 25kg),淬吸,再煅再淬,至醋吸干为度,取出晾冷,用时捣碎	外表灰褐色
《甘肃省中药饮片炮制规范》1980 年版	净赭石置砂罐内,放无烟火炉内,煅至红透时,取出,立即放醋盆内淬酥,取出,捣碎,再煅淬一次,取出,晾干,碾成粗粉。每 100kg 赭石,用醋 50kg	无具体要求
《湖北中草药炮制规范》1979 年版	取净赭石小块,装入罐中,置武火上煅至红透,趁热倾入醋中淬透,冷后研碎。每 1 斤(500g)净赭石,用醋 4 两(125g)	无具体要求
《辽宁省中药炮制规范》1975 年版	取赭石块,置容器中,加热煅烧至内外红透为度,取出,趁热投入米醋中淬酥,取出,如仍有坚硬不脆者,按上法再煅淬一次,直至全部酥脆,取出,放冷,粉碎成细粉。每 100kg 赭石,用米醋 30kg	煅后为紫褐色,质细腻,手捻染指

【金老谈赭石炮制历史】

综合古代赭石的炮炙方法,主要有碎、研、水飞、煨、烧、煅及淬等法,有不加辅料,也有加辅料。辅料有醋、蜜蜡,下面分别予以介绍。

一、不加辅料炮炙

包括碎、研、杵捣、水飞、煅、烧、煨等,每一种炙法中又有不同的炮炙要求。

1. **碎法**　如前述,代赭石炮炙方法最早载于《金匮要略方论》,曰"碎"。其后,唐代《外台秘要》、宋代《类证活人书》及清代《医宗金鉴》中都有相同记载。一些书籍中还记载了碎的不同要求,如《伤寒总病论》中提到"杵碎细,如入汤用则绵裹",《类证活人书》中提到"研碎",清代《医宗金鉴》中提到"碎绵裹"。

2. **研法**　在《雷公炮炙论》中最早提出研法"又研一万匝,方入"。其后一些书中更进一步提到了研的不同要求,如宋代《太平惠民和剂局方》中提到"捣研水飞令极细入药",明代《普济方》中提到"研细,水浸宿,澄去清水,焙干"。

3. **水飞法**　宋代《太平惠民和剂局方》中最先提出"水飞"，明代《本草纲目》中提到"水飞过用"。其后，《本草原始》中提到"研细水飞过用"及清代《本草纲目拾遗》中提到"研末水飞过用"。

4. **煅法**　宋代《小儿药证直诀》中最先提出"煅"。其后，《奇效良方》、明代《本草通玄》、清代《吴鞠通医案》及《医家四要》中均提到。一些书籍中还记述了煅的不同要求，如宋代《圣济总录》中提到"煅研"，《传信适用方》中提到"煅赤"，明代《景岳全书》中提到"火煅、醋淬"，清代《本草备要》中提到"煅，醋淬水飞用"。

5. **烧法**　宋代《小儿卫生总微论方》中首先提到"烧"的炮炙方法。其后，明代《医宗必读》、清代《握灵本草》中都有相同记载，并记述了烧的要求，如《小儿卫生总微论方》中提到"烧存性"，《医宗必读》中提到"烧灰存性"。

煮、浸、煨、淬等法将在"加辅料炮炙"下予以介绍。

二、加辅料炮炙

应用的辅料有醋、蜜蜡，其中以蜜蜡为辅料不是十分普遍。

单一辅料炮炙

1. **醋制**　宋代《博济方》中首先提到用醋为辅料炮炙，曰"壳醋淬"。其后，《太平惠民和剂局方》、元代《卫生宝鉴》、明代《景岳全书》、清代《本草经解要》等多数书中都提到醋炙方法，而醋炙又有不同的制法和要求，其中包括"醋煮"（明代《普济方》）；"醋浸"（清代《医宗金鉴》）；"醋淬"（元代《卫生宝鉴》、明代《医学纲目》）；"醋淬不计遍数，以碎为度"（宋代《小儿卫生总微论方》、明代《普济方》）；"醋淬十遍"（宋代《传信适用方》、清代《本草述》）；"醋淬七次"（宋代《济生方》、明代《保婴撮要》、清代《得配本草》）；"醋淬五次"（宋代《普济本事方》、清代《医宗金鉴》）；"烧红醋淬三次"（清代《本草述钩元》）。清代《串雅内编》曰："火烧醋淬十次，细研水飞晒干。"

2. **蜡制**　应用白蜡为辅料最早见于《雷公炮炙论》，云："凡使，不计多少，用蜡水细研尽，重重飞过，水面上有赤色，如薄云者去之，然后用细茶脚汤煮一伏时，取出，又研一万匝方入。"又云："用净铁铛一口著火，得铛热底赤，即下白蜡一两于铛底，逡巡间，便投新汲水冲之于中，沸一二千度了，如此放冷，取出使之。"但是赭石应用蜡炙在古代不是十分普遍，其他提及"蜡炙"的书籍如明代《本草纲目》中引《雷公炮炙论》曰："凡使，研细，以蜡水重重飞过，水面上有赤色如薄云者去之……又研一万匝，以净铁铛烧赤，下白蜜蜡一两，待化投新汲水冲之，再煮一二十沸，取出，晒干用。"其后，《本草乘雅半偈》及清代《修事指南》中亦有相同记载。

其他特殊炙法，如明代《普济方》中提到"煨赤研"及清代《本草述钩元》中提到"煨醋淬"，又如宋代《伤寒总病论》中提到"如入汤用则绵裹"，清代《医宗金鉴》中提到"绵裹"。

【金老论赭石炮制与临床】

一、临床功效与主治

本品味苦，性寒。归肝、心、肺、胃经。平肝潜阳，重镇降逆，凉血止血。用于眩晕耳鸣，呕吐，噫气，呃逆，喘息，吐血，崩漏下血（表61-3）。

表61-3　赭石各临床常用炮制规格功效、主治对比

炮制规格	功效	主治
赭石	平肝潜阳,重镇降逆,凉血止血	用于眩晕耳鸣,呕吐,噫气,呃逆,喘息,吐血,崩漏下血
煅赭石	增强收敛止血作用	多用于血热妄行的各种出血证

二、临床调剂

1. **用法用量**　9～30g,打碎先煎。平肝镇逆生用,收敛止血煅用。

2. **临床使用与禁忌**

(1)本品味苦性寒,质重而坠,故寒证患者及孕妇慎用。

(2)因含有微量砷,故不宜长期服用。

3. **贮藏**　各种炮制规格均贮干燥容器内,置干燥处,防尘,防潮。

本品临床常用炮制规格与调剂注意事项见表61-4。

表61-4　赭石临床常用炮制规格与调剂注意事项

炮制规格	处方名	用法用量	特殊禁忌	特殊贮藏方法
赭石	生赭石、生代赭石	9～30g,打碎先煎	寒证患者及孕妇慎用	贮干燥容器内,置干燥处,防尘,防潮
煅赭石	醋赭石、赭石、醋代赭石、煅代赭石			

地　黄

【来源】

本品为玄参科植物地黄 *Rehmannia glutinosa* Libosch. 的新鲜或干燥块根。秋季采挖,除去芦头、须根及泥沙,鲜用;或将地黄缓缓烘焙至约八成干。前者习称“鲜地黄”,后者习称“生地黄”。

【炮制规格】

1. **鲜地黄**

(1)《中国药典》2020年版标准:除去杂质,洗净,闷润,切厚片,干燥。

性状:本品呈类圆形或不规则的厚片。外表皮棕黑色或棕灰色,极皱缩,具不规则的横曲纹。切面棕黑色或乌黑色,有光泽,具黏性。气微,味微甜。

(2)地方标准(表62-1)

表62-1　鲜地黄常见地方标准制法及性状要求

来源	制法	性状
《湖南省中药饮片炮制规范》2010年版	取鲜地黄,除去杂质,洗净,用时切中段片	呈类圆形中段片,外皮薄,表面浅黄色,具弯曲的皱纹、芽痕,横长皮孔样突起及不规则疤痕,肉质,切面淡黄白色,可见橘红色油点,木部黄白色,导管呈放射状纹理。气微,味微甜、微苦

续表

来源	制法	性状
《甘肃省中药炮制规范》2009 年版	取鲜地黄原药材，洗净，除去芦头须根及泥沙，切片鲜用	片厚 2～4mm。肉质，橘红色油点明显
《北京市中药饮片炮制规范》2008 年版	取鲜地黄，洗净，除去须根。用时切片	呈纺锤形或条状，长 8～24cm，直径 2～9cm。外皮薄，表面浅红黄色，具纵皱纹、芽痕、横长皮孔样突起及不规则疤痕。肉质，易断，断面皮部淡黄白色，可见橘红色油点，木部黄白色，导管呈放射状排列。气微，味微甜、微苦
《上海市中药饮片炮制规范》2008 年版	用时将原药除去残留的芦头等杂质，洗净，拭干，切长段	本品呈纺锤形或条状，长 8～24cm，直径 2～9cm。外皮薄，表面浅红黄色，具弯曲的纵皱纹、芽痕、横长皮孔样突起及不规则疤痕。肉质，易断，断面皮部淡黄白色，可见橘红色油点，木部黄白色，导管呈现放射状排列。气微，味微甜、微苦
《江西省中药饮片炮制规范》2008 年版	取鲜地黄，洗净，用时切厚片	本品呈纺锤形或圆柱状，长 8～24cm，直径 2～9cm。外皮薄，表面浅红黄色，具弯曲的纵皱纹、芽痕、横长皮孔及不规则疤痕。肉质，易断，断面皮部淡黄白色，可见橘红色油点，木部黄白色，导管呈放射状排列。气微，味微甜、微苦。无虫蛀、霉变
《重庆市中药饮片炮制规范及标准》2006 年版	除去芦头、须根及泥沙，鲜用	切片直径 2～9cm。外皮薄，周边浅红黄色，具横长皮孔及不规则疤痕。肉质，切面皮部淡黄白色，可见橘红色油点，木部黄白色，导管呈放射状排列。气微，味微甜、微苦
《天津市中药饮片炮制规范》2005 年版	取原药材，除去杂质，洗净。稍润，切厚片，干燥	为不规则类圆形厚片，切面棕黑色或乌黑色，有光泽，油润具黏性，中间隐现菊花心纹理。周边灰黑色或棕灰色，皱缩。质柔软。气特异，味微甜
《安徽省中药饮片炮制规范》2005 年版	取原药材，除去杂质，洗净	为纺锤形或条状，长 8～24cm，直径 2～9cm。外皮薄，表面浅红黄色，具弯曲的纵皱纹、芽痕、横长皮孔及不规则疤痕。肉质，易断，断面皮部淡黄白色，可见橘红色油点，木部黄白色，导管呈放射状排列。气微，味微甜、微苦
《浙江省中药炮制规范》2005 年版	用时取鲜原药，除去杂质，洗净，切段	呈纺锤形或条形，长 8～24cm，直径 2～9cm。外皮薄，表面浅红黄色，具弯曲的纵皱纹、芽痕、横长皮孔及不规则疤痕。肉质，易断。断面皮部淡黄白色，可见橘红色油点，木部黄白色，导管呈放射状排列。气微，味微甜、微苦
《河南省中药饮片炮制规范》2005 年版	（1）洗净泥土，除去须根（2）捣汁：取净鲜怀地黄，捣烂榨取其汁，称为生地黄汁，作临时配方用	呈纺锤形或条状，长 8～24cm，直径 2～9cm。外皮薄，表面浅红黄色，具弯曲的纵皱纹、芽痕、横长皮孔及不规则疤痕。肉质，易断，断面皮部淡黄白色，可见橘红色油点，木部黄白色，导管呈放射状排列。气微，味微甜、微苦。

续表

来源	制法	性状
《贵州省中药饮片炮制规范》2005 年版	取原药材,除去杂质,洗净,除去须根。用时切厚片	鲜地黄呈纺锤形或条状,长 8～24cm,直径 2～9cm。外皮薄,表面浅红黄色,具弯曲的纵皱纹、芽痕、横长皮孔及不规则疤痕。肉质,易断,断面皮部淡黄白色,可见橘红色油点,木部黄白色,导管呈放射状排列。气微,味微甜、微苦
《吉林省中药饮片炮制规范》1986 年版	除去杂质,洗净泥土,捞出,润透,取出,稍晾,切 3mm 片,晒干	无具体要求

2. 生地黄

(1)《中国药典》2020 年版标准:除去杂质,洗净,闷润,切厚片,干燥。

性状:本品呈类圆形或不规则的厚片。外表皮棕黑色或棕灰色,极皱缩,具不规则的横曲纹。切面棕黑色或乌黑色,有光泽,具黏性。气微,味微甜。

(2)地方标准(表 62-2)

表 62-2　生地黄常见地方标准制法及性状要求

来源	制法	性状
《湖南省中药饮片炮制规范》2010 年版	取原药材,除去杂质,洗净,稍润,切中段片,筛去灰屑	为不规则类圆形中段片,片表面棕色或灰棕色,有光泽,油润黏性,中间隐现菊花心纹。周边灰黑色或棕灰色,皱缩,质柔软,不易折断。气微,味微甜
《甘肃省中药炮制规范》2009 年版	取生地黄原药材,除去杂质,迅速洗净,闷润(多润少泡,忌铁器),切厚片,干燥	油润有光泽,质较柔软,无杂质、无霉变、无虫蛀
《陕西省中药饮片标准》第一册(2009 年)	取药材生地黄,除去杂质,洗净,润透,切厚片,干燥	本品呈类圆形、长圆形或不规则的片状。切面及断面棕黑色或乌黑色,有光泽,具黏性。周皮表面棕黑色或棕灰色,具不规则的皱纹。体重,质较软而韧。气微,味微甜
《江西省中药饮片炮制规范》2008 年版	除去杂质,洗净,闷润,切厚片,干燥	本品为类圆形或不规则形厚片。表面棕黑色或乌黑色,有光泽,具黏性。周边棕黑色或棕灰色,极皱缩,具不规则的横曲纹。体重,质较软而韧。气微,味微甜
《北京市中药饮片炮制规范》2008 年版	取原药材,除去杂质,大小分开,洗净,闷润 8～12 小时,至内外湿度一致,切厚片,干燥,筛去碎屑	呈不规则类圆形厚片。外表皮棕黑色或棕灰色,皱缩。切面棕黑色或乌黑色,有光泽,具黏性,中间隐现菊花心纹理。质较软而韧。气微,味微甜
《上海市中药饮片炮制规范》2008 年版	将原药除去杂质,洗净,沥干(过潮者略晒),切厚片,晒或低温干燥,筛去灰屑	本品为类圆形或不规则的切片,直径 1.5～6cm。表面棕黑色或棕灰色,极皱缩,具不规则的横曲纹。切面棕黑色至乌黑色,稍滋润。体重,质较软而韧,撕裂面棕褐色至黑褐色,有光泽,具黏性。气微,味微甜

续表

来源	制法	性状
《广西壮族自治区中药饮片炮制规范》2007年版	除去杂质,洗净,闷润,切厚片,干燥。筛去灰屑	呈不规则的类圆形厚片。表面棕黑色至乌黑色,具不规则的横曲纹,中间隐现菊花心纹理。体重,质较软而切。切面棕黑色至乌黑色,气微,味微甜
《重庆市中药饮片炮制规范及标准》2006年版	除去杂质洗净,闷润,切厚片,干燥	为类圆形或不规则的厚片,直径2~6cm。周边棕黑色或棕灰色,极皱缩,具不规则的横曲纹。体重,质较软而韧,切面棕黑色或乌黑色,有光泽,具黏性。气微,味微甜
《安徽省中药饮片炮制规范》2005年版	取原药材,除去杂质,洗净	为纺锤形或条状,长8~24cm,直径2~9cm。外皮薄,表面浅红,黄色,具弯曲的纵皱纹、芽痕、横长皮孔及不规则疤痕。肉质,易断,断面皮部淡黄白色,可见橘红色油点,木部黄白色,导管呈放射状排列。气微,味微甜、微苦
《浙江省中药炮制规范》2005年版	取原药,除去杂质,洗净,润软,切厚片,干燥	多为扁圆形的厚片,直径2~7cm。表面灰棕色至黑褐色,具不规则皱纹。切面棕黑色或棕灰色,微有光泽,具黏性。质较软而韧。气微,味微甜
《贵州省中药饮片炮制规范》2005年版	取原药材,除去杂质,洗净,闷润,切厚片,干燥	为不规则或类圆形厚片。切面棕黑色或乌黑色,有光泽,具黏性。外表面棕黑色或棕灰色,皱缩。体重,质较软而韧,不易折断。气微,味微甜
《河南省中药饮片炮制规范》2005年版	除去杂质,洗净,闷润,切厚片,干燥	多呈不规则类圆形厚片。表面棕黑色或乌黑色,有光泽,油润黏性,中间隐现菊花心纹理。周边灰黑色或棕灰色,皱缩。质柔软,坚实,气特异,味微甜
《江苏省中药饮片炮制规范》2002年版	将原药拣去杂质,稍浸,洗净,润透,切厚片,干燥	为不规则类圆形厚片,表而棕黑色或乌黑色,有光泽,油润,中间隐现菊花心纹理,周边棕黑色或棕灰色,极皱缩。质柔韧。无臭。味微甜
《四川省中药饮片炮制规范》2002年版	除去杂质,洗净,闷润,切厚片,干燥	本品为厚片状,外表棕黑色或棕灰色,切面棕黑色或乌黑色,味微甜,微苦
《云南省中药饮片炮制规范》1986年版	取原药淘洗净泥土,吸润约24小时,切成厚约3.3mm的平片,晒干即可	平片厚不超过5mm,片面黑褐色,边缘表皮棕色,质软,味微甘
《辽宁省中药炮制规范》1975年版	拣去杂质,用水稍泡,捞出,稍闷,使皱皮展开,洗净泥土,切片或小块,晒或烘干	炭黑色,质松,存性

3. 熟地黄

(1)《中国药典》2020年版标准:①取生地黄,照酒炖法(通则0213)炖至酒吸尽,取出,晾晒至外皮黏液稍干时,切厚片或块,干燥,即得。每100kg生地黄,用黄酒30~50kg。

②取生地黄,照蒸法(通则 0213)蒸至黑润,取出,晒至约八成干时,切厚片或块,干燥,即得。

性状:本品为不规则的块片、碎块,大小、厚薄不一。表面乌黑色,有光泽,黏性大。质柔软而带韧性,不易折断,断面乌黑色,有光泽。气微,味甜。

(2)地方标准(表 62-3)

表 62-3　熟地黄常见地方标准制法及性状要求

来源	制法	性状
《天津市中药饮片炮制规范》2012 年版	取原药材,除去杂质,洗净,润透,蒸至黑润,取出,干燥	呈不规则的团块或长圆形,表面乌黑色,有光泽,黏性大。质柔软而带韧性,断面乌黑色,有光泽。无臭,味甜
《湖南省中药饮片炮制规范》2010 年版	取净生地黄,加入酒拌匀,加黄酒共煮,隔水反复蒸至酒吸尽,乌黑色,具光泽,味甜,取出,干燥至外皮黏液稍干,切中段片,干燥。每 100kg 生地黄,用黄酒 30kg	为不规则类圆形中段片,大小不一,表面乌黑色,有光泽,质柔软而带韧性,不易折断。味甜或微有酒气
《陕西省中药饮片标准》第一册(2009 年)	(1)取药材生地黄,快速洗净,晾干,加入黄酒,置锅内,密闭,隔水或用蒸汽加热炖透,炖至酒吸尽,取出,晾晒至外皮黏液稍干时,切厚片或块,干燥,即得。每 100kg 生地黄,用黄酒 30~50kg (2)取药材生地黄,快速洗净,晾干,加入黄酒共煮,蒸至黑润,取出,晒至约八成干时,切厚片或块,干燥,即得	本品为不规则的块片或碎块,大小、厚薄不一。表面乌黑色,有光泽,黏性大。质柔软而带韧性,不易折断,断面乌黑色,有光泽。气微,味甜
《甘肃省中药炮制规范》2009 年版	(1)取净生地黄原药材,用清水稍泡,洗净,置蒸药罐内,加黄酒拌匀,密封,隔水炖约 48 小时,至黄酒被吸尽,色变黑润,出锅,晾晒至外皮稍干时,切厚片,干燥。每 100kg 净生地黄原药材,用黄酒 50kg (2)取净生地黄原药材,用黄酒拌匀,置蒸笼内,蒸 6~7 小时,至表面黑润,出锅,晒至外皮稍干时,切厚片,干燥。每 100kg 净生地黄原药材,用黄酒 30~50kg	内外乌黑油润,质柔软,有光泽,无黄心。气香,味甜
《北京市中药饮片炮制规范》2008 年版	取整生地黄,除去杂质,洗净,稍晾干,加黄酒拌匀,闷润 24~48 小时,装入蒸罐内,加水适量,密封,蒸 12~24 小时,中间倒罐一次,至黄酒被吸尽,色泽黑润时,取出,晒至约八成干时,切厚片,干燥。每 100kg 净生地黄,用黄酒 30~50kg	本品为不规则厚片。表面乌黑色,有光泽,黏性大。质柔软而带韧性,不易折断,断面乌黑色,有光泽。气微,味甜
《上海市中药饮片炮制规范》2008 年版	将原药除去杂质,洗净,沥干,加入清水共蒸,清蒸至内外呈滋润黑色,晒或低温干燥至约八成干时,切厚片,将蒸时所得之汁水拌入,使之吸尽,晒或低温干燥,筛去灰屑	全体乌黑色,易黏结成团块,切面具光泽,黏性较大,质柔软而滋润,气微,味甜

续表

来源	制法	性状
《广西壮族自治区中药饮片炮制规范》2007年版	（1）取生地黄，加酒拌匀，闷润，装入铜罐或瓦罐中，密闭，武火加热，炖至酒被吸尽，取出，晒至外皮黏液稍干时，切厚片，干燥。每100kg生地黄，用酒30～50kg （2）取生地黄，加酒拌匀，闷润，待酒被吸尽，置蒸器内蒸一天，闷一夜，取出，将蒸时所得原汁拌入，晒至七八成干。如此反复蒸至黑色、油润、有光泽为度，取出晾干外皮，切厚片，干燥。每100kg生地黄，用酒10kg	形同生地黄，表面乌黑色，有光泽，无黄心，质地滋润。气香，味甜
《重庆市中药饮片炮制规范及标准》2006年版	（1）取净生地黄，置锅内，加入黄酒，炖至酒吸尽，取出，晾晒至外皮黏液稍干时，切厚片或块，干燥，即得。每100kg生地黄，用黄酒30～50kg （2）取净生地黄，加黄酒共蒸，蒸至黑润，取出，晒至约八成干时，切厚片或块，干燥，即得	不规则的块片、碎块，大小、厚薄不一。表面乌黑色，有光泽，黏性大。质滋润，柔软而带韧性，不易折断，断面乌黑色，有光泽。气微，味甜
《安徽省中药饮片炮制规范》2005年版	（1）取原药材，加清水共蒸，蒸至表面乌黑色，取出，晒至约八成干时，切厚片或块，干燥 （2）取原药材，加黄酒拌匀，加入黄酒共蒸，蒸至酒吸尽，表面乌黑色，有光泽，取出，晒至八成干时，切厚片或块，干燥。每100kg生地黄，用黄酒30～50kg	为不规则的块片，大小、厚薄不一。表面乌黑色，有光泽，黏性大。质柔软而韧，不易折断，断面乌黑色，有光泽。无臭，味甜
《浙江省中药炮制规范》2005年版	取以水润软的生地黄，置适宜容器内，蒸6～8小时，焖过夜，至内外均滋润黑色时，取出，晾至七八成干，干燥	全体滋润黑色，具光泽。质柔软而带韧性，不易折断，黏性强。味甜
《河南省中药饮片炮制规范》2005年版	（1）取净生怀地黄，加黄酒共炖，炖至酒吸尽，取出，晾晒至外皮黏液稍干时，切厚片或块，干燥，即得。每100kg生怀地黄，用黄酒30～50kg （2）取净生怀地黄，加黄酒共蒸，蒸至黑润，取出，晒至约八成干时，切厚片或块，干燥，即得 （3）罐蒸熟怀地黄：取净生怀地黄，用黄酒、砂仁粉拌匀，装铜罐内，密闭，以武火加热，隔水蒸约48小时，蒸至内外漆黑，中央发黑为度，取出，晾至八成干时，切片，晒干，即得。每100kg生怀地黄，用黄酒50kg、砂仁粉0.9kg （4）笼蒸熟怀地黄：取净生怀地黄，置缸内，加黄酒适量拌匀，闷润至酒吸尽，置笼屉内以武火加热，用容器收集流出的熟地黄汁，蒸约48小时至干地黄中央发虚为度，取出，晒一天，拌入熟地黄汁和黄酒，再蒸24小	为不规则的块片、碎块，大小、厚薄不一。表面乌黑色，有光泽，黏性大。质柔软而带韧性，不易折断，断面乌黑色，有光泽。气微，味甜

来源	制法	性状
	时,取出,再晒一天,如此反复,蒸晒八次,至第九次将黄酒与砂仁粉一起拌入,蒸24小时,以蒸至内外漆黑,味甜酸无苦味为度,取出,晾至八成干时,切片,晒干,即得。此法制得的熟地黄称为九蒸怀熟地黄。每100kg生怀地黄,用黄酒50kg、砂仁粉0.9kg	
《江苏省中药饮片炮制规范》2002年版	取未切片的净生地黄,用黄酒拌匀,药罐内,密闭,隔水加热炖透,或置适宜容器内蒸透至黑润。至黄酒完全被吸尽,取出晾至外皮黏液稍干时,切厚片或块,烘干。每100kg生地黄,用黄酒30～50kg	本品为不规则的块片、碎块,大小、厚薄不一,表面乌黑色,有光泽,黏性大。质柔软而带韧性,不易折断,断面乌黑色,有光泽,无臭。味甜
《四川省中药饮片炮制规范》2002年版	(1)取净生地黄,照酒炖法炖至酒吸尽,取出,晾晒至外皮黏液稍干时切厚片或块,干燥,即得。每100kg生地黄,用黄酒30～50kg (2)取净生地黄,照蒸法蒸至黑润,取出,晒至约八成干时,切厚片或块,干燥即得	色黑有光泽,质地滋润,甜味
《吉林省中药饮片炮制规范》1986年版	取生地黄,除去杂质,洗净,捞出,喷淋黄酒,拌匀,置罐或适宜容器内,密闭,置水锅中,隔水炖至酒吸尽、柔润、色漆黑时,取出,晒至八成干,即得。每100kg生地黄,用黄酒50kg	无具体要求
《云南省中药饮片炮制规范》1986年版	(1)蒸炙:取原生地黄洗净泥土,另以清水浸泡1～6小时,捞出晾干水分,放入甑内用武火蒸,同时将浸泡生地黄的水澄清,滤净泥土,在蒸时不断洒入生地黄水,蒸12～16小时后,取出。每50kg加蜂蜜2.5kg,拌匀,再放入甑内蒸2小时,取出,晒至六成干,再加入白酒2.5kg,陈皮细粉1kg,砂仁细粉1kg,拌匀,吸润1～2小时,取出,晒干,用时切成厚约3.3mm的平片 (2)煮炙:取原生地黄淘洗净泥土,另以清水浸泡4～6小时,取出放入锅内,将浸泡的生地黄水澄清后,倾入锅内,淹没为度,用武火煮12～16小时,在煮时注意加水,并随时翻拌,切勿焦糊。水吸干后,每50kg加蜂蜜2.5kg,拌匀,待温度降低时,加入陈皮细粉1kg,砂仁细粉0.5kg,白酒2.5kg,拌匀,吸润1～2小时,取出晒干即可,用时切成厚约3.3mm的平片	平片,色黑有光泽、质软,有干荔枝清香气,味甜
《辽宁省中药炮制规范》1975年版	取洗净的生地黄,加黄酒拌匀,置容器内加热蒸至黑润为度,取出,晒至约八成干,切片或切小块,晒干。每100kg生地黄,用黄酒30kg	全体乌黑色,内外一致,质柔软

4. **生地黄炭**　《中国药典》2020 年版未收载本炮制规格，常见地方标准制法及性状见表 62-4。

表 62-4　生地黄炭常见地方标准制法及性状要求

来源	制法	性状
《北京市中药饮片炮制规范》2023 年版	取生地黄片，大小分开，置热锅内，用武火炒至鼓起，表面焦黑色，内部黑褐色，喷淋清水少许，熄灭火星，取出，晾干	本品为不规则类圆形厚片。表面焦黑色或棕色，质轻松。断面微有光泽，黑褐色或棕黑色，有蜂窝状裂隙。味焦苦
《天津市中药饮片炮制规范》2022 年版	取地黄片置锅内，用武火加热，炒至发泡鼓起，表面焦黑色，内部黑褐色，喷淋清水少许，取出，晾干	表面焦黑色，质轻松鼓胀，外皮焦脆，中心部呈棕黑色并有蜂窝状裂隙。有焦苦味
《山东省中药饮片炮制规范》2022 年版	取净生地黄片，置热锅内，武火炒至膨起，表面焦黑色，内部焦褐色，喷淋清水少许，灭尽火星，取出，晾干，凉透	本品为类圆形或不规则形厚片。表面焦黑色或棕黑色，附有黑色粉末，切面可见光泽。质松脆，无黏性。具焦香气，味焦苦
《江苏省中药饮片炮制规范》2020 年版	取净生地黄片，置锅内，照清炒法（《中国药典》2015 年版四部通则 0213）用武火加炒至表面焦黑色，发泡膨起，内部焦褐色，喷淋清水少许，灭尽火星，取出，晾干，凉透	本品多呈不规则的团块状或长圆形，稍扁而扭曲。表面焦黑色，发泡鼓起，内部焦褐并有蜂窝状裂隙。质轻，味微苦涩，略有甜味
《浙江省中药炮制规范》2015 年版	取生地黄，炒至浓烟上冒，表面鼓起而呈炭黑色，内部棕褐色时，微喷水，灭尽火星，取出，晾干	表面焦黑色，内部棕褐色。质松脆。略具焦气，味微苦
《广东省中药饮片炮制规范》（第一册）2011 年版	取生地黄置炒制容器内，用武火炒至发泡鼓起，表面焦黑色，内部焦褐色，喷淋清水少许，灭尽火星，取出，摊凉。或再用文火炒至水汽逸尽，取出，晾凉	为不规则厚片，直径 2～6cm。表面乌黑色，焦脆。体轻质松鼓起，中部呈焦褐色至棕黑色，并具有蜂窝状裂隙。气微香，有焦苦味
《湖南省中药饮片炮制规范》2010 年版	取生地黄片，置热锅内，武火炒至焦黑色，发泡，鼓起	表面焦黑色，质轻松膨胀，外皮焦脆，中心部呈棕黑色并有蜂窝状裂隙，有焦苦味
《陕西省中药饮片标准》第一册（2009 年）	取饮片生地黄，置热锅内，武火炒至表面焦黑色，喷淋清水少许，取出	本品呈不规则片块状，鼓起。表面棕黑色，外被炭粉。体轻，质酥脆，易碎。断面有光泽。有焦糖香气，味甜
《甘肃省中药炮制规范》2009 年版	取净生地黄，置锅内，用武火加热，炒至发泡鼓起，表面焦黑色，内部焦褐色，喷淋清水少许，灭尽火星，出锅，摊开，放凉	无具体要求
《江西省中药饮片炮制规范》2008 年版	取生地黄片，用武火炒至炭黑、发泡鼓起、内有弹性时，喷洒少量清水，灭尽火星，取出，放凉	形如生地黄片，表面焦黑色，质轻松鼓胀，外皮焦脆，中心部呈棕黑色并有蜂窝状裂隙。有焦苦味

续表

来源	制法	性状
《广西壮族自治区中药饮片炮制规范》2007年版	取生地黄,置锅内用武火炒至发泡鼓起,外表变焦黑色,内呈黑褐色,喷淋适量清水,取出,晾干	体轻松泡,外皮焦脆,中心呈棕黑色并有蜂窝状裂隙。有焦香味,存性不灰化
《重庆市中药饮片炮制规范及标准》2006年版	取净地黄片,置热锅内,文火炒至焦黑色,松泡鼓起时,喷洒清水少许,取出放凉	表面焦黑色,内部棕褐色,有蜂窝状裂隙。质松脆。气焦香,味苦,微甜
《河南省中药饮片炮制规范》2005年版	取生怀地黄片,置热锅内,武火炒至发泡鼓起,表面焦黑色、内部焦褐色,喷淋清水少许,取出,放凉	形如焦生怀地黄片,表面焦黑色,质轻松鼓胀,外皮焦脆,中心部呈棕黑色并有蜂窝状裂隙。有焦苦味
《贵州省中药饮片炮制规范》2005年版	取原药材,除去杂质,洗净,闷透,切成约0.5cm的方块,干燥,武火炒至发泡鼓起,表面焦黑色,内部焦褐色,灭尽火星,取出,放凉	为类方形块,边长约0.5cm。外表面焦黑色。内部棕褐色,有蜂窝状裂隙。质松脆。气焦香,味苦微甜
《四川省中药饮片炮制规范》2002年版	取净地黄片,照清炒法炒至焦黑色,松泡鼓起时,喷洒清水少许,取出放凉	体泡,呈焦黑色
《吉林省中药饮片炮制规范》1986年版	取生地黄置锅中,用武火炒至焦黑色,鼓起(但须存性),喷水灭火星,取出,晾干	无具体要求
《辽宁省中药炮制规范》1975年版	取生地黄片放入锅内,用武火拌炒至成炭,存性为度,取出晾冷	黑色质坚脆,存性不炭化

5. 熟地黄炭 《中国药典》2020年版未收载本炮制规格,常见地方标准制法及性状见表62-5。

表62-5 熟地黄炭常见地方标准制法及性状要求

来源	制法	性状
《北京市中药饮片炮制规范》2023年版	取生地黄,除去杂质,洗净,稍晾干,加黄酒拌匀,闷润24～48小时,装入蒸罐内,加水适量,密封,蒸12～24小时,中间倒灌一次,至黄酒被吸尽,色泽黑润时,取出,干燥,得熟地黄;或晒至约八成干时,切厚片,干燥,得熟地黄片。取熟地黄,置锅内,上盖一锅,两锅结合处用黄土泥封严,上锅底部贴一张白纸条,上压重物,用武火加热,焖煅至白纸条变为焦黄色时,停火,待凉后,取出,加工成小块;或取熟地黄片,大小分开,置热锅内,用武火炒至鼓起,表面焦黑色,内部黑褐色,喷淋清水少许,熄灭火星,取出,晾干。每100kg净生地黄,用黄酒30～50kg	本品为不规则的块状或厚片。表面焦黑色,有光泽。断面黑褐色,有蜂窝状裂隙。质轻脆。味焦苦

来源	制法	性状
《山东省中药饮片炮制规范》2022年版	取熟地黄，置热锅内，武火炒至膨起，表面焦黑色，内部焦褐色，喷淋清水少许，灭尽火星，取出，晾干，凉透	本品为类圆形或不规则形厚片。表面焦黑色或棕黑色，附有黑色粉末，切面可见光泽。质松脆，无黏性。具焦香气，味焦苦
《江苏省中药饮片炮制规范》2020年版	取熟地黄片或块，置锅内，照清炒法（《中国药典》2015年版四部通则0213）用武火加热，炒至表面焦黑色，发泡膨起，内部焦褐色，喷淋清水少许，灭尽火星，取出，晾干，凉透	本品为不规则的块状或厚片，表面焦黑色，有光泽，断面黑褐色。味微苦涩，略有甜味
《安徽省中药饮片炮制规范》2019年版	取净熟地黄片，用武火加热，炒至焦褐色，取出，放凉	本品为不规则的块片，大小、厚薄不一。表面焦褐色。质柔软而韧，不易被折断，断面乌黑色，有光泽。无臭，味甜
《浙江省中药炮制规范》2015年版	取熟地黄，炒至浓烟上冒，表面鼓起而呈焦黑色，内部棕褐色时微喷水，灭尽火星，取出，晾干	表面焦黑色，内部深褐色，质较松脆。略具焦气，味微苦
《广东省中药饮片炮制规范》（第一册）2011年版	取熟地黄片，置炒制容器内，用武火炒至发泡鼓起，表面炭黑色、内部焦黑色，喷淋清水少许，灭尽火星，取出，摊凉。或再用文火炒至水汽逸尽，取出，摊凉	本品为不规则的块片、碎块，大小、厚薄不一。外表面乌黑色，有光泽，黏性大。切面乌黑色。质柔软而带韧性。气微，味甜
《湖南省中药饮片炮制规范》2010年版	取熟地黄片，置热锅内，武火炒至外皮焦褐色，喷淋清水少许，取出，放凉	表面焦黑色，有光泽，较生地黄炭色深
《陕西省中药饮片标准》第一册（2009年）	取饮片熟地黄，置热锅内，武火炒至鼓起，表面炭化，内部存性	本品呈不规则块状。表面棕黑色，外被炭粉。断面棕黑色或乌黑色，质柔，有光泽。有焦糖香气，味甜
《甘肃省中药炮制规范》2009年版	取净熟地黄，置锅内，用武火加热，炒至发泡鼓起，表面焦黑色，喷淋清水少许，灭尽火星，出锅，摊开，放凉	形如生地黄炭。色泽加深而光亮
《广西壮族自治区中药饮片炮制规范》2007年版	取熟地黄，置锅内用武火炒至鼓起发泡，外表焦黑色，喷淋适量清水，取出，晾干	形同熟地黄，表面焦黑色，存性
《河南省中药饮片炮制规范》2005年版	取熟怀地黄片，置炒锅内，武火炒至发泡鼓起，表面焦黑色、内部焦褐色，喷淋清水少许，取出，放凉	形如生怀地黄炭，色泽加深而光亮
《云南省中药饮片炮制规范》1986年版	取熟地黄片放入锅内，用武火拌炒至外焦存性，内呈黑色为度，取出晾冷即可	黑色，质坚脆，存性不炭化
《辽宁省中药炮制规范》1975年版	取熟地黄，置热锅内，武火炒至表面焦黑色、内部焦褐色，喷淋清水少许，取出，放凉	外表焦黑色，质松

　　6. 炒地黄　《中国药典》2020年版未收载本炮制规格，常见地方标准制法及性状见表62-6。

表62-6 炒地黄常见地方标准制法及性状要求

来源	制法	性状
《上海市中药饮片炮制规范》2008年版	取地黄,置炒锅内,文火炒至微具焦斑,筛去灰屑	皮面黑褐色,质稍硬,微带焦香气,余同地黄
《江苏省中药饮片炮制规范》1980年版	取净生地黄片用文火炒至微焦,表面鼓起小泡,取出	微焦黑色

7. 炒熟地黄 《中国药典》2020年版未收载本炮制规格,常见地方标准制法及性状见表62-7。

表62-7 炒熟地黄常见地方标准制法及性状要求

来源	制法	性状
《上海市中药饮片炮制规范》2008年版	取熟地黄,置炒锅内,文火炒至鼓起,外焦黑、内黑色,筛去灰屑	全体乌黑色,不黏结,已松散成片,微胖,质稍硬,气微焦香,余同熟地黄
《江苏省中药饮片炮制规范》1980年版	取净熟地黄片用文火炒至微焦,表面鼓起小泡,取出	微焦黑色

8. 砂仁拌熟地黄 《中国药典》2020年版未收载本炮制规格,常见地方标准制法及性状见表62-8。

表62-8 砂仁拌熟地黄常见地方标准制法及性状要求

来源	制法	性状
《上海市中药饮片炮制规范》2018年版	取熟地黄,用砂仁粉拌匀。每100g熟地黄,用砂仁粉10g	表面附有众多黄白色至淡棕色粉末,具砂仁特异香气
《广西壮族自治区中药饮片炮制规范》2007年版	每10kg熟地黄用砂仁1kg,先将砂仁捣烂,再与熟地黄同捣拌匀	形同熟地黄,具砂仁香气

9. 焦生地黄 《中国药典》2020年版未收载本炮制规格,常见地方标准制法及性状见表62-9。

表62-9 焦生地黄常见地方标准制法及性状要求

来源	制法	性状
《河南省中药饮片炮制规范》2005年版	取生怀地黄片,置炒锅内,文火炒至微焦,取出,放凉	形如生怀地黄片,带焦斑

10. 焦熟地黄 《中国药典》2020年版未收载本炮制规格,常见地方标准制法及性状见表62-10。

表62-10 焦熟地黄常见地方标准制法及性状要求

来源	制法	性状
《河南省中药饮片炮制规范》2005年版	取熟怀地黄片,置炒锅内,文火炒至微焦,取出,放凉	形如焦生怀地黄片,色泽加深而光亮

11. 酒生地黄　《中国药典》2020 年版未收载本炮制规格，常见地方标准制法及性状见表 62-11。

表 62-11　酒生地黄常见地方标准制法及性状要求

来源	制法	性状
《河南省中药饮片炮制规范》2005 年版	取生怀地黄片，加黄酒拌匀，闷透，置炒锅内，文火炒至微焦。每 100kg 生怀地黄，用黄酒 12kg	无具体要求

【金老谈地黄炮制历史】

综合古代地黄的炮炙方法，主要有烧、蒸、熬、煮、炒、煅、浸、煨等，有不加辅料，也有加辅料。辅料有醋、蜜、酒、姜、砂仁、茯苓、黄连、沉香、人乳及蛤粉、红花。下面分别予以介绍。

一、不加辅料炮炙

包括蒸、熬、炒、烧、煮、煅或煨，每一种炙法中又有不同的炮炙要求。

1. 蒸法　在南齐《刘涓子鬼遗方》中最早提出"蒸焙"。其后，如明代《普济方》、清代《外科证治全书》中都有相同记载。一些书籍中还记述有不同炮炙要求，如宋代《证类本草》中提到"熟干地黄　今干之法：取肥地黄三二十斤，净洗，更以拣去细根及根节瘦短者，亦得二三十斤，捣绞取汁，投银铜器中，下肥地黄浸漉令浃，饭上蒸三四过，时时浸漉转蒸讫，又曝使汁尽，其地黄当光黑如漆，味甘如饴糖"。《重刊本草衍义》中提到"蒸曝之法：以细碎者洗出，研取汁，将粗地黄蒸出曝干，投汁中，浸三二时，又曝，再蒸，如此再过为胜"，《圣济总录》中提到"甑中炊，顿饭间取出曝干"，《类编朱氏集验医方》中提到"九蒸"，明代《普济方》中提到"九蒸九焙""蒸焙三次""于柳木甑内铺匀，瓦釜中用千里水于釜内，桑柴火蒸熟时通透曝，用地黄汁洒匀再曝干，如此蒸曝九遍""蒸七次""蒸曝九次或二十一次，如黑角色，不可经冷水"，《奇效良方》中提到"蒸九次，曝九次"，《本草纲目》中提到"柳木甑内以土盖上，蒸熟晒干，如此三次"，《炮炙大法》中提到"蒸熟"。以后的清代《本草述》《良朋汇集》《医宗金鉴》《成方切用》等书中都有"九蒸九晒"的记载。

2. 熬法　唐代《千金翼方》中首先提出"熬"。其后，如明代《医宗粹言》、清代《医宗金鉴》中都有相同记载。

3. 炒法　宋代《太平圣惠方》中最早提出"放铜器内炒令黑色"。其后如宋代《洪氏集验方》、明代《证治准绳》等书中提到"炒"。清代《外科大成》中提到"炒焦"。

4. 烧法　宋代《太平圣惠方》中最早提出"熟干地黄烧令黑"，以后的清代《本草述》中提到"烧存性"。

5. 煮法　明代《普济方》中首先提出"熟煮如黑锡研焙"。其后，如清代《本草纲目拾遗》中提到"煮烂杵膏"，《类证治裁》中提到"水煮"。

6. 煅法　明代《普济方》中首先提出"煅干"。其后，如清代《沈氏女科辑要笺正》中提到"入砂锅内，纸筋盐泥固济，火煅过"。

二、加辅料炮炙

应用的辅料有醋、酒、蜜、姜汁、砂仁、茯苓、黄连、沉香、盐、面、人乳、山药及蛤粉、红花,其中以酒最为常见。在炙法中有用一种辅料的,也有两种辅料合并使用的。

(一)单一辅料炮炙

1. 醋制　应用醋为辅料最早见于唐代《食疗本草》,云:"治痃癖,醋煎。"唐代《华氏中藏经》中提出"烧醋淬十四次"。但是大黄应用醋炙在古代不是十分普遍,其后的宋代《博济方》中又提出"以醋微炒",《圣济总录》中提到"醋炒",清代《本草述钩元》中提到"化脾积血块,用醋熬成膏"。

2. 酒制　南朝刘宋《雷公炮炙论》中最早提出"瓷埚上柳木甑蒸之,摊令气歇,拌酒再蒸,又出令干,勿令犯铜、铁器,令人肾消,并白髭发,男损荣,女损卫也"。其后如宋代《太平圣惠方》、金代《儒门事亲》、元代《丹溪心法》、明代《普济方》、清代《本草汇》等多数医药书籍中都提到酒炙。一些书籍中还提出了不同制法和要求,其中包括"以好酒浸之,经宿即出干。却入酒中浸又以酒尽为度,候干"(宋代《太平圣惠方》);"酒浸一宿焙"(宋代《圣济总录》);"酒洒九蒸九曝,焙干"(宋代《普济本事方》);"酒浸蒸焙""凡使以酒浸一日夜,漉出蒸三四次,焙干。只以酒洒蒸过使,不蒸亦得,不若酒浸蒸过为佳"(宋代《太平惠民和剂局方》);"生者投水中浮者为天黄,中者为人黄,沉者为地黄,先将地黄蒸良久,天黄、人黄捣汁,取蒸地黄投其汁中候冷,如此者三,曝干,以酒浸一宿蒸,曝干"(宋代《传信适用方》);"酒湿润,瓦器盛,盖于饭甑上蒸晒,如此七次,锉,焙"(宋代《校正集验背疽方》);"酒拌蒸熟杵膏"(宋代《校注妇人良方》);"酒蒸焙""酒浸焙""酒蒸""酒浸蒸"(宋代《济生方》);"酒洗曝干"(元代《汤液本草》);"酒浸洗"(元代《瑞竹堂经验方》);"酒拌炒""酒浸一宿炮""酒蒸十次"(明代《普济方》);"酒浸蒸晒,再入酒浸蒸五七次,如糖煎香美方可用,亦焙干"(明代《奇效良方》);"酒拌蒸干"(明代《外科理例》);"酒润蒸黑名熟地黄"(明代《本草蒙筌》);"酒拌""酒拌杵膏"(明代《女科撮要》);"酒浸蒸炒黑""酒拌蒸至黑色""酒拌蒸一日令极黑晒干"(明代《寿世保元》);"酒煮捣膏"(清代《外科大成》);"酒浸半日,石臼内杵成膏""九蒸为度捣膏"(清代《医宗金鉴》);"酒炒"(清代《幼科释谜》);"酒炒黑"(清代《傅青主女科》)。

3. 姜制　最早见于宋代《太平惠民和剂局方》中提出"以生姜汁炒地黄渣,以地黄汁炒生姜渣,各至干,堪为末为度"。其后的《传信适用方》中又提到"用生姜同炒黄干"的姜炙法。《扁鹊心书》中提到"姜汁炒",以后的明代《医学纲目》、清代《良朋汇集》等书中都有相同记载。明代《寿世保元》、清代《本草汇》等书中又提到"姜汁浸"的炮炙方法。

其他尚有一些特殊辅料炙法,如明代《证治准绳》中提到"研取汁连渣拌黄连末,和匀晒干用",清代《本草述钩元》中提到"乳汁浸一宿,晒干用",清代《类证治裁》中提到"砂仁末炒",清代《医醇賸义》中提到"蛤粉炒""红花炒""砂仁炒"。

(二)两种辅料合并炮炙

合并应用的辅料有砂仁与茯苓,砂仁与酒,姜、砂仁与沉香,盐与面,人乳与山药,砂仁、姜与酒及砂仁、茯苓与酒。其中以砂仁与酒为较常见。

1. 砂仁与酒合制　最早明代《本草纲目》中提出"近时造法,以好酒入缩砂仁末在内拌匀,柳木甑于瓦锅内蒸令气透,曝干,再以砂仁酒拌蒸,如此九蒸九曝乃止"。其后,如明代《医宗必读》中提到"酒润,用缩砂仁粗末拌蒸,盖复极密。文武火蒸半日,取起,晒极干。如前又蒸九次为度,令中心透熟,纯黑乃佳"。以后清代的《本草述》《本草备要》《修事指南》等书中都有相同记载。

2. 酒与姜合制　明代《鲁府禁方》中首先提到"酒蒸姜汁浸焙",其后明代《寿世保元》中提到"酒洗净,再入酒拌匀,重汤蒸半日,取出,加酒再蒸至极黑为度,再入生姜汁拌匀,慢火焙干"。清代《医宗必读》《一草亭目科全书·异授眼科》中都提到"酒洗姜汁炒"。

3. 童便与纸合制 宋代《卫生家宝产科备要》中提到"用小便浸七日,每日一换,月足,湿纸裹,煨熟,薄切,焙干为末"。

4. 砂仁与茯苓合制 明代《景岳全书》中首先提出"用砂仁、茯苓同煮,去砂仁不用",其后在清代《医方集解》《医醇賸义》中都有相同记载。

其他,尚有一些特殊的辅料合炙法,如清代《握灵本草》中提到"熟地宜姜汁炒,更须佐以砂仁沉香纳气归肾",清代《本草述》中提到"纸包烧存性""生地黄盐自捣和团,以面包煨令烟断去面"。清代《嵩崖尊生全书》《类证治裁》中提到"人乳山药拌蒸",清代《幼幼集成》中提到"砂仁三两、老姜三两,同地黄入砂锅内,先以清水煮两昼夜,俟地黄将烂,始入好酒煮之,总以地黄糜烂为度,将酒煮干,取起,拣去砂仁、姜滓不用,将地黄捣膏听用"。清代《本草纲目拾遗》中提到"砂仁酒姜三味拌蒸九晒收,再以瓦焙为炭"。清代《串雅内编》中提到"用砂仁白茯苓同入绢袋,用好酒煮干,只用地黄"。

【金老论地黄炮制与临床】

一、临床功效与主治

鲜地黄味甘、苦,性寒。归心、肝、肾经。清热生津,凉血,止血。用于热病伤阴,舌绛烦渴,温毒发斑,吐血,衄血,咽喉肿痛。

生地黄味甘、性寒。归心、肝、肾经。清热凉血,养阴生津。用于热入营血,温毒发斑,吐血衄血,热病伤阴,舌绛烦渴,津伤便秘,阴虚发热,骨蒸劳热,内热消渴(表62-12)。

表62-12 地黄各临床常用炮制规格功效、主治对比

炮制规格	功效	主治
鲜地黄	清热生津,凉血,止血	用于热病伤阴,舌绛烦渴,温毒发斑,吐血,衄血,咽喉肿痛
生地黄	清热凉血,养阴生津	用于热入营血,温毒发斑,吐血衄血,热病伤阴,舌绛烦渴,津伤便秘,阴虚发热,骨蒸劳热,内热消渴
熟地黄	滋阴补血,益精填髓	用于血虚萎黄,心悸怔忡,月经不调,崩漏下血,肝肾阴虚,腰膝酸软,骨蒸潮热,盗汗遗精,内热消渴,眩晕,耳鸣,须发早白
生地黄炭	凉血,止血	用于咯血,衄血,便血,尿血,崩漏
熟地黄炭	补血止血	用于崩漏或虚损性出血
炒熟地黄	炒用滋腻之性略减	同熟地黄
砂仁拌熟地黄	兼有开胃、防滞腻作用	用于胃纳差、运化不健而需补血的患者

二、临床调剂

1. 用法用量 鲜地黄,12～30g;生地黄,10～15g;熟地黄,9～15g。

2. 临床使用与禁忌

(1)生地黄:脾虚有湿及腹满便溏者忌用。

(2)熟地黄:本品甘润黏腻性较生地黄更甚,能助湿滞气,妨碍消化,凡气滞痰多、脘腹

胀痛、食少便溏者忌服。

3. **贮藏** 各种炮制规格均置阴凉干燥处,防潮。

本品临床常用炮制规格与调剂注意事项见表62-13。

表62-13 地黄临床常用炮制规格与调剂注意事项

炮制规格	处方名	用法用量	特殊禁忌	特殊贮藏方法
鲜地黄	鲜地黄	12～30g,亦可捣汁服用		置阴凉干燥处,防潮
生地黄	生地黄、生地	10～15g	脾虚有湿及腹满便溏者忌用	
熟地黄	熟地黄、熟地	10～30g	气滞痰多、脘腹胀痛、食少便溏者忌服	
生地黄炭	生地黄炭、生地炭	3～9g		
熟地黄炭	熟地炭	9～15g		

铅　丹

【来源】

本品为纯铅经加工炼制而成,主含四氧化三铅(Pb_3O_4)。将纯铅置铁锅中加热,炒动,利用空气使之氧化,再放入石臼中研成细粉,用水漂洗,将粗细粉分开,漂出的细粉再经氧化24小时,研成细粉,过筛。以色橙红、遇水不结块者为佳。

【炮制规格】

《中国药典》2020年版未收载本炮制规格,常见地方标准制法及性状见表63-1。

表63-1 铅丹常见地方标准制法及性状要求

来源	制法	性状
《北京市中药饮片炮制规范》2023年版	原品入药,不另加工	本品为橙红色或橙黄色粉末。光泽暗淡。用手指搓揉,先有沙粒感,后觉光滑细腻,能使手指染成橙黄色。气微,有金属性辛味
《天津市中药饮片炮制规范》2022年版	原品入药	本品为黄红色粉末,不透明,土状光泽。质重,易吸湿结块,捻之细腻染指。有金属性辛味
《浙江省中药炮制规范》2015年版	取原药,除去杂质	呈橙红色或橙黄色的粉末。光泽暗淡,不透明。质重,用手指揉搓,先有砂粒感后觉细腻,能使手指染成黄色。气微。不溶于水
《湖南省中药饮片炮制规范》2010年版	原品入药	为橙红色或橙黄色晶体或粉末。光泽暗淡,不透明。质重,用手指揉搓,先有砂粒感,后觉细腻,能使手指染成黄色。气微,不溶于水
《河南省中药饮片炮制规范》2003年版	原品入药	本品为橙红色或橙黄色粉末。光泽暗淡,不透明。质重,略显光滑,无粗糙感,能使手指染成橙黄色。气微,有金属性辛味

来源	制法	性状
《江西省中药炮制规范》1991年版	原药应用	为橙黄色或橙红色细粉。光泽暗淡,不透明,用手指搓揉,先有沙性触及,后感光滑细腻,能使手指染成橙黄色。质重。气微,味淡
《山东省中药炮制规范》1990年版	除去杂质	本品为橙红色或橙黄色粉末,光泽暗淡,不透明,质重,用手指搓揉,先有沙性触及,后觉细腻,能使手指染成橙黄色。有金属性辛味

【金老谈铅丹炮制历史】

综合古代铅丹的炮炙方法,明代《本草纲目》曰:"凡用,以铁銚熔化,泻瓦上,滤去渣脚,如此数次收用。"

【金老论铅丹炮制与临床】

一、临床功效与主治

本品味辛,性微寒。有毒。归心、肝经。外用,拔毒收湿,敛疮生肌,用于痈疽疮疡,湿疹癣痒,狐臭。内服,坠痰镇惊,攻毒截疟,用于惊痫癫狂,疟疾。

二、临床调剂

1. **用法用量**　外用适量,调敷患处,为熬制黑膏药的主要原料。每次0.3～0.6g,入丸散,或研末冲服。

2. **临床使用与禁忌**

（1）本品有毒,不宜内服。

（2）虚寒吐逆忌服。

（3）不宜久服。

（4）体虚者忌服。

3. **贮藏**　本品炮制规格置干燥处,防潮,密封。

禹　余　粮

【来源】

本品为氢氧化物类矿物褐铁矿,主含碱式氧化铁[$FeO(OH)$]。采挖后,除去杂石。

【炮制规格】

1. **禹余粮**

（1）《中国药典》2020年版标准:除去杂石,洗净泥土,干燥,即得。

性状:本品为块状集合体,呈不规则的斜方块状,长5～10cm,厚1～3cm。表面红棕色、灰棕色或浅棕色,多凹凸不平或附有黄色粉末。断面多显深棕色与淡棕色或浅黄色相间的层纹,各层硬度不同,质松部分指甲可划动。体重,质硬。气微,味淡,嚼之无砂粒感。
　　(2)地方标准(表64-1)

表64-1　禹余粮常见地方标准制法及性状要求

来源	制法	性状
《浙江省中药炮制规范》2015年版	取原药,除去杂质,洗净,干燥。砸碎如米粒大小	为不规则的碎粒或碎末。表面红棕色、灰棕色或浅棕色。质硬,断面多显深棕色与浅棕色或浅黄色相间的层纹。气微,味淡
《黑龙江省中药饮片炮制规范》2012年版	取原药材,除去杂质,砸碎,粉碎成粗粉,即得	本品为不规则的碎粒或粗粉。表面淡棕色或红棕色,常覆有黄色粉末。质硬,易击碎成粉,断面多显红棕色或淡棕色相间,气微,味淡
《天津市中药饮片炮制规范》2012年版	除去杂石,洗净泥土,干燥,即得	为不规则颗粒。表面淡棕色或红棕色,有黄色粉末。质硬,易击碎成粉,断面有红棕色或淡棕色相间的层纹。具土腥气,味淡
《山东省中药饮片炮制规范》2012年版	除去杂石,洗净,干燥,砸成碎块或碾成细粉	为不规则块状、碎块状或粉末状。碎块表面红棕色、灰棕色或浅棕色,多凹凸不平或附有黄色粉末。断面多显深棕色与淡棕色或浅黄色相间的层纹,各层硬度不同,质松部分指甲可划动。体重,质硬。粉末呈红棕色、灰棕色或红褐色。气微,味淡,嚼之无砂粒感
《青海省藏药炮制规范》2010年版	取原药材,选择红色滑腻如脂的块状体,打碎或研成细粉即得	本品呈不规则的颗粒或粉末,表面红棕色或淡棕色,并附有黄色粉末。质硬,断面有红棕色与淡棕色层纹。气微,味淡
《陕西省中药饮片标准》第二册(2009年)	取药材禹余粮,除去杂石,洗净泥土,干燥,打碎	本品呈不规则块状或粗粉状。表面淡棕色或红棕色,附有黄色粉末。体重,质硬。断面多显深棕色与淡棕色或浅黄色相间的层纹,各层硬度不同,质松部分指甲可划动。气微。无味。嚼之无砂粒感
《北京市中药饮片炮制规范》2008年版	取原药材,除去杂质,加工成碎块	本品为不规则小块。红棕色、棕黄色或土黄色,表面多凹凸不平或附有黄色粉末。断面多显深棕色与淡棕色或浅黄色相间的层纹,各层硬度不同,质松部分指甲可划动。体重,质硬。气微,味淡,嚼之无砂粒感
《上海市中药饮片炮制规范》2008年版	将原药除去杂质,洗净,干燥,敲成0.5～1cm小块,筛去灰屑	本品为不规则形的小块,长0.5～1cm。表面黄褐色至棕褐色,常被黄色粉末。断面多显深棕色与淡棕色或浅黄色相间的层纹,各层硬度不同,质松部分指甲可划动。体重,质硬。气微,无味,嚼之无砂粒感
《广西壮族自治区中药饮片炮制规范》2007年版	除去杂质,用时捣碎	为不规则斜方块状物,表面淡棕色或红棕色,多凹凸不平,或覆有黄色粉末。断面显深棕色或淡棕色相同的层次,深棕色的部分质坚硬,但将石砸散,砸碎面不整齐而光滑,浅棕色部分较松。有土腥气,味淡,嚼之无砂粒感。以整齐不碎,赭褐色,断面显层纹,无杂石者为佳

续表

来源	制法	性状
《重庆市中药饮片炮制规范及标准》2006年版	除去杂质,洗净泥土,干燥	为块状集合体,呈不规则的斜方块状,长5～10cm,厚1～3cm。表面红棕色、灰棕色或浅棕色,多凹凸不平或附有黄色粉末。断面多显深棕色与淡棕色或浅黄色相间的层纹,各层硬度不同,质松部分指甲可划动。体重,质硬。气微,无味,嚼之无砂粒感
《安徽省中药饮片炮制规范》2005年版	取原药材,除去杂质,洗净,干燥,打成碎块	为不规则方块状。表面红棕色、灰棕色或浅棕色,多凹凸不平或附有黄色粉末。断面多显深棕色与淡棕色或浅黄色相间的层纹,各层硬度不同,质松部分指甲可以划动。体重,质硬。无臭,无味,嚼之无沙粒感
《浙江省中药炮制规范》2005年版	取原药,除去杂质,洗净,干燥。砸碎如米粒大小	为不规则的碎粒或碎末。表面红棕色、灰棕色或浅棕色。质硬,断面多显深棕色与浅黄色相间的层纹。气微,味淡
《河南省中药饮片炮制规范》2005年版	除去杂石,洗净泥土,干燥,即得	呈不规则块状。表面红棕色、灰棕色或浅棕色,多凹凸不平或附有黄色粉末。断面多显深棕色与淡棕色或浅黄色相间的层纹。各层硬度不同,质松部分指甲可划动。体重,质硬。气微,无味,嚼之无砂粒感
《江苏省中药饮片炮制规范》2002年版	取原药材,除去杂石,洗净泥土,干燥,打碎	为不规则小块。表面淡棕色或红棕色,质硬脆,易打碎成粉,断面红棕色或淡棕色相间。具土腥气,味淡
《四川省中药饮片炮制规范》2002年版	除去杂质,捣碎	本品为不规则的斜方块,表面红黄色或红棕色,质略硬。易击碎,断面显层纹

2. 煅禹余粮(醋禹余粮)

(1)《中国药典》2020年版标准:取净禹余粮,砸成碎块,照煅淬法(通则0213)煅至红透。每100kg禹余粮,用醋30kg。

(2)地方标准(表64-2)

表64-2　煅禹余粮常见地方标准制法及性状要求

来源	制法	性状
《北京市中药饮片炮制规范》2023年版	取净禹余粮,置煅炉或适宜的容器内,煅(550℃,1小时)至红透,取出,晾凉	本品为不规则碎块。淡红棕色或淡棕黄色,质酥脆
《浙江省中药炮制规范》2015年版	取原药,除去杂质,砸碎,置无烟炉火上或适宜容器内,煅至红透,取出,立即投入醋中,淬至质地酥脆时,取出,漂净,干燥。砸碎如米粒大小。每100kg禹余粮,用醋30kg	表面黄褐色或棕褐色。质酥脆。略具醋气

来源	制法	性状
《天津市中药饮片炮制规范》2012年版	取净禹余粮,砸成碎块,照煅淬法(通则0213)煅至红透。每100kg禹余粮,用醋30kg	形如禹余粮,灰棕色或灰黄色,质酥,易碎,具醋气
《山东省中药饮片炮制规范》2012年版	取净禹余粮,装入耐火容器内,置无烟的炉火中,武火煅烧至红透时,取出,迅速投入米醋中,浸淬,取出,晾干,临用前碾成粉末。每100kg禹余粮,用醋30kg	形如禹余粮,表面棕褐色,质酥脆,微具醋气
《湖南省中药饮片炮制规范》2010年版	取原药材,除去杂石,洗净泥土,煅透,醋淬,研细粉。每100kg禹余粮,用醋30kg	为黄褐色或棕褐色粉末。质重。略有醋酸气味
《陕西省中药饮片标准》第二册(2009年)	取饮片禹余粮,煅至红透,醋淬,取出,干燥,打碎或研粉。每100kg禹余粮,用醋30kg	本品为红棕色至棕褐色粉状,基本不染指。微有醋香气,无味,嚼之无砂粒感
《上海市中药饮片炮制规范》2008年版	将禹余粮置锅内,煅至红透,取出,放凉,碾碎	表面红棕色,破碎面黑棕色
《江西省中药饮片炮制规范》2008年版	取净禹余粮,打碎,煅至红透,立即投入醋中淬之,取出,干燥。每100kg禹余粮,用醋30kg	本品为松散的粉末状,表面黄褐色或褐色。质酥脆,有醋气
《广西壮族自治区中药饮片炮制规范》2007年版	煅禹余粮:取生禹余粮,置适宜容器内,用武火煅烧至红透,立即倒入醋内淬酥,取出,干燥。每100kg禹余粮,用醋30kg	形如生禹余粮,色较深,质酥,易碎,微有醋气,无杂质
《重庆市中药饮片炮制规范及标准》2006年版	取净禹余粮,打碎,煅至红透,立即倒入醋内淬至酥脆,取出,干燥。每100kg禹余粮,用醋30kg	为松散的粉末状,黄褐色,易染附着他物
《安徽省中药饮片炮制规范》2005年版	取净禹余粮碎块,煅至红透,用醋淬至药物酥脆,取出,干燥,碾碎。每100kg禹余粮,用米醋30kg	为碎粒或粉末状。黄褐色或褐色,具醋气
《贵州省中药饮片炮制规范》2005年版	取净禹余粮,煅至红透,立即投入醋中,淬酥,取出,干燥,研成粗粉。每100kg净禹余粮,用醋30kg	为黄褐色或灰褐色粗粉
《河南省中药饮片炮制规范》2005年版	除去杂石,洗净泥土,干燥,即得	呈不规则块状,表面红棕色、灰棕色或浅棕色,多凹凸不平或附有黄色粉末。断面多显深棕色与淡棕色或浅黄色相间的层纹,各层硬度不同,质松部分指甲可划动。体重,质硬。气微,无味,嚼之无砂粒感

续表

来源	制法	性状
《江苏省中药饮片炮制规范》2002 年版	取净禹余粮,置适宜的容器内,煅至红透,取出,立即倒入醋中淬酥,取出,干燥,研粗粉。每 100kg 禹余粮,用醋 30kg	为粗粉状,黄褐色或褐色。具醋气
《四川省中药饮片炮制规范》2002 年版	取净禹粮,煅至红透,立即倒入醋内淬至酥脆,取出,干燥。每 100kg 禹粮石,用醋 30kg	煅后为黄褐色疏松粉末
《甘肃省中药饮片炮制规范》1980 年版	为不规则小块。表面淡棕色或红棕色,质硬脆,易打碎成粉,断面红棕色或淡棕色相间。具土腥气,味淡	无具体要求

3. **煅淬禹余粮**　《中国药典》2020 年版未收载本炮制规格,常见地方标准制法及性状见表 64-3。

表 64-3　煅淬禹余粮常见地方标准制法及性状要求

来源	制法	性状
《河南省中药饮片炮制规范》2005 年版	取净禹余粮,打碎,煅至红透,取出,干燥,打碎或研粉	呈松散的粉末状,黄褐色或褐色,有醋气

【金老谈禹余粮炮制历史】

综合古代禹余粮的炮炙方法,主要有煅、淬等法,有不加辅料,也有加辅料的。辅料有醋,下面分别予以介绍。

一、不加辅料炮炙

包括煅。

煅法　《神农本草经》:"炼。"《新修本草》:"炼饵服之。"《普济方》:"炭火煅赤。"

二、加辅料炮炙

应用的辅料有醋。

醋制　《太平圣惠方》:"火烧令赤,于米醋内淬,捣研如面。"《类编朱氏集验医方》:"火煅醋淬凡十次,为细末,用水飞过,再入干锅内火煅通红,净称二两再飞。"《世医得效方》:"醋淬,水飞过,搜作锭子,候十分干,入沙内,养火三日,罐子埋地中,出火毒一宿。"《良朋汇集》:"醋浸。"

【金老论禹余粮炮制与临床】

一、临床功效与主治

本品味甘、涩,性微寒。归胃、大肠经。涩肠止泻,收敛止血。用于久泻久痢,大便出血,崩漏带下(表 64-4)。

表64-4　禹余粮各临床常用炮制规格功效、主治对比

炮制规格	功效	主治
禹余粮	涩肠止泻,收敛止血	久泻久痢,大便出血,崩漏带下
煅禹余粮	增强固涩作用	同禹余粮
醋淬禹余粮	增强收敛止血作用	同禹余粮

二、临床调剂

1. 用法用量　3～6g,先煎。

2. 临床使用与禁忌

(1)孕妇慎用。

(2)本品功专收涩,实证忌用。

3. 贮藏　各种炮制规格均置干燥处。

本品临床常用炮制规格与调剂注意事项见表64-5。

表64-5　禹余粮临床常用炮制规格与调剂注意事项

炮制规格	处方名	用法用量	特殊禁忌	特殊贮藏方法
禹余粮	禹余粮	3～6g,先煎	孕妇慎用。实证忌用	置干燥处
煅禹余粮	醋禹余粮、煅禹余粮、禹粮石			
煅醋禹余粮	煅醋禹余粮			

巴　豆

【来源】

本品为大戟科植物巴豆 *Croton tiglium* L. 的干燥成熟果实。秋季果实成熟时采收,堆置2～3天,摊开,干燥。

【炮制规格】

1. 巴豆

(1)《中国药典》2020年版标准:去皮取净仁。

性状:本品呈卵圆形,一般具三棱,长1.8～2.2cm,直径1.4～2cm。表面灰黄色或稍深,粗糙,有纵线6条,顶端平截,基部有果梗痕。破开果壳,可见3室,每室含种子1粒。种子呈略扁的椭圆形,长1.2～1.5cm,直径0.7～0.9cm,表面棕色或灰棕色,一端有小点状的种脐和种阜的疤痕,另一端有微凹的合点,其间有隆起的种脊;外种皮薄而脆,内种皮呈白色薄膜;种仁黄白色,油质。气微,味辛辣。

（2）地方标准（表65-1）

表65-1 巴豆常见地方标准制法及性状要求

来源	制法	性状
《安徽省中药饮片炮制规范》2019年版	取原药材,除去杂质,置日光下曝晒或烘干后去外壳,取仁	为略扁椭圆形的种子,长1.2～1.5cm,直径0.7～0.9cm。表面棕色或灰棕色,一端有小点状的种脐及种阜痕,另端有微凹的合点,其间有隆起的种脊。外种皮薄而脆,内种皮呈白色薄膜状;种仁黄白色,油质。无臭,味辛辣
《天津市中药饮片炮制规范》2012年版	去皮取净仁	本品呈卵圆形,一般具三棱,长1.8～2.2cm,直径1.4～2cm。表面灰黄色或稍深,粗糙,有纵线6条,顶端平截,基部有果梗痕。破开果壳,可见3室,每室含种子1粒。种子呈略扁的椭圆形,长1.2～1.5cm,直径0.7～0.9cm,表面棕色或灰棕色,一端有小点状的种脐和种阜的疤痕,另端有微凹的合点,其间有隆起的种脊;外种皮薄而脆,内种皮呈白色薄膜;种仁黄白色,油质。气微,味辛辣
《湖南省中药饮片炮制规范》2010年版	除去杂质,去壳取仁	呈卵圆形,一般具三棱,长1.8～2.2cm,直径1.4～2cm,表面灰黄色或稍深,粗糙,有纵线6条,顶端平截,基部有果柄痕。破开果壳,可见3室,每室含种子1粒。种子呈略扁的椭圆形,长1.2～1.5cm,直径0.7～0.9cm,表面棕色或灰棕色,一端有小点状的种脐及种阜的疤痕,另一端有微凹的合点,其间有隆起的种脊;外种皮薄而脆,内种皮呈白色薄膜;种仁黄白色,油质。气微,味辛辣
《陕西省中药饮片标准》第二册(2009年)	取药材巴豆,除去杂质,浸湿后用稠米汤或稠面汤拌匀,取出,置日光下曝晒或烘裂,去壳,取净仁	本品呈略扁的椭圆形,长1.0～1.5cm,直径0.6～0.9cm。黄白色,油质。气微,味辛辣
《上海市中药饮片炮制规范》2008年版	将原巴豆除去果壳及种皮,取仁	本品呈扁卵形,长约1.1cm,宽约6mm。黄白色,富油性。剖开后,可见菲薄子叶2片。气微,味辛辣
《江西省中药饮片炮制规范》2008年版	取原药,去壳取仁	本品呈略扁的椭圆形,长1.2～1.5cm,直径0.7～0.9cm,表面棕色或灰棕色,一端有小点状的种脐及种阜的瘢痕,另端有微凹的合点,其间有隆起的种脊;外种皮薄而脆,内种皮呈白色薄膜;种仁黄白色,油质。气微,味辛辣

来源	制法	性状
《广西壮族自治区中药饮片炮制规范》2007 年版	除去杂质,用时去壳取仁;外用研末	呈卵圆形,一般具三棱,长 1.8～2.2cm,直径 1.4～2cm,表面灰黄色或稍深,粗糙,有纵线 6 条,顶端平截,基部有果柄痕。破开果壳,可见 3 室,每室含种子 1 粒。种子呈略扁的椭圆形,长 1.2～1.5cm,直径 0.7～0.9cm,表面棕色或灰棕色,一端有小点状的种脐及种阜的疤痕,另一端有微凹的合点,其间有隆起的种脊;外种皮薄而脆,内种皮呈白色薄膜;种仁黄白色,油质。气微,味辛辣
《重庆市中药饮片炮制规范及标准》2006 年版	拣净杂质,去皮取净仁	为略扁的椭圆形种子,长 1.2～1.5cm,直径 0.7～0.9cm,表面棕色或灰棕色,一端有小点状的种脐及种阜的疤痕,另端有微凹的合点,其间有隆起的种脊;外种皮薄而脆,内种皮呈白色薄膜:种仁黄白色,油质。气微,味辛辣
《贵州省中药饮片炮制规范》2005 年版	取原药材,去皮取净仁	本品呈略扁的椭圆形,长 1.2～1.5cm,直径 0.7～0.9cm,表面棕色或灰棕色,一端有小点状的种脐及种阜的疤痕,另端有微凹的合点,其间有隆起的种脊;外种皮薄而脆,内种皮呈白色薄膜;种仁黄白色,油质。气微,味辛辣
《浙江省中药炮制规范》2005 年版	取原药材,用时取出种子,剔除油黑者	呈卵圆形,具三棱,长 1.8～2.2cm,直径 1.4～2cm。表面灰黄色或稍深,粗糙,有纵线 6 条。顶端平截,基部有果梗痕。破开果壳,可见 3 室,每室含种子一粒。种子呈略扁的椭圆形,长 1.2～1.5cm,直径 0.7～0.9cm;表面棕色或灰棕色,一端有小点状的种脐及种阜的疤痕,另端有微凹的合点,其间有隆起的种脊;外种皮薄而脆,内种皮呈白色薄膜;种仁黄白色,油质。气微,味辛辣
《河南省中药饮片炮制规范》2005 年版	去皮取净仁	为除去果壳的种子。呈略扁的椭圆形,长 1.2～1.5cm,直径 0.7～0.9cm,表面棕色或灰棕色,一端有小点状的种脐及种阜的疤痕,另端有微凹的合点,其间有隆起的种脊;外种皮薄而脆,内种皮呈白色薄膜;种仁黄白色,油质。气微,味辛辣
《四川省中药饮片炮制规范》2002 年版	拣净杂质	呈卵圆形,具三棱,土黄色
《江苏省中药饮片炮制规范》2002 年版	取原药材,去皮,取净仁	为略呈扁椭圆形的种子,长 1.2～1.5cm,直径 0.7～0.9cm,种仁黄白色,油质。无臭,味辛辣

来源	制法	性状
《福建省中药饮片炮制规范》1998 年版	取巴豆,用黏稠米汤或面汤浸拌后晒干或烘干,去皮取仁	呈略扁的椭圆形,长 10～15mm,直径 6～8mm,黄白色,油质。无臭,味辛辣
《山东省中药炮制规范》1990 年版	除去杂质,去净果壳,用水浸湿,喷淋稠米汤或稠面汤,拌匀,置日光下曝晒至裂或烘裂,搓去种皮,簸取净仁	呈略扁的椭圆形,长 10～15mm,直径 6～8mm。黄白色,油质,无臭味,味辛辣
《吉林省中药饮片炮制规范》1986 年版	除去杂质,筛去灰屑	无具体要求
《甘肃省中药饮片炮制规范》1980 年版	除去杂质,用黏稠的面汤或米汤浸拌,置日光下曝晒,搓去外皮,簸净	无具体要求
《湖北中草药炮制规范》1979 年版	去掉外壳,筛净	无具体要求

2. 巴豆霜

（1）《中国药典》2020 年版标准：取巴豆仁,照制霜法（通则 0213）制霜,或取仁碾细后,照【含量测定】项下的方法,测定脂肪油含量,加适量的淀粉,使脂肪油含量符合规定,混匀,即得。

性状：本品为粒度均匀、疏松的淡黄色粉末,显油性。

（2）地方标准（表 65-2）

表 65-2　巴豆霜常见地方标准制法及性状要求

来源	制法	性状
《天津市中药饮片炮制规范》2012 年版	取巴豆仁,碾碎如泥,经微热,压榨除去大部分油脂,含油量符合要求后,取残渣研制成符合规定的松散粉末制霜,或取仁碾细后,照【含量测定】项下的方法,测定脂肪油含量,加适量的淀粉,使脂肪油含量符合规定,混匀,即得	本品为粒度均匀、疏松的淡黄色粉末,显油性
《湖南省中药饮片炮制规范》2010 年版	取生巴豆仁,碾成细末或捣烂如泥,用吸油纸多层包裹,加压去油,至油几净、松散成粉不再黏结成饼时,取出碾细,过筛	为粒度均匀、疏松的淡黄色粉末,显油性
《陕西省中药饮片标准》第二册（2009 年）	取饮片生巴豆,碾碎如泥,经微热,压榨除去大部分油脂,含油量符合要求后,取残渣研制成符合规定的松散粉末制霜;或碾细后,测定脂肪油含量,加适量的淀粉,使脂肪油含量符合规定,混匀,即得	本品呈粒度均匀、疏松的淡黄色粉末,显油性。气微,味辛辣
《北京市中药饮片炮制规范》2008 年版	取原药材,除去杂质。取净巴豆,去皮取净仁,碾碎成泥状,用布包严,置笼屉内蒸 45 分钟,压榨去油,如此反复操作,至不再黏结成饼,研细,即得。或取仁研细后,测定脂肪油含量,加适量的淀粉,使脂肪油含量符合规定,混匀,即得	本品为粒度均匀、疏松的淡黄色粉末,显油性。气微,味辛辣

来源	制法	性状
《上海市中药饮片炮制规范》2008年版	将巴豆仁研成粗粉,碾碎如泥,经微热,压榨除去大部分油脂,含油量符合要求后,取残渣研制成符合规定的松散粉末制霜;或取巴豆仁研细后,测定脂肪油含量,加适量的淀粉混匀,使脂肪油含量符合规定,即得	本品为淡棕黄色,粒度均匀疏松的粉末,微具油腻气,味辛辣
《江西省中药饮片炮制规范》2008年版	(1)取巴豆仁,碾碎如泥,经微热,压榨除去大部分油脂,含油量符合要求后,取残渣研制成符合规定的松散粉末制霜,或取仁碾细后,照附录二项下的方法,测定脂肪油含量,加适量的淀粉,使脂肪油含量符合规定,混匀,即得 (2)取净仁,碾成细末或捣烂如泥,用草纸包裹,烈日曝晒,反复换纸吸去油或压榨去油,至松散成粉不黏结为度	本品为粒度均匀、疏松的淡黄色粉末,显油性
《广西壮族自治区中药饮片炮制规范》2007年版	(1)取生巴豆仁,碾成细末或捣烂如泥,用吸油纸多层包裹,加压去油,至油几净、松散成粉不再黏结成饼时,取出碾细,过筛 (2)取生巴豆仁,碾碎如泥,微热,压榨除去大部分油脂后,取残渣研制成松散粉末或取生巴豆仁碾细后,测定脂肪油含量,加适量的淀粉,使脂肪油含量符合规定,混匀	为粒度均匀、疏松的白色或淡黄色粉末,显油性
《重庆市中药饮片炮制规范及标准》2006年版	取净巴豆仁,碾碎如泥,经微热,压榨除去大部分油脂,含油量符合要求后,取残渣研制成符合规定的松散粉末制霜,至油尽为度,碾细。或用榨油机榨至其含油量为18.0%~20.0%	为淡黄色粉末,显油性,气味辛辣
《安徽省中药饮片炮制规范》2005年版	取净巴豆仁,碾碎如泥,经微热,压榨除去大部分油脂,含油量符合要求后,取残渣研制成符合规定的松散粉末,制成淡黄色松散粉末。显油性	为均匀、疏松的淡黄色粉末
《浙江省中药炮制规范》2005年版	取生巴豆仁,研成糊状,用吸水纸包裹,压榨,间隔1日剥去纸,研散。如此反复多次,至油几尽,质地松散时,研成粉末	为疏松的淡黄色粉末,显油性。味辛辣
《贵州省中药饮片炮制规范》2005年版	取净巴豆仁,碾碎如泥,经微热,压榨除去大部分油脂,含油量符合要求后,取残渣研制成符合规定的松散粉末制霜,或取仁碾细后,测定脂肪油含量,加适量淀粉,使脂肪油含量符合规定,混匀,即得	本品为粒度均匀、疏松的淡黄色粉末,显油性
《河南省中药饮片炮制规范》2005年版	取净巴豆,碾碎如泥,经微热,压榨除去大部分油脂,含油量符合要求后,取残渣研制成符合规定的松散粉末制霜,或取仁碾细后,测定脂肪油含量,加适量的淀粉,使脂肪油含量符合规定,混匀,即得	为粒度均匀、疏松的淡黄色粉末,显油性

续表

来源	制法	性状
《四川省中药饮片炮制规范》2002 年版	取净巴豆仁,炒至裂口,再轻碾去其外种皮,碾成细末或捣烂如泥,以粗纸包裹,反复压榨至油尽为度,碾细,过筛。或用榨油机榨至含油量为 10%～20%	暗白色粉末。性滞腻,气辛辣
《江苏省中药饮片炮制规范》2002 年版	取净巴豆仁,捣碎,蒸热,压榨去油,至粉末松散,取出碾细。或取仁碾碎后,照(含量测定)项下的方法,测定脂肪油含量,加适量的淀粉,使脂肪油含量符合规定,混匀,即得	本品为粒度均匀、疏松的淡黄色粉末,显油性
《福建省中药饮片炮制规范》1998 年版	取净巴豆仁细研如泥,用多层吸油纸包裹,加热微烘,压榨去油,至成松散粉末。或取净巴豆仁研细后,加适量淀粉,混匀,使含油量为 18%～20%	呈松散粉末,淡黄色,显粉性。无臭,味辣
《山东省中药炮制规范》1990 年版	取净巴豆仁,碾轧或捣烂如泥状,用数层吸油纸包裹,放置热处或加热微烘,上压重物,压榨去油,待纸吸油后,取出,再进行碾轧,包裹后置热处,压榨去油,换纸等操作,如此反复,直至纸上不显油痕,呈松散粉末状时,取出,过罗,取粉末备用,或将净巴豆仁碾成泥状,用布包裹,蒸热后,压榨去油,油尽为度,再碾细后过罗,取粉末备用	为松散状粉末,黄白色,显油性。无臭,味辛辣
《吉林省中药饮片炮制规范》1986 年版	(1)取水胶用沸水化开,或用适量淀粉制浆,拌入巴豆内,置曝日下晒裂,除去皮,取仁串成泥状,用麻布包好,置笼屉内蒸透,取出榨油。如此反复操作至油榨不出时,取出,压面,过罗,摊放在铺有数层草纸的筐内,渗油,晾干 (2)取巴豆仁,经微热后,用压榨法除去部分油脂或取巴豆仁,碾碎;按本品附注 5 项下测定脂肪油含量的方法测定,加适量淀粉,使脂肪油含量符合 18%～20%,混匀,即得	无具体要求
《云南省中药饮片炮制规范》1986 年版	取巴豆去壳取仁、炒热、碾成细末,用草纸包数层,外加麻布包紧,压于重物之下 3～5 日,取出,再研细过筛。另换新纸包紧再压,如此反复数次,至油吸尽,颜色由黄变灰白色时,取出,呈现松散,即可	灰白色至淡棕色粉末,质松散、无油迹
《甘肃省中药饮片炮制规范》1980 年版	取净巴豆仁,碾碎,用吸油纸包严,加热微炕,压榨去净油,至松散不粘手为度,过筛	无具体要求
《湖北中草药炮制规范》1979 年版	取巴豆仁,榨去油,过 40 目筛;或碾碎成泥状,用能吸油的纸包裹多层,上压重物,使油渗透纸上,换纸,再如法操作,至油脂大部吸尽,药渣疏散不粘连为度	无具体要求

　　3. 原巴豆　《中国药典》2020 年版未收载本炮制规格,常见地方标准制法及性状见表 65-3。

表 65-3　原巴豆常见地方标准制法及性状要求

来源	制法	性状
《上海市中药饮片炮制规范》2008 年版	将原药除去杂质，筛去灰屑	本品呈卵圆形，一般具三棱，长 1.8～2.2cm，直径 1.4～2cm。表面灰黄色或稍深，粗糙，具细小斑点及纵脊线 6 条或 8 条，顶端平截，基部有果柄痕，脊线处常易裂开。破开果壳，常见 3 室，每室含种子 1 粒。种子呈扁椭圆形，长 1.2～1.5cm，直径 7～9mm，表面棕色至灰棕色，一端可见小点状的种脐及种阜的疤痕，另一端有微凹的圆形合点。外种皮薄而脆，内种皮银白色，薄膜状。种仁黄白色，富油性，内有菲薄子叶 2 片。气微，味辛辣

【金老谈巴豆炮制历史】

综合古代巴豆的炮炙方法，主要有制霜、炒、熬、烧、煮、炮、煨、炼、煅、炙、蒸等法，有不加辅料的，也有加辅料的。辅料有醋、油、麸、大麦、面、米、酒、沉香、甘草、黄连、斑蝥、薄荷、胡芦巴、吴茱萸、雄黄、油与酒、姜与醋、硫黄与醋等。

一、不加辅料炮炙

包括制霜、炒、熬、烧、煮、炮、煨、炼、煅、炙、蒸等，每一种炙法中又有不同的炮炙要求。

1. **制霜**　是巴豆炮制方法中应用时间较长，文献中记载最多的一种方法，始载于汉代《华氏中藏经》，曰："去皮细研取上霜。"此后，文献记载了多种取霜的方法，如宋代《太平圣惠方》曰："去皮四十九粒，取萝卜二（一）枚，四破开钻四十九窍，每一窍内纳巴豆一枚，却依旧合之，藏在土坑中深一尺，四十九日后取出巴豆，细研如膏，纸裹压去油后研入药中。""去皮心，研，纸裹压去油。"《博济方》曰："捶碎用新水浸，逐日换水浸七日后，以纸裹压出油。"《伤寒总病论》曰："去皮心膜或炒焦紫色，或用汤煮，研细，压去油皆可。"《类证活人书》曰："去心皮膜研，新布绞去油，日中晒之，白如霜者。"又曰："轻槌去壳，以急流水约二碗浸一宿，然后更煮三五十沸后，冷滤出，去心膜，以帛子拭去水，然后研如膏，用厚纸十数层，裹以重物压去油。"《普济本事方》曰："去皮心膜细研，新瓦上出油。"明代《普济方》曰："去皮心膜，炒黄色，研如泥，纸裹，压去油。"又曰："去油存性。"《幼幼集成》曰："以巴豆剥去壳，取净肉，去肉上嫩皮，纸包水湿，入慢火中煨极熟取起，另以绵纸包之，缓缓槌去其油，纸湿则另换，以成白粉为度。"

2. **炒法**　宋代《伤寒总病论》中最早有"去皮心膜，或炒焦紫色，或用汤煮，研细，压去油皆可"的记载。此后，文献又有不同要求，《普济本事方》曰"炒微黑黄""去心炒黄研"。金代《儒门事亲》曰："连皮炒用。"元代《汤液本草》曰："得火则……若缓治为消坚磨积之剂，炒去烟，令紫黑研用。"《丹溪心法》曰："文武火炒研。"明代《普济方》曰："水煮一日去皮心炒。"《本草品汇精要》曰："凡合丸散炒，不如去心膜，水煮五度换水各一沸，或捣碎以重纸压渗去油亦好。"《医学纲目》曰："去皮心膜，炒熟，研如泥，去油。"《证治准绳》曰："炒去油尽，微存性。"《炮炙大法》曰："为疮疡专药，须炒黑存性，能去瘀肉，生新肉有神。"清代《串雅内编》曰："去心膜及壳，隔纸炒令油出，须生熟得中，焦则力少，生又损人。"清代《串雅外编》还有"巴豆一粒，黄犬背上毛二七根炒研"的记载。

3. **熬法**　在汉代《金匮玉函经》中最早有"去皮心复熬变色""去皮心，熬黑"的记载。

此后,对熬法又有不同要求,《金匮要略方论》曰:"去皮心,熬研如脂。"《新辑宋本伤寒论》曰:"去皮心,熬黑研如脂。"晋代《肘后备急方》曰:"捣熬令黄。"南朝梁代《本草经集注》曰:"诸有膏脂药,皆先熬黄黑,别捣令如膏。"唐代《备急千金要方》曰:"去皮心膜,熬令紫色。"明代《医学纲目》曰:"去皮尖心,水熬,研如脂。"

4. 烧法 宋代《小儿卫生总微论方》中最早记载"针串灯上烧焦、微存性"。此后,对烧的方法又有不同要求,如金代《儒门事亲》曰:"研,文武火烧热。"元代《瑞竹堂经验方》曰:"去皮湿纸包烧,黄色为度。"明代《普济方》曰:"七枚,三生四熟,生者去壳研,熟者去壳灯上烧存性。""和皮烧令断烟。""去皮心膜,用胡饼面裹、慢火烧熟去面不用。"

5. 煮法 宋代《小儿药证直诀》中最早有"四个去皮膜,用水一升煮干,研细。去皮油心膜"的记载。此后,对煮法又有不同要求,如宋代《太平惠民和剂局方》曰:"去壳心膜了,以水煮,五度换水,各一沸,研,不尔令人闷。"《卫生家宝产科备要》曰:"去皮心膜,用生绢袋子盛,以灰汁煮十余沸取出,研,纸压油了,重研。"明代《本草蒙筌》曰:"缓治为消摩坚积之剂,炒令烟尽,黄黑熟佳(原文为'加')(一说炒令黄黑似为太过,不如去心膜,煮五度,换水,各煮一沸为佳)。"《保婴撮要》曰:"二十四粒,去皮膜,用水一升煮干研烂。"《景岳全书》曰:"用滚汤泡去皮、心、膜,用水一碗,微火煮至半碗,将巴豆捞起,用乳钵研细。"

6. 炮法 唐代《外台秘要》中最早有"炮去壳勿伤肉"的记载。此后,文献亦记载了炮的不同要求,如宋代《证类本草》曰:"火炮过,黄色,去皮膜。"《圣济总录》曰:"去皮热灰内炮令紫色研。"明代《普济方》曰:"瓦器内炮黄。"《医学纲目》曰:"文武火炮。"清代《洞天奥旨》曰:"炮去壳勿焦。"

7. 煨法 汉代《华氏中藏经》中最早记载"枣去核,安巴豆在枣内,以面裹煨通赤"。此后,对煨亦记载了不同要求,如宋代《洪氏集验方》曰:"去壳,面裹煨熟,去面,去大皮。"明代《普济方》曰:"去皮心膜,以湿纸五重裹,于糖灰火内煨令熟,取出,细研,压出油。""一粒,去壳,入蒜内纸包,慢火煨热,去巴豆用蒜。""五个每个须用湿纸裹好,煨熟,令去壳取肉,半出油,半微去油。"

8. 炼法 明代《普济方》中有"去皮膜,针挑上火炼存性""去心皮,汤炼百次,令变黄色",但其他文献未见记载。

9. 煅法 清代《良朋汇集》中有"煅",但其他文献未见记载。

10. 炙法 清代《医门法律》中有"去皮心炙研",但其他文献未见记载。

11. 蒸法 清代《本草述》中有"去皮心蒸",但其他文献未见记载。

二、加辅料炮炙

应用的辅料有醋、油、麸、大麦、面、米、酒、沉香、甘草、黄连、斑蝥、薄荷、胡芦巴、吴茱萸、雄黄、油与酒、姜与醋、硫黄与醋等。在炙法中有用一种辅料的,也有两种辅料合并使用的。

1. 醋制 宋代《太平圣惠方》中最早有"醋煮令熟,去皮"。此后,文献对醋制又有不同要求,如《博济方》曰:"去皮膜,以醋一升,煮令紫色。"《圣济总录》曰:"去皮心膜,醋熬令赤黄,净洗,压出油取末。"《卫生家宝产科备要》曰:"去皮壳,心膜,称三钱半,用醋浆水一盏,煮至水欲尽焙干,研如泥。"元代《卫生宝鉴》曰:"去皮,醋煮十沸。"明代《普济方》曰:"一百粒去皮心膜,陈米醋半盏煮,研令极细。""以好醋煮数沸,焙干炒。""二十枚去皮,用醋四升半,慢火熬透,心紫色为度,水淘,晒干研。"《证治准绳》曰:"去皮心,醋煮半日。"

2. **油制**　宋代《太平圣惠方》中最早有"去皮心,油煎令黄色,去油""去皮,用冷水内浸一宿,取出去心膜,于纸上阴干后,溲面作饼子摊,巴豆在内如作夹子,浓着面勿令薄,于热油内煮,直候黄色,滤出去面,取巴豆于乳钵内,一向手研,以细为度"。此后,文献对油制亦有不同要求,如明代《普济方》曰:"去皮,取不破者微用油炒熟,汤洗去油拭干。""三十枚,用油一小盏于铫子内煎,候热即一个个抛入油内,爆者拈入水内,总于控出黑皮而用油。"《寿世保元》曰:"去壳,四个,两个生用,两个用猪油包裹,灯上烧熟存性。"

3. **麸制**　宋代《博济方》中最早有"去皮,逐日换汤,浸二七日,又用麦麸水煮一日,细研末"的记载。此后,文献对麸制又有不同要求,如《圣济总录》曰:"去心皮麸炒黄研。""麸炒去皮心膜出油"。明代《普济方》曰:"去皮了,称二分,用麸炒令麸稍焦为度,烂研巴豆,以纸裹,压出油,如此三度换新纸。"

4. **大麦制**　宋代《圣济总录》中有"去皮,大麦内炒熟,不用大麦"。此后,明代《普济方》尚见"一两,用大麦一升同炒色黄,不须去油"的记载。

5. **面制**　宋代《太平圣惠方》中有"面炒微黄"的记载。此后,明代《普济方》还有"面裹烧,去壳取肉"的记载。

6. **米制**　元代《脾胃论》中最早有"和粳米炒焦去米"。此后,文献对米制又有不同要求,如明代《奇效良方》曰:"和皮米炒作黑色,去米不用。"《证治准绳》曰:"半两,不去皮,用白米一勺,同炒米黑,去米。"

7. **酒制**　宋代《小儿卫生总微论方》中最早记载"去皮心膜,绢袋盛,好酒煮一宿,研"。此后,明代《普济方》中有"去皮心,绢裹,盛酒中煮半日,取出焙干"。《奇效良方》中尚见"酒半升洗,入银器内煮十余沸"的记载。

8. **沉香制**　清代《握灵本草》中有"以沉香水浸则能升能降"。此后,清代《本草述钩元》亦有相同记载。

9. **甘草制**　明代《医宗粹言》中最先有"去油净,成粉,用白绢包,甘草水煮,焙干用,方可入目"的记载。此后,清代《本草述钩元》曰:"凡修事,敲碎去油净、用白绢袋包、甘草水煮、焙干,或研膏用。"

10. **黄连制**　宋代《小儿卫生总微论方》中最早有"三十粒,去皮心膜,研,别用好黄连半两,水浸浓汁,染纸二张,裹巴豆,压去油"的记载。此后,明代《证治准绳》中尚见"去油,同黄连炒"。

11. **斑蝥制**　宋代《太平圣惠方》中最早有"去皮心,以浆水煮过,与斑蝥研令细"的记载。此后,《类编朱氏集验医方》中尚见"去壳,同斑蝥炒"。

12. **薄荷制**　明代《普济方》中有"去心膜,薄荷汁煮,五七十沸,净洗,纸裹,压(去)油用"的记载。

13. **胡芦巴制**　宋代《急救仙方》中有"同胡芦巴同炒,令赤色"的记载。

14. **吴茱萸制**　清代《医方丛话》中有"用吴茱萸汤浸七遍,焙干微炒"的记载。

15. **雄黄制**　清代《本草问答》中有"悍利……外利用巴豆为末,加雄黄炒至黑色,为乌金膏。化腐肉妙,不伤好肉,皆是善于制药之法"的记载。

16. **油与酒制**　《雷公炮炙论》中见"凡修事巴豆,敲碎,以麻油并酒等可煮巴豆了,研膏后用。每修一两,以酒、麻油各七合,尽为度"的记载。此后,在明代《本草乘雅半偈》中亦有大致相同的记载,而《炮炙大法》中尚有"凡修事巴豆,敲碎去油净,用白绢袋包甘草水煮,焙干或研膏用,每修事一两,以酒、麻油各七合,尽为度"。

17. **姜与醋制**　清代《幼科释谜》中记载"巴豆二十一粒,干姜二钱,醋一盏,煮巴、干姜,去姜、将巴出油"。

18. **硫黄与醋制**　宋代《圣济总录》中有"三十个,用硫黄皂子大研细,醋两盏煎,令醋尽为度,只用巴豆"的记载。

此外,清代《本草述钩元》中尚见"与大黄同用,泻人反缓,为其性相畏也"的记载。

其炮炙目的在古代医药书籍中多有论述。例如,制霜或炒。元代《汤液本草》曰:"得火则良,若急治为水谷道路之剂,去心皮膜油,生用。若缓治,为消坚磨积之剂,炒烟去,令紫黑,研用。"明代《炮炙大法》曰:"为疮疡专药,须炒黑存性,能去瘀肉,生新肉有神。"《本草通玄》曰:"炒至烟尽,可以止泻,可以通肠用之合宜,效如桴鼓,此千古之秘人所不知。"清代《本草备用》曰:"炒熟去油,只用厘许,不可过分。"《串雅内编》曰:"去心膜及壳,隔纸炒令油出,须生熟得中,焦则少力,生又损人。"

煮:明代《本草蒙筌》与《汤液本草》的记载基本相同。此外,尚记载"一说炒令黄黑似为太过,不如去心膜,煮五度换水,各煮一沸为佳"。此后,不少文献亦有记载,《本草纲目》曰:"凡入丸散,炒用不如去心、膜,换水煮五度,各一沸也。"《医宗粹言》曰:"巴豆去油净。本草云:生温有毒,熟寒无毒。今之去油,生用为避寒也。殊不知寒不足避,当避其大毒。况《本经》全无去油之制法。陶氏煮令黄黑,然亦太过,不如去其心膜者,五度换水,各煮一沸为佳。《局方》化滞丸而巴豆不去油,只以巴豆煮熟用之,深得其性也。"清代《本草述》曰:"炒用不如去心膜。换水煮五度各一沸也,去心膜换水煮亦止于缓火毒,巴豆之火毒所畏者水也。炒去烟止,可以去金之暴,而火性尚存,金之所畏者火,而巴豆又喜火也,治法为宜中的为妙。"

【金老论巴豆炮制与临床】

一、临床功效与主治

本品味辛,性热,有大毒。归胃、大肠经。外用蚀疮。用于恶疮疥癣,疣痣(表65-4)。

表65-4　巴豆各临床常用炮制规格功效、主治对比

炮制规格	功效	主治
生巴豆	外用蚀疮	用于恶疮疥癣,疣痣
巴豆霜	峻下冷积,逐水退肿,豁痰利咽;外用蚀疮	用于寒积便秘,乳食停滞,腹水鼓胀,二便不通,喉风,喉痹;外治痈肿脓成不溃,疥癣恶疮,疣痣

二、临床调剂

1. **用法用量**　原巴豆0.15~0.3g,日服量不超过0.9g。巴豆仁多作外用,适量,研末涂患处,或捣烂以纱布包擦患处。巴豆霜0.1~0.3g,多入丸散用。

2. **临床使用与禁忌**

(1)非寒实积滞、体虚者及孕妇禁服。

(2)不宜与牵牛子同用。

(3)生巴豆配方时按毒性中药管理规定执行。

(4)服巴豆后不宜食热粥、饮开水等热物或饮酒,以免加剧泻下。服巴豆后若泻下不

止，可用黄连、黄柏或绿豆煎汤冷服，或食冷粥、饮大豆汁以缓解。

3. 贮藏 置阴凉干燥处。

本品临床常用炮制规格与调剂注意事项见表65-5。

表65-5 巴豆临床常用炮制规格与调剂注意事项

炮制规格	处方名	用法用量	特殊禁忌	特殊贮藏方法
原巴豆	原巴豆	0.15～0.3g，日服量不超过0.9g	非寒实积滞、体虚者及孕妇禁服。不宜与牵牛子同用	置阴凉干燥处
生巴豆	生巴豆、生巴豆仁	外用适量，研末涂患处，或捣烂以纱布包擦患处		
巴豆霜	巴豆、巴豆霜	0.1～0.3g，多入丸散用。外用适量		

乌 梅

【来源】

本品为蔷薇科植物梅 *Prunus mume*(Sieb.)Sieb. et Zucc. 的干燥近成熟果实。夏季果实近成熟时采收，低温烘干后闷至色变黑。

【炮制规格】

1. 乌梅

（1）《中国药典》2020年版标准：除去杂质，洗净，干燥。

性状：本品呈类球形或扁球形，直径1.5～3cm。表面乌黑色或棕黑色，皱缩不平，基部有圆形果梗痕。果核坚硬，椭圆形，棕黄色，表面有凹点；种子扁卵形，淡黄色。气微，味极酸。

（2）地方标准（表66-1）

表66-1 乌梅常见地方标准制法及性状要求

来源	制法	性状
《天津市中药饮片炮制规范》2012年版	取原药材，洗净，干燥，除去杂质	呈不规则的球形或扁球形，直径1.5～3cm。表面乌黑色或棕黑色，皱缩不平，基部有圆形果梗痕，果肉柔软，果核坚硬，椭圆形，棕黄色，表面有凹点；气微，味极酸
《湖南省中药饮片炮制规范》2010年版	取原药材，除去杂质及枯焦、无肉者，洗净，干燥	乌梅呈类球形或扁球形，直径1.5～3cm。表面黑色或棕黑色，皱缩不平，基部有圆形果柄痕。果核坚硬，椭圆形，棕黄色，表面有凹点。种子扁卵形，淡黄色。气微，味极酸
《江西省中药饮片炮制规范》2008年版	（1）除去杂质，洗净，干燥（2）除去杂质，用时去核	本品呈类球形或扁球形，直径1.5～3cm。表面乌黑色或棕黑色，皱缩不平，基部有圆形果梗痕。果核坚硬，椭圆形，棕黄色，表面有凹点；种子扁卵形，淡黄色。气微，味极酸。无霉变

续表

来源	制法	性状
《北京市中药饮片炮制规范》2008年版	取原药材,除去杂质	本品呈类球形或扁球形,直径1.5～3cm。表面乌黑色或棕黑色,皱缩不平,基部有圆形果梗痕。果核坚硬,椭圆形,棕黄色,表面有凹点;种子扁卵形,淡黄色。气微,味极酸
《广西壮族自治区中药饮片炮制规范》2007年版	除去杂质,洗净,干燥	呈类球形或扁球形,直径1.5～3cm。表面乌黑色或棕黑色,皱缩不平,基部有圆形果梗痕。果核坚硬,椭圆形,棕黄色,表面有凹点;内有1枚种子,扁卵形,淡黄色。气微,味极酸
《重庆市中药饮片炮制规范》2006年版	除去杂质,洗净,干燥	为类环形或扁球形,直径1.5～3cm。表面乌黑色或棕黑色,皱缩不平,基部有圆形果梗痕。果核坚硬,椭圆形,棕黄色,表面有凹点;种子扁卵形,淡黄色。气微,味极酸
《安徽省中药饮片炮制规范》2005年版	取原药材,除去杂质,洗净,干燥	为不规则的球形或扁球形,直径1.5～3cm。表面乌黑色或棕褐色,皱缩不平,基部有圆形果梗痕。果核坚硬,椭圆形,棕黄色,表面有凹点,内含淡黄色种子1粒。气微,味极酸
《浙江省中药炮制规范》2005年版	乌梅取原药,除去杂质及枯焦、无肉者,洗净,干燥	呈类球形或扁球形,直径1.5～3cm。表面黑色或棕黑色,皱缩不平,基部有圆形果柄痕。果核坚硬,椭圆形,棕黄色,表面有凹点。种子扁卵形,淡黄色。气微,味极酸
《河南省中药饮片炮制规范》2005年版	除去杂质,洗净,干燥	呈类球形或扁球形,直径1.5～3cm。表面乌黑色或棕黑色,皱缩不平,基部有圆形果梗痕。果核坚硬,椭圆形,棕黄色,表面有凹点;种子扁卵形,淡黄色。气微,味极酸
《贵州省中药饮片炮制规范》2005年版	取原药材,除去杂质,洗净,干燥	本品呈类球形或扁球形,直径1.5～3cm。表面乌黑色或棕黑色,皱缩不平,基部有圆形果梗痕。果核坚硬,椭圆形,棕黄色,表面有凹点;种子扁卵形,淡黄色。气微,味极酸
《江苏省中药饮片炮制规范》2002年版	取原药材,除去杂质,洗净,干燥	为不规则的球形或扁球形果实,直径1.5～3cm。表面乌黑色或棕褐色,皱缩不平,基部有圆形果梗痕,果肉柔软。核坚硬,椭圆形,呈棕黄色,表面有凹点,内含淡黄色种子1粒。气微,味极酸
《四川省中药饮片炮制规范》2002年版	取原药材,除去杂质	本品呈类球形或扁球形,直径1.5～3cm。表面乌黑色或棕黑色,皱缩不平,基部有圆形果梗痕。果核坚硬,椭圆形,棕黄色,表面有凹点;种子扁卵形,淡黄色。气微,味极酸
《吉林省中药饮片炮制规范》1986年版	除去杂质,洗净灰土,捞出,晒干	无具体要求

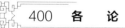

续表

来源	制法	性状
《云南省中药饮片炮制规范》1986年版	取原药拣净杂质即可	表面黑褐色,呈皱缩纹,大小不等,质坚
《甘肃省中药饮片炮制规范》1980年版	除去杂质,洗净泥土,捞出,晒干	无具体要求
《辽宁省中药炮制规范》1975年版	拣去杂质,洗净,晒干	外皮乌黑色或棕黑色,果肉稍有特异的酸气,味极酸

2. 乌梅肉

（1）《中国药典》2020年版标准：取净乌梅,水润使软或蒸软,去核。

性状：本品呈类球形或扁球形,直径1.5～3cm。表面乌黑色或棕黑色,皱缩不平,基部有圆形果梗痕。气微,味极酸。

（2）地方标准（表66-2）

表66-2　乌梅肉常见地方标准制法及性状要求

来源	制法	性状
《天津市中药饮片炮制规范》2012年版	取净乌梅,水润使软或蒸软,去核	本品为不规则形的果肉,呈乌黑色或棕黑色,质柔软。气特异,味极酸
《湖南省中药饮片炮制规范》2010年版	取净乌梅,润软,去核,干燥	呈不规则块状,无核,质柔软
《江西省中药饮片炮制规范》2008年版	乌梅肉取净乌梅,水润使软或蒸软,去核	乌梅肉为去核的果肉,干缩,乌黑色或棕黑色,质柔软。气特异,味极酸
《上海市中药饮片炮制规范》2008年版	将制乌梅除去果核	本品呈不规则形块状,大小不一,大者直径可达3cm。乌黑色或棕黑色。质柔软。气微,味酸
《广西壮族自治区中药饮片炮制规范》2007年版	取生乌梅,水润使软或蒸软,去核,干燥	本品为黑色或棕黑色的果实,表面皱缩不平。气微,味极酸。无果核,无杂质
《重庆市中药饮片炮制规范》2006年版	取净乌梅,水润使软或蒸软,去核,干燥	去核的果肉,干缩,乌黑色或棕黑色,质柔软。气特异,味极酸
《天津市中药饮片炮制规范》2005年版	取乌梅,串破,去核;或水润使软或蒸软,去核	果肉呈乌黑色或棕黑色,柔软,气特异,味极酸
《安徽省中药饮片炮制规范》2005年版	取净乌梅,用水喷淋,润软,稍晾,剥取净肉,干燥	为去核的果肉,呈乌黑色或棕褐色,质柔软。气特异,味极酸
《浙江省中药炮制规范》2015年版	取原药,润软,去核,干燥	呈不规则块状,黑色或棕黑色,无核。气微,味极酸
《贵州省中药饮片炮制规范》2005年版	取净乌梅,淋水润至肉软或蒸软,剥取果肉	为去核的果肉,表面棕褐色或乌黑色,质柔软,气特异,味极酸
《河南省中药饮片炮制规范》2005年版	取净乌梅,水润使软或蒸软,去核	为去核的果肉,呈乌黑色或棕黑色,质柔软,气特异,味极酸

续表

来源	制法	性状
《江苏省中药饮片炮制规范》2002年版	取净乌梅,淋水润至肉软,剥取果肉	为去核的果肉,呈乌黑色或棕褐色,质柔软。 气特异,味极酸
《四川省中药饮片炮制规范》2002年版	取净乌梅,用清水润透或蒸软,去核,干燥	本品呈类球形或扁球形,两端略尖。果肉干缩,乌黑色或棕黑色。果核坚硬,椭圆形,棕黄色。味极酸
《吉林省中药饮片炮制规范》1986年版	取净乌梅喷水湿润,待肉绵软时,取出略晾,划破,剥取肉,晒干	无具体要求
《甘肃省中药饮片炮制规范》1980年版	将净乌梅洒水适量,润透,砸碎,去净核仁,晒干	无具体要求
《辽宁省中药炮制规范》1975年版	取净乌梅,微淋清水使湿润,取出微晾,敲破,剥取净肉	无具体要求

3. 乌梅炭

（1）《中国药典》2020年版标准：取净乌梅,置热锅内,炒至皮肉鼓起。

性状：本品形如乌梅,皮肉鼓起,表面焦黑色。味酸略有苦味。

（2）地方标准（表66-3）

表66-3　乌梅炭常见地方标准制法及性状要求

来源	制法	性状
《湖南省中药饮片炮制规范》2010年版	取制乌梅,武火炒至皮肉发泡,表面黑色鼓起,内部棕黑色时,微喷水,灭尽火星,取出,晾干,筛去灰屑	表面焦黑色,微鼓起,质较脆,味酸兼苦
《北京市中药饮片炮制规范》2008年版	取净乌梅,置热锅内,用武火150～180℃炒至皮肉鼓起,表面焦黑色,喷淋清水少许,熄灭火星,取出,晾干	本品呈类球形,直径1.5～3cm。表面焦黑色,皱缩不平,质脆。果核坚硬,椭圆形,棕褐色,表面有凹点。气微,味微酸涩
《江西省中药饮片炮制规范》2008年版	乌梅炭取净乌梅,用武火炒至皮肉鼓起为度,喷淋清水少许,熄灭火星,取出,晾干	乌梅炭形如乌梅,皮肉鼓起,质脆,表面焦黑色,味酸兼有苦味
《广西壮族自治区中药饮片炮制规范》2007年版	取生乌梅,置锅内用武火炒至皮肉鼓起,取出,放凉	形同乌梅或乌梅肉,皮肉鼓起,质脆;表面焦黑色,内呈焦黄色。味酸兼有苦味
《重庆市中药饮片炮制规范》2006年版	取净乌梅或乌梅肉,武火炒至略鼓起,外表呈黑褐色,喷淋清水少许,熄灭火星,取出,晾干	表面黑褐色,内呈焦黑色,皮肉鼓起,果肉较坚硬,酸味较弱,微苦
《天津市中药饮片炮制规范》2005年版	取乌梅,置锅内加热,炒至黑褐色,皮肉鼓起,及时喷淋清水,取出,晾干	表面黑褐色,味酸兼有苦味

续表

来源	制法	性状
《安徽省中药饮片炮制规范》2005年版	取净乌梅或乌梅肉,武火炒至果肉鼓起,喷淋清水少许,熄灭火星,取出,晒干	形同乌梅或乌梅肉,皮肉鼓起,质脆;表面黑色,内呈焦褐色。味酸兼有苦味
《浙江省中药炮制规范》2005年版	取乌梅,炒至浓烟上冒、表面焦黑色、鼓起、内部棕褐色时,微喷水,灭尽火星,取出,晾干	表面焦黑色,鼓起,内部棕褐色。质松脆。略具焦气,味酸
《贵州省中药饮片炮制规范》2005年版	取净乌梅,武火炒至皮肉鼓起,喷淋清水少许,熄灭火星,取出,晾干	形同乌梅,皮肉鼓起,质脆,表面黑色,内部焦褐色。味酸兼有苦味
《河南省中药饮片炮制规范》2005年版	取净乌梅,武火炒至皮肉鼓起,喷淋清水少许,熄灭火星,取出,晾干	形如乌梅肉,皮肉鼓起,质脆,表面焦黑色,味酸兼有苦味
《江苏省中药饮片炮制规范》2002年版	取净乌梅或乌梅肉置锅内,用武火炒至果肉鼓起,黏液干竭,表面呈黑色,内呈焦褐色,喷淋清水少许,取出,凉透	形同乌梅,皮肉鼓起,质脆,表面黑色,内呈焦褐色。味酸兼有苦味
《四川省中药饮片炮制规范》2002年版	取净乌梅,置热锅内,用武火(150～180℃)炒至皮肉鼓起、表面焦黑色时,喷淋清水少许,熄灭火星,取出,晾干	本品呈类球形,直径1.5～3cm。表面焦黑色,皱缩不平,质脆。果核坚硬,椭圆形,棕褐色,表面有凹点。气微,味微酸涩
《吉林省中药饮片炮制规范》1986年版	取净乌梅置热锅中,不断翻动,用武火炒至焦黑色,皮肉鼓起,黏质已枯,喷水灭火星,取出晾凉,晒干	无具体要求
《甘肃省中药饮片炮制规范》1980年版	将净乌梅用武火炒至焦黑色时,出锅,摊开,晾凉	无具体要求
《辽宁省中药炮制规范》1975年版	取净乌梅,置锅内用强火炒至肉鼓起并成炭,存性,喷淋清水,取出,晾干	无具体要求

4. 醋制乌梅　《中国药典》2020年版未收载本炮制规格,常见地方标准制法及性状见表66-4。

表66-4　醋制乌梅常见地方标准制法及性状要求

来源	制法	性状
《江苏省中药饮片炮制规范》2020年版	取净乌梅,用米醋拌匀,待醋吸尽,置适宜的容器内,密闭,隔水加热2～4小时,取出,干燥。每100kg乌梅,用醋10kg	本品呈类球形或扁球形,直径1.5～3cm。表面乌黑色,皱缩不平,质较柔润,基部有圆形果梗痕。果核坚硬,椭圆形,棕黄色,表面有凹点;种子扁卵形,淡黄色。略有醋气,味极酸
《安徽省中药饮片炮制规范》2019年版	取净乌梅或乌梅肉,加米醋拌匀,置入适宜容器内(蒸笼或蒸桶中)密封,隔水加热蒸2～4小时,取出,干燥。每100kg乌梅,用米醋20kg	形同乌梅或乌梅肉,乌黑色,质较柔润。略有醋气

来源	制法	性状
《湖南省中药饮片炮制规范》2010年版	取净乌梅,加醋拌匀,润透,蒸约1小时,取出,晒干或烘干,筛去灰屑。每100kg乌梅,用醋15kg	形同乌梅
《江西省中药饮片炮制规范》2008年版	取净乌梅,用醋拌匀,吸尽后,入木甑内,蒸至黑色时,取出,干燥。每100kg乌梅,用醋20kg	形如乌梅或乌梅肉,乌黑色,质较柔润,略有醋气
《河南省中药饮片炮制规范》2005年版	醋乌梅:取净乌梅与醋拌匀,闷润至醋尽时,置笼屉中蒸透为度,取出,放凉,剥取净肉,晾干。每100kg乌梅肉,用醋18kg	形如乌梅,乌黑色,质较柔润,略有醋气
《河南省中药饮片炮制规范》2005年版	醋拌乌梅:将乌梅肉与醋拌匀,闷润至醋尽,取出,晾干。每100kg乌梅肉,用醋18kg	形如乌梅肉,乌黑色、质较柔润,略有醋气
《贵州省中药饮片炮制规范》2005年版	取净乌梅或乌梅肉,加米醋拌匀,闷润2~3小时,隔水蒸透,取出,稍晾,拌回蒸液,再晒至六成干,切片或段,干燥	形同乌梅或乌梅肉,乌黑色,质较柔润,略有醋气

5. 酒乌梅 《中国药典》2020年版未收载本炮制规格,常见地方标准制法及性状见表66-5。

表66-5 酒乌梅常见地方标准制法及性状要求

来源	制法	性状
《山东省中药饮片炮制规范》2022年版	取净乌梅,加黄酒拌匀,闷透,置炒制容器内,用文火炒干,取出,放凉每100kg乌梅,用黄酒10~20kg	本品呈类球形或扁球形,直径1.5~3cm。表面乌黑色或棕黑色,有亮光,皱缩不平,基部有圆形果梗痕。果核坚硬,椭圆形,棕黄色,表面有凹点;种子扁卵形,淡黄色。微有酒香气,味极酸

6. 制乌梅 《中国药典》2020年版未收载本炮制规格,常见地方标准制法及性状见表66-6。

表66-6 制乌梅常见地方标准制法及性状要求

来源	制法	性状
《上海市中药饮片炮制规范》2018年版	将药材除去杂质,快洗,沥干,置蒸具内蒸至黑色,干燥	本品呈类球形或扁球形,直径1.5~3cm。表面乌黑色或棕黑色,极皱缩,基部有圆形果柄痕,外层肉质柔软。果核坚硬,类椭圆形,棕色,表面有凹点,内有种子1粒。气微,味酸

7. 炒乌梅 《中国药典》2020年版未收载本炮制规格,常见地方标准制法及性状见表66-7。

表 66-7　炒乌梅常见地方标准制法及性状要求

来源	制法	性状
《浙江省中药炮制规范》2015 年版	取乌梅饮片,照清炒法炒至表面棕黑色、微鼓起时,取出,摊凉	表面棕黑色,微鼓起
《云南省中药饮片炮制规范》1986 年版	取原药拣净杂质,放入锅内,用武火炒至皮肉焦黑,取出,晾冷即可	焦黑色

8. **蒸乌梅**　《中国药典》2020 年版未收载本炮制规格,常见地方标准制法及性状见表66-8。

表 66-8　炒乌梅常见地方标准制法及性状要求

来源	制法	性状
《湖北省中药饮片炮制规范》2018 年版	取净乌梅,置蒸具内蒸软,干燥	本品呈类球形或扁球形,直径 1.5～3cm。表面乌黑色或棕黑色,皱缩不平,基部有圆形果梗痕。果核坚硬,椭圆形,棕黄色,表面有凹点。种子扁卵形,淡黄色。气微,味极酸

【金老谈乌梅炮制历史】

综合古代乌梅的炮炙方法,主要有炒、烧、焙、蒸、煮等法,有不加辅料,也有加辅料。辅料有酒、醋、盐、蜜等,下面分别予以介绍。

一、不加辅料炮炙

包括炒、熬、煨、炙、烧、炒、蒸等,每一种炙法中又有不同的炮炙要求。

1. **炒法**　宋代《太平圣惠方》中有"炒""微炒""炒令燥"的记载。此后,文献又有不同要求,如《类编朱氏集验医方》提到"炒干";明代《普济方》提到"去核炒""捶碎,炒令焦黄色。"

2. **烧法**　宋代《证类本草》中有"烧为末,杵末"的记载。此后,文献又有不同要求,如宋代《传信适用方》提到"烧灰",元代《丹溪心法》提到"烧灰存性",明代《鲁府禁方》提到"连核烧存性",清代《增广验方新编》提到"烧成炭"。

3. **焙法**　宋代《普济本事方》中有"焙干"的记载。此后,文献又有不同要求,如《太平惠民和剂局方》曰:"凡使:先洗,捶,去核,取肉,微炒过用之。"《洪氏集验方》曰:"去仁,瓦上焙干。"金代《儒门事亲》曰:"去核,细切,焙干为末。"明代《普济方》曰:"焙微黄。""去核捶碎焙干。"

4. **炙法**　唐代《备急千金要方》中有"著一斗米下蒸,令饭熟,去核"的记载。此后,文献又有新的要求,如明代《本草纲目》曰:"取青梅篮盛,于灶上熏黑。若以稻灰淋汁润湿蒸过,则肥泽不蠹。"

5. **熬法**　晋代《肘后备急方》中有"熬"的记载。此后,文献又有不同要求,如唐代《备急千金要方》曰:"入丸散者,熬之。"《新修本草》曰:"用之去核微熬之。"

6. **炙法**　晋代《肘后备急方》中有"炙燥"的记载。此后,唐代《外台秘要》、明代《奇效良方》、清代《本草纲目拾遗》都作了相同记载。

7. **炙法**　宋代《疮疡经验全书》中有"煅存性"的记载。此后,清代《外科大成》《本草述》《傅青主女科》都有相似要求。《得配本草》还指出"去核炒炭，敷疮蚀恶肉立效"。

8. **熏法**　宋代《证类本草》中最早记有"五月采其黄实，火熏干作乌梅""今人多用烟熏为乌梅"。此后，明代《本草纲目》尚有"取青梅篮盛，于灶上熏黑"的记载。清代《本草原始》亦见类似要求。

9. **炮法**　明代《普济方》中有"炮"的记载。

二、加辅料炮炙

应用的辅料有酒、醋、腊、蜜、巴豆、米泔水、酥、姜汁、童便、面及韭汁等，其中以酒最为常见。

1. **酒制**　明代《保婴撮要》中有"酒浸，肉研烂"。此后，文献还有不同要求，如清代《本草述》曰："不犯铁器，布揩去土，瓷瓦刮屑，好酒浸一宿。"

2. **醋制**　汉代《金匮玉函经》中有"以苦酒浸乌梅一宿，去核，蒸之五升米下，饭熟取捣成泥"。此后，唐代《备急千金要方》、宋代《圣济总录》、清代《医方集解》《时方妙用》等均有类似记载。唐代《外台秘要》载"醋浸剥取肉"，明代《普济方》载"醋煮，去瓤""去核，醋浸布裹蒸"，清代《长沙药解》载"醋浸一宿，去核米蒸"。

3. **蜜制**　唐代《备急千金要方》中有"蜜酢中半渍梅一宿，蒸三斗米下，去核，捣如泥"的记载。此后，宋代《证类本草》要求"擘破，水渍，以少蜜相和"，明代《外科正宗》又要求"蜜拌蒸取肉，捣膏"。

4. **盐制**　宋代《太平圣惠方》中有"盐梅肉"。此后，文献又有不同要求，如《疮疡经验全书》曰："一斤去核仁白，凡食盐各五钱拌和，再加蜒蝣不拘多少，层层间之一日夜，取梅晒干，收尽汁再晒干，煅灰存性临用加入。"明代《本草乘雅半偈》曰："取青梅盐汁渍之，日晒夜浸，十日成矣，久乃生霜。"故有清代《本草备要》曰："盐渍为白梅。"

对于炮制目的的论述主要是关于"烧灰"，始载于元代《汤液本草》，曰："治一切恶疮肉出，以乌梅烧为灰；杵末，敷上，恶肉立尽。"此后，明代《本草原始》曰："痢血乌梅肉一两烧为末。"清代《握灵本草》曰："恶疮胬肉，用乌梅肉烧存性，研傅恶肉上，一夜立尽……"此外，《本草纲目》记载"若以稻灰淋汁润湿蒸过，则肥泽不蠹"。清代《本草便读》还有"白霜梅即青梅，用盐水浸之，日晒夜浸十日后即有霜起乃成……以酸碱之性，碱能润下，酸能通泄也"。目前为止，乌梅的炮制方法主要有乌梅捣碎或去核生用、蒸乌梅、醋蒸乌梅、炒炭、煅炭等。1977年版《中国药典》收载了除杂生用和炒炭两种。

【金老论乌梅炮制与临床】

一、临床功效与主治

本品味酸、涩，性平。归肝、脾、肺、大肠经。敛肺，涩肠，生津，安蛔。用于肺虚久咳，久痢滑肠，虚热消渴，蛔厥呕吐腹痛；近多治胆道蛔虫症（表66-9）。

表66-9　乌梅各临床常用炮制规格功效、主治对比

炮制规格	功效	主治
乌梅	敛肺，涩肠，生津，安蛔	用于肺虚久咳，久痢滑肠，虚热消渴，蛔厥呕吐腹痛；近多治胆道蛔虫症

续表

炮制规格	功效	主治
乌梅肉	同乌梅	用于肺虚久咳,久泻久痢,虚热消渴,蛔厥呕吐腹痛
乌梅炭	涩肠,止血	用于便血不止,尿血,妇人血崩
醋制乌梅	同乌梅	用于蛔厥,久痢
制乌梅	同乌梅	用于肺虚久咳,久泻久痢,虚热消渴,蛔厥呕吐腹痛
酒乌梅	同乌梅	
炒乌梅	同乌梅	
蒸乌梅	同乌梅	

二、临床调剂

1. **用法用量** 6～12g。

2. **临床使用与禁忌** 本品酸涩收敛,内有实热积滞者不宜单用。

3. **贮藏** 置阴凉干燥处,防潮。

本品临床常用炮制规格与调剂注意事项见表66-10。

表66-10 乌梅临床常用炮制规格与调剂注意事项

炮制规格	处方名	用法用量	特殊禁忌	特殊贮藏方法
乌梅	乌梅	6～12g	内有实热积滞者不宜单用	置阴凉干燥处,防潮
乌梅肉	乌梅肉			
乌梅炭	乌梅炭、炒乌梅			
醋制乌梅	乌梅、醋制乌梅、醋乌梅、制乌梅			
酒乌梅	酒乌梅			
制乌梅	制乌梅			
炒乌梅	炒乌梅			
蒸乌梅	蒸乌梅			

前 胡

【来源】

本品为伞形科植物白花前胡 *Peucedanum praeruptorum* Dunn 的干燥根。冬季至次春茎叶枯萎或未抽花茎时采挖,除去须根,洗净,晒干或低温干燥。

【炮制规格】

1. **前胡**

(1)《中国药典》2020年版标准:除去杂质,洗净,润透,切薄片,晒干。

性状:本品呈类圆形或不规则形的薄片。外表皮黑褐色或灰黄色,有时可见残留的纤维状叶鞘残基。切面黄白色至淡黄色,皮部散有多数棕黄色油点,可见一棕色环纹及放射状纹理。气芳香,味微苦、辛。

（2）地方标准（表 67-1）

表 67-1　前胡常见地方标准制法及性状要求

来源	制法	性状
《北京市中药饮片炮制规范》2023 年版	取原药材,除去杂质及残茎,洗净,浸泡 1～2 小时,取出,闷润 8～12 小时,至内外湿度一致,切厚片,晒干或低温干燥,筛去碎屑	本品为类圆形或不规则形的厚片。外表皮黑褐色或灰黄色,有时可见残留的纤维状叶鞘残基。切面黄白色至淡黄色,皮部散有多数棕黄色油点,可见一棕色环纹及放射状纹理。气芳香,味微苦、辛
《天津市中药饮片炮制规范》2012 年版	除去杂质,洗净,润透,切薄片,晒干	本品呈类圆形或不规则形的薄片。外表皮黑褐色或灰黄色,有时可见残留的纤维状叶鞘残基。切面黄白色至淡黄色,皮部散有多数棕黄色油点,可见一棕色环纹及放射状纹理。气芳香,味微苦、辛
《湖南省中药饮片炮制规范》2010 年版	取原药材,除去杂质,洗净,润透,切厚片,干燥,筛去碎屑	为不规则类圆形厚片,表面黑褐色或灰黄色,切面淡黄白色,皮部散有多数棕黄色油点,形成层环纹棕色,射线放射状。气芳香,味微苦、辛
《陕西省中药饮片标准》第二册（2009 年）	取药材硬前胡,除去杂质及残茎,洗净,润透,切厚片,干燥	本品呈类圆形或不规则形厚片,直径至 1.2cm。切面多数木部纤维性,约占直径的 2/3～3/4,淡黄白色;形成层环纹棕黄色,韧皮部菲薄,淡棕色。周皮表面灰黄色至棕黑色;根头者常残留茎基及纤维状叶鞘,周围有密集的细环纹;茎基直径 0.3～1.0cm,质地紧密,中心为白色的髓部;下部者及支根表皮紧密,表面有稍扭曲的纵沟、纵皱纹及横向皮孔。气芳香,味淡,久嚼味微苦、辛
《江西省中药饮片炮制规范》2008 年版	除去杂质,洗净,润透,切薄片,干燥	本品呈不规则的薄片,直径 0.5～2cm。表面黄白色或淡黄白色,可见一棕色环及放射状纹理,皮部散有多数棕黄色油点。周边黑褐色或灰黄色,根头部片可见茎痕及纤维状叶鞘残基和密集的细环纹。气芳香,味微苦、辛。无霉变、虫蛀
《上海市中药饮片炮制规范》2008 年版	将原药除去枯茎等杂质,洗净,润透,切厚片,晒或低温干燥,筛去灰屑	本品为类圆形的切厚片,直径 0.3～2cm。表皮灰黄色或黑褐色,有的可见纵皱纹、横环纹横向皮孔茎痕及纤维状叶鞘残基。切面淡黄白色,具淡棕色环纹（形成层）和放射状纹理,并有众多淡棕色油点。质坚。气芳香,味微苦、辛

续表

来源	制法	性状
《广西壮族自治区中药饮片炮制规范》2007年版	除去杂质,洗净,润透,切薄片,干燥,筛去灰屑	为不规则类圆形薄片,表面黑褐色或灰黄色。质较柔软,干者质硬,可折断,切面淡黄白色,皮部散有多数棕黄色油点,形成层环纹棕色,射线放射状。气芳香,味微苦
《重庆市中药饮片炮制规范》2006年版	除去杂质及残茎,洗净,润透,切薄片,晒干	为不规则类圆形薄片,直径1～2cm。周边黑褐色或灰黄色,有纵沟及皮孔。质较柔软,干者质硬。切面淡黄白色,皮部散有多数棕黄色油点,形成层环纹棕色,射线放射状。气芳香,味微苦、辛
《安徽省中药饮片炮制规范》2005年版	取原药材,除去杂质,洗净,润透,切薄片,干燥或低温干燥,筛去碎屑	为不规则类圆形薄片。切面淡黄白色,可见一棕色环(形成层)及放射状纹理,皮部散在多数棕黄色油点;周边黑褐色或灰黄色。气芳香,味微苦、辛
《浙江省中药炮制规范》2005年版	取原药,除去杂质,洗净,略润,切薄片,低温干燥	多为类圆形或不规则形的薄片,直径0.5～2cm。表面黑褐色或灰黄色,有的可见纵皱纹、环纹、横向皮孔或残留的纤维状叶鞘残基。切面黄白色至淡黄色,散生不明显的棕黄色小油点,皮部厚,具放射状裂隙,形成层环棕色,木部具放射状纹理。气香,味微苦、辛
《河南省中药饮片炮制规范》2005年版	除去杂质,洗净,润透,切薄片,晒干	为类圆形薄片。周边黑褐色或灰黄色。切面黄白色或类白色,可见棕色环及放射状纹理,皮部散在多数棕黄色油点。气芳香,味微苦辛
《贵州省中药饮片炮制规范》2005年版	取原药材,除去杂质,洗净,润透,切薄片,晒干	为不规则的圆形薄片。周边黑褐色或灰黄色,可见密集的细环纹、纵沟、纵皱纹或横向皮孔。切面类白色至淡黄白色,皮部散有多数棕黄色油点,形成层环纹棕色,射线放射状。气芳香,味微苦、辛
《江苏省中药饮片炮制规范》2002年版	取原药材,除去杂质,洗净,润透,切薄片,晒干或低温干燥	为不规则类圆形薄片,切面淡黄白色,可见一棕色环(形成层)及放射状纹理,皮部散在多数棕黄色油点;周边黑褐色或灰黄色。气芳香,味微苦、辛
《四川省中药饮片炮制规范》2002年版	除去杂质,洗净,润透,切薄片,干燥	白花前胡:本品为类圆形薄片。表面黑褐色或灰黄色,切面淡黄白色,可见一棕色环及放射状纹理,皮部有多数棕黄色油点。气芳香 紫花前胡:切面类白色,放射状纹理不明显
《福建省中药饮片炮制规范》1998年版	除去杂质,洗净,润透,切薄片,干燥	呈片状,片厚1～2mm。切面淡黄色或类白色,皮部散有多数棕黄色油点,形成层环棕色,射线放射状或不明显,外皮黑褐色或灰黄色。气芳香,味微苦、辛

续表

来源	制法	性状
《山东省中药炮制规范》1990年版	除去杂质及残茎,用清水洗净,润透,切薄片,干燥	为不规则的类圆形薄片,片面淡黄白色或黄色,可见棕色形成层环纹,放射状纹理及多数棕黄色油点,周边黑褐色或灰黄色。质较柔软,气芳香,味微苦、辛
《吉林省中药饮片炮制规范》1986年版	除去杂质,洗净泥土,用水浸泡至约五成透时,捞出,润透,切1.5mm片,晒干	无具体要求
《辽宁省中药炮制规范》1986年版	除去杂质和残茎,洗净,润透,切薄片,晒干或低温干燥,筛去灰屑	片厚1~2mm,味微苦辛
《云南省中药饮片炮制规范》1986年版	取原药拣净杂质,用水浸泡1~2小时,捞出,吸润约24小时,吸至透心,铡成厚约1.7mm的圆片,晒干,簸净芦须即可	圆片:厚不超过2.5mm,片边黄棕色至黑褐色,片面黄白色,有棕色圈
《甘肃省中药饮片炮制规范》1980年版	除去杂质,夏季泥土,捞出,润透,切片,晒干	无具体要求
《湖北中草药炮制规范》1979年版	拣去杂质,洗净,沥干,润透后切薄片,晒干或烘干,筛去灰屑	片面色黄白,微现菊花心,气香
《江苏省中药饮片炮制规范》1980年版	将原药拣去杂质,洗净,淋水润透,切薄片,干燥	本品为黄白色的薄片,表面有菊花纹,有香气

2. 蜜前胡

（1）《中国药典》2020年版标准:先将炼蜜加适量沸水稀释后,加入前胡片中拌匀,闷透,置炒制容器内,用文火炒至不粘手,取出,放凉。

性状:本品形如前胡片,表面黄褐色,略具光泽,滋润。味微甜。

（2）地方标准(表67-2)

表67-2　蜜前胡常见地方标准制法及性状要求

来源	制法	性状
《北京市中药饮片炮制规范》2023年版	取炼蜜,加适量沸水稀释,淋入前胡片中,拌匀,闷润2~4小时,置热锅内,用文火炒至表面深黄色,不粘手时,取出,晾凉。每100kg前胡片,用炼蜜25kg	本品为类圆形或不规则形的厚片。表面深黄色至黄褐色,略有光泽。味微甜
《上海市中药饮片炮制规范》2018年版	取前胡,照蜜炙法炒至蜜汁吸尽不粘手。每100kg前胡,用炼蜜25kg	棕黄色,滋润,稍粘手,具蜜糖香气,味甜而微苦、辛
《湖南省中药饮片炮制规范》2010年版	将炼蜜用适量开水稀释后,加入前胡片拌匀,闷润,置热锅内,文火炒至表面深黄色,不粘手为度,取出,摊晾,凉后及时收藏。每100kg前胡,用炼蜜25kg	形如前胡,表面深黄色,略有光泽,味微甜

来源	制法	性状
《陕西省中药饮片标准》第二册（2009 年）	将炼蜜用适量开水稀释后，加入饮片硬前胡拌匀，闷润，文火炒至表面深黄色，不粘手为度，取出，摊晾，凉后及时收藏	本品呈类圆形或不规则形厚片，直径至 1.2cm，表面有黏性，微具光泽。切面多数木部纤维性，约占直径的 2/3～3/4，淡棕黄色；形成层环纹棕黄色，韧皮部菲薄，淡棕色。周皮表面棕黄色至棕黑色；根头者常残留茎基及纤维状叶鞘，周围有密集的细环纹；茎基直径 0.3～1.0cm，质地紧密，中心为黄白色的髓部；下部及支根表皮紧密，表面有稍扭曲的纵沟、纵皱纹及横向皮孔。气芳香，味甜，久嚼微苦、辛
《江西省中药饮片炮制规范》2008 年版	将炼蜜用适量开水稀释后，加入前胡片拌匀，闷润，文火炒至表面深黄色，不粘手为度，取出，摊晾，凉后及时收藏	形如前胡片，表面深黄色，略有光泽，具黏性。味微甜
《广西壮族自治区中药饮片炮制规范》2007 年版	取炼蜜加开水适量化开，加生前胡拌匀，稍闷，置锅内用文火炒至不粘手，取出，放凉。每 100kg 生前胡用炼蜜 25kg	形如生前胡，表面深黄色，略有光泽，味微甜
《重庆市中药饮片炮制规范》2006 年版	将炼蜜用适量开水稀释后，加入净前胡片中拌匀，闷润，置热锅内，文火炒至表面深黄色，不粘手为度，取出，摊晾，凉后及时收藏	颜色加深，呈深黄色，略具黏性和光泽，有蜜香气，味微甜
《安徽省中药饮片炮制规范》2005 年版	将炼蜜稀释后，加入净前胡片拌匀，闷润，置热锅内，文火炒至表面深黄色，不粘手为度，取出，摊晾，凉后及时收藏。每 100kg 前胡，用炼蜜 25kg	形同前胡，表面深黄色，略有光泽，味微甜
《浙江省中药炮制规范》2005 年版	取前胡，与炼蜜拌匀，稍闷，炒至不粘手时，取出，摊凉。每前胡 100kg，用炼蜜 15～20kg	表面及切面黄褐色，略具光泽，滋润。味微甘而苦、辛
《河南省中药饮片炮制规范》2005 年版	将炼蜜用适量开水稀释后，加入净前胡片中拌匀，闷润，置热锅内，文火炒至表面深黄色，不粘手为度，取出，摊晾，凉后及时收藏	形如前胡片，表面深黄色，略有光泽。味微甜
《贵州省中药饮片炮制规范》2005 年版	将炼蜜用稀释后，加入前胡片拌匀，闷润，置热锅内，文火炒至表面深黄色，不粘手为度，取出，摊晾，凉后及时收藏	形同前胡。色泽加深，略有光泽，味微甜
《江苏省中药饮片炮制规范》2002 年版	取炼蜜加开水少许化开，与前胡片拌匀，稍闷，用文火炒至不黏手，取出放凉。每 100kg 前胡，加炼蜜 25kg	形同前胡片，表面深黄色，略有光泽，味微甜

续表

来源	制法	性状
《江苏省中药饮片炮制规范》2002年版	取炼蜜加开水少许化开,与前胡片拌匀,稍闷,用文火炒至不粘手,取出放凉。 每100kg前胡,加炼蜜25kg	形同前胡片,表面深黄色,略有光泽,味微甜
《福建中药饮片炮制规范》1998年版	将炼蜜用适量开水稀释后,加入净前胡片中拌匀,闷润,置热锅内,文火炒至表面深黄色,不粘手为度,取出,摊晾,凉后及时收藏	形如前胡。色更深,味甜,返潮发黏
《山东省中药炮制规范》1990年版	将炼蜜用适量开水稀释后,加入净前胡片中拌匀,闷润,置热锅内,文火炒至表面深黄色,不粘手为度,取出,摊晾,凉后及时收藏 每100kg前胡片,用炼蜜25kg	形如前胡,表面呈深黄色,略有光泽,味微甜
《甘肃省中药饮片炮制规范》1980年版	取炼蜜文火炼沸,兑水适量,将前胡倒入,拌匀,炒至不粘手为度,出锅,晾凉。 每前胡100kg,用蜂蜜20kg	无具体要求

3. **炒前胡** 《中国药典》2020年版未收载本炮制规格,常见地方标准制法及性状见表67-3。

表67-3　炒前胡常见地方标准制法及性状要求

来源	制法	性状
《浙江省中药炮制规范》2015年版	取前胡饮片,文火炒至表面深黄色,微具焦斑时,取出,摊凉	表面及切面色较深,微具焦斑
《河南省中药饮片炮制规范》2005年版	取净前胡片,文火炒至表面呈黄色,取出,摊凉	形如前胡片,表面呈黄色,有焦斑。具焦香气

【金老谈前胡炮制历史】

综合古代前胡的炮炙方法,主要有炮、熬、炙、煨、烧、炒、蒸、煮等法,有不加辅料,也有加辅料。辅料有酒、醋、姜汁、米泔、纸、蜜等,下面分别予以介绍。

一、不加辅料炮炙

熬法 唐代《千金翼方》提到"熬",但不多见。

二、加辅料炮炙

应用的辅料有竹沥水、生姜汁。

1. **竹沥水制** 南朝刘宋《雷公炮炙论》中较早提到"细锉,用甜竹沥浸令润,于日中(晒)干用之",明代《医学入门》提到"水洗,刮去黑皮并芦,或用竹沥浸晒干",以后,《本草纲目》《本草原始》《炮炙大法》中都有相同的记述。

2. **生姜汁制** 宋代《太平惠民和剂局方》提到"生姜汁制炒",明代《仁术便览》也提到"去芦毛,姜制用"。

前胡最早的炮制方法是南朝刘宋时期的竹沥水制,到唐代发展了熬法,宋代又发展了姜炙。竹沥具有清热化痰、止咳定喘的功效,前胡用竹沥炙,可起到协同作用,加强了化痰镇咳平喘作用,鲜姜炙可起到止呕逆的协同作用。

现代前胡的炮炙方法有炒法(苏州、浙江),蜜炙法(北京、河南等)。炒法是熬法的演变,蜜炙是新发展起来的,竹沥炙和姜炙未保留下来。从前胡的宣散风热、止咳消痰的药性讲,蜜虽有润肺镇咳的功效,但它与前胡的协同作用看来是不如竹沥的,因蜜是润肺补剂,用于宣剂不相宜,竹沥性寒而滑,对风火燥热而有痰者最宜,所以,用竹沥水及姜汁炙前胡的传统方法有加以恢复的必要,这也是炮制研究工作者探讨的课题之一。

【金老论前胡炮制与临床】

一、临床功效与主治

本品味苦、辛,性微寒。归肺经。降气化痰,散风清热,用于痰热喘满,咳痰黄稠,风热咳嗽痰多(表67-4)。

表67-4　前胡各临床常用炮制规格功效、主治对比

炮制规格	功效	主治
前胡	降气化痰,散风清热	用于痰热喘满,咳痰黄稠,风热咳嗽痰多
蜜前胡	增强润肺止咳作用	尤宜于久咳肺虚或燥咳痰少之证
炒前胡	散风清热,降气化痰。缓和其寒性	用于风热咳嗽痰多,痰热喘满,咳痰黄稠

二、临床调剂

1. **用法用量**　3～10g。
2. **临床使用与禁忌**　因系苦泄宣散之品,故阴虚火嗽,寒饮咳喘,均不宜用。
3. **贮藏**　置阴凉干燥处,防霉,防蛀。蜜前胡密闭。

本品临床常用炮制规格与调剂注意事项见表67-5。

表67-5　前胡临床常用炮制规格与调剂注意事项

炮制规格	处方名	用法用量	特殊禁忌	特殊贮藏方法
前胡	前胡、生前胡	3～10g	阴虚火嗽,寒饮咳喘,均不宜用	置阴凉干燥处,防霉,防蛀。蜜前胡密闭
蜜前胡	蜜前胡、蜜炙前胡			
炒前胡	炒前胡			

独　活

【来源】

本品为伞形科植物重齿毛当归 *Angelica pubescens* Maxim. f. *biserrata* Shan et Yuan 的干燥

根。春初苗刚发芽或秋末茎叶枯萎时采挖,除去须根和泥沙,烘至半干,堆置 2～3 天,发软后再烘至全干。

【炮制规格】

独活

(1)《中国药典》2020 年版标准:除去杂质,洗净,润透,切薄片,晒干或低温干燥。

性状:本品呈类圆形薄片。外表皮灰褐色或棕褐色,具皱纹。切面皮部灰白色至灰褐色,有多数散在棕色油点,木部灰黄色至黄棕色,形成层环棕色。有特异香气。味苦、辛、微麻舌。

(2)地方标准(表68-1)

表68-1　独活常见地方标准制法及性状要求

来源	制法	性状
《上海市中药饮片炮制规范》2018 年版	将药材除去黑色油脂及杂质,洗净,润透,切薄片,阴干或低温干燥,筛去灰屑	本品为类圆形或不规则的切片,直径 0.2～3cm。表面棕褐色或暗褐色,具纵皱纹,有的可见横长皮孔样突起及须根痕。切面灰黄色至黄棕色,散有众多棕色油点,并可见 1 轮或数轮棕色环纹及裂隙。气浓香特异,味苦、辛,略有麻舌感
《天津市中药饮片炮制规范》2012 年版	除去杂质,洗净,润透,切薄片,晒干或低温干燥	本品呈类圆形薄片。外表皮灰褐色或棕褐色,具皱纹。切面皮部灰白色至灰褐色,有多数散在棕色油点,木部灰黄色至黄棕色,形成层环棕色。有特异香气。味苦、辛、微麻舌
《湖南省中药饮片炮制规范》2010 年版	取原药材,除去杂质,洗净,润透,切圆厚片,晒干或低温干燥,筛去碎屑	为类圆形厚片,质较硬,受潮则变软,片周边深黄棕色,切面皮部灰白色,有多数散在的棕色油室,木部灰黄色至黄棕色,形成层环棕色。有特异香气,味苦、辛、微麻舌
《陕西省中药饮片标准》第二册(2009 年)	取药材独活,除去杂质,洗净,润透,切薄片,晒干或低温干燥	本品为类圆形、长圆形或不规则形薄片,直径 0.3～3cm。切面皮部灰白色,有多数散在的棕色油室,木部灰黄色至黄棕色,形成层环棕色。周皮表面灰褐色或棕褐色,具纵皱纹,可见横长皮孔样突起及稍突起的细根痕;根头部切片多横皱纹,有的具茎、叶的残基或凹陷。有特异香气,味苦、辛、微麻舌
《江西省中药饮片炮制规范》2008 年版	除去杂质,大小分开,抢水洗净,稍润,切薄片,低温干燥	本品为类圆形的薄片。表面皮部灰白色,可见多数散在的棕色油点,木部灰黄色至黄棕色,形成层环棕色。周边灰褐色或棕褐色,有的可见纵皱纹及须根痕。有特异香气,味苦、辛、微麻舌。无霉变、虫蛀
《北京市中药饮片炮制规范》2008 年版	取原药材,除去杂质,大小分开,洗净,浸泡 2～4 小时,至约七成透时,取出,闷润 12～18 小时,至内外湿度一致,切薄片,晒干或低温干燥,筛去碎屑	本品为类圆形薄片。外表皮灰褐色或棕褐色,具纵皱纹。切面皮部灰白色,有多数散在的棕色油室,木部灰黄色至黄棕色,形成层环棕色。具特异香气,味苦、辛、微麻舌

来源	制法	性状
《广西壮族自治区中药饮片炮制规范》2007年版	除去杂质及黑色油枝,抢水洗净,润透,切薄片,晒干或低温干燥	为类圆形薄片,表面灰褐色或棕褐色,质较硬,受潮则变软,切面皮部灰白色,有多数散在的棕色油室,木质部黄色至黄棕色,形成层环棕色。有特异香气,味苦、辛、微麻舌,无杂质,无黑色泛油片
《重庆市中药饮片炮制规范》2006年版	除去杂质,洗净,润透,切薄片,晒干或低温干燥	为类圆形薄片,直径1.5~3cm。周边灰褐色或棕褐色,具皱纹,有隆起的横长皮孔。质较硬,受潮则变软,切面皮部灰白色,有多数散在的棕色油室,木部灰黄色至黄棕色,形成层环棕色。有特异香气,味苦辛、微麻舌
《安徽省中药饮片炮制规范》2005年版	取原药材,除去杂质及走油变黑者,大小分档,抢水洗净,润透,切薄片,低温干燥,筛去碎屑	为类圆形薄片。切面皮部灰白色,可见多数黄棕色或棕色油点,木部灰黄色至黄棕色,形成层环棕色;周边灰褐色或棕褐色。具有特异香气,味苦、辛、微麻舌
《浙江省中药炮制规范》2005年版	取原药,抢水洗净,切薄片,低温干燥	多为类圆形的薄片,直径0.5~3cm。表面灰褐色或棕褐色,有的可见纵皱纹及须根痕。切面皮部厚,灰白色,散生多数棕色麻点状的油室,形成层环明显,木部灰黄色至黄棕色,隐约可见放射状纹理。香气特异,味苦、辛、微麻舌
《河南省中药饮片炮制规范》2005年版	除去杂质,洗净,润透,切薄片,晒干或低温干燥	本品为类圆形薄片。表面棕褐色或灰褐色,可见多数黄棕色或棕色油点,中心灰黄色至黄棕色,显棕色环纹。周边灰褐色或棕褐色。有特异香气,味苦、辛、微麻舌
《贵州省中药饮片炮制规范》2005年版	取原药材,除去杂质及变黑者,抢水洗净,润透,切薄片,低温干燥	本品为类圆形薄片。切面皮部灰白色,有多数散在的棕色油室,木部灰黄色至黄棕色,形成层环棕色。周边灰褐色或棕褐色,具纵皱纹。质较硬,受潮则变软。有特异香气,味苦、辛、微麻舌
《四川省中药饮片炮制规范》2002年版	除去杂质,洗净,润透,切薄片,干燥	本品为类圆形薄片。外表灰褐色或棕褐色,切面有一棕色环,皮部灰白色,可见多数散在的棕色油点,木部灰黄色至黄棕色。有特异香气,味苦、麻
《江苏省中药饮片炮制规范》2002年版	取原药材,除去杂质及走油变黑者,大小分档,抢水洗净,润透,切薄片,低温干燥	为类圆形薄片,切面皮部灰白色,可见多数黄棕色或棕色油点,木部灰黄色至黄棕色,显棕色环纹;周边灰褐色或棕褐色。具有特异香气,味苦、辛、微麻舌
《福建省中药饮片炮制规范》1998年版	除去杂质,洗净,润透,切薄片,低温干燥	本品呈片状,片厚1~2mm,切面皮部灰白色,有多数散在的棕色油点,木部灰黄色至黄棕色,形成层环棕色,外皮灰褐色或棕褐色。有特异香气,味苦辛、微麻舌

来源	制法	性状
《山东省中药炮制规范》1990年版	除去杂质及泛油变黑者,大小分档,抢水洗净,闷润至透,切薄片,干燥或低温干燥	本品为类圆形的薄片,片面黄白色至黄棕色,可见多数棕色油室,显棕色环纹;周边灰褐色或棕褐色,质柔韧。具特异香气,味苦、辛,微麻舌
《云南省中药饮片炮制规范》1986年版	九眼独活:取原药分开大小,拣净杂质,大个冬春浸泡约3~5小时,小个浸泡约2小时,夏秋大个浸泡约2小时,小个浸泡约1小时,捞出吸润约12小时至透心为度,切或铡成厚约2.7mm的圆片,晒干,筛净灰屑即可 香独活:取原药拣净杂质,用水淘洗泥土,捞出吸润约12小时至透心,切或铡成厚约3mm的圆片,晒干即可	圆片:九眼独活:厚不超过4mm,片面灰白色,现圆圈纹,片边灰棕色 香独活:片厚不超过3mm,显油性,棕褐色,片中有环纹,气香浓,味麻
《吉林省中药饮片炮制规范》1986年版	除去杂质,洗净泥上,捞出,润透,切2mm片,晒干	无具体要求
《辽宁省中药炮制规范》1986年版	除去杂质,洗净,润透,切片,晒干或低温干燥,筛去灰屑	片厚1~2mm,有香气,不泛油
《贵州省中药饮片炮制规范》1986年版	取原药材,除去杂质,用水洗净,沥去水分,闷透,用片刀切成厚片,干燥	片厚不超过0.3cm,无泥沙杂质,无虫蛀变
《甘肃省中药饮片炮制规范》1980年版	除去杂质,洗净泥土,捞出,润透,切片,晒干	无具体要求
《辽宁省中药炮制规范》1975年版	拣净杂质,除去残茎,分开大小个,洗净,润透切片,晒或低温烘干,筛除灰土	片厚1.7mm,有特异之香气

【金老谈独活炮制历史】

综合古代独活的炮炙方法,主要有炒、洗、浸等法,有不加辅料的,也有加辅料的。辅料有酒等,下面分别予以介绍。

一、不加辅料炮炙

包括炒法。

炒法　明代《外科理例》:"去节,炒。"明代《本草纲目》:"寻常去皮或焙用尔。"

二、加辅料炮炙

应用的辅料有酒。

酒制　清代《增补万病回春》:"酒洗。"清代《串雅补》:"酒炒。"清代《妇科玉尺》:"酒浸。"

【金老论独活炮制与临床】

一、临床功效与主治

本品味辛,苦,性微温。归肾、膀胱经。祛风除湿,通痹止痛。用于风寒湿痹,腰膝疼痛,少阴伏风头痛,风寒夹湿头痛。

二、临床调剂

1. **用法用量**　6~12g。
2. **临床使用与禁忌**
(1)本品有化燥伤阴之弊,素体阴虚及血燥者慎用。
(2)内风证忌用。
3. **贮藏**　置干燥处,防霉,防潮。

川　乌

【来源】

川乌为毛茛科植物乌头 *Aconitum carmichaelii* Debx. 的干燥母根。6 月下旬至 8 月上旬采挖,除去子根、须根及泥沙,晒干。

【炮制规格】

1. **川乌**
(1)《中国药典》2020 年版标准:除去杂质。用时捣碎。
性状:本品呈不规则的圆锥形,稍弯曲,顶端常有残茎,中部多向一侧膨大,长 2~7.5cm,直径 1.2~2.5cm。表面棕褐色或灰棕色,皱缩,有小瘤状侧根及子根脱离后的痕迹。质坚实,断面类白色或浅灰黄色,形成层环纹呈多角形。气微,味辛辣、麻舌。
(2)地方标准(表 69-1)

表 69-1　川乌常见地方标准制法及性状要求

来源	制法	性状
《上海市中药饮片炮制规范》2018 年版	将药材除去杂质,筛去灰屑,用时捣碎	本品呈多角状或不规则的圆锥形,稍弯曲,顶端常有残茎,中部多向一侧膨大,有小瘤状侧根及子根脱离后的痕迹;或顶端凹陷,有芽痕,具多数瘤状突起的分枝,直径 0.8~2.5cm。表面灰褐色或灰棕色,皱缩;或具细皱纹,质坚实;或质坚硬。断面类白色或浅灰黄色,可见多角形环纹;或粉性,有淡褐色小点形成的环纹。气微,味辛辣、苦而麻舌

续表

来源	制法	性状
《天津市中药饮片炮制规范》2012年版	除去杂质。用时捣碎	本品呈不规则的圆锥形,稍弯曲,顶端常有残茎,中部多向一侧膨大,长2～7.5cm,直径1.2～2.5cm。表面棕褐色或灰棕色,皱缩,有小瘤状侧根及子根脱离后的痕迹。质坚实,断面类白色或浅灰黄色,形成层环纹呈多角形。气微,味辛辣、麻舌
《湖南省中药饮片炮制规范》2010年版	取原药材,除去杂质,洗净,干燥,筛去碎屑。用时捣碎	呈不规则的圆锥形,稍弯曲,表面灰褐色,皱缩,有小瘤状侧根及子根脱落后的痕迹。质坚实,断面粉白色。气微,味辛辣、麻舌
《甘肃省中药炮制规范》2009年版	取原药材,除去杂质,洗净,捞出,干燥。用时捣碎	呈不规则圆锥形,稍弯曲,长2～7.5cm,直径12～25mm。表面棕褐色或灰棕色,顶端有凹陷的芽痕,侧边常留有母根或子根摘离的痕迹,下端渐小呈尖形,全体有瘤状突起的支根,习称"钉角"。质坚实,断面粉白色。气微,口尝有强烈麻舌感
《陕西省中药饮片标准》第一册(2009年)	取药材川乌,除去杂质,洗净,干燥	本品呈不规则的圆锥形,稍弯曲,顶端常有残茎,中部多向一侧膨大,长2～7.5cm,直径1.2～2.5cm。表面棕褐色或灰棕色,皱缩,有小瘤状侧根及子根脱离后的痕迹。质坚实,断面类白色或浅灰黄色,形成层环纹呈多角形。气微,味辛辣、麻舌
《江西省中药饮片炮制规范》2008年版	除去杂质。用时捣碎	本品呈不规则的圆锥形,稍弯曲,顶端常有残茎,中部多向一侧膨大,长2～7.5cm,直径1.2～2.5cm。表面棕褐色或灰棕色,皱缩,有小瘤状侧根及子根脱离后的痕迹。质坚实,断面类白色或浅灰黄色,形成层环纹呈多角形。气微,味辛辣、麻舌。无虫蛀
《北京市中药饮片炮制规范》2008年版	取原药材,除去杂质,洗净,干燥	本品呈不规则的圆锥形,稍弯曲,顶端常有残茎,中部多向一侧膨大,长2～7.5cm,直径1.2～2.5cm。表面棕褐色或灰棕色,皱缩,有小瘤状侧根及子根脱离后的痕迹。质坚实,断面类白色或浅灰黄色,形成层环纹呈多角形。气微,味辛辣、麻舌
《广西壮族自治区中药饮片炮制规范》2007年版	除去杂质,剪去残茎,洗净,干燥,用时捣碎	呈不规则的圆锥形,稍弯曲,顶端常有残茎,中部多向一侧膨大,长2～7.5cm,直径1.2～2.5cm。表面棕褐色或灰棕色,皱缩,有小瘤状侧根及子根脱离后的痕迹。质坚实,断面类白色或浅灰黄色,形成层环纹呈多角形。气微,味辛辣、麻舌

续表

来源	制法	性状
《重庆市中药饮片炮制规范》2006 年版	除去杂质，洗净，干燥，或润透，切厚片，干燥	为不规则的圆锥形，稍弯曲，顶端常有残茎，中部多向一侧膨大，长 2～7.5cm，直径 1.2～2.5cm。表面棕褐色或灰棕色，皱缩，有小瘤状侧根及子根脱离后的痕迹。质坚实，断面类白色或浅灰黄色，形成层环纹呈多角形。气微，味辛辣、麻舌
《安徽省中药饮片炮制规范》2005 年版	取原药材，除去杂质，洗净，干燥。用时捣碎	为不规则的圆锥形，稍弯曲，顶端常有残茎，中部多向一侧膨大，长 2～7.5cm，直径 1.2～2.5cm。表面棕褐色或灰棕色，皱缩，有小瘤状侧根及子根脱落后的痕迹。质坚实，断面类白色或浅灰黄色，形成层环纹呈多角形。气微，味辛辣、麻舌
《浙江省中药炮制规范》2005 年版	取原药，除去杂质。用时捣碎	为不规则的圆锥形，稍弯曲，顶端有时有残茎，中部多向一侧膨大，长 2～7.5cm，直径 1.2～2.5cm。表面灰棕色或棕褐色，皱缩，有小瘤状侧根及子根脱离后的痕迹。质坚实，断面类白色或浅灰黄色，形成层环多角形。气微，味辛辣、麻舌
《河南省中药饮片炮制规范》2005 年版	除去杂质。用时捣碎	呈不规则的圆锥形，稍弯曲，顶端常有残茎，中部多向一侧膨大，长 2～7.5cm，直径 1.2～2.5cm。表面棕褐色或灰棕色，皱缩，有小瘤状侧根及子根脱离后的痕迹。质坚实，断面类白色或浅灰黄色。形成层环纹呈多角形。气微，味辛辣、麻舌
《贵州省中药饮片炮制规范》2005 年版	取原药材，除去杂质。用时捣碎	本品呈不规则的圆锥形，稍弯曲，顶端常有残茎，中部多向一侧膨大，长 2～7.5cm，直径 1.2～2.5cm。表面棕褐色或灰棕色，皱缩，有小瘤状侧根及子根脱离后的痕迹。质坚实，断面类白色或浅灰黄色，形成层环纹呈多角形。气微，味辛辣、麻舌
《四川省中药饮片炮制规范》2002 年版	除去杂质，洗净，润透，切厚片，干燥	本品为不规则的圆锥形。表面棕褐色，断面粉白色或淡灰黄色。质坚实，味辛辣而麻舌
《江苏省中药饮片炮制规范》2002 年版	取原药材，除去杂质，洗净，干燥。用时捣碎	为不规则的圆锥形，稍弯曲，顶端常有残茎，长 2～7.5cm，直径 1.2～2.5cm，表面棕褐色或灰棕色，皱缩，质坚实，切面呈类白色或浅灰黄色。气微，味辛辣、麻舌
《山东省中药炮制规范》1990 年版	除去杂质，洗净，干燥	呈不规则的圆锥形，稍弯曲，长 20～75mm，直径 12～25mm。表面棕褐色或灰棕色，有细纵皱纹。上端有凹陷的芽痕，侧边常有瘤状侧根及子根摘离后的痕迹。下端渐小呈尖形，全体有瘤状隆起的支根，习称"钉角"，质坚实。断面类白色或淡黄色，形成层环纹呈多角形。气微，味辛辣，麻舌

来源	制法	性状
《辽宁省中药炮制规范》1986年版	除去杂质,用时捣碎	片厚1.3mm,微有麻辣味
《吉林省中药饮片炮制规范》1986年版	除去杂质,洗净泥土,晒干,用时捣碎	无具体要求
《云南省中药饮片炮制规范》1986年版	(1)取原药拣净杂质,淘洗泥土,浸泡3日,每日换水1次,捞出,每50kg用甘草2.5kg(打碎,加水10kg煮取汁。余渣再加水反复煮取汁),黑豆5kg(用水泡6小时后煮取汁5kg),2种药汁混合同川乌共煮,用文武火煮约4～6小时,以汁收干为度,取出放入甑内再用武火蒸约4～6小时,蒸至用刀试切,片心无白点(口尝如有强烈麻舌感,继续再蒸3～4小时),取出切成约2mm厚的顺片,晒或烘干,筛净灰碎即可 (2)取原药拣净杂质,淘洗泥土,浸泡3日,浸泡时每天换水一次,捞出,每50kg加甘草2.5kg(打碎),皂角1.5kg、白矾1kg及清水(以淹没为度)共煮沸约4小时,取出,再放入甑内用武火蒸约4～6小时,蒸至透心(用刀试切片心无白点,口尝无强烈麻舌感为度),取出稍晒,拣去辅料残渣,切成厚约2mm的直片,晒或烘干,筛去灰碎杂质即可	顺片(直片):厚不超过3mm,表面黑褐色,有胶口,炙透心则无白点,口尝略有麻舌感
《湖北中草药炮制规范》1979年版	拣净杂质,筛去灰土	片面色乌褐,有光泽,略现花纹

2. 制川乌

(1)《中国药典》2020年版标准:本品为川乌的炮制加工品。取川乌,大小个分开,用水浸泡至内无干心,取出,加水煮沸4～6小时(或蒸6～8小时)至取大个及实心者切开内无白心,口尝微有麻舌感时,取出,晾至六成干,切片,干燥。

性状:本品为不规则或长三角形的片。表面黑褐色或黄褐色,有灰棕色形成层环纹。体轻,质脆,断面有光泽。气微,微有麻舌感。

（2）地方标准（表 69-2）

表 69-2　制川乌常见地方标准制法及性状要求

来源	制法	性状
《北京市中药饮片炮制规范》2023 年版	取原药材,除去杂质,大小分开,浸泡 10~12 天,每日换水 2 次,每 3 天倒缸 1 次,泡至口尝无麻辣感为度,洗净,取出,加甘草银花水,用武火煮 3~4 小时,随时翻动,至内无白心为度,取出,晾四五成干,切厚片,干燥,筛去碎屑。每 100kg 川乌,用甘草 5kg、金银花 2kg 甘草银花水制法:取串碎的甘草 5kg、金银花 2kg,加水适量,煎煮二次,第一次 2 小时,第二次 1 小时,合并煎液,滤过,取滤液(约 50L)	本品为不规则或长三角形厚片。表面黑褐色或黄褐色,有灰棕色形成层环纹。体轻,质脆,断面有光泽。气微,微有麻舌感
《天津市中药饮片炮制规范》2022 年版	取净川乌,大小个分开,用水浸泡至内无干心,取出。另取净甘草加水煎煮二次,将两次煎煮液合并与浸好的川乌共煮至内无生心,口尝微有麻舌感时,取出,晾至软硬适宜时,切薄片,干燥。每川乌 100kg,用甘草 6.25kg	本品为不规则或长三角形的薄片。表面黑褐色或黄褐色,有灰棕色形成层环纹。体轻,质脆,断面有光泽。无臭,微有麻舌感
《浙江省中药炮制规范》2015 年版	取生川乌,大小分档,水漂 3~7 天,待内无干心,洗净,与豆腐加水共煮 3~4 小时,至口尝微有麻舌感时,取出,晾至六七成干,切片,干燥。每生川乌 100kg,用豆腐 25kg	为不规则形或长三角形的片。表面黑褐色或黄褐色。部分切面有光泽,有的有裂隙,形成层环灰棕色。质轻脆,纤维性。气微,微有麻舌感
《湖南省中药饮片炮制规范》2010 年版	取净川乌,大小分开,用水浸泡,春冬 3~4 日,夏秋 2~3 日,每日换水 1 次至内无干心,取出,(或加生姜、皂角、甘草按规定重量捣碎入锅)加水煮沸 4~6 小时(或蒸 6~8 小时)至取个大及实心者切开内无白心,口尝微有麻舌感时,取出,除去辅料,晾至六成干,切片,干燥。每 100kg 川乌,用生姜 10kg,甘草 5kg,皂角 3kg	为不规则或长三角形厚片,表面褐色或黄褐色,周皮黑色,有灰棕色形成层环纹。体轻,质脆,断面有光泽,气微,微有麻舌感
《甘肃省中药炮制规范》2009 年版	（1）取净生川乌,按大小个分开,用清水浸泡(以淹没药材为度),约 10 天。每天换水 2 次,倒缸或搅动 2~3 次,避免日晒,至稍有麻舌感时为止。另取捣碎的黑豆和甘草片加水煮至黑豆烂时,将黑豆、甘草捞去。将上述泡好的川乌倒入汤内,用武火煮至内无白心,微有麻舌感时,取出,晒至六七成干,再置缸内闷软,切厚片,晒干。每净生川乌 100kg,用黑豆 10kg,甘草 5kg （2）取净生川乌,按大小个分开,用清水浸泡至内无干心。加黑豆共同煮至内无白心、口尝微有麻舌感时,取出,除去黑豆,切厚片,晒干。每净生川乌 100kg 用黑豆 10kg （3）取净生川乌,按大小个分开,用水浸泡至内无干心,取出,加水煮沸 4~6 小时(或蒸 6~8 小时),至切开内无白心,口尝微有麻舌感时,取出,晾至六成干,切厚片,晒干	呈不规则形厚片。表面黑褐色或黄褐色,有光泽,可见灰棕色多角形环纹,中间有时有空洞。质轻脆。气微,味淡、微有麻舌感

来源	制法	性状
《上海市中药饮片炮制规范》2008 年版	将生川乌分档,用水浸漂至内无干心,洗净,置锅内,宽汤煮沸 4～6 小时或蒸 6～8 小时至内无白心,口尝几无麻或仅微有麻舌感,晒或晾至外干内润,切薄片,干燥,筛去灰屑	本品为类圆形或不规则形的薄片,多凹凸不平,直径 0.5～2.5cm。表面黑褐色或黄褐色。切面暗棕色至黑褐色,角质状,有灰色筋脉小点,形成环状,有的可见灰棕色环纹。体轻,质脆;或质坚。气微,味微苦,微有麻舌感
《江西省中药饮片炮制规范》2008 年版	(1)取净川乌,大小个分开,用水浸泡至内无干心,取出,加水煮沸 4～6 小时(或蒸 6～8 小时)至取大个及实心者切开内无白心,口尝微有麻舌感时,取出,晾至六成干,切片,干燥 (2)取净川乌,大小个分开,用清水漂 1～2 周,每天换水 2 次,至内无干心,取出,加生姜、甘草和皂角,用宽水煮 3～5 小时,切开内无白心,再换水煮 1～2 小时,口尝微有麻舌感时,取出,晾至六成干,切片,干燥。每 100kg 川乌,用生姜 2kg,甘草 5kg,皂角 1kg (3)取净川乌,大小个分开,用清水漂 7～10 天,每天换水 2～3 次,取出晾干后,加入生姜汁拌匀、润透,取出,入甑内用武火蒸 6～8 小时,取大个及实心者切开内无白心,口尝微有麻舌感时,取出,晾至六成干,切或刨薄片,干燥。每 100kg 川乌,用生姜 25kg	本品为不规则形或长三角形的片。表面黑褐色或黄褐色,形成层环纹灰棕色。体轻,质脆,断面有光泽。气微,微有麻舌感。无虫蛀
《广西壮族自治区中药饮片炮制规范》2007 年版	(1)取生川乌,大小分开,用水或饱和的生石灰水浸泡至内无干心,取出,加水煮沸 4～6 小时,至取大个及实心者切开内无白心,口尝微有麻舌感时,取出,晾至六成干或闷润后切薄片,干燥 (2)取生川乌,大小分开,用水浸泡 4～14 天,每天换水 2～3 次,浸至透心,口尝微有麻舌感时,取出;另取生姜、甘草(或加皂角)煮熬取汁,将漂过的川乌共置锅中煮 4～6 小时,至内无白心熟透为度,取出,晒至六七成干,切成薄片,干燥。每 100kg 川乌用生姜 10kg,甘草 10kg 或皂角 2kg	为不规则形或长三角形的片。表面黑褐色或黄褐色,形成层环纹灰棕色。体轻,质脆,断面有光泽。气微,微有麻舌感
《重庆市中药饮片炮制规范》2006 年版	(1)取净川乌,大小分开,用水浸泡至内无干心,取出、加水煮沸 4～6 小时(或蒸 6～8 小时)至取大个及实心者切开内无白心,口尝微有麻舌感时,取出晾至六成干,切厚片,干燥 (2)取净川乌片,加捣碎的生姜、皂角、甘草同泡(水淹过药面)至透心,连同辅料和浸液共煮至浸液吸干,内无白心微带麻味时取出,除去辅料,切厚片,干燥 (3)取净川乌,泡 1～2 天(每天换水 1 次),取出,切厚片。另取生姜、皂角、甘草捣绒煎汁过滤,滤液拌浸川乌 2～3 天,置容器内蒸 4～8 小时,至无白心微具麻味为度。取出干燥。每 100kg 川乌,用生姜 6.24kg、皂角 6.24kg、甘草 6.24kg	本品为不规则或长三角形的片,切面的厚片黑褐色或黄褐色,有灰棕色形成层环纹,体轻、质脆,折断有光泽。气微,微有麻舌感

来源	制法	性状
《安徽省中药饮片炮制规范》2005年版	取净生川乌，大小分档，用水浸泡至内无干心，取出，加水煮沸4～6小时，或蒸6～8小时，至取个大及实心者切开无白心，口尝稍有麻舌感时，取出晾至六成干，切厚片，干燥	为不规则或长三角形的厚片。切面黑褐色或黄褐色，有灰棕色的形成层环纹。体轻，质脆，断面有光泽。无臭，微有麻舌感
《河南省中药饮片炮制规范》2005年版	（1）取净川乌，大小个分开，用水浸泡至内无干心，取出，加水煮沸4～6小时（或蒸6～8小时）至取大个及实心者切开内无白心，口尝微有麻舌感时，取出，晾至六成干，切片，干燥 （2）将生川乌大小个分开，用水浸泡，夏秋季泡10天左右，每日换水3次；春冬季泡15天左右，每日换水2次。泡至口尝微有麻辣感为度捞出，移置锅内，加生姜、甘草、黑豆、白矾、同煮，煮透为度，取出，除去黑豆、甘草、生姜，晾至半干，切顺刀片，干燥。每100kg川乌，用黑豆12kg，甘草和生姜各3kg （3）将生川乌大小个分开，与甘草同置水中浸泡，夏秋季泡10天左右，每日换水3次；春冬季泡15天左右，每日换水2次。泡至口尝微有麻辣感为度，捞出，移置锅内，加醋与水适量同煮。煮至中央无白心为度，取出，晾至半干，切顺刀片，干燥。每100kg川乌，用甘草6kg，醋18kg	为不规则或长三角的片。表面黑褐色或黄褐色，有灰棕色形成层环纹。体轻，质脆，断面有光泽。气微，微有麻舌感
《贵州省中药饮片炮制规范》2005年版	取净川乌，用水浸泡至内无干心，取出，加水煮沸4～6小时（或蒸6～8小时）至取大个及实心者切开内无白心，口尝微有麻舌感时，取出，晾至六成干，切片，干燥	本品为不规则或长三角形的片。表面黑褐色或黄褐色，有灰棕色形成层环纹。体轻，质脆，断面有光泽。气微，微有麻舌感
《四川省中药饮片炮制规范》2002年版	（1）取净川乌片，加捣绒的生姜、皂角，甘草同泡（水淹过药面）至透心，连同辅料和浸液共煮至浸液吸干，内无白心微带麻味时取出，除去辅料，切厚片，干燥 （2）取净川乌，泡1～2天，（每天换水一次）取出切厚片。另取生姜、皂角、甘草捣绒煎汁过滤，滤液拌浸川乌2～3天，置容器内蒸4～8小时，至无白心微具麻味为度。取出干燥 每川乌100kg，用生姜6.24kg，皂角6.24kg，甘草6.24kg	炙后为黑褐色的薄片。味微麻
《江苏省中药饮片炮制规范》2002年版	取净川乌，大小个分开，用水浸泡至内无干心，取出，加水煮沸4～6小时（或蒸6～8小时）至取大个及实心者切开内无白心，口尝微有麻舌感时，取出，晾至六成干，切薄片，干燥	本品为不规则或长三角形的薄片。表面黑褐色或黄褐色，有灰棕色形成层环纹。体轻，质脆，断面有光泽。无臭，微有麻舌感

续表

来源	制法	性状
《福建省中药饮片炮制规范》1998年版	取川乌,除去杂质,分开大小个,用水浸泡,每天换水1~2次,至内无干心,取出,蒸或煮6~8小时,取大个及实心者切开,至内无白心,口尝微有麻舌感时,取出,晾至六成干,切薄片,干燥	本品呈片状,片厚1~2mm。切面黑褐色或黄褐色,有光泽,有灰棕色三角形形成层环纹,中心有空洞;3外皮棕褐色或黑褐色。质轻脆。无臭,微有麻舌感
《山东省中药炮制规范》1990年版	将大小分档的净川乌,用清水浸泡至内无干心,取出,置锅内,加清水煮沸4~6小时;或置笼屉内,加热蒸6~8小时,至取大个及实心者切开内无白心,口尝微有麻舌感时,取出,晾至六成干,切厚片,干燥	为不规则的或长三角形的厚片,表面黑褐色或黄褐色,有光泽,有灰棕色三角形形成层环纹,中心有空洞。质轻脆。无臭,微有麻舌感
《吉林省中药饮片炮制规范》1986年版	取净川乌,按大、小个分开,分别放入水中浸泡。春秋约7天,每天换水两次;夏季浸泡时间可适当缩短(防晒),每天换水3次;冬季浸泡时间可适当延长(防冻),每天换水1次,浸泡至内无干心时,捞出。另取鲜姜、甘草共置锅中,加适量水熬汁、去渣。放入浸泡好的川乌,先用武火煮沸后,改用文火加热保持沸腾,并不断翻动。煮至大个及实心者切开内无白心,口尝微有麻舌感时,取出。晒至六成干,回润透,切1.5mm片,晒干。每1 005g川乌,用甘草5kg,鲜姜2kg	无具体要求
《辽宁省中药炮制规范》1986年版	取净川乌,大小个分开,用水浸泡至内无干心,取出加水煮沸4~6小时(或蒸6~8小时)至取大个及实心者切开内无白心,口尝微有麻舌感时,取出,晾至六成干后切片,干燥	片厚1~2mm,黑褐色、中心呈角质状
《湖北中草药炮制规范》1979年版	(1)取净川乌,大小分档,放于水中漂3~5天(每天换水1~2次),取出,置锅中,加入黑豆(或豆腐)、甘草片及生姜片(或姜汁),搅匀,加热煮沸2~4小时,至内无白心,取出,冷后拣去辅料,置通风处晾至八成干,润透后切薄片,晒干或烘干。每净川乌10斤(5 000g),用黑豆4两(125g)或豆腐2.5斤(1 250g)、甘草片0.5斤(250g)、生姜片(或姜汁)0.5斤(250g) (2)取净川乌,大小分档,放于水中,加入生姜片(或姜汁)、皂角及甘草片,搅动后保持水面超出药面寸许或3厘米,泡至透心,连同辅料及药液同煮至乌头内无白心,继续加热至药液煮干,取出,冷后除去辅料,晾至八成干,切薄片,晒干或烘干。每净川乌10斤(5 000g),用生姜片、皂角及甘草片各1两(31.25g)	片面色乌褐,有光泽,略现花纹

【金老谈川乌炮制历史】

综合古代乌头的炮炙方法，主要有炮、炒、烧、煨、泡浸汤、蒸煮熬等，有不加辅料的，也有加辅料的。辅料有豆、姜汁、酒、醋、蜜、盐水、油、童便、盐与油、盐与姜汁、甘草、姜、盐等，下面分别予以介绍。

一、不加辅料炮炙

包括炮、熬、煨、炙、烧、炒、蒸等，每一种炙法中又有不同的炮炙要求。

1. 炮法　汉《金匮要略方论》中最早有"炮"的记载。此后，文献对炮又有不同要求，如《雷公炮炙论》提出"宜于文武火中炮令皴坼，即劈破用"，唐代《银海精微》提出"炮去皮"。宋代《苏沈良方》提出"水浸三日频换水，去皮日干炮去脐用沸汤泡，以物盖之，候温更泡，满十四遍，去皮，切焙干""炮良久移一处再炮，凡七处炮满，去皮脐"。《证类本草》提出"糖灰中炮"。《三因极一病证方论》提出"炮令焦黑，去皮尖"。元代《卫生宝鉴》提出"慢火炮裂刮去皮脐（锉）细用"。明代《普济方》提出"炮裂后，掘地坑内之，用盏子盖一馔间，却出乌头去尖皮，再切用""炮微黄色"。《仁术便览》提出"湿纸包，浸火炮裂，去脐尖用"。

2. 炒法　宋代《太平圣惠方》中最早有"微炒"的记载。此后，文献对炒又有不同要求，如《伤寒总病论》提出"去黑皮用之（若用乌头，则皮并尖亦去之）炒焦紫色"。《圣济总录》提出"锉，炒黑存性"。《传信适用方》提出"炮去皮尖，碎锉，炒黄"。金代《儒门事亲》提出"炒去皮脐"。元代《丹溪心法》提出"细切炒"。明代《本草发挥》提出"乌附之类，皆水浸炮制，去皮脐用之，然多外黄内白，劣性尚存，些少莫若乘热，切作片子再炒，令表里皆黄色，劣性尽去为良也，今人罕知如此制之"。《普济方》提出"去皮脐，细慢火炒令焦黑，烟出为度"。《证治准绳》提出"炒通赤，留烟少许入碗内以一盏子盖上，新土围之，待冷取出"。清代《医宗金鉴》提出"于铁铫内，慢火炒焦，金色为度"。

3. 烧法　唐代《外台秘要》中最早有"烧"的记载。此后，文献又有不同要求，如宋代《太平圣惠方》提出"烧灰"。《证类本草》提出"川乌头一个好者，柴灰火烧，烟欲尽取出地上，盏子合良久，细研用"。《圣济总录》提出"罐子内烧存性"。《太平惠民和剂局方》提出"烧令通赤，留烟少许入坑内，以盏复，新土围，食倾出"。金代《儒门事亲》提出"文武火烧熟去牙头"。清代《增广验方新编》提出"烧枯研末"。

4. 煨法　唐代《仙授理伤续断秘方》中最早有"煨""火煨坼"的记载。此后，文献又有新的要求，如明代《鲁府禁方》提出"火煨去皮脐"，清代《串雅补》提出"去皮脐麸裹煨"。

5. 泡浸汤法　宋代《苏沈良方》中最早有"水浸三日频换水，去皮，日干炮去脐用沸汤泡，以物盖之，候温更泡，满十四遍去皮，切焙干"。此后，文献又有新的要求，如《太平惠民和剂局方》提出"以东流水浸七日夜，去皮尖，切片焙干用亦得"。明代《普济方》提出"水浸三宿，切作片，慢火焙干"。《证治准绳》提出"去皮脐，冷水浸七日，晒干，纸袋盛之"。清代《医宗金鉴》提出"汤泡去皮"。

6. 蒸煮熬法　汉代《神农本草经》中最早有"其汁煮之，名射罔，杀禽兽"的记载。此后，唐代《备急千金要方》提出"凡用乌头，皆去皮熬令黑，乃堪用，不然至毒人，特宜慎之"。宋代《博济方》提出"炮，水煮三五沸"。《卫济宝书》提出"水煮去皮"。明代《普济方》提出"水煮烂去皮尖"。《证治准绳》提出"熬去皮，不㕮咀"。

此外，清代《串雅外编》尚见"川乌末入草果壳内，放饭上蒸熟去草果"，《外科证治全生集》尚见"切片,炙脆,研粉……"的记载。

二、加辅料炮炙

(一)单一辅料炮炙

应用的辅料有豆、姜、酒、醋、蜜、盐、油、童便等。在炙法中有用一种辅料的,也有用两种辅料合并使用的。

1. **豆制**　宋代《太平圣惠方》中最早有"去皮切碎,以大豆同炒,候豆汁出即住""半斤用黑豆三升,水二斗,煮以黑豆烂熟为度,切作片子曝干"的记载。此后,文献又有不同要求,如《圣济总录》提出"一斤劈破,以冷水浸两宿,洗净去脐不去皮,用新黑豆一升与乌头同煮,自早至夜以豆烂为度,取乌头去皮薄切焙干""生去皮脐二两,黑豆同炒,以豆汁出为度,去豆不用"。《普济本事方》提出"二两去皮尖,草乌一两,二味以黑豆半斤蒸透软,去皮尖,乌豆蒸三次"。《三因极一病证方论》提出"端正者,槌破,以纸袋盛,用乌豆一斗借覆,蒸一日取出,去豆不用,皮尖"。《传信适用方》提出"以黑豆一升,水煮令草乌都黑,唯心中一点白为度,薄切焙"。《急救仙方》提出"六两研为末,用生豆腐二两捣成并子,沸汤煮令浮,再沸取出,煮时最要斟酌,盖者太过,则药力轻,煮不及则药力又过重也"。明代《普济方》提出"一斤,用黑豆一斗同煮,豆烂,去豆不用"。清代《握灵本草》提出"生用只切薄片,以东流水同黑豆浸五日,晒干用"。《外科证治全生集》提出"有烈毒,去皮取白肉,每斤绿豆半升同煮,豆开花去豆,取乌切晒磨粉"。《本草汇纂》提出"豆腐煮熬膏"。

2. **姜制**　唐代《银海精微》中最早有"姜汁煮用"的记载。此后,文献又有不同要求,如宋代《扁鹊心书》提出"姜汁浸去黑皮切片"。明代《医学入门》提出"姜汁炒"。清代《外科大成》提出"姜汁浸炒"。《本草纲目拾遗》提出"去皮,姜汁拌晒,隔纸炒"。

3. **酒制**　宋代《博济方》中最早有"逐日三度换水,浸令透软,去皮脐细切,用好酒三升渐渐下,熬成膏,更细研""酒浸一宿,炮制去皮脐"的记载。此后,文献又有不同记载,如《三因极一病证方论》提出"去皮尖,用无灰酒一升,薄切,酒煮干研为膏"。明代《普济方》提出"好酒浸,春夏三日,秋冬五日,去皮"。《证治准绳》提出"烧存性,于酒内蘸令冷"。《先醒斋医学广笔记》提出"先用湿纸包煨,去皮,切片,酒炒""温水浸半日,洗去黑毛,刮去皮切厚片,将无灰酒和匀,入砂器中,炭火慢煮渐渐添酒一日夜,以入口不麻为度"。此外,清代《握灵本草》尚有"久痢赤白犯金丸,以乌头一个,灰火烧,烟尽,出火气,酒化蜡丸"的记载。

4. **醋制**　唐代《仙授理伤续断秘方》中最早有"不见火切作片子醋煮""醋煮七次"的记载。此后,文献又有不同要求,如宋代《圣济总录》提出"用酽醋煮十余沸滤出暴干,为此十遍为度"。元代《外科精义》提出"醋浸炮裂"。明代《普济方》提出"去皮脐,醋拌炒""去皮脐,醋浸,冬十余日,换好醋,晒干"。清代《串雅内编》提出"为细末,隔年陈醋入砂锅内,慢火熬如酱色"。此外,明代《普济方》尚有"一半烧存性,于醋内蘸令冷,余一半生用"。《证治准绳》尚有"挖一小土坑,火烧红,(浇)醋注入草乌"。清代《类证治裁》尚有"焙,醋淬"的记载。

5. **蜜制**　汉代《金匮要略方论》中最早有"五枚,以蜜二升煎取一升,即出乌头""熬去皮,不咬咀,水煮去滓,内蜜再煎"的记载。此后,文献又有不同要求,如唐代《备急千金要方》提出"熬黑不切,以水三升煮取一升,去滓内白蜜二升,煎令水讫尽,得二升"。《外台秘要》提出"炮去皮尖四片,入蜜炙之令黄色"。清代《长沙药解》提出"蜜煎取汁用"。

6. **盐制**　宋代《博济方》中最早有"用汤水浸半月,三日一换水,切作片焙干,盐一两炒黄去盐"的记载。此后,文献又有不同要求,如《圣济总录》提出"用盐水浸一日切作片子,焙干炒"。《类编朱氏集验医方》提出"每个破作两片,锉如骰子大,二两用盐一两拌和,水微淹着浸三昼夜,一日度漉转,候日数足,取出去水,再用干盐一两同炒,候干去盐,勿令焦,本法用卤汁浸三昼夜,去卤汁炒干用。无卤汁盐代"。元代《瑞竹堂经验方》提出"去皮尖,切片,盐炒香熟,去盐"。明代《普济方》提出"六两,以江水浸七日,取出切片,以盐四两炒干""去皮尖,锉作块子,用盐炒令里边俱透""用青盐炒赤色去皮尖""两盐一两,入水少许,作成汁,浸二宿,一日一次翻转,切,用铫子炒黄色,为末"。

7. 油制　宋代《小儿卫生总微论方》中最早有"以猪脂油煎令烈,不得削了面上块子,只刮去皮尽,切碎,杵罗为末"的记载。此后,文献又有不同要求,如《类编朱氏集验医方》提出"大者破作四边,小者破两边,锉如骰子大,用麻油煎令黄色,勿焦,去油焙"。《疮疡经验全书》提出"用好麻油浸-宿,取出去油炒干用"。明代《普济方》提出"用油四两炒令黄色"。《奇效良方》提出"半斤,用香油四两,炒令黄色"。

8. 童便制　宋代《太平圣惠方》中最早有"以童子小便浸三宿,去皮脐,薄切焙干"的记载。此后,文献又有新的要求,如《证类本草》提出"川乌头一斤,用五升许大瓷钵子盛以童子小便浸,逐日添注,任令溢出,浸二七日,其乌头通软,拣去烂坏者不用,余以竹刀切破,每个做四片,却用新汲井水淘七遍后浸之,每日换,七日通(疑为连字)前浸二十一日,取出焙干,其药洁白,捣罗为末"。《圣济总录》提出"三两内一两童子便浸三日,余二两以桑柴烧为灰"。元代《丹溪心法》提出"童便浸炒,去毒"。

9. 其他

(1)米制:唐代《仙授理伤续断秘方》中有"以糯米炒黄为度"的记载。此后,明代《普济方》亦有相同记载。

(2)米泔制:明代《普济方》中有"去皮脐为片,米泔浸一宿,焙干用""米泔浸五日"的记载。此后,《寿世保元》又载"米泔水浸、去皮、炒焦"。

(3)陈壁土制:元代《丹溪心法》中有"以水调陈壁土为糊,浸七次"的记载。此后,明代《(秘传)证治要诀类方》又重录了此法。

(4)葱制:明代《普济方》中有"锉碎,用葱切作片子,和匀碗合一宿,取出,不用葱"的记载。此后,清代《外科大成》还载有"四两为末,用葱白四两取汁拌乌成饼阴干"。

(5)商汁制:明代《普济方》中有"去皮尖切作片子,分两处,将一处用商汁于砂石器内煮腐"的记载。

(6)巴豆制:明代《普济方》中有"半两用巴豆一两煮熟,去巴豆"的记载。

(7)牵牛子制:宋代《博济方》中有"一斤,用东流河水浸二七日,每日三度换水,日满,取出黑皮,并脐尖,切作柳叶片,入牵牛子一合同炒,候香熟,去牵牛子不用"的记载。

(8)蚌粉制:宋代《太平惠民和剂局方》中有"用蚌粉半斤同炒,候裂,去蚌粉不用"的记载。此后,明代《奇效良方》中亦重录了此方法。

(9)牡蛎制:宋代《三因极一病证方论》中有"牡蛎粉炒乌头,一两,令裂,去皮脐,牡蛎不用"的记载。

(10)麸炒:宋代《三因极一病证方论》中有"切作片水浸一宿,切作算子条,更以米泔浸一宿,不洗日干,麸炒微赤为度"的记载。此后,明代《普济方》尚有"麸炒裂,安地上用盏盖,出火毒,去皮脐尖"及"醋炙,切片,麸炒"的记载。

(11)砂炒:宋代《三因极一病证方论》中有"洗净,细沙炒令黑"的记载。

(12)面炒:清代《串雅外编》中有"面同炒去面"的记载。

（二）两种辅料合并炮炙

合并应用的辅料有盐与油，盐与麸、盐与童便，盐与姜，盐与鸡血，盐与酒，米泔、黑豆与盐，甘草、姜、盐与童便，麸与巴豆，薄荷与生姜，童便与米，童便与姜，童便与醋，大蒜与乌豆，童便与甘草，黑豆与酒，细辛与黑豆，豆、姜与面，甘草、人参与生姜，甘草、防风与童便。

1. **盐与油制**　宋代《证类本草》中有"川乌头一斤，清油四两，盐四两，一处铛内熬令裂，为桑椹色为度，去皮脐"的记载。此后，《类编朱氏集验医方》中载"水浸两日，生去皮，切片，入盐油炒至赤色为度"。明代《普济方》尚有"净选，用盐在油中并炒令色焦黄坼裂，候冷，以纸布之类揩令净"。

2. **盐与麸制**　宋代《圣济总录》中有"用盐水浸三日，取出洗切麸炒焦为度，去麸用"的记载。

3. **盐与童便制**　明代《普济方》中有"以童便浸七日，便再浸，去尖皮，切碎，同盐炒"的记载。

4. **盐与姜制**　明代《普济方》中有"去皮，盐水浸一月，取出切片，又以生姜汁浸一宿，炒干"的记载。此后，《奇效良方》又重录了此法。

5. **盐与鸡血制**　明代《普济方》中有"半斤，水浸一宿，切作片子，用盐四两，合鸡血一宿，次日炒干"的记载。

6. **盐与酒制**　清代《本草述》中有"一两，用青盐一钱，酒一盏浸一宿去尖焙干"的记载。

7. **米泔、黑豆与盐制**　明代《奇良方》中有"一斤，炮，裂去皮脐，入米泔浸七日，逐日一换水，七日了，别捣生黑豆末一斗，以水二石煮乌头，切作片子如钱大，渐添豆末入水，自平明煮至黄昏，取出豆末，止将乌头片子于长流水内浸半日，出热毒，日满取出阴干入盐三两，同捣为末"的记载。

8. **甘草、姜、盐、童便制**　清代《握灵本草》中有"或用甘草二钱，姜汁、盐水童便各半盏同煮，出火气"的记载。

9. **麸与巴豆制**　宋代《圣济总录》中有"用麸和巴豆同炒黑色"的记载。

10. **薄荷与生姜制**　宋代《小儿卫生总微论方》中有"薄荷，生姜自然汁浸一伏时，焙干同为末"的记载。

11. **童便与米制**　清代《增广验方新编》中有"童便浸后米汁煮"的记载。

12. **童便与姜制**　宋代《扁鹊心书》中有"去黑皮，炮，切片，童便浸，再加姜汁炒干"的记载。

13. **童便与醋制**　明代《本草汇言》中有"切作薄片，童便和醋煮百滚入锅内，炒燥黄，方可入药用"的记载。

14. **大蒜与乌豆制**　明代《普济方》中有"大者二两，切作片子，用槌碎大蒜一枚，乌豆半两，同煮，豆熟为度，留汁用"的记载。

15. **童便与甘草制**　清代《握灵本草》中有"熟用以沸汤泡少顷，或童便浸三日，去皮脐切作四桠，用甘草浓汁二盅，慢火煎之，汗干为度"的记载。

16. **黑豆与酒制**　清代《外科大成》中有"黑豆酒煮，去皮尖"的记载。

17. **细辛与黑豆制**　清代《本经逢原》中有"入祛风药，用细辛黑豆煮"的记载。

18. **豆、姜与面制**　明代《医学入门》曰："用黑豆煎水，浸五日夜，去皮尖并脐，以作两片，以姜渣包尖，外又用面包，灰中火炮熟，如外黄内白，劣性留存，须薄切炒令表里皆黄。"

19. **甘草、人参与生姜制**　明代《医学入门》中有"甘草人参生姜相配者,正制其毒,故也"的记载。

20. **甘草、防风与童便制**　清代《医宗说约》曰:"若入补益丸中,切六片,先用甘草防风同煮三、四滚,去皮脐甘防,再用童便煮一日,晒干,方无毒也。"

21. **姜、朱砂、乳香与南星制**　宋代《类编朱氏集验医方》曰:"一个重半两以上者,研为末,生姜自然汁和成一块,入朱砂一粒豆大、乳香粒豆大和南星,用文武火煨,令香熟,切作薄片焙干。"

22. **川连、甘草、黑豆与童便制**　清代《得配本草》曰:"童便浸,粗纸包,煨热,去皮脐;切块,再用川连、甘草、黑豆、童便煎汤,乘热浸透,晒干用,或三味煎浓汁,去渣入附子煮透用。"

【金老论川乌炮制与临床】

一、临床功效与主治

乌头味辛、苦,性热。有大毒。归心、肝、肾、脾经。祛风除湿,温经止痛,用于风寒湿痹,关节疼痛,心腹冷痛,寒疝作痛及麻醉止痛(表69-3)。

表69-3　川乌各临床常用炮制规格功效、主治对比

炮制规格	功效	主治
川乌	祛风除湿,温经止痛	用于风寒湿痹,关节疼痛,心腹冷痛,寒疝作痛及麻醉止痛
制川乌	祛风除湿,温经止痛	同川乌

二、临床调剂

1. **用法用量**　1.5～3g。宜炮制后用(除三生饮用生品外,一般宜制用,以保证安全)。入汤剂应先煎30～60分钟,以降低毒性。

2. **临床使用与禁忌**

(1)生品内服宜慎。

(2)孕妇禁用。

(3)不宜与半夏、瓜蒌、瓜蒌子、瓜蒌皮、天花粉、川贝母、浙贝母、平贝母、伊贝母、湖北贝母、白蔹、白及同用。

3. **贮藏**　置通风干燥处,防蛀。

本品临床常用炮制规格与调剂注意事项见表69-4。

表69-4　川乌临床常用炮制规格与调剂注意事项

炮制规格	处方名	用法用量	特殊禁忌	特殊贮藏方法
川乌	川乌	一般炮制后用	孕妇禁用。不宜与半夏、瓜蒌、瓜蒌子、瓜蒌皮、天花粉、川贝母、浙贝母、平贝母、伊贝母、湖北贝母、白蔹、白及同用	置通风干燥处,防蛀
制川乌	制川乌	1.5～3g,先煎、久煎		

草　乌

【来源】

草乌为毛茛科植物北乌头 *Aconitum kusnezoffii* Reichb. 的干燥块根。秋季茎叶枯萎时采挖,除去须根和泥沙,干燥。

【炮制规格】

1. 草乌

(1)《中国药典》2020年版标准:除去杂质,洗净,干燥。

性状:本品呈不规则长圆锥形,略弯曲,长2~7cm,直径0.6~1.8cm。顶端常有残茎和少数不定根残基,有的顶端一侧有一枯萎的芽,一侧有一圆形或扁圆形不定根残基。表面灰褐色或黑棕褐色,皱缩,有纵皱纹、点状须根痕及数个瘤状侧根。质硬,断面灰白色或暗灰色,有裂隙,形成层环纹多角形或类圆形,髓部较大或中空。气微,味辛辣、麻舌。

(2)地方标准(表70-1)

表70-1　草乌常见地方标准制法及性状要求

来源	制法	性状
《上海市中药饮片炮制规范》2018年版	将药材除去残茎等杂质,洗净,干燥,筛去灰屑	本品为不规则圆锥形,略弯曲,长2~7cm,直径0.6~1.8cm。顶端常有残茎和少数不定根残基,有的顶端一侧有一枯萎的芽,一侧有一圆形或扁圆形不定根残基。表面灰褐色或黑棕褐色,皱缩,有纵沟纹、点状须根痕和数个瘤状裂痕。质硬,断面灰白色或暗灰色,有裂隙,具一多角形或类圆形环纹,髓部较大或中空。气微,味辛辣、麻舌
《天津市中药饮片炮制规范》2012年版	除去杂质,洗净,干燥	本品呈不规则长圆锥形,略弯曲,长2~7cm,直径0.6~1.8cm。顶端常有残茎和少数不定根残基,有的顶端一侧有一枯萎的芽,一侧有一圆形或扁圆形不定根残基。表面灰褐色或黑棕褐色,皱缩,有纵皱纹、点状须根痕及数个瘤状侧根。质硬,断面灰白色或暗灰色,有裂隙,形成层环纹多角形或类圆形,髓部较大或中空。气微,味辛辣,麻舌
《甘肃省中药炮制规范》2009年版	取原药材,除去杂质及残茎,洗净,捞出,干燥	呈圆锥形,稍弯曲而瘦长,顶端有残茎或茎基残痕,长2~7cm,直径0.5~1.8cm。表面暗棕色或灰褐色,外皮皱缩,有突起的支根"钉角"及须根痕。质坚硬,断面灰白色,形成层多角形或类圆形,髓部较大。气微。味辛辣,麻舌

续表

来源	制法	性状
《北京市中药饮片炮制规范》2008 年版	取原药材,除去杂质,洗净,干燥	本品呈不规则长圆锥形,略弯曲,长 2～7cm,直径 0.6～1.8cm。顶端常有残茎和少数不定根残基,有的顶端一侧有一枯萎的芽,一侧有一圆形或扁圆形不定根残基。表面灰褐色至黑棕褐色,皱缩,有纵皱纹、点状须根痕和数个瘤状侧根。质硬,断面灰白色或暗灰色,有裂隙,形成层环纹多角形或类圆形,髓部较大或中空。气微,味辛辣、麻舌
《江西省中药饮片炮制规范》2008 年版	除去杂质,洗净,干燥	本品呈不规则长圆锥形,略弯曲,长 2～7cm,直径 0.6～0.8cm。顶端常有残茎和少数不定根残基,有的顶端一侧有一枯萎的芽,一侧有一圆形或扁圆形不定根残基。表面灰褐色或黑棕褐色,皱缩,有纵皱纹、点状须根痕和数个瘤状侧根。质硬,断面灰白色或暗灰色,有裂隙,形成层环纹多角形或类圆形,髓部较大或中空。气微,味辛辣、麻舌。无虫蛀
《广西壮族自治区中药饮片炮制规范》2007 年版	除去杂质,洗净,干燥	为不规则圆锥形,形如乌鸦头,表面灰褐色或黑褐色,皱缩,质硬。味辛辣,麻舌
《重庆市中药饮片炮制规范》2006 年版	除去杂质及残茎,洗净,干燥	为不规则长圆锥形,略弯曲,长 2～7cm,直径 0.6～1.8cm。表面灰褐色或黑棕褐色,皱缩,有纵皱纹、点状须根痕和数个瘤状侧根。质硬,切面灰白色或暗灰色,有裂隙,形成层环纹多角形或类圆形,髓部较大或中空。气微味辛辣、麻舌
《安徽省中药饮片炮制规范》2005 年版	取原药材,除去杂质,洗净,干燥。用时捣碎	为不规则的长圆锥形,略弯曲,长 2～7cm,直径 0.6～1.8cm。顶端常有残茎和少数不定根的残基,有的顶端一侧有一枯萎的芽,一侧有一圆形或扁圆形不定根残基。表面灰褐色或黑棕褐色,皱缩,有纵皱纹、小瘤状侧根及点状须根痕。质硬,断面灰白色或暗灰色,有裂隙,形成层环纹多角形或类圆形,髓部较大或中空。无臭,味辛辣、麻舌
《浙江省中药炮制规范》2005 年版	取原药,除去杂质,洗净,干燥	呈不规则圆锥形,略弯曲,长 2～7cm,直径 0.6～1.8cm。中部多向一侧膨大,顶端常有残留茎基。表面灰褐色或黑色,皱缩,有小瘤状的侧根。质坚实,断面灰白色或暗灰色,粉性,形成层环多角形。气微,味辛辣、麻舌
《贵州省中药饮片炮制规范》2005 年版	取原药材,除去杂质及残茎,洗净,干燥	本品呈不规则长圆锥形,略弯曲,长 2～7cm,直径 0.6～1.8cm。顶端可见有残茎。表面灰褐色或黑棕褐色,皱缩,有纵皱纹、点状须根痕和数个瘤状侧根。质硬,断面灰白色或暗灰色,有裂隙,形成层环纹多角形或类圆形,髓部较大或中空。气微,味辛辣、麻舌

续表

来源	制法	性状
《河南省中药饮片炮制规范》2005年版	除去杂质,洗净,干燥	呈不规则长圆锥形,略弯曲,长 2～7cm,直径 0.6～1.8cm。顶端常有残基和少数不定根残基,有的顶端一侧有一枯萎的芽,一侧有一圆形或扁圆形不定根残基。表面灰褐色或黑棕色,皱缩,有纵皱纹、点状须根痕和数个瘤状侧根。质硬,断面灰白色或暗棕色,有裂隙,形成层环纹多角形或类圆形,髓部较大或中空。气微,味辛辣、麻舌
《江苏省中药饮片炮制规范》2002年版	取原药材,除去杂质及残茎,洗净,干燥	为不规则长圆锥形,顶端常有残茎。表面灰褐色或黑棕褐色。切面灰白色,有形成层环及点状维管束,并有空隙;周边皱缩或弯曲。质脆。无臭,味微辛辣,稍有麻舌感
《四川省中药饮片炮制规范》2002年版	除去杂质。洗净,润透,切厚片,干燥	本品呈不规则的倒圆锥形,表面灰褐色或黑褐色,皱缩不平,有纵皱纹,断面灰白色或暗灰色。味辛辣、麻舌
《江苏省中药饮片炮制规范》2002年版	取原药材,除去杂质及残茎,洗净,干燥	为不规则长圆锥形,顶端常有残茎。表面灰褐色或黑棕褐色。切面灰白色,有形成层环及点状维管束,并有空隙;周边皱缩或弯曲。质脆。无臭,味微辛辣,稍有麻舌感
《福建省中药饮片炮制规范》1998年版	除去杂质,洗净,干燥	呈长圆锥形,略弯曲,长 2～7cm,直径 0.6～1.8cm。表面灰褐色或黑棕褐色,皱缩。质硬,断面灰白色或暗灰色,有裂隙,形成层多角形或类圆形,髓部较大或中空。无臭,味辛辣、麻舌
《山东省中药炮制规范》1990年版	除去杂质及残茎,洗净,捞出,干燥	呈圆锥形,略弯曲而瘦长,顶端有残茎或茎基的残痕;表面暗棕色或灰褐色,外皮皱缩,偶有突起的支根"钉角",质坚。破碎面为灰白色,粉性,有曲折的环纹(形成层)及筋脉小点。无臭,味辛辣,麻舌
《吉林省中药饮片炮制规范》1986年版	除去杂质,洗净泥土,晒干。用时捣碎	无具体要求
《广东省中药饮片炮制规范》1984年版	除去杂质,洗净,干燥	无具体要求
《辽宁省中药炮制规范》1975年版	拣去杂质,浸漂,每日换水 2～3 次,至水面不见泡沫,初尝无麻辣味,久嚼稍有麻舌感为度,取出,置锅内加水煮透,至内无白心为度,取出,晾至约六成干,闷润后切片,晒或烘干	片厚 1mm

2. 制草乌

（1）《中国药典》2020 年版标准：本品为草乌的炮制加工品。取草乌，大小个分开，用水浸泡至内无干心，取出，加水煮至取大个切开内无白心、口尝微有麻舌感时，取出，晾至六成干后切薄片，干燥。

性状：本品呈不规则圆形或近三角形的片。表面黑褐色，有灰白色多角形形成层环和点状维管束，并有空隙，周边皱缩或弯曲。质脆。气微，味微辛辣，稍有麻舌感。

（2）地方标准（表 70-2）

表 70-2　制草乌常见地方标准制法及性状要求

来源	制法	性状
《北京市中药饮片炮制规范》2023 年版	取原药材，除去杂质，大小分开，浸泡 10～12 天，每日换水两次，轻轻搅拌，泡至口尝无麻辣味为度，洗净，取出，加甘草银花水用武火煮 3～4 小时，随时翻动，以内无白心为度，取出，晒 4～5 成干，切厚片，干燥，筛去碎屑。每 100kg 草乌，用甘草 5kg、金银花 2kg甘草银花水制法：取串碎的甘草 5kg、金银花 2kg，加水适量，煎煮两次，第一次 2 小时、第二次 1 小时，合并煎液，滤过，取滤液（约 50L）	本品为不规则圆形或近三角形厚片。表面黑褐色，有灰白色多角形形成层环及点状维管束，并有空隙，周边皱缩或弯曲。质脆。气微，味微辛辣，稍有麻舌感
《天津市中药饮片炮制规范》2022 年版	取草乌，用清水浸泡至内无干心，取出，将泡好的草乌置甘草煎液中煮至无生心，口尝稍有麻舌感时取出，除去芦头，切薄片，干燥。每草乌 100kg，用甘草 6.25kg	本品呈不规则圆形或近三角形的片。切面黑褐色，有灰白色多角形形成层环及点状维管束，并有空隙，周边皱缩或弯曲。质脆。气微，味微辛辣，稍有麻舌感
《浙江省中药炮制规范》2015 年版	取生草乌，大小分档，用清水浸漂 2～3 天，待内无干心，与豆腐加水共煮 2～3 小时，至内无白心，口尝微具麻舌感时，取出草乌，晾至半干，切片，干燥。每生草乌 100kg，用豆腐 25kg	为不规则圆锥形的片。表面黑褐色。切面灰黑色或黑棕色，角质样，微具光泽。质坚脆。味淡、微麻舌
《湖南省中药饮片炮制规范》2010 年版	取净生草乌，大小分档，用水浸泡至内无干心，取出，加水煮沸至取大个切开内无白心，口尝微有麻舌感时，取出，晾至六成干，切竖厚片，干燥	呈不规则类圆形或近三角形片状，皮表面黑褐色，有灰白色多角形形成层环纹及点状维管束，并有空隙，周边皱缩或弯曲。质脆。无臭，气微，味微辛辣，稍有麻舌感
《甘肃省中药炮制规范》2009 年版	取净草乌，按大小个分开，用清水浸泡（以水淹没为度）约 10 天，每天换水、倒缸或搅动 2～3 次，至口尝稍有麻辣感时，再用白矾 8kg 化水浸泡（以水淹没为度）4～5 天，每日搅缸 2～3 次，不换水（以上操作均避免日晒）另用捣碎的黑豆、甘草煮水，至黑豆烂时，将黑豆、甘草捞出，再投入白矾末 4.5kg，煮沸，	无具体要求

来源	制法	性状
	倒入泡过的草乌(以水淹没为度),煮至内无白心,口尝无麻辣味时捞出,晒七、八成干,置于缸内闷润退矾,俟表面出现白霜时取出,清水洗净,除去残茎,切厚片,压平,晾干。每草乌 100kg,用白矾 12.5kg、黑豆 10kg、甘草 5kg	
《江西省中药饮片炮制规范》2008 年版	(1)取净生草乌,大小个分开,用水浸泡至内无干心,取出,加水煮至取大个切开内无白心、口尝微有麻舌感时,取出,晾至六成干后切薄片,干燥 (2)取净生草乌,大小个分开,清水漂 3 天,用清水加甘草、皂角漂 7～12 天,每天换水 1～2 次,至内无干心时,捞起;再加甘草、皂角,水煮至取大个切开内无白心、口尝微有麻舌感时,取出,拣去甘草、皂角,晾至六成干后,切薄片,干燥。每 100kg 草乌,用甘草 5kg、皂角 7kg (3)取净生草乌,大小个分开,洗净,加水浸漂 3 天,每天换水 2～3 次,沥干水,撒入白矾粉拌匀,腌 24 小时,加水浸至无干心时,捞起,干燥;加入生姜汁,待吸尽后,蒸 6～8 小时,或用生姜切薄片置于甑底和草乌的中间、上面各铺层,蒸至无白心、口尝无或微有麻舌感时,取出,日摊夜润至七八成干后,切或刨薄片,干燥。每 100kg 草乌,用生姜 25kg,白矾粉 5kg	本品为不规则圆形或近三角形的片。表面黑褐色,有灰白色多角形形成层环及点状维管束,并有空隙,周边皱缩或弯曲。质脆。气微,味微辛辣,稍有麻舌感
《上海市中药饮片炮制规范》2018 年版	将生草乌分档,用水浸漂至内无干心,洗净,照煮法,宽汤煮至切开内无白心、口尝几无麻或仅微有麻舌感,晒或晾至外干内润,切薄片,干燥,筛去灰屑	本品为不规则圆形或近三角形的切片,表面黑褐色,有灰白色多角形形成层环及点状维管束,并有空隙或空洞,有的呈黑褐色角质状,质坚脆。气微,味微辛辣,稍有麻舌感
《广西壮族自治区中药饮片炮制规范》2007 年版	取生草乌,大小个分开,用水浸泡至内无干心,取出,加水煮至取大个切开内无白心、口尝微有麻舌感时,取出,晾至六成干后切薄片,干燥	为不规则黄黑色的薄片,外皮皱缩,棕褐色。味淡而不麻舌或微麻舌
《重庆市中药饮片炮制规范》2006 年版	取净草乌,大小个分开,用水浸泡至内无干心,取出,加水煮至取大个切开内无白心、口尝微有麻舌感时,取出,晾至六成干后切薄片,干燥	为不规则圆形或近三角形的片。表面黑褐色,有灰白色多角形形成层环及点状维管束,并有空隙,周边皱缩或弯曲。质脆。气微,味微辛辣,稍有麻舌感

来源	制法	性状
《安徽省中药饮片炮制规范》2005 年版	取净草乌,大小分档,用水浸泡至内无干心,取出,加水煮沸至取大个及实心者切开内无白心,口尝微有麻舌感时,取出,晾至六成干,切薄片,干燥,筛去碎屑	为不规则圆形或近三角形的薄片。切面黑褐色,有灰白色多角形形成层环及点状维管束,并有空隙;周边皱缩或弯曲。质脆。无臭,味微辛辣,稍有麻舌感
《贵州省中药饮片炮制规范》2005 年版	取净草乌,大小分档,用水浸泡至内无干心,取出,加水煮至取大个切开内无白心、口尝微有麻舌感时,取出,晾至六成干后切薄片,干燥	本品为不规则圆形或近三角形的片。表面黑褐色,有灰白色多角形形成层环及点状维管束,并有空隙,周边皱缩或弯曲。质脆。气微,味微辛辣,稍有麻舌感
《河南省中药饮片炮制规范》2005 年版	(1)取草乌,大小个分开,用水浸泡至内无干心,取出,加水煮至取大个切开内无白心、口尝微有麻舌感时,取出,晾至六成干后切薄片,干燥 (2)取甘草打碎,去粗皮,与生草乌同置适宜的容器内,加水浸泡,夏季泡 10 天左右,冬季泡 15 天左右,每日换水 2~3 次,泡至口尝稍有麻辣感时,捞出,拣去甘草,再置锅内,加水适量,煮透,捞出,晾至半干,切顺刀薄片,晒干。每 100kg 净草乌,用甘草 6kg (3)取甘草打碎,去粗皮,与生草乌同置适宜的容器内,加水浸泡,夏季泡 10 天左右,冬季泡 15 天左右,每日换水 2~3 次,泡至口尝稍有麻辣感时,捞出,拣去甘草,再置锅内,加入醋、水,煮透,取出,晾至半干,切顺刀薄片,晒干。每 100kg 净草乌,用甘草 6kg、醋 18kg (4)取生草乌置适宜容器内,加水浸泡,夏季泡 10 天左右,冬季泡 15 天左右,每日换水 2~3 次,泡至口尝稍有麻辣感时,移置锅内,加生姜、甘草、豆腐、水适量,煮透,取出,去生姜、甘草、豆腐,晾至半干,切顺刀薄片,晒干。每 100kg 净草乌,用生姜、甘草、豆腐各 6kg	为不规则圆形或近三角形的薄片。表面黑褐色,有灰白色多角形形成层环及点状维管束,并有空隙,周边皱缩或弯曲。质脆。气微,味微辛辣,稍有麻舌感
《四川省中药饮片炮制规范》2002 年版	(1)取净草乌片,加捣绒的生姜、皂角、甘草同泡(水淹过药面)至透心,连同辅料和浸液共煮至浸液吸干,内无白心微带麻味时,取出,除去辅料,切成厚片,干燥 (2)取净草乌,用清水泡透心(每天换水 1 次),取出,切成厚片,另取生姜、皂角、甘草捣绒煎汁,过滤,滤液拌草乌片 2~3 天,使药汁渗入草乌内,再置容器中蒸 4~8 小时,	制后为不规则的薄片,黑色、具弯曲的环纹、味微麻

来源	制法	性状
	至无白心,微有麻味为度,取出,干燥。每草乌 100kg,用生姜 6.24kg,皂角 6.24kg,甘草 6.24kg	
《江苏省中药饮片炮制规范》2002 年版	取净草乌,大小个分档,用水浸泡至内无干心,取出。加水煮至取大个切开内无白心、口尝微有麻舌感时,取出,晾至六成干后切薄片,干燥	本品为不规则圆形或近三角形薄片。表面黑褐色,有灰白色多角形形成层环及点状维管束,并有空隙,周边皱缩或弯曲。质脆。无臭,味微辛辣,稍有麻舌感
《山东省中药炮制规范》1990 年版	将净草乌大小分档,用清水洗净,浸泡至内无干心,捞出,置笼屉内蒸 6～8 小时或置锅内煮沸 4～6 小时,蒸或煮至取大个及实心者切开内无白心、口尝微有麻舌感时,取出,晾至六成干,再闷润后,切薄片,干燥	呈不规则类圆形或近三角形的薄片。片面黑褐色或暗黄色,角质样,微显光泽,外层有灰白色多角形形成层环及点状维管束,并有空隙;周边皱缩或弯曲。质坚脆,味微辛辣,稍有麻舌感
《吉林省中药饮片炮制规范》1986 年版	取净草乌,按大、小个分开,分别放入水中浸泡。春、秋季约 7 天,每天换水两次;夏季浸泡时间可适当缩短(防晒),每天换水 3 次;冬季浸泡时间可适当延长(防冻),每天换水 1 次。浸泡至内无干心时,捞出。另取鲜姜、甘草共置锅中,加适量水熬汁、去渣,放入浸泡好的草乌,先用武火煮沸后,改用文火加热保持沸腾,并不断翻动,煮至大个及实心者切开内无白心、口尝微有麻舌感时取出,晾至半干,回润透,切 1.5mm 片,晒干。每 100kg 草乌,用甘草 5kg,鲜姜 2kg	无具体要求
《云南省中药饮片炮制规范》1986 年版	(1)煮炙。取鲜梗草乌,拣净杂质,洗去泥土。每 50kg 加生姜 10kg(切片)、甘草 2.5kg(捣碎)、黑豆 5kg、白矾 0.5kg,加清水(以淹没为度),共煮沸约 20～30 分钟后,再放入草乌合煮 4～6 小时(煮时应经常翻动,以免锅底焦糊,水干时可再加沸水)煮至透心,试切片心无白点、口尝略有麻舌感,取出晾干水分,拣去辅料残渣,切或铡成厚约 2mm 的圆片,晒或烘干,筛净灰碎即可 (2)煮蒸炙。取梗干草乌,拣净杂质,去皮者用水浸泡 2 天,连皮者浸泡 5 天(浸泡时应每天换水 1 次),捞出,每 50kg 用甘草 1.5kg、黑豆 5kg、白矾 0.5kg、皂角 0.5kg 加入清水(以淹没为度),与草乌共煮约 3 小时,取出晾干水分,切或铡成厚约 2mm 圆片,晒至八成干。再用甘草 2.5kg(打碎)、生姜 5kg(捣碎)	圆片:片厚不超过 3mm。外皮黑色,片面褐棕色,微有光泽,心无白点,略有麻味

来源	制法	性状
	放入锅内加清水煮约 2 小时,滤渣取汁约得 10~12.5kg;残渣再加清水煮 1 小时,滤渣取汁约得 5kg,合并两次药汁、洒入已晒干的草乌片内拌匀,待药汁吸尽,放入甑内,用武火蒸约 8~10 小时,取样试切片心无白点、口尝略有麻舌感,取出晒或烘干,即可	
《广东省中药饮片炮制规范》1984 年版	取净草乌,大小个分开,用水浸 10~14 天,每天换水 3 次,然后用白矾水浸 4~5 天,每天换白矾水 1 次,至浸液不呈黄色时,捞起,置锅内,加入生姜(打碎)、醋和适量的水,煮沸 4~6 小时,至透心,口尝无麻舌或微有麻舌感时,取出,除去姜渣,摊凉,切薄片,干燥。每草乌 100kg,用白矾 3kg、生姜 35kg、醋 35kg	表面为灰褐色,皱缩不平,质脆,味辛,无麻舌或微有麻舌感

【金老谈草乌炮制历史】

同川乌。

【金老论草乌炮制与临床】

一、临床功效与主治

草乌味辛、苦,性热。有大毒。归心、肝、肾、脾经。祛风除湿,温经止痛,用于风寒湿痹,关节疼痛,心腹冷痛,寒疝作痛及麻醉止痛(表 70-3)。

表 70-3 草乌各临床常用炮制规格功效、主治对比

炮制规格	功效	主治
草乌	祛风除湿,温经止痛	用于风寒湿痹,关节疼痛,心腹冷痛,寒疝作痛及麻醉止痛
制草乌	同草乌	同草乌

二、临床调剂

1. **用法用量** 1.5~3g。宜炮制后用(除三生饮用生品外,一般宜制用,以保安全)。入汤剂应先煎 30~60 分钟,以降低毒性。

2. **临床使用与禁忌**

(1)生品内服宜慎。

(2)孕妇禁用。

(3)不宜与半夏、瓜蒌、瓜蒌子、瓜蒌皮、天花粉、川贝母、浙贝母、平贝母、伊贝母、湖北贝母、白蔹、白及同用。

3. **贮藏** 置通风干燥处,防蛀。

本品临床常用炮制规格与调剂注意事项见表 70-4。

表 70-4　乌头临床常用炮制规格与调剂注意事项

炮制规格	处方名	用法用量	特殊禁忌	特殊贮藏方法
草乌	草乌	一般炮制后用	孕妇禁用。不宜与半夏、瓜蒌、瓜蒌子、瓜蒌皮、天花粉、川贝母、浙贝母、平贝母、伊贝母、湖北贝母、白蔹、白及同用	置通风干燥处，防蛀
制草乌	制草乌	1.5～3g，宜先煎、久煎		

菟　丝　子

【来源】

本品为旋花科植物南方菟丝子 *Cuscuta australis* R.Br. 或菟丝子 *Cuscuta chinensis* Lam. 的干燥成熟种子。秋季果实成熟时采收植株，晒干，打下种子，除去杂质。

【炮制规格】

1. 菟丝子

（1）《中国药典》2020 年版标准：除去杂质，洗净，干燥。

性状：本品呈类球形，直径 1～2mm。表面灰棕色至棕褐色，粗糙，种脐线形或扁圆形。质坚实，不易以指甲压碎。气微，味淡。

（2）《国家中药饮片炮制规范》：取药材，除去杂质，洗净，干燥。

性状：本品呈类球形，直径 1～2mm。表面灰棕色至棕褐色，粗糙，种脐线形或扁圆形。质坚实，不易以指甲压碎。气微，味淡。

（3）地方标准（表 71-1）

表 71-1　菟丝子常见地方标准制法及性状要求

来源	制法	性状
《上海市中药饮片炮制规范》2018 年版	将药材除去杂质，洗净，干燥	本品呈类球形，直径 0.1～0.2cm。表面灰棕色至棕褐色，粗糙，种脐线形或扁圆形。质坚实，不易以指甲压碎。气微，味淡
《天津市中药饮片炮制规范》2012 年版	除去杂质，洗净，干燥	本品形如菟丝子，表面棕黄色，裂开，略有香气
《湖南省中药饮片炮制规范》2010 年版	取原药材，筛去杂质，抢水淘洗干净，捞出，干燥	呈类圆球形或略显三棱形，直径 1～1.5mm。表面灰棕色或黄棕色，具细密突起的小点，一端有微凹的线形种脐。质坚硬，不易以指甲压碎。气微，味淡
《北京市中药饮片炮制规范》2008 年版	取原药材，除去杂质，漂洗，干燥	本品呈类球形，直径 1～1.5mm。表面灰棕色或黄棕色，具细密突起的小点，一端有微凹的线形种脐。质坚实，不易以指甲压碎。气微，味淡
《江西省中药饮片炮制规范》2008 年版	除去杂质，用清水淘洗，捞出，干燥	本品呈类球形，直径 1～1.5mm。表面灰棕色或黄棕色，具细密突起的小点，一端有微凹的线形种脐。质坚实，不易以指甲压碎。气微，味淡

续表

来源	制法	性状
《广西壮族自治区中药饮片炮制规范》2007年版	除去杂质,洗净,晒干	呈类球形,直径1~1.5mm。表面灰棕色或黄棕色,具细密突起的小点,一端有微凹的线形种脐。质坚实,不易以指甲压碎。气微,味淡
《重庆市中药饮片炮制规范》2006年版	除去杂质,抢水洗净,晒干	为类球形小颗粒,直径1~1.5mm。表面灰棕色或黄棕色,具细密突起的小点,一端有微凹的线形种脐。质坚实,不易以指甲压碎。气微,味淡
《安徽省中药饮片炮制规范》2005年版	取原药材,除去杂质	为类球形,直径1~1.5mm。表面灰棕色或黄棕色,具细密突起的小点,一端有微凹的线形种脐。质坚实,不易以指甲压碎。气微,味淡
《浙江省中药炮制规范》2005年版	取原药,除去杂质,抢水洗净,干燥	呈类球形或近卵形,细小,直径1~1.5mm。表面灰棕色或黄棕色,具致密的白霜状网纹。略小的一端可见种脐色略浅,近圆形,微凹陷,中央有一白色的脐线。内胚乳坚硬,半透明;胚卷旋状,无胚根及子叶。质坚实,不易压碎。气微,味淡。加水煮至种皮破裂时,可露出黄白色卷旋状的胚,形如吐丝
《浙江省中药炮制规范》2005年版	取菟丝子,炒至表面黄色,微鼓起时,取出,摊凉	表面黄色,微鼓起
《河南省中药饮片炮制规范》2005年版	除去杂质,洗净,晒干	呈类球形,直径1~1.5mm。表面灰棕色或黄棕色,具细密突起的小点,一端有微凹的线形种脐。质坚实,不易以指甲压碎。气微,味淡
《贵州省中药饮片炮制规范》2005年版	取原药材,除去杂质,淘净,低温干燥	呈类球形,直径1~1.5mm。表面灰棕色或黄棕色,具细密突起的小点,一端有微凹的线形种脐。质坚实,不易以指甲压碎。气微,味淡
《江苏省中药饮片炮制规范》2002年版	取原药材,淘洗,干燥,除去杂质	呈类球形,直径1~1.5mm。表面灰绿色或黄棕色,具细密网状皱纹。质坚实,不易以指甲压碎。气微,味淡
《四川省中药饮片炮制规范》2002年版	除去杂质	本品为细小类圆形颗粒,灰棕色或黄棕色,有油香气
《福建省中药饮片炮制规范》1998年版	除去杂质,洗净,干燥	呈类球形、细小,直径1~15mm。表面灰棕色或黄棕色,具细密网状皱纹。质坚实,不易以指甲压碎,气微,味淡
《山东省中药炮制规范》1990年版	除去杂质,宽水淘洗干净,干燥	呈类球形,细小,直径1~1.5mm。表面灰棕色或黄棕色,具细密网状皱纹,一端有凹的线形种脐,质坚实。气微,味淡
《辽宁省中药炮制规范》1986年版	除去杂质,洗净,干燥	无泥沙
《广东省中药饮片炮制规范》1984年版	除去杂质,洗净泥沙,干燥	无具体要求

2. 盐菟丝子

（1）《中国药典》2020 年版标准：取净菟丝子，加盐水拌匀，文火炒至微鼓起，取出，放凉。

性状：本品形如菟丝子，表面棕黄色，裂开，略有香气。

（2）地方标准（表 71-2）

表 71-2　盐菟丝子常见地方标准制法及性状要求

来源	制法	性状
《湖南省中药饮片炮制规范》2010 年版	取净菟丝子，加盐水拌匀，用文火炒至微鼓起，取出，摊凉	形如菟丝子，色泽加深，有裂口，味微咸
《上海市中药饮片炮制规范》2008 年版	将原药除去泥屑等杂质，洗净，干燥	本品呈类球形，直径 1～1.5mm。表面灰棕色或黄棕色，具细密突起的小点，一端有微凹的线形种脐。质坚实，不易以指甲压碎。气微，味淡
《江西省中药饮片炮制规范》2008 年版	取净菟丝子，加盐水拌匀，用文火炒干，表面微鼓起，取出，摊凉。每 100kg 菟丝子，用食盐 2kg	本品形如菟丝子，表面棕黄色，裂开，略有香气。加沸水浸泡后，表面有黏性，煎煮后可露出黄色至棕褐色卷旋状的胚
《广西壮族自治区中药饮片炮制规范》2007 年版	取生菟丝子，加盐水拌匀，闷透，置锅内，以文火炒至微鼓起，取出，放凉	表面棕黄色，裂开，略有香气。加沸水浸泡后，表面有黏性，煎煮后可露出黄色至棕褐色卷旋状的胚
《重庆市中药饮片炮制规范》2006 年版	取净菟丝子，加盐水拌匀，文火炒至有香气并有爆声，取出，放凉	表面棕黄色，裂开，略有香气，味微咸
《安徽省中药饮片炮制规范》2005 年版	取净菟丝子，加盐水拌匀，文火炒干至有爆裂声，取出，摊凉。每 100kg 菟丝子，用食盐 2kg	形同菟丝子，黄棕色，有裂口。气香，味微咸
《河南省中药饮片炮制规范》2005 年版	取净菟丝子，加盐水拌匀，文火炒至微鼓起，取出，放凉	形如菟丝子，表面棕黄色，裂开，略有香气
《贵州省中药饮片炮制规范》2005 年版	取净菟丝子，加盐水拌匀，文火炒至微鼓起、微有爆裂声，并有香气逸出	表面黄褐色或棕褐色，可见裂口，略有香气，味微咸
《四川省中药饮片炮制规范》2002 年版	取净菟丝子，加盐水拌匀，文火炒炙有香气并有爆裂声，取出，摊凉。每菟丝子 100kg，用盐 2kg	无具体要求
《福建省中药饮片炮制规范》1998 年版	取净菟丝子，照炒黄法炒至色略深微黄，有爆裂声，透出香气	形如菟丝子，色泽加深。有裂口，味微咸
《云南省中药饮片炮制规范》1986 年版	取原药用水淘洗后，用箩筛滤出，晒干。每 50kg 用食盐 1～1.5kg，兑水适量，拌匀，稍吸，放入热锅内，用文火炒至水干呈淡棕色，发香气，有爆裂声，取出，晾冷即可	呈圆形小粒，浅黄褐色

续表

来源	制法	性状
《广东省中药饮片炮制规范》1984 年版	盐菟丝子取净菟丝子,用盐水拌匀,稍闷,待盐水被吸尽后,蒸约 4 小时至棕黑色,取出,摊凉。每菟丝子100kg,用盐 2kg	盐蒸后为棕黑色,味略咸
《甘肃省中药饮片炮制规范》1980 年版	除去杂质,筛去灰屑,用盐水拌匀,稍润,用文火炒成微黄色时,出锅,晒干。每菟丝子 100kg,用大青盐 2kg	无具体要求

3. 菟丝子饼　《中国药典》2020 年版未收载本炮制规格,常见地方标准制法及性状见表 71-3。

表 71-3　菟丝子饼常见地方标准制法及性状要求

来源	制法	性状
《山东省中药饮片炮制规范》2022 年版	取净菟丝子置锅内,加适量水煮至开裂吐丝,不断翻动,待水被吸尽呈稠粥状时,取出,捣烂,压成饼状,待稍干后切成小块,干燥	为黄棕色至棕褐色的小块。气微,味淡
《上海市中药饮片炮制规范》2018 年版	将菟丝子置锅内加水煮至吐丝,取出,压平,切1～2cm 小块,干燥	本品为不规则的块状。棕褐色与灰黑色相间,可见外露的黄白色的胚。质松易碎。气微,味淡
《湖南省中药饮片炮制规范》2010 年版	取净菟丝子,按每 100kg 用黄酒 14kg 拌匀,加水适量拌湿,润 2～4 天,每天用清水拌湿一次,至润滑。再按每 100kg 加面粉 25kg 拌匀蒸熟,研烂,用模具制成方块或小圆饼,每块饼约重3g,干燥	呈小方块形或圆形,每块重3g,表面灰棕色或黄棕色,微有酒气
《江西省中药饮片炮制规范》2008 年版	取净菟丝子,清水洗净,入木甑内蒸熟至"吐丝"(种皮破裂露出白色卷旋状的胚)为度,取出加面粉,入碓内槌匀,入木框内压成 2cm 厚的方块,再用刀切成 2cm 见方的小方块,亦有用铜制圆筒打成厚约 1.5cm、直径约 2cm 的圆饼,干燥,麸炒至颜色加深为度。每 100kg 菟丝子,用面粉 15kg、麦麸 10kg	本品为小方块或圆形饼状。表面深棕色,有焦香气
《广西壮族自治区中药饮片炮制规范》2007 年版	(1)取生菟丝子,置锅内加水煮至稠粥状,取出捣烂作饼,切块,干燥 (2)取生菟丝子,置锅内加水煮至出丝后,加面粉(每 100kg 生菟丝子用面粉 25kg)或同时加食盐(每 100kg 生菟丝子用食盐 1kg),搅拌均匀,煮至粥状,取出作饼,切块,干燥	为煮菟丝子黏结而成的小块,黄棕色。气微,味淡
《安徽省中药饮片炮制规范》2005 年版	取净菟丝子,置容器内,加清水没过药物,煮至开花,呈稠粥状时,取出,放置过夜,压平,切成小块,干燥	为煮菟丝子黏结而成的小块,黄棕色。气微,味淡

续表

来源	制法	性状
《贵州省中药饮片炮制规范》2005年版	净菟丝子,加水煮至裂开,不断搅拌,至成稠粥状时,加入黄酒和面粉拌匀,摊于盘中压平,烘至半干,切成小块,干燥。每100kg净菟丝子,用黄酒10kg,面粉15kg	呈小方块状,每块重6~12g,表面灰棕色或黄棕色,微有酒气
《福建省中药饮片炮制规范》1998年版	取菟丝子,加水煮或拌酒蒸成丝状黏性,爆裂。加面粉调匀或捣成糊状压成饼,切小块,干燥。每菟丝子100kg,加面粉12~20kg	呈小块状,表面灰褐色或棕黄色。略其酒气或无
《云南省中药饮片炮制规范》1986年版	取原药用水淘洗后,用罗筛滤出,晒干。每50kg用盐1~1.5kg,兑水适量,拌匀,稍吸,放入热锅内,用文火炒至水干呈淡棕色,发香气。有爆裂声,取出,晒冷即可	饼呈长方形
《辽宁省中药炮制规范》1986年版	取净菟丝子,加水煮至稠粥状,捣烂作饼,切块,干燥	块长约3cm,宽2cm左右
《甘肃省中药饮片炮制规范》1980年版	取净菟丝子以黄酒兑水适量浸润,文火煮沸,再加入小麦面粉,迅速搅拌均匀,俟面粉煮熟,出锅,摊在木板上,压成厚片,再切成小方块,晒干。每菟丝子100kg,用黄酒12kg及小麦面粉6kg	无具体要求

4. 炒菟丝子 《中国药典》2020年版未收载本炮制规格,常见地方标准制法及性状见表71-4。

表71-4 炒菟丝子常见地方标准制法及性状要求

来源	制法	性状
《山东省中药饮片炮制规范》2022年版	取净菟丝子置热锅内,文火炒至微黄,有香气时,取出,放凉	呈类球形,直径1~2mm。表面棕色至棕褐色,粗糙,具细密突起的小点,种脐线性或扁圆形。南方菟丝子稍大,直径2~3mm。表面有排列不整齐的短线状斑纹。质坚实,气微香,味淡
《浙江省中药炮制规范》2015年版	取菟丝子饮片,照清炒法炒至表面色变深,微鼓起时,取出,摊凉	呈类球形或近卵形,细小,直径1~1.5mm。表面灰棕色或黄棕色,微鼓起,略小的一端可见种脐色略浅,近圆形,微凹陷,中央有一白色的脐线,内胚乳坚硬,半透明;胚卷旋状,无胚根及子叶,略有焦香气,味淡
《湖南省中药饮片炮制规范》2010年版	取净菟丝子,文火炒至微黄色,有爆裂声,取出,放凉	形如菟丝子,色泽加深
《重庆市中药饮片炮制规范》2006年版	取净菟丝子,文火炒至有裂口,取出,放凉	表面黄棕色,有裂口,气香,味淡
《贵州省中药饮片炮制规范》2005年版	取净菟丝子,用文火炒至微黄色,有爆裂声,取出,放凉	形同菟丝子。表面黄棕色,有裂口,气微香
《河南省中药饮片炮制规范》2005年版	取净菟丝子,文火炒至有爆裂声,取出,放凉	形如菟丝子,表面黄棕色,裂开,略有香气

续表

来源	制法	性状
《江苏省中药饮片炮制规范》2002年版	取净菟丝子置锅内,用文火炒至微黄色,有爆裂声时,取出放凉	形同菟丝子,黄棕色,有裂口。气香,味淡
《福建省中药饮片炮制规范》1998年版	取净菟丝子,文火炒至色略深微黄,有爆裂声,透出香气	形如菟丝子,黄棕色,有裂口,气香,味淡
《辽宁省中药炮制规范》1986年版	取净菟丝子,置锅内炒至微变色,取出,放凉	炒后不焦

5. 酒炙菟丝子 《中国药典》2020年版未收载本炮制规格,常见地方标准制法及性状见表71-5。

表71-5　酒炙菟丝子常见地方标准制法及性状要求

来源	制法	性状
《黑龙江省中药饮片炮制规范》2012年版	取菟丝子饮片,用黄酒拌匀,稍润,待黄酒吸尽,用文火炒至表面微变黄色,微开裂,取出,摊凉,即得。每100kg菟丝子饮片,用黄酒20kg	本品呈类球形,直径1~1.5mm。表面棕黄色、黄棕色或棕褐色,具细密突起的小点,一端有微凹的线形种脐,有的有裂口。微有酒气,味淡
《重庆市中药饮片炮制规范》2006年版	取净菟丝子,加白酒拌匀,润透,文火炒干,取出,放凉。每100kg菟丝子,用白酒15kg	表面灰褐色或棕黄色,略具酒气
《福建省中药饮片炮制规范》1998年版	取净菟丝子,酒拌,加酒共煮,待酒吸尽,晒干,切片,干燥	呈小块状,表面灰褐色或棕黄色。略具酒气或无
《吉林省中药饮片炮制规范》1986年版	除去杂质,淘净泥沙,与黄酒及适量水共置锅中,用文火煮至呈黏粥状时,取出,捣烂摊饼,切成小块,晒干。每100kg菟丝子,用黄酒15kg	无具体要求

6. 水煮菟丝子 《中国药典》2020年版未收载本炮制规格,常见地方标准制法及性状见表71-6。

表71-6　水煮菟丝子常见地方标准制法及性状要求

来源	制法	性状
《河南省中药饮片炮制规范》2005年版	取净菟丝子,加水适量(或加黄酒少许),煮至爆花水尽,取出,捣烂作饼,切成长方块,晒干	呈小方块,表面灰褐色或棕黄色

7. 蜜菟丝子 《中国药典》2020年版未收载本炮制规格,常见地方标准制法及性状见表71-7。

表71-7　蜜菟丝子常见地方标准制法及性状要求

来源	制法	性状
《浙江省中药炮制规范》2015年版	取菟丝子饮片,照蜜炙法炒至不粘手时,取出,摊凉每菟丝子100kg,用炼蜜20kg	表面灰棕色至棕褐色,微具光泽。略有香气,味微甘

【金老谈菟丝子炮制历史】

综合古代菟丝子的炮炙方法,主要有炒法,有不加辅料,也有加辅料。辅料有酒、黄精汁与苦酒等,下面分别予以介绍。

一、不加辅料炮炙

炒法　在明代《本草纲目》《本草乘雅半偈》中均提出"炒,研"。

二、加辅料炮炙

应用的辅料有酒、醋、腊、蜜、巴豆、米泔水、酥、姜汁、童便、面及韭汁等,其中以酒最为常见。在炙法中有用一种辅料的,也有用两种辅料合并使用的。

1. **酒制**　晋代《时后备急方》中提到"酒渍服",唐代《备急千金要方》中提到"暖汤淘汰去沙土,干滤。暖酒渍经一宿,滤出,曝微白,捣之,不尽者更以酒渍,经三五日乃出,更晒微干,捣之,须更悉尽,极易碎"。《千金翼方》提到"酒浸一宿,别捣"。宋代《博济方》提到"酒浸一宿后炒黄",《证类本草》提到"取酒浸,曝干再浸,又曝令酒尽"。明代《普济方》提到"酒浸七昼夜,晒干,炒令黄色为度"。《医学入门》提到"酒浸二、三日,蒸出芽,捣烂如膏为丸,或作饼晒干入药亦好,紧急只用酒炒研末"。《本草纲目》提到"凡用,以温水淘去沙泥,酒浸一宿,曝干捣之,不尽者再浸曝捣,须更悉细。又法,酒浸四、五日,蒸曝四五次,研作饼焙干,再研末"。《证治准绳》提到"半斤,酒浸一宿,洗去砂土,晒干,蒸三次,晒三次"。《炮炙大法》提到"米泔淘洗极净,略晒,拣去稗草子,磨五六次,酒浸一宿,慢火煮干,木槌去壳。一法用酒煮一昼夜,捣作饼晒干,然后复研方细"。清代《本草汇》提到"酒浸一二宿,蒸晒焙干"。《得配本草》提到"米泔水淘洗,酒浸四、五日,蒸晒四五次,研作饼焙干用。补肾气,淡盐水拌炒;暖脾胃,黄精汁煮;暖肌肉,酒拌炒;治泄泻,酒米拌炒"。

2. **黄精汁与苦酒制**　南朝刘宋《雷公炮炙论》提出"采得,去粗薄壳了,用苦酒浸二日滤出,用黄精自然汁浸一宿,至明,用微火煎至干,入臼中,铁杵丢三千余杵成粉,用苦酒并黄精自然汁与菟丝子相对用之"。明代《本草纲目》中也有相同记载。

【金老论菟丝子炮制与临床】

一、临床功效与主治

本品味辛、甘,性平。归肝、肾、脾经。补益肝肾,固精缩尿,安胎,明目,止泻;外用消风祛斑。用于肝肾不足,腰膝酸软,阳痿遗精,遗尿尿频,肾虚胎漏,胎动不安,目昏耳鸣,脾肾虚泻;外治白癜风(表71-8)。

表71-8　菟丝子各临床常用炮制规格功效、主治对比

炮制规格	功效	主治
菟丝子	补益肝肾,固精缩尿,安胎,明目,止泻;外用消风祛斑	用于肝肾不足,腰膝酸软,阳痿遗精,遗尿尿频,肾虚胎漏,胎动不安,目昏耳鸣,脾肾虚泻;外治白癜风
盐菟丝子	增强补肾固涩的作用	用于肝肾不足,腰膝酸软,阳痿遗精,遗尿尿频,肾虚胎漏
菟丝子饼	增强温补脾肾的作用	用于阳痿,遗精,遗尿,脾虚便溏或泄泻

续表

炮制规格	功效	主治
炒菟丝子	同菟丝子,炒后提高煎出效果	用于肝肾不足,腰膝酸软,阳痿遗精,遗尿尿频,肾虚胎漏,胎动不安,目昏耳鸣,脾肾虚泻;外治白癜风
酒炙菟丝子	增强温暖肾阳的作用	同菟丝子

二、临床调剂

1. **用法用量** 6~12g。外用适量。

2. **临床使用与禁忌** 无。

3. **贮藏** 置通风干燥处。

本品临床常用炮制规格与调剂注意事项见表71-9。

表71-9 菟丝子临床常用炮制规格与调剂注意事项

炮制规格	处方名	用法用量	特殊禁忌	特殊贮藏方法
菟丝子	菟丝子	6~12g。外用适量		置通风干燥处
盐菟丝子	盐菟丝子,盐水炒菟丝子			
菟丝子饼	菟丝子饼			防虫

山 茱 萸

【来源】

本品为山茱萸科植物山茱萸 *Cornus officinalis* Sieb. et Zucc. 的干燥成熟果肉。秋末冬初果皮变红时采收果实,用文火烘或置沸水中略烫后,及时除去果核,干燥。

【炮制规格】

1. **山萸肉**

(1)《中国药典》2020年版标准:除去杂质和残留果核。

性状:本品呈不规则类圆形厚片或块,大小不等。外表皮黄棕色或棕褐色,有纵皱纹及疙瘩状隆起。切面黄棕色至淡红棕色,较平坦,有明显散在或排列成环的星点,有空隙。

(2)地方标准(表72-1)

表72-1 山萸肉常见地方标准制法及性状要求

来源	制法	性状
《上海市中药饮片炮制规范》2018年版	将药材除去残留果核等杂质,洗净,沥干,置蒸具内蒸约6小时,焖过夜,至呈黑润,干燥,筛去灰屑	本品呈不规则的片状或囊状,较完整者呈椭圆形,长1~1.5cm,宽0.5~1cm。表面棕黑色,皱缩,微具光泽,顶端有的有圆形宿萼痕,基部有果柄痕。质柔软。气微,味酸、涩、微苦

续表

来源	制法	性状
《天津市中药饮片炮制规范》2012年版	取原药材,除去杂质、果柄及核	本品呈不规则的片状或囊状,长1~1.5cm,宽0.5~1cm。表面紫红色至紫黑色,皱缩,有光泽。顶端有的有圆形宿萼痕,基部有果梗痕。质柔软,气微,味酸、涩、微苦
《湖南省中药饮片炮制规范》2010年版	取原药材,除去残留果核、果柄、霉变等杂质	呈不规则的片状或囊状,长1~1.5cm,宽0.5~1cm。表面紫红色至紫黑色,皱缩,有光泽。顶端有的有圆形宿萼痕,基部有果梗痕。质柔软,气微,味酸、涩、微苦
《甘肃省中药炮制规范》2009年版	取原药材,除去杂质及残留的果核	纯净,无核,无霉变、无杂质
《江西省中药饮片炮制规范》2008年版	除去杂质和残留果核	本品呈不规则的片状或囊状,长1~1.5cm,宽0.5~1cm。表面紫红色至紫黑色,皱缩,有光泽。顶端有的有圆形宿萼痕,基部有果梗痕。质柔软。气微,味酸、涩、微苦。无虫蛀
《广西壮族自治区中药饮片炮制规范》2007年版	除去杂质和残留果核	呈不规则的片状或囊状,长1~1.5cm,宽0.5~1cm。表面紫红色至紫黑色,皱缩,有光泽。顶端有的有圆形宿萼痕,基部有果梗痕。质柔软,气微,味酸涩、微苦
《重庆市中药饮片炮制规范》2006年版	除去杂质和残留果核果梗	山茱萸肉为不规则的片状或囊状,长1~1.5cm,宽0.5~1cm。表面紫红色至紫黑色,皱缩,有光泽。顶端有的有圆形宿萼痕。质柔软。气微,味酸,味涩、微苦
《安徽省中药饮片炮制规范》2005年版	取原药材,除去杂质、残留果核	为不规则片状或囊状,长1~1.5cm,宽0.5~1cm。表面紫红色至紫黑色,皱缩,微有光泽。质柔软。气微,味微酸、涩,微苦
《贵州省中药饮片炮制规范》2005年版	取原药材,除去杂质及残留果核	呈不规则片状或囊状,表面紫红色至紫黑色,皱缩。有光泽。质柔软。气微,味酸、涩、微苦
《河南省中药饮片炮制规范》2005年版	除去杂质和残留果核	呈不规则片状或囊状,多破裂而皱缩,长1~1.5cm,宽0.5~1cm。表面紫红色至紫黑色,微有光泽。质柔软。气微,味酸、涩、微苦
《江苏省中药饮片炮制规范》2002年版	取原药材,除去杂质和残留果核	为不规则片状或囊状。长1~1.5cm,直径0.5~1cm,多破裂而皱缩,紫红色,微有光泽,质柔软。气微,味微酸、涩
《福建省中药饮片炮制规范》1998年版	除去杂质和残留果核	呈不规则的片状或囊状,长1~1.5cm,宽0.5~1cm。表面紫红色至紫黑色,皱缩,有光泽。顶端可见圆形的宿萼痕迹,基部有果梗痕。质柔软,气微,味酸、涩、微苦
《吉林省中药饮片炮制规范》1986年版	除去杂质,筛去灰屑去净残留核	无具体要求

2. 酒萸肉

（1）《中国药典》2020 年版标准：取净山萸肉，照酒炖法或酒蒸法（通则 0213）炖或蒸至酒吸尽。

性状：本品形如山茱萸，表面紫黑色或黑色，质滋润柔软。微有酒香气。

（2）地方标准（表 72-2）

表 72-2　酒萸肉常见地方标准制法及性状要求

来源	制法	性状
《天津市中药饮片炮制规范》2012 年版	取净山萸肉，加黄酒共煮透，蒸或炖至酒吸尽或置适宜的容器内，密闭，隔水或用蒸汽加热炖透，至酒吸尽，放凉，取出，晾至六成干，切片，干燥	本品呈不规则的片状或囊状，长 1~1.5cm，宽 0.5~1cm。表面紫红色至紫黑色，皱缩，有光泽。顶端有的有圆形宿萼痕，基部有果梗痕。质柔软。气微，味酸、涩、微苦
《湖南省中药饮片炮制规范》2010 年版	取净山茱萸，加酒拌匀，闷润，待酒被吸尽，置密闭容器内，蒸约 2 小时，至山茱萸呈紫红色，取出，干燥。每 100kg 净药材，用黄酒 10kg	形同山茱萸，为紫黑色
《甘肃省中药炮制规范》2009 年版	取净山萸肉，用黄酒拌匀，待酒吸尽，装罐或置适宜容器内，密闭，放笼屉内，先用武火加热，待"圆气"后改用文火加热，蒸 8~10 小时，焖 10~12 小时，蒸至呈紫黑色，出锅，放凉。每净山萸肉 100kg，用黄酒 20kg	纯净，无杂质。略有酒香气
《北京市中药饮片炮制规范》2008 年版	取原药材，除去杂质及残留果核，加黄酒拌匀，闷润 3~4 小时，置适宜容器内，加水适量，密封，蒸 18~24 小时，至紫黑色有油亮光泽时，取出，晾干。每 100kg 净山茱萸，用黄酒 30kg	本品呈不规则的片状或囊状。表面呈紫黑色，皱缩。质滋润而柔软。味酸、涩、微苦，微有酒香气
《江西省中药饮片炮制规范》2008 年版	（1）取净山萸肉，黄酒拌匀、润透，置适宜的蒸制容器内，用蒸汽加热至酒吸尽，取出，稍晾，拌回蒸液，再晾至六成干，切片或段，干燥。或黄酒拌匀、润透，置适宜的容器内，密闭，隔水或用蒸汽加热炖透，或炖至酒完全被吸尽时，放凉，取出，晾至六成干，切片，干燥（2）取净山萸肉，用黄酒拌匀，吸尽后，蒸至色转黑，取出，干燥。每 100kg 山萸肉，用黄酒 20kg	形如山茱萸，表面黑色，微有酒香气
《广西壮族自治区中药饮片炮制规范》2007 年版	取净山茱萸，加酒拌匀，闷润，待酒被吸尽，置密闭容器内，隔水炖约四小时，至山茱萸呈紫黑色，取出，干燥。每 100kg 净药材用酒 20kg	形同生山茱萸，紫黑色

续表

来源	制法	性状
《重庆市中药饮片炮制规范》2006 年版	取净山茱萸肉,加黄酒共煮透,蒸或炖至酒吸尽,或置适宜的容器内,密闭,隔水或用蒸汽加热炖透,或炖至紫黑色、色润,完全被吸尽时,放凉,取出,晾至六成干,切片,干燥	为黑紫色,皱缩,质地柔软,微有酒气
《安徽省中药饮片炮制规范》2019 年版	酒蒸山茱萸:取净山萸肉,加黄酒拌匀,密闭,润透,置适宜的蒸制容器内,常压或高压蒸至呈紫黑色有油亮光泽时取出,干燥。每 100kg 净山茱萸,用黄酒 20kg	本品表面紫黑色,皱缩,有光泽。质柔软,油润。味酸、涩、微苦,微有酒香气
《浙江省中药炮制规范》2005 年版	取原药,除去果柄、果核等杂质,与酒拌匀,稍闷,置适宜容器内,蒸 8～10 小时,焖 10～12 小时,至表面黑色时,取出,干燥。每山茱萸 100kg,用酒 20kg	微具酒香气
《河南省中药饮片炮制规范》2005 年版	取净山萸肉,加黄酒共煮透,蒸或炖至酒吸尽,或置适宜的容器内,密闭,隔水或用蒸汽加热炖透,或炖至酒吸尽,完全被吸尽时,放凉,取出,晾至六成干,切片,干燥	形如山萸肉,表面紫黑色,质滋润柔软,微有酒气
《贵州省中药饮片炮制规范》2005 年版	取净山茱萸肉,加黄酒共煮透,蒸或炖至紫黑色、色润,或置适宜的容器内,密闭,隔水或用蒸汽加热炖透,或炖至紫黑色、色润,完全被吸尽时,放凉,取出,晾至六成干,切片,干燥	形同山茱萸。表面紫黑色,油润,微有酒气
《江苏省中药饮片炮制规范》2002 年版	取净山萸肉,用黄酒喷洒拌匀,待酒吸尽,移至适宜的容器内,密闭,隔水炖或笼屉蒸,至萸肉变紫黑、色润,取出,低温干燥。每 100kg 山萸肉,用黄酒 20kg	形同山萸肉,紫黑色,油润,微有酒气
《福建省中药饮片炮制规范》1998 年版	取山茱萸,加入酒拌匀、润透,密闭,隔水或用蒸汽加热炖至吸尽,或蒸制容器内蒸至酒吸尽。干燥	形如山茱萸,表面紫黑色,油润,有光泽,质柔软,微有酒气

3. 蒸萸肉　《中国药典》2020 年版未收载本炮制规格,常见地方标准制法及性状见表 72-3。

表 72-3　蒸萸肉常见地方标准制法及性状要求

来源	制法	性状
《安徽省中药饮片炮制规范》2019 年版	取净山萸肉,置蒸制容器内,蒸至表面紫黑色时,取出,干燥	呈不规则的片状或囊状,长 1～1.5cm,宽 0.5～1cm。表面紫黑色,皱缩,有光泽。顶端有的有圆形宿萼痕,基部有果梗痕。质滋润而柔软。气微,味微酸、涩、微苦

续表

来源	制法	性状
《浙江省中药炮制规范》2015年版	取山茱萸饮片,置适宜容器内,蒸8~10小时,焖10~12小时,至表面黑色时,取出,干燥	呈不规则的片状或囊状,长1~1.5cm,宽0.5~1cm。表面紫黑色,皱缩,有光泽。顶端有圆形萼痕,基部有果柄痕。质滋润,柔软。气微,味酸、涩、微苦
《河南省中药饮片炮制规范》2005年版	取净山萸肉,加清水拌匀、润透,置蒸制容器内,蒸至外表呈紫黑色	形如山萸肉,表面紫黑色,质滋润柔软

4. 醋萸肉 《中国药典》2020年版未收载本炮制规格,常见地方标准制法及性状见表72-4。

表72-4 醋萸肉常见地方标准制法及性状要求

来源	制法	性状
《甘肃省中药炮制规范》2009年版	取净山萸肉,加醋拌匀,闷透,置锅中,用文火加热,炒干,出锅,放凉。每净山萸肉100kg,用食醋15kg	纯净,无杂质。略有醋香气
《河南省中药饮片炮制规范》2005年版	取净山萸肉,加醋拌匀、润透,置蒸制容器内,蒸至醋尽并呈紫黑色。每100kg山茱萸,用醋24kg	形如山萸肉,表面紫黑色,质滋润柔软,微有醋气
《贵州省中药饮片炮制规范》2005年版	取净山茱萸,加醋拌匀,闷至醋被吸尽,干燥。每100kg净山茱萸肉,用醋12kg	形同山茱萸。表面紫红色至紫黑色,油润,微有醋气
《福建省中药饮片炮制规范》1998年版	取山茱萸,加醋拌匀,闷透,置炒制容器内,文火加热,炒干,取出,放凉	形如山茱萸,油润,质柔软。微有醋气
《湖北中草药炮制规范》1979年版	拣去杂质,洗净,沥干,用醋拌匀,吸透后置笼内蒸上气,取出晒干。每山茱萸1斤(500g),用醋2两(62.5g)	无具体要求

【金老谈山茱萸炮制历史】

综合古代山茱萸的炮炙方法,主要有熬、炒、蒸等法,有不加辅料,也有加辅料。辅料有酒、醋等,下面分别予以介绍。

一、不加辅料炮炙

包括熬、炒、蒸等,每一种炙法中又有不同的炮炙要求。

1. 炒(熬)法 如前述,《雷公炮炙论》最早提出,"肉皮,缓火熬之方用"。其后的元代《汤液本草》、清代《修事指南》及《本草害利》中都有相同记载。宋代《太平惠民和剂局方》中最先提到"炒",并要求微炒,其后的明代《景岳全书》中也有相同记载。

2. 蒸法 明代《证治准绳》中提到"蒸去核"。其后的清代《傅青主女科》《增广验方新编》中也有相同记载。明代《一草亭目科全书》中还提出了"洗蒸,慢火炒"的炮炙方法。

二、加辅料炮炙

应用的辅料有酒、羊油等，其中以酒最为常见。

酒制　元代《活幼心书》中首先提到"酒浸润蒸透"，其后如明代《普济方》《外科理例》、清代《医宗说约》等书中都提到酒炙。而酒炙又有不同的炙法和要求，其中包括："酒浸润蒸透"（元代《活幼心书》），"酒浸良久取肉去核"（明代《普济方》），"去核酒拌"（明代《外科理例》），"酒洗蒸熟"（明代《万病回春》），"酒浸杵膏"（明代《景岳全书》），"酒拌砂锅上蒸去核了"（明代《炮炙大法》），"酒洗蒸过，晒干炒"（明代《一草亭目科全书》），"酒拌润去核取皮，酒蒸一炷香"（清代《本草述》），"酒浸一夜蒸焙干"（清代《良朋汇集》），"酒炒炭"（清代《类证治裁》）。

还有一种特殊炙法，如清代《本草述》中提到"雄羊油炙"。

【金老论山茱萸炮制与临床】

一、临床功效与主治

本品味酸、涩，性微温。归肝、肾经。补益肝肾，收涩固脱。用于眩晕耳鸣，腰膝酸痛，阳痿遗精，遗尿尿频，崩漏带下，大汗虚脱，内热消渴（表72-5）。

表72-5　山茱萸各临床常用炮制规格功效、主治对比

炮制规格	功效	主治
山萸肉	收涩固脱	用于自汗或大汗不止，阴虚盗汗
酒萸肉	补益肝肾	用于眩晕耳鸣，腰膝酸痛，阳痿遗精，遗尿尿频，崩漏带下
蒸萸肉	补益肝肾	用于眩晕耳鸣，腰膝酸痛，阳痿遗精，遗尿尿频，崩漏带下
醋萸肉	增强收敛涩精作用	用于眩晕耳鸣，腰膝酸痛，阳痿遗精，遗尿尿频，崩漏带下，大汗虚脱，内热消渴

二、临床调剂

1. **用法用量**　6～12g，可重用至30g。
2. **临床使用与禁忌**　无。
3. **贮藏**　置干燥处，防蛀。酒萸肉、蒸萸肉密闭。

本品临床常用炮制规格与调剂注意事项见表72-6。

表72-6　山茱萸临床常用炮制规格与调剂注意事项

炮制规格	处方名	用法用量	特殊禁忌	特殊贮藏方法
萸肉	生萸肉	6～12g，可重用至30g		置干燥处，防蛀。酒萸肉、蒸萸肉密闭
酒萸肉	酒蒸山茱萸、山茱萸、萸肉、枣皮、山萸肉	6～12g		
蒸萸肉	蒸萸肉、蒸山茱萸	6～12g		
醋萸肉	醋萸肉、醋山茱萸、醋制山茱萸	6～12g		

牡 丹 皮

【来源】

本品本品为毛茛科植物牡丹 *Paeonia suffruticosa* Andr. 的干燥根皮。秋季采挖根部,除去细根和泥沙,剥取根皮,晒干或刮去粗皮,除去木心,晒干。前者习称连丹皮,后者习称刮丹皮。

【炮制规格】

1. 牡丹皮

(1)《中国药典》2020 年版标准:迅速洗净,润后切薄片,晒干。

性状:本品呈圆形或卷曲形的薄片。连丹皮外表面灰褐色或黄褐色,栓皮脱落处粉红色;刮丹皮外表面红棕色或淡灰黄色。内表面有时可见发亮的结晶。切面淡粉红色,粉性。气芳香,味微苦而涩。

(2)地方标准(表 73-1)

表 73-1 牡丹皮常见地方标准制法及性状要求

来源	制法	性状
《上海市中药饮片炮制规范》2018 年版	将药材除去残留木心等杂质,快洗,润透,切薄片,晒或低温干燥,筛去灰屑	本品为圆形、类圆形或一侧有半径性切开的薄片,中空,直径 0.5～1.2cm,皮厚 0.1～0.4cm。外表面灰褐色或黄褐色,略粗糙,有的可见圆形支根痕及横向皮孔,外皮脱落处显棕红色;内表面淡灰黄色或浅棕色,有明显的细纵皱纹。切面黄色至淡粉红色,粉性,外皮薄,常可见发亮的细小结晶。质坚脆。气香特异,味微苦而涩
《湖北省中药饮片炮制规范》2018 年版	取净牡丹皮片,武火炒至表面黑褐色,内部黄褐色,喷淋清水少许,取出,摊凉	本品呈圆形或卷曲形的薄片。表面呈黑褐色,内部黄褐色或褐色。体轻,质脆。有焦香气,味微苦而涩
《湖南省中药饮片炮制规范》2010 年版	取原药材,除去杂质及残留木心,抢水洗净,润透,切厚片,干燥,筛去灰屑	为环状或半环状厚片。外表面灰褐色或黄褐色,栓皮脱落处显粉红色;内表面淡灰黄色或浅棕色,常见发亮的结晶,切面粉白色至淡红棕色。质硬而脆,断面较平坦,淡粉红色,粉性。气芳香,味微苦而涩
《北京市中药饮片炮制规范》2008 年版	取原药材,除去残留木心,迅速洗净,闷润 1～2 小时,至内外湿度一致,切薄片,晒干或低温干燥,筛去碎屑	本品为近半圆弧形薄片。外表面粉红色。内表面淡灰黄色或浅棕色,有明显的细纵纹,常见发亮的结晶。切面较平坦,粉白色或淡粉红色,粉性。质硬而脆,易折断。气芳香,味微苦而涩
《重庆市中药饮片炮制规范》2006 年版	除去杂质,抢水洗净,润后切薄片,晒干	为筒状或半筒状薄片。直径 0.5～1.2cm,厚 0.1～0.4cm。外表面灰褐色或黄褐色,有横长皮孔,栓皮脱落处粉红色。内表面淡灰黄色或浅棕色,有明显的细纵纹,常见发亮的结晶。切面淡粉红色。质硬而脆,粉性。气芳香,味微苦而涩

续表

来源	制法	性状
《安徽省中药饮片炮制规范》2005年版	取原药材,除去杂质,抢水洗净,润透,切薄片,干燥	为圆形薄片。切面粉白色至淡红棕色;外表面灰褐色或黄褐色,栓皮脱落处呈粉红色;内表面淡灰黄色或浅棕色,常见发亮的结晶。质脆,粉性。气芳香,味微苦而涩
《浙江省中药炮制规范》2005年版	牡丹皮取原药,除去木心等杂质,抢水洗净,润软,切薄片,低温干燥	为类圆形或半圆形的薄片,中空,直径0.3~1.2cm。外表面灰褐色或黄褐色,栓皮脱落处为粉红色;内表面淡灰黄色或浅棕色,可见发亮的结晶。切面白色或粉红色,粉性。质轻而脆。气芳香,味微苦而涩
《河南省中药饮片炮制规范》2005年版	迅速洗净,润后切薄片,晒干	为圆形薄片。外表面灰褐色或黄褐色,栓皮脱落处呈粉红色;内表面淡灰黄色或浅棕色,常见发亮的结晶。质脆,粉性,切面淡粉红色。气芳香,味微苦而涩
《贵州省中药饮片炮制规范》2005年版	取原药材,除去杂质,抢水洗净,润后切成薄片,晒干或40℃以下低温干燥	本品为筒状或半筒状薄片。外表面灰褐色或黄褐色,栓皮脱落处粉红色。内表面浅灰黄色或浅棕色。切面粉红色。质脆,粉性。气芳香,味微苦而涩
《四川省中药饮片炮制规范》2002年版	除去杂质,淋润,切厚片,干燥	本品为厚片,表面灰褐色或黄褐色,切面为极淡的粉红色,可见发亮的结晶;具特异香气。
《江苏省中药饮片炮制规范》2002年版	取原药材,除去杂质,抢水洗净,润透,切薄片,低温干燥	为圆形薄片。外表而灰褐色或黄褐色栓皮脱落处呈粉红色;内表面浅灰黄色或浅棕色,常见发亮的结晶。质脆,粉性。气芳香,味微苦而涩
《吉林省中药饮片炮制规范》1986年版	除去杂质,洗净泥土,捞出,润透,切1mm丝,晒干	无具体要求
《辽宁省中药炮制规范》1986年版	迅速洗净,润透,切片,晒干或低温干燥	片厚1~2mm,有香气

2. 牡丹皮炭　《中国药典》2020年版未收载本炮制规格,常见地方标准制法及性状见表73-2。

表73-2　牡丹皮炭常见地方标准制法及性状要求

来源	制法	性状
《天津市中药饮片炮制规范》2022年版	取牡丹皮,置锅内,炒至表面黑褐色、内部棕褐色时,喷淋清水,待微干,取出,晾干	表面黑褐色,内部棕褐色。质松脆,略具焦气,味苦
《山东省中药饮片炮制规范》2022年版	取净牡丹皮片,置热锅内,用中火炒至表面黑褐色,内部褐色时,喷淋清水少许,灭尽火星,取出,及时摊晾,凉透	本品为圆形或半圆形的薄片,表面黑褐色,内部褐色。质硬脆。气芳香,味苦、涩
《江苏省中药饮片炮制规范》2020年版	取净牡丹皮片,照清炒法(《中国药典》2015年版四部通则0213)用中火炒至表面黑褐色,内心棕黄色,稍喷清水,灭尽火星,取出,凉透,晾干	本品呈圆形或卷曲形的薄片,外表黑褐色,内部棕黄色。气芳香,味微苦而涩

续表

来源	制法	性状
《安徽省中药饮片炮制规范》2019 年版	取净牡丹皮片,用中火炒至表面黑褐色,内部棕黄色,喷淋清水少许,熄灭火星,取出,晾干	形同牡丹皮,外表面黑褐色,内心棕黄色
《上海市中药饮片炮制规范》2018 年版	取牡丹皮,照炒炭法炒至外表呈黑褐色,内棕褐色,筛去灰屑	表面呈黑褐色,难见结晶体。折断面棕褐色。具焦香气,并微带特异香气,味苦
《浙江省中药炮制规范》2015 年版	取牡丹皮饮片,照炒炭法炒至浓烟上冒、表面焦黑色、内部棕褐色时,微喷水,灭尽火星,取出,晾干	表面焦黑色,内部棕褐色。质松脆。略具焦气,味苦
《广东省中药饮片炮制规范》第一册（2011 年）	取净牡丹皮片,置炒制容器内,用文火炒至表面黑褐色、内部焦褐色,喷淋少许清水,灭尽火星,取出,晾干。筛去碎屑	本品呈圆形或卷曲形的厚片。外表面黑褐色,内表面焦褐色。体轻,质脆。有焦香气,味微苦而涩
《湖南省中药饮片炮制规范》2010 年版	取净牡丹皮片,炒至表面焦褐色,喷淋清水少许,熄灭火星,取出,晾干	形同牡丹皮。表面呈黑褐色,内部黄褐色
《河南省中药饮片炮制规范》2005 年版	取牡丹皮片,炒至外呈黑褐色、内呈焦褐色,喷淋清水少许,熄灭火星,取出,晾干	形如牡丹皮片,表面黑褐色,内呈焦褐色。气芳香,味微苦而涩

3. 炒牡丹皮　《中国药典》2020 年版未收载本炮制规格,常见地方标准制法及性状见表 73-3。

表 73-3　炒牡丹皮常见地方标准制法及性状要求

来源	制法	性状
《江苏省中药饮片炮制规范》2020 年版	取净牡丹皮片,照清炒法（《中国药典》2015 年版四部通则 0213）用文火炒至表面棕红色,稍有焦斑,取出	本品呈圆形或卷曲形的薄片,外表面棕红色,有焦斑。质脆,粉性。气芳香,味微苦而涩
《上海市中药饮片炮制规范》2018 年版	取牡丹皮,照清炒法炒至微具焦斑,筛去灰屑	切面呈淡黄色,结晶体少见。可见焦斑,略带焦香气
《四川省中药饮片炮制规范》2015 年版	取牡丹皮迅速洗净,润后切薄片,干燥。用文火加热,炒至微黑褐色,取出,放凉	本品呈圆形或卷曲形的薄片。外表面灰褐色或黑褐色,栓皮脱落处粉红色;内表面有时可见发亮的结晶。粉性。气芳香,味微苦而涩
《浙江省中药炮制规范》2015 年版	取牡丹皮饮片,照清炒法炒至香气逸出、表面黄色时,取出,摊凉	呈圆形或卷曲形的薄片,中空,直径 0.5～1.2cm,外表面灰黄色或棕褐色,微具焦斑;内表面灰黄色或浅棕色,有时可见发亮的结晶,切面呈淡黄色,粉性,质轻而脆。气芬香,味微苦而涩
《重庆市中药饮片炮制规范》2006 年版	取净牡丹皮片,文火炒至表面微黄褐色,取出,放凉	表面黄褐色,气芳香,味微苦涩

4. 酒牡丹皮　《中国药典》2020 年版未收载本炮制规格,常见地方标准制法及性状见表 73-4。

表73-4　酒牡丹皮常见地方标准制法及性状要求

来源	制法	性状
《河南省中药饮片炮制规范》2005年版	取牡丹皮片,加黄酒拌匀,闷透,置炒锅内,文火炒干,取出,放凉。每100kg牡丹皮片,用黄酒12kg	形如牡丹皮片,表面色泽加深,有酒香气

【金老谈牡丹皮炮制历史】

综合古代牡丹皮的炮炙方法,主要有炒、焙、烧、煮、蒸、煨等法,有不加辅料的,也有加辅料的。有酒、面、醋、童便等,下面分别予以介绍。

一、不加辅料炮炙

包括炒、焙、烧、煮、蒸、煨等,每一种炙法中又有不同的炮炙要求。

1. **炒法**　宋代《校正集验背疽方》首先提出"炒"。其后,清代《吴鞠通医案》《本草害利》亦有相同记载,其中《吴鞠通医案》还另外提到"炒焦"。

2. **焙法**　宋代《传信适用方》提出"焙"。

3. **烧法**　元代《十药神书》首先提出"烧灰存性,研极细末,用纸包,碗盖于地上一夕,出火毒"。以后,明代《医宗必读》也记述了"烧灰存性,研细"。

4. **煮法**　宋代《女科百问》提出"煮"。

二、加辅料炮炙

应用的辅料有酒、面、醋、童便等,其中以酒最为常见。

1. **酒制**　《雷公炮炙论》首先提出"清酒拌蒸,从巳至未"。此后,明代《炮炙大法》亦有同样记载。明代《本草纲目》、清代《修事指南》均引雷氏文,然均将"清酒"二字作"酒细"(余同)。明代《本草乘雅半偈》云:"好酒拌蒸,从巳至未。"除此,历代记载"酒蒸"的书籍甚多,而具体制法和要求又略有不同,如宋代《太平惠民和剂局方》曰:"酒拌蒸。"以后,与此记载相同的还有:明代《仁术便览》、清代《本草备要》《外科证治全生集》《本草辑要》《本草汇纂》《医宗四要》。明代《医学入门》曰:"酒拌蒸二时。"明代《先醒斋医学广笔记》曰:"酒蒸。"清代《本草述》《本草述钩元》均曰:"酒拌蒸三时。"清代《本草害利》云:"酒细拌蒸干用。"

此外,以酒为辅料的其他炮炙方法还有:宋代《传信适用方》首先提出"酒浸一宿",以后记载相同者有:明代《普济方》、清代《本草述》,而清代《医宗金鉴》只云"酒浸"。

明代《济阴纲目》先提出"酒洗",以后记载同此者尚有清代《医宗说解》《药品辨义》《本经逢原》《成方切用》《傅青主女科》。其中《本经逢原》有云"酒洗去碱土"。

明代《本草通玄》首先提出"酒洗微焙",以后记述同此者有:清代《本草汇》。而清代《握灵本草》则云"酒洗焙"。

清代《本草述》云:"酒净。"

清代《本草必用》云:"酒焙。"

清代《幼幼集成》首先提出"酒炒",以后《类证治裁》《本草害利》亦有同样记载。

清代《医学从众录》云:"酒润,勿炒。"

2. **面制**　清代《外科证治全生集》云:"面裹煨熟。"

3. **醋制**　明代《仁术便览》首先提出"醋浸焙"。清代《本草备要》曰:"醋煮过。"

4. **童便制** 明代《审视瑶函》云："童便浸，炒。"

【金老论牡丹皮炮制与临床】

一、临床功效与主治

本品味苦、辛，性微寒。归心、肝、肾经。具有清热凉血，活血化瘀的功效（表73-5）。

表73-5 牡丹皮各临床常用炮制规格功效、主治对比

炮制规格	功效	主治
牡丹皮	清热凉血，活血化瘀	血热发斑疹；吐衄；月经先期；经前发热；阴虚发热；血滞经闭，癥积；外疡内痈
牡丹皮炭	善于凉血止血	吐血、衄血
炒牡丹皮	缓和苦寒之性	血热发斑疹；吐衄；月经先期；经前发热；阴虚发热；血滞经闭，癥积；外疡内痈
酒牡丹皮	入血分，增强其活血化瘀作用	血滞经闭，癥积；外疡内痈

二、临床调剂

1. **用法用量** 6～12g。生用长于清热凉血，酒炒长于活血散瘀，炒炭多用于止血。
2. **临床使用与禁忌**
（1）血虚有寒慎用。
（2）孕妇及月经过多者慎用。
3. **贮藏** 置阴凉干燥处。酒牡丹皮密闭。
本品临床常用炮制规格与调剂注意事项见表73-6。

表73-6 牡丹皮临床常用炮制规格与调剂注意事项

炮制规格	处方名	用法用量	特殊禁忌	特殊贮藏方法
牡丹皮	牡丹皮、生牡丹皮、丹皮、粉丹皮	6～12g	血虚有寒慎用。孕妇及月经过多者慎用	置阴凉干燥处。酒牡丹皮密闭
牡丹皮炭	牡丹皮炭、丹皮炭、焦丹皮			
炒牡丹皮	炒牡丹皮、炒丹皮			
酒牡丹皮	酒牡丹皮			

防 风

【来源】

本品为伞形科植物防风 *Saposhnikovia divaricata*（Turcz.）Schischk. 的干燥根。春、秋二季采挖未抽花茎植株的根，除去须根和泥沙，晒干。

【炮制规格】

1. 防风

（1）《中国药典》2020年版标准：除去杂质，洗净，润透，切厚片，干燥。

性状：本品为圆形或椭圆形的厚片。外表皮灰棕色或棕褐色，有纵皱纹、有的可见横长皮孔样突起、密集的环纹或残存的毛状叶基。切面皮部棕黄色至棕色，有裂隙，木部黄色，具放射状纹理。气特异，味微甘。

（2）地方标准（表74-1）

表74-1　防风常见地方标准制法及性状要求

来源	制法	性状
《上海市中药饮片炮制规范》2018年版	将药材除去残茎等杂质。洗净，润透，切厚片，晒或低温干燥，除去毛须及灰屑	本品为类圆形或不规则形的切片，直径0.3～2cm。表面灰棕色至棕褐色，具纵皱纹，有的可见横长皮孔样突起、点状的细根痕，还有的可见致密的横环纹或纤维状叶柄残基。切面有放射状裂隙，皮部浅棕色，可见散在的黄棕色油点，木部浅黄色。体轻，质松。气特异，味微甘
《四川省中药饮片炮制规范》2015年版	除去杂质，洗净，润透，切段，干燥	本品为不规则的段。外表皮灰棕色或棕褐色，有纵皱纹，有的可见横长皮，孔样突起，密集的环纹或残存的毛状叶基。切面皮部棕黄色至棕色，有裂隙，木部黄色，具放射状纹理。气特异，味微甘
《天津市中药饮片炮制规范》2012年版	除去杂质，洗净，润透，切厚片，干燥	本品为圆形或椭圆形的厚片。外表皮灰棕色，有纵皱纹、有的可见横长皮孔样突起、密集的环纹或残存的毛状叶基。切面皮部浅棕色，有裂隙，木部浅黄色，具放射状纹理。气特异，味微甘
《湖南省中药饮片炮制规范》2010年版	取原药材，除去杂质，洗净，润透，切短段片，干燥	为类圆形或不规则的短段片，体轻，质松，切面皮部浅棕色，有多数放射状裂隙及众多小油点，木部浅黄白色。有的可见小髓部。形成层环色深。气特异，味微甘
《北京市中药饮片炮制规范》2008年版	取原药材，除去杂质及硬苗，洗净，闷润2～4小时，至内外湿度一致，切厚片，干燥，筛去碎屑	本品为圆形或长椭圆形厚片。外表皮灰棕色。切面皮部浅棕色，有裂隙，木部浅黄色，形成层环深棕色。质松。气特异，味微甘
《江西省中药饮片炮制规范》2008年版	除去杂质及毛须，洗净，润透，切厚片（圆厚片），干燥	本品呈类圆形厚片，直径0.5～2cm。表面黄白色或浅黄色，皮部浅棕色，有多数放射状裂隙及众多细小油点。形成层环色深。木部圆形，浅黄色，有的可见小型髓部。周边浅黄色或灰棕色，粗糙，有纵皱纹、多数横长皮孔样突起及点状突起的细根痕，有的可见根头部有明显密集的环纹，有的环纹，上残存棕褐色毛状叶基。体轻，质松。气特异，味微甘。无虫蛀
《重庆市中药饮片炮制规范》2006年版	除去杂质，洗净，润透，切段或厚片，干燥	为圆形或长椭圆形的段或厚片，直径0.5～2cm。周边灰棕色，粗糙，有纵皱纹、多数横长皮孔及点状突起的细根痕，有的具明显密集的环纹或纹纹，上残存棕褐色毛状叶基。体轻，质松，易折断，切面皮部浅棕色，有裂隙，木部浅黄色，形成层环颜色较深。气特异，味微甘

来源	制法	性状
《安徽省中药饮片炮制规范》2005 年版	取原药材，除去杂质，洗净，润透，切厚片，干燥，筛去碎屑	为圆形或长圆形的厚片。切面皮部浅棕色至棕色，有裂隙，形成层环颜色较深，木部浅黄色；周边灰棕色、粗糙，有纵皱纹，有的有密集的环纹或纤维状残存叶基。质松。气特异，味微甘
《浙江省中药炮制规范》2005 年版	取原药，除去残茎等杂质及毛状物，抢水洗净，略润，切厚片，干燥	为类圆形的厚片，直径 0.5～2cm。表皮灰棕色，不易脱落，有的可见密集环纹或残存的棕褐色毛状叶基。切面皮部黄棕色或灰棕色，具裂隙，木部淡黄白色，具放射状纹理。体轻，质松。气特异，味微甘
《河南省中药饮片炮制规范》2005 年版	除去杂质，洗净，润透，切厚片，干燥	呈圆形或长圆形厚片。表面黄白色或浅黄色，木部圆形，有的可见小型髓部，形成层环色深，皮部浅棕色。有多数放射状裂隙及众多细小油点，木部浅黄色。质松软，气芳香特异，味微甘
《江苏省中药饮片炮制规范》2002 年版	将原药除去杂质，抢水洗净，润透，切厚片，干燥	为圆形或类圆形厚片。切面皮部浅棕色，有多数放射状裂隙及众多细小油点。木部浅黄色，有的可见小型髓部，形成层环色深。质松软。气芳香特异。味微甘
《贵州省中药饮片炮制规范》2005 年版	取原药材，除去杂质，洗净，润透，切厚片，干燥	本品为类圆形或不规则形厚片。切面皮部浅棕色，有裂隙，木部浅黄色。周边灰棕黄色至棕褐色，具有纵皱纹。体轻、质松。气特异，味微甘
《福建省中药饮片炮制规范》1998 年版	除去杂质及残茎、毛，洗净，润透，切厚片，干燥	呈片状，片厚 2～4mm。切面皮部浅棕色，有裂隙，木部浅黄色；外皮灰棕色，粗糙。质松，易折断。气特异，味微甘
《山东省中药炮制规范》1990 年版	除去杂质及芦头，洗净，润透，切厚片，干燥	本品为圆形或长圆形的厚片，片面浅棕色至浅黄色，木部圆形，有的可见小型髓部，形成层环包深，有多数放射状裂隙及众多细小油点，质松。气芳香异，味微甜
《吉林省中药饮片炮制规范》1986 年版	除去杂质，剪去残老及毛须，洗净泥土，捞出，润透，切 1.5mm 片，晾干	无具体要求
《云南省中药饮片炮制规范》1986 年版	取原药拣净杂质，淘去泥土，捞出吸润约 15 小时，至透心，铡成厚约 1.7mm 的圆片，晒干筛去灰屑即可	厚不超过 2.5mm，外表黄棕色或灰棕色，片面黄白色，内有菊花心
《甘肃省中药饮片炮制规范》1980 年版	除去杂质及残茎，清水洗净，捞出，润透，切片。晒干	无具体要求
《辽宁省中药炮制规范》1975 年版	拣净杂质，按大小分别浸泡至约八成透，捞出，晾晒，润至内外湿度均匀时切片，晒或烘干	片厚 1.7mm，有粉性

2. **防风炭** 《中国药典》2020 年版未收载本炮制规格，常见地方标准制法及性状见表 74-2。

表 74-2 防风炭常见地方标准制法及性状要求

来源	制法	性状
《上海市中药饮片炮制规范》2018 年版	取防风,照炒炭法清炒至外表黑褐色,内部老黄色。筛去灰屑	表面黑褐色,折断面棕褐色,质松脆,有焦香气,味苦
《浙江省中药炮制规范》2015 年版	取防风饮片,照炒炭法炒至浓烟上冒,表面焦黑色,内部棕褐色时,微喷水,灭尽火星,晾干	表面棕褐色,切面焦黑色。体轻,质松脆,断面棕褐色。略具焦气,味微苦
《广东省中药饮片炮制规范》第一册(2011 年)	取净防风片,置炒制容器内,用武火炒至表面焦黑色、内部焦褐色时,喷淋清水少许,熄灭火星,取出,晾干	本品呈圆形或椭圆形厚片,直径 0.5～2cm。外表皮焦黑色,有纵皱纹;有的可见横长皮孔样突起及点状的细根痕。切面焦褐色,有裂隙,具放射状纹理。气焦香,味淡
《河南省中药饮片炮制规范》2005 年版	取防风片,置炒制容器内,文火炒至表面焦黑色,内呈棕褐色,喷淋清水少许,熄灭火星,取出,筛去灰屑	形如防风片,表面焦黑色,内呈棕褐色

3. 炒防风 《中国药典》2020 年版未收载本炮制规格,常见地方标准制法及性状见表 74-3。

表 74-3 炒防风常见地方标准制法及性状要求

来源	制法	性状
《上海市中药饮片炮制规范》2018 年版	取防风,照清炒法炒至微具焦斑,筛去灰屑	外表皮淡棕褐色,有的具焦斑,有焦香气
《浙江省中药炮制规范》2015 年版	取防风饮片,照清炒法炒至表面深黄色,微具焦斑时,取出,摊凉	为类圆形的厚片,直径 0.5～2cm。表面黄褐色至褐色,皱缩,有的可见密集环纹或残存的棕褐色毛状叶基。切面皮部褐色或黄棕色,有的具裂隙,微具焦斑;木部黄色或棕黄色,具放射状纹理。体轻,质松。气特异,味微甘
《福建省中药饮片炮制规范》2012 年版	取防风,除去杂质,润透,切厚片,干燥,照清炒法炒至微具焦斑,筛去灰屑	本品为圆形或椭圆形的厚片。表面深黄色,有纵皱纹,有的可见横长皮孔样突起、密集的环纹或残存的毛状叶基,切面皮部浅棕色,有裂隙,木部浅黄色,具放射状纹理,微具焦斑,有焦香气,味微甘

4. 蜜防风 《中国药典》2020 年版未收载本炮制规格,常见地方标准制法及性状见表 74-4。

表 74-4 蜜防风常见地方标准制法及性状要求

来源	制法	性状
《福建省中药饮片炮制规范》2012 年版	取防风,除去杂质,润透,切厚片,干燥。照蜜炙法炒至不粘手	本品为圆形或椭圆形的厚片。表面深棕色,有纵皱纹,有的可见横长皮孔样突起、密集的环纹或残存的毛状叶基,切面皮部浅棕色,有裂隙,木部浅黄色,具放射状纹理。气特异,味甜

【金老谈防风炮制历史】

综合古代防风的炮炙方法,主要有炒法等,有不加辅料的,也有加辅料的。辅料有蜜等,下面分别予以介绍。

一、不加辅料炮炙

炒法 宋代《类编朱氏集验医方》:"麸炒赤色。"明代《外科启玄》:"炒。"

二、加辅料炮炙

应用的辅料有蜜。

蜜制 明代《普济方》:"蜜炙。"清代《外科证治全书》:"蜜水炒。"

【金老论防风炮制与临床】

一、临床功效与主治

本品味辛、甘,性微温。归膀胱、肝、脾经。祛风解表,胜湿止痛,止痉。用于感冒头痛,风湿痹痛,风疹瘙痒,破伤风(表74-5)。

表74-5 防风各临床常用炮制规格功效、主治对比

炮制规格	功效	主治
防风	解表祛风,胜湿,止痉	用于外感风寒,风湿痹痛,关节疼痛,风疹,湿疹,皮肤瘙痒,以及破伤风等
防风炭	长于止血	用于崩漏、便血、月经过多等出血证
炒防风	增强温性,止泻作用强	用于泄泻,或久泻不止
蜜防风	增强补益作用	用于体虚

二、临床调剂

1. **用法用量** 3～10g。发表当生用,止血宜炒炭。
2. **临床使用与禁忌** 凡阴虚火旺、血虚发痉及无风寒湿邪者不宜服。
3. **贮藏** 置阴凉干燥处,防蛀。

本品临床常用炮制规格与调剂注意事项见表74-6。

表74-6 防风临床常用炮制规格与调剂注意事项

炮制规格	处方名	用法用量	特殊禁忌	特殊贮藏方法
防风	防风、氾水防风、青防风、关防风	3～10g	凡阴虚火旺、血虚发痉及无风寒湿邪者不宜服	置阴凉干燥处,防蛀
防风炭	防风炭	5～10g。外用适量,研末调敷	血虚发痉、阴虚火旺者忌服	
炒防风	炒防风	4.5～9g		
蜜防风	蜜防风	4.5～9g		

<h1 style="text-align:center">玉 竹</h1>

【来源】

本品为百合科植物玉竹 *Polygonatum ordoratum*（Mill.）Druce 的干燥根茎。秋季采挖，除去须根，洗净，晒至柔软后，反复揉搓、晾晒至无硬心，晒干；或蒸透后，揉至半透明，晒干。

【炮制规格】

1. 玉竹

（1）《中国药典》2020 年版标准：除去杂质，洗净，润透，切厚片或段，干燥。

性状：本品呈不规则厚片或段。外表皮黄白色至淡黄棕色，半透明，有时可见环节。切面角质样或显颗粒性。气微，味甘，嚼之发黏。

（2）地方标准（表 75-1）

表 75-1 玉竹常见地方标准制法及性状要求

来源	制法	性状
《北京市中药饮片炮制规范》2023 年版	取原药材，除去杂质	本品为纵切薄片。外表皮黄白色至淡黄棕色，半透明，有时可见微隆起的环节。切面角质样或显颗粒性。质稍软。气微，味甘，嚼之发黏
《上海市中药饮片炮制规范》2018 年版	将药材除去黑色油脂等杂质，快洗，润透，切厚片，干燥，筛去灰屑	本品为类圆形或不规则的切片，直径 0.3～1.6cm。表面黄白色或淡黄棕色，具纵皱纹及微隆起的环节，有白色圆点状的须根痕和圆盘状茎痕。切面黄白色至淡黄色，角质样，半透明，可见散在的筋脉小点。质硬而脆或稍软。气微，味甘，嚼之发黏
《天津市中药饮片炮制规范》2012 年版	除去杂质，洗净，润透，切厚片或段，干燥	本品呈不规则厚片或段。外表皮黄白色至淡黄棕色，半透明，有时可见环节。切面角质样或显颗粒性。气微，味甘，嚼之发黏
《湖南省中药饮片炮制规范》2010 年版	取原药材，除去杂质，洗净，润透，切薄片或短段片，干燥，筛去灰屑	为不规则的薄片或短段。表面黄白色或淡黄棕色，具纵皱纹及环节，有圆点状的须根痕，半透明，切面角质样。质柔韧，气微，味甘具黏性
《陕西省中药饮片标准》第二册（2009 年）	取药材玉竹，除去杂质，洗净，润透，切厚片或段，干燥	本品呈扁圆形、长圆形、不规则形厚片或扁圆柱形小段，直径 0.3～1.6cm。表面黄白色或淡黄棕色，角质，半透明；周皮表面具纵皱纹及微突起的环节，有的可见白色圆点状的须根痕或圆盘状茎痕。质硬而脆或稍软。气微，味甘，嚼之发黏
《甘肃省中药炮制规范》2009 年版	片厚 2～4mm，或段 5～10mm。略透明，无走油、无杂质、无霉变、无虫蛀	取原药材，除去杂质及黑条，抢水洗净，蒸软，切厚片或段，晒干

来源	制法	性状
《江西省中药饮片炮制规范》2008年版	（1）除去杂质，洗净，润透，切厚片或段，干燥 （2）除去杂质，洗净，捞出沥干，润透，取出，切薄片或厚片，干燥	本品为圆形片或段，直径0.3～1.6cm。外表面黄白色或淡黄棕色，具纵皱及环节，有白色圆点状的须根痕；半透明。切面角质样。质柔韧。气微，味甘，嚼之发黏。无虫蛀、霉变
《广西壮族自治区中药饮片炮制规范》2007年版	除去杂质，洗净，润透，切厚片或段，干燥，筛去灰屑	为不规则的片状或段，表面黄白色或棕黄色，断面颗粒性或角质样。质硬而脆或稍软。气微，味甘、嚼之发黏。不走油，无杂质，无霉蛀
《重庆市中药饮片炮制规范》2006年版	除去杂质，洗净，润透，切厚片或段，干燥	为类圆形、不规则厚片或段，直径0.3～1.6cm。表面黄白色或淡黄棕色，半透明，具纵皱纹及微隆起的环节，有白色圆点状的须根痕和圆盘状茎痕。质硬而脆或稍软，切面淡棕黄色，角质样或半透明，显颗粒性。气微，味甘，嚼之发黏
《安徽省中药饮片炮制规范》2005年版	取原药材，除去杂质，洗净，润透，切厚片或段，干燥，筛去碎屑	为类圆柱形、不规则厚片或段。切面黄色或淡棕黄色，半透明，角质样或显颗粒性。质硬而脆或稍软。气微，味甘，嚼之发黏
《浙江省中药炮制规范》2005年版	取原药，除去杂质及油黑者，抢水洗净，润软，切段，干燥	为扁柱形的段，直径0.3～1.6cm。表面黄白色或黄棕色，半透明，具细纵皱纹及微隆起环节，有的可见圆点状根痕及圆盘状茎痕。切面角质样或显颗粒性，质硬而脆或稍软。气微，味微甘，嚼之发黏
《河南省中药饮片炮制规范》2005年版	除去杂质，洗净，润透，切厚片或段，干燥	为不规则的厚片。表面黄白色或淡黄棕色。质硬而脆或稍软，易折断，切面角质样或显颗粒性。气微，味甘，嚼之发黏
《贵州省中药饮片炮制规范》2005年版	取原药材，除去杂质，洗净，润透，切厚片或段，干燥	本品为类圆形或不规则厚片或段。切面角质样或显颗粒性，半透明，有黏性。周边黄白色或淡黄棕色，具纵皱纹及微隆起的环节，有白色圆点状的须根痕和圆盘状茎痕。质硬而脆或稍软。气微，味甘，嚼之发黏
《江苏省中药饮片炮制规范》2002年版	取原药材，除去杂质，洗净，润透，切厚片或段，干燥	为类圆形或不规则厚片或段，切面黄色或淡棕黄色，角质样，质硬而脆或稍软。气微，味甘，嚼之发黏
《四川省中药饮片炮制规范》2002年版	除去杂质，淋润，切段，干燥	本品为圆柱形，表面淡黄色至黄棕色，具明显环节，多须根痕。切面棕黄色，肉质，半透明，味甜，嚼之略黏
《福建省中药饮片炮制规范》1998年版	除去杂质，洗净，润透或蒸透，切短段，干燥	呈段状，段长5～10mm。表面黄白色或淡黄棕色，具纵皱纹及微隆起的环节，切面角质样或显颗粒性，半透明。气微，味甘，嚼之发黏

续表

来源	制法	性状
《山东省中药炮制规范》1990年版	除去杂质,洗净,稍晾,闷润至透,切厚片,干燥	本品为扁柱形或不规则片。切面棕黄色,显颗粒性或角质样,半透明。质硬而脆或稍软。气微,味甜,嚼之发黏
《吉林省中药饮片炮制规范》1986年版	除去杂质,洗净泥土,捞出,润透,切1～1.5mm片,晒干	无具体要求
《云南省中药饮片炮制规范》1986年版	取原药拣净杂质、簸净灰碎即可	本品为细小条状根茎,微弯曲,质软,浅黄色,半透明
《辽宁省中药炮制规范》1975年版	拣去杂质,洗净,闷润至内外湿度均匀,切片,晒或烘干	片厚1.3mm

2. 蜜玉竹　《中国药典》2020年版未收载本炮制规格,常见地方标准制法及性状见表75-2。

表75-2　蜜玉竹常见地方标准制法及性状要求

来源	制法	性状
《广东省中药饮片炮制规范》第一册(2011年)	取炼蜜用适量冷开水稀释后,加入净玉竹片,拌匀,置炒制容器内用文火炒至不粘手为度,取出放凉。每100kg玉竹片,用炼蜜12kg	本品为长条形薄片或段状厚片,长6～1.2cm,宽0.8～1.8cm。切面黄棕色至棕褐色,显湿润性。质韧软。有蜜香气,味微甜,嚼之发黏
《陕西省中药饮片标准》第二册(2009年)	取饮片玉竹,加入炼蜜,文火炒至不粘手,取出,放凉。每100kg玉竹,用炼蜜10kg	本品呈扁圆形、长圆形、不规则形厚片或扁圆柱形小段,直径0.3～1.6cm。表面淡棕黄色至黄棕色,角质,半透明,微有光泽,稍具黏性,偶有焦斑;周皮表面具纵皱纹及微突起的环节,有的可见黄白色圆点状的须根痕或圆盘状茎痕。质硬而脆或稍软。气微,味甘,嚼之发黏
《湖南省中药饮片炮制规范》2010年版	取净玉竹片,加入炼蜜,文火炒至深黄色不粘手。每100kg玉竹,用炼蜜10kg	形如玉竹片,表面黄色,微具光泽,具蜜香气,味甜
《甘肃省中药炮制规范》2009年版	取炼蜜,加适量开水稀释,加入净玉竹,拌匀,稍润,置锅内,用文火加热,炒至不粘手时,出锅,摊开,放凉。每净玉竹100kg,用炼蜜20kg	表面棕黄色,有光泽。味甜
《河南省中药饮片炮制规范》2005年版	取净玉竹片加入炼蜜,文火炒至黄色至深黄色,不粘手,取出,放凉	形如玉竹片,表面深棕黄色,微有光泽,质稍黏。具焦香气,味甜

3. 酒玉竹　《中国药典》2020年版未收载本炮制规格,常见地方标准制法及性状见表75-3。

表75-3　酒玉竹常见地方标准制法及性状要求

来源	制法	性状
《甘肃省中药饮片炮制规范》1980年版	取玉竹片，加黄酒拌匀，润透，放笼屉中蒸透，出笼，摊开，晾凉 每玉竹片100kg，用黄酒25kg	无具体要求
《广东省中药饮片炮制规范》第一册（2011年）	取净玉竹片，加黄酒拌匀，闷润，蒸透，取出，干燥 每100kg玉竹片，用黄酒25kg	本品为长条形薄片或段状厚片，长6～1.2cm，宽0.8～1.8cm。表面黄棕色至棕褐色，显湿润性。质韧软。略具酒气，味微甜，嚼之发黏

4. **炒玉竹**　《中国药典》2020年版未收载本炮制规格，常见地方标准制法及性状见表75-4。

表75-4　炒玉竹常见地方标准制法及性状要求

来源	制法	性状
《上海市中药饮片炮制规范》2018年版	取玉竹，照清炒法炒至微具焦斑，筛去灰屑	外观黄色或淡棕黄色，有的可见焦斑，具焦香气

5. **制玉竹**　《中国药典》2020年版未收载本炮制规格，常见地方标准制法及性状见表75-5。

表75-5　制玉竹常见地方标准制法及性状要求

来源	制法	性状
《上海市中药饮片炮制规范》2018年版	将原药除去黑色油脂等杂质，快洗，置蒸具内，蒸至内外滋润黑色，晒或晾至外干内润，切厚片，将蒸时所得之汁水拌入，使之吸尽，干燥	本品为类圆形或不规则形的切片，直径0.3～1.6cm。全体呈乌黑色或黑褐色，外表皮具纵皱纹及环节。质柔软，断面棕色至棕褐色。气微，味甘
《浙江省中药炮制规范》2015年版	取玉竹，置适宜容器内，蒸6～8小时，焖8～10小时，上下翻动，如此蒸焖至内外均呈滋润黑色时，取出，晾至六七成干，再将蒸时所得汁液浓缩拌入，待吸尽，干燥	内外均呈滋润黑色。质地柔软。气香，味微甜
《福建省中药饮片炮制规范》1998年版	取玉竹段，加入乌豆汁拌匀，润透，煮至乌豆汁吸干	形如玉竹，棕褐色，略具豆腥气

【金老谈玉竹炮制历史】

综合古代玉竹的炮炙方法，主要有炙、蒸等法，有不加辅料，也有加辅料。辅料有蜜、酒等，下面分别予以介绍。

一、不加辅料炮炙

包括蒸等，每一种炙法中又有不同的炮炙要求。

1. **蒸法**　《太平圣惠方》："刮皮蒸曝干。"《滇南本草》："蒸露三次晒干。"《本草通玄》：

"水浸半日,饭上蒸透,焙干用。"

2. **焙法** 宋代《圣济总录》出现焙法。

3. **炒法** 清代《医案》提到"炒香"。

二、加辅料炮炙

1. **蜜制** 南朝刘宋《雷公炮炙论》:"以蜜水浸一宿,蒸了,焙干用。"明代《本草蒙筌》:"蜜水浸一宿,文火焙干。"清代《本草备要》:"竹刀刮去皮节,蜜水或酒浸蒸用。"

2. **酒制** 清代《本草备要》:"竹刀刮去皮节,蜜水或酒浸蒸用。"

【金老论玉竹炮制与临床】

一、临床功效与主治

本品味甘,性微寒。归肺、胃经。养阴润燥,生津止渴。用于肺胃阴伤,燥热咳嗽,咽干口渴,内热消渴(表75-6)。

表75-6 玉竹各临床常用炮制规格功效、主治对比

炮制规格	功效	主治
玉竹	养阴润燥,生津止渴	用于肺胃阴伤,燥热咳嗽,咽干口渴,内热消渴
蜜玉竹	同玉竹,滋阴润燥作用佳	同玉竹
酒玉竹	养阴润燥,生津止渴。酒制缓和药物寒性	同玉竹
炒玉竹	养阴润燥,生津止渴	同玉竹
制玉竹	味甘,以滋阴益气为主	用于虚劳干咳,或热病后期,阴液耗损,或热病中期,下后汗出,口干咽燥等证

二、临床调剂

1. **用法用量** 6～12g。阴虚热盛者宜生用,而热不甚者宜蒸制用。

2. **临床使用与禁忌** 本品虽性质和平,但毕竟为滋阴润燥之品,故脾虚而有湿痰及气滞者不宜服。

3. **贮藏** 置通风干燥处,防霉,防蛀。

本品临床常用炮制规格与调剂注意事项见表75-7。

表75-7 玉竹临床常用炮制规格与调剂注意事项

炮制规格	处方名	用法用量	特殊禁忌	特殊贮藏方法
玉竹	玉竹、肥玉竹、生玉竹、葳蕤	6～12g	脾虚而有湿痰及气滞者不宜服	置通风干燥处,防霉,防蛀
蜜玉竹	蜜玉竹			
酒玉竹	酒玉竹			
炒玉竹	炒玉竹			
制玉竹	制玉竹			

菊 花

【来源】

本品为菊科植物菊 *Chrysanthemum morifolium* Ramat. 的干燥头状花序。9—11月花盛开时分批采收,阴干或焙干,或熏、蒸后晒干。药材按产地和加工方法不同,分为"亳菊""滁菊""贡菊""杭菊""怀菊"。

【炮制规格】

1. 菊花

(1)《中国药典》2020年版标准:亳菊呈倒圆锥形或圆筒形,有时稍压扁呈扇形,直径1.5~3cm,离散。总苞碟状;总苞片3~4层,卵形或椭圆形,草质,黄绿色或褐绿色,外面被柔毛,边缘膜质。花托半球形,无托片或托毛。舌状花数层,雌性,位于外围,类白色,劲直,上举,纵向折缩,散生金黄色腺点;管状花多数,两性,位于中央,为舌状花所隐藏,黄色,顶端5齿裂。瘦果不发育,无冠毛。体轻,质柔润,干时松脆。气清香,味甘、微苦。

滁菊呈不规则球形或扁球形,直径1.5~2.5cm。舌状花类白色,不规则扭曲,内卷,边缘皱缩,有时可见淡褐色腺点;管状花大多隐藏。

贡菊呈扁球形或不规则球形,直径1.5~2.5cm。舌状花白色或类白色,斜升,上部反折,边缘稍内卷而皱缩,通常无腺点;管状花少,外露。

杭菊呈碟形或扁球形,直径2.5~4cm,常数个相连成片。舌状花类白色或黄色,平展或微折叠,彼此粘连,通常无腺点;管状花多数,外露。

怀菊呈不规则球形或扁球形,直径1.5~2.5cm。多数为舌状花,舌状花类白色或黄色,不规则扭曲,内卷,边缘皱缩,有时可见腺点;管状花大多隐藏。

(2)地方标准(表76-1)

表76-1 菊花常见地方标准制法及性状要求

来源	制法	性状
《上海市中药饮片炮制规范》2018年版	白菊花:将药材除去花柄等杂质,筛去灰屑 黄菊花:将药材除去花柄等杂质,筛去灰屑	白菊花:呈倒圆锥形、圆筒形、扁球形、碟形或不规则形,有时稍压扁呈扇形,直径1.5~4cm,离散或数个相连成片。总苞碟状;总苞片3~4层,卵形或椭圆形,草质,黄绿色或褐绿色,外面被柔毛,边缘膜质。花托半球形,无托片或托毛。舌状花数层,雌性,位于外围,白色或类白色,劲直,上举、扭曲或反折,纵向折缩,散生金黄色或淡褐色腺点,有的无腺点;管状花多数,两性,位于中央,隐藏或外露,黄色,顶端5齿裂。瘦果不发育,无冠毛。体轻,质柔润,干时松脆。气清香,味甘、微苦 黄菊花:呈碟形或扁球形,直径2.5~4cm。舌状花类黄色,平展或微折叠,彼此粘连,通常无腺点;管状花多数,外露

续表

来源	制法	性状
《浙江省中药炮制规范》2015年版	取原药,出去总花梗、叶等杂质。筛去灰屑	亳菊:呈倒圆锥形或圆筒形,有时稍压扁呈扇状,直径1.5~3cm。总苞碟状;总苞片3~4层,黄绿色或褐绿色,外面被柔毛。舌状花数层,位于外围,类白色,劲直,上举,纵向折缩,散生金黄色腺点;管状花多数,位于中央,为舌状花所隐藏,黄色,顶端5齿裂。体轻,质柔润,干时松脆。气清香,味甘、微苦 滁菊:呈不规则球形或扁球形,直径1.5~2.5cm。舌状花白色,不规则扭曲,内卷,边缘皱缩,有时可见淡褐色腺点;管状花大多隐藏 贡菊:呈扁球形或不规则球形,直径1.5~2.5cm。舌状花白色或类白色,斜升,上部反折,边缘稍内卷而皱缩,多无腺点;管状花少,外露 杭菊:呈蝶形或扁球形,直径2.5~4cm,常数个相连成片。舌状花类白色或黄色,平展或微折叠,彼此粘连,多无腺点。管状花多数,外露
《天津市中药饮片炮制规范》2012年版	取原药材除去杂质	亳菊:呈倒圆锥形或圆筒形,有时稍压扁呈扇形,直径1.5~3cm,离散。总苞碟状;总苞片3~4层,卵形或椭圆形,草质,黄绿色或褐绿色,外面被柔毛,边缘膜质。花托半球形,无托片或托毛。舌状花数层,雌性,位于外围,类白色,劲直,上举,纵向折缩,散生金黄色腺点;管状花多数,两性,位于中央,为舌状花所隐藏,黄色,顶端5齿裂。瘦果不发育,无冠毛。体轻,质柔润,干时松脆。气清香,味甘、微苦 滁菊:呈不规则球形或扁球形,直径1.5~2.5cm。舌状花类白色,不规则扭曲,内卷,边缘皱缩,有时可见淡褐色腺点;管状花大多隐藏 贡菊:呈扁球形或不规则球形,直径1.5~2.5cm,舌状花白色或类白色,斜升,上部反折,边缘稍内卷而皱缩,通常无腺点;管状花少,外露 杭菊:呈碟形或扁球形,直径2.5~4cm,常数个相连成片。舌状花类白色或黄色,平展或微折叠,彼此粘连,通常无腺点;管状花多数,外露 怀菊:呈不规则球形或扁球形,直径1.5~2.5cm,多数为舌状花,舌状花类白色或黄色,不规则扭曲,内卷,边缘皱缩,有时可见腺点;管状花大多隐藏
《黑龙江省中药饮片炮制规范》2012年版	取原药材,除去杂质及残留的梗叶,筛去碎屑,即得	亳菊:呈倒圆锥形或圆筒形,有时稍压扁呈扇形,直径1.5~3cm 总植碟状;总苞片3~4层,卵形或椭圆形,黄绿色或褐绿色,外面被柔毛。花托半球形,无托片或托毛。舌状花数层,类白色,劲直,上举,纵向折缩。散生金黄色腺点。管状花隐藏不露,黄色,顶端5齿裂,体轻,质柔润。气清香,味甘、微苦

续表

来源	制法	性状
		滁菊：呈不规则球形或扁球形，直径1.5～2.5cm，舌状花白色，不规则扭曲，内卷，边缘皱缩，有时可见淡褐色腺点；管状花大多数隐藏
		贡菊：呈扁球形或不规则球形，直径1.5～2.5cm，舌状花白色或类白色，斜升，上部反折，边缘稍内卷而皱缩，通常无腺点；管状花少，外露
		杭菊：呈碟形或扁球形，直径2.5～4cm，常数个连成片状。舌状花类白色或黄色，平展或微折叠，彼此粘连，通常无腺点；管状花多，外露
《湖南省中药饮片炮制规范》2010年版	取原药材，除去非药用部位及杂质，筛去灰屑	亳菊：呈倒圆锥形或圆筒形，有时稍压扁呈扇形，直径1.5～3cm，离散。总苞碟状；总苞片3～4层，卵形或椭圆形，草质，黄绿色或褐绿色，外面被柔毛，边缘膜质。花托半球形，无托片或托毛。舌状花数层，雌性，位于外围，类白色，劲直，上举，纵向折缩，散生金黄色腺点；管状花多数，两性，位于中央，为舌状花所隐藏，黄色，顶端5齿裂。瘦果不发育，无冠毛。体轻，质柔润，干时松脆。气清香，味甘、微苦
		滁菊：呈不规则球形或扁球形，直径1.5～2.5cm。舌状花尖白色，不规则扭曲，内卷，边缘皱缩，有时可见淡褐色腺点；管状花大多隐藏
		贡菊：呈扁球形或不规则球形，直径1.5～2.5cm。舌状花白色或类白色，斜升，上部反折，边缘稍内卷而皱缩，通常无腺点；管状花少，外露
		杭菊：呈碟形或扁球形，直径2.5～4cm，常数个相连成片。舌状花类白色或黄色，平展或微折叠，彼此粘连，通常无腺点；管状花多数，外露
《陕西省中药饮片标准》第一册（2009年）	取药材菊花，除去杂质及残留梗、叶	亳菊：呈倒圆锥形或圆筒形，有时稍压扁呈扇形，直径1.5～3cm，离散。总苞碟状；总苞片3～4层，卵形或椭圆形，草质，黄绿色或褐绿色，外面被柔毛，边缘膜质。花托半球形，无托片或托毛。舌状花数层，雌性，位于外围，类白色，劲直，上举，纵向折缩，散生金黄色腺点；管状花多数，两性，位于中央，为舌状花所隐藏，黄色，顶端5齿裂。瘦果不发育，无冠毛。体轻，质柔润，干时松脆。气清香，味甘、微苦
		滁菊：呈不规则球形或扁球形，直径1.5～2.5cm。舌状花类白色，不规则扭曲，内卷，边缘皱缩，有时可见淡褐色腺点；管状花大多隐藏
		贡菊：呈扁球形或不规则球形，直径1.5～2.5cm。舌状花白色或类白色，斜升，上部反折，边缘稍内卷而皱缩，通常无腺点；管状花少，外露
		杭菊：呈碟形或扁球形，直径2.5～4cm，常数个相连成片。舌状花类白色或黄色，平展或微折叠，彼此粘连，通常无腺点；管状花多数，外露

续表

来源	制法	性状
《北京市中药饮片炮制规范》2008年版	取原药材,除去杂质及残留的梗、叶,筛去灰屑	亳菊:呈倒圆锥形或圆筒形,有时稍压扁呈扇形,直径1.5～3cm,离散。总苞碟状;总苞片3～4层,卵形或椭圆形,草质,黄绿色或褐绿色,外面被柔毛,边缘膜质。花托半球形,无托片或托毛。舌状花数层,雌性,位于外围,类白色,劲直,上举,纵向折缩,散生金黄色腺点;管状花多数,两性,位于中央,为舌状花所隐藏,黄色,顶端5齿裂。瘦果不发育,无冠毛。体轻,质柔润,干时松脆。气清香,味甘、微苦 滁菊:呈不规则球形或扁球形,直径1.5～2.5cm。舌状花类白色,不规则扭曲,内卷,边缘皱缩,有时可见淡褐色腺点;管状花大多隐藏 贡菊:呈扁球形或不规则球形,直径1.5～2.5cm。舌状花白色或类白色,斜升,上部反折,边缘稍内卷而皱缩,通常无腺点;管状花少,外露 杭菊:呈碟形或扁球形,直径2.5～4cm,常数个相连成片。舌状花类白色或黄色,平展或微折叠,彼此粘连,通常无腺点;管状花多数,外露
《江西省中药饮片炮制规范》2008年版	除去杂质及梗叶	亳菊:呈倒圆锥形或圆筒形,有时稍压扁呈扇形,直径1.5～3cm,离散。总苞碟状;总苞片3～4层,卵形或椭圆形,草质,黄绿色或褐绿色,外面被柔毛,边缘膜质。花托半球形,无托片或托毛。舌状花数层,雌性,位于外围,类白色,劲直,上举,纵向折缩,散生金黄色腺点;管状花多数,两性,位于中央,为舌状花所隐藏,黄色,顶端5齿裂。瘦果不发育,无冠毛。体轻,质柔润,干时松脆。气清香,味甘、微苦。无虫蛀,霉变 滁菊:呈不规则球形或扁球形,直径1.5～2.5cm。舌状花类白色,不规则扭曲,内卷,边缘皱缩,有时可见淡褐色腺点;管状花大多隐藏 贡菊:呈扁球形或不规则球形,直径1.5～2.5cm。舌状花白色或类白色,斜升,上部反折,边缘稍内卷而皱缩,通常无腺点;管状花少,外露 杭菊:呈碟形或扁球形,直径2.5～4cm,常数个相连成片。舌状花类白色或黄色,平展或微折叠,彼此粘连,通常无腺点;管状花多数,外露
《广西壮族自治区中药饮片炮制规范》2007年版	除去杂质,筛去灰屑	亳菊:呈倒圆锥形或圆筒形,有时稍压扁呈扇形,直径1.5～3cm,离散。总苞碟状;总苞片3～4层,卵形或椭圆形,草质,黄绿色或褐绿色,外面被柔毛,边缘膜质。花托半球形,无托片或托毛。舌状花数层,雌性,位于外围,类白色,劲直、上举,纵向折缩,散生金黄色腺点;管状花多数,两性,位于中央为舌状花所隐藏,黄色,顶端5齿裂。瘦果不发育,无冠毛。体轻,质柔润,干时松脆。气清香、味甘、微苦。无杂质,无霉变 滁菊:呈不规则球形或扁球形,直径1.5～2.5cm。舌状花类白色,不规则扭曲,内卷,边缘皱缩,有时可见淡褐色腺点;管状花大多隐藏

续表

来源	制法	性状
		贡菊:呈扁球形或不规则球形,直径 1.5～2.5cm。舌状花白色或类白色,斜升,上部反折,边缘稍内卷而皱缩,通常无腺点;管状花少,外露
		杭菊:呈碟形或扁球形,直径 2.5～4cm,常数个相连成片。舌状花类白色或黄色,平展或微折叠,彼此粘连,通常无腺点;管状花多数,外露
《重庆市中药饮片炮制规范》2006 年版	除去杂质和枝梗	亳菊:为倒圆锥形或圆筒形,有时稍压扁呈扇形,直径 1.5～3cm,离散。总包保状;总苞片 3～4 层,卵形或椭圆形,草质,黄绿色或褐绿色,外面被柔毛,边缘膜质。花托半球形,无托片或托毛。舌状花数层,雌性,位于外围,类白色,劲直,上举,纵向折缩,散生金黄色腺点;管状花多数,两性,位于中央,为舌状花所隐藏,黄色,顶端 5 齿裂。瘦果不发育,无冠毛。体轻,质柔润,干时松脆。气清香,味甘、微苦
		滁菊:为不规则球形或扁球形,直径 1.5～2.5cm。舌状花类白色,不规则扭曲,内卷,边缘皱缩,有时可见淡褐色腺点;管状花大多隐藏
		贡菊:为扁球形或不规则球形,直径 1.5～2.5cm。舌状花白色或类白色,斜升,上部反折,边缘稍内卷而皱缩,通常无腺点;管状花少,外露
		杭菊:为碟形或扁球形,直径 2.5～4cm,常数个相连成片。舌状花类白色或黄色,平展或微折叠,彼此粘连,通常无腺点;管状花多数,外露
《安徽省中药饮片炮制规范》2005 年版	取原药材,照炒炭法,用中火加热,炒至花瓣呈焦褐色,取出,及时晾干,凉透	亳菊:为倒圆锥形或圆筒形,直径 1.5～3cm,离散。总苞碟状;总苞片 3～4 层,卵形或椭圆形,草质,黄绿色或褐绿色,外面被柔毛,边缘膜质。舌状花数层,雌性,位于外围,类白色,纵向折缩,散生金黄色腺点;管状花多数,两性,位于中央,为舌状花所隐藏,黄色。体轻,质柔润,干时松脆。气清香,味甘、微苦
		滁菊:为不规则球形或扁球形,直径 1.5～2.5cm。舌状花类白色,不规则扭曲,内卷,边缘皱缩,有时可见淡褐色腺点;管状花大多数隐藏
		贡菊:为扁球形或类球形,直径 1.5～2.5cm。舌状花白色或类白色,斜升,上部反折,边缘稍内卷而皱缩,通常无腺点;管状花少,外露
		杭菊:为碟形或扁球形,直径 2.5～4cm,常数个相连成片。舌状花类白色或黄色,平展或微折叠,彼此粘连,通常无腺点;管状花多数,外露
《河南省中药饮片炮制规范》2005 年版	除去残留的花梗、叶片等杂质,筛去灰屑	亳菊:呈倒圆锥形或圆筒形,有时稍压扁呈扇形,直径 1.5～3cm,离散。总苞碟状;总苞片 3～4 层,卵形或椭圆形,草质,黄绿色或褐绿色,外面被柔毛,边缘膜质。花托半球形,无托片或托毛。舌状花数层,雌性,类白色,劲直,上举,纵向折缩,散生金黄色腺点;管状花多数,两性,位于中央,为舌状花所隐藏,黄色,顶端

续表

来源	制法	性状
		5 齿裂；瘦果不发育，无冠毛。体轻，质柔润，干时松脆。气清香，味甘、微苦 怀菊：呈不规则的球形或压扁状，直径 2～4cm。舌状花白色或浅棕色，长 1.4cm，宽 0.3cm；管状花淡黄色。瘦果柱状，无冠毛 滁菊：呈不规则球形或扁球形，直径 1.5～2.5cm。舌状花类白色，不规则扭曲，内卷，边缘皱缩，有时可见淡褐色腺点；管状花大多隐藏 贡菊：呈扁球形或不规则球形，直径 1.5～2.5cm。舌状花白色或类白色，斜升，上部反折，边缘稍内卷而皱缩，通常无腺点；管状花少而外露 杭菊：呈碟形或扁球形，直径 2.5～4cm，常数个相连成片。舌状花类白色或黄色，平展或微折叠，彼此粘连，通常无腺点；管状花多数，外露
《贵州省中药饮片炮制规范》2005 年版	取原药材，除去杂质及残留的茎、叶、梗，筛去灰屑	本品呈扁球形或不规则球形。苞片 3～4 层，卵形或椭圆形。舌状花数层，类白色或黄色。草质，黄绿色或褐绿色，外面被柔毛，边缘膜质。花托半球形，无托片或托毛。管状花多数，为舌状花所隐藏或外露。体轻，质柔润，干时松脆。气清香，味甘、微苦
《江苏省中药饮片炮制规范》2002 年版	取原药材，除去杂质及残存的茎、叶、梗，筛去灰屑	为扁球形或不规则球形，苞片卵状，或长椭圆形。舌状花数轮，类白色或棕黄色。体轻，质柔润。气清香，味甘、微苦
《四川省中药饮片炮制规范》2002 年版	除去杂质和枝梗	本品呈扁球形或不规则的球形。舌状花数轮，类白色或黄色，有的类白色微带紫色。管状花多数，淡黄色，黄色或深黄色。气清香
《福建省中药饮片炮制规范》1998 年版	除去杂质	亳菊：呈倒圆锥形或圆筒形，有时稍压扁呈扇状，直径 1.5～3cm，离散。总苞碟状；总苞片 3～4 层。卵形或椭圆形，草质，黄绿色或褐绿色。外表面被柔毛，边缘膜质。花托半球形。无托片或托毛。舌状花数层，雌性，位于外属，类白色，劲直，上举，纵向折缩。散生金黄色腺点；管状花多数，两性，位于中央，为舌状花所隐藏，黄色，顶端 5 齿裂。瘦果不发育，无冠毛。体轻，质柔润，干时松脆。气清香，味甘、微苦 滁菊：呈不规则球形或扁球形，直径 1.5～2.5cm，舌状花白色，不规则扭曲，内卷，边缘皱缩，有时可见淡褐色腺点；管状花大多隐藏 贡菊：呈扁球形或不规则球形，直径 1.5～2.5cm，舌状花白色或类白色。斜升，上部反折，边缘稍内卷而皱缩，通常无腺点；管状花多数，外露
《山东省中药炮制规范》1990 年版	去净杂质及残留的梗、叶，筛去灰屑	呈扁球形或不规则的球形，直径 15～40mm。总苞由 3～4 层苞片组成，苞片卵形或长椭圆形，中部棕黄色或黄绿色，被毛，边缘膜质。舌状花数轮，类白色或深黄色，花瓣紧密或松散，有的散离，管状花多数，淡黄色、黄色或深黄色。体轻，质柔润，有的松软。气清香，味甜、微苦

续表

来源	制法	性状
《吉林省中药饮片炮制规范》1986 年版	除去杂质,拣净梗叶,筛去灰屑	无具体要求
《辽宁省中药炮制规范》1986 年版	除去杂质及枝柄	无具体要求
《云南省中药饮片炮制规范》1986 年版	生用:取原药拣净杂质,筛去灰屑即可	白色或黄白色的头状花序,呈不规则的球形或压扁状,气清香
《甘肃省中药饮片炮制规范》1980 年版	除去杂质、残梗及叶	无具体要求

2. 炒菊花 《中国药典》2020 年版未收载本炮制规格,常见地方标准制法及性状见表 76-2。

表 76-2 炒菊花常见地方标准制法及性状要求

来源	制法	性状
《上海市中药饮片炮制规范》2018 年版	炒白菊花:取菊花,照清炒法炒至微具焦斑,筛去灰屑 炒黄菊花:取黄菊花,照清炒法炒至微具焦斑。	炒白菊花 呈类白色至黄白色,有的具焦斑,略带焦香气 炒黄菊花 呈暗黄色至棕黄色,有的具焦斑,略带焦香气
《浙江省中药炮制规范》2015 年版	取菊花饮片,照清炒法炒至表面黄白色、微具焦斑时,取出,摊凉	表面黄白色,微具焦斑

3. 菊花炭 《中国药典》2020 年版未收载本炮制规格,常见地方标准制法及性状见表 76-3。

表 76-3 菊花炭常见地方标准制法及性状要求

来源	制法	性状
《山东省中药饮片炮制规范》2022 年版	将净菊花置热锅中,中火炒至表面焦褐色,喷淋清水少许,灭净火星,取出,及时摊晾,凉透	本品呈倒圆锥形、碟形、扁球形或不规则球形,直径 15～40mm。有的花朵散离,表面显焦褐色,花心显棕褐色。体轻,手捻易碎。具焦香气,味甘、微苦
《安徽省中药饮片炮制规范》2019 年版	取净菊花,用中火加热,炒至花瓣呈焦褐色,取出,及时晾干,凉透	本品呈倒圆锥形、蝶形、扁球形或不规则球形,直径 1.5～4cm,有的花朵散离,表面焦褐色,花心棕褐色。体轻,质脆,手捻易碎。具焦香气,味微苦、涩
《浙江省中药炮制规范》2015 年版	取菊花饮片,照炒炭法炒至浓烟上冒、表面焦黑色时,微喷水,灭尽火星,取出,晾干	表面焦黑色。略具焦气,味苦
《广东省中药饮片炮制规范》第一册(2011 年)	取净菊花置炒制容器内,用中火加热炒至焦褐色。喷淋清水少许灭尽火星,取出,放凉	呈扁球形或不规则形,直径 15～40mm,总苞片 3～4 层,舌状花数层。显焦褐色。体轻,质脆易碎。气焦香,味甘、微苦

续表

来源	制法	性状
《河南省中药饮片炮制规范》2005年版	取净菊花,置热锅内,用武火炒至焦黑色,喷淋清水少许,熄灭火星,取出,晒干	形如菊花,花瓣呈焦褐色

【金老谈菊花炮制历史】

综合古代菊花的炮炙方法,主要有焙、蒸、煨、炒、酝等法,有不加辅料,也有加辅料。辅料有酒、童便等,下面分别予以介绍。

一、不加辅料炮炙

包括焙、蒸、煨、炒、酝等,每一种炙法中又有不同的炮炙要求。

1. **焙法**　宋代《圣济总录》记载"菊花焙"。

2. **蒸法**　宋代《太平圣惠方》一书中提出了菊花"蒸湿捣如膏"的炮制方法。

3. **炒法**　宋代《类编朱氏集验医方》载道"炒",到明代亦有沿用,明代《普济方》中记载"微炒"。清代又出现了制炭的炮制方法,清代祁坤编著的《外科大成》中首次提出"烧灰存性"的炮制方法,《洞天奥旨》沿用此法,载"烧灰"。清代《本草害利》载"或炒黑,或煨炭"。清代《得配本草》中又出现了药汁制的炮制方法,"去心蒂,地骨皮煎汁拌蒸,日干用"。

4. **酝法**　宋代《履巉岩本草》提出了酝制的炮制方法,载"取九月九日菊花暴干,取家糯米一斗,蒸熟,用五两菊花末拌如常酝法,多用细面曲,为候酒熟即压之去滓"。

二、加辅料炮炙

应用的辅料有酒、童便等,其中以酒最为常见。

1. **酒制**　宋代《疮疡经验全书》首先出现菊花酒制的炮制方法,载到"酒拌晒",明代《普济方》沿此法,载有"炊一服时,不住酒,泡干,取末"。明代又出现了酒洗、酒浸的炮制方法,明代《仁术便览》载道"有酒洗者",此方法清代《医宗说约》中亦有沿用,载"酒洗晒干用"。明代《增补万历回春》记载"酒浸,晒干用"。清代《本草述钩元》中记载"阴干捣末,空腹取一方寸匕,和无灰酒服之"。清代《得配本草》中又主张"酒拌蒸,日干用"。明代《本草通玄》提出了浆制的方法,"忌火,去蒂,浆过晒干,乘燥入磨"。明代《本草乘雅半偈》又载道"修治唯阴干";清代有沿用此法,《本草述钩元》中记载"皆阴干用"。

2. **童便制**　清代《本草述钩元》中还载有童便制的方法,"童便浸一宿晒干为末"。

【金老论菊花炮制与临床】

一、临床功效与主治

本品味甘、苦,性微寒。归肺、肝经。功善散风清热,平肝明目,清热解毒。用于风热感冒,头痛眩晕,目赤肿痛,眼目昏花,疮痈肿毒(表76-4)。

表 76-4 菊花各临床常用炮制规格功效、主治对比

炮制规格	功效	主治
菊花	散风清热,平肝明目	用于风热感冒,头痛眩晕,目赤肿痛,眼目昏花。黄菊花味较苦,疏风散热作用较好
炒菊花	清热止血	用于轻症的咯血
菊花炭	疏散风热作用减弱,有止血功效	用于轻症的咯血。但临床少用

二、临床调剂

1. 用法用量 5～10g,可泡茶饮。外感风热多用黄菊花,清热明目和平肝多用白菊花,解痈疮肿毒多用野菊花。

2. 临床使用与禁忌 《本草汇言》:"气虚胃寒,食少泄泻之病,宜少用之。"脾胃虚寒者慎服。

3. 贮藏 置阴凉干燥处,密闭保存,防霉,防蛀。

本品临床常用炮制规格与调剂注意事项见表 76-5。

表 76-5 菊花临床常用炮制规格与调剂注意事项

炮制规格	处方名	用法用量	特殊禁忌	特殊贮藏方法
菊花	白菊花:菊花、杭白菊、甘菊花、白甘菊、池菊。黄菊花:杭甘菊、杭菊	5～10g。可泡茶饮	脾胃虚寒者慎服	置阴凉干燥处,密闭保存,防霉,防蛀
炒菊花	炒菊花	5～10g		
菊花炭	菊花炭	5～10g		

陈 皮

【来源】

本品为芸香科植物橘 *Citrus reticulata* Blanco 及其栽培变种的干燥成熟果皮。药材分为"陈皮"和"广陈皮"。采摘成熟果实,剥取果皮,晒干或低温干燥。

【炮制规格】

1. 陈皮

(1)《中国药典》2020 年版标准:除去杂质,喷淋水,润透,切丝,干燥。

性状:本品呈不规则的条状或丝状。外表面橙红色或红棕色,有细皱纹和凹下的点状油室。内表面浅黄白色,粗糙,附黄白色或黄棕色筋络状维管束。气香,味辛、苦。

（2）地方标准（表 77-1）

表 77-1　陈皮常见地方标准制法及性状要求

来源	制法	性状
《上海市中药饮片炮制规范》2018 年版	将药材除去杂质，喷淋水，润透，切细丝，晒干或低温干燥，筛去灰屑	本品为不规则形的细丝。外表面暗红棕色、暗红褐色或橙红色，有细皱纹及众多凹下的圆形小点（油室）。内表面类白色，粗糙，有的附着筋络（维管束组织）。质稍硬而脆。气香，味辛、苦
《天津市中药饮片炮制规范》2012 年版	除去杂质，喷淋水，润透，切丝，干燥	不规则的条状或丝状。外表面橙红色或红棕色，有细皱纹和凹下的点状油室。内表面浅黄白色，粗糙，附黄白色或黄棕色筋络状维管束。气香，味辛、苦
《湖南省中药饮片炮制规范》2010 年版	取原药材，除去杂质，抢水洗净，润透，切粗丝，低温干燥，筛去灰屑	呈不规则丝片。外表面红黄色、橙黄色或暗红色，内表面黄白色或浅黄色。气香，味辛、苦
《甘肃省中药炮制规范》2009 年版	取原药材，除去杂质及霉变部分，喷淋清水润透，切丝，晾干	为不规则的丝状，宽 2～3mm。外表面红黄色或桔红色，有凹下的点状油室，内表面淡黄色或黄白色。质稍硬而脆。气香，味辛、微苦
《北京市中药饮片炮制规范》2008 年版	取原药材，除去杂质，迅速洗净，闷润 4～8 小时，至内外湿度一致，切窄丝，阴干或低温干燥，筛去碎屑	呈丝状，外表面橙红色或红棕色，有细皱纹及凹下的点状油室。内表面浅黄色或黄白色，粗糙，附黄白色或黄棕色筋络状维管束。质稍硬而脆。气香，味辛、苦
《江西省中药饮片炮制规范》2008 年版	除去杂质，抢水洗净，剪成三角小块或切丝，低温干燥	本品为不规则三角形小块或丝片。外表面红黄色、橙红色或红棕色，有细皱纹及凹下的点状油室，对光照射，透明清晰；内表面浅黄色或黄白色，粗糙，附有黄白色或黄棕色筋络状维管束。质稍硬而脆。气香，味辛、苦
《广西壮族自治区中药饮片炮制规范》2007 年版	除去杂质，喷淋清水，闷润，切丝或小块，阴干；新鲜陈皮洗净，置蒸笼内蒸至上气后半小时，取出，闷一夜，切丝或小块，干燥，筛去灰屑	本品为干燥的丝或块，外表面橙黄色至红棕色，偶见黄绿色，有皱纹及凹下的点状油室；内表面浅黄色，粗糙，附黄白色或黄棕色筋络状维管束；质稍硬而脆或柔软。气香，味辛、苦。无杂质，无霉蛀
《重庆市中药饮片炮制规范》2006 年版	除去杂质，喷淋水，润透，切丝，干燥	不规则的丝状或片状，厚 1～4mm。外表面橙红色或红棕色，有细皱纹及凹下的点状油室；内表面浅黄白色，粗糙，附黄白色或黄棕色筋络状维管束。质稍硬而脆。气香，味辛、苦
《安徽省中药饮片炮制规范》2005 年版	取原药材，除去杂质及变黑的果皮，抢水洗净，润软，切丝，晒干或低温干燥，筛去碎屑	为不规则的丝状，外表面橙红色或红棕色，有细皱纹及凹下的点状油室；内表面浅黄白色或黄白色，粗糙。气香，味辛，微苦
《浙江省中药炮制规范》2005 年版	取原药，除去杂质及青色、霉黑者，抢水洗净，切丝，低温干燥	呈丝条状。外表面橙红色或橙黄色，有细皱纹及下凹的点状油室；内表面浅黄白色，粗糙，附有黄白色或黄棕色网络状维管束。气香，味辛、微苦

来源	制法	性状
《河南省中药饮片炮制规范》2005 年版	除去杂质,喷淋水,润透,切丝,阴干	呈不规则丝状。外表面红黄色或橘红色,有细纹及凹下的点状油室;内表面浅黄色或黄白色,粗糙,附黄白色或黄棕色筋络状维管束。质稍硬而脆。气香,味辛、苦
《贵州省中药饮片炮制规范》2005 年版	取原药材,除去杂质,淋水润透,切丝,阴干	为不规则的丝。外表面橙红色或红棕色,有细皱纹及凹下的点状油室;内表面浅黄白色,粗糙,附黄白色或黄棕色筋络状维管束。质稍硬而脆。气香,味辛、苦
《江苏省中药饮片炮制规范》2002 年版	取原药材,拣去杂质及变黑的果皮,抢水洗净,润软,切丝,低温干燥,筛去灰屑	为不规则丝状。外表面橙红色或红棕色内表面浅黄色或黄白色。气香,味辛、微苦
《四川省中药饮片炮制规范》2002 年版	取原药材,除去杂质,迅速洗净,闷润 4～8 小时,至内外湿度一致,切窄丝(4～8mm),阴干或低温干燥,筛去碎屑	呈丝状。外表面橙红色或红棕色,有细皱纹及凹下的点状油室;内表面浅黄色或黄白色,粗糙,附黄白色或黄棕色筋络状维管束。质稍硬而脆。气香,味辛、苦
《福建省中药饮片炮制规范》1998 年版	除去杂质,洗净,润透,稍晾,切丝,干燥	呈不规则丝片状,宽 2～3mm。外表面红黄色,内表面浅黄色或黄白色。气香,味辛微苦
《全国中药炮制规范》1988 年版	取原药材,除去杂质,抢水洗净,闷润至透切丝,晒干	呈不规则丝片状,外表面红黄色或橘红色,内表面浅黄色或黄白色。气香,味辛微苦
《吉林省中药饮片炮制规范》1986 年版	除去杂质,速洗净灰土,捞出,润透,切 3mm 丝,晒干	无具体要求
《云南省中药饮片炮制规范》1986 年版	拣净杂质洒水润湿,剪或铡成 2～2.7cm 的条片,晒干即可	宽不超过 4cm,外表橙红色或黄棕色,内面白色或黄白色
《辽宁省中药炮制规范》1975 年版	拣去杂质及霉变部分,洗净,润透,切丝,晒或低温烘干	丝宽 1.7mm

2. 广陈皮 《中国药典》2020 年版未收载本炮制规格,常见地方标准制法及性状见表 77-2。

表 77-2 广陈皮常见地方标准制法及性状要求

来源	制法	性状
《北京市中药饮片炮制规范》2023 年版	取原药材广陈皮,除去杂质,加工成块	本品呈不规则块状。外表面橙黄色至棕褐色,有细皱纹和凹下的点状油室。内表面浅黄色或黄白色,粗糙,附黄白色或黄棕色筋络状维管束。质较柔软。气香,味辛、苦
《四川省中药饮片炮制规范》2002 年版	取原药材,除去杂质,加工成块	呈不规则块状。点状油室较大。质较柔软
《北京市中药饮片切制规范》1974 年版(下)	取原药材,拣净杂质,刷去白浮膜,去柄,掰成碎块,入库即得	本品呈不规则片状。外表面棕紫色或浅红棕色,粗糙,多皱缩,有圆形小凹点,对光照视稍透明。内表面黄白色,有分布不均匀的筋络,亦有凹形小点。质柔软。香气浓郁,味微苦辛

3. **陈皮炭** 《中国药典》2020 年版未收载本炮制规格,常见地方标准制法及性状见表 77-3。

表 77-3 陈皮炭常见地方标准制法及性状要求

来源	制法	性状
《北京市中药饮片炮制规范》2023 年版	取净陈皮丝,置热锅内,用武火炒至外表面黑褐色,内表面焦黄色。喷淋清水少许,熄灭火星,取出,晾凉	本品呈丝状。表面黑褐色。质松脆易碎。气微,味淡
《山东省中药饮片炮制规范》2022 年版	取净陈皮丝,置热锅内,中火炒至表面呈黑褐色时,喷淋清水少许,灭尽火星,取出,及时摊晾,凉透	形如炒陈皮,表面呈黑褐色,内部棕褐色。质松脆易碎。气微,味淡
《天津市中药饮片炮制规范》2022 年版	取原药材,除去杂质,置锅内加热,炒至黑褐色及时喷淋清水,取出,放凉	呈块状。表面黑褐色,内部棕褐色,质松脆易碎
《河南省中药饮片炮制规范》2005 年版	取净陈皮丝,置热锅内,炒至外呈黑色,内呈黑褐色,喷洒凉水,灭尽火星,取出,晾一夜	形如陈皮丝状,表面黑褐色,内部棕褐色,质松脆易碎。气微,味淡
《甘肃省中药饮片炮制规范》1980 年版	将净陈皮块用武火炒至表面黑色,内呈黄色时,洒水适量,摊开,晾凉	无具体要求
《全国中药炮制规范》1988 年版	取净陈皮丝置锅内,用中火加热,炒至黑褐色,喷淋清水少许,灭尽火星,取出,晾干,凉透	形如陈皮丝片,表面黑褐色,内部棕褐色,质松脆易碎。气微,味淡

4. **炒陈皮** 《中国药典》2020 年版未收载本炮制规格,常见地方标准制法及性状见表 77-4。

表 77-4 炒陈皮常见地方标准制法及性状要求

来源	制法	性状
《山东省中药饮片炮制规范》2022 年版	取净陈皮丝,置锅内,文火微炒,取出,放凉	本品为不规则的丝片状,丝宽约 3mm,厚 1～4mm。外表面橙红色或红棕色,有细皱纹和凹下的点状油室;内表面浅黄白色,粗糙,附黄白色或黄棕色筋络状纤维管束。质脆易碎。气香,味辛、苦
《江苏省中药饮片炮制规范》2020 年版	取净陈皮置锅内,用文火炒至表面深黄色,取出晾凉	本品呈不规则丝状,外表面深黄色,略见焦斑,有细皱纹和凹下的点状油室。内表面黄白色,粗糙,附黄白色或黄棕色筋络状纤维管束。质稍硬而脆。气香,味辛、苦

5. **土陈皮** 《中国药典》2020 年版未收载本炮制规格,常见地方标准制法及性状见表 77-5。

表 77-5　土陈皮常见地方标准制法及性状要求

来源	制法	性状
《山东省中药饮片炮制规范》2022 年版	先将锅用文火加热，放入灶心土细粉，待翻动土粉呈较轻松状态时，倒入净陈皮丝，翻炒至表面挂匀土粉，微带焦斑时，及时取出，筛去土粉，放凉	土陈皮本品为不规则的丝片状，丝宽约 3mm，厚 1～4mm。外表面棕黄色或棕褐色，有细皱纹和凹下的点状油室；内表面浅黄白色，粗糙，附黄白色或黄棕色筋络状维管束。表面挂匀土粉，带焦斑。质脆易碎，略有焦土气。气香，味辛、苦
《河南省中药饮片炮制规范》2005 年版	取净陈皮丝，照土炒法，炒至外呈黑色，内呈黑褐色，喷洒凉水，灭尽火星，取出，晾一夜	形如陈皮丝片，表面焦黄色

6. 蜜陈皮　《中国药典》2020 年版未收载本炮制规格，常见地方标准制法及性状见表 77-6。

表 77-6　蜜陈皮常见地方标准制法及性状要求

来源	制法	性状
《福建省中药饮片炮制规范》2012 年版	取原药材，除去杂质，喷淋水，润透，切丝，干燥。取炼蜜，加适量开水稀释，加入净陈皮丝，拌匀，润透，置锅内，用文火加热，炒至黄色不粘手时	本品为不规则的宽丝状，宽 5～10mm。表面深黄色，有凹下的点状油室，内表面淡黄色或黄白色。质稍硬而脆，微粘手，具蜜香气，味甘
《甘肃省中药炮制规范》2009 年版	取炼蜜，加适量开水稀释，加入净陈皮，拌匀，闷透，置锅内，用文火加热，炒至老黄色不粘手时，出锅，放凉。每净陈皮 100kg，用炼蜜 19kg	形如陈皮。表面黄色。味甜、辛

7. 蜜麸炒陈皮　《中国药典》2020 年版未收载本炮制规格，常见地方标准制法及性状见表 77-7。

表 77-7　蜜麸炒陈皮常见地方标准制法及性状要求

来源	制法	性状
《上海市中药饮片炮制规范》2018 年版	取陈皮照蜜麸炒法用蜜炙麸皮拌炒至内表面呈黄色，筛去麸皮	外表面暗红棕色至暗红褐色，内表面黄白色至淡黄色，略具焦香气

8. 麸炒陈皮　《中国药典》2020 年版未收载本炮制规格，常见地方标准制法及性状见表 77-8。

表 77-8　麸炒陈皮常见地方标准制法及性状要求

来源	制法	性状
《四川省中药饮片炮制规范》2015 年版	取陈皮，除去杂质，湿润后，切丝，加入热锅内，至撒入麸皮即刻烟起，随即投入陈皮，迅速翻动，炒至颜色变深，取出，筛去麸皮，放凉	本品呈不规则的丝条状。外表面橙红色或红棕色，有细皱纹和凹下的点状油室。气芳香，味苦，炒后颜色加深

续表

来源	制法	性状
《上海市中药饮片炮制规范》2008 年版	取陈皮,将锅加热,至撒入麸皮即刻烟起,随即投入陈皮,迅速翻动,用蜜炙麸皮拌炒至内表面呈黄色,取出,筛去麸皮,放凉	外表面暗红棕色至暗红褐色,内表面黄白色至淡黄色,略具焦香气
《江西省中药饮片炮制规范》2008 年版	取陈皮块或丝,用麸炒至黄色为度。每100kg 陈皮,用麦麸 20kg	形如陈皮,外表面色泽加深
《重庆市中药饮片炮制规范》2006 年版	取净陈皮丝,置热锅内,至撒入麸皮即刻烟起,随即投入陈皮,迅速翻动,炒至颜色变深,取出,筛去麸皮,放凉	颜色加深,气香

9. **制陈皮**　《中国药典》2020 年版未收载本炮制规格,常见地方标准制法及性状见表 77-9。

表 77-9　制陈皮常见地方标准制法及性状要求

来源	制法	性状
《湖北省中药饮片炮制规范》2018 年版	取净陈皮丝,加醋、姜汁、盐拌匀,闷透,置适宜的蒸制容器内,用蒸汽加热至圆气,取出,干燥	本品呈不规则的条状或丝状,外表面棕褐色至黑褐色,有细皱纹和凹下的点状油室。内表面浅黄色至黄棕色,粗糙,附黄白色或黄棕色筋络状维管束。微有姜香气,味辛、苦
《四川省中药饮片炮制规范》2015 年版	取陈皮,除去杂质,湿润后,与辅料共置蒸制容器内,蒸透,取出,切丝,低温干燥	本品呈不规则的丝条状。外表面橙红色或红棕色,有细皱纹和凹下的点状油室。蒸后内表面变为棕红褐色,质硬,气清香
《福建省中药饮片炮制规范》2012 年版	取原药材,除去杂质,喷淋水,润透,切丝,干燥,置蒸制容器内蒸至辅料吸尽至辅料汁或与辅料共煮至辅料(生姜捣烂取汁,与醋、盐混合均匀即得)吸尽,放凉,干燥。每 100kg 陈皮,用醋 5kg、姜 5kg、盐 3kg	本品为不规则的宽丝状,宽 5～10mm。外表面棕褐色至黑褐色,内表面浅棕色至棕褐色。具橘皮及姜醋混合之特殊气味
《福建省中药饮片炮制规范》1998 年版	取陈皮丝,加入辅料,至辅料汁吸尽,置蒸制容器内,用蒸气加热至辅料吸尽,取出,或与辅料共煮至辅料吸尽时,取出,稍晾,拌回蒸液,再晒至六成干,切片或段,干燥。陈皮每 100kg,用醋 5kg、姜 5kg、盐 3kg	形如陈皮,色略深,具辅料气味

10. **盐陈皮**　《中国药典》2020 年版未收载本炮制规格,常见地方标准制法及性状见表 77-10。

表 77-10　盐陈皮常见地方标准制法及性状要求

来源	制法	性状
《福建省中药饮片炮制规范》2012 年版	取原药材,除去杂质,喷淋水,润透,切丝,干燥,加入盐水拌匀,闷透,置炒锅内,文火加热炒干,取出,放凉	本品为不规则的宽丝状,宽 5~10mm。表面深黄色,偶有焦斑。气香,味辛、微苦、微咸
《甘肃省中药炮制规范》2009 年版	将食盐加适量水化开,倒入净陈皮,拌匀,稍闷润,置锅内,用文火加热,炒至色泽变深,出锅,放凉。每净陈皮 100kg,用食盐 3kg	形如陈皮。味咸,辛
《福建省中药饮片炮制规范》1998 年版	取陈皮丝,加入盐水拌匀,闷透,置炒锅内,文火加热炒干,取出,放凉。陈皮每 100kg,用醋 5kg、姜 5kg、盐 3kg	形如陈皮,色略深,偶有焦斑。气香,味辛、微苦、微咸
《上海市中药饮片炮制规范》1962 年版	取陈皮 1 斤去柄,放在清水中浸 1 天,用竹片轻轻刮去浮白,盛筐内,用沸水淋 3~4 次,再用冷水洗净至不苦为度。晒至半干,用甘草 2 两,乌梅肉 1 两,煎浓汁拌匀,日晒夜露,待酥时扯碎如蚕豆大小,加川贝粉 1 两,青盐粉 5 钱,拌匀,再日晒夜露待干为度	无具体要求

11. 法制陈皮　《中国药典》2020 年版未收载本炮制规格,常见地方标准制法及性状见表 77-11。

表 77-11　法制陈皮常见地方标准制法及性状要求

来源	制法	性状
《北京市中药炮制规范》1986 年版	取原药材经糖浸渍制造而成。取新鲜色红的果皮,刷净浮土,纵剖为四瓣或六瓣,晒至五六成干,放入容器内,一层白糖,一层橘皮,装满后,洒清水,浸渍 15 天左右,取出,放阴凉通风处,晾干	本品为椭圆形片状。表面挂有白色糖霜,一面略透红色、一面微显黄色。气香,味甜,微苦

12. 参贝陈皮　《中国药典》2020 年版未收载本炮制规格,常见地方标准制法及性状见表 77-12。

表 77-12　参贝陈皮常见地方标准制法及性状要求

来源	制法	性状
《上海市中药饮片炮制规范》1962 年版	将陈皮用水漂 5~6 天(每天换水 1 次),取出用清水淘洗,晒干,去柄。取漂净陈皮 2 斤,加西洋参 2 钱,天冬 6 钱,川贝 4 钱,青盐 1 两,玉竹 8 钱,麦冬 6 钱,共研细粉,用炼过冰糖 1 斤,炼蜜 1 斤,打和作丸,每粒约重 3 分。烘或晒干	无具体要求
《北京市中药饮片切制经验》1960 年版	薄荷 2 两、乌梅 4 两、诃子 3 两,甘草 1 斤。以上四种共熬膏 陈皮 1 斤半、人参 3 两 5 钱、贝母 3 两 5 钱、青盐 1 两、硼砂 1 两、儿茶 1 两。以上六种共轧成细面 将前药膏和药面,并加白糖 4 两,混合揉成饼切约 3 分块,储存于瓷罐中	本品为椭圆形片状。表面挂有白色糖霜,一面略透红色、一面微显黄色。气香,味甜,微苦

13. **醋陈皮**　《中国药典》2020 年版未收载本炮制规格,常见地方标准制法及性状见表 77-13。

表 77-13　醋陈皮常见地方标准制法及性状要求

来源	制法	性状
《云南省中药饮片标准》 2005 年版	取陈皮饮片,置容器内,加醋拌匀,闷润,吸尽。用文火炒干,外表面呈黄褐色至棕褐色,略有焦斑,取出,晒凉,筛去碎屑,即得。每 1 000g 陈皮饮片,用醋 200g	本品为粗丝,宽 5～10mm。外表皮黄棕色至黄褐色,可见焦斑,有凹陷的油点,内表面浅棕黄色,粗糙。质松脆。气香,味苦、辛

14. **陈皮粉**　《中国药典》2020 年版未收载本炮制规格,常见地方标准制法及性状见表 77-14。

表 77-14　陈皮粉常见地方标准制法及性状要求

来源	制法	性状
《云南省中药饮片标准》 2005 年版	取药材,净选,洗净,阴干或低温干燥,粉碎成中粉,即得	本品为黄白色至黄棕色,气香,味辛、苦、微甘

【金老谈陈皮炮制历史】

综合古代陈皮的炮炙方法,主要有炒、炙、焙、烧、熬、煮、蒸等法,有不加辅料的,也有加辅料的。辅料有酒、醋、姜汁、米泔、纸、蜜等,下面分别予以介绍。

一、不加辅料炮炙

包括炒、炙、焙、烧、熬、煮、蒸等,每一种炙法中又有不同的炮炙要求。

1. **炒法**　唐代《食医心鉴》首先提出"微炒"。以后,又有炒、略炒、炒令匀、炒令香熟、炒微黄、炒令黄色、炒赤黄色、热锅内炒焦黄,炒紫色、慢火炒令变紫黑色等。

此外,明代《医宗粹言》却提出"炒则气耗而力微"。还有明代《本草通玄》更提出"芳香之品,不见火则力全也"。这概括了各种火制法。

2. **炙法**　唐代《外台秘要》引《近效方》曰:"炙令黄焦香气出。"

3. **焙(干)法**　宋代《太平圣惠方》首先提出"焙"。宋代《传信适用方》云:"赤痢焙干,白炙,赤白者相半。"明代《普济方》引《十便良方》云:"白痢炙,赤痢焙,赤白痢半炙半生。"

4. **烧法**　明代《普济方》首先提出"灯上烧黑"。以后,又有烧灰、炭等记载。

5. **熬法**　宋代《证类本草》曰:"微熬。"

6. **煮法**　明代《本草纲目》有此记载。

7. **蒸法**　明代《先醒斋医学广笔记》提出"略蒸"。

二、加辅料炮炙

应用的辅料有醋、麸、黑豆、姜、盐、巴豆、酒、泔水、蜜、童便、鲤鱼皮、明矾、米、面、土、香附等,其中以酒最为常见。在炙法中有用一种辅料的,也有用两种辅料合并使用的。

（一）单一辅料炮炙

1. 醋制

（1）醋浸：唐代《颅卤经》首先提出"二两，醋酸二合，浸两日，晒干"。宋代《圣济总录》云："醋浸一宿。"

（2）醋炒：宋代《博济方》云："醋炒。"以后，还有"醋拌炒"的提法。

（3）醋熬：宋代《三因极一病证方论》云："米醋熬。"以后，明代《普济方》又详细地提出"一斤，用水浸，去白，焙干，杵为细末，醋一斗熬成膏"。

（4）醋煮：元代《瑞竹堂经验方》有此记载。

（5）醋煎：明代《普济方》云："二两，捣末，醋一斤煎膏。"

（6）醋炙：明代《普济方》有此记载。

2. 麸制 宋代《太平惠民和剂局方》云："麸炒。"

3. 黑豆制 宋代《传言适用方》云："黑豆煮。"

4. 姜制 宋代《类编朱氏集验医方》云："一斤去白用生姜一斤同捣晒干。"以后又有"为末取姜汁和为饼子"、生姜与陈皮"对下切片……晒炒""姜煮焙""姜汁洗""姜汁浸煮"等。还有的提出姜炙目的："姜汁炒（制）用于治痰、痰积、寒痰等症。"

5. 盐制 宋代《类编朱氏集验医方》首先提出"盐水浸"。以后，又有：盐水洗，盐场洗浸、盐水润、盐场润透、盐水调、盐水炒（或再焙或炒）、盐水炒、盐水炒黑、盐煮（或云"煮烂"或再焙或晒）等。论述较详者如下。元代《丹溪心法》提出"半斤，以水化盐三钱，拌令得体，煮干，焙燥"。明代《景岳全书》提出"四两，切碎，用盐二钱入水中庄（张克庄按疑为'压'字之误）浸一宿，晒干"。有不少还提出了以盐为辅料炮炙的目的，如"入（或'治'或'理'）下焦，盐水浸（或'炒'或'制'）"。清代《握灵本草》提出"干霍乱腹痛，橘皮五钱，食盐五钱，以热锅炒烟出，以水杓沃之，候温饮之，非吐即下瘥"。清代《本草便读》提出"用盐水炒极能治痰，以其能燥湿理气，亦治痰之本也"。

6. 巴豆制 明代《普济方》云："巴豆炒焦不用巴豆。""一钱，去白，巴豆半钱重同炒干，去巴豆。"

7. 酒制 明代《普济方》云："黄酒炒。"以后，又有：酒炒、酒浸、酒洗炒等提法。此外，清代《握灵本草》还云："炒微黄色为末（酒下），治妇人乳痈。"清代《外科证治全生集》云："陈酒送服疗疝气。"

8. 泔水制 明代《奇效良方》云："泔浸一周时。"明代《证治准绳》云："五两，米泔浸一周时，去白取净三两。"以后，还有"泔浸制去皮"的提法。

9. 蜜制 明代《奇效良方》云："蜜在背上，火焙干。"以后又有"蜜水制""蜜水炒""蜜炙""治顽颜蜜水炒"等。

10. 童便制 明代《医学入门》云："肺燥者，童便浸晒"以"治痰咳""治痰核""痰嗽"的记载。还有的提出"下气童便炒""治火痰童便利"。

11. 鲤鱼皮制 明代《本草纲目》引《雷公炮炙论》云："鲤鱼皮裹一宿，至明取用。"

12. 明矾制 明代《证治准绳》云："二两，用明矾五钱同炒香，去矾不用。"清代《食物本草会纂》云："陈老米炒黄色，方入，同炒，微燥勿焦。"

13. 米制 明代《外科正宗》云："陈老米炒黄色，方入，同炒，微燥勿焦。"

14. 面制 明代《济阴纲目》云："干面炒黄。"清代《良朋汇集》云："面炒微黄。"

15. 土制 清代《握灵本草》云："土炒。"以后，尚有"土炒黄色起泡"的提法。

16. **香附制**　清代《时方妙用》云："香附炒。"

（二）多种辅料合并炮炙

合并应用的辅料有童便与酒,甘草与乌梅。

1. **童便与酒制**　宋代《圣济总录》云："一斤,以童子小便浸一日,去白,用炭火半秤(庄按:某书引为'拌称'),烧地令赤,以酒一升洒于热地上,将橘皮铺在地上,着盆合一复时。"明代《普济方》为"一宿食"。某书引为"一伏时"。

2. **甘草与乌梅制**　清代《得配本草》云："虚生气滞生甘草、乌梅汁煮炒。"

（三）法制陈皮

1. 明代《鲁府禁方》云："广陈皮一斤青盐、五味子、甘草各四两、山茱萸去核,乌梅去核各二两。将陈皮在温水中浸一宿取出,将内白刮去晒干,将青盐等五味,置砂锅内,陈皮上,水可满陈皮,用文武火烧干止用陈皮,任意嚼下。清气化痰。"

2. 清代《增广验方新编》："陈皮一斤清水泡七日去净白,台党、甘草各六两,同煮一日,去参草,留陈皮。加川贝母两半研细,青盐三两,拌匀,再慢火煮一日夜,火干为度。消痰化气,生津止渴。"

【金老论陈皮炮制与临床】

一、临床功效与主治

本品味辛,苦,性温。归肺、脾经。功善理气,调中,燥湿,化痰。治胸腹胀满、不思饮食、呕吐哕逆、咳嗽痰多等症。亦解鱼蟹毒(表77-15)。

表77-15　陈皮各临床常用炮制规格功效、主治对比

炮制规格	功效	主治
陈皮	理气调中,燥湿化痰	用于脾胃气滞证,脾胃气虚、运化不良证;湿浊中阻证;痰湿壅滞、肺失宣降证
广陈皮	理气化痰,燥湿行滞	用于胸痹停痰,呃逆咳嗽,食欲不振
陈皮炭	止血,化痰	用于痰中带血
炒陈皮	理气调中,燥湿化痰。以理气为胜	多用于脾胃气滞,胸脘胀满或呕吐
土陈皮	增强健脾消食作用	用于脾胃不和,胸腹胀满,呕吐泄泻,咳嗽多痰
蜜陈皮	理气调中,燥湿化痰	同土陈皮
蜜麸炒陈皮	长于和胃	同土陈皮
麸炒陈皮	长于和胃	同土陈皮
盐陈皮	舒胃,顺气,止呕,生津	治脘闷呕吐,津少口渴
制陈皮	增强和胃、理中、解郁、降逆	用于脾胃不和,胸腹胀满,呕吐泄泻,咳嗽多痰
法制陈皮	宽中、下气,化痰,止嗽	用于食滞、气膈、咳嗽、泻痢
参贝陈皮	止咳,消痰,生津,解渴	用于肺虚久咳,津少口渴
醋陈皮	理气健脾,燥湿化痰	用于胸脘胀满,食少吐泻,咳嗽痰多
陈皮粉	同醋陈皮	同醋陈皮

二、临床调剂

1. **用法用量**　3～10g。

2. **临床使用与禁忌**

（1）本品辛散苦燥,温能助热,舌赤少津,内有实热者慎用。

（2）气虚及阴虚燥咳者不宜用。

（3）吐血证慎用。

（4）久服多服损人元气。

3. **贮藏**　置阴凉干燥处,防霉,防蛀。

本品临床常用炮制规格与调剂注意事项见表77-16。

表77-16　陈皮临床常用炮制规格与调剂注意事项

炮制规格	处方名	用法用量	特殊禁忌	特殊贮藏方法
陈皮	陈皮、广陈皮、新会皮、橘皮、广皮、橘子皮	3～10g	内有实热者慎用。气虚及阴虚燥咳者不宜用。吐血证慎用	置阴凉干燥处,防霉,防蛀。陈皮粉密封
广陈皮	广陈皮	3～10g		
陈皮炭	陈皮炭	3～10g		
炒陈皮	炙陈皮、炒陈皮	3～10g		
土陈皮	土陈皮	3～10g		
蜜陈皮	蜜陈皮	3～10g		
蜜麸炒陈皮	蜜麸炒陈皮	3～10g		
麸炒陈皮	麸炒陈皮	3～10g		
盐陈皮	盐陈皮	3～10g		
制陈皮	制陈皮	3～10g		
法制陈皮	法制陈皮	6～15g,噙化,或沸水浸,连汤服食		
参贝陈皮	参贝陈皮	3～10g		
醋陈皮	醋陈皮	3～10g		
陈皮粉	陈皮粉	3～10g;吞服1～3g		密封

桑　白　皮

【来源】

本品为桑科植物桑 *Morus alba* L. 的干燥根皮。秋末叶落时至次春发芽前采挖根部,刮去黄棕色粗皮,纵向剖开,剥取根皮,晒干。

【炮制规格】

1. 桑白皮

（1）《中国药典》2020年版标准：桑白皮洗净，稍润，切丝，干燥。

性状：本品呈扭曲的卷筒状、槽状或板片状，长短宽窄不一，厚1～4mm。外表面白色或淡黄白色，较平坦，有的残留橙黄色或棕黄色鳞片状粗皮；内表面黄白色或灰黄色，有细纵纹。体轻，质韧，纤维性强，难折断，易纵向撕裂，撕裂时有粉尘飞扬。气微，味微甘。

（2）地方标准（表78-1）

表78-1　桑白皮常见地方标准制法及性状要求

来源	制法	性状
《上海市中药饮片炮制规范》2018年版	将原药除去杂质，洗净，过软者略晒，切丝，干燥，筛去灰屑	本品呈条片状，稍弯曲，长短不一，长者约4cm，皮厚1～4mm。外表面白色或淡黄白色，有的残留橙黄色或棕黄色鳞片状外皮。内表面黄白色或灰黄色，有细纵纹。切面黄白色。质韧，纤维性强，易纵向撕裂。气微，味微甘
《浙江省中药炮制规范》2015年版	取原药，除去杂质，刮去粗皮，抢水洗净，晒至表面略干时，切丝，干燥	为曲直不一的丝条，厚1～4mm。外表面白色或黄白色，有的有黄棕色粗皮残留；内表面黄白色或灰黄色。切面纤维性，撕裂时有白色粉尘飞扬。质韧。气微，味微甘
《黑龙江省中药饮片炮制规范》2012年版	取原药材，除去杂质，刮去残留粗皮，洗净，稍润，切丝，干燥，即得	本品呈不规则丝条状。外表面白色或淡黄白色，较平坦。内表面黄白色或灰黄色，有细纵纹。质韧，切面纤维性强，易纵向撕裂，撕裂时有粉尘飞出。气微，味微甘
《天津市中药饮片炮制规范》2012年版	洗净，稍润，切丝，干燥	为曲直不一的丝条，宽约2mm。外表面白色或黄白色；内表面黄白色或灰黄色。切面纤维性，气微，味微苦
《新疆维吾尔自治区中药维吾尔药饮片炮制规范》2010年版	取干燥根皮，刮净粗皮，洗净，稍润，切丝，干燥	本品为曲直不平的丝状。外表面白色或淡黄色，较平坦，内表面黄白色或灰黄色。有细纵纹，体轻，之质韧，纤维性强，难折断，易纵向撕裂，撕裂时有粉尘飞扬。气微，味微甘
《甘肃省中药炮制规范》2009年版	取原药材，刮去残留粗皮，抢水洗净，沥干，摊晒至表面略干，及时切丝，干燥。筛去灰屑	呈丝状，厚0.1～0.4cm，宽2～3mm。表面白色或淡黄白色，较平坦，内表面黄白色或灰黄色，有细纵纹。纤维性强，撕裂时有白色粉末飞出。气微，味微甘
《北京市中药饮片炮制规范》2008年版	取原药材，除去杂质，迅速洗净，闷润2～4小时，至内外湿度一致，切窄丝，干燥，筛去碎屑	本品呈丝状，略卷曲。外表面白色或淡黄白色，较平坦，偶见残留橙黄棕色栓皮。内表面黄白色或灰黄色，有细纵纹。切面纤维性。体轻，质韧。气微，味微甘
《江西省中药饮片炮制规范》2008年版	除去杂质，抢水洗净，润透，刮去残留粗皮，切丝，干燥	本品为曲直不一的丝状。外表面白色或黄白色，较平坦，有的残留棕黄色鳞片状粗片；内表面黄白色或灰黄色，有细纵纹。体轻，质韧，纤维性强，纵向撕裂有粉尘飞扬。气微，味微甘。无虫蛀

续表

来源	制法	性状
《广西壮族自治区中药饮片炮制规范》2007年版	除去杂质,洗净,稍润,切丝,干燥,筛去灰屑	为白色或淡黄色的丝,体轻,质韧,纤维性强。无杂质。呈深黄色,质滋润,有光泽,味甜
《重庆市中药饮片炮制规范》2006年版	除去杂质,刮去粗皮,洗净,稍润,切丝或段,干燥	为不规则丝或段状,厚1~4mm。外表面白色或淡黄白色,较平坦,有的残留有橙黄色或棕黄色鳞片状粗皮;内表面黄白色或灰黄色,有细纵纹。体轻,质韧,纤维性强,易纵向撕裂,撕裂时有少量粉尘飞扬。气微,味微甘
《安徽省中药饮片炮制规范》2005年版	取原药材,除去杂质,抢水洗净,稍润,切丝,干燥	为不规则条状,宽3~5mm。外表面白色或淡黄白色,较平坦;内表面黄白色或灰黄色,有细纵纹。质韧,纤维性强,撕裂时有白色粉末飞出。气微,味微甘
《贵州省中药饮片炮制规范》2005年版	取原材料,除去杂质及残留粗皮,洗净,稍润,切丝,干燥	呈丝状。外表面白色或淡黄白色,内表面黄白色或灰黄色。体轻,质韧,纤维性强,撕裂时有白色粉尘飞扬。气微,味微甘
《河南省中药饮片炮制规范》2005年版	洗净,稍润,切丝,干燥	呈丝状。外表面白色或淡黄白色,较平坦。内表面黄白色或灰黄色,有细纵纹。体轻,质韧,纤维性强,纵向撕裂,撕裂时有粉尘飞扬。气微,味微甘
《江苏省中药饮片炮制规范》2002年版	取原药材,除去杂质和残留的黄棕色粗皮,洗净,稍润,切丝,干燥	为白色或淡黄白色的丝。纤维性强,撕裂时有白色粉末飞出。气微,味微甘
《福建省中药饮片炮制规范》1998年版	除去杂质,切丝或短段	呈丝片状或短块状,丝宽2~3mm,段长5~10mm。外表面白色或淡黄白色,偶有残留棕黄色的粗皮;内表面黄白色或灰黄色,有细纵纹。体轻,质韧,难折断,易纵向撕裂。气微,味微苦
《吉林省中药饮片炮制规范》1986年版	除去杂质,抢水洗净泥土,速捞,沥水,稍晾,切3mm丝,晒干	无具体要求
《云南省中药饮片炮制规范》1986年版	取原药拣净杂质,刮去外皮,淘洗后捞出,吸润约12小时,铡成宽约3~7mm的横条片,晒干即可	宽不超过1cm,外皮红黄色,内皮白色,断面纤维性
《辽宁省中药炮制规范》1962年版	用清水洗净,捞出,润透,切成1分左右丝,晒干	外表面微黄白色,或有稀疏毛状纤维,内表面黄白色,平滑有细顺纹,蜜制黄色或深黄色、味甘

2. 蜜桑白皮

(1)《中国药典》2020年版标准:将炼蜜加适量沸水稀释后,加入桑白皮丝,拌匀,闷透,置炒锅内,用文火炒至不粘手,取出,放凉。

性状:本品呈不规则的丝条状。表面深黄色或棕黄色,略具光泽,滋润,纤维性强,易纵向撕裂。气微,味甜。

（2）地方标准（表78-2）

表78-2 蜜桑白皮常见地方标准制法及性状要求

来源	制法	性状
《山东省中药饮片炮制规范》2022年版	将炼蜜加适量沸水稀释后，加入桑白皮丝中，拌匀，闷透，置炒制容器内，用文火炒至表面深黄色，不粘手时，取出，放凉。每100kg桑白皮丝，用炼蜜25kg	本品呈不规则的丝条状。宽3～5mm。表面深黄色，较平坦，内表面有细纵纹。质滋润，略有光泽，味甜
《上海市中药饮片炮制规范》2018年版	取桑白皮，照蜜炙法炒至蜜汁吸尽，不粘手。每100kg桑白皮，用炼蜜25kg	本品表面深黄色或棕黄色，略具光泽，有滋润感，味甜
《黑龙江省中药饮片炮制规范》2012年版	用炼蜜，用沸水适量稀释后，加入桑白皮饮片，拌匀，稍润，待蜜水吸尽，用文火加热，炒至不粘手时，取出，摊凉，即得。每100kg桑白皮饮片，用炼蜜25kg	本品呈不规则丝条状。表面深黄色或棕黄色，质滋润，略有光泽，纤维性强，易纵向撕裂。气微，味甜
《天津市中药饮片炮制规范》2012年版	取桑白皮，置锅内，加热，加入炼蜜拌炒至蜜不粘手，显金黄色，取出，放凉。每桑白皮100kg，用炼蜜37.5kg	形如桑白皮，表面浅棕黄色，略具光泽，滋润、味甜
《湖南省中药饮片炮制规范》2010年版	取桑白皮，置锅内，加热，加入炼蜜拌炒至蜜不粘手，显金黄色，取出，放凉。每桑白皮100kg，用炼蜜37.5kg	形如桑白皮，表面浅棕黄色，略具光泽，滋润、味甜
《新疆维吾尔自治区中药维吾尔药饮片炮制规范》2010年版	取炼蜜，加适量开水稀释，淋入桑白皮丝中拌匀，闷润，置锅内，用文火加热，炒至深黄色，不粘手时，取出晾凉。桑白皮丝100kg，炼蜜25kg	形如桑白皮，表面深黄色，质滋润，略有光泽，味甜
《甘肃省中药炮制规范》2009年版	取炼蜜，加适量开水稀释，加入净桑白皮，拌匀，闷润至蜜液被吸尽，稍晾，置锅内，用文火加热，炒至表面呈黄色，不粘手为度，出锅，摊开，放凉。每净桑白皮100kg，用炼蜜25～30kg	形如桑白皮。呈深黄色，质滋润，略有光泽。味甜
《北京市中药饮片炮制规范》2008年版	取炼蜜，加适量沸水稀释，淋入桑白皮丝中，拌匀，闷润2～4小时，置热锅内，用文火炒至表面深黄色，不粘手时，取出，晾凉。每100kg桑白皮丝，用炼蜜30kg	本品呈丝状，略卷曲。表面深黄色，略带黏性。气微，味甜
《江西省中药饮片炮制规范》2008年版	取桑白皮丝，用蜜加适量开水稀释后拌匀，稍闷，文火炒至黄色、不粘手为度。每100kg桑白皮，用蜜25kg	形如桑白皮丝，表面深黄色，滋润，略具蜜香气，味甜
《广西壮族自治区中药饮片炮制规范》2007年版	炼蜜加开水适量化开，加桑白皮丝，拌匀，闷透，用文火炒至黄色，不粘手，取出，放凉。每100kg桑白皮丝用炼蜜25～30kg	呈深黄色，质滋润，有光泽，味甜
《重庆市中药饮片炮制规范》2006年版	取净桑白皮丝，加入炼蜜，拌匀，置炒锅内，炒至黄色，不粘手	为深黄色，质滋润，略有光泽，气焦香，味甜
《安徽省中药饮片炮制规范》2005年版	取净桑白皮丝，加入炼蜜，拌匀，炒至不粘手，表面深黄色。每100kg桑白皮，用炼蜜25kg	形同桑白皮，为深黄色，质滋润，略有光泽，味甜

来源	制法	性状
《浙江省中药炮制规范》2005 年版	取桑白皮,与炼蜜拌匀,稍闷,炒至不粘手时,取出,摊凉。每桑白皮 100kg,用炼蜜 20kg	表面棕黄色,略具光泽,滋润。味甘
《贵州省中药饮片炮制规范》2005 年版	取净桑白皮丝,加入炼蜜,拌匀,置炒锅内,炒至深黄色、不粘手。每 100kg 净桑白皮,用炼蜜 30kg	形同桑白皮。表面深黄色,滋润,味甜
《河南省中药饮片炮制规范》2005 年版	取桑白皮丝,照蜜炙法(炮制通则)炒至不粘手	形同桑白皮丝,呈深黄色,质滋润,略有光泽,味甜
《福建省中药饮片炮制规范》1998 年版	取桑白皮丝或段,照蜜炙法炒至不粘手	形如桑白皮,受潮发黏。气香,味甜
《吉林省中药饮片炮制规范》1986 年版	取炼蜜,用开水化开,喷淋于桑白皮丝内,拌匀,置锅中,用文火炒至变黄色而不粘手时,取出,晾凉。每 100kg 桑白皮丝,用炼蜜 30kg	无具体要求
《云南省中药饮片炮制规范》1986 年版	取净桑皮,每 50kg 用蜜 15～17.5kg,先将蜜置锅内用文火溶化后,倒入药片不断拌炒至呈深黄色,不粘手,取出晒冷,即可	深黄色
《四川省中药饮片炮制规范》2002 年版	除去杂质,刮去粗皮,淋润,切丝,干燥	本品呈丝状。外表面黄白色,内表面淡黄色,断面纤维性强。蜜炙后呈深黄色,气焦香
《江苏省中药饮片炮制规范》2002 年版	去炼蜜用开水适量化开,与净桑白皮丝拌匀,稍闷,用文火炒至黄色,不粘手,取出。每桑白皮 100kg,用炼蜜 25kg	形同桑白皮,呈深黄色,质滋润,味甜
《辽宁省中药炮制规范》1986 年版	取桑白皮丝,以开水适量及炼蜜制成的蜜液拌匀、闷润至蜜液被吸尽,稍晾,用文火炒至淡黄色、不粘手为度,取出,放凉。每 100kg 桑白皮用炼蜜 30kg	无具体要求

3. 炒桑白皮　《中国药典》2020 年版未收载本炮制规格,常见地方标准制法及性状见表 78-3。

表 78-3　炒桑白皮常见地方标准制法及性状要求

来源	制法	性状
《上海市中药饮片炮制规范》2018 年版	取桑白皮,照清炒法炒至微具焦斑,筛去灰屑	本品淡棕黄色,有的具焦斑,有焦香气
《浙江省中药炮制规范》2015 年版	取桑白皮,炒至表面微黄色,微具焦斑时,取出,摊凉	表面微黄色,微具焦斑
《江西省中药饮片炮制规范》2008 年版	取桑白皮丝,用麦麸或谷糠炒至黄色为度每 100kg 桑白皮,用麦麸或谷糠 20kg	形如桑白皮丝,表面黄白色或淡黄色,气微香

【金老谈桑白皮炮制历史】

综合古代桑白皮的炮炙方法，主要有炙、炒、烧等法，有不加辅料的炮制，也有加辅料的炮制。辅料有蜜、米泔水、麸、酒等，其中最常见的方法是炒及蜜炙，下面分别予以介绍。

一、不加辅料炮炙

包括烧、炒、炙等，每一种炙法中又有不同的炮炙要求。

1. **烧法**　汉代《金匮要略方论》中较早提到"烧灰存性，勿令灰过"。晋代《肘后备急方》也提到"烧为灰"，以后不多见。

2. **炒法**　宋代《博济方》中提到"锉炒"。同时代的《小儿药证直诀》中提到"炒"，《太平惠民和剂局方》提到"微炒"。以后各个时代均有相似记载，如元代《瑞竹堂经验方》、明代《证治准绳》中均提到"炒黄"。

3. **炙法**　唐代《千金翼方》中提到"炙令黄黑"。宋代《证类本草》中提到中"炙令黄黑，锉"，《本草衍义》中提到"炙"，明代《普济方》中提到"炙令黄色，锉"。

二、加辅料炮炙

应用的辅料有蜜、米泔水、麸、酒等，其中以蜜最为常见。在炙法中用一种辅料。

1. **蜜制**　宋代《普济本事方》中较早地提到"蜜炙黄"，其后的书籍中均有相似的记载，如同代的《太平惠民和剂局方》中提到"蜜炒微赤，再泔浸一宿，焙"，《三因极一病证方论》中提到"蜜炙三度，白泔浸一宿，控干"，《济生方》中提到"蜜水炙"，金代《儒门事亲》中提到"用蜜涂，慢火炙黄色为度"，元代《活幼心书》中提到"去粗皮，锉碎，蜜水炒透"，明代《奇效良方》中提出"蜜水炙"《本草蒙筌》中提到"留白去青，并用铜刀咀成，恶铅忌铁，稀蜜拌透，文火炒干"，《医学入门》中提到"利水生用，咳嗽蜜蒸或炒"，《仁术便览》中提到"刮去赤，有蜜拌炒，忌铁器"，《寿世保元》中提到"风寒新嗽生用，虚劳久嗽蜜水炒用，去红皮"，《炮炙大法》中提到"竹刀或铜刀刮去黄粗皮，手折成丝，拌蜜瓦上炙"，清代《本草汇》中提到"蜜炙"，《本草备要》中提到"刮去外皮，取白用，如恐其泻气，用蜜炙用"，《本经逢原》中提到"蜜酒相合拌令湿透，炙熟"，《得配本草》中提到"疏散清热，生用，入补肺用，蜜水拌炒"。

2. **米泔水制**　宋代《证类本草》中提到"米泔浸三宿，净刮上黄皮，锉细"，《圣济总录》中提到"米泔浸一宿，锉焙"，清代《本草述》中提到"米泔浸三宿，刮去黄皮，锉细"。

3. **麸制**　明代《奇效良方》中提到"麸炙"，但不多见。

4. **酒制**　明代《医宗粹言》中提到"刮去红皮，切碎，用酒炒为黄色为度"，但不多见。

其他，还有个别的特殊炙法，如宋代《类证活人书》中提到"米泔水浸炒取熟"，宋代《证类本草》中提到"酥炒令酥尽"，宋代《圣济总录》中提到"蜜水浸焙""姜汁涂，炙汁尽，焙干"，宋代《三因极一病证方论》中提到"蜜蒸"，明代《仁术便览》中提到"麸包煨"，明代《外科正宗》中提到"蜜炒"，清代《医宗说药》中提到"血痢韭菜汁拌，晒干"，清代《得配本草》等书中提到"破瘀血，韭汁炒"，清代《外科证治全书》中提到"同石灰炒"。

【金老论桑白皮炮制与临床】

一、临床功效与主治

本品味甘,性寒。归肺经。功善泻肺平喘,利水消肿(表78-4)。

表78-4　桑白皮各临床常用炮制规格功效、主治对比

炮制规格	功效	主治
桑白皮	泻肺平喘,利水消肿	用于肺热喘咳,水肿胀满,尿少,面目肌肤浮肿
蜜桑白皮	寒性缓和而偏润。润肺止咳	用于肺虚喘咳等证

二、临床调剂

1. **用法用量**　6~12g。
2. **临床使用与禁忌**　无。
3. **贮藏**　置通风干燥处,防潮,防蛀。蜜桑白皮密闭。

本品临床常用炮制规格与调剂注意事项见表78-5。

表78-5　桑白皮临床常用炮制规格与调剂注意事项

炮制规格	处方名	用法用量	特殊禁忌	特殊贮藏方法
桑白皮	桑白皮、生桑白皮、桑皮	6~12g		置通风干燥处,防潮,防蛀。蜜桑白皮密闭
蜜桑白皮	炙桑白皮、蜜炙桑白皮、蜜桑白皮			
炒桑白皮	炒桑白皮			

川　芎

【来源】

本品为伞形科植物川芎 *Ligusticum chuanxiong* Hort. 的干燥根茎。夏季当茎上的节盘显著突出,并略带紫色时采挖,除去泥沙,晒后烘干,再去须根。

【炮制规格】

1. 川芎

(1)《中国药典》2020 年版标准:除去杂质,分开大小,洗净,润透,切厚片,干燥。

性状:本品为不规则厚片,外表皮灰褐色或褐色,有皱缩纹。切面黄白色或灰黄色,具有明显波状环纹或多角形纹理,散生黄棕色油点。质坚实。气浓香,味苦、辛,微甜。

（2）地方标准（表 79-1）

表 79-1　川芎常见地方标准制法及性状要求

来源	制法	性状
《安徽省中药饮片炮制规范》2019 年版	川芎取原药材，除去杂质，大小分档，洗净，浸泡六成透时，取出，润透，切薄片，晾干，低温干燥	为不规则薄片。切面黄白色或灰黄色，散在黄棕色小油点（油室），形成层呈波状环纹；周边黄褐色，粗糙不整齐。质坚硬。气浓香，味苦、辛。稍有麻舌感，微回甜
《上海市中药饮片炮制规范》2018 年版	将药材除去杂质，分档，略浸，洗净，润透，切薄片，晒或低温干燥，筛去灰屑	本品呈不规则形的片状，边缘多有明显的凹陷与缺刻，直径 2～7cm。表面黄褐色或暗褐色，粗糙。切面黄白色或灰黄色，散有众多棕色油点，可见波状环纹（形成层），皮部有散在类圆形灰黄色小点。质坚。气香特异，味苦、辛，稍有麻舌感，微回甜
《天津市中药饮片炮制规范》2012 年版	除去杂质，分开大小，洗净，润透，切厚片，干燥	本品为不规则厚片，外表皮灰褐色或褐色，有皱缩纹。切面黄白色或灰黄色，具有明显波状环纹或多角形纹理，散生黄棕色油点。质坚实。气浓香，味苦、辛，微甜
《湖南省中药饮片炮制规范》2010 年版	取原药材，除去杂质，大小分开，略泡，洗净，润透，竖切厚片，干燥，筛去碎屑	为不规则蝶形薄片。周边粗糙不整齐，切面黄白色或灰黄色，散有黄棕色的油室，形成层环呈波状。具特异浓香气，味苦、辛，稍有麻舌感，微回甜
《陕西省中药饮片标准》第二册（2009 年）	取药材川芎，除去杂质，大小个分开，略泡，洗净，润透，切薄片，低温干燥	本品为不规则形薄片，直径 1～7cm。切面黄白色至灰棕色，隐现不规则的筋脉纹，散有棕色小油点（油室），形成层环呈波状，周边不整齐，多深缺刻或分支。周皮表面黄褐色，可见隆起的轮节和小瘤状根痕。质坚硬。气浓香，味苦、辛，稍有麻舌感，微回甜
《江西省中药饮片炮制规范》2008 年版	除去杂质，分开大小，略泡，洗净，润透，（纵）切片，干燥	本品呈不规则蝴蝶形薄片，厚 0.15～0.3cm。切面黄白色或灰黄色，可见波状环纹或不规则纹理，并散有多数黄棕色小油点（油室）。周边黄褐色，粗糙不整齐。质坚而脆。气浓香，味苦、辛，稍有麻舌感，微回甜。无虫蛀
《北京市中药饮片炮制规范》2008 年版	取原药材，除去杂质，洗净，大小分开，浸泡 6～12 小时，至约七成透时，取出，闷润 12～24 小时，至内外湿度一致，切厚片，干燥，筛去碎屑	本品为不规则厚片。外表皮黄褐色，粗糙不整齐。切面黄白色或灰黄色，有黄棕色的油室，形成层呈波状环纹。质坚实。气浓香，味苦、辛，稍有麻舌感，微回甜
《广西壮族自治区中药饮片炮制规范》2007 年版	除去杂质，大小分档，略泡，洗净，切中片或薄片，干燥，筛去灰屑	为不规则的中片或薄片，表面黄白色或灰黄色，片面可见波状环纹或不规则的多角形纹理，散有棕色小油点（油室），切面光滑，周边粗糙不整齐，质坚硬。具特异香气，味苦辛、稍有麻舌感，微回甜。无虫蛀

续表

来源	制法	性状
《重庆市中药饮片炮制规范》2006年版	川芎除去杂质，分开大小，略泡，洗净，润透，切薄片，干燥	为不规则或蝴蝶形的薄片，直径 2～7cm。周边黄褐色或黄棕色，粗糙皱缩，不整齐，有小瘤状根痕。切面黄白色或灰黄色，散有黄棕色的油室，形成层呈波状环纹。质坚韧，气浓香特异，味苦、辛。稍有麻舌感，微回甜
《浙江省中药炮制规范》2005年版	取原药，除去杂质，洗净，大小分档，水浸，润软，切厚片，干燥	多为不规则的厚片，直径2～7cm。表面黄褐色，粗糙皱缩，有的可见凹陷的茎痕。切面黄白色或灰黄色，具波状环纹或不规则多角形纹理，散有多数黄棕色小油点。质坚实。气浓香，味苦、辛，稍有麻舌感，微回甜
《河南省中药饮片炮制规范》2005年版	除去杂质，分开大小，略泡，洗净，润透，切薄片，干燥。	为不规则的薄片。表面黄白色或灰白色，隐现不规则筋脉纹。散有棕色的小油点（油室），切面光滑，周边粗糙不整齐，质坚硬。具特异香气。味苦辛，稍有麻舌感，微回甜。
《贵州省中药饮片炮制规范》2005年版	川芎取原药材，除去杂质，大小分开，略泡，洗净，润透，切薄片，干燥	呈不规则的薄片。切面黄白色或灰黄色。可见波状环纹或不规则多角形的纹理，散有黄棕色的小油点（油室），周边粗糙不整齐。质坚韧。具特异香气，味苦辛，稍有麻舌感，微回甜
《江苏省中药饮片炮制规范》2002年版	取原药材，除去杂质，大小分档，分别洗净，稍浸，润透，切薄片，低温干燥	为不规则薄片。切面黄白色或灰白色，隐现不规则筋脉纹，散有棕色小油点（油室），周边粗糙不整齐。质坚硬，有特异香气。味苦辛，稍有麻舌感，微回甜
《四川省中药饮片炮制规范》2002年版	除去杂质，大小分开，洗净，润透，切薄片，干燥	本品为不规则薄片。表皮黄棕色或淡灰棕色；切面具明显波状环纹或多角形纹理，皮部厚，灰黄色，散生多数棕黄色油点及筋脉纹，木部色较淡；质坚实，香气浓郁，味苦、辛，微甜。酒炙后色加深
《福建省中药饮片炮制规范》1998年版	除去杂质，分开大小，洗净，润透，或蒸透切薄片，干燥	呈片状，片厚1～2mm。切面黄白色或灰黄色，散有黄棕色的油点，形成层成波状环纹；外皮黄褐色，粗糙，皱缩。气浓香，味苦辛，稍有麻舌感，微回甜
《辽宁省中药炮制规范》1986年版	除去杂质，按大小分别浸泡，洗净，捞出，润透，切薄片，晒干或低温烘干，筛除灰土	片厚1～2mm，表面灰白色，气香，微麻舌
《吉林省中药饮片炮制规范》1986年版	除去杂质将大、小个分开，洗净泥土，分别用水浸泡约至五成透时（应少泡多润，防止伤水），捞出，润透，晾至六成干时，绷皮，回润透，切 1.5mm 片，晒干	无具体要求

续表

来源	制法	性状
《云南省中药饮片炮制规范》1986年版	生片：取原药拣净杂质，大小分开，大个浸泡4～6小时，小个浸泡1～2小时，捞出用竹箩装盖严，吸润约12～24小时至透心为度，切或铡成厚约2mm的平片，晒或烘干，筛去灰屑即可	平片：厚不超过3mm，外表淡黑褐色，片面灰白色或灰褐色有小油点散布、气香特异，味苦辛，麻舌
《甘肃省中药炮制规范》2009年版	除去杂质，按大小个分开，浸润至六七成透（夏秋10～15小时，冬春18～24小时），捞出，润透，切厚片，干燥	呈不规则厚片，直径2～7cm，厚2～4mm。表面棕褐色，边缘不整齐。切面黄白色有明显的环纹及棕色小油点，髓部色较淡。质坚硬。气浓香，味苦、辛，稍有麻舌

2. 酒川芎 《中国药典》2020年版未收载本炮制规格，常见地方标准制法及性状见表79-2。

表79-2 酒川芎常见地方标准制法及性状要求

来源	制法	性状
《北京市中药饮片炮制规范》2023年版	取川芎片，加黄酒拌匀，闷润1～2小时，至黄酒被吸尽，置热锅内，用文火炒干，取出，晾凉。每100kg川芎片，用黄酒15kg	本品为不规则厚片。外表皮黄褐色，粗糙不整齐，切面黄棕色至深棕色，偶见焦斑，有深棕色的油室，形成层呈波状环纹。气浓香，略有酒气，味苦、辛，微甜
《天津市中药饮片炮制规范》2022年版	取净川芎片，用黄酒拌匀，闷润至黄酒被吸尽，置锅内，文火炒至表面带火色，取出，放凉。每100kg川芎用黄酒10kg	本品为不规则厚片，外表皮黄褐色，有皱缩纹。切面黄白色或灰黄色，散生黄棕色油点，具有明显波状环纹或多角形纹理。质坚实。略有酒香气，味苦、辛，微甜
《安徽省中药饮片炮制规范》2019年版	取净川芎片，用黄酒拌匀，闷透，置炒锅内，文火炒干，取出，放凉。每100kg川芎，用黄酒10kg	形同川芎，表面微黄色，略有酒香气
《四川省中药饮片炮制规范》2015年版	取川芎，除去杂质，大小分档，略泡，洗净，切片，加白酒拌匀，润透，置炒锅内，文火炒干，取出，放凉。每100kg川芎，用白酒10kg	本品形如川芎片，颜色加深，略有酒气
《福建省中药饮片炮制规范》2012年版	取川芎，除去杂质。分开大小，洗净，润透切片后，加入黄酒拌匀，闷透，文火炒至微具焦斑，取出。放凉即得。每100kg川芎，用黄酒10kg	本品呈不规则的片状，外表皮深黄褐色，有皱缩纹。切面黄白色或灰黄色，具有明显波状环纹或多角形纹理，散生黄棕色油点。偶见焦斑。质坚实。略有酒香气。味苦、辛，微甜
《山东省中药饮片炮制规范》2012年版	取净川芎片，用黄酒拌匀，闷润至黄酒被吸尽，置锅内，文火炒至表面带火色时，取出，放凉。每100kg川芎片，用黄酒10kg	本品为不规则厚片。切面黄棕色至黄褐色，偶见焦斑，散生黄棕色油点，具有明显的波状环纹。质坚实。气浓香，略有酒香气，味苦、辛，微甜

续表

来源	制法	性状
《广东省中药饮片炮制规范》第一册（2011年）	酒炙法：取川芎片，加酒拌匀，闷透，置锅内，用文火炒至棕黄色或棕褐色时，取出，放凉 酒蒸法：取净川芎，加水浸润至内无干心，捞起沥干，加黄酒拌匀，闷润至黄酒被吸尽，上蒸锅蒸制3小时，取出，切薄片，干燥，筛去灰屑 每100kg川芎，用黄酒10kg	本品呈不规则片状或蝴蝶形片状，边缘粗糙不整齐，多深缺刻，直径2～5cm，厚1～2mm。外表皮黄褐色。切面淡黄棕色至棕色，散有黄棕色的油室，形成层环呈波状。质坚实而脆。气浓香，味苦、辛，稍有麻舌感，微回甜
《湖南省中药饮片炮制规范》2010年版	取净川芎片，加入黄酒拌匀，闷透，文火炒至棕黄色，取出，放凉。每100kg川芎片，用黄酒10kg	形如川芎，棕黄色，偶见焦斑，质坚脆，略具酒气
《陕西省中药饮片标准》第二册（2009年）	取饮片川芎，加入黄酒拌匀，闷透，文火炒干，取出，放凉	本品为不规则形薄片，直径1～7cm。切面黄色至棕黄色，偶见焦斑，隐现不规则的筋脉纹，散有棕色小油点（油室），形成层环呈波状，周边不整齐，多深缺刻或分支。周皮表面黄棕色，可见隆起的轮节和小瘤状根痕。质坚硬。气浓香，微具酒香气，味苦、辛，稍有麻舌感，微回甜
《甘肃省中药炮制规范》2009年版	取净西芎，按大小个分开，用黄酒拌匀，闷润至黄酒被吸尽，置锅内，用文火加热炒至表面微带焦斑，取出，放凉。每净西芎100kg，用黄酒10kg	形如西芎。切面黄棕色。具酒香气
《江西省中药饮片炮制规范》2008年版	取川芎片，用酒喷洒拌匀，稍闷，炒至微具焦斑，取出，放凉。每100kg川芎，用酒10～15kg	形如川芎片，色泽加深，略有酒香气
《广西壮族自治区中药饮片炮制规范》2007年版	取生川芎加适量水浸泡，再将川芎连水或适量酒一同倒入锅内煮至川芎吸尽原汁透心后，取出晒至八九成干，然后放入缸内密闭闷软，切中片或薄片，干燥。每100kg川芎用酒25kg	同生川芎，色泽加深，香气减弱，略有酒气。无虫蛀
《重庆市中药饮片炮制规范》2006年版	取净川芎片，用白酒润透后，稍晾，将炒锅加热，至撒入麸皮即刻烟起，随即投入川芎片，炒至深黄色。取出，筛去麸皮。每100kg川芎，用白酒10kg	表面黄色至棕黄色，质坚脆，略有酒香气
《浙江省中药炮制规范》2005年版	取川芎，与酒拌匀，稍闷，炒至表面色变深时，取出，摊凉。每川芎100kg，用酒10kg	表面及切面色较深。微有酒香气
《河南省中药饮片炮制规范》2005年版	取川芎片，加黄酒拌匀，闷透，置炒锅内，文火炒至表面呈黄色，取出，放凉。每100kg川芎片，用黄酒12kg	形如川芎片，色泽加深，偶见焦斑，略有酒气

来源	制法	性状
《贵州省中药饮片炮制规范》2005 年版	取净川芎,加入黄酒拌匀,闷透,文火炒干,取出,放凉。每 100kg 净川芎片,用黄酒 12kg	形同川芎片,表面黄色至棕黄色,偶见焦斑。质坚脆。略有酒气
《江苏省中药饮片炮制规范》1980 年版	取净川芎片用酒喷淋拌匀,稍闷,待酒吸尽,用文火炒至黄色,取出。每川芎 100kg,用黄酒 12.5kg	呈黄色

3. 炒川芎　《中国药典》2020 年版未收载本炮制规格,常见地方标准制法及性状见表 79-3。

表 79-3　炒川芎常见地方标准制法及性状要求

来源	制法	性状
《上海市中药饮片炮制规范》2018 年版	取川芎,照清炒法炒至微具焦斑,取出,放凉,筛去灰屑	本品切面灰黄色至黄棕色,折断面黄白色。有的可见焦斑,具焦香气
《河南省中药饮片炮制规范》2005 年版	取川芎片,文火炒至黄色,取出,放凉	形如川芎片,色泽加深,偶见焦斑
《云南省中药饮片标准》2005 年版	取药材,挑选,淘洗,吸润至透心,切成片,厚度不超过 6mm,干燥。将川芎片置锅内,用文火炒至切面灰黄色至棕褐色,取出,晾凉,筛去碎屑,即得	本品为不规则的片,厚度不超过 6mm。外表皮淡黑褐色,切面光滑,灰黄色至黑褐色,偶见小油点散布。周边粗糙不整齐,质坚硬。具特异香气,味苦辛,稍有麻舌感,微回甜

4. 麸炒川芎　《中国药典》2020 年版未收载本炮制规格,常见地方标准制法及性状见表 79-4。

表 79-4　麸炒川芎常见地方标准制法及性状要求

来源	制法	性状
《河南省中药饮片炮制规范》2005 年版	将炒锅加热,至撒入麸皮即刻烟起,随即投入川芎片,迅速翻动,炒至表面呈黄色,取出,筛去麸皮,放凉。每 100kg 川芎片,用麸皮 18kg	形如川芎片,色泽加深,偶见焦斑,略具焦香气
《云南省中药饮片标准》2005 年版	取药材,挑选,洗净,吸润至透心,切成片,厚度不超过 6mm,干燥。将炙麦麸置锅内,用武火炒至冒白烟,加川芎片,炒至切面棕黄色至棕褐色,取出,摊开,晾凉,筛去麦麸及碎屑,即得。每 1 000g 净药材,用炙麦麸 100g	本品为不规则的片,厚度不超过 6mm。外表皮淡褐色,切面光滑,棕黄色至棕褐色,偶见小油点散布,周边粗糙不整齐,质坚硬。具特异香气,味苦、辛,稍有麻舌感,微回甜

5. 蒸川芎　《中国药典》2020 年版未收载本炮制规格,常见地方标准制法及性状见表 79-5。

表79-5 蒸川芎常见地方标准制法及性状要求

来源	制法	性状
《福建省中药饮片炮制规范》2012年版	取川芎,除去杂质,分开大小,洗净,润透切片后蒸透或蒸透后切片,干燥	本品呈不规则的片状,外皮表面黄褐色,粗糙皱缩,切面黄白色或灰黄色,具有明显波状环纹或多角形纹理,散生黄棕色油点。气浓香,味苦、辛,稍有麻舌感,微回甜

【金老谈川芎炮制历史】

综合古代川芎的炮炙方法,主要有熬、炒、焙等法,有不加辅料,也有加辅料。辅料有酒、米泔等,下面分别予以介绍。

一、不加辅料炮炙

包括炒、焙等,每一种炙法中又有不同的炮炙要求。

1. 炒(熬)法　唐代《千金翼方》:"熬。"宋代《博济方》:"微炒。"明代《外科理例》:"炒。"

2. 焙法　宋代《普济本事方》:"焙。"

二、加辅料炮炙

应用的辅料有酒、米泔水等。

1. 酒制　宋代《扁鹊心书》:"酒炒。"明代《普济方》:"川芎,锉,用好酒一升,银石器内重汤煮至酒干为度。"明代《宋氏女科秘书》:"酒洗。"清代《医宗说约》:"酒浸。"

2. 米泔制　宋代《证类本草》:"粟米泔浸。"元代《御药院方》:"粟米泔浸三日,换,切片子,口干为末。"元代《世医得效方》:"米水炒。"明代《普济方》:"米水浸。"清代《本草纲目拾遗》:"米泔水浸洗收干。"

【金老论川芎炮制与临床】

一、临床功效与主治

本品味辛,性温。归肝、胆、心包经。功善活血行气,祛风止痛。用于胸痹心痛,胸胁刺痛,跌仆肿痛,月经不调,经闭痛经,癥瘕腹痛,头痛,风湿痹痛(表79-6)。

表79-6 川芎各临床常用炮制规格功效、主治对比

炮制规格	功效	主治
川芎	活血行气,祛风止痛	用于胸痹心痛,胸胁刺痛,跌仆肿痛,月经不调,经闭痛经,癥瘕腹痛,头痛,风湿痹痛
酒川芎	同川芎,活血、行气、止痛功效增强	用于月经不调,经闭痛经,癥瘕腹痛,胸胁刺痛,跌仆肿痛,头痛,风湿痹痛
炒川芎	同川芎,缓和辛燥之性	用于月经不调,经闭痛经,癥瘕腹痛,胸胁刺痛,跌仆肿痛,头痛,风湿痹痛
麸炒川芎	同川芎,缓和辛燥之性	用于月经不调,经闭痛经,癥瘕腹痛,胸胁刺痛,跌仆肿痛,头痛,风湿痹痛
蒸川芎	同川芎,缓和辛燥之性	用于月经不调,经闭痛经,癥瘕腹痛,胸胁刺痛,跌仆肿痛,头痛,风湿痹痛

二、临床调剂

1. **用法用量**　3～10g；研末吞服，每次1～1.5g。

2. **临床使用与禁忌**　本品味辛，性偏温燥，且有升散作用，如属阴虚火旺、舌红津少口干者不宜应用。

3. **贮藏**　置阴凉干燥处，防蛀。

本品临床常用炮制规格与调剂注意事项见表79-7。

表79-7　川芎临床常用炮制规格与调剂注意事项

炮制规格	处方名	用法用量	特殊禁忌	特殊贮藏方法
川芎	川芎	3～10g；研末吞服，每次1～1.5g	阴虚火旺、舌红津少口干者不宜应用	置阴凉干燥处，防蛀
酒川芎	酒川芎	3～9g		
炒川芎	炒川芎	3～9g		
麸炒川芎	麸炒川芎	3～9g		
蒸川芎	蒸川芎	3～9g		

苦　参

【来源】

本品为豆科植物苦参 *Sophora flavescens* Ait. 的干燥根。春、秋二季采挖，除去根头和小支根，洗净，干燥，或趁鲜切片，干燥。

【炮制规格】

1. 苦参

（1）《中国药典》2020年版标准：除去残留根头，大小分开，洗净，浸泡至约六成透时，润透，切厚片，干燥。

性状：本品呈类圆形或不规则形的厚片。外表皮灰棕色或棕黄色，有时可见横长皮孔样突起，外皮薄，常破裂反卷或脱落，脱落处显黄色或棕黄色，光滑。切面黄白色，纤维性，具放射状纹理和裂隙，有的可见同心性环纹。气微，味极苦。

（2）地方标准（表80-1）

表80-1　苦参常见地方标准制法及性状要求

来源	制法	性状
《天津市中药饮片炮制规范》2012年版	取原药，除去残留根头等杂质，略浸，洗净，润软，切成厚3～6mm的片，干燥；产地已切片者，筛去灰屑	多为类圆形或不规则形的片，直径1～4cm。表面灰棕色或棕黄色，具纵皱纹，常具向外反卷的栓皮。断面黄白色，皮部纤维性，木部具放射状纹理及裂隙，有的可见同心性环纹。质坚硬。气微，味极苦

来源	制法	性状
《湖南省中药饮片炮制规范》2010年版	取原药材,除去残留根头,大小分开,洗净,浸泡至约六成透时,润透,切圆片,干燥,筛去碎屑	为类圆形厚片,质硬,切面黄白色,具放射状纹理及裂隙,有的具异型维管束呈同心性环列或不规则散在。气微,味极苦
《陕西省中药饮片标准》第一册(2009年)	除去残留根头,大小分开,洗净,浸泡至约六成透时捞出,润透,切厚片,干燥。或取药材苦参厚片,洗净,干燥	本品为圆形、类圆形横切或长圆形斜切厚片,直径0.5~6.5cm。切面黄白色,具放射状纹理及裂隙,有的具异型维管束呈同心性环列或不规则散在。周皮表面黄色,光滑,有的可见灰棕色或棕黄色外皮残留,易剥落。质硬,纤维性。气微,味极苦
《江西省中药饮片炮制规范》2008年版	除去杂质及残留根头,大小分开,洗净,浸泡至约六成透时,润透,切厚片,干燥	本品为圆形或类圆形的厚片,直径1~2cm。表面黄白色,具放射状纹理及裂隙,有的可见同心性环纹。周边灰棕色或棕黄色,具纵皱纹及横长皮孔。质硬,纤维性。气微,味极苦
《北京市中药饮片炮制规范》2008年版	取原药材,除去杂质,筛去灰屑	本品为类圆形或椭圆形片,片厚3~6mm。外表皮灰棕色或棕黄色,剥落处显黄色,光滑。切面黄白色,具放射状纹理及裂隙,有的可见异型维管束呈同心性环列或不规则散在。气微,味极苦
《上海市中药饮片炮制规范》2008年版	将原药除去杂质,分档,浸、洗,润透,切厚片,干燥,筛去灰屑。来货片子,则除去杂质,筛去灰屑,如不符合规定应改刀	本品为类圆形切片,直径1~6.5cm,或不规则的条、块。表面灰棕色或棕黄色,可见纵皱纹及横长皮孔,常见菲薄的外皮反卷或脱落,脱落处显黄色,光滑。切面黄白色,具放射状纹理和裂隙,有的可见同心性环纹。气微,味极苦
《广西壮族自治区中药饮片炮制规范》2007年版	除去杂质残茎,大小分档,洗净,润透,切厚片,干燥,筛去灰屑	本品为厚片,切片厚3~6mm;表皮灰棕色或棕黄色,具纵皱纹及横长皮孔,外皮薄,多破裂反卷,易剥落,剥落处显黄色,光滑;切面黄白色,具放射状纹理及裂隙,有的具异型维管束呈同心性环列或不规则散在。气微,味极苦。无杂质
《重庆市中药饮片炮制规范》2006年版	除去残留根头,大小分开,洗净,浸泡至约六成透时,润透,切厚片,干燥	为圆形或类圆形厚片。直径1~6.5cm。周边灰棕色或棕黄色,具纵皱纹及横长皮孔,外皮薄,多破裂反卷,易剥落,剥落处显黄色,光滑。质硬,切面黄白色,纤维性,具放射状纹理及裂隙,有的具异型维管束呈同心性环裂或不规则散在。气微,味极苦

续表

来源	制法	性状
《安徽省中药饮片炮制规范》2005年版	取原药材,除去杂质、根头,大小分档,洗净,稍浸泡,润透,切厚片,干燥,筛去碎屑。产地加工成片者,除去杂质及碎屑	为圆形或类圆形厚片。切面黄白色,具放射状纹理及裂隙,有的可见同心环纹;周边灰棕色或棕黄色。气微,味极苦
《浙江省中药炮制规范》2005年版	取原药,除去残留根头等杂质,略浸,洗净,润软,切成厚3～6mm的片,干燥;产地已切片者,筛去灰屑	多为类圆形或不规则形的片,直径1～4cm。表面灰棕色或棕黄色,具纵皱纹,常具向外反卷的栓皮。断面黄白色,皮部纤维性,木部具放射状纹理及裂隙,有的可见同心性环纹。质坚硬。气微,味极苦
《河南省中药饮片炮制规范》2005年版	除去残留根头,大小分开,洗净,浸泡至约六成透时,润透,切厚片,干燥	呈圆形或类圆形厚片,直径1～2cm。表面黄白色,具放射纹理及裂隙,有的可见同心性环纹,周边灰棕色或棕黄色,具纵皱纹及横长皮孔,质硬,纤维性。气微,味极苦
《贵州省中药饮片炮制规范》2005年版	取原药材,除去杂质及残留根头,洗净,浸泡至约六成透,取出,润透,切厚片,干燥	苦参为类圆形或不规则形厚片。切面黄白色,具放射状纹理及裂隙,有的可见同心环纹。周边灰棕色或黄棕色,具纵皱纹及横长皮孔,外皮薄,常反卷或脱落,剥落处显黄色、光滑。质硬。气微,味极苦
《江苏省中药饮片炮制规范》2002年版	取原药材,除去杂质及残留根头,大小分档,洗净,浸泡约至六成透,润透,切厚片,干燥	为圆形或类圆形厚片。切面黄白色,具放射状纹理及裂隙,有的可见同心环纹;周边灰棕色或棕黄色。气微,味极苦
《四川省中药饮片炮制规范》2002年版	除去杂质,洗净,润透,切薄片,干燥	本品为薄片,外表灰黄色或黄棕色,栓皮常反卷,易脱落,切面灰白色或浅黄白色,有放射纹理及裂隙,有的可见同心性环纹,味极苦
《福建省中药饮片炮制规范》1998年版	除去杂质及残留根头,洗净,润透,切厚片,干燥	本品呈片状,片厚2～4mm。切面黄白色,纤维性,具放射状纹理及裂隙,有的可见同心性环纹;外皮灰棕色或棕黄色。气微,味极苦
《云南省中药饮片炮制规范》1986年版	生片:取原药拣净杂质、用水浸泡3～4小时,捞出。吸润约24小时,如不透心再洒水吸润至透心为度,取出,切成厚约3.3mm的斜片,晒干、筛净灰屑、即可	斜片:厚不超过5mm、外皮灰黄色,有纵皱纹、片面淡黄色、有圆环、味极苦
《吉林省中药饮片炮制规范》1986年版	除去杂质,速洗净泥土,捞出,润透,切3mm片,晒干	无具体要求
《甘肃省中药饮片炮制规范》1980年版	除去杂质,用清水浸泡至七八成透(2～4小时),捞出,润透,切片,晒干	无具体要求

2. **苦参炭**　《中国药典》2020 年版未收载本炮制规格,常见地方标准制法及性状见表 80-2。

表 80-2　苦参炭常见地方标准制法及性状要求

来源	制法	性状
《陕西省中药饮片标准》第一册(2009 年)	取饮片苦参,置热锅内,炒至表面焦黑色,内部焦黄色喷淋清水少许,熄灭火星,取出,晾干	本品为圆形、类圆形横切或长圆形斜切厚片,直径 0.5～6.5cm。表面焦黑色,内部焦黄色;切面具放射状纹理及裂隙,有的具异型维管束呈同心性环列或不规则散在。质硬而脆,纤维性。气微,味微苦
《河南省中药饮片炮制规范》2005 年版	取苦参片,置热锅内,武火炒至表面焦黑色、内部焦黄色,喷淋清水少许,熄灭火星,取出,晾干	形如苦参片,表面焦黑色,内部焦黄色,味微苦
《贵州省中药饮片炮制规范》2005 年版	取净苦参片,置热锅内,武火炒至表面焦黑色、内部棕褐色,喷淋清水少许,熄灭火星,取出,晾干	形同苦参。表面焦黑色,断面棕褐色

【金老谈苦参炮制历史】

综合古代苦参的炮炙方法,主要有炒、洗、煮等法,有不加辅料,也有加辅料。辅料有酒、醋、米泔等,下面分别予以介绍。

一、不加辅料炮炙

包括炒、洗等,每一种炙法中又有不同的炮炙要求。

炒法　宋代《证类本草》:"炒带烟出,为末。"清代《本草述》:"炒存性。"

二、加辅料炮炙

应用的辅料有酒、醋、米泔水等,其中以酒最为常见。在炙法中有用一种辅料的,也有用两种辅料合并使用的。

1. **醋制**　汉代《金匮要略方论》:"苦酒煮服。"清代《本草述》:"腊水米醋渍。""一两,以醋三升,煮取一升二合。"清代《得配本草》:"醋炒。"

2. **酒制**　晋代《肘后备急方》:"酒煮服。"宋代《校注妇人良方》:"刮去薄黄皮,酒制。"元代《卫生宝鉴》:"酒洗。"宋代《疮疡经验全书》:"酒炒。"元代《本草发挥》:"酒浸晒七次。"清代《外科大成》:"切片,酒浸湿蒸晒九次为度,炒黄为末。"清代《本草述》:"五两,切,以好酒三斗渍三十日。"

3. **米泔制**　南朝刘宋《雷公炮炙论》:"凡使,不计多少,先须用糯米浓泔汁浸一宿,上有腥秽气,并在水面上浮,并须重重淘过,即蒸,从巳至申,出(晒)干,细锉用之。"明代《普济方》:"用糯米泔浸一夕,晒干锉。"明代《医学入门》:"糯米泔浸一宿,蒸二时久,晒干。"清代《嵩崖尊生全书》:"米泔水浸炒。"

【金老论苦参炮制与临床】

一、临床功效与主治

本品味苦,性寒。归心、肝、胃、大肠、膀胱经。功善清热燥湿,杀虫,利尿。用于热痢,便血,黄疸尿闭,赤白带下,阴肿阴痒,湿疹,湿疮,皮肤瘙痒,疥癣麻风;外治滴虫性阴道炎(表80-3)。

表80-3　苦参各临床常用炮制规格功效、主治对比

炮制规格	功效	主治
苦参	清热燥湿,杀虫,利尿	用于热痢,便血,黄疸尿闭,赤白带下,阴肿阴痒,湿疹,湿疮,皮肤瘙痒,疥癣麻风;外治滴虫性阴道炎
苦参炭	止血止痢	用于热痢、便血

二、临床调剂

1. **用法用量**　4.5～9g。外用适量,煎汤洗患处。

2. **临床使用与禁忌**

(1)不宜与藜芦同用。

(2)脾胃虚寒者忌用。

3. **贮藏**　置干燥处。

本品临床常用炮制规格与调剂注意事项见表80-4。

表80-4　苦参临床常用炮制规格与调剂注意事项

炮制规格	处方名	用法用量	特殊禁忌	特殊贮藏方法
苦参	苦参	4.5～9g。外用适量,煎汤洗患处	不宜与藜芦同用。脾胃虚寒者忌用	置干燥处
苦参炭	苦参炭			

荆　　芥

【来源】

本品为唇形科植物荆芥 *Schizonepe tatenuifolia* Briq. 的干燥地上部分。夏、秋二季花开到顶、穗绿时采割,除去杂质,晒干。

【炮制规格】

1. 荆芥

(1)《中国药典》2020年版标准:除去杂质,喷淋清水,洗净,润透,于50℃烘1小时,切段,干燥。

性状:本品呈不规则的段。茎呈方柱形,表面淡黄绿色或淡紫红色,被短柔毛。切面类白色。叶多已脱落。穗状轮伞花序。气芳香,味微涩而辛凉。

（2）地方标准（表 81-1）

表 81-1　荆芥常见地方标准制法及性状要求

来源	制法	性状
《上海市中药饮片炮制规范》2018 年版	将药材除去杂质，喷潮，略润，切短段，晒干（本品不宜烘焙，以防香气走失），筛去灰屑	本品呈段状，全体被短柔毛。茎方柱形，直径 0.2～0.4cm；表面淡黄绿色或淡紫红色；切面类白色，中央具髓。叶对生，多皱缩和破碎，暗绿色至黄绿色，展平后可见叶片细裂。穗状轮伞花序多破碎；花冠多脱落；宿萼钟状，先端 5 齿裂，淡棕色或黄绿色。小坚果棕黑色。体轻，质脆，气芳香，味微涩而辛凉
《天津市中药饮片炮制规范》2012 年版	除去杂质，喷淋清水，洗净，润透，于 50℃烘 1 小时，切段，干燥	本品呈不规则的段。茎呈方柱形，表面淡黄绿色或淡紫红色，被短柔毛。切面类白色。叶多已脱落。穗状轮伞花序。气芳香，味微涩而辛凉
《湖南省中药饮片炮制规范》2010 年版	取原药材，除去残根及杂质，抢水洗净，沥干，切短段，晒干	为短段，茎、叶、穗混合。茎呈方形，淡黄绿色或淡紫红色，被短柔毛，切面类白色。叶片皱缩卷曲，破碎。花穗淡棕色或黄绿色，小坚果棕黑色。气芳香，味微涩而辛凉
《陕西省中药饮片标准》第二册（2009 年）	取药材荆芥，除去杂质，喷淋清水，洗净，润透，切段，低温干燥	本品为不规则形草本小段。茎段呈方柱形，直径约至 0.7cm；表面浅黄绿色或淡紫红色，被短柔毛；体轻，质脆，断面类白色。叶对生，叶片多脱落破碎，羽状分裂。穗状轮伞花序多破碎，直径约 0.7cm，花冠多脱落，宿萼钟状，先端 5 齿裂，淡棕色或黄绿色，被短柔毛。小坚果棕黑色。气芳香，味微涩而辛凉
《江西省中药饮片炮制规范》2008 年版	（1）除去杂质，喷淋清水，洗净，润透，于 50℃烘 1 小时，切段 （2）除去杂质，抢水洗净或喷水湿润，切段，干燥	本品为不规则的长约 5mm 的小段，茎、叶、花、果混合。茎呈方柱形，直径约 0.7cm，表面淡黄绿色或淡紫红色，被短柔毛，质脆，切面类白色。叶皱缩卷曲，破碎，展平后呈 3～5 羽状分裂，裂片细长。穗状轮伞花序顶生，淡棕色或黄绿色，被短柔毛。小坚果棕黑色，三棱状长圆形。气芳香，味微涩而辛凉
《北京市中药饮片炮制规范》2008 年版	取原药材，除去杂质，摘去花穗，粗细分开，迅速洗净，闷润 2～4 小时，至内外湿度一致，切中段，低温干燥，筛去碎屑	本品为不规则中段。茎呈方柱形，表面淡黄绿色或淡紫红色，被短柔毛，切面中央有白色的髓。体轻，质脆。气芳香，味微涩而辛凉
《广西壮族自治区中药饮片炮制规范》2007 年版	除去杂质，喷淋清水，洗净，润透，于 50℃烘 1 小时，切段，晒干	本品为长约 5mm 的小段，形状各异。茎呈方柱形，表面淡黄绿色或淡紫红色，被短柔毛；体轻，质脆，断面类白色。叶对生，叶片呈不规则碎片。穗状轮伞花序多破碎，花冠多脱落。小坚果棕黑色。气芳香，味微涩而辛凉
《重庆市中药饮片炮制规范》2006 年版	除去杂质，喷淋清水，洗净，润透，于 50℃烘 1 小时，切段，晒干	荆芥为茎、叶、花混合的段。茎呈方柱形，直径 0.2～0.4cm；表面淡黄绿色或淡紫红色，被短柔毛；体轻，质脆，断面类白色。叶对生，多已脱落，叶片 3～5 羽状分裂，裂片细长。穗状轮伞花序顶生，长 2～9cm，直径约 0.7cm。花冠多脱落，宿萼钟状，先端 5 齿裂，淡棕色或黄绿色，被短柔毛；小坚果棕黑色。气芳香，味微涩而辛凉

续表

来源	制法	性状
《安徽省中药饮片炮制规范》2005年版	荆芥取原药材,除去杂质,用水喷淋,稍晾,切段,干燥	荆芥为不规则的段,茎、叶、花穗混合。茎呈方柱形,表面淡黄绿色或淡紫红色,被短柔毛;体轻,质脆,切面类白色。叶多皱缩卷曲、破碎,叶片羽状分裂,裂片细长。花穗淡棕色或黄绿色,被短柔毛。小坚果棕黑色。气芳香,味微涩而辛凉
《浙江省中药炮制规范》2005年版	取原药,除去杂质,下半段洗净,上半段喷潮,润软,切段,低温干燥。筛去灰屑	呈段状。茎方柱形,表面淡黄绿色或淡紫红色,被短柔毛;切面类白色。叶对生;叶片3~5羽状分裂,裂片细长,具柔毛,下面有腺点。轮伞花序穗状;花萼钟状,被短柔毛。小坚果棕黑色,三棱状长圆形。气香,味微涩,辛凉
《河南省中药饮片炮制规范》2005年版	除去残根及杂质,洗净,润透,于50℃烘1小时,切段,晒干	为茎、叶、花的混合段。茎呈方柱形。表面淡黄绿色或淡紫红色,被短柔毛;体轻,质脆,断面类白色。叶对生,皱缩卷曲,破碎。穗状轮伞花序顶生,淡棕色或黄绿色。小坚果棕黑色。气芳香,味微涩而辛凉
《贵州省中药饮片炮制规范》2005年版	取原药材,除去杂质,喷淋清水洗净,润透,切段,晒干	为不规则的段,茎、叶、花、果混合。茎方柱形,表面淡黄绿色或淡紫红色,被短柔毛,体轻,质脆,断面类白色。叶多皱缩,破碎。穗状轮伞花序,花冠多脱落,宿萼钟状,先端5齿裂,淡棕色或黄绿色,被短柔毛:小坚果棕黑色。气芳香,味微涩而辛凉
《四川省中药饮片炮制规范》2002年版	除去杂质、残根,淋润,切段,晒干	本品为茎、叶、花混合的段。茎方形,淡黄绿色或淡紫红色,断面类白色。穗状轮伞花序。气芳香,味辛凉
《江苏省中药饮片炮制规范》2002年版	取原药材,除去杂质,喷淋清水,洗净,润透,切段,晒干	为不规则小段,茎、叶、穗混合。茎呈方形,淡黄绿色或淡紫红色,被短柔毛;叶片皱缩卷曲,破碎;花穗淡棕色或黄绿色。气芬香,味微涩而辛凉
《福建省中药饮片炮制规范》1998年版	除去杂质,抢水洗净,切中段,干燥	本品呈茎、叶、穗混合的段状,段长10~20mm,茎方柱形,淡黄绿色或淡紫红色,被短柔毛,切面类白色。叶多皱缩或破碎。花穗淡棕色或黄绿色,气芳香,味微涩而辛凉
《山东省中药炮制规范》1990年版	除去残根及杂质,抢水洗净,稍润,切小段,干燥	为茎、叶、花穗混合,呈段状。茎呈方柱状,表面淡黄绿色或淡紫红色,被短柔毛,质脆,切断面黄白色。叶片皱缩卷曲,多已脱落。花穗淡棕色或黄绿色,被短柔毛。气芳香,味微涩而辛凉。
《云南省中药饮片炮制规范》1986年版	取原药拣净杂质,洒水吸润约12小时,去根,铡成中节片,晒干,筛去灰屑,即可	中节片:长不超过1.5cm,茎紫红色,略呈方形,穗灰绿色
《吉林省中药饮片炮制规范》1986年版	除去杂质,洗净泥土,稍泡,捞出,沥水,润透,切1mm段,晾干	无具体要求

续表

来源	制法	性状
《甘肃省中药饮片炮制规范》1980年版	除去杂质，剁去根，将穗剪下（另放），洗净泥土，捞出，润透，切厚片，晒干	无具体要求
《辽宁省中药炮制规范》1975年版	拣净杂质，润透，切段，晒或低温烘干	无具体要求

2. 荆芥炭

（1）《中国药典》2020年版标准：取荆芥段，照炒炭法（通则0213）炒至表面焦黑色，内部焦黄色，喷淋清水少许，熄灭火星，取出，晾干。

性状：本品呈不规则段，长5mm。全体黑褐色。茎方柱形，体轻，质脆，断面焦褐色。叶对生，多已脱落。花冠多脱落，宿萼钟状。略具焦香气，味苦而辛。

（2）地方标准（表81-2）

表81-2　荆芥炭常见地方标准制法及性状要求

来源	制法	性状
《上海市中药饮片炮制规范》2018年版	取荆芥，照炒炭法炒至表面焦褐色，有香气，取出，晾凉，筛去灰屑	本品短段状，部分已破碎。全体黑褐色。茎方柱形，体轻，质脆，断面焦褐色。叶对生，多已脱落。花冠多脱落，宿萼钟状。略具焦香气，味苦而辛
《天津市中药饮片炮制规范》2012年版	取荆芥段，置热锅内，武火炒至焦黑色，内部焦黄色，喷淋清水少许，熄灭火星，取出，晾干	本品呈不规则段，长5mm。全体黑褐色。茎方柱形，体轻，质脆，断面焦褐色。叶对生，多已脱落。花冠多脱落，宿萼钟状。略具焦香气，味苦而辛
《湖南省中药饮片炮制规范》2010年版	取荆芥段置锅内，用武火加热，炒至表面黑褐色。内部焦褐色时，喷淋清水少许，灭尽火星，取出，晾干凉透	形如荆芥，表面黑褐色，内部焦黄色，味苦而稍辛香
《陕西省中药饮片标准》第二册（2009年）	取饮片荆芥，置热锅内，武火炒至茎表面黑褐色，内部焦黄色，喷淋清水少许，灭尽火星，取出，及时摊晾，凉透	本品为不规则形小段。全体黑褐色。茎段方柱形，直径约至0.7cm；体轻，质脆，断面焦黄色至焦褐色。穗状轮伞花序多破碎，直径约0.7cm，花冠多脱落，宿萼钟状，先端5齿裂。略具香气，味苦而辛
《江西省中药饮片炮制规范》2008年版	取荆芥段，置热锅内，用武火炒至焦褐色，内部焦黄色，喷淋清水少许，熄灭火星，取出，晾干	形如荆芥，表面黑褐色，断面焦褐色，略具香气，味苦而辛
《北京市中药饮片炮制规范》2008年版	取荆芥段，置热锅内，用武火150～180℃炒至表面黑褐色，喷淋清水少许，熄灭火星，取出，晾干	本品为不规则中段。表面黑褐色。茎呈方柱形，断面焦褐色。味苦而辛

来源	制法	性状
《广西壮族自治区中药饮片炮制规范》2007年版	取生荆芥,用中火炒至表面焦黑色,内部焦黄色,喷淋清水少许,熄灭火星,取出,晾干	为不规则小段,长5mm。全体黑褐色。茎方柱形,体轻,质脆,断面焦褐色。叶对生,多已脱落。花冠多脱落,宿萼钟状。略具香气,味苦而辛
《重庆市中药饮片炮制规范》2006年版	取荆芥段,置热锅内,武火至表面黑褐色,喷淋清水少许,灭尽火星,取出,及时摊晾,凉透	表面黑褐色,内部焦褐色,略具香气,味苦,略辛
《安徽省中药饮片炮制规范》2005年版	取净荆芥段,置热锅内,武火,炒至表面黑褐色,内部焦黄色,喷淋清水少许,灭尽火星,取出,及时摊晾,凉透	形同荆芥,表面黑褐色,内部焦黄色。味苦而稍辛香
《浙江省中药炮制规范》2005年版	取荆芥,炒至浓烟上冒,表面焦黑色,内部棕褐色时,微喷水,灭尽火星,取出,晾干	表面焦黑色,内部棕褐色。略具焦气,味微苦、涩
《河南省中药饮片炮制规范》2005年版	取净荆芥段,置热锅内,武火炒至表面焦黑、内部焦黄色,喷淋清水少许,熄灭火星,取出,晾干	形如荆芥段,表面焦黑色,内部焦黄色,味苦而稍辛香
《贵州省中药饮片炮制规范》2005年版	取荆芥段,置热锅内,武火炒至表面黑褐色、内部棕褐色,喷淋清水少许,灭尽火星,取出,及时摊晾,凉透	形同荆芥。表面焦黑色,内部棕褐色。味苦而稍辛香
《四川省中药饮片炮制规范》2002年版	取净荆芥,置热锅内,文火炒至表面黑褐色,取出,晾凉	呈黑褐色
《江苏省中药饮片炮制规范》2002年版	取荆芥段,置锅内,用武火加热,炒至表面黑褐色,内部棕褐色时,喷淋清水少许,灭尽火星,取出,凉透,晾干	形同荆芥段,表面黑褐色,内部焦黄色;味苦而稍辛香
《福建省中药饮片炮制规范》1998年版	取荆芥段,置热锅内,武火至表面黑褐色,内部焦褐色,喷淋清水少许,灭尽火星,取出,及时摊晾,凉透	形如荆芥,表面黑褐色,内部焦黄色,味苦涩
《山东省中药炮制规范》1990年版	将荆芥段置热锅内,中火炒至表面呈黑褐色,内部呈褐色时,喷淋清水少许,灭尽火星,取出,及时摊晾,凉透	形如荆芥段,表面呈焦黑色,内部呈褐色,味苦而稍辛香
《吉林省中药饮片炮制规范》1986年版	取荆芥段置锅中,用武火炒至外呈黑色、内呈褐色(但须存性)时,喷水灭火星,取出,晾干	无具体要求
《辽宁省中药炮制规范》1975年版	取荆芥段,置锅中,用火炒至外呈黑色,内部显棕黑色时,喷淋少许清水,取出,晾干。炒时火力先小后大,不可过急	无具体要求

3. 荆芥穗

(1)《中国药典》2020年版标准:取原药材,除去杂质,晒干。

性状:本品穗状轮伞花序呈圆柱形,长3～15cm,直径约7mm。花冠多脱落,宿萼黄绿色,钟形,质脆易碎,内有棕黑色小坚果。气芳香,味微涩而辛凉。

（2）地方标准（见表81-3）

表81-3　荆芥穗常见地方标准制法及性状要求

来源	制法	性状
《上海市中药饮片炮制规范》2018年版	将药材除去杂质，切长段，筛去灰屑	本品穗状轮伞花序呈圆柱形，长3～15cm，直径约7mm。花冠多脱落，宿萼黄绿色，钟形，质脆易碎，内有棕黑色小坚果。气芳香，味微涩而辛凉
《四川省中药饮片炮制规范》2015年版	除去杂质，润软，切段，低温干燥，筛去灰屑	本品呈段状。轮伞花序穗状。花冠多脱落，宿萼黄绿色，钟形，质脆易碎，内有棕黑色小坚果。气芳香，味微涩、辛凉
《天津市中药饮片炮制规范》2022年版	取原药材，除去杂质，切段	为不规则形的段，长约1cm。花冠淡紫色，2唇形，筒钟状，先端5齿裂，淡棕色或黄绿色，被短柔毛。小坚果，棕黑色。气芳香，味微涩而辛凉
《黑龙江省中药饮片炮制规范》2012年版	取原药材，除去杂质；或切段，即得	本品为穗状轮伞花序，呈圆柱形，花冠多脱落，宿萼黄绿色或淡棕色钟形，被短柔毛。质脆易碎，内有棕黑色小坚果。气芳香，味微涩而辛凉
《湖南省中药饮片炮制规范》2010年版	取原药材，除尽杂质和非药用部位，喷淋润透、切短段片，干燥，筛尽灰屑	为短段片。花冠多脱落，宿萼黄绿色，钟形，质脆易碎，内有棕黑色小坚果。气芳香，味微涩而辛凉
《陕西省中药饮片标准》第二册（2009年）	取药材荆芥穗，除去杂质，喷淋清水，稍润，切长段，低温干燥	本品为圆柱形小段。花序轴类方形，密生轮伞花序，花序直径约0.7cm。花冠多脱落，宿萼钟状，先端5齿裂，黄绿色，被短柔毛，质脆易碎，内有棕黑色小坚果。气芳香，味微涩而辛凉
《江西省中药饮片炮制规范》2008年版	除去杂质，摘取穗	本品穗状轮伞花序呈圆柱形，长3～15cm，直径约7mm。花冠多脱落，宿萼黄绿色，钟形，质脆易碎，内有棕黑色小坚果。气芳香，味微涩而辛凉
《北京市中药饮片炮制规范》2008年版	取原药材，除去杂质及残梗	本品为穗状轮伞花序，呈圆柱形，长3～9cm，直径约7mm。花冠多脱落，宿萼黄绿色，钟状，先端5齿裂，内有棕黑色小坚果。气芳香，味微涩而辛凉
《安徽省中药饮片炮制规范》2005年版	摘取荆芥花穗，除去杂质，切段	为不规则的段。花冠多脱落，宿萼钟状，先端5齿裂，淡棕色或黄绿色，被短柔毛。气芳香，味微涩而辛凉
《河南省中药饮片炮制规范》2005年版	除去梗叶、杂质，筛去灰屑，晒干	为穗状轮伞花序，呈圆柱形。长3～15cm，直径约7mm。花冠多脱落，宿萼黄绿色钟形，质脆而易碎，内有棕黑色小坚果。气芳香，味微涩而凉
《贵州省中药饮片炮制规范》2005年版	取原药材，摘取花穗	为不规则的段。花冠多脱落，宿萼钟状，先端5齿裂，淡棕色或黄绿色，被短柔毛
《福建省中药饮片炮制规范》1998年版	摘取花穗	呈穗状轮伞花序，长2～9cm，直径约7mm，花冠多脱落，宿萼钟状，先端5齿裂，淡棕色或黄绿色，被短柔毛。气芳香，味微涩而辛凉
《山东省中药炮制规范》1990年版	摘取荆芥花穗，筛去灰屑，切段	为不规则的段状，花冠多脱落，宿萼钟状，先端5齿裂，淡棕色或黄绿色，被短柔毛，气芳香，味微涩而辛凉
《吉林省中药饮片炮制规范》1986年版	除去杂质，筛去灰屑	无具体要求

来源	制法	性状
《甘肃省中药饮片炮制规范》1980年版	取整理荆芥时剪下的穗，除去梗，筛去泥土	无具体要求
《辽宁省中药炮制规范》1975年版	拣净茎叶，筛除灰土	无具体要求

4. 荆芥穗炭

（1）《中国药典》2020年版标准：取荆芥穗段，照炒炭法（通则0213）炒至表面黑褐色，内部焦黄色，喷淋清水少许，熄灭火星，取出，晾干。

性状：本品为不规则的段，长约15mm。表面黑褐色。花冠多脱落，宿萼钟状，先端5齿裂，黑褐色。小坚果棕黑色。具焦香气，味苦而辛。

（2）地方标准（表81-4）

表81-4　荆芥穗炭常见地方标准制法及性状要求

来源	制法	性状
《上海市中药饮片炮制规范》2018年版	取荆芥穗，照炒炭法炒至表面焦黑色，内部焦黄色，喷淋清水少许，熄灭火星，晾干，筛去灰屑	本品为不规则的小段，长约5mm。表面黑褐色。花冠多脱落，宿萼钟状，先端5齿裂，黑褐色，小坚果棕黑色。具焦香气，味苦而辛
《天津市中药饮片炮制规范》2012年版	取荆芥穗段，置热锅内，武火炒至表面黑褐色，内部焦黄色，喷淋清水少许，熄灭火星，取出，晾干	本品为不规则的段，长约15mm。表面黑褐色。花冠多脱落，宿萼钟状，先端5齿裂，黑褐色。小坚果棕黑色。具焦香气，味苦而辛
《湖南省中药饮片炮制规范》2010年版	取荆芥穗，置锅内，用武火加热，炒至表面焦黑色，内部焦褐色时，喷淋清水少许，灭尽火星，取出。晾干凉透	形如荆芥穗，表面焦黑色，内部焦褐色。味苦而辛香
《陕西省中药饮片标准》第二册（2009年）	取饮片荆芥穗，置热锅内，用武火炒至表面焦黑色，内部焦黄色，喷淋清水少许，熄灭火星，取出，晾干	本品为不规则形小段。花序轴类方形，密生轮伞花序，花序直径约0.7cm，表面黑褐色。花冠多脱落，宿萼钟状，先端5齿裂；小坚果棕黑色。具焦香气，味苦而辛
《江西省中药饮片炮制规范》2008年版	取荆芥穗段，置热锅内，武火炒至表面焦黑色，内部焦黄色，喷淋清水少许，熄灭火星，取出，晾干	形如荆芥穗，表面焦黑色，内部焦黄色。具焦香气，味苦而辛
《北京市中药饮片炮制规范》2008年版	取净荆芥穗，置热锅内，用武火150～180℃炒至表面黑褐色，内部焦黄色，喷淋清水少许，熄灭火星，取出，晾干	本品为不规则的段。表面黑褐色。花冠多脱落，宿萼钟状，先端5齿裂，小坚果棕黑色。具焦香气，味苦而辛
《河南省中药饮片炮制规范》2005年版	取净荆芥穗，置热锅内，武火炒至表面焦黑色、内部焦黄色，喷淋清水少许，灭尽火星，取出，晾干	为不规则的小段，长约5mm。表面黑褐色。花冠多脱落，宿萼钟状，先端5齿裂，黑褐色，小坚果棕黑色。具焦香气，味苦而辛
《贵州省中药饮片炮制规范》2005年版	取净荆芥穗，置热锅内，武火炒至表面焦黑色、内部棕褐色，喷淋清水少许，熄灭火星，取出，晾干	形同荆芥穗。表面焦黑色，内部棕褐色。味苦而辛香

来源	制法	性状
《四川省中药饮片炮制规范》2002年版	取净荆芥穗段，置热锅内，文火炒至表面微黑色，取出，晾凉	表面微黑色
《福建省中药饮片炮制规范》1998年版	取荆芥穗，置热锅内，武火炒至表面焦黑色，内部焦褐色，喷淋清水少许，熄灭火星，取出，晾干	形如荆芥穗，表面黑褐色，内部焦黄色，味苦涩
《山东省中药炮制规范》1990年版	将荆芥穗段置热锅内，中火炒至表面呈焦褐色，内部呈褐色时，喷淋清水少许，灭尽火星，取出，及时摊晾，凉透	形如荆芥穗，表面焦褐色，内部焦黄色，苦而辛香
《吉林省中药饮片炮制规范》1986年版	取净荆芥穗段置锅中，用武火炒至黑褐色（但须存性），喷水灭火星，取出晾干	无具体要求
《甘肃省中药饮片炮制规范》1980年版	将荆芥穗用武火炒成表面焦褐色（须存性），洒水适量，出锅，摊开晾凉	无具体要求
《辽宁省中药炮制规范》1975年版	取荆芥穗，置锅中，用火炒至外呈黑色，内部显棕黑色时，喷淋少许清水，取出，晾干。炒时火力先小后大，不可过急	无具体要求

5. 炒荆芥　《中国药典》2020年版未收载本炮制规格，常见地方标准制法及性状见表81-5。

表81-5　炒荆芥常见地方标准制法及性状要求

来源	制法	性状
《上海市中药饮片炮制规范》2018年版	取荆芥，照清炒法炒至微具焦斑，颜色加深，有香气，取出，晾凉	本品棕黄色至棕褐色，有的可见焦斑，茎切面及破碎面黄白色至淡黄色，微具焦香气
《陕西省中药饮片标准》第二册（2009年）	取饮片荆芥，置热锅内，文火加热微炒，取出，放凉	本品为不规则形草本小段，表面微具焦斑。茎段呈方柱形，直径约至0.7cm，表面浅黄绿色或淡紫红色，被短柔毛；体轻，质脆，断面类白色。叶对生，叶片多脱落破碎，羽状分裂。穗状轮伞花序多破碎，直径约0.7cm，花冠多脱落，宿萼钟状，先端5齿裂，淡棕色或黄绿色，被短柔毛。小坚果棕黑色。气芳香，味微涩而辛凉
《河南省中药饮片炮制规范》2005年版	取净荆芥段，用文火加热，炒至微黄色，取出放凉	形如荆芥段，表面焦黄色，气味稍弱
《云南省中药饮片标准》（2005年版）第二册	取荆芥饮片置锅内，用文火炒至表面棕黄色至棕褐色，微具焦香气，取出，晾凉（防复燃），筛去碎屑，即得	本品茎为方柱形的短段，有分枝，直径2～4mm，表面棕黄色至棕褐色，微具焦斑；体轻，质脆，断面黄白色，髓部海绵状。叶及穗状轮伞花序多破碎。气芳香，味微苦辛
《甘肃省中药饮片炮制规范》1980年版	取荆芥片，用文火炒成微黄色时，出锅，晾凉	无具体要求

6. **炒荆芥穗** 《中国药典》2020 年版未收载本炮制规格,常见地方标准制法及性状见表 81-6。

表 81-6　炒荆芥穗常见地方标准制法及性状要求

来源	制法	性状
《四川省中药饮片炮制规范》2002 年版	取净荆芥穗,置热锅内,文火炒至微黄或黄色,取出,晾凉	形如荆芥穗段,表面焦黄色,气味稍弱

7. **醋炒荆芥** 《中国药典》2020 年版未收载本炮制规格,常见地方标准制法及性状见表 81-7。

表 81-7　醋炒荆芥常见地方标准制法及性状要求

来源	制法	性状
《云南省中药饮片标准》2005 年版第一册	取药材,挑选,喷水吸润,切成长段,干燥。将荆芥段置锅内,用文火炒,边炒边加入醋,炒至表面棕褐色至黑褐色,取出,摊开,晾凉(防复燃),筛去碎屑,即得。每 1 000g 净药材,用醋 100g	本品茎为方柱形的长段,有的有分枝,直径 2～4mm,表面棕褐色至黑褐色,被短柔毛;体轻,质脆,断面黄白色,髓部海绵状。叶对生,多已脱落,叶多破碎。穗状轮伞花序破碎。花冠多脱落,宿萼钟状,先端 5 齿裂。小坚果棕黑色。气芳香,味微苦辛

8. **蜜荆芥** 《中国药典》2020 年版未收载本炮制规格,常见地方标准制法及性状见表 81-8。

表 81-8　蜜荆芥常见地方标准制法及性状要求

来源	制法	性状
《福建省中药饮片炮制规范》1998 年版	先将炼蜜加适量沸水稀释后,加入荆芥段,闷透,置炒锅内,用文火炒至不粘手,取出,放凉	形如荆芥,表面深黄色,味甜,返潮发黏

【金老谈荆芥炮制历史】

综合古代荆芥的炮炙方法,主要有炒、烧等法,有不加辅料,也有加辅料。辅料有醋、蜜等,下面分别予以介绍。

一、不加辅料炮炙

包括炮、熬、煨、炙、烧、炒、蒸等,每一种炙法中又有不同的炮炙要求。

1. **炒法** 明代《宋氏女科秘书》:"炒。"明代《济阴纲目》:"微炒。"

2. **烧法** 宋代《太平惠民和剂局方》:"烧。"宋代《小儿卫生总微论方》:"烧灰。"清代《本草述》:"于盏内烧存性,不得犯油火。"

二、加辅料炮炙

应用的辅料有醋、蜜等。

醋制 清代《类证治裁》:"醋炒黑。"

【金老论荆芥炮制与临床】

一、临床功效与主治

本品味辛,性微温。归肺、肝经。功善解表散风,透疹,消疮。用于感冒,头痛,麻疹,风疹,疮疡初起(表81-9)。

表81-9 荆芥各临床常用炮制规格功效、主治对比

炮制规格	功效	主治
荆芥	解表散风,透疹,消疮	用于感冒,头痛,麻疹,风疹,疮疡初起
荆芥炭	收敛止血	用于便血,崩漏,产后血晕
荆芥穗	解表散风,透疹	同荆芥
荆芥穗炭	收涩止血	同荆芥炭
炒荆芥	解表散风,透疹。辛散之性减弱	同荆芥
炒荆芥穗	解表散风,透疹。去燥性	同荆芥
醋炒荆芥	增加收敛止血作用	同荆芥
蜜荆芥	解表散风,透疹,消疮	同荆芥

二、临床调剂

1. **用法用量** 5～10g。荆芥穗发汗之力大于荆芥,无汗生用,有汗炒用,止血炒炭。
2. **临床使用与禁忌**
(1)无风邪或表虚有汗者,皆不宜服。
(2)不宜久煎。
3. **贮藏** 置阴凉干燥处。蜜荆芥密闭。
本品临床常用炮制规格与调剂注意事项见表81-10。

表81-10 荆芥临床常用炮制规格与调剂注意事项

炮制规格	处方名	用法用量	特殊禁忌	特殊贮藏方法
荆芥	荆芥	5～10g	无风邪或表虚有汗者,皆不宜服	置阴凉干燥处。蜜荆芥密闭
荆芥炭	荆芥炭			
荆芥穗	荆芥穗			
荆芥穗炭	荆芥穗炭,芥穗炭			
炒荆芥	炒荆芥			
炒荆芥穗	炒荆芥穗			
醋炒荆芥	醋炒荆芥			
蜜荆芥	蜜荆芥			

防 己

【来源】

本品为防己科植物粉防己 *Stephania tetrandra* S. Moore 的干燥根。秋季采挖,洗净,除去粗皮,晒至半干,切段,个大者再纵切,干燥。

【炮制规格】

1. 防己

(1)《中国药典》2020年版标准:除去杂质,稍浸,洗净,润透,切厚片,干燥。

性状:本品呈类圆形或半圆形的厚片。外表皮淡灰黄色。切面灰白色,粉性,有稀疏的放射状纹理。气微,味苦。

(2)地方标准(表82-1)

表82-1 防己常见地方标准制法及性状要求

来源	制法	性状
《上海市中药饮片炮制规范》2018年版	将药材除去杂质,分档,只大质硬者对劈开,洗净,润透,切厚片,干燥,筛去灰屑	本品呈类圆形、半圆形或不规则形的片状,直径1~5cm。表面灰黄色至灰褐色,有的残留外皮;切面灰白色,皮部薄,木部有灰褐色排列稀疏的放射性纹理,有的具裂隙。质坚,粉性易破碎。气微,味苦
《天津市中药饮片炮制规范》2012年版	除去杂质,稍湿,洗净,润透,切厚片,干燥	本品呈类圆形或半圆形的厚片。外表皮淡灰黄色。切面灰白色,粉性,有稀疏的放射状纹理。气微,味苦
《湖南省中药饮片炮制规范》2010年版	取原药材,除去杂质,稍浸,洗净,润透,竖切厚片,干燥,筛去碎屑	为类方形厚片,切面灰白色,粉性,有稀疏的放射状纹理。周边淡灰黄色。质坚实。气微,味苦
《江西省中药饮片炮制规范》2008年版	除去杂质,洗净,稍浸(1~3小时),润透,切厚片,干燥	本品为类圆形或破碎的厚片。表面灰白色,粉性,有稀疏的放射状纹理。周边色较深。气微,味苦。无霉变、虫蛀
《北京市中药饮片炮制规范》2008年版	取原药材,除去杂质,大小分开,洗净,浸泡8~12小时,至约七成透时,取出,闷润12~24小时,至内外湿度一致,切厚片,干燥,筛去碎屑	本品为类圆形厚片。外表皮淡灰黄色。切面灰白色,粉性,有排列稀疏的放射状纹理。气微,味苦
《重庆市中药饮片炮制规范》2006年版	除去杂质,稍浸,洗净,润透,切厚片,干燥	为不规则圆形半圆形的厚片,直径1~5cm。周边淡灰黄色,有的有深陷横沟而成结节状的瘤块样。体重,质坚实,切面灰白色,富粉性,有排列较稀疏的放射状纹理。气微,味苦
《安徽省中药饮片炮制规范》2005年版	取原药材,除去杂质,大小分档,稍浸泡,洗净,润透,切厚片,干燥,筛去碎屑	为圆形、半圆形或不规则形的厚片。切面黄白色或灰白色,粉性,有稀疏的放射状纹理;周边淡灰黄色。气微,味苦

续表

来源	制法	性状
《浙江省中药炮制规范》2005年版	取原药,除去杂质,大小分档,水浸,洗净,置非积水容器内,不时淋水,翻动,至润软时,切厚片,干燥;产地已切片者,筛去灰屑	多为类圆形的厚片,直径1～6cm。表面淡黄色,有的可见棕褐色残留的栓皮。切面灰白色,粉性,木部外侧具稀疏的放射状纹理。气微,味苦
《河南省中药饮片炮制规范》2005年版	除去杂质,稍浸,洗净,润透,切厚片,干燥	呈类圆形或破碎的厚片。切面灰白色。有稀疏的放射状纹理,粉性。周边色较深。气微,味苦
《贵州省中药饮片炮制规范》2005年版	取原药材,除去杂质及粗皮,稍浸,洗净,润透,切厚片,干燥	为不规则类圆形或半圆形厚片。切面灰白色,粉性,有稀疏的放射状纹理。周边淡灰黄色。质坚实。气微,味苦
《江苏省中药饮片炮制规范》2002年版	取原药材,除去杂质,大小分档,洗净,浸2～3小时,捞出,中途淋水,闷润至透,切厚片,干燥	为类圆形、半圆形或不规则的厚片。切面灰白色皮部薄,形成层环明显,木质部放射状;周边淡灰黄色。粉性。气微,味苦
《四川省中药饮片炮制规范》2002年版	除去杂质,略泡、洗净、润透,切薄片,干燥	本品为薄片、表面灰褐色或淡黄色;切面皮部类白色,显粉性,质松、易碎。中心有车轮状放射纹
《云南省中药饮片炮制规范》1986年版	取原药拣净杂质,大小分开,大条浸泡约48小时,小条浸泡约24小时,捞出吸润约48小时,吸润时经常洒水,以透心为度,铡成厚约2mm的圆片,晒干即可	圆片,厚不超过3mm,片面周围呈黄白色,木质部黄棕色,有放射状花纹
《辽宁省中药炮制规范》1986年版	除去杂质,稍浸,洗净,润透,切薄片,干燥	片厚1～2mm,有粉性,味苦
《吉林省中药饮片炮制规范》1986年版	除去杂质,洗净泥土,用水浸泡至约六成透时,捞出,润透,切3mm片,晒干	无具体要求
《江苏省中药饮片炮制规范》1980年版	将原药拣去杂质,洗净,大小分档,浸泡至五六成透,润透,切中片,干燥,筛去灰屑	本品为粉白色或黄白色中片,粉性,无杂质,无霉蛀
《甘肃省中药饮片炮制规范》1980年版	除去杂质,用清水浸泡六、七成透(4～6小时),捞出,润透,切片,晒干	无具体要求
《湖北中草药炮制规范》1979年版	拣去杂质,洗净,捞入筐内,上盖湿布,经常淋水,润透后切片,晒干或烘干	片面色粉白,纵切面有灰褐色云形花纹,横切面有车轮纹

　　2. 炒防己　《中国药典》2020年版未收载本炮制规格,常见地方标准制法及性状见表82-2。

表 82-2　炒防己常见地方标准制法及性状要求

来源	制法	性状
《河南省中药饮片炮制规范》2005 年版	取防己片,文火炒至表面微黄色,取出,放凉	形如防己片,表面微黄色

3. **酒防己**　《中国药典》2020 年版未收载本炮制规格,常见地方标准制法及性状见表 82-3。

表 82-3　酒防己常见地方标准制法及性状要求

来源	制法	性状
《贵州省中药饮片炮制规范》2005 年版	取净防己片,加黄酒拌匀,闷透,置炒锅内,用文火炒至黄色,取出,放凉	形同防己,表面黄色,略有酒气

【金老谈防己炮制历史】

综合古代防己的炮炙方法,主要有蒸、洗、浸、润等法,有不加辅料,也有加辅料。辅料有酒等,下面分别予以介绍。

一、不加辅料炮炙

包括蒸法。

蒸法　南朝刘宋《雷公炮炙论》:"细锉,又锉车前草根,相对同蒸半日后出,晒,去车前草根,细锉用之。"清代《得配本草》:"酒洗,同车前根蒸熟用。"现今已少用。

二、加辅料炮炙

应用的辅料有酒。

酒制　唐代《新修本草》:"酒洗。"宋代《校注妇人良方》:"酒拌。"明代《奇效良方》:"酒浸。"明代《医学纲目》:"酒洗,焙。"明代《外科正宗》:"酒浸,微焙。"清代《外科证治全生集》:"酒润。"

【金老论防己炮制与临床】

一、临床功效与主治

本品味苦,性寒。归膀胱、肺经。功善祛风止痛,利水消肿。用于风湿痹痛,水肿脚气,小便不利,湿疹疮毒(表 82-4)。

表 82-4　防己各临床常用炮制规格功效、主治对比

炮制规格	功效	主治
防己	祛风止痛,利水消肿	用于风湿痹痛,水肿脚气,小便不利,湿疹疮毒
炒防己	利水消肿,祛风止痛	用于水肿脚气,小便不利,湿疹疮毒,风湿痹痛;高血压
酒防己	同防己,增强祛风止痛作用	同防己

二、临床调剂

1. 用法用量　5～10g。

2. 临床使用与禁忌

（1）本品苦寒伤胃，脾胃素虚、阴虚及无湿热均不宜用。

（2）动物实验表明，大剂量服用汉防己甲素对肝、肾和肾上腺等脏器有明显毒性和副作用，提示临床用药时应予注意。

3. 贮藏　置通风干燥处，防霉，防蛀。

本品临床常用炮制规格与调剂注意事项见表82-5。

表82-5　防己临床常用炮制规格与调剂注意事项

炮制规格	处方名	用法用量	特殊禁忌	特殊贮藏方法
防己	防己、汉防己、粉防己	5～10g	脾胃素虚、阴虚及无湿热均不宜用	置通风干燥处，防霉，防蛀
炒防己	炒防己	4.5～9g		
酒防己	酒防己	4.5～9g		

白　芷

【来源】

本品为伞形科植物白芷 Angelica dahurica（Fisch. ex Hoffm.）Benth. et Hook. f. 或杭白芷 Angelica dahurica（Fisch. ex Hoffm.）Benth. et Hook. f. var. formosana（Boiss.）Shan et Yuan 的干燥根。夏、秋间叶黄时采挖，除去须根和泥沙，晒干或低温干燥。

【炮制规格】

1. 白芷

（1）《中国药典》2020年版标准：除去杂质，洗净，润透，切厚片或块，晾干。

性状：本品呈不规则类圆形厚片或块，大小不等。外表皮黄棕色或棕褐色，有纵皱纹及疙瘩状隆起。切面黄棕色至淡红棕色，较平坦，有明显散在或排列成环的星点，有空隙。

（2）地方标准（表83-1）

表83-1　白芷常见地方标准制法及性状要求

来源	制法	性状
《上海市中药饮片炮制规范》2018年版	将药材除去杂质，分档，洗净，润透，切薄片，晒干或低温干燥，筛去灰屑	本品为类圆形、类方形或不规则形的切片，直径0.6～2.5cm。表面灰褐色或黄棕色，有的可见纵皱纹或横向突起的皮孔。切面类白色，粉性，形成层环棕色，近方形或近圆形，皮部散有多数棕色油点。质坚实。气芳香，味辛、微苦

续表

来源	制法	性状
《天津市中药饮片炮制规范》2012年版	除去杂质，大小分开，略浸，润透，切厚片，干燥	本品呈类圆形的厚片。外表皮灰棕色或黄棕色。切面白色或灰白色，具粉性，形成层环棕色，近方形或近圆形，皮部散有多数棕色油点。气芳香，味辛、微苦
《湖南省中药饮片炮制规范》2010年版	取原药材，除去杂质及油黑虫伤部分，分开大小个，略浸，润透，切厚片，干燥，筛去灰屑	为圆形厚片。切面白色或灰白色，具粉性，可见类方形或圆形棕色环，皮部散布多数棕色油点。周边灰棕色或灰黄色，有时可见凸起的皮孔。质坚实，气芳香，味辛、微苦
《陕西省中药饮片标准》第二册（2009年）	取药材白芷，除去杂质，分开大小个，略浸，润透，切厚片，干燥	本品为类圆形、类方形或类长圆形的厚片，直径0.5～3.5cm。切面白色或灰白色，粉性，形成层环棕色，近方形或近圆形，皮部散有多数棕色油点。周皮表面灰棕色或黄棕色，具纵皱纹，有的可见支根痕及皮孔样的横向突起。质脆。气芳香，味辛、微苦
《江西省中药饮片炮制规范》2008年版	（1）除去杂质，分开大小个，略浸，润透，切厚片，干燥 （2）除去杂质，大小分开，用清水浸1～2小时，捞出，润透，切或刨薄片，干燥	本品为类圆形的片，直径1.5～2.5cm。表面类白色或灰白色，粉性，可见类方形、圆形或类三角形的形成层环，皮部散有多数棕色油点。周边淡棕色或黄棕色，有时可见凸起的皮孔。质坚实。气香，味辛、微苦。无虫蛀
《北京市中药饮片炮制规范》2008年版	取原药材，除去杂质，大小分开，浸泡8～12小时，约七成透时，取出，闷润12～24小时，至内外湿度一致，切厚片，晒干或低温干燥	本品为类圆形厚片。外表皮灰棕色或黄棕色。切面白色或灰白色，具粉性，形成层环棕色，近方形或近圆形，皮部散有多数棕色油点。气芳香，味辛、微苦
《广西壮族自治区中药饮片炮制规范》2007年版	除去杂质，大小分档，清水浸泡至七成透，捞出，闷润至透，切厚片，干燥，筛去灰屑	本品为圆形厚片，切面白色或灰白色，粉性，形成层环棕色，近方形或近圆形，皮部散有多数棕色油点；周边灰棕色或黄棕色。气芳香，味辛、微苦
《重庆市中药饮片炮制规范》2006年版	除去杂质，大小分开，洗净、润透，切厚片，干燥	为圆形或近方形的厚片，直径1.5～2.5cm。周边灰棕色或黄棕色，具皱纹、支根痕及皮孔。质坚实，切面白色或灰白色，粉性，形成层环棕色，近方形或近圆形，皮部散有多数棕色油点。气芳香，味辛、微苦
《安徽省中药饮片炮制规范》2005年版	取原药材，除去杂质，大小分档，洗净，稍浸泡，润透，切厚片，干燥，筛去碎屑	为圆形厚片。切面白色或灰白色，具粉性，形成层环棕色，近方形或近圆形，皮部散有多数棕色油点；周边灰棕色或黄棕色。气芳香，味辛、微苦
《浙江省中药炮制规范》2005年版	取原药，除去杂质，大小分档，水浸，洗净，润软，切厚片，低温干燥	为类圆形或近方形的厚片，直径1.0～2.5cm。表面灰棕色或黄棕色，具纵皱纹，有的可见皮孔样突起。切面白色或灰白色，粉性。皮部厚，散有多数棕色油点，形成层环细线形，位于切面约1/2处，木部隐约可见放射状纹理。质坚实。气芳香，味辛、微苦

来源	制法	性状
《河南省中药饮片炮制规范》2005年版	除去杂质,分开大小个,略浸,润透,切厚片,干燥	本品为圆形的厚片。表面白色或灰白色,具粉性,可见方形或近圆形棕色环,皮部散有多数棕色油点。气芳香,味辛,微苦
《贵州省中药饮片炮制规范》2005年版	取原药材,除去杂质,洗净,略泡,润透,切厚片,干燥	本品为类圆形厚片。切面白色或灰白色,粉性,可见近方形成近圆形的棕色环(形成层),皮部散有多数棕色油点。周边灰棕色或黄棕色。质坚实。气芳香,味辛、微苦
《四川省中药饮片炮制规范》2002年版	除去杂质,大小分开,洗净、润透,切薄片,干燥	本品为圆形薄片,表面灰白色,切面白色,显微黄色的油点,中心有近方形或近圆形的棕色环,气芳香
《江苏省中药饮片炮制规范》2002年版	取原药材,除去杂质,大小分档,洗净,浸泡六七成透,凉润至透,切厚片,低温干燥	为白色或灰白色的圆形厚片。粉性,切面可见近方形或近圆形的棕色环,皮部散有多数棕色油点。气芳香,味辛、微苦
《福建省中药饮片炮制规范》1998年版	除去杂质,略浸,润透,切薄片,干燥	本品呈片状,片厚1~2mm。切面白色或灰白色,粉性,可见近方形或近圆形的棕色环,皮部散有多数棕色油点,外皮灰棕色或黄棕色。气芳香,味辛、微苦
《吉林省中药饮片炮制规范》1986年版	除去杂质,洗净泥土,按大小分开,分别用水浸泡至约五成透时,捞出,润透,切2mm片,晾干	无具体要求
《辽宁省中药炮制规范》1986年版	拣净杂质,按大小分别浸泡约七成透,捞出,润透切片,晒干或低温烘干,筛去灰屑	片厚1~2mm,气香,色白
《甘肃省中药饮片炮制规范》1980年版	除去杂质,按粗细分开,用清水浸泡至六、七成透(2~4小时),润透,切片,晾干	无具体要求

2. **白芷粉** 《中国药典》2020年版未收载本炮制规格,常见地方标准制法及性状见表83-2。

表83-2 白芷粉常见地方标准制法及性状要求

来源	制法	性状
《云南省中药饮片标准》(2005年版)第二册	取药材,净选,洗净,干燥,破碎,粉碎成中粉,即得	本品为灰白色至黄白色粉末。气芳香,味辛、微苦

【金老谈白芷炮制历史】

综合古代白芷的炮炙方法,主要有炒、蒸等法,有不加辅料,也有加辅料。辅料有黄精、酒等,下面分别予以介绍。

加辅料炮炙

应用的辅料有黄精。

黄精制 南朝刘宋《雷公炮炙论》:"采得后,刮削上皮,细锉,用黄精亦细锉,以竹刀切二味等分,两度蒸一伏时后出,于器中晒干,去黄精用之。"

【金老论白芷炮制与临床】

一、临床功效与主治

本品味辛,性温。归胃、大肠、肺经。功善解表散寒,祛风止痛,宣通鼻窍,燥湿止带,消肿排脓。用于感冒头痛,眉棱骨痛,鼻塞流涕,鼻衄,鼻渊,牙痛,带下,疮疡肿痛(表83-3)。

表83-3 白芷各临床常用炮制规格功效、主治对比

炮制规格	功效	主治
白芷	解表散寒,祛风止痛,宣通鼻窍,燥湿止带,消肿排脓	用于感冒头痛,眉棱骨痛,鼻塞流涕,鼻衄,鼻渊,牙痛,带下,疮疡肿痛
白芷粉	散风除湿,通窍止痛,消肿排脓	用于感冒头痛,眉棱骨痛,鼻塞,鼻渊,牙痛,带下,疮疡肿痛

二、临床调剂

1. **用法用量** 3~10g。外用适量,研末敷。

2. **临床使用与禁忌**

(1)阴虚血热者忌服。

(2)痈疽溃后宜渐减去。

3. **贮藏** 置通风干燥处,防蛀。白芷粉密闭。

本品临床常用炮制规格与调剂注意事项见表83-4。

表83-4 白芷临床常用炮制规格与调剂注意事项

炮制规格	处方名	用法用量	特殊禁忌	特殊贮藏方法
白芷	白芷、香白芷、川白芷、杭白芷、祁白芷	3~10g。外用适量,研末敷	阴虚血热者忌服	置通风干燥处,防蛀。白芷粉密闭
白芷粉	白芷粉	1~3g,吞服		

射 干

【来源】

本品为鸢尾科植物射干 *Belamcanda chinensis*(L.)DC. 的干燥根茎。春初刚发芽或秋末茎叶枯萎时采挖,除去须根和泥沙,干燥。

【炮制规格】

1. 射干

(1)《中国药典》2020 年版标准:除去杂质,洗净,润透,切厚片或块,晾干。

性状:本品呈不规则类圆形厚片或块,大小不等。外表皮黄棕色或棕褐色,有纵皱纹及

疙瘩状隆起。切面黄棕色至淡红棕色,较平坦,有明显散在或排列成环的星点,有空隙。

（2）地方标准（表84-1）

表84-1　射干常见地方标准制法及性状要求

来源	制法	性状
《上海市中药饮片炮制规范》2018年版	将药材除去残茎等杂质,适当水浸,洗净,润透,切薄片,干燥,筛去灰屑	本品呈不规则的片状,边缘多凹陷与缺刻。表面黄褐色、棕褐色至黑褐色,皱缩,具残留的须根及须根痕,有的可见细密环纹。切面淡黄色至鲜黄色,具散在的筋脉小点或筋脉纹,有的可见环纹。质坚硬,折断面颗粒性。气微,味苦、微辛
《天津市中药饮片炮制规范》2012年版	除去杂质,洗净,润透,切薄片,干燥	本品呈不规则形或长条形的薄片。外表皮黄褐色、棕褐色或黑褐色,皱缩,可见残留的须根和须根痕,有的可见环纹。切面淡黄色或鲜黄色,具散在筋脉小点或筋脉纹,有的可见环纹。气微,味苦、微辛
《湖南省中药饮片炮制规范》2010年版	取原药材,除去杂质,洗净,润透,切薄片,干燥,筛去碎屑	为类圆形或不规则片,边缘不整齐。表面黄色,颗粒状。周边黄褐色、棕褐色或黑褐色,皱缩。气微,味苦、微辛
《北京市中药饮片炮制规范》2008年版	取原药材,除去杂质,洗净,浸泡8～12小时,至约七成透时,取出,闷润24～32小时,至内外湿度一致,切薄片,干燥,筛去碎屑	本品为不规则形或类圆形薄片。外表皮黄褐色、棕褐色或黑褐色,皱缩,偶见环纹及根痕。切面黄色,颗粒状。质硬脆,易折断。气微,味苦、微辛
《陕西省中药饮片标准》第二册（2009年）	取药材射干,除去杂质,洗净,润透,切薄片,干燥	本品为类圆形或不规则条状薄片,直径1～2cm,厚0.1～0.2cm。切面黄色或灰黄色,有黄白色点状或线状纹理。周皮表面黄褐色或浅棕褐色,皱缩,可见环纹或残存细根及根痕。质硬脆,易折断,断面黄色或浅黄色,颗粒性。气微,味苦、微辛
《江西省中药饮片炮制规范》2008年版	除去杂质及残留茎,洗净,润透,切薄片,干燥	本品为不规则形或长条形薄片。表面黄色,显颗粒性。边缘黄褐色或棕褐色,有的可见环纹,不整齐。质硬。气微,味苦、微辛
《广西壮族自治区中药饮片炮制规范》2007年版	除去杂质,洗净,润透,切薄片,晒干,筛去灰屑	为类圆形或不规则薄片,边缘不整齐。表面黄色,颗粒状。周边黄褐色、棕褐色或黑褐色,皱缩。气微,味苦、微辛
《重庆市中药饮片炮制规范》2006年版	除去杂质,洗净,润透,切薄片,干燥	为不规则或长条形薄片。周边黄褐色、棕褐色或黑褐色,皱缩,有较密的环纹。质硬,切面黄色,颗粒性。气微,味苦、微辛
《安徽省中药饮片炮制规范》2005年版	取原药材,除去杂质,稍浸泡,洗净,润透,切薄片,干燥,筛去碎屑	为不规则或长条形薄片,边缘不整齐。切面黄色,颗粒性;周边黄褐色、棕褐色或黑褐色,皱缩,有较密的环纹。气微,味苦、微辛
《浙江省中药炮制规范》2005年版	取原药,除去地上部分等杂质,洗净,润软,切薄片,干燥	为不规则形的薄片,直径1～2cm。表面黄褐色或棕褐色,皱缩,有点状须根痕及环纹。切面淡黄色或黄色,皮层平坦,中柱鞘明显呈环状,中柱维管束散生,颗粒状。质硬。气微,味苦、微辛

续表

来源	制法	性状
《河南省中药饮片炮制规范》2005 年版	除去杂质,洗净,润透,切薄片,干燥	本品为不规则形或长条形薄片,边缘不整齐。外表面黄褐色、棕褐色或黑褐色,皱缩,具环纹,可见残留细根或根痕。切面黄色,颗粒状或筋脉纹。气微,味苦、微辛
《贵州省中药饮片炮制规范》2005 年版	取原药材,除去杂质,洗净,润透,切薄片,干燥	本品为不规则的薄片。切面黄色。周边黄褐色、棕褐色或黑褐色,皱缩,有较密的环纹。质硬。气微,味苦、微辛
《江苏省中药饮片炮制规范》2002 年版	取原药材,除去杂质,稍浸,洗净,润透,切薄片,干燥	为不规则形或长条形薄片,边缘不整齐。切面黄色;周边黄褐色、棕褐色或黑褐色,皱缩。气微,味苦、微辛
《四川省中药饮片炮制规范》2002 年版	除去杂质,洗净,润透,切薄片,干燥	本品为薄片。外表面灰黄色,皱缩不平,切面黄白色。味苦
《福建省中药饮片炮制规范》1998 年版	除去杂质,洗净,润透,切薄片,干燥	本品呈片状,片厚 1～2mm。切面黄色,颗粒性;外皮黄褐色、棕褐色或黑褐色。质硬。气微,味苦、微辛
《云南省中药饮片炮制规范》1986 年版	生片:取原药拣净杂质,冬春浸泡 3～4 小时,夏秋浸泡约 2 小时,捞出,吸润约 1～2 天,吸至透心,取出,切或铡成厚约 3mm 的顺片,晒干,簸净须毛,即可	顺片:厚不超过 4mm,片面淡黄色
《吉林省中药饮片炮制规范》1986 年版	除去杂质,洗净泥土,用水浸泡至约七成透时,捞出,润透,切 1.5mm 片,晒干	无具体要求
《甘肃省中药饮片炮制规范》1980 年版	除去杂质,用清水浸泡至七八成透,捞出,润透,切片,晒干,簸去毛	无具体要求

【金老谈射干炮制历史】

综合古代射干的炮炙方法,主要有烧、煮等法,有不加辅料,也有加辅料。辅料有酒、米泔等,下面分别予以介绍。

一、不加辅料炮炙

包括烧法。

烧法　清代《温病条辨》:"烧。"

二、加辅料炮炙

应用的辅料有酒、米泔水等。

1. **酒制**　清代《类证治裁》:"酒炒黑。"

2. **米泔水制**　南朝刘宋《雷公炮炙论》："凡使,先以米泔水浸一宿,漉出,然后用堇竹叶煮,从午至亥,漉出,日干用之。"宋代《三因方》："米泔浸。"明代《医宗必读》："泔浸煮之。"清代《本草逢原》："米泔浸煮熟炒。"

【金老论射干炮制与临床】

一、临床功效与主治

本品味苦,性寒。归肺经。功善清热解毒,消痰,利咽。用于热毒痰火郁结,咽喉肿痛,痰涎壅盛,咳嗽气喘。

二、临床调剂

1. **用法用量**　3～10g。
2. **临床使用与禁忌**　无。
3. **贮藏**　置干燥处。

通　草

【来源】

本品为五加科植物通脱木 *Tetrapanax papyrifer*(Hook.)K.Koch 的干燥茎髓。秋季割取茎,截成段,趁鲜取出髓部,理直,晒干。

【炮制规格】

通草

(1)《中国药典》2020 年版标准:除去杂质,切厚片。

性状:本品呈圆柱形,长 20～40cm,直径 1～2.5cm。表面白色或淡黄色,有浅纵沟纹。体轻,质松软,稍有弹性,易折断,断面平坦,显银白色光泽,中部有直径 0.3～1.5cm 的空心或半透明的薄膜,纵剖面呈梯状排列,实心者少见。气微,味淡。

(2)地方标准(表 85-1)

表 85-1　通草常见地方标准制法及性状要求

来源	制法	性状
《上海市中药饮片炮制规范》2018 年版	将药材除去杂质,切厚片;或将药材截成 6～8cm 段,轴向环切成厚约 0.1～0.2cm 的长条薄片,再切成边长约为 6～8cm 的方片称为"方通草";或将切制方通草的残片和边角改刀切丝称为"丝通草"	本品呈圆柱形的段状,直径 1～2.5cm,表面白色或淡黄色,有浅纵沟纹。切面平坦,显银白色光泽,中部有直径 0.3～1.5cm 的空心或半透明的薄膜。纵剖面可见梯状排列,实心者少见。体轻,质松软,稍有弹性。气微,味淡 方通草:呈方形的片状,边长约为 6～8cm,厚 1～2mm,微透明,平滑,洁白,似纸质而轻软 丝通草:为不整齐的丝状,余同方通草

续表

来源	制法	性状
《浙江省中药炮制规范》2015年版	秋季采茎,截段,取出白色茎髓,理直,干燥,习称"大通草",有的加工成方形薄片,习称"方通草",其修下的边条丝习称"丝通草"。方通草、丝通草除去杂质。大通草切厚片	为圆形的厚片或薄片或丝。完整的段表面白色或黄白色,有浅纵沟纹。断面显银白色光泽,纵剖面中部可见梯状排列的隔膜。体轻,质柔软,有弹性。气微,味淡
《天津市中药饮片炮制规范》2012年版	除去杂质,切厚片	无具体要求
《山东省中药饮片炮制规范》2012年版	取通草,除去杂质,切厚片或段	本品为不规则的厚片或圆柱状小段,表面白色或淡黄色,有浅纵沟纹。体轻,质松软,稍有弹性,易折断,断面平坦,显银白色光泽,中部有直径0.3~1.5cm的空心或半透明的薄膜,纵剖面呈梯状排列,实心者少见。气微,味淡
《黑龙江省中药饮片炮制规范》2012年版	取原药材,除去杂质,切段,即得	本品为圆柱形的段。表面白色或黄白色,有浅纵沟纹。切面平坦,显银白色光泽,髓部中空或有半透明的薄膜,纵剖面略呈梯状。体轻,质松软,稍有弹性。气微,味淡
《湖南省中药饮片炮制规范》2010年版	取原药材,除去杂质,切厚片,筛去灰屑	为厚片。直径1~2.5cm。表面白色或淡黄色,有浅纵沟纹。体轻,质松软,稍有弹性,易折断,切面显银白色光泽,中部有直径0.3~1.5cm的空心或半透明的薄膜,纵剖面呈梯状排列,实心者少见。气微,味淡。无杂质
《江西省中药饮片炮制规范》2008年版	除去杂质,切厚片或段	本品为圆形或类圆形的厚片或段。外表面白色或淡黄色,有浅纵沟纹。体轻,质松软,稍有弹性。切面银白色,有光泽,中部有直径0.3~1.5cm的空心或半透明的薄膜。无臭,味淡
《北京市中药饮片炮制规范》2008年版	取原药材,除去杂质,切厚片	本品为圆形厚片。表面白色或淡黄色,有浅纵沟纹。切面平坦,显银白色光泽,中部空心或有半透明的薄膜。体轻,质松软,稍有弹性。气微,味淡
《广西壮族自治区中药饮片炮制规范》2007年版	除去杂质,切厚片,筛去灰屑	本品为圆柱形厚片,直径1~2.5cm。表面白色或淡黄色。体轻,质松软,稍有弹性,切面平坦,显银白色光泽,中部有直径0.3~1.5cm的空心或半透明的薄膜,纵剖面呈梯状排列,实心者少见。气微,味淡。无杂质
《重庆市中药饮片炮制规范》2006年版	除去杂质,切段,晒干	为类圆形的段,直径1~2.5cm。周边白色或淡黄色,有浅纵沟纹。体轻,质松软,稍有弹性,易折断,切面显银白色光泽,中部有直径0.3~1.5cm的空心或半透明的薄膜,纵剖面呈梯状排列,实心者少见。气微,味淡
《安徽省中药饮片炮制规范》2005年版	取原药材,除去杂质,切厚片	为类圆形厚片。切面类白色,有银白色光泽,中间空心或有半透明薄膜。周边白色或淡黄色。体轻,质松泡。无臭,无味

续表

来源	制法	性状
《河南省中药饮片炮制规范》2005 年版	除去杂质,切厚片	本品为银白色厚片。有的中部空心,有的有一半透明的薄膜,体质轻泡。气微,味淡
《贵州省中药饮片炮制规范》2005 年版	取原药材,除去杂质,切厚片	本品为类圆形或类方形厚片。切面显银白色光泽,髓部中空或有半透明的薄膜,纵剖面呈梯状排列,周边白色或淡黄色,有浅纵沟纹。体轻,质松软,有弹性,易折断。气微,无味
《江苏省中药饮片炮制规范》2002 年版	取原药材,除去杂质,切厚片	为类圆形、类方形厚片。切面类白色,显银白色光泽,中间空心或呈半透明的薄膜;周边白色或淡黄色。体轻,质较软,稍有弹性。无臭,无味
《四川省中药饮片炮制规范》2002 年版	除去杂质,切厚片	本品为银白色厚片。体质轻泡,如海绵状
《福建省中药饮片炮制规范》1998 年版	除去杂质,切段或切厚片	本品呈圆柱形段状或片状,段长 10～15mm,片厚 2～4mm。切面平坦,显银白色光泽,中部有直径 0.3～1.5cm 的空心或半透明薄膜,实心者少。外表面白色或淡黄色,有浅纵沟纹。体轻,质松软,稍有弹性。无臭,无味
《云南省中药饮片炮制规范》1986 年版	生片:取通草拣净杂质,大通草铡圆片,厚 3.3mm;小通草切成短节片	大通草厚不过 5mm。小通草长不过 1.5cm,洁白色或淡黄白色,松泡,体轻
《辽宁省中药炮制规范》1986 年版	除去杂质,切厚片	无具体要求
《吉林省中药饮片炮制规范》1986 年版	除去杂质,剪成 10mm 段	无具体要求
《广东省中药饮片炮制规范》1984 年版	除去杂质,切薄片	本品呈圆柱形。表面白色或淡黄色,有浅纵沟纹。体轻、质松软,稍有弹性,易折断,断面平坦,显银白色光泽,中部有空心或半透明的薄膜。纵剖面呈梯状排列。无臭,无味
《甘肃省中药饮片炮制规范》1980 年版	除去杂质,切段	无具体要求

【金老谈通草炮制历史】

综合古代通草的炮炙方法,宋代《小儿卫生总微论方》:"薄切作片子。"明代《证治准绳》:"去粗皮,锉细。"

【金老论通草炮制与临床】

一、临床功效与主治

本品味甘、淡性微寒。归大肺、胃经。功善清热利尿,通气下乳。用于湿热淋证,水肿尿少,乳汁不下。

二、临床调剂

1. **用法用量**　3～5g。
2. **临床使用与禁忌**　孕妇慎用。
3. **贮藏**　置干燥处。

薄　荷

【来源】

本品为唇形科植物薄荷 *Mentha haplocalyx* Briq. 的干燥地上部分。夏、秋二季茎叶茂盛或花开至三轮时,选晴天,分次采割,晒干或阴干。

【炮制规格】

1. 薄荷

（1）《中国药典》2020 年版标准:除去老茎和杂质,略喷清水,稍润,切短段,及时低温干燥。

性状:本品呈不规则的段。茎方柱形,表面紫棕色或淡绿色,具纵棱线,棱角处具茸毛。切面白色,中空。叶多破碎,上表面深绿色,表面灰绿色,稀被茸毛。轮伞花序腋生,花萼钟状,先端 5 齿裂,花冠淡紫色。揉搓后有特殊清凉香气,味辛凉。

（2）地方标准（表86-1）

表86-1　薄荷常见地方标准制法及性状要求

来源	制法	性状
《上海市中药饮片炮制规范》2018年版	将药材除去残根、老茎等杂质,喷潮,略润,切短段,晒或低温干燥,筛去灰屑	本品呈段状。茎方柱形,直径在 4mm 以内;表面紫棕色或淡绿色,具纵棱线,棱角处具茸毛,有的可见残留的对生分枝或节;切面白色,髓部中空;质脆。叶对生,多皱缩、破碎或切断;展平后,完整者呈宽披针形、长椭圆形或卵形,长 2～7cm,宽 1～3cm,上表面深绿色,表面灰绿色,稀被茸毛,有凹点状腺鳞,边缘有锯齿;有短柄。轮伞花序腋生,花萼钟状,先端 5 齿裂;花冠淡紫色,亦多切断。揉搓后,有特殊清凉香气,味辛凉
《天津市中药饮片炮制规范》2012年版	除去老茎和杂质,略喷清水,稍润,切短段,及时低温干燥	本品呈不规则的段。茎方柱形,表面紫棕色或淡绿色,具纵棱线,棱角处具茸毛。切面白色,中空。叶多破碎,上表面深绿色,下表面灰绿色,稀被茸毛。轮伞花序腋生,花萼钟状,先端 5 齿裂,花冠淡紫色。揉搓后有特殊清凉香气,味辛凉
《湖南省中药饮片炮制规范》2010年版	取原药材,除去老茎及杂质,将叶先抖下另放,茎抢水洗净,润透后切中段,晾干,再与叶掺匀	为中段。茎呈方形,表面紫棕色或淡绿色,略被茸毛,切面白色,髓部中空。叶皱缩,破碎,深绿色或灰绿色,花冠黄棕色。有特殊的清凉香气,味辛凉

来源	制法	性状
《新疆维吾尔自治区中药维吾尔药饮片炮制规范》2010年版	除去老茎及杂质,略喷清水,稍润,切短段,及时低温干燥	本品多为5～8mm的短段,茎叶混合。茎呈方柱形,表面紫棕色或淡绿色,棱角处具茸毛,质脆。切面白色,髓部中空。叶片皱缩卷曲,多破碎,完整者展平后呈宽披针形、长椭圆形或卵形,长2～7cm;宽1～3cm;上表面深绿色,下表面灰绿色,稀被茸毛,有凹点状腺鳞。轮伞花序,花冠淡紫色。揉搓后有特殊清凉香气,味辛凉
《甘肃省中药炮制规范》2009年版	取原药材,除去老茎、残根及杂质,将叶片抖下另放,取茎抢水洗净,润透后切短段,晒干(迅速晒干,忌日晒),筛去灰屑,再与叶混合	本品呈不规则的小段。茎呈方形,表面紫棕色或淡绿色,略被茸毛,切面白色,髓部中空。叶皱缩,破碎,完整者呈宽披针形、长椭圆形或卵形,深绿色或墨绿色,稀被毛,有凹点状腺点。花轮伞状,花萼钟状,花冠淡紫色。气清香,味辛凉
《陕西省中药饮片标准》第一册(2009年)	取药材薄荷,除去老茎及杂质,略喷清水,稍润,切短段,及时低温干燥	本品为不规则形的小段,长5～10mm。茎段呈方柱形,个别可见茎节处有对生分枝,直径至0.6cm;表面紫棕色或淡绿色,棱角处具茸毛;切面白色,髓部中空。叶对生,有短柄;叶片皱缩卷曲,多破碎,完整者展平后呈宽披针形、长椭圆形或卵形,长2～7cm;宽1～3cm;上表面深绿色,表面灰绿色,稀被茸毛,有凹点状腺鳞。轮伞花序腋生,花萼钟状,先端5齿裂,偶见花冠,淡紫色或黄棕色。揉搓后有特殊清凉香气,味辛凉
《江西省中药饮片炮制规范》2008年版	除去老茎及杂质,略喷清水,稍润,切短段,及时低温干燥	本品为不规则的短段,茎、叶、花混合。茎呈方柱形,表面紫棕色或淡绿色,棱角处具茸毛;质脆;切面白色,髓部中空。叶对生,叶片皱缩、破碎,完整者展平后呈宽披针形、长椭圆形或卵形,长2～7cm;宽1～3cm;上表面深绿色,表面灰绿色,稀被茸毛,有凹点状腺鳞。花冠淡紫色。揉搓后有特殊清凉香气,味辛凉。无虫蛀,霉变
《北京市中药饮片炮制规范》2008年版	取原药材,除去老茎及杂质,迅速洗净,闷润2～4小时,切小段,及时低温干燥。若为产地段,除去杂质	薄荷为不规则小段。茎呈方柱形,表面紫棕色或灰褐色,略被茸毛,切面白色,髓部中空。叶多破碎,上表面深绿色,表面灰绿色,稀被茸毛,有腺鳞。气芳香,味辛凉
《广西壮族自治区中药饮片炮制规范》2007年版	除去老茎及杂质,喷淋清水,稍润,切段,及时低温干燥,筛去灰屑	本品茎呈方柱形,直径0.2～0.4cm;表面灰绿色或紫色,棱角处具茸毛;质脆,断面白色,髓部中空。叶对生,有短柄;叶片皱缩卷曲,完整者展平后呈宽披针形、长椭圆形或卵形,长2～7cm;宽1～3cm;上表面深绿色,表面灰绿色,稀被茸毛,有凹点状腺鳞。轮伞花序腋生,花萼钟状,先端5齿裂,花冠淡紫色。揉搓后有特殊清凉香气,味辛凉

续表

来源	制法	性状
《重庆市中药饮片炮制规范》2006年版	除去老梗及杂质,略喷清水,稍润,切短段,及时低温干燥	为茎叶混合的段。茎呈方柱形,有对生分枝,直径0.2～0.4cm;表面紫棕色或淡绿色,棱角处具茸毛;质脆,切面白色,髓部中空。叶对生,有短柄;叶片皱缩卷曲,完整者展平后呈宽披针形、长椭圆形或卵形,长2～7cm,宽1～3cm;上表面深绿色,表面灰绿色,稀被茸毛,有凹点状腺鳞。轮伞花序腋生,花萼钟状,先端5齿裂,花冠淡紫色。揉搓后有特殊清凉香气,味辛凉
《安徽省中药饮片炮制规范》2005年版	取原药材,除去老茎、杂质,用水喷淋,稍润,切段,及时低温干燥	为不规则的段,茎、叶、花混合。茎呈方柱形,表面紫棕色或淡绿色,棱角处具茸毛;质脆,切断面白色,髓部中空。叶皱缩,破碎,墨绿色或灰绿色,有的稀被茸毛,有凹点状腺鳞。轮伞花序腋生,花冠淡紫色。揉搓后有特殊清凉香气,味辛凉
《浙江省中药炮制规范》2005年版	取原药,除去杂质及直径4mm以上的老茎,略喷水,稍闷,切段,低温干燥。筛去灰屑	呈段状。茎方柱形,表面紫棕色或淡绿色,棱角处微具茸毛;切面白色,髓部中空。叶对生;叶片上面深绿色,下面灰绿色;被稀柔毛,有凹点状腺鳞,具短柄。轮伞花序腋生,球形;花萼钟状,花冠淡紫色。揉搓后有特殊清凉香气,味辛凉
《贵州省中药饮片炮制规范》2005年版	取原药材,除去老茎及杂质,略喷清水,稍润,切短段,及时低温干燥	本品多为5～8mm的短段,茎、叶混合。茎呈方柱形,表面紫棕色或淡绿色,棱角处具茸毛。切面白色,髓部中空。叶皱缩,破碎,墨绿色或灰绿色,稀被茸毛,有凹点状腺鳞。轮伞花序,花冠淡紫色。揉搓后有特殊清凉香气,味辛凉
《四川省中药饮片炮制规范》2002年版	除去泥沙、杂质及残根,喷洒清水少许,切段,晾干	本品为茎、叶混合的段。茎方柱形,紫棕色或淡绿色,切面白色,髓部中空。叶对生,灰绿色,有特殊清凉香气
《江苏省中药饮片炮制规范》2002年版	取原药材,除去老茎及杂质,略喷清水,稍润,切短段,及时低温干燥	本品为5～8mm短段,茎、叶混合。茎呈方形,表面紫棕色或淡棕色,略被茸毛,切面白色,髓部中空;叶皱缩,破碎,呈墨绿色或淡绿色,有香气,味辛凉
《福建省中药饮片炮制规范》1998年版	除去杂质、老茎及残根,喷淋清水,稍润,切中段,干燥	本品呈茎、叶、花混合的段状,段长10～20mm。茎方柱形,表面紫棕色或淡绿色,切面白色,髓部中空。叶皱缩,多破碎,上表面深绿色,下表面灰绿色,轮伞花序腋生,搓揉后有特殊清凉香气,味辛凉
《云南省中药饮片炮制规范》1986年版	生片:取原药拣净杂质,洒水,用湿麻布或草席盖严,渥吸约4小时,去根,铡成中节片,晒干,筛去灰屑,即可	中节片:长不超过2cm,叶灰绿或黄绿色,茎方形,断面中空,有异香,味辛而有清凉感
《吉林省中药饮片炮制规范》1986年版	除去杂质,少淋清水,稍润,切10mm段,晾干	无具体要求
《湖北中草药炮制规范》1979年版	拣净杂质及粗梗,筛去灰土	无具体要求

2. 鲜薄荷　《中国药典》2020年版未收载本炮制规格,常见地方标准制法及性状见表86-2。

表86-2　鲜薄荷常见地方标准制法及性状要求

来源	制法	性状
《北京市中药饮片炮制规范》2008年版	取鲜薄荷,除去杂质,洗净。用时剪成段	茎呈方柱形,表面绿色或紫绿色,棱角处具茸毛,节间长2~5cm。叶对生,长椭圆形、宽披针形或卵形;上表面绿色,下表面灰绿色,稀被茸毛,有腺鳞。搓揉后有特殊清凉香气,味辛凉

3. 薄荷脑

（1）《中国药典》2020年版标准：本品为唇形科植物薄荷 *Menthahaplocalyx* Briq. 的新鲜茎和叶经水蒸气蒸馏、冷冻、重结晶得到的一种饱和的环状醇,为1-1-甲基-4-异丙基环己醇-3。

性状：本品为无色针状或棱柱状结晶或白色结晶性粉末;有薄荷的特殊香气,味初灼热后清凉。乙醇溶液显中性反应。

本品在乙醇、三氯甲烷、乙醚中极易溶解,在水中极微溶解。

熔点：应为42~44℃(通则0612)。

比旋度：取本品,精密称定,加乙醇制成每1ml含0.1g的溶液,依法测定(通则0621),比旋度应为-49°~-50°。

（2）地方标准（表86-3）

表86-3　薄荷脑常见地方标准制法及性状要求

来源	制法	性状
《陕西省中药饮片标准》第三册（2011年）	原药不另加工	本品为无色针状或棱柱状结晶或白色结晶性粉末;有薄荷的特殊香气,味初灼热后清凉。乙醇溶液显中性反应 本品在乙醇、三氯甲烷、乙醚中极易溶解,在水中极微溶解 熔点：应为42~44℃(《中国药典》2010年版一部附录ⅦC) 比旋度：取本品,精密称定,加乙醇制成每1ml含0.1g的溶液,依法测定 (《中国药典》2010年版一部附录ⅦE),比旋度应为-49°~-50°
《北京市中药饮片炮制规范》2008年版	原品入药,不另加工	本品为无色针状或棱柱状结晶或白色结晶性粉末。有薄荷的特殊香气,味初灼热后清凉。乙醇溶液显中性反应 本品在乙醇、三氯甲烷、乙醚、液状石蜡或挥发油中极易溶解,在水中极微溶解
《广西壮族自治区中药饮片炮制规范》2007年版	除去杂质,用时研细	本品为无色针状或棱柱状结晶状粉末,有薄荷的特殊性香气,味初灼热,后清凉。乙醇溶液显中性反应 熔点：应为42~44℃ 比旋度：取本品,精密称定,加乙醇制成每1ml含0.1g的溶液,依法测定(附录ⅦE),比旋度应为-49°~-50°
《安徽省中药饮片炮制规范》2005年版	取原药材,除去杂质	为无色针状或棱柱状结晶或白色结晶性粉末;有薄荷的特殊香气,味初灼热后清凉;乙醇溶液显中性反应 本品在乙醇、氯仿、乙醚、液状石蜡或挥发油中极易溶解,在水中极微溶解

续表

来源	制法	性状
《河南省中药饮片炮制规范》2005年版	必要时研细	本品为无色针状、棱柱状结晶或白色结晶性粉末；有薄荷的特殊香气，味初灼热后清凉。乙醇溶液显中性反应
《吉林省中药饮片炮制规范》1986年版	原品入药。用时研细粉	无具体要求
《甘肃省中药饮片炮制规范》1980年版	原药不另加工	无具体要求

4. 薄荷素油

（1）《中国药典》2020年版标准：本品为唇形科植物薄荷 *Mentha haplocalyx* Briq. 的新鲜茎和叶经水蒸气蒸馏、冷冻、部分脱脑加工提取的挥发油。

性状：本品为无色或淡黄色的澄清液体；有特殊清凉香气，味初辛、后凉。存放日久，色渐变深。

本品与乙醇、三氯甲烷或乙醚能任意混溶。

相对密度：应为0.888～0.908（通则0601）。

旋光度：取本品，依法测定（通则0621），旋光度应为-17°～-24°。

折光率：应为1.456～1.466（通则0622）。

（2）地方标准（表86-4）

表86-4　薄荷素油常见地方标准制法及性状要求

来源	制法	性状
《河南省中药饮片炮制规范》2005年版	原药使用	本品为无色或淡黄色的澄清液体。有特殊清凉香气，味初辛、后凉。存放日久，色渐变深

【金老谈薄荷炮制历史】

综合古代薄荷的炮炙方法，主要有炙法。

加辅料炮炙

应用的辅料为蜜。

蜜制　在汉代《奇效良方》："蜜炙。"《本草蒙筌》："和蜜炒。"

【金老论薄荷炮制与临床】

一、临床功效与主治

本品味辛，性微凉。归肺、肝经。功善疏散风热，清利头目，利咽，透疹，疏肝行气。用于风热感冒，风温初起，头痛，目赤，喉痹，口疮，风疹，麻疹，胸胁胀闷（表86-5）。

表86-5　薄荷各临床常用炮制规格功效、主治对比

炮制规格	功效	主治
薄荷	疏散风热，清利头目，利咽，透疹，疏肝行气	用于风热感冒，风温初起，头痛，目赤，喉痹，口疮，风疹，麻疹，胸胁胀闷
鲜薄荷	同薄荷	同薄荷
薄荷脑	疏风，清热	用于外感风热，头痛目赤，咽痛，齿痛，皮肤风痒。亦作芳香药、调味药及祛风药。可用于皮肤或黏膜产生清凉感以减轻不适及疼痛
薄荷素油	同薄荷脑	同薄荷脑

二、临床调剂

1. 用法用量　3~6g，不宜久煎，入煎剂宜后下。叶长于发汗，梗偏于理气。

2. 临床使用与禁忌

（1）本品芳香辛散，发汗耗气。《药性本草》云其"新病瘥人勿食，令人虚汗不止。"《本经逢原》又云其"多服久服，令人虚冷，阴虚发热，咳嗽自汗者勿施。"故体虚多汗、肝阳偏亢者不宜服。

（2）《备急千金要方·食治》："动消渴病。"故阴虚血燥者不宜服。

（3）孕妇、产妇、哺乳期妇女不宜使用。

3. 贮藏　置阴凉干燥处，密闭或密封。薄荷素油密封。

本品临床常用炮制规格与调剂注意事项见表86-6。

表86-6　薄荷临床常用炮制规格与调剂注意事项

炮制规格	处方名	用法用量	特殊禁忌	特殊贮藏方法
薄荷	薄荷	3~6g，不宜久煎	体虚多汗、肝阳偏亢者不宜服。阴虚血燥者不宜服。孕妇、产妇、哺乳期妇女不宜使用	置阴凉干燥处，密闭或密封。薄荷素油密封
鲜薄荷	鲜薄荷	3~6g，入煎剂宜后下		
薄荷脑	薄荷脑	0.02~0.1g，多入片剂含服。或入醑剂、软膏剂，外用涂患处		
薄荷素油	薄荷油、薄荷素油	口服，一次0.02~0.2ml，一日0.06~0.6ml。外用适量		

桑 叶

【来源】

本品为桑科植物桑 *Morus alba* L. 的干燥叶。初霜后采收，除去杂质，晒干。

【炮制规格】

1. 桑叶

（1）《中国药典》2020 年版标准：除去杂质，搓碎，去柄，筛去灰屑。

性状：本品多皱缩、破碎。完整者有柄，叶片展平后呈卵形或宽卵形，长 8～15cm，宽 7～13cm。先端渐尖，基部截形、圆形或心形，边缘有锯齿或钝锯齿，有的不规则分裂。上表面黄绿色或浅黄棕色，有的有小疣状突起；表面颜色稍浅，叶脉突出，小脉网状，脉上被疏毛，脉基具簇毛。质脆。气微，味淡、微苦涩。

（2）地方标准（表 87-1）

表 87-1　桑叶常见地方标准制法及性状要求

来源	制法	性状
《上海市中药饮片炮制规范》2018 年版	将药材除去杂质，搓碎，去柄，筛去灰屑	本品为不规则形碎片，长小于 2cm。黄绿色至棕黄色。上表面有不规则疣点，表面叶脉隆起，疏生短柔毛。质脆。气微，味淡
《浙江省中药炮制规范》2015 年版	取原药，搓碎，除去杂质及叶柄。筛去灰屑	为不规则的碎片。两面浅黄棕色或黄绿色，散生颗粒状的钟乳体，表面叶脉隆起，脉上有疏毛，脉腋处有簇毛，小脉呈网状。质轻而脆。气微，味淡、微苦涩
《天津市中药饮片炮制规范》2012 年版	除去杂质，搓碎，去柄，筛去灰屑	本品多皱缩、破碎。完整者有柄，叶片展平后呈卵形或宽卵形，长 8～15cm，宽 7～13cm。先端渐尖，基部截形、圆形或心形，边缘有锯齿或钝锯齿，有的不规则分裂。上表面黄绿色或浅黄棕色，有的有小疣状突起；表面颜色稍浅，叶脉突出，小脉网状，脉上被疏毛，脉基具簇毛。质脆。气微，味淡、微苦涩
《黑龙江省中药饮片炮制规范》2012 年版	取原药材，除去杂质及梗、腐叶，筛去碎屑，即得	本品多皱缩、破碎。完整者有柄，叶片展平后呈卵形或宽卵形，长 8～15cm，宽 7～17cm。先端渐尖，基部截形、圆形或心形，边缘有锯齿或钝锯齿，有的不规则分裂。上表面黄绿色或浅黄棕色，有的有小疣状突起；下表面颜色稍浅，叶脉突出，小脉网状，脉上被疏毛，脉基具簇毛。质脆。气微，味淡、微苦涩
《新疆维吾尔自治区中药维吾尔药饮片炮制规范》2010 年版	取干燥叶，除去杂质，搓碎，去柄，筛去灰屑	本品多皱缩、破碎，上表面黄绿色或浅黄棕色，有的有小疣状突起，表面颜色稍浅，叶脉突出，小脉网状，脉上被疏毛，脉基具簇毛。质脆。气微，味淡、微苦涩
《湖南省中药饮片炮制规范》2010 年版	取原药材，除去杂质及柄，稍润，切粗丝片，筛去灰屑	为不规则的碎片。两面浅黄棕色或黄绿色，上表面散生颗粒状疣状突起，表面叶脉隆起，脉上有疏毛，脉腋处有簇毛，小脉呈网状。质轻而脆。气微，味淡、微苦涩
《陕西省中药饮片标准》第一册（2009 年）	取药材桑叶，除去杂质，切丝，除去叶柄，筛去灰屑	本品呈丝片状。叶片边缘有锯齿或钝锯齿。上表面黄绿色或浅黄棕色，有的有小疣状突起；表面色稍浅，叶脉突出，小脉网状，脉上被疏毛，脉基具簇毛。质脆。气微，味淡、微苦涩
《江西省中药饮片炮制规范》2008 年版	除去杂质，搓碎，去柄，筛去灰屑	本品为不规则的碎片状。上表面黄绿色或浅黄棕色，有的具小疣状突起；表面色稍浅，叶脉突起，脉上被疏毛，脉基具簇毛。质脆。气微，味淡、微苦涩。无虫蛀

来源	制法	性状
《北京市中药饮片炮制规范》2008年版	取原药材,除去杂质,搓碎,去柄,筛去灰屑	本品为不规则小碎片。上表面黄绿色或浅黄棕色。表面颜色稍浅,叶脉突出,小脉网状。质脆。气微,味淡、微苦涩
《广西壮族自治区中药饮片炮制规范》2007年版	除去杂质,搓碎,去柄,筛去灰屑	本品为黄绿色或淡黄棕色的碎叶,被疏毛,无柄及杂质。气微,味淡、微苦涩
《重庆市中药饮片炮制规范》2006年版	除去杂质,搓碎,去柄,筛去灰屑	多皱缩、破碎的叶片。完整者展平后呈卵形或宽卵形,长8～15cm,宽7～13cm;先端渐尖,基部截形、圆形或心形,边缘有锯齿或钝锯齿,有的不规则分裂。上表面黄绿色或浅黄棕色,有的有小疣状突起;表面颜色稍浅,叶脉突出,小脉网状,脉上被疏毛,脉基具簇毛。质脆。气微,味淡微苦涩
《安徽省中药饮片炮制规范》2005年版	取原药材,除去杂质,搓碎,去柄	多为皱缩、破碎的叶片,完整者展平后呈卵形或宽卵形,长8～15cm,宽7～13cm;先端渐尖,基部截形、圆形或心形,边缘有锯齿或钝锯齿,有的不规则分裂。上表面黄绿色或浅黄棕色,有的有小疣状突起;表面颜色稍浅,叶脉突出,小脉网状,脉上被疏毛,脉基具簇毛。质脆。气微,味淡、微苦涩
《贵州省中药饮片炮制规范》2005年版	取原药材,除去杂质,搓碎,去叶柄,筛去灰屑	本品为皱缩、破碎的叶。表面黄绿色或浅黄棕色,边缘有锯齿或钝锯齿。质脆。气微,味淡、微苦涩
《四川省中药饮片炮制规范》2002年版	除去杂质,筛去灰屑	本品为破碎的叶片,黄绿色,叶基心脏形,边缘有锯齿,质薄,易脆
《江苏省中药饮片炮制规范》2002年版	取原药材,除去杂质,揉碎,去叶柄,筛去灰屑	为黄绿色至黄棕色破碎的叶片。质脆。气微,味淡、微苦涩
《福建省中药炮制规范》1998年版	除去杂质,轻手搓碎,去柄及络或杂质	本品呈碎片状,或为卷筒式扎只状,扎只宽40mm。叶片完整者呈卵形或宽卵形,长8～15cm,宽7～13cm;先端尖,边缘有锯齿,表面黄绿色或浅黄棕色,背面颜色稍淡,叶脉突起,交织成网状。质脆。气微,味淡、微苦涩
《山东省中药炮制规范》1990年版	除去杂质,搓碎,拣去粗筋状叶脉及叶柄,筛去灰屑	呈不规则的片状,黄绿色或浅棕色,上表面有小疣状突起,表面叶脉凸起,小脉交织成网状,脉上被疏毛,质脆。气微,味淡、微苦、涩
《辽宁省中药炮制规范》1986年版	除去杂质,搓碎,去柄,筛去灰屑	无具体要求
《吉林省中药饮片炮制规范》1986年版	除去杂质、叶柄及黑色叶,筛去灰屑	无具体要求
《甘肃省中药饮片炮制规范》1980年版	除去杂质和梗,搓碎,筛去灰屑	无具体要求
《湖北中草药炮制规范》1979年版	拣净杂质,筛去灰土	无具体要求

2. 蜜桑叶　《中国药典》2020 年版未收载本炮制规格,常见地方标准制法及性状见表 87-2。

表 87-2　蜜桑叶常见地方标准制法及性状要求

来源	制法	性状
《山东省中药饮片炮制规范》2022 年版	先将炼蜜用适量开水稀释后,加入净桑叶碎片中搅拌,闷润,置热锅内,文火炒至表面深黄色,微有光泽,不粘手时,取出,放凉。每 100kg 桑叶碎片,用炼蜜 25kg	本品呈不规则的碎片,黄绿色或黄棕色,微有光泽,叶上表面有的有小疣状突起,下表面叶脉突出,小脉网状。质松软,略带黏性。气微,味甜
《上海市中药饮片炮制规范》2018 年版	将桑叶照蜜炙法用炼蜜拌炒,至蜜汁吸尽。每桑叶 100kg,用炼蜜 40kg	褐绿色至黄棕色,稍滋润,味甜
《湖北省中药饮片炮制规范》2018 年版	先将炼蜜加适量沸水稀释后,加入净桑叶中拌匀,闷透,置炒制容器内,用文火炒至表面深黄色,微有光泽,不粘手,取出,放凉。取净桑叶,照蜜炙法(附录Ⅱ)炒至表面深黄色,微有光泽,不粘手。每 100kg 桑叶,用炼蜜 25kg	本品呈不规则的碎片。表面深黄色,微有光泽。叶上表面有的有小疣状突起;下表面叶脉突出,小脉网状。质松软,略具黏性。气微,味甜、微苦涩
《浙江省中药炮制规范》2015 年版	取桑叶饮片,与炼蜜拌匀,稍闷,炒至不粘手时,取出,摊凉。每桑叶 100kg,用炼蜜 25kg	表面焦黄色,略具光泽,滋润。味微甘
《新疆维吾尔自治区中药维吾尔药饮片炮制规范》2010 年版	取炼蜜,用适量开水稀释后,淋入净桑叶中,闷润,置锅内,文火炒至表面深黄色,微有光泽,不粘手时,取出晾凉	形如桑叶,表面深黄色,微有光泽,略带黏性,味甜
《湖南省中药饮片炮制规范》2010 年版	先将炼蜜加适量沸水稀释后,加入净桑叶中拌匀,闷透,置炒制容器内,用文火炒至表面深黄色,微有光泽,不粘手,取出,放凉。每 100kg 桑叶,用炼蜜 25kg	形如桑叶,表面深黄色,微有光泽,略带黏性。味微甜
《陕西省中药饮片标准》第一册(2009 年)	取饮片桑叶,照蜜炙法(附录Ⅰ)炒至不粘手	本品呈丝片状团块。叶片边缘有锯齿或钝锯齿。表面具黏性,微有光泽;上表面暗黄色至黄棕色,有的有小疣状突起;表面色稍浅,叶脉突出,小脉网状,脉上被疏毛,脉基具簇毛。质脆。具蜜香气,味甜
《江西省中药饮片炮制规范》2008 年版	取净桑叶,用蜜加适量开水稀释,拌匀,闷润,用文火炒至不粘手为度	形如桑叶,表面焦黄色,滋润,略带黏性,味甜
《甘肃省中药饮片炮制规范》1980 年版	取蜂蜜文火炼沸,兑水适量,取净桑叶倒入,拌匀,炒至不粘手为度,出锅,推开,晾凉。每桑叶 100kg,用蜂蜜 20kg	无具体要求

3. 炒桑叶　《中国药典》2020年版未收载本炮制规格,常见地方标准制法及性状见表87-3。

表87-3　炒桑叶常见地方标准制法及性状要求

来源	制法	性状
《上海市中药饮片炮制规范》2018年版	将桑叶照清炒法炒至微具焦斑,筛去灰屑	褐绿色至黄棕色,有的具焦斑,有焦香气
《浙江省中药炮制规范》2015年版	取桑叶饮片,文火炒至表面深黄色时,取出,摊凉	表面深黄色,略具焦斑。气微香
《北京市中药饮片炮制规范》2008年版	将桑叶置锅内,文火炒至微具焦斑,筛去灰屑	褐绿色至黄棕色,有的具焦斑,有焦香气

4. 蒸桑叶　《中国药典》2020年版未收载本炮制规格,常见地方标准制法及性状见表87-4。

表87-4　蒸桑叶常见地方标准制法及性状要求

来源	制法	性状
《上海市中药饮片炮制规范》2018年版	将药材除去粗梗等杂质,置蒸具内,照蒸法蒸1小时,取出,晒干,筛去灰屑	形如桑叶,颜色加深

5. 桑叶络　《中国药典》2020年版未收载本炮制规格,常见地方标准制法及性状见表87-5。

表87-5　桑叶络常见地方标准制法及性状要求

来源	制法	性状
《上海市中药饮片炮制规范》2018年版	将原张桑叶搓软取络(叶脉)	无具体要求

【金老谈桑叶炮制历史】

桑叶始载于汉代《神农本草经》,宋代《太平圣惠方》中较早地提到"烧为灰",明代《本草纲目》中提到"净洗,蒸熟一宿,日干为末"。《先醒斋医学广笔记》中提到"酒拌蒸晒"及"九蒸九晒",清代《得配本草》中提到"阴干,芝麻研碎,拌蒸用",明代《证治准绳》中提到"蜜制"。

【金老论桑叶炮制与临床】

一、临床功效与主治

本品味甘、苦,性寒。归肺、肝经。功善疏散风热,清肺润燥,清肝明目。用于风热感冒,肺热燥咳,头晕头痛,目赤昏花(表87-6)。

表87-6　桑叶各临床常用炮制规格功效、主治对比

炮制规格	功效	主治
桑叶	疏散风热,清肺润燥,清肝明目	用于风热感冒,肺热燥咳,头晕头痛,目赤昏花
蜜桑叶	同桑叶	同桑叶
蒸桑叶	祛风止痒,解毒消肿	同桑叶
桑叶络	祛风通络	同桑叶

二、临床调剂

1. **用法用量**　5～10g。一般多生用,若肺热燥咳宜蜜炙用。外用适量,煎水洗眼或捣敷。

2. **临床使用与禁忌**

（1）本品大苦大寒,易伤胃气,胃弱者忌用,犯之可致食减、泛恶。

（2）气血虚弱,无积滞、瘀血者忌用。

3. **贮藏**　置干燥处。蜜桑叶、炒桑叶防霉、防蛀。

本品临床常用炮制规格与调剂注意事项见表87-7。

表87-7　桑叶临床常用炮制规格与调剂注意事项

炮制规格	处方名	用法用量	特殊禁忌	特殊贮藏方法
桑叶	桑叶、霜桑叶、冬桑叶	5～10g。外用适量,煎水洗眼或捣敷	胃弱者忌用。气血虚弱,无积滞、瘀血者忌用	置干燥处。蜜桑叶、炒桑叶防霉、防蛀
蜜桑叶	蜜桑叶	5～10g		
炒桑叶	炒桑叶	5～10g		

青　蒿

【来源】

本品为菊科植物黄花蒿 *Artemisia annua* L. 的干燥地上部分。秋季花盛开时采割,除去老茎,阴干。

【炮制规格】

1. **青蒿**

（1）《中国药典》2020年版标准:除去杂质,喷淋清水,稍润,切段,干燥。

性状:本品呈不规则类圆形厚片或块,大小不等。外表皮黄棕色或棕褐色,有纵皱纹及疙瘩状隆起。切面黄棕色至淡红棕色,较平坦,有明显散在或排列成环的星点,有空隙。

（2）地方标准(表88-1)

表88-1　青蒿常见地方标准制法及性状要求

来源	制法	性状
《浙江省中药炮制规范》2015年版	取原药,除去杂质,斩去老茎,下半段洗净,上半段喷潮,润软,切段,低温干燥。筛去灰屑	呈段状。茎圆柱形,直径小于0.6cm,表面黄绿色或棕黄色,具纵棱;切面黄白色。叶互生;叶片3回羽状分裂,暗绿色或棕绿色,小裂片细而短,两面被短毛。头状花序球形,直径约2mm,多破碎;花全为管状花。气香特异,味微苦

来源	制法	性状
《天津市中药饮片炮制规范》2012年版	除去杂质,喷淋清水,稍润,切段,干燥	本品茎呈圆柱形,上部多分枝,长30～80cm,直径0.2～0.6cm;表面黄绿色或棕黄色,具纵棱线;质略硬,易折断,断面中部有髓。叶互生,暗绿色或棕绿色,卷缩易碎,整者展平后为三回羽状深裂,裂片和小裂片矩圆形或长椭圆形,两面被短毛。气香特异,味微苦
《黑龙江省中药饮片炮制规范》2012年版	取原药材,除去杂质,洗净,稍润,切段,干燥,即得	本品为不规则的段,茎、叶混合。茎呈圆柱形,表面黄绿色或棕黄色,具纵棱线;质略硬,易折断,切面中部有髓。叶暗绿色或棕绿色,多皱缩、破碎,完整者展平后为三回羽状深裂,裂片及小裂片矩圆形或长椭圆形,两面被短毛。气香特异,味微苦
《山东省中药饮片炮制规范》2012年版	取青蒿,除去杂质,喷淋清水,稍润,切段,干燥	本品呈段状。茎圆柱形,表面黄绿色或棕黄色,具纵棱线,质略硬,切面中央有白色的髓。叶暗绿色或棕绿色,多皱缩或破碎,完整叶片展开后呈三回羽状深裂,裂片和小裂片矩圆形或长椭圆形,两面被短毛。头状花序小,多数,球形或类球形,直径约1.5mm,有短柄。气香特异,味微苦
《湖南省中药饮片炮制规范》2010年版	取原药材,除去杂质,喷淋清水,稍润,切中段,阴干	为中段。茎圆柱形,表面黄绿色或棕黄色,具纵棱线,质硬,切面中部有髓。叶多皱缩破碎,叶缘深裂,两面被短毛。气香特异,味微苦
《新疆维吾尔自治区中药维吾尔药饮片炮制规范》2010年版	除去杂质,喷淋清水,稍润,切段,阴干	本品呈段状,茎、叶、花混合。茎呈圆柱形,表面黄绿色或棕黄色,具纵棱线;质略硬,断面髓部白色。叶互生,暗绿色或棕绿色,卷缩易碎,完整者展平后为三回羽状深裂,裂片及小裂片矩圆形或长椭圆形,两面被短毛。气香特异,味微苦
《陕西省中药饮片标准》第一册(2009年)	取药材青蒿,除去杂质,喷淋清水,稍润,切段,低温干燥	本品为不规则小段。茎呈圆柱形,直径0.1～0.6cm,表面黄绿色或棕黄色,具纵棱线;质略硬,易折断,断面中部有髓。叶互生,暗绿色或棕绿色,卷缩易碎,完整者展平后为三回羽状深裂,裂片及小裂片矩圆形或长椭圆形,两面被短毛。头状花序。气香特异,味微苦
《江西省中药饮片炮制规范》2008年版	除去杂质,喷淋清水,稍润,切段,阴干或低温干燥	本品呈不规则的段,茎叶混合。茎呈圆柱形,表面黄绿色或棕黄色,具纵棱线;质略硬,易折断,断面中部有髓。叶暗绿色或棕绿色,卷曲易碎,完整者展平后为三回羽状深裂,裂片及小裂片矩圆形或长椭圆形,两面被短毛。气香特异,味微苦
《北京市中药饮片炮制规范》2008年版	取原药材,除去杂质	本品为不规则中段。茎呈圆柱形,表面黄绿色或棕黄色,具纵棱线,切面中央髓白色。叶暗绿色或棕绿色,多破碎。气香特异,味微苦
《广西壮族自治区中药饮片炮制规范》2007年版	除去杂质,喷淋清水,稍润,切段,晒干	本品为黄绿色或棕黄色的短段。茎呈圆柱形,具纵棱线;质略硬,易折断,断面中部有髓。叶暗绿色或棕绿色,卷缩易碎,完整者展平后为三回羽状深裂,裂片及小裂片矩圆形或长椭圆形,两面被短毛。气香特异,味微苦。无杂质

续表

来源	制法	性状
《重庆市中药饮片炮制规范》2006年版	除去杂质,喷淋清水,稍润,切段,晒干	为茎、叶混合的段。茎呈圆柱形,直径0.2～0.6cm;表面黄绿色或棕黄色,具纵棱线;质略硬,易折断,切面中部有髓。叶互生,暗绿色或棕绿色,卷缩易碎,完整者展平后为三回羽状深裂,裂片及小裂片矩圆形或长椭圆形,两面被短毛。气香特异,味微苦
《贵州省中药饮片炮制规范》2005年版	取原药材,除去杂质及粗梗,喷淋清水,稍润,切段,晒干	本品为不规则的段,茎、叶混合。茎呈圆柱形,表面黄绿色或棕黄色,具纵棱线,切面中部有髓。叶多卷缩破碎,暗绿色或棕绿色,两面被短毛。气香特异,味微苦
《河南省中药饮片炮制规范》2005年版	除去杂质,喷淋清水,稍润,切段,晒干	本品为不规则的段,茎、叶、花混合。茎呈圆柱形,表面黄绿色或棕黄色,具纵棱线;质略硬,易折断,断面中部有髓。叶暗绿色或棕绿色,卷缩易碎,完整者展平后为三回羽状深裂,裂片及小裂片矩圆形或长椭圆形,两面被短毛。气香特异,味微苦
《安徽省中药饮片炮制规范》2005年版	取原药材,除去杂质,抢水洗净,稍晾,切段,干燥	为不规则的段,茎、叶、花混合。茎呈圆柱形,表面黄绿色或棕黄色,具纵棱线;质略硬,易折断,切面中部有髓。叶互生,叶片多皱缩、破碎,暗绿色或棕绿色,完整者展平后为三回羽状深裂,裂片及小裂片矩圆形或长椭圆形,两面被短毛。花黄色。气香特异,味微苦
《江苏省中药饮片炮制规范》2002年版	取原药材,除去杂质,喷淋清水,稍润,切段,晒干,筛去灰屑	为不规则的小段,茎、叶、花混合。茎呈圆柱形,表面黄绿色或棕黄色,具纵棱线。质硬,切面中部有髓。叶多皱缩,破碎,叶缘深裂,两面被短毛。气香特异,味微苦
《四川省中药饮片炮制规范》2002年版	除去杂质,淋润,切段,晒干	本品为茎、叶混合的段。茎褐黄色,表面有棱,中心有髓。叶青黄色,芳香气浓
《福建省中药饮片炮制规范》1998年版	除去老梗及杂质,抢水洗净,稍润,切中段,干燥	呈茎、叶混合的段状,段长10～20mm。茎圆柱形,表面黄绿色或棕黄色,有纵棱线,切面中部有髓。叶暗绿色或棕绿色,两面被短毛。气香特异,味微苦
《上海市中药炮制规范》1994年版	将原药除去残根等杂质,下半段浸1～2小时,上半段淋水,润透,切短段,晒或低温干燥,筛去灰屑	本品呈短段状。茎圆柱形,直径1～5mm,外表面黄棕色至棕褐色,具纵棱线,有的可见互生的枝和叶,切面黄白色,中央有髓。叶片已切断,多皱缩和破碎,暗绿色至褐绿色,展平后,可见叶缘呈齿状或浅裂,3裂者中间裂片较宽,宽3～6mm。质稍坚。气香特异,味微苦
《吉林省中药饮片炮制规范》1986年版	除去杂质,喷淋清水,润透,切10mm段,晒干	无具体要求
《云南省中药饮片炮制规范》1986年版	取原药拣净杂质,去净须根,洒水吸润4小时,铡成长约2cm的节片,晒干,即可	中节片:长不超过3cm。茎叶混合,茎外表褐黄色,中心白色,叶青绿色,有特异香气。味微苦

来源	制法	性状
《辽宁省中药炮制规范》1986 年版	除去杂质（包括混入的老茎），淋水润透，切段，晒干或低温干燥	段长 5～10mm，有香气
《广东省中药饮片炮制规范》1984 年版	除去杂质，切断	本品茎呈圆柱形，上部多分枝，表面黄绿色或棕黄色，具纵棱线。质略硬，易折断。叶互生，暗绿色或棕绿色，卷缩易碎，完整者展平后为二回羽状深裂，裂片及小裂片短圆形或长椭圆形，两面被短毛。气清香，味微苦。以色黄绿、叶多、香气浓者为佳
《甘肃省中药饮片炮制规范》1980 年版	除去杂质，剁去根，洗净泥土，润透，切节，晒干	无具体要求

2. 炒青蒿 《中国药典》2020 年版未收载本炮制规格，常见地方标准制法及性状见表88-2。

表 88-2　炒青蒿常见地方标准制法及性状要求

来源	制法	性状
《重庆市中药饮片炮制规范》2006 年版	取净青蒿段，置热锅内，文火炒至微焦为度，取出，放凉	为黄色或褐黄色，略带焦斑
《四川省中药饮片炮制规范》2002 年版	取净青蒿段，置炒锅内，文火照清炒至微焦为度，取出，晾凉	炒后色较深

3. 青蒿子 《中国药典》2020 年版未收载本炮制规格，常见地方标准制法及性状见表88-3。

表 88-3　青蒿子常见地方标准制法及性状要求

来源	制法	性状
《浙江省中药炮制规范》2015 年版	取原药，除去杂质。筛去灰屑	本品大多已散碎。完整的果序呈球形，直径 1.5～2mm，有短梗。总苞片 2～3 层，外层狭长圆形，绿色，内层椭圆形，边缘宽膜质。瘦果长圆形至椭圆形，长约 0.7mm，褐色。气香，味苦
《江苏省中药饮片炮制规范》2002 年版	取原药材，除去杂质及灰屑	呈卵圆形、矩圆形或半球形，长 1～2mm。苞片光滑，2～4 层，最外层较小，卵圆形，背面中央为灰绿色，革质，边缘膜质花序梗短小，常脱落。质脆易碎。瘦果有时可见，呈细小椭圆形。气清香，味微甘
《上海市中药饮片炮制规范》2018 年版	将药材除去残存的老茎粗梗等杂质，下半段略浸，上半段淋水，润透，切短段，晒或低温干燥，筛去灰屑	本品呈短段状。茎段为圆柱形，直径 0.1～0.6cm；表面黄绿色至棕黄色，具纵棱线，有的可见互生的枝和叶，切面黄白色，中央有髓；质略硬。叶片多皱缩、破碎，暗绿色至棕绿色，完整者展平后为三回羽状深裂，裂片及小裂片矩圆形或长椭圆形，两面被短毛，质脆易碎。头状花序，花序梗众多。气香特异，味微苦

4. **青蒿梗** 《中国药典》2020年版未收载本炮制规格,常见地方标准制法及性状见表88-4。

表88-4 青蒿梗常见地方标准制法及性状要求

来源	制法	性状
《浙江省中药炮制规范》2005年版	取原药,除去须根等杂质,筛去灰屑	为类圆形的厚片或段。表面黄绿色至棕黄色,有纵沟纹及棱线状突起;切面平坦,黄白色,髓类白色。质坚而脆。气微香,味淡

5. **醋炒青蒿** 《中国药典》2020年版未收载本炮制规格,常见地方标准制法及性状见表88-5。

表88-5 醋炒青蒿常见地方标准制法及性状要求

来源	制法	性状
《云南省中药饮片炮制规范》1986年版	取生片放入锅内用武火炒,每50kg加醋5~7.5kg,边炒边洒,炒至黄褐色,取出,晾冷,即可	呈黑褐色

6. **鳖血青蒿** 《中国药典》2020年版未收载本炮制规格,常见地方标准制法及性状见表88-6。

表88-6 鳖血青蒿常见地方标准制法及性状要求

来源	制法	性状
《福建省中药饮片炮制规范》1998年版	取青蒿段,加入鳖血,拌匀,稍闷,用文火炒干	形如青蒿,色棕褐。气腥
《上海市中药炮制规范》1994年版	将青蒿与鲜鳖血、黄酒混合液拌匀,使之吸尽,干燥。每青蒿100g,用鲜鳖血13g,黄酒25g	色较深,微具腥臭。余同青蒿

【金老谈青蒿炮制历史】

综合古代青蒿的炮炙方法,主要有炒、焙、烧、炭等法,有不加辅料,也有加辅料。辅料有醋、蜜、童便、鳖血等,下面分别予以介绍。

一、不加辅料炮炙

包括炒、焙法。

1. **炒法** 清代《本草述钩元》:"秋冬用根实,实须炒过。"宋代《太平惠民和剂局方》和《日华子本草》中皆有"炒青蒿子"的相关记载。

2. **焙法** 明代《幼幼新书》记载"青蒿焙干为末"。

3. **烧法** 唐代《千金翼方》《新修本草》中记载"青蒿灰烧蒿作之,柃灰烧木叶作之,并堪蚀恶肉"。

4. **炭法** 清代《食疗本草》记载"制炭淋汁,和锻石煎,治恶疮癣"。

二、加辅料炮炙

应用的辅料有醋、鳖血、童便等,其中以酒最为常见。在炙法中有用一种辅料的,也有用两种辅料合并使用的。

（一）单一辅料炮炙

1. **童便制** 唐代《食疗本草》中记载"治骨蒸，以小便渍一两宿，干，末为丸，甚去热劳"。宋代《圣济总录》："用童子小便浸一宿，洗晒干焙。"明代《本草纲目》："凡使，惟中为妙，到膝即仰，到腰即俯。使子勿使叶，使根勿使茎，四件若同使，翻然成痼疾。采得叶，用七岁儿七个溺，浸七日七夜，漉出晒干。"

2. **醋制** 清代《食疗本草》中记载"自然香醋淹为菹，益人"。

（二）多种辅料炮炙

童便、酒、蜜制 宋代《妇人大全良方》中记载"用青蒿一斤，童子小便五升，好酒一升，熬青蒿汁约二升以来漉去青蒿不用，入酥、蜜再熬成膏"。

【金老论青蒿炮制与临床】

一、临床功效与主治

本品味苦、辛，性寒。归肝、胆经。功善清虚热，除骨蒸，解暑热，截疟，退黄。用于温邪伤阴，夜热早凉，阴虚发热，骨蒸劳热，暑邪发热，疟疾寒热，湿热黄疸（表88-7）。

表88-7 青蒿各临床常用炮制规格功效、主治对比

炮制规格	功效	主治
青蒿	清虚热，除骨蒸，解暑热，截疟，退黄	用于温邪伤阴，夜热早凉，阴虚发热，骨蒸劳热，暑邪发热，疟疾寒热，湿热黄疸
炒青蒿	清热解暑，除蒸，截疟	用于小儿潮热等证
青蒿子	清虚热	用于骨蒸劳热
青蒿梗	清暑辟秽，除虚热	用于暑热痞闷，骨蒸劳热，盗汗
醋炒青蒿	泻热，清暑，理瘵	治温病，暑热，骨蒸劳热，疟疾寒热，疥癣恶疮
鳖血青蒿	清热解暑，除蒸截疟。鳖血炒滋阴除蒸	用于暑邪发热、阴虚发热、夜热早凉、骨蒸劳热、疟疾寒热、湿热黄疸

二、临床调剂

1. **用法用量** 6～12g，后下；或鲜用绞汁服，不宜久煎。外用适量，涂敷或煎水洗。
2. **临床使用与禁忌** 脾胃虚寒泄泻者慎服。
3. **贮藏** 置阴凉干燥处。鳖血青蒿置石灰瓮内。

本品临床常用炮制规格与调剂注意事项见表88-8。

表88-8 青蒿临床常用炮制规格与调剂注意事项

炮制规格	处方名	用法用量	特殊禁忌	特殊贮藏方法
青蒿	青蒿	6～12g，后下。外用适量，涂敷或煎水洗	脾胃虚寒泄泻者慎服	置阴凉干燥处。鳖血青蒿置石灰瓮内
炒青蒿	炒青蒿	6～12g，后下		

续表

炮制规格	处方名	用法用量	特殊禁忌	特殊贮藏方法
青蒿子	青蒿子	3～6g		
青蒿梗	青蒿梗、香蒿梗	4.5～9g		
醋炒青蒿	醋炒青蒿	4.5～9g		
鳖血青蒿	鳖血青蒿	4.5～9g		

地 骨 皮

【来源】

本品为茄科植物枸杞 *Lycium chinense* Mill. 或宁夏枸杞 *Lycium barbarum* L. 的干燥根皮。春初或秋后采挖根部,洗净,剥取根皮,晒干。

【炮制规格】

地骨皮

(1)《中国药典》2020 年版标准:除去杂质及残余木心,洗净,晒干或低温干燥。

性状:本品呈筒状或槽状,长短不一。外表面灰黄色至棕黄色,粗糙,有不规则纵裂纹,易成鳞片状剥落。内表面黄白色至灰黄色,较平坦,有细纵纹。体轻,质脆,易折断,断面不平坦,外层黄棕色,内层灰白色。气微,味微甘而后苦。

(2)地方标准(表 89-1)

表 89-1　地骨皮常见地方标准制法及性状要求

来源	制法	性状
《上海市中药饮片炮制规范》2018 年版	将药材除去残余木心、皮屑等杂质,快洗,干燥,过长者折断,筛去灰屑	本品呈筒状、槽状或不规则形的块状,长者达3cm,宽 0.5～1.5cm,厚 0.1～0.3cm。外表面灰黄色至棕黄色,粗糙,有不规则纵裂纹,易成鳞片状剥落。内表面黄白色至灰黄色,较平坦,有细纵纹。体轻,质脆,易折断,断面不平坦,外层黄棕色,内层灰白色。气微,味微甘而后苦
《四川省中药饮片炮制规范》2015 年版	除去杂质及残余木心,洗净,沥干略润,切段,低温干燥	本品为筒状或槽状的段,厚 0.1～0.3cm。外表面灰黄色至棕黄色,粗糙,有不规则纵裂纹,易成鳞片状剥落。内表面黄白色至灰黄色,较平坦,有细纵纹。体轻,质脆,易折断,断面不平坦,外层黄棕色,内层灰白色。气微,味微甘而后苦
《浙江省中药炮制规范》2015 年版	取原药,除去木心等杂质,洗净,干燥,切段	呈筒状、槽状或不规则的碎片,厚 0.1～0.3cm。外表面灰黄色至棕黄色,粗糙,有不规则纵裂纹,易呈鳞片状剥落;内表面黄白色至灰黄色,较平坦,有细纵纹。体轻,质脆,断面不平坦,外层黄棕色,内层灰白色,常可见白色晶状物。气微,味微甘而后苦

续表

来源	制法	性状
《天津市中药饮片炮制规范》2012年版	除去杂质及残余木心，洗净，晒干或低温干燥	本品呈筒状或槽状，长短不一。外表面灰黄色至棕黄色，粗糙，有不规则纵裂纹，易成鳞片状剥落。内表面黄白色至灰黄色，较平坦，有细纵纹。体轻，质脆，易折断，断面不平坦，外层黄棕色，内层灰白色。气微，味微甘而后苦
《黑龙江省中药饮片炮制规范》2012年版	取原药材，除去杂质及残留木心，洗净，干燥，折成长段，即得	本品多为筒状、半筒状或不规则的碎片，长短不一，皮厚1~3mm。外表面灰黄色至棕黄色，粗糙，有不规则纵裂纹，易成鳞片状剥落；内表面灰白色至灰黄色，较平坦，有细纵纹。质脆，易断，断面可见灰白色与黄棕色交杂的颗粒。气微，味微甘而后苦
《湖南省中药饮片炮制规范》2010年版	取原药材，除去杂质及残存木心，抢水洗净，捞出沥干，切短段，干燥，筛去灰屑	为卷筒状或槽状短段片，厚0.1~0.3cm。外表面灰黄色至棕黄色，粗糙，有不规则纵裂纹，易成鳞片状剥落；内表面黄白色至灰黄色，较平坦，有细纵纹。体轻，质脆，易折断，断面不平坦，外层黄棕色，内层灰白色。气微，味微甘而后苦
《陕西省中药饮片标准》第一册（2009年）	取地骨皮，除去杂质及残余木心，洗净，干燥	本品呈筒状或槽状，宽0.5~1.5cm，厚0.1~0.3cm。外表面灰黄色至棕黄色，粗糙，有不规则纵裂纹，易成鳞片状剥落。内表面黄白色至灰黄色，较平坦，有细纵纹。体轻，质脆，易折断，断面不平坦，外层黄棕色，内层灰白色。气微，味微甘而后苦
《江西省中药饮片炮制规范》2008年版	（1）除去杂质及残余木心，洗净，干燥（2）除去杂质及残留木心，洗净，稍润切丝，干燥	本品呈筒状或槽状或呈丝丝状，长3~10cm，宽0.5~1.5cm，厚0.1~0.3cm。外表面灰黄色至棕黄色，粗糙，有不规则纵裂纹，易成鳞片状剥落。内表面黄白色至灰黄色，较平坦，有细纵纹。体轻，质脆，易折断，断面不平坦，外层黄棕色，内层灰白色。气微，味微甘而后苦
《广西壮族自治区中药饮片炮制规范》2007年版	除去杂质及残存木心，抢水洗净，捞出沥干，切短段，干燥，筛去灰屑	本品为厚0.1~0.3cm的卷曲筒状短段。外表面灰黄色至棕黄色，粗糙，有不规则纵裂纹，易成鳞片状剥落。内表面黄白色至灰黄色，较平坦，有细纵纹。体轻，质脆，易折断，断面不平坦，外层黄棕色，内层灰白色。气微，味微甘而后苦。无木心及杂质
《重庆市中药饮片炮制规范》2006年版	除去杂质及残余木心，洗净，晒干	为筒状或槽状，宽0.5~1.5cm，厚0.1~0.3cm。外表面灰黄色至棕黄色，粗糙，有不规则纵裂纹，易成鳞片状剥落。内表面黄白色至灰黄色，较平坦，有细纵纹。体轻，质脆，易折断，断面不平坦，外层黄棕色，内层灰白色。气微，味微甘而后苦
《安徽省中药饮片炮制规范》2005年版	取原药材，除去残留木心、杂质，洗净，干燥。或稍润，切段，干燥	为筒状或槽状的段。外表面灰黄色至棕黄色，粗糙，有不规则纵裂纹，易成鳞片状剥落。内表面黄白色至灰黄色，较平坦，有细纵纹。体轻，质脆，易折断，断面不平坦，外层黄棕色，内层灰白色。气微，味微甘而后苦

来源	制法	性状
《河南省中药饮片炮制规范》2005 年版	除去杂质和残余木心，洗净，晒干	本品呈筒状或槽状，长短不一。外表面灰黄色至棕黄色，粗糙，有不规则纵裂纹，易成鳞片状剥落。内表面黄白色至灰黄色，较平坦，有细纵纹。体轻，质脆，易折断，断面不平坦，外层黄棕色，内层灰白色。气微，味微甘而后苦
《贵州省中药饮片炮制规范》2005 年版	取原药材，除去杂质及残余木心，抢水洗净，切段，干燥	本品为筒状或槽状的段，宽 0.5～1.5cm，厚 0.1～0.3cm。外表面灰黄色至棕黄色，粗糙，有不规则纵裂纹，易成鳞片状剥落。内表面黄白色至灰黄色，较平坦，有细纵纹。体轻，质脆，易折断，切面外层黄棕色，内层灰白色。气微，味微甘而后苦
《福建省中药饮片炮制规范》1998 年版	除去杂质及残余木心，洗净，稍润，切中段，晒干	本品呈短筒状或槽状段片，段长 10～15mm，切面外层背棕色，内层灰白色，外表面灰黄色至棕黄色，粗糙，具纵皱纹，易成鳞片状剥落。内表面黄白色，较平坦。体轻，质脆。气微，味微甘而后苦
《吉林省中药饮片炮制规范》1986 年版	除去杂质，筛去灰屑	无具体要求
《云南省中药饮片炮制规范》1986 年版	取原药拣净杂质，筛去灰屑，即可	呈卷形和不规则的碎片和细条，长约 7cm，卷片，灰黄色，断面暗灰色，质轻脆
《辽宁省中药炮制规范》1986 年版	除去杂质，洗净，润透，切丝，干燥，筛去灰屑	无具体要求
《甘肃省中药饮片炮制规范》1980 年版	除去杂质和木心，筛去泥土	无具体要求

【金老谈地骨皮炮制历史】

综合古代地骨皮的炮炙方法，主要有炒法。

不加辅料炮炙

炒法　《太平惠民和剂局方》：“炒黄。”

【金老论地骨皮炮制与临床】

一、临床功效与主治

本品味甘，性寒。归肺、肝、肾经。功善凉血除蒸，清肺降火。用于阴虚潮热，骨蒸盗汗，肺热咳嗽，咯血，衄血，内热消渴。

二、临床调剂

1. **用法用量**　6～15g。外用适量。
2. **临床使用与禁忌**　外感风寒发热及脾虚便溏者不宜用。
3. **贮藏**　置干燥处。

秦　艽

【来源】

本品为龙胆科植物秦艽 *Gentiana macrophylla* Pall.、麻花秦艽 *Gentiana straminea* Maxim.、粗茎秦艽 *Gentiana crassicaulis* Duthie ex Burk. 或小秦艽 *Gentiana dahurica* Fisch. 的干燥根。前三种按性状不同分别习称"秦艽"和"麻花艽"，后一种习称"小秦艽"。春、秋二季采挖，除去泥沙；秦艽和麻花艽晒软，堆置"发汗"至表面呈红黄色或灰黄色时，摊开晒干，或不经"发汗"直接晒干；小秦艽趁鲜时搓去黑皮，晒干。

【炮制规格】

1. 秦艽

（1）《中国药典》2020 年版标准：除去杂质，洗净，润透，切厚片，干燥。

性状：本品呈类圆形的厚片。外表皮黄棕色、灰黄色或棕褐色，粗糙，有扭曲纵纹或网状孔纹。切面皮部黄色或棕黄色，木部黄色，有的中心呈枯朽状。气特异，味苦、微涩。

（2）地方标准（表 90-1）

表 90-1　秦艽常见地方标准制法及性状要求

来源	制法	性状
《北京市中药饮片炮制规范》2023 年版	取原药材，除去杂质及残茎，大小分开，洗净，闷润 1～2 小时，至内外湿度一致，切段，干燥，筛去碎屑	本品为不规则圆柱形的段。外表皮黄棕色、灰黄色或棕褐色，粗糙，有纵向或扭曲的纵皱纹。切面皮部黄色或棕黄色，木部黄色，有的中心呈枯朽状。偶见残存茎基及纤维状叶鞘。气特异，味苦、微涩
《上海市中药饮片炮制规范》2018 年版	将药材除去残茎、砂石等杂质，洗净，略润，切厚片，晒干，用 50 目筛，筛去灰屑	本品为类圆形或不规则形的切片，直径 0.2～1cm。表面黄棕色、灰黄色至棕黄色，有纵向或扭曲的皱纹。切面皮部黄色、棕黄色或黄白色，木部黄色，有的具裂隙，周围有多数分隔的维管束环列。质硬脆或松脆。气特异，味苦、微涩
《天津市中药饮片炮制规范》2012 年版	除去杂质，洗净，润透，切厚片，干燥	本品呈类圆形的厚片。外表皮黄棕色、灰黄色或棕褐色，粗糙，有扭曲纵纹或网状孔纹。切面皮部黄色或棕黄色，木部黄色，有的中心呈枯朽状。气特异，味苦、微涩
《新疆维吾尔自治区中药维吾尔药饮片炮制规范》2010 年版	除去芦头及杂质，大小分档，洗净，略泡，捞出，闷润至透，切厚片，干燥	本品为不规则的类圆形厚片，表面黄白色或棕黄色，显油性；周边棕黄色或灰黄色，有纵向或扭曲的纵皱纹，质脆。气特异，味苦、微涩
《湖南省中药饮片炮制规范》2010 年版	取原药材，除去杂质，洗净，润透，切短段片，干燥，筛去碎屑	秦艽：为类圆形短段片，表面黄棕色或灰棕色，质硬而脆，易折断，切面略显油性，皮部黄色或棕黄色，木部黄色。气特异，味苦、微涩 麻花艽：为类圆形短段片，直径可达 7cm，周边皮部棕褐色。粗糙，有裂隙。质松脆，易折断，切面多呈枯朽状 小秦艽：为类圆形短段片，直径 0.2～1cm。表面棕黄色。断面黄白色

续表

来源	制法	性状
《甘肃省中药炮制规范》2009年版	除去杂质，洗净泥土，润透，切段，晒干	秦艽段长5～10mm。无残茎等杂质
《陕西省中药饮片标准》第一册（2009年）	取药材秦艽，除去杂质，洗净，润透，切厚片或短段，干燥	本品呈不规则的圆形厚片或类圆柱形小段，直径0.2～3cm。切面略显油性，皮部黄白色至棕黄色，木部黄色。周皮表面灰黄色、黄棕色至棕褐色，具纵向或扭曲的纵皱纹。气特异，味苦、微涩
《江西省中药饮片炮制规范》2008年版	除去杂质，抢水洗净，润透，切厚片，干燥	本品为不规则的厚片。表面黄色或棕黄色至黄白色，有的中心呈枯朽状。周边棕黄色至棕褐色，可见扭曲纵纹或网状孔。质硬而脆或松脆。气特异，味苦、微涩
《广西壮族自治区中药饮片炮制规范》2007年版	除去杂质，洗净，润透，切厚片，干燥，筛去灰屑	为不规则的圆形厚片。表面黄棕色或灰黄色。质硬而脆，切面略显油性，皮部黄色或棕黄色，木质部黄色。气特异，味苦、微涩
《重庆市中药饮片炮制规范》2006年版	除去杂质，洗净，润透，切厚片，晒干	为不规则圆形厚片，扭曲，直径1～3cm。周边黄棕色或灰黄色，有纵向皱纹。质硬而脆，切面略显油性，皮部黄色或棕黄色，木部黄色，中间木心黄色。气特异，味苦、微涩 麻花艽：直径可达7cm。周边棕褐色，粗糙，有裂隙呈网状孔纹。质松脆，切面多呈枯朽状 小秦艽：直径0.2～1cm。周边棕黄色。切面黄白色
《安徽省中药饮片炮制规范》2005年版	取原药材，除去杂质，大小分档，洗净，润透，切厚片，干燥，筛去碎屑	为不规则圆形厚片。切面皮部黄色或棕黄色，中间木心黄色（秦艽），有的中心呈枯朽状（麻花秦艽）；周边棕黄色、灰黄色或棕褐色。气特异，味苦、微涩
《浙江省中药炮制规范》2005年版	取原药，除去杂质，洗净，润软，切厚片或短段（小秦艽），干燥。簸去掉落的叶鞘	为类圆形的厚片，直径0.5～3cm。表面黄棕色或灰黄色，有纵皱纹。切面皮部棕黄色，滋润，形成层环褐色，木部黄白色或黄色，外侧导管孔稍明显；根头部切面常可见数个环状排列形似支根的木质部束，由次生的内、外周皮分隔而形成。气特异，味苦、微涩 麻花秦艽：为不规则形的厚片，直径可达7cm；或已破碎。表面有黄棕色斜向的网状纵棱，网间隙狭长，多为黑褐色。切面多呈枯朽状，由多个次生的内、外周皮分隔的木质部束形成，形似支根 小秦艽：为厚片或短段，直径0.2～1cm。根头部常具纤维状或膜质的叶鞘残基。切面皮部较疏松，有时有裂隙，木部导管孔较明显
《河南省中药饮片炮制规范》2005年版	除去杂质，洗净，润透，切厚片，干燥	为不规则厚片。表面棕黄色至棕褐色；切面棕黄色至黄白色，有的中心呈枯朽状。气特异，味苦、微涩
《江苏省中药饮片炮制规范》2002年版	取原药材，除去杂质，大小分档，洗净，润透，切厚片，干燥，筛去灰屑	为不规则圆形厚片。切面皮部黄色或棕黄色，中间木心黄色（秦艽）；有的切面中心呈枯朽状（麻花秦艽），周边棕黄色或灰黄色。气特异，味苦、微涩
《四川省中药饮片炮制规范》2002年版	除去杂质，洗净，润透，切厚片，干燥	本品为不规则厚片。表面棕黄色至棕褐色，断面棕黄色，有的中心呈枯朽状，气特殊，味苦涩

来源	制法	性状
《山东省中药炮制规范》2002年版	去净芦头及杂质,大小分档,洗净,略泡,捞出,闷润至透,切厚片,干燥	本品为不规则的类圆形厚片,片面黄白色至棕黄色,显油性;周边棕黄色至灰黄色,有纵向或扭曲的纵皱纹,质脆。气特异,味苦,微涩
《福建省中药饮片炮制规范》1998年版	除去杂质,洗净,润透,切厚片,干燥	呈片状,片厚2～4mm。切面皮部黄色或棕黄色,木部黄色或黄白色或呈枯朽状;外皮棕黄色或灰黄色或棕褐色。气香特异,味苦,微涩
《云南省中药饮片炮制规范》1986年版	取原药拣净杂质,洗去泥土,捞出,吸约8小时,若不透心再洒水吸润至透心,除去芦头,铡成厚约1.7mm的圆片,晒干,簸净须毛即可	圆片:厚不超过2.5mm,黄棕色,片面有淡黄棕色的轮圈,圈内为黄棕色,味苦
《吉林省中药饮片炮制规范》1986年版	除去杂质,洗净泥土,捞出,稍润,切2mm片,晒干	无具体要求
《辽宁省中药炮制规范》1986年版	除去杂质,洗净,润透,切片,干燥,筛去灰屑	片厚2～4mm,气特异,味苦

2. 酒秦艽 《中国药典》2020年版未收载本炮制规格,常见地方标准制法及性状见表90-2。

表90-2　酒秦艽常见地方标准制法及性状要求

来源	制法	性状
《甘肃省中药炮制规范》2009年版	取净秦艽,用黄酒拌匀,闷润至透,置锅内,用文火加热,炒干,出锅,放凉。每净秦艽100kg,用黄酒20kg	形如秦艽。表面棕黄色或棕褐色。具酒香气
《江西省中药饮片炮制规范》2008年版	取秦艽片用黄酒拌匀,闷润至透,置锅内,用文火加热,炒至深黄色,出锅,放凉	形如秦艽片,略具酒香气
《河南省中药饮片炮制规范》2005年版	取秦艽片与黄酒拌匀,闷润至酒尽时,晾干。每100kg秦艽片,用黄酒12kg	形如秦艽片,略有酒气
《福建省中药饮片炮制规范》1998年版	取秦艽片与黄酒拌匀,闷润至透,置锅内,用文火加热,炒干,出锅,放凉	形如秦艽,色略深,微具酒气

3. 秦艽花 《中国药典》2020年版未收载本炮制规格,常见地方标准制法及性状见表90-3。

表90-3　秦艽花常见地方标准制法及性状要求

来源	制法	性状
《青海省藏药炮制规范》2010年版	取原药材,除去杂质	本品为皱缩不展的筒形花朵。花多破碎,长2.5～3.5cm,直径4～9mm,黄白色,偶有绿色或淡紫褐色斑纹。完整的花,管状,白色,膜质,花萼一侧开裂,萼齿2～5,不等长,雄蕊5枚,子房矩圆形,花柱极短,柱头2裂。气微,味苦

【金老谈秦艽炮制历史】

综合古代秦艽的炮炙方法,主要有炙、洗等法,有不加辅料的,也有加辅料的。辅料有酒等,下面分别予以介绍。

一、不加辅料炮炙

炙法　《博济方》:"炙。"

二、加辅料炮炙

酒制　明代《疮疡经验全书》:"洗去泥土,酒拌晒。"明代《仁术便览》:"酒洗浸。"清代《医宗说约》:"酒洗切片。"

【金老论秦艽炮制与临床】

一、临床功效与主治

本品味辛、苦,性平。归胃、肝、胆经。功善祛风湿,清湿热,止痹痛,退虚热。用于风湿痹痛,中风半身不遂,筋脉拘挛,骨节酸痛,湿热黄疸,骨蒸潮热,小儿疳积发热(表90-4)。

表90-4　秦艽各临床常用炮制规格功效、主治对比

炮制规格	功效	主治
秦艽	祛风湿,清湿热,止痹痛,退虚热	用于风湿痹痛,中风半身不遂,筋脉拘挛,骨节酸痛,湿热黄疸,骨蒸潮热,小儿疳积发热
酒秦艽	可增强其活血通络、舒筋、祛风作用	同秦艽
秦艽花	清热解毒	用于胃肠炎、肝炎、胆囊炎等症

二、临床调剂

1. **用法用量**　3～10g。
2. **临床使用与禁忌**　无。
3. **贮藏**　置通风干燥处。

本品临床常用炮制规格与调剂注意事项见表90-5。

表90-5　秦艽临床常用炮制规格与调剂注意事项

炮制规格	处方名	用法用量	特殊禁忌	特殊贮藏方法
秦艽	秦艽、大艽、西秦、左秦艽	3～10g		置通风干燥处
酒秦艽	酒秦艽	3～10g		
秦艽花	秦艽花			

桑　枝

【来源】

本品为桑科植物桑 *Morus alba* L. 的干燥嫩枝。春末夏初采收,去叶,晒干,或趁鲜切片,晒干。

【炮制规格】

1. 桑枝

(1)《中国药典》2020 年版标准:未切片者,洗净,润透,切厚片,干燥。

性状:本品呈类圆形或椭圆形的厚片。外表皮灰黄色或黄褐色,有点状皮孔。切面皮部较薄,木部黄白色,射线放射状,髓部白色或黄白色。气微,味淡。

(2)地方标准(表 91-1)

表 91-1　桑枝常见地方标准制法及性状要求

来源	制法	性状
《天津市中药饮片炮制规范》2012 年版	未切片者,洗净,润透,切厚片,干燥	本品呈类圆形或椭圆形的厚片。外表皮灰黄色或黄褐色,有点状皮孔。切面皮部较薄,木部黄白色,射线放射状,髓部白色或黄白色。气微,味淡
《湖南省中药饮片炮制规范》2010 年版	取原药材,除去杂质,洗净,润透,切薄片,干燥,筛去灰屑	为薄片。周边表皮灰黄色或黄褐色,有多数黄褐色点状皮孔及细纵纹,并有灰白色略呈半圆形的叶痕和黄棕色的腋芽。质坚韧,切面纤维性。皮部较薄,木部黄白色,射线放射状,髓部白色或黄白色。气微,味淡
《陕西省中药饮片标准》第一册(2009 年)	取药材桑枝,除去杂质;未切片者洗净,润透,切厚片,干燥	本品呈圆形或长圆形的厚片,直径 0.5～1.5cm。切面纤维性,皮部较薄,木部黄白色,射线放射状,髓部白色或黄白色、质软。周皮表面灰黄色或黄褐色,有多数黄褐色点状皮孔及细纵纹,有的可见灰白色略呈半圆形的叶痕和黄棕色的腋芽。气微,味淡
《江西省中药饮片炮制规范》2008 年版	(1)未切片者,洗净,润透,切厚片,干燥 (2)除去杂质,干品浸 4～6 天,润透,鲜品洗净,刮去皮,切斜薄片,干燥	本品为类圆形的斜薄片或厚片。表面皮部较薄,木部黄白色,射线放射状,髓白色或黄白色。边缘灰黄色或黄褐色,有多数黄褐色点状皮孔及细纵纹,并有灰白色略呈半圆形的叶痕和黄棕色的腋芽。质坚韧。气微,味淡
《北京市中药饮片炮制规范》2008 年版	取原药材,除去杂质	本品为类圆形或椭圆形厚片。外表皮灰黄色或黄褐色,有多数黄褐色点状皮孔及细纵纹。切面皮部较薄,木部黄白色,射线放射状,髓部白色或黄白色。质坚韧。气微,味淡
《广西壮族自治区中药饮片炮制规范》2007 年版	除去杂质,洗净,润透,切厚片,晒干,筛去灰屑	为长椭圆形厚片,厚 0.2～0.5cm。表面灰黄色或黄褐色,有多数黄褐色点状皮孔及细纵纹,并有灰白色略呈半圆形的叶痕和黄棕色的腋芽。质坚韧,切面纤维性,皮部较薄,木质部黄白色,射线放射状,髓部白色或黄白色。气微,味淡。无杂质

续表

来源	制法	性状
《重庆市中药饮片炮制规范》2006 年版	洗净,润透,切厚片,晒干	为长椭圆形厚片,直径 0.5～1.5cm。周边灰黄色或黄褐色,有多数黄褐色点状皮孔及细纵纹。质坚韧,切面纤维性。皮部较薄,木部黄白色,射线放射状,髓部白色或黄白色。气微,味淡
《安徽省中药饮片炮制规范》2005 年版	取原药材,除去老枝、杂质,洗净,稍浸泡,润透,切厚片,干燥,筛去碎屑	为长椭圆形厚片。切面黄白色,有放射状纹理,髓部白色或黄白色;周边黄褐色或灰褐色。质坚韧。气微,味淡
《浙江省中药炮制规范》2005 年版	取原药,筛去灰屑。未切片者,洗净,润透,切厚片,干燥	为椭圆形的厚片,直径 0.5～1.5cm。表面灰黄色,有细纵纹及点状皮孔。切面皮部极薄;木部黄白色,有放射纹理;髓部白色,松软。质坚韧,纤维性。气微,味淡
《河南省中药饮片炮制规范》2005 年版	除去杂质,洗净,润透,切斜厚片,晒干	为斜厚片。表面灰黄色或黄褐色,有多数黄褐色点状皮孔及细纵纹,并有灰白色略呈半圆形的叶痕和黄棕色的腋芽。质坚韧,不易折断,断面纤维性。切片皮部较薄,木部黄白色,有放射状纹理,髓部白色或黄白色。气微,味淡
《贵州省中药饮片炮制规范》2005 年版	取原药材,除去杂质,洗净,润透,粗枝切厚片,细枝切段,晒干	为类椭圆形厚片或圆柱形段。切面皮部较薄,木部黄白色,呈放射状纹理,髓部白色或黄白色。周边灰黄色或黄褐色,有多数黄褐色点状皮孔及细纵纹。质坚韧,不易折断。气微,味淡
《江苏省中药饮片炮制规范》2002 年版	未切片者,拣去老枝,洗净,润透,切厚片晒干	本品为长椭圆形的厚片。切面黄白色,呈放射状纹理,髓部白色或黄白色;周边灰褐色或黄褐色。质韧。气微,味淡
《四川省中药饮片炮制规范》2002 年版	洗净,润透,切薄片,晒干	本品为薄片,切面皮部较薄,木部黄白色,有放射状纹理,髓部白色或黄白色
《福建省中药饮片炮制规范》1998 年版	除去杂质,洗净,润透,切薄片,干燥	呈圆形或椭圆形片状,片厚 1～2mm。切面皮部棕褐色,木部黄白色,有放射状纹理,髓部白色或黄白色;外皮灰黄色或黄褐色。气微,味淡
《上海市中药炮制规范》1994 年版	将原药除去杂质,筛去灰屑	本品为椭圆形或类圆形的薄片,直径 0.5～1.5cm。外表皮灰黄色至灰褐色,具细纵皱纹及点状皮孔。切面平坦,皮部极薄,木部黄白色,具细密放射状纹理,髓部白色。质坚。气微,味淡
《山东省中药炮制规范》1990 年版	除去杂质,粗细条分开,稍浸,洗净,润透,切厚片,干燥	本品为大小不一的长椭圆形厚片。片面木部黄白色,呈放射状纹理,髓部白色或黄白色;周边灰黄色或黄褐色,质坚韧。气微,味淡
《云南省中药饮片炮制规范》1986 年版	生片。取干桑枝,用水浸泡 3～5 小时,捞出,吸润约 24 小时,铡成厚约 1.5mm 的斜片,晒干即可	斜片:厚不超过 2.5mm,片面黄白色,中心有髓,外皮黄绿色或黄褐色
《吉林省中药饮片炮制规范》1986 年版	除去杂质,洗净泥土,泡透,捞出,沥水,切 1mm 片,晒干	无具体要求

续表

来源	制法	性状
《辽宁省中药炮制规范》1986年版	未切片者洗净，润透，切片，干燥。已切片者筛去灰屑，除去杂质	片厚1～2mm
《广东省中药饮片炮制规范》1984年版	除去杂质，洗净，捞出，润软，切厚片，晒干	本品呈长圆柱形，少有分枝。表面灰黄色或黄褐色，有多数黄褐色点状皮孔及细纵纹，并有灰白色略呈半圆形的叶痕和黄棕色的腋芽。质坚韧，不易折断，断面纤维性。皮部较薄，木部黄白色。有放射状纹理，髓部白色或黄白色。气微、味淡。以枝细质嫩、断面色黄白者为佳
《甘肃省中药饮片炮制规范》1980年版	除去杂质，用清水浸泡8～12小时，捞出，润透，切片，晒干	无具体要求
《湖北中草药炮制规范》1979年版	拣净杂质，筛去灰土	无具体要求

2. 炒桑枝

（1）《中国药典》2020年版标准：取桑枝片，照清炒法（通则0213）炒至微黄色。

性状：本品形如桑枝片，切面深黄色。微有香气。

（2）地方标准（表91-2）

表91-2　炒桑枝常见地方标准制法及性状要求

来源	制法	性状
《上海市中药饮片炮制规范》2018年版	将未切片药材洗净，润透，切厚片，干燥，筛去灰屑；药材为切片者，整理去杂，筛去灰屑。照清炒法清炒至表面黄色，微具焦斑，筛去灰屑	本品呈椭圆形（斜切片）或类圆形的片状，直径0.5～1.5cm。表面灰黄色至灰褐色，具细纵皱纹及点状皮孔，有的可见灰白色略呈半圆形的叶痕。切面平坦，皮部较薄，棕褐色，木部淡棕黄色至棕黄色，具细密放射状纹理，有的具焦斑，质坚韧。略具焦香气，味淡
《天津市中药饮片炮制规范》2012年版	取桑枝片，置炒锅内，文火炒至微黄色，取出，放凉	本品形如桑枝片，切面深黄色。微有香气
《湖南省中药饮片炮制规范》2010年版	取净桑枝片，置炒锅内，用武火炒至表面微黄色，偶有焦斑，取出，放凉	为微黄色的厚片，质坚韧，略有香气
《陕西省中药饮片标准》第一册（2009年）	取饮片桑枝，置炒锅内，文火炒至微黄色，取出，放凉	本品呈圆形或长圆形的厚片，直径0.5～1.5cm，表面偶有焦斑。切面微黄色，纤维性，皮部较薄，木部射线放射状，髓部质软。周皮表面灰黄色或黄褐色，有多数黄褐色点状皮孔及细纵纹，有的可见黄白色略呈半圆形的叶痕和黄棕色的腋芽。气微，味淡
《江西省中药饮片炮制规范》2008年版	取桑枝片，置炒锅内，文火炒至微黄色，取出，放凉	形如桑枝，表面微黄色，具焦香气

续表

来源	制法	性状
《广西壮族自治区中药饮片炮制规范》2007年版	取生桑枝,文火加热翻炒,炒至表面微黄色,偶有焦斑,取出,放凉	为微黄色的厚片,质坚韧,有香气。无杂质
《重庆市中药饮片炮制规范》2006年版	取桑枝片,置炒锅内,文火炒至微黄色,取出,放凉	表面呈微黄色,偶有焦斑,气微香
《安徽省中药饮片炮制规范》2005年版	取净桑枝片,置炒锅内,文火炒至表面微黄色,偶有焦斑	形同桑枝,切面微黄色,偶有焦斑
《浙江省中药炮制规范》2005年版	取桑枝,炒至表面黄色、微具焦斑时,取出,摊凉	表面黄色,微具焦斑
《河南省中药饮片炮制规范》2005年版	取桑枝片,置炒锅内,文火炒至微黄色,取出,放凉	形如桑枝片,表面微黄色
《贵州省中药饮片炮制规范》2005年版	取蜜麸皮撒在热锅中,加热至冒烟时,投入净药材,不断翻动,炒至表面呈黄色时取出。筛去蜜麸皮,放凉,注意防止炒焦黏麸	形同桑枝,黄色,气微香
《江苏省中药饮片炮制规范》2002年版	取桑枝片,置锅内用文火炒至微黄,略有焦斑时,取出,放凉	形同桑枝,表面微黄色,略有焦斑

3. 酒桑枝《中国药典》2020年版未收载本炮制规格,常见地方标准制法及性状见表91-3。

表91-3 酒桑枝常见地方标准制法及性状要求

来源	制法	性状
《安徽省中药饮片炮制规范》2019年版	取净桑枝片,加黄酒拌匀,闷润,置炒制容器内,用文火炒至表面黄色,偶有焦斑,取出,放凉。每100kg桑枝,用黄酒10kg	本品为类圆形或椭圆形的厚片。外表皮灰黄色或黄褐色,有点状皮孔。切面深黄色,皮部较薄,木部白色,射线放射状,髓部白色或黄白色,偶有焦斑。质坚韧,略有酒香气
《四川省中药饮片炮制规范》2015年版	取净桑枝片加白酒拌匀,闷润至酒被吸尽,置锅内用文火炒干,取出,放凉。每100kg桑枝,用白酒10kg	呈类圆形或椭圆形的厚片。外表皮灰黄色或黄褐色,有点状皮孔。切面深黄色,皮部较薄,木部黄白色,射线放射状,髓部白色或黄白色。微有香气,味淡
《湖南省中药饮片炮制规范》2010年版	取净桑枝片加黄酒拌匀,闷润至酒被吸尽,置锅内用文火炒干,取出,放凉。每100kg生桑枝,用黄酒10kg	为黄色的厚片,质坚韧,略有酒香气
《江西省中药饮片炮制规范》2008年版	取桑枝片,用酒喷洒拌匀,待药透汁尽,用麦麸炒至微黄色为度。每100kg桑枝片,用酒10kg、麦麸30kg	形如桑枝,表面微黄色,微有酒香气

续表

来源	制法	性状
《广西壮族自治区中药饮片炮制规范》2007年版	取生桑枝,加酒拌匀,闷透,置锅内,文火炒至表面黄色,偶有焦斑,取出,放凉。每100kg生桑枝用黄酒10kg	为黄色的厚片,质坚韧,有香气。无杂质
《重庆市中药饮片炮制规范》2006年版	取净桑枝片加白酒拌匀,闷润至酒被吸尽,置锅内用文火炒干,取出,放凉	表面呈黄色。偶有焦斑,略有酒香气
《福建省中药饮片炮制规范》1998年版	取净桑枝片加黄酒拌匀,闷润至酒被吸尽,置锅内用文火炒干,取出,放凉	形同桑枝片,浅黄色或略深,微有酒气

【金老谈桑枝炮制历史】

综合古代桑枝的炮炙方法,主要有炒法。

不加辅料炮炙

炒法　《普济本事方》:"细切,炒香。"

【金老论桑枝炮制与临床】

一、临床功效与主治

本品味微苦,性平。归肝经。功善祛风湿,利关节。用于风湿痹病,肩臂、关节酸痛麻木(表91-4)。

表91-4　桑枝各临床常用炮制规格功效、主治对比

炮制规格	功效	主治
桑枝	祛风湿,利关节	用于风湿痹病,肩臂、关节酸痛麻木
炒桑枝	同桑枝	同桑枝
酒桑枝	增强祛风除湿、通络止痛作用	祛风湿,利关节。用于肩臂、关节酸痛麻木

二、临床调剂

1. **用法用量**　9~15g。外用适量。
2. **临床使用与禁忌**　无。
3. **贮藏**　置干燥处。

本品临床常用炮制规格与调剂注意事项见表91-5。

表91-5　桑枝临床常用炮制规格与调剂注意事项

炮制规格	处方名	用法用量	特殊禁忌	特殊贮藏方法
桑枝	桑枝	9~15g。外用适量		置干燥处
炒桑枝	炒桑枝			
酒桑枝	酒桑枝、酒炙桑枝			

桑 寄 生

【来源】

本品为桑寄生科植物桑寄生 *Taxillus chinensis*（DC.）Danser 的干燥带叶茎枝。冬季至次春采割，除去粗茎，切段，干燥，或蒸后干燥。

【炮制规格】

1. 桑寄生

（1）《中国药典》2020 年版标准：除去杂质，略洗，润透，切厚片或短段，干燥。

性状：本品为厚片或不规则短段。外表皮红褐色或灰褐色，具细纵纹，并有多数细小突起的棕色皮孔，嫩枝有的可见棕褐色茸毛。切面皮部红棕色，木部色较浅。叶多卷曲或破碎，完整者展平后呈卵形或椭圆形，表面黄褐色，幼叶被细茸毛，先端钝圆，基部圆形或宽楔形，全缘；革质。气微，味涩。

（2）地方标准（表 92-1）

表 92-1 桑寄生常见地方标准制法及性状要求

来源	制法	性状
《北京市中药饮片炮制规范》2023 年版	取原药材，除去杂质，粗细分开，将叶另放。取茎、枝，洗净，浸泡6～12 小时，取出，闷润 12～24 小时，至内外湿度一致，切长段。再取叶，洗净，稍闷润，切长段。将茎、枝、叶混合均匀，干燥，筛去碎屑。若为产地段，除去杂质	本品为不规则的长段。外表皮红褐色或灰褐色，具细纵纹，并有多数细小突起的棕色皮孔，嫩枝有的可见棕褐色茸毛。切面皮部红棕色，木部浅红棕色。叶多卷曲或破碎，完整者展平后呈卵形或椭圆形，表面黄褐色，幼叶被细茸毛，先端钝圆，基部圆形或宽楔形，全缘；革质。气微，味涩
《天津市中药饮片炮制规范》2012 年版	除去杂质，略洗，润透，切厚片或短段，干燥	本品为厚片或不规则短段。外表皮红褐色或灰褐色，具细纵纹，并有多数细小突起的棕色皮孔，嫩枝有的可见棕褐色茸毛。切面皮部红棕色，木部色较浅。叶多卷曲或破碎，完整者展平后呈卵形或椭圆形，表面黄褐色，幼叶被细茸毛，先端钝圆，基部圆形或宽楔形，全缘；革质。气微，味涩
《湖南省中药饮片炮制规范》2010 年版	原药材，除去杂质，略洗，润透，切短段，干燥，筛去灰屑	为短段。茎枝表面红褐或灰褐色，具细纵纹，并有多数细小突起的棕色皮孔，嫩枝有的可见棕褐色茸毛；质坚硬，切面皮部红棕色，木部色较浅。叶多卷曲，破碎或呈丝状，具短柄，表面黄褐色，幼叶被细茸毛，全缘；革质。气微，味涩

来源	制法	性状
《江西省中药饮片炮制规范》2008年版	除去杂质，抢水洗净，润透，切厚片，干燥	本品为厚片，茎、叶混合。茎枝直径0.1～1cm，外表面红褐色或灰褐色，具细纵纹，并有多数细小凸起的棕色皮孔，嫩枝有的可见棕褐色茸毛；质坚硬；切面皮部红棕色，木部色较浅。叶多卷曲，具短柄；叶片表面黄褐色，幼叶被细茸毛，革质。无臭，味涩。无虫蛀
《上海市中药炮制规范》1994年版	将原药除去木质老梗等杂质。略浸，洗净，取出，润透。切中片。干燥，筛去灰屑	本品呈中片状。茎略呈圆柱形，直径0.2～1cm，外表面黄绿色、金黄色、黄棕色至棕褐色，具不规则纵皱纹，有的尚可见横皱纹，切面淡棕黄色至淡黄棕色，皮部较狭，木部较宽，具放射状纹理，髓部细小，常偏放一侧。叶较少，多已切断，完整者呈披针形，宽0.4～1.2cm，黄绿色至黄褐色，全缘，革质，表面具不规则的皱纹。质坚。气微，味微苦
《广西壮族自治区中药饮片炮制规范》2007年版	除去杂质，略洗，润透，切厚片或短段，干燥，筛去灰屑	为红褐色或灰褐色的厚片或不规则短段。具细纵纹，并有多数细小突起的棕色皮孔，嫩枝有的可见棕褐色茸毛；质坚硬，切面皮部红棕色，木质部色较浅。叶多卷曲，破碎或呈丝状，具短柄；完整者呈卵形或椭圆形，表面黄褐色，幼叶被细茸毛，全缘；革质。气微，味涩。无杂质
《重庆市中药饮片炮制规范》2006年版	除去杂质，略洗，略泡，润透，切厚片或段，干燥	为椭圆形或不规则的厚片或段。茎枝段呈圆柱形，直径0.2～1cm；周边红褐色或灰褐色，具细纵纹，并有细小凸起的棕色皮孔，嫩枝有的可见棕褐色茸毛；质坚硬，切面皮部红棕色，木部色较浅。叶多卷曲，具短柄；完整者叶片展平后呈卵形或椭圆形，表面黄褐色，幼叶被细茸毛；革质。气微，味涩
《安徽省中药饮片炮制规范》2005年版	取原药材，除去杂质，稍洗，润透，切厚片或段，干燥	为类圆形的厚片或不规则的段。茎枝切面皮部红棕色，木部色较浅；外皮红褐色或灰褐色，具细纵纹，并有多数细小凸起的棕色皮孔，嫩枝有的可见棕褐色茸毛；质坚硬。叶多卷曲，破碎或呈丝状，具短柄；完整者呈卵形或椭圆形，表面黄褐色，幼叶被细茸毛，先端钝圆，基部圆形或宽楔形，全缘；革质。无臭，味涩
《河南省中药饮片炮制规范》2005年版	除去杂质，略洗，润透，切厚片，干燥	本品为厚片，茎、叶混合。外皮红褐色或灰褐色，具细纵纹，嫩枝有的可见棕褐色茸毛，质坚硬。切面皮部红棕色，木部浅红棕色，叶多卷曲，具短柄，叶片黄褐色，革质。气微，味涩

续表

来源	制法	性状
《贵州省中药饮片炮制规范》2005年版	取原药材,除去杂质,略洗,润透,切厚片,干燥	本品为圆柱形或椭圆形的厚片。切面皮部红棕色,木部色较浅。外皮红褐色或灰褐色,具细纵纹,有多数细小突起的棕色皮孔。嫩枝有的可见棕褐色茸毛。叶多卷曲,表面黄褐色,幼叶被细茸毛,全缘,革质。质坚硬。气微,味涩
《浙江省中药炮制规范》2005年版	取原药,除去杂质及直径1cm以上者,洗净,润软,切段,干燥	未具体记载
《江苏省中药饮片炮制规范》2002年版	除去杂质,略洗,润透,切厚片,干燥	为圆柱形或椭圆形的厚片。切面木部浅红棕色,外皮红褐色或灰褐色,具细纵纹,嫩枝有的可见棕褐色茸毛。质坚硬。叶多卷曲,黄褐色,革质,具短柄。无臭,味涩
《四川省中药饮片炮制规范》2002年版	除去杂质,洗净,略泡,润透,切厚片,干燥	本品为不规则的厚片。表面红褐色或灰褐色,可见细小凸起的棕色皮孔。切面皮部红棕色,木部色较浅,残叶表面黄褐色革质
《江苏省中药饮片炮制规范》2002年版	将原药拣去杂质,略洗,润透,切厚片,干燥	为圆柱形或椭圆形的厚片。切面木部浅红棕色,外皮红褐色或灰褐色,具细纵纹,嫩枝有的可见棕褐色茸毛。质坚硬。叶多卷曲,黄褐色,革质,具短柄。无臭,味涩
《福建省中药饮片炮制规范》1998年版	除去杂质,洗净,润透,切成厚片或中段,干燥	本品呈片状或段状,片厚2～4mm,段长10～20mm。茎枝切面皮部红棕色,木部色较浅;外皮红褐色或灰褐色,具细纵纹。叶多卷曲,表面黄褐色,有的有毛茸,全缘,革质。无臭,味涩
《山东省中药炮制规范》1990年版	去净杂质,洗净,略浸,润透,切厚片,干燥	本品为大小不一的圆形厚片。片面木部浅红棕色,皮部红棕色;周边红褐色或灰褐色,具细纵纹,嫩枝有的可见棕褐色茸毛,质坚硬。叶片呈丝状或碎片,黄褐色,革质。无臭,味涩
《云南省中药饮片炮制规范》1986年版	取干桑寄生拣净杂质,用水浸泡20～24小时,分开粗细,用湿麻布包好,吸润约24～36小时至透心为度。粗者铡成厚约3.3mm的斜片;细者铡成长约5～7mm的短节片,晒干即可	斜片:厚不超过4.5mm。短节片:长不超过1.5cm。外皮黄棕色或棕色,有白色麻点。叶黄棕色或棕色
《广东省中药饮片炮制规范》1984年版	除去杂质,洗净,切长段,干燥	本品茎枝圆柱形。表面红褐色或灰褐色,有多数细小的浅色皮孔。质坚硬,断面不整齐,黄棕色或紫棕色。叶长卵状椭圆形,青绿色或紫褐色,革质,易脱落和破碎。无臭,味涩。以枝条幼嫩、多叶、梗少、叶呈青绿色者为佳

2. **酒炒桑寄生** 《中国药典》2020 年版未收载本炮制规格,常见地方标准制法及性状见表92-2。

表92-2 酒炒桑寄生常见地方标准制法及性状要求

来源	制法	性状
《湖南省中药饮片炮制规范》2010 年版	取净桑寄生片加黄酒拌匀,闷润至酒被吸尽,置锅内用文火炒干,取出,放凉。每 100kg 桑寄生,用黄酒 10kg	形同桑寄生,酒制后,颜色加深,略有酒香气
《江西省中药饮片炮制规范》2008 年版	取桑寄生片,用酒喷洒拌匀,至药透汁尽,用文火炒至深黄色为度。每 100kg 桑寄生,用酒 10kg	形如桑寄生,色深黄,微有酒香气
《广西壮族自治区中药饮片炮制规范》2007 年版	取生桑寄生,加酒拌匀,稍闷,置蒸笼内蒸 1 小时,取出,干燥。每 100kg 生桑寄生用酒 10kg	形同生桑寄生,酒制后,颜色加深。无杂质

3. **蒸桑寄生** 《中国药典》2020 年版未收载本炮制规格,常见地方标准制法及性状见表92-3。

表92-3 蒸桑寄生常见地方标准制法及性状要求

来源	制法	性状
《福建省中药饮片炮制规范》2012 年版	取原药材,放入笼屉中,蒸透,切片或段,干燥,即得	本品为厚片或短段。外表面深红褐色或深灰褐色,具细纵纹,并有多数细小突起的棕色皮孔。嫩枝有的可见棕褐色茸毛;质坚硬,切面皮部红棕色,木部色较浅。叶多卷曲或破碎。表面黄褐色。幼叶被细茸毛,革质。气微,味涩

【金老谈桑寄生炮制历史】

综合古代桑寄生的炮炙方法,南朝刘宋《雷公炮炙论》:"采得后,用铜刀和根、枝、茎细锉,阴干了任用,勿令见火。"清代《本草害利》:"铜刀细切,阴干用,勿见火。"

【金老论桑寄生炮制与临床】

一、临床功效与主治

本品味苦、甘,性平。归肝、肾经。功善祛风湿,补肝肾,强筋骨,安胎元(表92-4)。

表92-4 桑寄生各临床常用炮制规格功效、主治对比

炮制规格	功效	主治
桑寄生	祛风湿,补肝肾,强筋骨,安胎元	用于风湿痹痛,腰膝酸软,筋骨无力,崩漏经多,妊娠漏血,胎动不安,头晕目眩
酒炒桑寄生	同桑寄生	同桑寄生
蒸桑寄生	同桑寄生	同桑寄生

二、临床调剂

1. **用法用量**　9～15g。

2. **临床使用与禁忌**　无。

3. **贮藏**　置干燥处,防蛀。

本品临床常用炮制规格与调剂注意事项见表92-5。

表92-5　桑寄生临床常用炮制规格与调剂注意事项

炮制规格	处方名	用法用量	特殊禁忌	特殊贮藏方法
桑寄生	桑寄生、寄生、广寄生	9～15g		置干燥处,防蛀
酒炒桑寄生	酒炒桑寄生			
蒸桑寄生	蒸桑寄生			

五　加　皮

【来源】

本品为五加科植物细柱五加 *Acanthopanax gracilistylus* W.W.Smith 的干燥根皮。夏、秋二季采挖根部,洗净,剥取根皮,晒干。

【炮制规格】

五加皮

(1)《中国药典》2020 年版标准:除去杂质,洗净,润透,切厚片,干燥。

性状:本品呈不规则的厚片。外表面灰褐色,有稍扭曲的纵皱纹及横长皮孔样斑痕;内表面淡黄色或灰黄色,有细纵纹。切面不整齐,灰白色。气微香,味微辣而苦。

(2)地方标准(表93-1)

表93-1　五加皮常见地方标准制法及性状要求

来源	制法	性状
《浙江省中药炮制规范》2015 年版	取原药,除去残留的木心等杂质,洗净,润软,切段,干燥	为不规则卷筒状的段,厚 0.2～0.4cm。外表面灰黄色或灰褐色,有扭曲的纵皱纹及横向皮孔;内表面淡黄色或灰黄色。体轻,质脆,断面灰白色。气微香,味微辣而苦
《天津市中药饮片炮制规范》2012 年版	除去杂质,洗净,润透,切厚片,干燥	本品为不规则的厚片。外表面灰褐色,有纵向皮孔及纵皱纹;内表面淡黄色或灰黄色,有细纵纹;切断面灰白色。体轻,质脆。气微香,味微辣而苦
《山东省中药饮片炮制规范》2012 年版	取五加皮,除去杂质,洗净,润透,切段,晒干	本品呈不规则的小段,外表面灰褐色,有横向皮孔及纵皱纹;内表面淡黄色或灰黄色,有细纵纹。切面灰白色。体轻,质脆。气微香,味微辣而苦

来源	制法	性状
《湖南省中药饮片炮制规范》2010 年版	取原药材,除去杂质,洗净,润透,切短段片,干燥,筛去灰屑	为不规则卷筒状或块片状片段,外表面灰褐色,有稍扭曲的纵皱纹及横长皮孔样斑痕;内表面淡黄色或灰黄色,有细纵纹;切面不整齐,灰白色。体轻,质脆。气微香,味微辣而苦
《北京市中药饮片炮制规范》2008 年版	取原药材,除去杂质,厚薄分开,洗净,闷润 8～12 小时,至内外湿度一致,切厚片,干燥,筛去碎屑	本品为不规则厚片。外表面灰褐色,有稍扭曲的纵皱纹及横长皮孔样斑痕。切面灰白色。质脆。气微香,味微辣而苦
《江西省中药饮片炮制规范》2008 年版	除去杂质,洗净,润透,(横切)切厚片,干燥	本品呈不规则片,厚约 0.2cm。外表面灰褐色,有稍扭曲的纵皱纹及横长皮孔样斑痕;内表面淡黄色或灰黄色,有细纵纹。体轻,质脆。切面灰白色。气微香,味微辣而苦。无霉变、虫蛀
《广西壮族自治区中药饮片炮制规范》2007 年版	除去杂质,洗净,润透,切厚片,晒干	本品为不规则卷筒状或块片状短段,外表面灰褐色,有稍扭曲的纵皱纹及横长皮孔样斑痕;内表面淡黄色或灰黄色,有细纵纹。体轻,质脆,易折断,切面不整齐,灰白色。气微香,味微辣而苦。无杂质
《重庆市中药饮片炮制规范》2006 年版	除去杂质,洗净,润透,切段,晒干	为不规则的小段。外表面灰褐色,有纵皱纹及横长皮孔;内表面淡黄色或灰黄色,有细纵纹。体轻,质脆,切面灰白色。气微香,味微辣而苦
《安徽省中药饮片炮制规范》2005 年版	取原药材,除去杂质,洗净,润透,切厚片,干燥,筛去碎屑	五加皮为厚片。外表面灰褐色至灰黄色,有稍扭曲的纵皱纹及横长皮孔;内表面淡黄色,有细纵纹。体轻,质脆。气微香,味微辣而苦
《河南省中药饮片炮制规范》2005 年版	除去杂质,洗净,润透,切段,晒干	本品呈不规则的片。外表面灰褐色,有稍扭曲的纵皱纹及横长皮孔样斑痕;内表面淡黄色或灰黄色,有细纵纹。体轻,质脆,切面灰白色。气微香,味微辣而苦
《贵州省中药饮片炮制规范》2005 年版	取原药材,除去杂质,洗净,润透,切段,干燥	本品呈不规则段状,外表面灰褐色,有纵皱纹及横长皮孔;内表面淡黄色或灰黄色,切面灰白色。体轻,质脆。气微香,味微辣而苦
《江苏省中药饮片炮制规范》2002 年版	取原药材,拣去杂质及残留的木心,洗净,润透切段,干燥,筛去灰屑	为不规则的小段。外表面灰褐色至灰黄色,有横向皮孔及纵皱纹;内表面淡黄色,切面灰白色。体轻,质脆。气微香,味微辣而苦
《四川省中药饮片炮制规范》2002 年版	除去杂质,淋润,切段,干燥	本品呈不规则段。外表灰褐色,有纵沟及横长皮孔,内表面淡黄色,有细纵纹,断面灰白色。质轻而脆,气微香。味微苦、辣
《福建省中药饮片炮制规范》1998 年版	除去杂质,洗净,润软,切中段,晒干	本品呈段状,段长 10～20mm,厚约 2mm。切面不整齐,灰白色。外表面灰褐色,具皱纹及皮孔;内表面淡黄色或灰黄色。体轻,质脆,易折断,气微香,味微辣而苦

续表

来源	制法	性状
《吉林省中药饮片炮制规范》1986年版	除去杂质,洗净泥土,稍泡,捞出,润透,切2mm丝,晒干	无具体要求
《云南省中药饮片炮制规范》1986年版	生用:取香五加皮筛去泥沙,拣去木质,如有长条者,适当铡短,即可 生片:取红毛五加拣净杂质,用水喷洒均匀,吸润约2~4小时至吸透,铡成中节片,晒干或烘干,筛净灰屑即可	香五加:长约3~15mm的长片,无木心,略内卷,色灰黄,断面灰白色。刺五加为中节片,卷成筒形,棕色,密生长约1cm的细刺
《辽宁省中药炮制规范》1986年版	除去杂质,洗净,润透,切片,晒干	片厚2~4mm,微香
《广东省中药饮片炮制规范》1984年版	除去杂质及残存木心,洗净,润软,切长段,干燥	本品呈不规则卷筒状。外表面灰褐色,有稍扭曲的纵皱纹及横长皮孔。内表面淡黄色或灰黄色,有细纵纹。体轻,质脆,易折断,断面不整齐,灰白色。气微香,味微辣而苦。以肉厚、断面灰白色、气香者为佳
《甘肃省中药饮片炮制规范》1980年版	除去杂质和木心,洗净泥土,润透,切片,晒干	无具体要求
《湖北中草药炮制规范》1979年版	拣去杂质,洗净,沥干,切片,晒干,筛去灰屑	片面色灰白,有细小白星点,气香

【金老谈五加皮炮制历史】

综合古代五加皮的炮炙方法,主要有炒、浸等法,有不加辅料的,也有加辅料的。辅料有酒等,下面分别予以介绍。

一、不加辅料炮炙

炒法　明代《寿世保元》:"炒。"

二、加辅料炮炙

酒制　明代《疮疡经验全书》:"酒拌炒。"明代《鲁府禁方》:"酒浸一昼夜,晒干。"明代《证治准绳》:"酒浸半日,炒黄。"

【金老论五加皮炮制与临床】

一、临床功效与主治

本品味辛、苦,性温。归肝、肾经。功善祛风除湿,补益肝肾,强筋壮骨,利水消肿。用于风湿痹病,筋骨痿软,小儿行迟,体虚乏力,水肿,脚气。

二、临床调剂

1. **用法用量**　5～10g。
2. **临床使用与禁忌**　无。
3. **贮藏**　置干燥处,防霉,防蛀。

苍　术

【来源】

本品为菊科植物茅苍术 *Atractylodes lancea*(Thunb.)DC. 或北苍术 *Atractylodes chinensis*(DC.)Koidz 的干燥根茎。春、秋二季采挖,除去泥沙,晒干,撞去须根。

【炮制规格】

1. 苍术

(1)《中国药典》2020 年版标准:除去杂质,洗净,润透,切厚片,干燥。

性状:本品呈不规则类圆形或条形厚片。外表皮灰棕色至黄棕色,有皱纹,有时可见根痕。切面黄白色或灰白色,散有多数橙黄色或棕红色油室,有的可析出白色细针状结晶。气香特异,味微甘、辛、苦。

(2)地方标准(表 94-1)

表 94-1　苍术常见地方标准制法及性状要求

来源	制法	性状
《上海市中药饮片炮制规范》2018 年版	将药材除去杂质,洗净,润透,切厚片,干燥,筛去灰屑	本品为类圆形或不规则形的切片,直径 1～4cm。表面灰棕色、黄棕色至黑棕色,粗糙,可见皱纹、横曲纹,具众多残留须根及须根痕。切面黄白色至淡黄色或灰白色,散有众多橙黄色或红棕色油点(习称朱砂点),有的可见筋脉纹和细裂隙。久存有时可见析出白色细针状结晶。质稍坚,较松,香气特异或较淡,味辛、苦或味微甘、微苦
《天津市中药饮片炮制规范》2012 年版	除去杂质,洗净,润透,切厚片,干燥	本品呈不规则类圆形或条形厚片。外表皮灰棕色至黄棕色,有皱纹,有时可见根痕。切面黄白色或灰白色,散有多数橙黄色或棕红色油室,有的可析出白色细针状结晶。气香特异,味微甘、辛、苦
《湖南省中药饮片炮制规范》2010 年版	取原药材,除去杂质,洗净,润透,切厚片,干燥,筛去碎屑	为不规则的厚片,边缘不整齐。切面黄白色或灰白色,散有多数橙黄色或棕红色油室,暴露稍久,可析出白色细针状结晶。周边灰棕色至黑棕色,有皱纹、横曲纹。气香特异,味微甘、辛、苦
《甘肃省中药炮制规范》2009 年版	取原药材,除去杂质,润透,切厚片,干燥,筛去灰屑	呈不规则形的厚片,直径 1～4cm,厚 2～4mm。表面灰棕色或黑棕色,有的可见须根痕。切面黄白色,散有多数橙黄色或棕红色油点(朱砂点)。质坚实,久置有白色毛状的结晶析出(茅苍术),或质疏松(北苍术)。气香特异,味微甘、辛、苦

续表

来源	制法	性状
《陕西省中药饮片标准》第一册(2009年)	取药材苍术,除去杂质,洗净,润透,切厚片,低温干燥	本品为不规则的厚片,边缘不整齐,直径1～4cm。切面黄白色或灰白色,散有多数橙黄色至棕红色油室,有的部分析出白色细针状结晶。周皮表面黄棕色至黑棕色,有皱纹、横曲纹及残留须根。质坚实或较疏松。气香特异,味微甘、辛、苦
《江西省中药饮片炮制规范》2008年版	除去杂质,洗净,润透,切厚片,干燥	本品呈类圆形、条形或不规则形的厚片。表面黄白色或灰白色,散有多数橙黄色或棕红色油点,有的有白霜状结晶析出。边缘不整齐,周边灰棕色至棕黑色,有皱纹和须根痕。质坚实。香气特异,味微甘、辛、苦
《北京市中药饮片炮制规范》2008年版	取原药材,除去杂质,洗净,浸泡1～2小时,约七成透时,取出,闷润8～12小时,至内外湿度一致,切厚片,干燥,筛去碎屑	本品为类圆形或条形厚片 北苍术:外表皮黄棕色。切面黄白色或灰白色,散有多数黄棕色或棕红色的油点(朱砂点)。质较疏松。香气较淡,味辛、苦 茅苍术:外表皮灰棕色。切面有白毛状结晶(习称"起霜")。质坚实。气香特异,味微甘、辛、苦
《广西壮族自治区中药饮片炮制规范》2007年版	取原药材,除去杂质,洗净,润透,切中片或厚片,干燥;或除去杂质,洗净,润透,切中片,倾入煮沸的米泔水内搅匀,立即捞出,干燥	生茅苍术:为不规则中片或厚片。边缘不整齐,周边灰棕色,有皱纹、横曲纹。切面黄白色或灰白色,散有多数橙黄色或棕红色油室(朱砂点),可析出白色细毛状结晶(起霜)。质坚实。气香特异,味微甘、辛、苦 生北苍术:周边黑棕色。质地疏松,切面散有多数黄红色至黄棕色油室。香气较淡,味辛、苦
《重庆市中药饮片炮制规范》2006年版	除去杂质,洗净,润透,切厚片,干燥	茅苍术:为不规则类圆形或条形厚片,边缘不整齐,直径1～2cm。周边灰棕色,有皱纹、横曲纹,边缘不整齐。质坚实,切面黄白色或灰白色,散有多数橙黄色或棕红色油室(朱砂点),暴露稍久,可析出白色细针状结晶。气香特异,味微甘、辛、苦 北苍术:为不规则厚片,直径1～4cm。周边黑棕色,除去外皮者黄棕色。质较疏松,切面散有黄棕色油室。香气较淡,味辛、苦
《安徽省中药饮片炮制规范》2005年版	取原药材,除去杂质,洗净,润透,切厚片,干燥,筛去碎屑	为类圆形或条形厚片,边缘不整齐。切面黄白色或灰白色,散在多数橙黄色或棕红色油室(朱砂点),暴露稍久,可析出白色细针状结晶;周边灰棕色或黑棕色。质坚实。气香特异。味微甘、辛、苦
《河南省中药饮片炮制规范》2005年版	除去杂质,洗净,润透,切厚片,干燥	呈不规则的厚片。边缘不整齐,周边灰棕色,有皱纹、横曲纹。切面黄白色或灰白色,散有多数橙黄色或棕红色的油点(朱砂点),以及析出白毛状结晶(习称"起霜")。质坚实。气香特异,味微甘、辛、苦
《贵州省中药饮片炮制规范》2005年版	取原药材,除去杂质,洗净,润透,切厚片,干燥	呈不规则的厚片,边缘不整齐。切面黄白色或灰白色,散有多数橙黄色或棕红色油室,暴露稍久,可析出白色细针状结晶。周边灰棕色至黑棕色,有皱纹、横曲纹。质坚实(茅苍术)或较疏松(北苍术)。气香特异,味微甘、辛、苦

续表

来源	制法	性状
《江苏省中药饮片炮制规范》2002年版	取原药材,除去杂质,洗净,润透,切厚片,干燥,筛去灰屑	呈类圆形或条形厚片,淡黄色,边缘不整齐,切面有多数橙黄色或棕红色油点(朱砂点)散在。气香特异。味微甘、辛、苦
《四川省中药饮片炮制规范》2002年版	洗净。润诱。切薄片,干燥	本品呈不规则薄片。切面黄白色或灰白色,有多数棕黄色油点,气香
《福建省中药饮片炮制规范》1988年版	除去杂质,洗净,润透,切厚片,干燥	呈片状,片厚2~4mm。切面黄白色或灰白色,散有多数橙黄色或红棕色油点,暴露稍久,可析出白色针状结晶外皮灰棕色或黄棕色。气香特异,味微甘、辛、苦
《辽宁省中药炮制规范》1986年版	拣去杂质,洗净,润透,切片,晒或烘干,筛除灰土	片厚1~2mm,有香气
《云南省中药饮片炮制规范》1986年版	取原药拣净杂质,浸泡约2小时,捞出吸润约12小时至透心为度,取出切成厚约2.7mm的顺片,晒干即可	顺片或平片,厚不超过4mm。断面黄白色或灰白色,有油性或"朱砂点"
《吉林省中药饮片炮制规范》1986年版	除去杂质,洗净泥土,用水浸泡至约五成透时,捞出,润透,切3mm片,晒干	无具体要求

2. 麸炒苍术

(1)《中国药典》2020年版标准:取苍术片,照麸炒法(通则0213)炒至表面深黄色。

性状:本品形如苍术片,表面深黄色,散有多数棕褐色油室。有焦香气。

(2)地方标准(表94-2)

表94-2　麸炒苍术常见地方标准制法及性状要求

来源	制法	性状
《湖南省中药饮片炮制规范》2010年版	将锅预热,均匀撒入麦麸,待起烟,取净苍术片,大小分开,投入锅中,中火炒至表面深黄色,出锅,筛去麦麸,放凉。每100kg苍术片,用麦麸10kg	形如苍术,表面深黄色,有香气
《甘肃省中药炮制规范》2009年版	取麸皮撒入热锅内,用文火加热,炒至冒烟时,加入净苍术,拌炒至表面呈深黄色,出锅,筛去麸皮,放凉。每净苍术100kg,用麸皮10kg	形如苍术。表面深黄色,略见焦斑
《陕西省中药饮片标准》第一册(2009年)	将锅预热,均匀撒入麦麸,待起烟,将饮片苍术投入锅中与麦麸翻炒,中火炒至表面深黄色,取出,放凉	本品为不规则的厚片,边缘不整齐,直径1~4cm。切面黄色至焦黄色,散有多数橙黄色至棕红色油室,有的部分析出白色细针状结晶。周皮表面黄棕色至黑棕色,有皱纹、横曲纹及残留须根。质坚实或较疏松。气香特异,味微甘、辛、苦

续表

来源	制法	性状
《江西省中药饮片炮制规范》2008年版	（1）取苍术片,中火炒至表面深黄色 （2）取苍术片,用麦麸或谷糠炒至深黄色为度。每100kg苍术,用麦麸或谷糠20kg	形如苍术片,表面深黄色或焦黄色,香气较浓
《北京市中药饮片炮制规范》2008年版	取麸皮,撒入热锅内,待冒烟时,加入苍术片,迅速翻动,用文火炒至表面深黄色,取出,筛去麸皮,晾凉。每100kg苍术片,用麸皮10kg	本品为类圆形或条形厚片。表面深黄色,有焦香气
《重庆市中药饮片炮制规范》2006年版	取麸皮,置热锅中翻炒,待其冒烟后,取苍术片,中火炒至表面深黄色,取出,筛去麸皮,摊凉	为深黄棕色,略见焦斑,有香气
《安徽省中药饮片炮制规范》2005年版	取麸皮,置热锅中翻炒,待其冒烟后,取净苍术片,中火炒至表面呈深黄色,取出,筛取麸皮,摊凉。每100kg苍术,用麦麸10kg	形同苍术,表面深黄色,略见焦斑,有香气
《浙江省中药炮制规范》2005年版	取麸皮,置热锅中翻炒,待其冒烟后,投入苍术,炒至表面深黄色时,取出,筛去麸皮,摊凉。每苍术100kg,用麸皮10kg	为不规则形的厚片,直径1~4cm。表面灰棕色或黑棕色,有的可见须根痕。切面深黄色,微具焦斑,有多数橙黄色或棕红色油点,有的有白色毛状的结晶析出。气香并略有焦气,味微甘、辛、苦,略带黏性
《河南省中药饮片炮制规范》2005年版	取麸皮撒入热锅中,取苍术片,中火炒至表面呈深黄色,出锅,筛去麦麸,放凉	形如苍术片,表面黄色或焦黄色,有香气较浓
《贵州省中药饮片炮制规范》2005年版	取麸皮撒入热锅中,取净苍术片,中火炒至表面深黄色	形同苍术,表面黄色至深黄色,有香气
《四川省中药饮片炮制规范》2002年版	取麸皮,撒入热锅内,待冒烟后,取净苍术片,中火炒至色变深为度,取出,摊凉	麸炒后呈深黄棕色
《江苏省中药饮片炮制规范》2002年版	取麸皮撒入热锅中,用中火加热,等冒烟时,加入苍术片,拌炒至表面呈深黄色,取出,筛去麸皮,放凉。每100kg苍术,用麸皮10kg	形同苍术片,表面深黄色,略见焦斑,有香气
《福建省中药饮片炮制规范》1998年版	将锅预热,均匀撒入麦麸,待起烟,将苍术片加入锅内,炒至深棕色	形如苍术,色略深,气焦香
《云南省中药饮片炮制规范》1986年版	取苍术片每50kg加炙麦麸5kg,用武火先将锅烧热,迅速撒入麦麸,冒白烟时,倒入药片,及时用竹刷迅速拌炒至深黄色,取出稍渥,筛去麦麸即可	炒后黄棕色,不得焦。有特异浓郁的芳香气,表面起白霜
《吉林省中药饮片炮制规范》1986年版	取麦麸,撒在热锅内,加热至冒烟时,加入净药材,迅速翻动,炒至表面呈黄色,或色变深时,取出,筛去麸皮,放凉。每100kg苍术片,用麦麸10kg	无具体要求

续表

来源	制法	性状
《广东省中药饮片炮制规范》1984年版	除去杂质,洗净,浸泡3小时,取出,闷润透心或用硫黄熏24小时至透心,切薄片,干燥	无具体要求
《辽宁省中药炮制规范》1975年版	将麦麸撒于加热的锅内,待冒烟时,投入苍术片,炒至深黄色为度,筛去麦麸,放凉。每100kg苍术片用麦麸10kg	深黄,质较脆,不焦黑

3. 焦苍术　《中国药典》2020年版未收载本炮制规格,常见地方标准制法及性状见表94-3。

表94-3　焦苍术常见地方标准制法及性状要求

来源	制法	性状
《安徽省中药饮片炮制规范》2019年版	取净苍术片,置锅中用中火炒至表面焦褐色,切面焦黄色为度,取出,放凉	本品为不规则的类圆形或条形厚片。外表皮焦褐色,有皱纹,有时可见根痕。切面焦黄色,散有多数棕褐色油室。有焦香气,味微甘、辛、苦
《湖北省中药饮片炮制规范》2018年版	取净苍术片,置热锅内,文火炒至焦褐色,取出,晾凉	本品呈不规则类圆形或条形厚片。外表皮焦褐色,有皱纹,有时可见根痕。切面浅褐色至焦褐色,散有多数棕褐色油室。有焦香气,味微甘、辛、苦
《福建省中药饮片炮制规范》2012年版	除去杂质,洗净,润透,切厚片,干燥。取净苍术片,中火或武火加热炒至焦褐色,取出,放凉	形如炒苍术,表面色焦,味苦、辛
《江西省中药饮片炮制规范》2008年版	取苍术片,炒至表面焦黄色,取出,摊凉	形如苍术片,表面焦黄,具焦香气
《江苏省中药饮片炮制规范》2002年版	取苍术片,用中火炒至外表焦黄色,取出放凉	形同苍术片,外表焦黄色,有焦香气
《甘肃省中药饮片炮制规范》1980年版	将苍术片用武火炒成表面应黑色,内碴黄色时,出锅,摊开,晾凉	无具体要求

4. 米泔水苍术　《中国药典》2020年版未收载本炮制规格,常见地方标准制法及性状见表94-4。

表94-4　米泔水苍术常见地方标准制法及性状要求

来源	制法	性状
《上海市中药饮片炮制规范》2018年版	将药材除去杂质,用米泔水浸30分钟,洗净,润透,切厚片,干燥,用蜜炙麸皮拌炒至棕黄色,筛去麸皮。每大米100kg,用水淘取米泔水500kg	切面棕黄色至黄棕色,散在的油点呈棕色,略具焦香气

来源	制法	性状
《浙江省中药炮制规范》2015年版	取原药,除去杂质,米泔水浸,取出,润软,切厚片,干燥,再按前法炒至表面深黄色时,取出,筛去麸皮,摊凉	为不规则类圆形或条形的厚片,直径1~4cm。表皮灰棕色至黄棕色,有皱纹,有的可见须根痕。切面深黄色,微具焦斑,散有多数棕褐色油点,有的可析出白色细针状结晶。气香特异,并有焦香气,味微甘、辛、苦
《湖南省中药饮片炮制规范》2010年版	取净苍术,先用适量米泔水浸泡15~30分钟,洗净,润透,切厚片,干燥后,炒至表面深黄色	形如苍术,表面黄色至黄棕色
《河南省中药饮片炮制规范》2005年版	取苍术片,用米泔水喷洒湿润,置锅内用文火炒至微黄色;或取净苍术药材,用米泔水浸泡,润透后切顺刀片,干燥,配方前炒黄后用。每100kg苍术片,用米泔水20kg	形如苍术片,表面微黄色,有香气
《贵州省中药饮片炮制规范》2005年版	取净苍术,用米泔水浸泡15~30分钟,洗净,润透,切薄片,干燥,将锅预热,均匀撒入麦麸,待起烟,加入米泔水浸泡的苍术加入锅中一起翻炒,用文火炒至棕黄色,出锅,筛去麦麸,放凉	形同苍术,表面黄色至黄棕色
《江苏省中药饮片炮制规范》2002年版	取净苍术片用米泔水浸泡片刻,取出,用文火炒干	形同苍术片,表面深黄色,略见焦斑,有香气
《吉林省中药饮片炮制规范》1986年版	用米泔水喷淋苍术片内,拌匀,稍润,用文火炒至微变黄色,取出,晾干。每100kg苍术片,用米泔水20kg	无具体要求

5. 蜜麸炒苍术 《中国药典》2020年版未收载本炮制规格,常见地方标准制法及性状见表94-5。

表94-5　蜜麸炒苍术常见地方标准制法及性状要求

来源	制法	性状
《上海市中药饮片炮制规范》2018年版	取生苍术照蜜麸炒法用蜜炙麸皮拌炒至棕黄色,筛去麸皮	本品表面棕黄色至黄棕色,散在的油点呈棕色,略具焦香气

6. 制苍术 《中国药典》2020年版未收载本炮制规格,常见地方标准制法及性状见表94-6。

表94-6　制苍术常见地方标准制法及性状要求

来源	制法	性状
《上海市中药饮片炮制规范》2018年版	将药材除去杂质,洗净,略润,置蒸具内,蒸至外黑色内棕褐色,晒或晾至外干内润,切厚片,将蒸时所得汁水拌入,使之吸尽,干燥,筛去灰屑	本品为类圆形或不规则形的切片,多皱缩不平,直径1~4cm。黑褐色至黑色。质稍松韧。折断面棕褐色。气微,味微甜、微苦辛

续表

来源	制法	性状
《陕西省中药饮片标准》第一册（2009年）	取饮片苍术，炒至表面微黄色	本品为不规则的厚片，边缘不整齐，直径1～4cm。切面微黄色至黄色，散有多数橙黄色至棕红色油室，有的可见白粉，有的部分析出白色细针状结晶。周皮表面黄棕色至黑棕色，有皱纹、横曲纹及残留须根。质坚实或较疏松。气香特异，味微甘、辛、苦

7. 土苍术 《中国药典》2020年版未收载本炮制规格，常见地方标准制法及性状见表94-7。

表94-7 土苍术常见地方标准制法及性状要求

来源	制法	性状
《福建省中药饮片炮制规范》2012年版	除去杂质，洗净，淘透，切厚片，干燥。将灶心土细粉置锅中加热至灵活状态，投入净苍术片，中火翻炒至药物表面均匀挂一层土粉（挂土色），炒至尽染土色，透出香气，取出，筛去土粉，放凉。每净苍术100kg，用灶心土细粉25kg	形如炒苍术，表面尽染土色
《甘肃省中药炮制规范》2009年版	取灶心土细粉，置锅内，用文火炒热，加入净苍术，翻炒至表面颜色加深时，出锅，筛去土，放凉。每净苍术100kg，用灶心土细粉25kg	表面显土色
《河南省中药饮片炮制规范》2005年版	将灶心土粉置热锅内炒至滑利，倒入苍术片，用中火炒至闻到苍术固有香气为度，取出，筛去土，放凉。每100kg苍术片，用灶心土粉30kg	形如苍术片，挂土色，表面黄色或焦黄色，香气较生品浓

8. 炒苍术 《中国药典》2020年版未收载本炮制规格，常见地方标准制法及性状见表94-8。

表94-8 炒苍术常见地方标准制法及性状要求

来源	制法	性状
《天津市中药饮片炮制规范》2022年版	将麸皮撒入热锅内，待冒烟时加入苍术，炒至显黄棕色，逸出焦香气，取出，筛去麸皮。每苍术100kg，用麸皮2kg	本品为不规则厚片，边缘不整齐，表面黄棕色或棕褐色，偶见焦斑。质坚硬。有焦香气
《福建省中药饮片炮制规范》2012年版	除去杂质，洗净，润透，切厚片，干燥。取净苍术片，置热锅内，文火炒至深黄色，微具焦斑，取出，放凉	本品呈不规则形的厚片，直径1～4cm，厚2～4mm。表面深黄色。有的可见须根痕。微具焦斑。质坚实。气香特异，味微甘、辛、苦
《甘肃省中药炮制规范》2009年版	取净苍术，置锅内，用文火加热，炒至表面深黄色，微具焦斑，出锅，放凉	形如苍术。深黄色。微具焦斑

续表

来源	制法	性状
《广西壮族自治区中药饮片炮制规范》2007 年版	取麦麸,撒在热锅内,加热至冒烟时,加入生苍术片,炒至黄色,取出,筛去麦麸,放凉。或取苍术片,用文火炒至黄色,取出,放凉。每100kg 生苍术片用麦麸 5～10kg	形同生苍术,表面深黄色,略见焦斑,香气减弱
《云南省中药饮片标准》(2005 年版)第二册	取苍术饮片置锅内,用中火炒至切面呈黄棕色至棕褐色,取出,晾凉,筛去碎屑,即得	本品为不规则厚片。外表皮棕褐色或黑褐色;切面呈黄棕色至棕褐色,偶见焦斑,散在较多的红棕色油点。有香气,味微甘、辛、苦
《辽宁省中药炮制规范》1986 年版	取麦麸撒于加热的锅内。待冒烟时投入苍术片,炒至深黄色,取出,筛去麦麸,放凉。每 100kg 苍术用麦麸 10kg	色较深。质较脆,不焦黑
《江苏省中药饮片炮制规范》2002 年版	取麸皮撒入热锅中,用中火加热,等冒烟时,加入苍术片,拌炒至表面呈深黄色,取出,筛去麸皮,放凉。每100kg 苍术,用麸皮 10kg	形同术片,表面深黄色,略见焦斑,有香气

9. 漂苍术　《中国药典》2020 年版未收载本炮制规格,常见地方标准制法及性状见表94-9。

表 94-9　漂苍术常见地方标准制法及性状要求

来源	制法	性状
《福建省中药饮片炮制规范》2012 年版	除去杂质,洗净,润透,切厚片,干燥。取净苍术片,加入米泔水,用文火炒至微黄色,取出,干燥。每 100kg 苍术片,用米泔水 20kg	形如炒苍术,表面色浅,味微甘、辛
《江西省中药饮片炮制规范》2008 年版	取苍术片,加米泔水浸漂 1 天,捞出,用清水漂 6 小时,洗净,干燥	形如苍术片,表面微黄色,香气较弱

10. 苍术炭　《中国药典》2020 年版未收载本炮制规格,常见地方标准制法及性状见表 94-10。

表 94-10　苍术炭常见地方标准制法及性状要求

来源	制法	性状
《天津市中药饮片炮制规范》2022 年版	取苍术炒至表面黑褐色,喷淋清水,取出,放凉干透	形如炒苍术片,表面黑褐色

11. 泡苍术　《中国药典》2020 年版未收载本炮制规格,常见地方标准制法及性状见表94-11。

表 94-11 泡苍术常见地方标准制法及性状要求

来源	制法	性状
《广东省中药饮片炮制规范》1984 年版	取净苍术,置沸米泔水中,再煮沸,取出,用清水迅速漂洗 1 次,沥干水,再干燥	泡后表面呈灰褐色或黑棕色,切面灰黄色有油点,气香浓,味苦微甘

【金老谈苍术炮制历史】

综合古代苍术的炮炙方法,主要有炒、蒸、炮、制、晒、炭、熬煮等法,有不加辅料的,也有加辅料的。辅料有醋、麸、皂荚、童便、面、脂麻、葱、姜、土等,下面分别予以介绍。

一、净选与切制

1. **浸** 唐代《银海精微》首先提出 "浸(炒)"。也有的还提出具体要求,加 "东流水浸十日""河水浸一日" 等。明代《普济方》有 "竹兰盛,水中搅洗" 及 "不浸" 的记载,宋代《太平惠民和剂局方》则云:"缓急,不浸亦得,但稍燥尔。"

2. **去皮** 唐代《银海精微》首先提出 "(米泔浸)去皮" 此外,还有 "削" 或 "刮去皮""竹刀刮去皮""刮""轻杵去粗皮""去黑皮""削""搓" 等法,及用 "竹刀""铜刀" 等工具,还有的提出 "入臼杵"。此外,也有提到 "刮去毛" 的。

明代《普济方》则有 "不去皮" 之记载。

3. **破碎** 宋代《太平圣惠方》首先提出 "锉(炒)"。有 "锉"(还包括 "锉碎""锉片""锉为两段""锉细作片子"),"切"(还包括 "薄切""细切""切碎""切片""切作片子""嚼切作片" 等),"捣"(还包括 "捣细""细捣末""捣罗为散"),"研""削成小块子","为末" 等记载。

二、不加辅料炮炙

包括炒、蒸、炮、制、晒、炭、熬煮等,每一种炙法中又有不同的炮炙要求。

1. **炒法** 唐代《银海精微》首先提出 "(浸)炒"。还有 "微焦""炒燥""炒微黄色""炒黄""炒枯""炒黑" 等。

2. **蒸法** 宋代《三因极一病证方论》首先提出 "蒸烂"。明代《普济方》云 "磁器内蒸熟"。

3. **炮法** 明代《普济方》首先提出 "炮"。明代《证治准绳》云:"坚者炮"。

4. **制法** 明代《证治准绳》首先提出 "制"。

5. **晒法** 清代《医方集解》首先提出 "九蒸九晒为末"。清代《成方切用》同。

6. **炭法** 清代《吴鞠通医案》首先提出 "炭"。

7. **熬煮** 明代《先醒斋医学广笔记》首先提出 "用河水,砂锅内熬浓汁,去渣、隔汤煮,滴水成珠为度"。

三、加辅料炮炙

应用的辅料有醋、麸、皂荚、童便、面、脂麻、葱、姜、土等。在炙法中有用一种辅料的,也有用多种辅料合并使用的。

(一)单一辅料炮炙

1. **醋制** 有醋煮、醋炒、醋浸等。唐代《仙授理伤续断秘方》首先提出:"醋煮七次"。

有的还提出具体时间,如"七次""一宿",《普济方》提出"一斤用好醋一升煮注尽",又提出"四两……醋浸一两……各一宿"。

2. **麸制** 宋代《圣济总录》首先提出"麸炒熟"。

3. **糠制** 明代《医宗必读》首先提出"糠炒"。

4. **皂荚制** 论者不多,宋代《圣济总录》首先提出"就银石器入皂荚一寸以河水煮一日,去皂荚取术以铜刀刮去黑皮切暴干"。明代《奇效良方》:"四两,用银石器,入河水,用皂荚一寸煮一日,去皂荚取术。"

5. **土制** 宋代《校正妇人良方》首先提出"土炒""土炒焦"。

6. **川楝子制** 元代《瑞竹堂经验方》首先提出"一斤,分作四分制……一分同""川楝子同炒"。

7. **童便制** 有"童便浸"。明代《普济方》首先提出:"日换童便浸二宿,锉晒""童尿浸二宿,日换一次""童尿,换浸二宿,焙""童子小便……春五、夏三、秋五、冬七日"。明代《医学入门》云:"童便浸,五六。"

8. **面制** 明代《普济方》首先提出"不浸,入药臼,以面杵春令稍滑,净筛去粗皮,亦不须过当"。

9. **脂麻制** 明代《本草纲目》首先提出"脂麻同炒"。清代《本草汇》云:"以制其燥,脂麻拌炒。"清代《本经逢原》云:"芝麻炒。"清代《幼幼集成》:"黑芝麻拌炒。"清代《医家四要》也有相同记载。黑芝麻同炒等的目的是以制其燥。然而清代《玉楸药解》却云:"芝麻炒苍术,均妄作。"

10. **姜制** 明代《仁术便览》首先提出"姜汁炒"。

11. **葱制** 明代《增补万病回春》云:"葱白炒。"

12. **油制** 明代《医学纲目》首先提出"油(泔)浸"。明代《证治准绳》提出"油浸"。明代《先醒斋医学广笔记》云:"切片,用真麻油浸一日夜,去油、晒干为末。"

13. **大、小茴香制** 明代《普济方》首先提出:"一两用茴香一两炒,令黄色,取末用。"明代《景岳全书》提出"一斤,小(或大)茴香四两,同炒黄色,去(大)茴香不用"。

14. **桑椹制** 明代《最岳全书》首先提出"一斤,桑椹二斤,取汁拌制,晒干"。

15. **人乳制** 明代《先醒斋医学广笔记》首先提出"用人乳汁炒三次"。

16. **麻黄制** 清代《本经逢原》首先提出"麻黄炒通黄,去焦末"。

17. **蜂蜜制** 清代《医宗金鉴》:"十斤切片,入砂锅内,水煮减半,取汁再加水煮如前以术无味为度,并汁一处用小砂锅再蒸,如干一寸加汁一寸蒸或膏,加蜂蜜四两和匀。"

18. **莱芋制** 明代《普济方》首先提出"一两用莱芋一两炒……令黄色,取末用"。

(二)两种辅料合并炮炙

合并应用的辅料有米泔与葱、米泔与盐、米泔与麸、米泔与米等。

1. **米泔与葱制** 宋代《太平惠民和剂局方》首先提出"米泔浸一宿,刮去皮,切碎,取葱白一握,同炒黄,去葱"。

2. **米泔与盐制** 宋代《小儿卫生总微论方》首先提出"米泔浸七日,逐日换泔,至日足取出,刮去黑皮,细切,入青盐一两同炒色黄,去盐"。

3. **米泔与麸制** 宋代《传信适用方》首先提出"米泔水浸麸炒"。宋代《校正集验背疽方》首先提出:"米汁浸,夏秋半日,春冬一日,洗净再用新汲水浸一宿,削去黑皮锉焙……与麦面同炒,至色黄香熟去麸用。"但前后使用辅料不一,疑有误。

4. **米泔与米制**　清代《玉楸药解》首先提出"泔浸切片,盘盛,隔布上下铺湿米,蒸至米烂,晒干用"。

5. **米泔与芝麻制**　明代《本草通玄》首先提出"米泔水浸二日,去粗皮研,芝麻拌蒸三次,以制其燥"。

6. **米泔与麻油制**　清代《温热暑疫全书》首先提出:"泔水浸麻油炒"。清代《温热经纬》提出"泔浸去皮麻油拌炒黄"。

7. **米泔与醋制**　金代《儒门事亲》首先提出"四斤,米泔水浸软,竹刀子刮去皮,切作片子,内……一斤好醋一升煮注尽"。明代《医学纲目》云:"米泔浸三日,洗净,晒干,再以米醋炒令香黄色。"明代《普济方》《证治准绳》有同样记载。

8. **米泔与酒制**　金代《儒门事亲》首先提出"四斤,米泔水浸软,竹刀子刮去皮,切作片子,内……一斤好酒一升,煮令浹尽"。明代《普济方》亦有同样记载。明代《鲁府禁方》云:"米泔水洗过,入酒浸一宿,晒干,为末。"或明代《先醒斋医学广笔记》云:"米泔浸一宿,去皮,切片,酒炒。""粟米泔浸……无灰好酒浸。"

9. **米泔与花椒制**　金代《儒门事亲》首先提出"四斤,米泔水浸软,竹刀子刮去皮,切作片子,内一斤用花椒三两去白(白字疑是目字误)炒黄,去椒"。明代《普济方》亦有相同记载。

10. **米泔与韭白制**　明代《医学纲目》首先提出"一斤,米泔浸一宿,切,用韭白一斤细切,同罨过一宿"。

11. **米泔与牡蛎粉制**　明代《济阴纲目》首先提出"泔浸,牡蛎粉炒"。

12. **米泔与陈壁土(或土)制**　清代《串雅内编》首先提出"米泔浸透,陈壁土炒"。清代《外科证治全生集》提出"泔水浸,去粗皮,切片,日干,土炒炭"。

13. **糯米泔与芝麻制**　清代《本草备要》首先提出"糯米泔浸焙干,同芝麻炒以制其燥"。清代《本草从新》《本草求真》《本草害利》亦记载了相同炙法。清代《本草辑要》云:"糯米泔浸,刮去皮,切片,同芝麻炒。"

14. **糯米泔与米粉制**　清代《药品辨义》首先提出"糯米泔水,浸透切片,入米粉中炒……亦可去内霜"。

15. **糯米泔与糠制**　清代《药品辨义》首先提出"糯米泔水浸透切片……或糠拌炒,亦可去内霜"。

16. **粟米泔与童便制**　元代《瑞竹堂经验方》首先提出:"一斤,用粟米泔浸过,竹刀刮去皮,半斤童子小便浸。"

17. **粟米泔与酒制**　元代《瑞竹堂经验方》云:"一斤,用粟米泔浸过,竹刀刮去皮……半斤无灰好酒浸。"

18. **蜜与酒制**　明代《先醒斋医学广笔记》首先提出"蜜酒拌蒸晒"。

19. **蜜与饭制**　清代《本经逢原》首先提出"蜜水拌饭上蒸"。

20. **酒与盐制**　元代《丹溪心法》首先提出"酒浸炒,用青盐炒,去青盐不用"。明代《普济方》云:"酒浸三日,取出焙末干,用青盐一两炒黄,去盐不用。"

21. **木瓜与酒制**　宋代《类编朱氏集验医方》首先提出"二两,干木瓜一两,好酒一斤煮干"。

22. **木瓜与盐制**　宋代《类编朱氏集验医方》首先提出"二两,干木瓜一两,水一升,入盐三两煮干"。

23. **木瓜与醋制** 宋代《类编朱氏集验医方》首先提出"二两,干木瓜一两,好醋一升,煮干"。

24. **木瓜与椒制** 宋代《类编朱氏集验医方》首先提出"二两,干木瓜一两,水一升,川椒一两煮干"。

25. **生姜与童便制** 清代《外科大成》首先提出"八月为末,用生姜十二两取汁,加童便拌术,晒"。

26. **补骨脂与小茴香制** 元代《瑞竹堂经验方》首先提出"一斤分作四分制,一分用补骨脂、小茴香同炒"。

27. **油与葱制** 明代《普济方》首先提出"细锉,先以油葱炒令赤"。

28. **醋与椒制** 明代《奇效良方》首先提出"四两,用醋浸,川椒一两同炒"。

29. **盐与黑牵牛制** 明代《奇效良方》首先提出"四两,用盐水浸,黑牵牛一两同炒,去牵牛"。

30. **童便与人乳制** 明代《寿世保元》首先提出"童便、人乳各浸三日炒干"。

31. **便与麻油制** 清代《类证治裁》首先提出"便、麻油炒"。

32. **皂荚与盐制** 清代《类证治裁》首先提出"半斤,同皂荚三挺砂锅内煮一日,去皂荚,将苍术刮去皮切片,盐水炒净"。

33. **小茴香与盐制** 明代《景岳全书》首先提出"四两,小茴香、食盐各一两同炒"。

34. **川椒与补骨脂制** 明代《景岳全书》首先提出"四两,以川椒、补骨脂各一两同炒"。

35. **乌头与川楝子肉制** 《景岳全书》首先提出"四两,用川乌头、川楝子肉各一两同炒"。

36. **醋与酒制** 明代《景岳全书》首先提出"四两,用醇醋、老酒各半斤同煮干,焙燥"。

(三)三种辅料合并炮炙

1. **泔、乌头、川楝子制** 元代《瑞竹堂经验方》首先提出"八两,锉如豆大,泔浸三日(明代《奇效良方》云'二日'),或焙或晒干,分作四处,一分用真乌头一两,去皮脐,切作片子,又用川楝子净肉一两,同苍术炒焦黄色(明代《奇效良方》为'黄色')为度"。

2. **泔、酒、醋制** 元代《瑞竹堂经验方》首先提出"苍术八两,锉如豆大,泔浸三日(明代《奇效良方》云'二日'),或焙或晒干,分作四处……一分用醇酿酒、醋各一碗,浸苍术,令自干,炒燥)"。《奇效良方》云:"各一两煮苍术令透,取出焙干,再煮二次。"

3. **泔、葱、盐制** 元代《瑞竹堂经验方》首先提出"一斤,用泔浸去皮,切作片,用生葱白一斤切碎,加盐一两(明代《普济方》云'二两'),同炒苍术,黄色为度,去葱不用"。

4. **泔、薤白、鸡血制** 明代《普济方》首先提出"一斤,米泔浸一宿,切作片子,用薤白一斤同切,合鸡血过一宿"。

5. **泔、小茴香、补骨脂制** 明代《奇效良方》首先提出"四两,用米泔水浸,小茴香、补骨脂各一两同炒"。

6. **酒、川乌、川楝子肉制** 明代《奇效良方》首先提出"四两,用酒浸,川乌、川楝子肉各一两,同炒"。

(四)四种辅料合并炮炙

1. **米泔、蜜、酒、黑豆制** 明代《先醒斋医学广笔记》首先提出"先以米泔浸三宿,用蜜酒浸一宿,去皮,用黑豆一层,拌苍术一层,蒸二次,再用蜜酒蒸一次。用河水,砂锅内熬浓汁,去渣,隔汤煮,滴水成珠为度"。清代《本草述》有相同记载。

2. 泔、陈壁土、脂麻、糠制　明代《本草乘雅半偈》首先提出："米泔浸透，更以陈壁土水浸润一二日，取出，去皮晒干，切片，每术四两，先用脂麻六两微火拌炒，以濡其燥，便其暴，更用粳米糠衣四两微火拌炒，则不染湿作（霉）矣。"

3. 泔、茴香、青盐、食盐制　元代《瑞竹堂经验方》首先提出"八两，锉如豆大，泔浸三日（明代《奇效良方》云'二日'），或焙或晒干，分作四处……一分用茴香净一两、青盐一两半，食盐炒（《奇效良方》无'炒'）半两，先下苍术炒熟（《奇效良方》为'炒黄'），次下茴香等同炒黄色"。

4. 酒、米泔、盐、醋制　明代《普济方》首先提出："一斤，四两酒浸，四两米泔浸，四两盐水浸，四两醋浸，各浸已日，将苍术和合作一处，自初伏一日为始，早晨朝东晒，日午南晒，至晚西晒，夜则露天明放，至伏尽日，收起不晒，如遇天阴下雨收藏，至晴明日再晒。"

5. 泔、大麻腐汁、川椒、葱制　宋代《三因极一病证方论》首先提出："米泔浸三宿取出洗净晒干，再以大麻腐汁浸术上余二寸许，入川椒二十一粒葱白去根煮黑油出洗净焙干。"其后，明代《普济方》亦有相同记载。

（五）五种辅料合并炮炙

1. 泔、川椒、陈皮、补骨脂、酒制　元代《瑞竹堂经验方》首先提出"八两，锉如豆大，泔浸三日（明代《奇效良方》云'二日'），或焙或晒干，分作四处……一分用川椒去目一两，又用陈皮一两、破故纸一两，酒浸一宿，炒令干，次下苍术、川椒同炒黄"。

2. 泔、黑豆、蜜、酒、人乳制　明代《炮炙大法》首先提出"米泔浸，洗极净、刮去皮，拌黑豆蒸（引之，合水气也），又拌蜜酒蒸，又拌人乳透蒸（皆润之使更合于金气而不燥也），凡三次蒸时须烘晒极干"。明代《先醒斋医学广笔记》同。（按：上文括号内为清代《本草述钩元》所多部分）

3. 泔、枣、桂圆、砂仁、米制　清代《玉楸药解》首先提出"坚实肥鲜……各一斤，别器泔浸换水令润透去皮，切片晒。（关于术部略）大枣、桂圆、砂仁各八两煎浓汁浸苍术，各用瓷盘隔布，铺盘湿米，砂锅蒸透晒干，再浸再蒸汁尽而止，量加水，温中之品合并久饵"。

（六）八种辅料合并炮炙

八种辅料炮炙（酒、泔、醋、盐、椒、补骨脂、黑牵牛、茴香）　明代《普济方》首先提出："一斤，四两酒浸，四两米泔浸，四两醋浸，四两青盐水浸，冬五日，夏三日，如杓分作四分，一分用椒一分炒，一分用破故纸一两炒，一分用黑牵牛一两炒，一分用茴香一两炒。右炒讫，除去拌药，只留苍术为末。"

【金老论苍术炮制与临床】

一、临床功效与主治

本品味辛、苦，性温。归脾、胃、肝经。功善燥湿健脾，祛风散寒，明目。用于湿阻中焦，脘腹胀满，泄泻，水肿，脚气痿躄，风湿痹痛，风寒感冒，夜盲，眼目昏涩（表94-12）。

表94-12　苍术各临床常用炮制规格功效、主治对比

炮制规格	功效	主治
苍术	燥湿健脾，祛风散寒，明目。生用燥湿力强	用于湿阻中焦，脘腹胀满，泄泻，水肿，脚气痿躄，风湿痹痛，风寒感冒，夜盲，眼目昏涩

续表

炮制规格	功效	主治
麸炒苍术	同苍术,但燥性减少。健脾和胃	用于脾胃不和,痰饮停滞,脘腹痞满,青盲,雀眼
焦苍术	燥湿健脾,祛风散寒,明目	同苍术
蜜麸炒苍术	同苍术,缓和燥性	同苍术
米泔水苍术	同苍术,缓和燥性	同苍术
制苍术	同苍术,制用燥性降低,和中作用增强	同苍术
土苍术	增强健脾止泻	同苍术
炒苍术	燥湿健脾,祛风散寒,明目	用于脘腹胀满,泄泻,水肿,脚气痿躄,风湿痹痛,风寒感冒,夜盲
漂苍术	同苍术,缓和燥性	同苍术
苍术炭	同苍术	同苍术
泡苍术	同苍术,缓和燥性	同苍术

二、临床调剂

1. **用法用量**　3～15g。生用燥性强,炒用燥性稍减。
2. **临床使用与禁忌**　阴虚内热,表虚多汗者忌用。
3. **贮藏**　置阴凉干燥处。

本品临床常用炮制规格与调剂注意事项见表94-13。土苍术、炒苍术、漂苍术、苍术炭与泡苍术临床鲜用,本节未收入。

表94-13　苍术临床常用炮制规格与调剂注意事项

炮制规格	处方名	用法用量	特殊禁忌	特殊贮藏方法
生苍术	生苍术	3～15g	阴虚内热,表虚多汗者忌用	置阴凉干燥处
麸炒苍术	麸炒苍术、炒苍术			
焦苍术	焦苍术			
蜜麸炒苍术	蜜麸炒苍术			
米泔水苍术	米泔水苍术			

砂　仁

【来源】

本品为姜科植物阳春砂 *Amomum villosum* Lour.、绿壳砂 *Amomum villosumour.var. xanthioides* T.L.Wu et Senjen 或海南砂 *Amomum longiligulare* T.L.Wu 的干燥成熟果实。夏、秋二季果实成熟时采收,晒干或低温干燥。

【炮制规格】

1. 壳砂仁

(1)《中国药典》2020 年版标准:除去杂质,洗净,润透,切厚片或块,晾干。

性状

阳春砂、绿壳砂:呈椭圆形或卵圆形,有不明显的三棱,长 1.5~2cm,直径 1~1.5cm。表面棕褐色,密生刺状突起,顶端有花被残基,基部常有果梗。果皮薄而软。种子集结成团,具三钝棱,中有白色隔膜,将种子团分成 3 瓣,每瓣有种子 5~26 粒。种子为不规则多面体,直径 2~3mm;表面棕红色或暗褐色,有细皱纹,外被淡棕色膜质假种皮;质硬,胚乳灰白色。气芳香而浓烈,味辛凉、微苦。

海南砂:呈长椭圆形或卵圆形,有明显的三棱,长 1.5~2cm,直径 0.8~1.2cm。表面被片状、分枝的软刺,基部具果梗痕。果皮厚而硬。种子团较小,每瓣有种子 3~24 粒;种子直径 1.5~2mm。气味稍淡。

(2)地方标准(表 95-1)

表 95-1 壳砂仁常见地方标准制法及性状要求

来源	制法	性状
《安徽省中药饮片炮制规范》2019 年版	取原药材,除去杂质、果柄,用时捣碎	阳春砂、绿壳砂:为椭圆形或卵圆形,有不明显的三棱,长 1.5~2cm,直径 1~1.5cm。表面棕褐色,密生刺状突起。果皮薄而软,种子集结成团,具三钝棱,中有白色隔膜,将种子团分成 3 瓣,每瓣有种子 5~26 粒。种子为不规则多面体,直径 2~3mm,表面棕红色或暗褐色,有细皱纹,外被淡棕色膜质假种皮。质硬,胚乳灰白色。气芳香而浓烈,味辛凉、微苦 海南砂:为长椭圆形或卵圆形,有明显的三棱,长 1.5~2cm,直径 0.8~1.2cm。表面被片状分枝的软刺。果皮厚而硬,种子团较小,每瓣有种子 3~24 粒,种子直径 1.5~2mm。气味稍淡
《上海市中药饮片炮制规范》2018 年版	带壳砂仁:将药材除去果柄等杂质,筛去灰屑 去壳砂仁:将带壳砂仁去壳取仁,筛去灰屑	带壳砂仁:呈椭圆形或卵圆形,有不明显的三棱,长 1.5~2cm,直径 1~1.5cm。表面棕褐色,密生刺状突起,顶端有花被残基,基部常有果梗。果皮薄而软。种子集结成团,具三钝棱,中有白色隔膜,将种子团分成 3 瓣,每瓣有种子 5~26 粒。种子为不规则多面体,直径 0.2~0.3cm;表面棕红色或暗褐色,有细皱纹,外被淡棕色膜质假种皮;质硬,胚乳灰白色。气芳香而浓烈,味辛凉、微苦(阳春砂、绿壳砂)。呈长椭圆形或卵圆形,有明显的三棱,长 1.5~2cm,直径 0.8~1.2cm。表面被片状、分枝的软刺,基部具果梗痕。果皮厚而硬。种子团较小,每瓣有种子 3~24 粒;种子直径 0.15~0.2cm。气味稍淡(海南砂) 去壳砂仁:种子集结成团,椭圆形,具三钝棱,中有白色隔膜,将种子团分成 3 瓣,每瓣有种子 3~26 粒。种子为不规则多面体,直径 0.15~0.3cm

续表

来源	制法	性状
《天津市中药饮片炮制规范》2012年版	除去杂质,用时捣碎	阳春砂、绿壳砂:呈椭圆形或卵圆形,有不明显的三棱,长1.5～2cm,直径1～1.5cm。表面棕褐色,密生刺状突起,顶端有花被残基,基部常有果梗。果皮薄而软。种子集结成团,具三钝棱,中有白色隔膜,将种子团分成3瓣,每瓣有种子5～26粒。种子为不规则多面体,直径2～3mm;表面棕红色或暗褐色,有细皱纹,外被淡棕色膜质假种皮;质硬,胚乳灰白色。气芳香而浓烈,味辛凉、微苦 海南砂:呈长椭圆形或卵圆形,有明显的三棱,长1.5～2cm,直径0.8～1.2cm。表面被片状、分枝的软刺,基部具果梗痕。果皮厚而硬。种子团较小,每瓣有种子3～24粒;种子直径1.5～2mm。气味稍淡
《湖南省中药饮片炮制规范》2010年版	取原药材,除去果柄等杂质,干燥,簸去灰屑	壳砂仁阳春砂、绿壳砂:呈椭圆形或卵圆形,有不明显的三棱,长1.5～2cm,直1～1.5cm。表面棕褐色,密生刺状突起,顶端有花被残基,基部常有果梗。果皮薄而软。种子集结成具三钝棱,中有白色隔膜,将种子团分成3瓣,每瓣有种子5～26粒。种子为不规则多面体,直径2～3mm;表面棕红色或暗褐色,有细皱纹,外被淡棕色膜质假种皮;质硬,胚乳灰白色。气芳香而浓烈,辛凉、微苦 海南砂:呈长椭圆形或卵圆形,有明显的三棱,长1.5～2cm,直径0.8～1.2cm。表面被片状、分枝软刺,基部具果梗痕。果皮厚而硬。种子团较小,每瓣有种子3～24粒;种子直径1.5～2mm,气味稍淡
《江西省中药饮片炮制规范》2008年版	除去杂质,用时捣碎	阳春砂、绿壳砂:呈椭圆形或卵圆形,有不明显的三棱,长1.5～2cm,直径1～1.5cm。表面棕褐色,密生刺状突起,顶端有花被残基,基部常有果梗。果皮薄而软。种子集结成团,具三钝棱,中有白色隔膜,将种子团分成3瓣,每瓣有种子5～26粒。种子为不规则多面体,直径2～3mm;表面棕红色或暗褐色,有细皱纹,外被淡棕色膜质假种皮;质硬,胚乳灰白色。气芳香而浓烈,味辛凉、微苦。无虫蛀、霉变 海南砂:呈长椭圆形或卵圆形,有明显的三棱,长1.5～2cm,直径0.8～1.2cm。表面被片状、分枝的软刺,基部具果梗痕。果皮厚而硬。种子团较小,每瓣有种子3～24粒;种子直径1.5～2mm。气味稍淡
《北京市中药饮片炮制规范》2008年版	取原药材,除去杂质及果壳	阳春砂、绿壳砂:为椭圆形或卵圆形的种子团,少数破碎成不规则形。完整的种子团具三钝棱,中有白色隔膜,将种子团分成3瓣,每瓣有种子5～26粒。种子为不规则多面体,直径2～3mm;表面棕红色或暗褐色,有细皱纹,外被淡棕色膜质假种皮;胚乳灰白色。气芳香而浓烈,味辛凉、微苦 海南砂:种子团较小,每瓣有种子3～24粒;种子直径1.5～2mm,气味稍淡

续表

来源	制法	性状
《广西壮族自治区中药饮片炮制规范》2007年版	除去杂质,用时捣碎	阳春砂、绿壳砂:呈椭圆形或卵圆形,有不明显的三棱,长1.5~2cm,直径1~1.5cm。表面棕褐色,密生刺状突起,顶端有花被残基,基部常有果梗。果皮薄而软。种子集结成团,具三钝棱,中有白色隔膜,将种子团分成3瓣,每瓣有种子5~26粒。种子为不规则多面体,直径2~3mm;表面棕红色或暗褐色,有细皱纹,外被淡棕色膜质假种皮;质硬,胚乳灰白色。气芳香而浓烈,味辛凉、微苦 海南砂:呈长椭圆形或卵圆形,有明显的三棱,长1.5~2cm,直径0.8~1.2cm。表面被片状、分枝的软刺,基部具果梗痕。果皮厚而硬。种子团较小,每瓣有种子3~24粒;种子直径1.5~2mm。气味稍淡
《重庆市中药饮片炮制规范》2006年版	取原药材,除去杂质、果柄,用时捣碎	阳春砂、绿壳砂:为椭圆形或卵圆形,有不明显的三棱,长1.5~2cm,直径1~1.5cm。表面棕褐色,密生刺状突起,顶端有花被残基,基部常有果梗。果皮薄而软。种子结集成团,具三钝棱,中有白色隔膜,将种子团分成3瓣,每瓣有种子5~26粒。种子为不规则多面体,直径2~3mm;表面棕红色或暗褐色,有细皱纹,外被淡棕色膜质假种皮;质硬,胚乳灰白色。气芳香而浓烈,味辛凉、微苦 海南砂:为长椭圆形或卵圆形,有明显的三棱,长1.5~2cm,直径0.8~1.2cm。表面被片状、分枝的软刺,基部具果梗痕。果皮厚而硬。种子团较小,每瓣有种子3~24粒;种子直径1.5~2mm。气味稍淡
《浙江省中药炮制规范》2005年版	取壳砂,除去果柄等杂质。筛去灰屑。用时捣碎	阳春砂:呈圆形或卵圆形,有不明显的三棱,长1.5~2cm,直径1~1.5cm。表面棕褐色,密生短刺状皮刺,顶端有花被残基,基部常有果梗。果皮薄而软。种子团具三钝棱,棱间有白色隔膜,将种子团分成3瓣,每瓣有种子5~26粒。种子为不规则多面体,直径2~3mm;表面红棕色,有细皱纹,外被淡棕色膜质假种皮和橙红色腺点。质硬。胚乳灰白色。气芳香而浓烈,味辛凉、微苦 绿壳砂:多为种子团。种子表面灰棕色至黑褐色,无腺点 海南砂:呈椭圆形或倒卵圆形,表面密生多数纵棱和极短的皮刺。果皮厚而硬。种子直径1.5~2mm;表面灰棕色至黑褐色,无腺点。气味稍淡
《河南省中药饮片炮制规范》2005年版	除去杂质。用时捣碎	阳春砂、绿壳砂:呈椭圆形或卵圆形,有不明显的三棱,长1.5~2cm,直径1~1.5cm。表面棕褐色,密生刺状突起,顶端有花被残基,基部常有果梗。果皮薄而软。种子集结成团,具三钝棱,中有白色隔膜,将种子团分成3瓣,每瓣有种子5~26粒。种子为不规则多面体,直径2~3mm;表面棕红色或暗褐色,有细皱纹,外被淡棕色膜质假种皮;质硬,胚乳灰白色。气芳香而浓烈,味辛凉微苦 海南砂:呈长椭圆形或卵圆形,有明显的三棱,长1.5~2cm,直径0.8~1.2cm。表面被片状、分枝的软刺,基部具果梗痕。果皮厚而硬。种子团较小,每瓣有种子3~24粒;种子直径1.5~2mm。气味稍淡

来源	制法	性状
《贵州省中药饮片炮制规范》2005年版	取原药材，除去杂质、果柄。用时捣碎	阳春砂、绿壳砂：呈椭圆形或卵圆形，有不明显的三棱，长1.5～2cm，直径1～1.5cm；表面棕褐色，密生刺状突起；果皮薄而软；种子集结成团，具三钝棱，中有白色隔膜将种子团分成3瓣，每瓣有种子5～26粒；种子为不规则多面体，直径2～3mm，表面棕红色或暗褐色，有细皱纹，外被淡棕色膜质假种皮，质硬，胚乳灰白色；气芳香而浓烈，味辛凉、微苦 海南砂：呈长椭圆形或卵圆形，有明显的三棱，直径0.8～1.2cm；表面被片状、分枝的软刺；果皮厚而硬；种子团较小，每瓣有种子3～24粒，种子直径1.5～2mm；气味稍淡
《江苏省中药饮片炮制规范》2002年版	取原药材，除去杂质及果柄	阳春砂、绿壳砂：为椭圆形或卵圆形，有不明显的三棱，长1.5～2cm，直径1～1.5cm。表面棕褐色，密生刺状突起。果皮薄而软，种子结集成团，具三钝棱，中间有白色隔膜，将种子团分成3瓣，每瓣有种子5～26粒。种子为不规则多面体，直径2～3mm，表面棕红色或暗褐色，外被淡棕色膜质假种皮。质硬，胚乳灰白色。气芳香而浓烈，味辛凉、微苦 海南砂：为长椭圆形或卵圆形，有明显的三棱。表面被片状分枝的软刺，果皮厚而硬，种子团较小，每瓣有种子3～24粒，种子直径1.5～2mm。气味稍淡
《福建省中药饮片炮制规范》1998年版	除去杂质，用时捣碎	呈椭圆形或卵圆形，具三棱，长1.5～2cm，直径0.8～1.5cm。表面棕褐色，具刺。种子团分三瓣，种子多数，成不规则的多面体。气芳香，辛凉，味微苦
《山东省中药炮制规范》1990年版	除去壳及杂质，筛去灰屑	种子为不规则多面体。直径1.5～3mm。表面棕红色或暗褐色；有细皱纹，外被淡棕色膜质假种皮，质硬。气芳香而浓烈，味辛凉、微苦
《吉林省中药饮片炮制规范》1986年版	砂仁：筛去灰屑。用时捣碎 阳春砂：除去杂质，筛去灰屑，用附捣碎	无具体要求
《云南省中药饮片炮制规范》1986年版	取砂仁或带壳砂仁，拣净杂质，用时捣碎	长圆形、球形或略呈三棱形，长约0.8～1cm，气芳香味辣，外壳棕褐色，壳有许多小柔刺
《甘肃省中药饮片炮制规范》1980年版	除去杂质，配方时捣碎	无具体要求

2. 砂仁

（1）《中国药典》2020年版标准：除去杂质。用时捣碎。

性状

阳春砂、绿壳砂：呈椭圆形或卵圆形，有不明显的三棱，长1.5～2cm，直径1～1.5cm。表面棕褐色，密生刺状突起，顶端有花被残基，基部常有果梗。果皮薄而软。种子集结成团，具三钝棱，中有白色隔膜，将种子团分成3瓣，每瓣有种子5～26粒。种子为不规则多面体,直径 2~3mm;表面棕红色或暗褐色,有细皱纹,外被淡棕色膜质假种皮;质硬,胚乳灰白色。气芳香而浓烈,味辛凉、微苦。

海南砂:呈长椭圆形或卵圆形,有明显的三棱,长 1.5~2cm,直径 0.8~1.2cm,表面被片状、分枝的软刺,基部具果梗痕。果皮厚而硬。种子团较小,每瓣有种子 3~24 粒;种子直径 1.5~2mm,气味稍淡。

(2)《国家中药饮片炮制规范》:取药材,除去杂质。用时捣碎,去壳取仁。

性状

阳春砂、绿壳砂:呈椭圆形或卵圆形,有不明显的三棱,长 1.5~2cm,直径 1~1.5cm。表面棕褐色,密生刺状突起,顶端有花被残基,基部常有果梗。果皮薄而软。种子集结成团,具三钝棱,中有白色隔膜,将种子团分成 3 瓣,每瓣有种子 5~26 粒。种子为不规则多面体,直径 2~3mm;表面棕红色或暗褐色,有细皱纹,外被淡棕色膜质假种皮;质硬,胚乳灰白色。气芳香而浓烈,味辛凉、微苦。

海南砂:呈长椭圆形或卵圆形,有明显的三棱,长 1.5~2cm,直径 0.8~1.2cm,表面被片状、分枝的软刺,基部具果梗痕。果皮厚而硬。种子团较小,每瓣有种子 3~24 粒;种子直径 1.5~2mm,气味稍淡。

(3)地方标准(表 95-2)

表 95-2　砂仁常见地方标准制法及性状要求

来源	制法	性状
《安徽省中药饮片炮制规范》2019 年版	取净壳砂仁,去壳取仁	形同壳砂仁种子团
《湖南省中药饮片炮制规范》2010 年版	取壳砂仁,去壳及隔膜等杂质,取种子团	形同壳砂仁的种子及种子团
《陕西省中药饮片标准》第二册(2009 年)	取药材砂仁,除去杂质	阳春砂、绿壳砂:果实呈椭圆形或卵圆形,有不明显的三棱,长 1.5~2cm,直径 1~1.5cm。表面棕褐色,密生刺状突起,顶端有花被残基,基部常有果梗。果皮薄而软。种子团具三钝棱,中有白色隔膜,将种子团分成 3 瓣,每瓣有种子 5~26 粒。种子为不规则多面体,直径 2~3mm;表面棕红色或暗褐色,有细皱纹,外被淡棕色膜质假种皮;质硬,胚乳灰白色。气芳香而浓烈,味辛凉、微苦 海南砂:果实呈长椭圆形或卵圆形,有明显的三棱,长 1.5~2cm,直径 0.8~1.2cm。表面被片状、分枝的软刺,基部具果梗痕。果皮厚而硬。种子团较小,每瓣有种子 3~24 粒;种子直径 1.5~2mm。气味稍淡
《上海市中药饮片炮制规范》2008 年版	将带壳砂仁去壳取仁,筛去灰屑	同壳砂仁种子性状
《重庆市中药饮片炮制规范》2006 年年版	取净壳砂仁,去壳,取种子团	形同壳砂仁的种子团
《贵州省中药饮片炮制规范》2005 年版	取净壳砂仁,去壳、隔膜等杂质,取种子团	形同壳砂仁种子团

来源	制法	性状
《四川省中药饮片炮制规范》2002 年版	除去杂质,用时将种子捣碎	本品为具三棱的种子团和散粒种子,带壳的有刺状突起,种子团椭圆形或卵圆形,长 1.5~2cm,直径 0.8~1.5cm,分成 3 瓣,每瓣种子数粒至十数粒。种子多角形,直径 2~3mm。气香,味辛凉,微苦
《江苏省中药饮片炮制规范》2002 年版	取净壳砂仁,去壳取仁	阳春砂、绿壳砂:为椭圆形或卵圆形,有不明显的三棱,长 1.5~2cm,直径 1~1.5cm。表面棕褐色,密生刺状突起。果皮薄而软,种子结集成团,具三钝棱,中间有白色隔膜,将种子团分成 3 瓣,每瓣有种子 5~26 粒。种子为不规则多面体,直径 2~3mm,表面棕红色或暗褐色,外被淡棕色膜质假种皮。质硬,胚乳灰白色。气芳香而浓烈,味辛凉、微苦 海南砂:为长椭圆形或卵圆形,有明显的三棱。表面被片状分枝的软刺,果皮厚而硬,种子团较小,每瓣有种子 3~24 粒,种子直径 1.5~2mm。气味稍淡
《江西省中药炮制规范》1991 年版	取原药材,除去杂质。用时打碎	阳春砂:呈椭圆形或卵圆形,有不明显的三棱,长 1.5~2cm,直径 1~1.5cm。表面棕褐色,密生刺状突起。果皮薄而软。种子团具三钝棱,有白色隔膜分成 3 瓣,每瓣种子 6~15 粒。种子为不规则多面体,直径 0.2~0.3cm,表面棕红色或暗褐色,有细皱纹,外被淡棕色膜质假种皮;质硬,胚乳灰白色,气芳香而浓烈,味辛凉而苦 海南砂:呈长椭圆形或卵圆形,有明显的三棱,长 1.5~2cm,直径 0.8~1.2cm,表面被片状、分枝的软刺,果皮厚而硬,种子团较小,每瓣有种子 5~17 粒,种子直径 0.1~0.2cm。气味稍淡 缩砂:呈椭圆形或长卵形,长 1~1.5cm,直径 0.8~1cm。外表黄棕色至棕色,密具刺片状突起。种子团较圆,表面灰棕色至棕色,外被一层白霜,不易擦落。气味较淡
《广东省中药饮片炮制规范》1984 年版	除去杂质,用时捣碎	阳春砂:呈椭圆形或卵圆形,有不明显的三棱。表面棕褐色,密生刺状突起。种子结集成团,具三钝棱,种子为不规则的多面体。质硬,气芳香而浓烈。味辛凉,微苦 缩砂:形状、色泽与阳春砂类似,唯表面密生片状突起。气味略逊于阳春砂 海南砂:呈长椭圆形,有明显的三棱,表面被片状、分枝,稍疏的短软刺。种子团较小,每瓣有种子 5~17 粒。气味稍淡。均以个大、坚实、仁饱满、气味浓者为佳

3. 盐砂仁 《中国药典》2020 年版未收载本炮制规格,常见地方标准制法及性状见表 95-3。

表95-3 盐砂仁常见地方标准制法及性状要求

来源	制法	性状
《安徽省中药饮片炮制规范》2019年版	取净砂仁,加盐水拌匀,闷透,置炒锅内,文火炒干,取出,放凉。每100kg砂仁,用食盐2kg	形同砂仁,味微咸
《黑龙江省中药饮片炮制规范》2012年版	取砂仁饮片,喷淋盐水,拌匀,稍润,待盐水吸尽,用文火炒至微鼓起,取出,摊凉,即得。每100kg砂仁饮片,用食盐3kg	阳春砂、绿壳砂本品呈椭圆形或卵圆形,有不明显的三棱,长1.5～2cm,直径1～1.5cm。表面棕褐色,略带焦黄,微具焦斑,密生刺状突起,顶端有花被残基,基部常有果梗。果皮薄而软。种子结集成团,具三钝棱,中有白色隔膜,将种子团分成3瓣,每瓣有种子5～26粒。种子为不规则多面体,直径2～3mm;表面棕红色或暗褐色,有细皱纹,外被淡棕色膜质假种皮;质硬,胚乳灰白色。气芳香,味辛凉、微苦咸 海南砂:本品呈长椭圆形或卵圆形,有明显的三棱,长1.5～2mm,直径1～1.5cm。表面被片状、分枝的软刺,基部具果梗痕。果皮厚而硬。种子团较小,每瓣有种子3～24粒;种子直径1.5～2mm。气味稍淡
《重庆市中药饮片炮制规范》2006年版	取净砂仁,加盐水拌匀,闷透,置炒锅内,文火至干	形同砂仁,色泽加深,味微咸
《云南省中药饮片标准》2005年版第一册	取药材,挑选。取净药材置锅内,加食盐水,拌匀,吸尽,用文火炒至表面棕红色至暗褐色,气香时,取出,晾凉,筛去碎屑,即得。每1 000g净药材,用食盐20g 食盐水:取食盐20g,加水200g使溶解,即得	本品为类球形、卵圆形、椭圆形或长椭圆形的种子团,具三钝棱,棱间具有白色至黄白色隔膜,将种子团分成3瓣,每瓣有种子3～26粒。种子为不规则多面体,直径1.5～3mm;表面棕红色或暗黑褐色,外被淡棕色膜质假种皮;质硬,胚乳灰白色。气芳香,味辛凉、咸、微苦
《河南省中药饮片炮制规范》2005年版	取净砂仁,加盐水拌匀,闷透,置炒锅内,文火炒干,放凉	形如砂仁,色泽加深,味微咸
《贵州省中药饮片炮制规范》2005年版	取净砂仁,加盐水拌匀,闷透,置炒锅内,用文火炒干,放凉	形同砂仁,色泽较深,偶见焦斑。气香,味微咸
《福建省中药饮片炮制规范》1998年版	取净砂仁,加盐水拌匀,闷透,置炒锅内,文火炒干,放凉。用时捣碎	形如砂仁,色略深,气芳香,味辛凉、微苦辣、微咸
《云南省中药饮片炮制规范》1986年版	取砂仁或带壳砂仁,每50kg用食盐1kg化水适量,拌匀,稍吸,放入锅内用文火炒至水干气香,取出,晾冷,用时捣碎	表面暗黑褐色
《甘肃省中药饮片炮制规范》1980年版	将净砂仁用大青盐化水拌匀,文火炒成微黄色时,出锅,推开,晾凉,配方时捣碎。每砂仁100kg,用大青盐2kg	无具体要求

4. **砂仁粉**　《中国药典》2020 年版未收载本炮制规格,常见地方标准制法及性状见表 95-4。

表 95-4　砂仁粉常见地方标准制法及性状要求

来源	制法	性状
《四川省中药饮片炮制规范》2015 年版	取砂仁,除去杂质,粉碎成细粉	本品为灰棕色的粉末;气芳香而浓烈,味辛凉、微苦(阳春砂、绿壳砂)或气味稍淡(海南砂)
《浙江省中药炮制规范》2015 年版	取原砂或砂米,研成细粉	为粒度均匀、灰棕色的粉末。气芳香,味辛凉、微苦
《上海市中药饮片炮制规范》2008 年版	将砂仁研粉,过 60 目筛	本品为棕黄色粉末,气芳香特异,味辛凉
《云南省中药饮片标准》(2005 年版)第二册	取药材,净选,除去果皮,粉碎成中粉,即得	本品为灰色至灰棕色粉末,气香浓烈,味辛凉、微苦

5. **砂仁花**　《中国药典》2020 年版未收载本炮制规格,常见地方标准制法及性状见表 95-5。

表 95-5　砂仁花常见地方标准制法及性状要求

来源	制法	性状
《湖南省中药饮片炮制规范》2010 年版	取原药材,除去杂质、梗叶;或稍润切长段,干燥,筛去灰屑	干燥的花朵及花序梗,全体呈淡紫色,花朵细软而小;花序梗长 20～30cm,有节;切段者长 2cm。稍有香气
《上海市中药饮片炮制规范》2008 年版	将原药除去杂质,筛去灰屑	无具体要求
《江苏省中药饮片炮制规范》2020 年版	取原药材,拣去花梗杂质	为土黄色花蕾,无梗
《江苏省中药饮片炮制规范》1980 年版	将原药拣去老梗杂质。筛去灰屑	本品为土黄色花蕾,无老梗杂质

6. **原砂、砂米**　《中国药典》2020 年版未收载本炮制规格,常见地方标准制法及性状见表 95-6。

表 95-6　原砂、砂米常见地方标准制法及性状要求

来源	制法	性状
《湖北省中药饮片炮制规范》2018 年版	取净砂仁,除去果皮等杂质,筛去灰屑。用时捣碎	阳春砂、绿壳砂:呈椭圆形或卵圆形,长 1.5～2cm,直径 1～1.5cm。种子集结成团,具三钝棱,中有白色隔膜,将种子团分成 3 瓣,每瓣有种子 5～26 粒。种子为不规则多面体,直径 2～3mm;表面棕红色或暗褐色,有细皱纹,外被淡棕色膜质假种皮;质硬,胚乳灰白色。气芳香而浓烈,味辛凉、微苦 海南砂:呈长椭圆形或卵圆形,长 1.5～2cm,直径 0.8～1.2cm。种子团较小,每瓣有种子 3～24 粒。种子直径 1.5～2mm。气味稍淡

来源	制法	性状
《浙江省中药炮制规范》2005年版	取原砂或砂米,除去残留果皮等杂质。筛去灰屑。用时捣碎	前者同壳砂种子团;后者同壳砂种子

7. 砂仁壳　《中国药典》2020年版未收载本炮制规格,常见地方标准制法及性状见表95-7。

表95-7　砂仁壳常见地方标准制法及性状要求

来源	制法	性状
《江苏省中药饮片炮制规范》2020年版	取原药材,除去杂质,筛去灰屑	阳春砂、绿壳砂:呈椭圆形或卵圆形囊状,中间开裂呈对合状。有不明显的三棱,长0.5～2cm,直径1～1.5cm。外表面棕褐色,密生刺状突起,顶端有花被残基,基部常有果梗,内表面淡棕色或灰棕色。果皮薄而软。质轻。有香气,味微苦 海南砂:呈长椭圆形或卵圆形,有明显的三棱,长1.5～2cm,直径0.8～1.2cm。表面被片状、分枝的软刺,基部具果梗痕。果皮厚而硬
《福建省中药饮片炮制规范》2012年版	除去杂质	阳春砂壳、绿壳砂壳:本品多呈三瓣裂开或为不规则形的碎片。表面棕色或棕褐色,密生刺片状或刺状突起,粗糙但不粘手。内表面淡棕色,平滑。质轻而韧,易纵向撕破。气香,味微苦 海南砂壳:本品呈长椭圆形或卵圆形,有明显的三棱,长1.5～2cm,直径0.8～1.2cm。表面被片状、分枝的软刺,基部具果梗痕。果皮厚而硬。气味稍淡
《甘肃省中药炮制规范》2009年版	药材,除去杂质及果柄,筛去灰屑	本品多呈三瓣裂开或为不规则形的碎片。表面棕色或棕褐色,密生刺片状或刺状突起,粗糙但不粘手。内表面淡棕色,平滑。质轻而韧,易纵向撕破。气香,味微苦

【金老谈砂仁炮制历史】

综合古代砂仁的炮炙方法,主要有炒,有不加辅料,也有加辅料,辅料有姜、酒、盐等,炮炙方法比较简单,下面分别予以介绍。

一、不加辅料炮炙

包括炮、熬、煨、炙、烧、炒、蒸等,每一种炙法中又有不同的炮炙要求。

炒法　宋代《太平惠民和剂局方》中较早地提到"凡使先和皮慢火炒令热透,去皮取仁入药用"。在《女科百问》中提到"慢火炒令热透后,去皮取仁用"。《仁术便览》中提到"去皮,熨斗内微火炒,用行气,研碎,有生用者"。《景岳全书》中提到"欲其温暖,须用炒研",《炮炙大法》也提到"略炒,吹去衣研用"。

二、加辅料炮炙

应用的辅料有姜、酒、盐等。

1. **姜制** 清代《串雅内编》中提到"姜汁炒",但不多见。
2. **酒制** 明代《先醒斋医学广笔记》中提到"酒炒",但不多见。

有关砂仁炮炙作用的记述,明代《本草正》中提到"欲其温暖,须用炒研,入肺肾膀胱,各随使行",清代《得配本草》中更详细地提到"安胎带壳炒熟研用。阴虚者宜盐水浸透炒黑用。理肾气,熟地叶拌蒸用。痰膈胀满,萝卜汁浸透,焙燥用"。

【金老论砂仁炮制与临床】

一、临床功效与主治

本品味辛,性温。归脾、胃、肾经。功善化湿开胃,温脾止泻,理气安胎。用于湿浊中阻,脘痞不饥,脾胃虚寒,呕吐泄泻,妊娠恶阻,胎动不安(表95-8)。

表95-8 砂仁各临床常用炮制规格功效、主治对比

炮制规格	功效	主治
砂仁	化湿开胃,温脾止泻,理气安胎	用于湿浊中阻,脘痞不饥,脾胃虚寒,呕吐泄泻,妊娠恶阻,胎动不安
壳砂仁	同砂仁	同砂仁
盐砂仁	辛、温之性略碱,温而不燥,降气安胎作用增强。盐制暖肾缩小便	温肾缩尿。用于遗尿,小便频数等
砂仁粉	同砂仁	同砂仁
砂仁花	健脾和胃,舒气宽胸	用于积滞腹痛,呕吐恶心,郁闷不舒
姜砂仁	姜制后增强温胃止呕,调中止痛功能	同砂仁
砂仁壳	行气宽中,开胃消食,安胎	同砂仁
原砂、砂米	同砂仁	同砂仁

二、临床调剂

1. **用法用量** 3～6g,后下。
2. **临床使用与禁忌** 阴虚有热者忌服。
3. **贮藏** 置阴凉干燥处。砂仁粉密闭。砂仁花防蛀、防霉。

本品临床常用炮制规格与调剂注意事项见表95-9。

表95-9 砂仁临床常用炮制规格与调剂注意事项

炮制规格	处方名	用法用量	特殊禁忌	特殊贮藏方法
壳砂仁	砂仁、阳春砂、西砂仁、壳砂仁	3～6g,后下	阴虚有热者忌服	置阴凉干燥处。砂仁粉密闭。砂仁花防蛀、防霉
砂仁	缩砂、砂头	3～6g,后下		
盐砂仁	盐砂仁	3～6g,后下		

续表

炮制规格	处方名	用法用量	特殊禁忌	特殊贮藏方法
砂仁粉	砂仁粉	1～2g		
砂仁花	砂仁花、春砂花	3～6g		
砂仁壳	砂仁壳	1.5～9g		
原砂、砂米	砂仁种子团、砂仁米	3～6g，后下		

薏 苡 仁

【来源】

本品为禾本科植物薏米 *Coixlacryma-jobi* L.var.*ma-yuen*（Roman.）Stapf 的干燥成熟种仁。秋季果实成熟时采割植株，晒干，打下果实，再晒干，除去外壳、黄褐色种皮和杂质，收集种仁。

【炮制规格】

1. 薏苡仁

（1）《中国药典》2020年版标准：除去杂质。

性状：本品呈宽卵形或长椭圆形，长 4～8mm，宽 3～6mm。表面乳白色，光滑，偶有残存的黄褐色种皮；一端钝圆，另一端较宽而微凹，有 1 个淡棕色点状种脐；背面圆凸，腹面有 1 条较宽而深的纵沟。质坚实，断面白色，粉性。气微，味微甜。

（2）地方标准（表 96-1）

表 96-1　薏苡仁常见地方标准制法及性状要求

来源	制法	性状
《上海市中药饮片炮制规范》2018年版	将药材除去带壳薏苡仁等杂质，淘洗，取出，干燥，筛去灰屑	本品呈宽卵形或长椭圆形，长 4～8mm，宽 3～6mm。表面乳白色，光滑，偶有残存的黄褐色种皮；一端钝圆，另一端较宽而微凹，有 1 个淡棕色点状种脐；背面圆凸，腹面有 1 条较宽而深的纵沟。质坚实，断面白色，粉性。气微，味微甜
《天津市中药饮片炮制规范》2012年版	除去杂质	本品呈宽卵形或长椭圆形，长 4～8mm，宽 3～6mm。表面乳白色，光滑，偶有残存的黄褐色种皮；一端钝圆，另一端较宽而微凹，有 1 个淡棕色点状种脐；背面圆凸，腹面有 1 条较宽而深的纵沟。质坚实，断面白色，粉性。气微，味微甜
《陕西省中药饮片标准》第三册（2011年）	取药材薏苡仁，除去杂质	本品呈宽卵形或长椭圆形，长 4～8mm，宽 3～6mm。表面乳白色，光滑，偶有残存的黄褐色种皮；一端钝圆，另一端较宽而微凹，有 1 个淡棕色点状种脐；背面圆凸，腹面有 1 条较宽而深的纵沟。质坚实，断面白色，粉性。气微，味微甜

来源	制法	性状
《湖南省中药饮片炮制规范》2010年版	取原药材,除去杂质,抢水洗净,干燥	呈宽卵形或长椭圆形,长4～8mm,宽3～6mm。表面乳白色,光滑,偶有残存的黄褐色种皮。一端钝圆,另一端较宽而微凹,有1个淡棕色点状种脐。背面圆凸,腹面有1条较宽而深的纵沟。质坚实,断面白色,粉性。气微,味微甜
《江西省中药饮片炮制规范》2008年版	除去杂质,洗净,干燥	本品呈宽卵形或长椭圆形,长4～8mm,宽3～6mm。表面乳白色,光滑,偶有残存的黄褐色种皮;一端钝圆,另一端较宽而微凹,有1个淡棕色点状种脐;背面圆凸,腹面有1条较宽而深的纵沟。质坚实,断面白色,粉性。气微,味微甜。无虫蛀
《北京市中药饮片炮制规范》2008年版	取原药材,除去杂质及残留的皮壳,筛去灰屑	本品呈宽卵形或长椭圆形,长4～8mm,宽3～6mm。表面乳白色,光滑,偶有残存的黄褐色种皮;一端钝圆,另一端较宽而微凹,有1个淡棕色点状种脐;背面圆凸,腹面有1条较宽而深的纵沟。质坚实,断面白色,粉性。气微,味微甜
《广西壮族自治区中药饮片炮制规范》2007年版	除去皮壳及杂质,筛去灰屑	呈宽卵形或长椭圆形,长4～8mm,宽3～6mm。表面乳白色,光滑,偶有残存的黄褐色种皮。一端钝圆,另一端较宽而微凹,有1个淡棕色点状种脐;背面圆凸,腹面有1条较宽而深的纵沟。质坚实,断面白色,粉性。气微,味微甜
《重庆市中药饮片炮制规范》2006年版	除净外壳和杂质	为宽卵形或长椭圆形,长4～8mm,宽3～6mm。表面乳白色,光滑,偶有残存的黄褐色种皮;一端钝圆,另一端较宽而微凹,有1个淡棕色点状种脐。背面圆凸,腹面有1条较宽而深的纵沟。质坚实,断面白色,粉性。气微,味微甜
《安徽省中药饮片炮制规范》2005年版	取原药材,除去残留皮壳、杂质	为宽卵形或长椭圆形,长4～8mm,宽3～6mm。表面乳白色,光滑,偶有残存的淡棕色或黄褐色种皮。一端钝圆,另一端较宽而微凹,有淡棕色点状种脐,背面圆凸,腹面有1条较宽而深的纵沟。质坚实,断面白色,粉性。气微,味微甜
《浙江省中药炮制规范》2005年版	取原药材,除去残留外壳等杂质,洗净,干燥	呈宽卵形或椭圆形,长4～8mm,宽3～6mm。表面乳白色,光滑,偶有残存的浅棕色果皮。一端钝圆,另一端较宽而微凹,有1个淡棕色点状种脐,背面圆凸,腹面有1条较宽而深的纵沟。质坚实,断面白色,富粉性。气微,味微甘
《河南省中药饮片炮制规范》2005年版	除去杂质	呈宽卵形或长椭圆形,长4～8mm,宽3～6mm。表面乳白色,光滑,偶有残存的黄褐色种皮。一端钝圆,另一端较宽而微凹,有1个淡棕色点状种脐。背面圆凸,腹面有1条较宽而深的纵沟。质坚实,断面白色,粉性。气微,味微甜

来源	制法	性状
《贵州省中药饮片炮制规范》2005年版	取原药材,除去杂质及皮壳,淘净,晾干	呈宽卵形或长椭圆形,长4~8mm,宽3~6mm。表面乳白色,光滑,偶有残存的黄褐色种皮。一端钝圆,另一端较宽而微凹,有1个淡棕色点状种脐。背面圆凸,腹面有1条较宽而深的纵沟。质坚实,断面白色,粉性。气微,味微甜
《江苏省中药饮片炮制规范》2002年版	取原药材,淘净,干燥,除去皮壳及杂质	呈宽卵形或长椭圆形,长4~8mm,宽3~6mm。表面乳白色,光滑,偶有残存的淡棕色种皮。一端钝圆,另一端较宽而微凹,有淡棕色点状种脐,背面圆凸,腹面有1条较宽而深的纵沟。质坚实,断面白色,粉性。气微,味微甜
《四川省中药饮片炮制规范》2002年版	除净外壳和杂质	本品为椭圆形或广卵子粒,有纵沟,乳白色或黄白色。炒后为黄色或焦黑色,质脆,气香
《福建省中药饮片炮制规范》1998年版	除去杂质,用清水或加少量食盐	呈宽卵形或长椭圆形,长4~8mm,宽3~6mm。表面乳白色,光滑,偶有残存的淡棕色种皮。一端钝圆,另一端较宽而微凹,有1个淡棕色点状种脐。背面圆凸,腹面有1条较宽而深的纵沟。质坚实,断面白色,粉性。气微,味微甜
《山东省中药炮制规范》1990年版	去净残留的硬壳及杂质,筛去灰屑	呈宽卵形或长椭圆形,长4~8mm,宽3~6mm。表面乳白色,光滑,偶有残存的淡棕色种皮。一端钝圆,另一端较宽而微凹,有1个淡棕色点状种脐。背面圆凸,腹面有1条较宽而深的纵沟,质坚实。断面白色,粉性。气微,味微甜
《云南省中药饮片炮制规范》1986年版	取原药筛去糠皮,拣净杂质,即可	椭圆形,有沟,呈白色或黄白色
《广东省中药饮片炮制规范》1984年版	除去杂质	本品呈宽卵形或长椭圆形。表面乳白色,光滑。一端钝圆,另一端较宽而微凹,有1个淡棕色点状种脐,背面圆凸,腹面有1条较宽而深的纵沟。断面白色,粉性。气微,味微甜。以粒大、饱满、色白者为佳
《甘肃省中药饮片炮制规范》1980年版	除去杂质,筛去灰屑	无具体要求

2. 麸炒薏苡仁

(1)《中国药典》2020年版标准:取净薏苡仁,照麸炒法(通则0213)炒至微黄色。

性状:本品形如薏苡仁,微鼓起,表面微黄色。

(2)地方标准(表96-2)

表96-2 麸炒薏苡仁常见地方标准制法及性状要求

来源	制法	性状
《天津市中药饮片炮制规范》2012年版	取蜜麸皮撒在热锅中,加热至冒烟时,投入净薏苡仁,不断翻动,炒至药材表面呈微黄色时取出。筛去蜜麸皮,放凉,注意防止炒焦黏麸	本品形如薏苡仁,微鼓起,表面微黄色

续表

来源	制法	性状
《陕西省中药饮片标准》第三册（2011年）	取蜜麸皮撒在热锅中，加热至冒烟时，投入净薏苡仁，不断翻动，炒至药材表面呈微黄色时取出。筛去蜜麸皮，放凉，注意防止炒焦黏麸	本品呈宽卵形或长椭圆形，微鼓起，长4~8mm，宽3~6mm。表面微黄色，光滑，偶有残存的黄褐色种皮；一端钝圆，另一端较宽而微凹，有1个淡棕色点状种脐；背面圆凸，腹面有1条较宽而深的纵沟。质坚实，断面白色，粉性。有麸炒香气，味微甜
《湖南省中药饮片炮制规范》2010年版	取蜜麸皮撒在热锅中，加热至冒烟时，投入净薏苡仁，不断翻动，炒至表面微黄色，筛去蜜麸皮，放凉，注意防止炒焦黏麸	表面微黄色，如同薏苡仁
《北京市中药饮片炮制规范》2008年版	取麸皮，撒入热锅内，待冒烟时，加入净薏苡仁，迅速翻动，用火110~140℃炒至表面黄色，取出，筛去麸皮，晾凉。每100kg净薏苡仁，用麸皮10kg	本品呈宽卵形或长椭圆形。表面黄色。腹面有1条较宽而深的纵沟。质坚实。有香气，味微甜
《江西省中药饮片炮制规范》2008年版	取蜜麸皮撒在热锅中，加热至冒烟时，投入净薏苡仁，不断翻动，炒至药材表面呈微黄色时取出。筛去蜜麸皮，放凉，注意防止炒焦黏麸	形如薏苡仁，表面微黄色，具香
《广西壮族自治区中药饮片炮制规范》2007年版	将锅烧热，撒入适量麦麸，待冒烟时加入生薏苡仁，用中火炒至微黄色，取出，筛去麦麸，放凉。每100kg薏苡仁用麦麸10kg	形如生薏苡仁，微鼓起，表面呈微黄色或黄色，质脆，有香气
《重庆市中药饮片炮制规范》2006年版	取蜜麸皮撒在热锅中，加热至冒烟时，投入净薏苡仁，不断翻动，炒至药材表面呈微黄色、略鼓起，有香气逸出时取出。筛去蜜麸皮，放凉，注意防止炒焦黏麸	炒后微黄色，质略脆，微鼓起，略有香气
《安徽省中药饮片炮制规范》2005年版	（1）取净薏苡仁，文火炒至黄色，微有开裂，取出，放凉 （2）取蜜麸皮撒在热锅中，加热至冒烟时，投入净薏苡仁，不断翻动，炒至药材表面黄色时取出。筛去蜜麸皮，放凉，注意防止炒焦黏麸。每100kg薏苡仁，用麦麸10kg	形同薏苡仁，表面微黄色至黄色，有香气
《河南省中药饮片炮制规范》2005年版	取蜜麸皮撒在热锅中，加热至冒烟时，投入净薏苡仁，不断翻动，炒至药材表面呈微黄色时取出。筛去蜜麸皮，放凉，注意防止炒焦黏麸	形如薏苡仁，微鼓起，表面黄色，有香气

续表

来源	制法	性状
《江苏省中药饮片炮制规范》2002年版	取原药材,淘净,干燥,除去皮壳及杂质	呈宽卵形或长椭圆形,长4~8mm,宽3~6mm。表面乳白色,光滑,偶有残存的淡棕色种皮。一端钝圆,另一端较宽而微凹,有淡棕色点状种脐,背面圆凸,腹面有1条较宽而深的纵沟。质坚实,断面白色,粉性。气微,味微甜
《福建省中药饮片炮制规范》1998年版	取蜜麸皮撒在热锅中,加热至冒烟时,投入净薏苡仁,不断翻动,炒至药材表面呈微黄色时取出。筛去蜜麸皮,放凉,注意防止炒焦黏麸	形如薏苡仁,表面微黄色。气香,味微甜
《山东省中药炮制规范》1990年版	先将锅用武火加热,均匀撒入麦麸皮,待冒烟时,投入净薏苡仁,急速翻搅,熏炒至表面呈黄色时,及时取出,筛去焦麸皮,放凉。每100kg薏苡仁,用麸皮10kg	形如薏苡仁,表面呈黄色,有麸香气
《云南省中药饮片炮制规范》1986年版	取净苡仁,每50kg用炙麦麸5kg,放入锅内,待冒白烟时,入药炒至呈黄色时,取出,晾冷,即可(红河)	呈黄色

3. 炒薏苡仁　《中国药典》2020年版未收载本炮制规格,常见地方标准制法及性状见表96-3。

表96-3　炒薏苡仁常见地方标准制法及性状要求

来源	制法	性状
《山东省中药饮片炮制规范》2022年版	取净薏苡仁,置锅内,文火炒至呈微黄色,有香气逸出时,取出,放凉	本品呈宽卵形或长椭圆形,长4~8mm,宽3~6mm。表面浅黄色至黄色,光滑,偶有残存的黄褐色种皮。一端钝圆,另一端较宽而微凹,有1个淡棕色点状种脐。背面圆凸,腹面有1条较宽而深的纵沟。质坚实。断面白色,粉性。有焦香气,味微甜
《上海市中药饮片炮制规范》2018年版	取药材除去带壳薏苡仁等杂质,淘洗后沥干,放置片刻,照清炒法炒至表面呈黄色、皲裂、微鼓起、微具焦斑,取出,放凉	表面及种脐呈黄色至棕黄色,残留种皮呈棕褐色,有的可见焦斑,具焦香气
《湖北省中药饮片炮制规范》2018年版	取净薏苡仁,置炒锅内,文火炒至微黄,取出,放凉	本品呈宽卵形或长椭圆形,长4~8mm,宽3~6mm。表面微黄或黄色,有焦斑,微鼓起,偶有残存的黄褐色种皮;一端钝圆,另一端较宽而微凹,有1个淡棕色点状种脐;背面圆凸,腹面有1条较宽而深的纵沟。质坚实,断面白色,粉性。具焦香气,味微甜

来源	制法	性状
《四川省中药饮片炮制规范》2015年版	取薏苡仁,除去杂质,置炒锅内,文火炒至表面显黄色	本品呈宽卵形或长椭圆形,长4～8mm,宽3～6mm。表面光滑,呈微黄色或黄色,微鼓起,偶见焦斑。一端钝圆,另端较宽而微凹,有1个淡棕色点状种脐;背面圆凸,腹面有1条较宽而深的纵沟。质坚实,断面白色,粉性。具焦香气,味微甜
《浙江省中药炮制规范》2015年版	取薏苡仁饮片,照清炒法炒至表面黄色,微具焦斑,开裂时,取出,摊凉	呈宽卵形或椭圆形,长4～8mm,宽3～6mm。表面黄色,微具焦斑,多有裂隙。一端钝圆,另端较宽而微凹,有1个淡棕色点状种脐,背面圆凸,腹背有1条较宽而深的纵沟。质坚实,断面白色,富粉性。气微,味微甘
《陕西省中药饮片标准》第三册(2011年)	取饮片薏苡仁,置炒锅内,文火炒至黄色鼓起,取出,放凉	本品呈宽卵形或长椭圆形,微鼓起,长4～8mm,宽3～6mm。表面黄色,有焦斑,光滑,偶有残存的黄褐色种皮;一端钝圆,另端较宽而微凹,有1个淡棕色点状种脐;背面圆凸,腹面有1条较宽而深的纵沟。质坚实,断面白色至微黄色,粉性。气香,味微甜
《江西省中药饮片炮制规范》2008年版	取净薏苡仁,入清水中浸胀,蒸熟至透心,取出,低温干燥,再用砂炒至爆白花为度	形如薏苡仁,表面浅黄色,多开裂,发泡,具香气
《广西壮族自治区中药饮片炮制规范》2007年版	取生薏苡仁,用文火炒至微黄色,取出,放凉,或取净薏苡仁,用水浸泡12小时左右,置蒸笼内蒸熟,取出,干燥,另取砂子,加热炒烫,加入蒸熟的薏苡仁,炒至膨胀,取出,筛去沙,放凉	形如生薏苡仁,微鼓起,表面呈微黄色或黄色,质脆,有香气
《重庆市中药饮片炮制规范》2006年版	取净薏苡仁,置炒锅内,用中火炒至微黄色,取出,放凉	为微黄色至黄色,质略脆,略有焦斑,气香
《贵州省中药饮片炮制规范》2005版	(1)取净薏苡仁,浸泡润透,隔水蒸熟,取出,干燥;取河砂置锅内,用武火炒热后,投入薏苡仁,不断翻埋烫炒,烫至发泡取出,筛去河砂,放凉 (2)取蜜麸皮撒在热锅中,加热至冒烟时,投入净药材,不断翻动,药材表面炒至黄色、微有开裂时取出。筛去蜜麸皮,放凉,注意防止炒焦黏麸	形同薏苡仁,表面黄白色,烫法所得炒薏苡仁可见疣状泡点
《河南省中药饮片炮制规范》2005年版	取净薏苡仁,置炒锅内,文火炒至表面显黄色,取出,放凉	形如薏苡仁,微鼓起,表面黄色
《江苏省中药饮片炮制规范》2002年版	取净薏苡仁,置锅内,用文火炒至黄色,微有开裂,取出放凉	形同薏苡仁,表面黄色

续表

来源	制法	性状
《福建省中药饮片炮制规范》1998 年版	取净薏苡仁,文火炒至表面黄色,或发泡鼓起,或种皮爆裂,或爆花,并透出固有气味,取出,放凉	形如薏苡仁,表面色黄,偶有焦斑。具焦气,味微甜
《吉林省中药饮片炮制规范》1986 年版	取净薏苡仁,置锅中,用文火炒至表面呈焦黄色,取出,晾凉。用时捣碎	无具体要求
《辽宁省中药炮制规范》1986 年版	取薏苡仁,除去杂质及残留的硬壳、灰屑,置锅内炒至微黄色,取出,放凉	炒后不焦,无硬壳
《广东省中药饮片炮制规范》1984 年版	取净薏苡仁,用水润透,蒸 2~3 小时至熟透,取出,干燥,用中火炒至微黄色并膨胀,取出,摊凉	炒后微黄色,身松脆膨胀,有焦香气
《甘肃省中药饮片炮制规范》1980 年版	将净薏苡仁用文火炒成微黄色并有香气散出时,出锅,摊开,晾凉	无具体要求

4. 土炒薏苡仁 《中国药典》2020 年版未收载本炮制规格,常见地方标准制法及性状见表 96-4。

表 96-4 土炒薏苡仁常见地方标准制法及性状要求

来源	制法	性状
《云南省中药饮片标准》(2005 年版)第二册	取药材,净选,取红土适量,用文火炒热后,加入薏苡仁炒至有香气,表面挂土红色,取出,筛去辅料,晾凉,即得	本品呈宽卵形或长椭圆形,长 4~8mm,宽 3~6mm。表面挂土红色,一端钝圆,另一端较宽而微凹,背面圆凸,腹面有 1 条较宽而深的纵沟。质酥脆,断面黄白色,粉性。略有香气,味微甜
《河南省中药饮片炮制规范》2005 年版	取灶心土研细粉,置锅内用中火或武火翻炒至土呈疏松状态或稍变色,投入净薏苡仁拌炒至表面显焦黄色、鼓起为度,并透出药材固有的香气时,取出,放凉。每 100kg 薏苡仁,用灶心土 30kg	形如薏苡仁,微鼓起,表面挂土色细粉
《福建省中药饮片炮制规范》1998 年版	取灶心土研细粉,置锅内用中火或武火翻炒至土呈疏松状态或稍变色,投入净薏苡仁拌炒至表面显土黄色时,取出,放凉	形如薏苡仁,表面土黄色。气香,味微甜
《云南省中药饮片炮制规范》1986 年版	取净苡仁,洒水少许吸片刻,用适量红土粉放入锅内,用文火将土炒热后,入药炒至有香气,粘带土色时,取出,筛去红土,晾冷,即可	表面呈红黄色

5. 薏苡仁粉 《中国药典》2020 年版未收载本炮制规格,常见地方标准制法及性状见表 96-5。

表96-5　薏苡仁粉常见地方标准制法及性状要求

来源	制法	性状
《四川省中药饮片炮制规范》2002年版	取薏苡仁,除去杂质,粉碎成细粉	本品为淡类白色粉末。气微,味微甜

6. 砂烫薏苡仁　《中国药典》2020年版未收载本炮制规格,常见地方标准制法及性状见表96-6。

表96-6　砂烫薏苡仁常见地方标准制法及性状要求

来源	制法	性状
《福建省中药饮片炮制规范》1998年版	取薏苡仁,洗净,润透,蒸熟,干燥,照油砂烫法,烫至呈泡松状	形如薏苡仁,呈泡松状。气香,味微甜

7. 焦薏苡仁　《中国药典》2020年版未收载本炮制规格,常见地方标准制法及性状见表96-7。

表96-7　焦薏苡仁常见地方标准制法及性状要求

来源	制法	性状
《陕西省中药饮片标准》第三册(2011年)	取饮片薏苡仁,置炒锅内,文火炒至表面焦褐色,取出,放凉	本品呈宽卵形或长椭圆形,微鼓起,长4~8mm,宽3~6mm。表面焦褐色,光滑,偶有残存的种皮;一端钝圆,另一端较宽而微凹,有1个点状种脐;背面圆凸,腹面有1条较宽而深的纵沟。质坚实,断面焦黄色,粉性。有麸炒香气,味微甜

【金老谈薏苡仁炮制历史】

综合古代薏苡仁的炮炙方法,主要为炒法,有不加辅料,也有加辅料。辅料有糯米、盐、姜汁等,下面分别予以介绍。

一、不加辅料炮炙

炒法　宋代《太平圣惠方》中提到"微炒",《圣济总录》中提到"炒"。以后,明代《证治准绳》《医宗粹言》、清代《本草述钩元》中均提到"炒"或"微炒黄色"。《医学四要》提到"清肺生用,理脾微炒"。

二、加辅料炮炙

应用的辅料有糯米、盐、姜汁等。在炙法中有用一种辅料的,也有用两种辅料合并使用的。

1. 糯米制　南朝刘宋《雷公炮炙论》中提到"一两,以糯米二两同熬,令糯米熟,去糯取使"。宋代《太平惠民和剂局方》提到"凡使,先以糯米同炒干"。明代《本草纲目》《炮炙大法》及清代《本草害利》均提到"凡使,每一两以糯米一两同炒熟,去糯米用"。

2. 盐制　南朝刘宋《雷公炮炙论》提到"若更以盐汤煮过,别是一般修制,亦得"。明代《本草纲目》《炮炙大法》,清代《本草害利》中均有相同的记载。

3. 姜汁制　清代《本经逢原》提到"姜汁拌炒",但不多见。

有关炮炙作用,清代《得配本草》中阐述得比较详细:"微炒用,治疝气。引药下行,盐水煮或用壁土炒。治泻痢,糯米炒。治肺痈利二便,生用。"

【金老论薏苡仁炮制与临床】

一、临床功效与主治

本品味甘、淡,性凉。归脾、胃、肺经。功善利水渗湿,健脾止泻,除痹,排脓,解毒散结。用于水肿,脚气,小便不利,脾虚泄泻,湿痹拘挛,肺痈,肠痈,赘疣,癌肿(表96-8)。

表96-8　薏苡仁各临床常用炮制规格功效、主治对比

炮制规格	功效	主治
薏苡仁	利水渗湿,健脾止泻,除痹,排脓,解毒散结	用于水肿,脚气,小便不利,脾虚泄泻,湿痹拘挛,肺痈,肠痈,赘疣,癌肿
麸炒薏苡仁	健脾渗湿,除痹止泻,清热排脓	用于脾虚泄泻
炒薏苡仁	同薏苡仁,炒熟后加强健脾、止泻作用。凉性减弱	多用于治疗脾虚泄泻
土炒薏苡仁	健脾渗湿,除痹止泻,清热排脓	用于水肿,脚气,小便不利,湿痹拘挛,脾虚泄泻,肺痈,肠痈;扁平疣
薏苡仁粉	同薏苡仁	同薏苡仁
砂烫薏苡仁	同薏苡仁,健脾利湿作用增强	同薏苡仁
焦薏苡仁	同薏苡仁,健脾止泻作用增强	同薏苡仁

二、临床调剂

1. **用法用量**　9～30g。本品力缓,用量须大,并久服。除入汤剂、丸、散外,亦可作羹、煮粥饭食用。健脾炒用,其他生用。

2. **临床使用与禁忌**　孕妇慎用。

3. **贮藏**　置通风干燥处,防蛀。

本品临床常用炮制规格与调剂注意事项见表96-9。

表96-9　薏苡仁临床常用炮制规格与调剂注意事项

炮制规格	处方名	用法用量	特殊禁忌	特殊贮藏方法
薏苡仁	薏苡仁、苡仁米、苡米、苡米仁、米仁、生薏苡仁	9～30g	孕妇慎用	置通风干燥处,防蛀
麸炒薏苡仁	麸炒薏苡仁、炒薏苡仁			
炒薏苡仁	炒薏苡仁			
土炒薏苡仁	土炒薏苡仁			
薏苡仁粉	薏苡仁粉			
砂烫薏苡仁	砂烫薏苡仁			
焦薏苡仁	焦薏苡仁			

车 前 子

【来源】

本品为车前科植物车前 *Plantago asiatica* L. 或平车前 *Plantago depressa* Willd. 的干燥成熟种子。夏、秋二季种子成熟时采收果穗，晒干，搓出种子，除去杂质。

【炮制规格】

1. 车前子

（1）《中国药典》2020年版标准：除去杂质。

性状：本品呈椭圆形、不规则长圆形或三角状长圆形，略扁，长约2mm，宽约1mm。表面黄棕色至黑褐色，有细皱纹，一面有灰白色凹点状种脐。质硬。气微，味淡。

（2）《国家中药饮片炮制规范》：取药材，除去灰屑等杂质。

性状：本品呈椭圆形、不规则长圆形或三角状长圆形，略扁，长约2mm，宽约1mm。表面黄棕色至黑褐色，有细皱纹，一面有灰白色凹点状种脐。质硬。气微，味淡。

（3）地方标准（表97-1）

表97-1　车前子常见地方标准制法及性状要求

来源	制法	性状
《浙江省中药炮制规范》2015年版	取车前子饮片，文火炒至表面鼓起，有爆裂声时，取出，摊凉。筛去灰屑	车前：呈椭圆形、不规则长圆形或三角状长圆形，长1.7～2.7mm，宽1～1.2mm，厚0.7～0.9mm。种皮微鼓起，表面黑褐色，背面略隆起，具颗粒状的细纵皱纹，中央有1条不明显或稍明显的淡黄色带，腹面平坦，具略呈辐射状排列的细皱纹。种脐位于腹面中部，椭圆形，浅凹，其上覆有白色膜质的附属物。质硬，搓之易脱皮。微有焦香气，味淡 平车前：多为椭圆形，长0.8～1.5mm，宽0.5～0.8mm，厚0.3～0.5mm
《天津市中药饮片炮制规范》2012年版	除去杂质	本品呈椭圆形不规则长圆形或三角状长圆形，略扁，长约2mm，宽约1mm。表面黄棕色至黑褐色，有细皱纹，一面有灰白色凹点状种脐。质硬。气微，味淡
《新疆维吾尔自治区中药维吾尔药饮片炮制规范》2010年版	除去杂质	本品呈椭圆形、不规则长圆形或三角状长圆形，略扁，长约2mm，宽约1mm。表面黄棕色至黑褐色，有细皱纹，一面有灰白色凹点状种脐。质硬。气微，味淡
《湖南省中药饮片炮制规范》2010年版	除去杂质，筛去灰屑	呈椭圆形、不规则长圆形或三角状长圆形，略扁，长约2mm，宽约1mm；表面黄棕色至黑褐色，有细皱纹，一面有灰白色凹点状种脐；质硬
《陕西省中药饮片标准》第一册（2009年）	取药材车前子，除去杂质	本品呈椭圆形、不规则长圆形或三角状长圆形，略扁，长约2mm，宽约1mm。表面黄棕色至黑褐色，有细皱纹，一面有灰白色凹点状种脐。质硬。气微，味淡
《江西省中药饮片炮制规范》2008年版	除去杂质，筛去灰屑	本品呈椭圆形、不规则长圆形或三角状长圆形，略扁，长约2mm，宽约1mm。表面黄棕色至黑褐色，有细皱纹，一面有灰白色凹点状种脐。质硬。气微，味淡。无杂质，无虫蛀

来源	制法	性状
《北京市中药饮片炮制规范》2008年版	取原药材,除去杂质,筛去灰屑	本品呈椭圆形、不规则长圆形或三角状长圆形,略扁,长约2mm,宽约1mm。表面黄棕色至黑褐色,有细皱纹,一面有灰白色凹点状种脐。质硬。气微,味淡
《重庆市中药饮片炮制规范》2006年版	除去杂质	为椭圆形、不规则长圆形或三角状长圆形,略扁,长约2mm,宽约1mm。表面黄棕色至黑褐色,有细皱纹,一面有灰白色凹点状种脐。质硬。气微,味淡,嚼之有黏性
《安徽省中药饮片炮制规范》2005年版	取原药材,除去杂质	为椭圆形、不规则长圆形或三角状长圆形,略扁,长约2mm,宽约1mm。表面黄棕色至黑褐色,有细皱纹,一面有灰白色凹点状种脐。质硬。气微,味淡
《贵州省中药饮片炮制规范》2005年版	取原药材,除去杂质	呈椭圆形、不规则长圆形或三角状长圆形,略扁,长约2mm,宽约1mm。表面黄棕色至黑褐色,有细皱纹,一面有灰白色凹点状种脐。质硬。气微,味淡
《江苏省中药饮片炮制规范》2002年版	取原药材,拣去杂质,筛去灰屑	呈椭圆形、不规则长圆形或三角状长圆形,略扁,长约2mm,宽约1mm。表面棕褐色或黑褐色,有细皱纹,断面白色。气微,味淡,嚼之带黏性
《四川省中药饮片炮制规范》2002年版	除去杂质,筛去灰屑	本品为黑褐色或黄棕色种子,略呈三角状长圆形,略扁,遇水有黏滑感,炒后略带咸味
《福建省中药饮片炮制规范》1998年版	除去杂质	呈扁平椭圆形,长约2mm,宽约1mm。表面棕褐色或黑紫色,有细皱纹。质硬。无臭,味淡,嚼之带黏性
《山东省中药炮制规范》1990年版	去净杂质,筛去灰屑	呈不规则长圆形或三角状长圆形,略扁,长约2mm,宽约1mm,表面黄棕色至黑褐色,有细皱纹,质硬。无臭,味淡,嚼之带黏性
《吉林省中药饮片炮制规范》1986年版	除去杂质,筛去灰屑	无具体要求
《云南省中药饮片炮制规范》1986年版	取原药拣净杂质、筛去泥土、用时白布包煨	本品呈扁平椭圆形的细粒,表面棕褐色或黑紫色
《广东省中药饮片炮制规范》1984年版	除去杂质,筛去灰屑	盐炒后多为黏结状,气香,味微咸
《甘肃省中药饮片炮制规范》1980年版	除去杂质,筛去泥土	无具体要求
《辽宁省中药炮制规范》1975年版	拣净杂质,筛去泥屑	无具体要求

2. 盐车前子

(1)《中国药典》2020年版标准:取净车前子,照盐水炙法(通则0213)炒至起爆裂声时,喷洒盐水,炒干。

性状:本品形如车前子,表面黑褐色。气微香,味微咸。

(2)地方标准(表97-2)

表 97-2　盐车前子常见地方标准制法及性状要求

来源	制法	性状
《安徽省中药饮片炮制规范》2019 年版	取净车前子,置炒制容器内,文火炒至有爆裂声时,喷洒盐水,炒干,取出,放凉。每 100kg 车前子,用食盐 2kg	本品呈椭圆形、不规则长圆形或三角状长圆形,略鼓起,长约 2mm,宽约 1mm。表面黑褐色,有细皱纹,一面有灰白色凹点状种脐。质硬。气焦香,味淡
《天津市中药饮片炮制规范》2012 年版	取净车前子,文火炒至起爆裂声时,喷洒盐水,炒干	本品形如车前子,表面黑褐色。气微香,味微咸
《新疆维吾尔自治区中药维吾尔药饮片炮制规范》2010 年版	取净车前子,置炒制容器内,用文火加热,炒至略有爆鸣声喷淋食盐水,炒干,取出晾凉。车前子 100kg,食盐 2kg	形如车前子,表面黄棕色至黑褐色,气微香,味微咸
《湖南省中药饮片炮制规范》2010 年版	取净车前子,置炒制容器内,用文火炒至略有爆声并有香气逸出时取出,摊凉	本品呈椭圆形、不规则长圆形或三角状长圆形,略扁,长约 2mm,宽约 1mm。表面黑褐色或棕褐色,有细皱纹,有的在放大镜下可见裂纹,一面有灰白色凹点状种脐。质硬。气焦香
《陕西省中药饮片标准》第一册(2009 年)	取饮片车前子置炒锅内,文火炒至起爆裂声时,喷洒盐水,炒干,取出放凉	本品呈椭圆形、不规则长圆形或三角状长圆形,略扁,长约 2mm,宽约 1mm。表面黄棕色至黑褐色,有细皱纹,一面有灰白色凹点状种脐。质硬。气微香,味微咸
《江西省中药饮片炮制规范》2008 年版	(1)取净车前子,置热锅内,文火炒至起爆裂声时,喷洒盐水,炒干,取出,放凉 (2)取净车前子,用文火炒至发响时,边炒边洒入盐水,然后拌炒至干,取出,摊凉。每 100kg 车前子,用盐 2kg	形如车前子,表面黑褐色或黄棕色。气微香,味微咸
《北京市中药饮片炮制规范》2008 年版	取净车前子,置热锅内,用文火炒至表面鼓起时,喷淋盐水,炒干,取出,晾凉 每 100kg 净车前子,用食盐 2kg	本品呈椭圆形、不规则长圆形或三角状长圆形,略鼓起。表面黑褐色或黄棕色。气微香,味微咸
《重庆市中药饮片炮制规范》2006 年版	取净车前子,文火炒至起爆裂声时,喷洒盐水,炒干,有香气逸出时,取出,放凉	表面黑褐色或黄棕色。质硬,气微香,略带咸味
《浙江省中药炮制规范》2005 年版	取原药,除去杂质,炒至表面鼓起,有爆裂声时,喷淋盐水,炒干,取出,摊凉。筛去灰屑。每车前子 100kg,用盐 2kg	味微咸
《贵州省中药饮片炮制规范》2005 年版	取净车前子,用文火炒至起爆裂声时,喷洒盐水,炒干。每 100kg 净车前子,用食盐 2kg	形同车前子,表面黑褐色或黄棕色。气微香,味微咸
《江苏省中药饮片炮制规范》2002 年版	取净车前子,用文火炒至有爆裂声时,喷入盐水,炒干,取出,放凉。每 100kg 车前子,用食盐 2kg	表面黑褐色或黄棕色。气微香,味微咸

续表

来源	制法	性状
《四川省中药饮片炮制规范》2002 年版	取净车前子，置热锅内，文火炒至有爆裂声，喷淋盐水，炒干，取出，放凉。每车前子 100kg，用盐 2kg	炒后略带咸味
《福建省中药饮片炮制规范》1998 年版	取净车前子，文火先炒至起爆裂声时，喷洒盐水，再炒干，取出放凉	形如车前子，略爆裂，微有咸味
《山东省中药炮制规范》1990 年版	将净车前子置锅内，文火炒至鼓起，随即均匀地喷淋食盐水，继续翻炒至微干，有香气逸出时，取出，放凉。每 100kg 车前子，用食盐 2kg	形如炒车前子，味微咸
《吉林省中药饮片炮制规范》1986 年版	取净车前子，置锅中，用文火炒至鼓起，喷淋盐水，再略炒至干，取出，晾凉。每 100kg 车前子，用盐 2kg	无具体要求
《云南省中药饮片炮制规范》1986 年版	取车前子拣净杂质、每 50kg 用食盐 1kg、兑水适量熔化：将药放入锅内，用文火边炒边洒盐水，炒至盐水干，有爆裂声，取出晾冷即可	炒后：不得焦
《辽宁省中药炮制规范》1986 年版	取车前子，除去杂质，筛去灰屑，用盐水拌匀，闷润，晾至七、八成干，置锅内用微火炒至起爆裂声时，取出、放凉。每 100kg 车前子用盐 2kg	表面黑褐色，有焦香气
《广东省中药饮片炮制规范》1984 年版	取净车前子，用文火炒至起爆裂声时，喷洒盐水，炒干，取出，摊凉。每车前子 100kg，用盐 3kg	盐炒后多为黏结状，气香，味微咸
《甘肃省中药饮片炮制规范》1980 年版	将净车前子置锅内，用文火炒成微黄色时，喷洒盐水搅拌均匀，出锅，摊开，晾凉。每车前子 100kg，用大青盐 1.5kg	无具体要求
《辽宁省中药炮制规范》1975 年版	取净车前子，用盐水拌匀，闷润，晾晒。置锅内用微火炒至鼓起，取出，放凉。每 100kg 车前子用盐 2kg	黑褐色，有焦香气

3. 炒车前子　《中国药典》2020 年版未收载本炮制规格，常见地方标准制法及性状见表 97-3。

表 97-3　炒车前子常见地方标准制法及性状要求

来源	制法	性状
《山东省中药饮片炮制规范》2022 年版	取净车前子，置锅内，文火炒至鼓起，有爆声，表面颜色稍变深时，取出，放凉	本品呈椭圆形、不规则长圆形或三角状长圆形，略鼓起，长约 2mm，宽约 1mm。表面黄棕色至黑褐色，质硬。气略香，味淡
《安徽省中药饮片炮制规范》2019 年版	取净车前子，置炒制容器内，用文火炒至表面鼓起，有爆鸣声，气微香，表面颜色稍变深时，取出，放凉	本品呈椭圆形、不规则长圆形或三角状长圆形，略鼓起，长约 2mm，宽约 1mm。表面黑褐色，有细皱纹，一面有灰白色凹点状种脐。质硬。气焦香，味淡

续表

来源	制法	性状
《湖北省中药饮片炮制规范》2018年版	取净车前子,大小分档,炒至鼓起,色稍变深,有爆鸣声并有香气逸出	本品呈椭圆形、不规则长圆形或三角状长圆形,略鼓起,长约2mm,宽约1mm。表面黑褐色,有细皱纹,一面有灰白色凹点状种脐。有焦香气,味淡
《广东省中药饮片炮制规范》第一册（2011年）	取净车前子,置炒制容器内,用文火炒至略有爆声并有香气逸出时取出,摊凉	本品呈椭圆形、不规则长圆形或三角状长圆形,略扁,长约2mm,宽约1mm。表面黑褐色或棕褐色,有细皱纹,有的在放大镜下可见裂纹,一面有灰白色凹点状种脐。质硬。气焦香
《上海市中药饮片炮制规范》2008年版	将原药除去杂质,筛去泥屑,文火炒至微具焦斑,取出,放凉	本品呈椭圆形、不规则长圆形或三角状长圆形,略扁,长约2mm或1mm,宽约1mm或0.7mm。表面黑棕色至黑褐色或黄棕色至黑棕色,用放大镜观察,可见细皱纹和凹陷的点状种脐。前者为"车前",后者为"平车前"。质坚。微具焦香气,味淡
《浙江省中药炮制规范》2005年版	取原药,除去杂质,炒至表面鼓起,有爆裂声时,取出,摊凉。筛去灰屑	车前:呈椭圆形、不规则长圆形或三角状长圆形,长1.7～2.7mm,宽1～1.2mm,厚0.7～0.9mm。种皮微鼓起,表面黑褐色,背面略隆起,具颗粒状的细纵皱纹,中央有1条不明显或稍明显的淡黄色带,腹面平坦,具略呈辐射状排列的细皱纹。种脐位于腹面中部,椭圆形,浅凹,其上覆有白色膜质的附属物。质硬,搓之易脱皮。微有焦香气,味淡 平车前:多为椭圆形,长0.8～1.5mm,宽0.5～0.8mm,厚0.3～0.5mm 大车前:呈卵形、菱形或多角形,长0.8～2mm,宽0.5～1mm,厚0.4～0.5mm。表面棕褐色,中央有1条明显的淡黄色带,腹面稍隆起或略平坦,具较清晰的辐射状排列的细皱纹
《福建省中药饮片炮制规范》1998年版	取净车前子,文火炒至有爆裂声,透出香气	形如车前子,略爆裂,有焦香气,色略深
《广东省中药饮片炮制规范》1984年版	取净车前子,用文火炒至略有爆声,并有香气逸出时,取出,摊凉	炒后身较鼓起,呈棕褐色,间有爆裂痕,气香

【金老谈车前子炮制历史】

综合古代车前子的炮炙方法,主要有蒸、煨、炒、焙等法,有不加辅料,也有加辅料。辅料有酒、盐等,下面分别予以介绍。

一、不加辅料炮炙

包括炒、蒸、焙等,每一种炙法中又有不同的炮炙要求。

1. **炒法**　汉代《华氏中藏经》中最早有"炒"的记载。此后,文献又有炒的不同要求,如唐代《银海精微》曰：“略炒。”宋代《卫生家宝产科备要》曰：“水淘洗，令净，控，焙干，隔纸炒。”明代《普济方》曰：“微炒，研。”《本草纲目》曰：“入汤液炒过用。”《炮炙大法》曰：“入利水治泄泻药炒为末用。”《先醒斋医学广笔记》曰：“米泔淘净，炒。”《本草通玄》曰：“以纱囊揉去泥土，炒熟。”清代《药品辨义》曰：“去壳，略炒用。”

2. **蒸法**　金代《儒门事亲》中最早有“蒸”的记载。此后，文献又有蒸的不同目的要求。如明代《炮炙大法》曰：“入补益药中用米泔淘净蒸。”《先醒斋医学广笔记》曰：“米泔浸蒸。”

3. **焙法**　明代《普济方》中有“洗焙”的记载。此后，清代《良朋汇集》又要求“瓦焙”。

此外，明代《普济方》中尚有“一升以布裹，于水中熟挼，漉出曝干，又以新布裹，热揉之，令光滑，不用捣”的记载。

二、加辅料炮炙

应用的辅料有酒、盐等，其中以酒最为常见。

1. **酒制**　唐代《银海精微》中最早有“酒浸，酒洗”的记载。此后，文献又分别记载了酒蒸、酒煮和酒炒。如宋代《济生方》中载“酒蒸”“酒蒸焙”。明代《本草纲目》还有“入丸散，则以酒浸一夜，蒸熟研烂，作饼晒干，焙研”的要求。《审视瑶函》曰：“酒煮焙。”清代《外科大成》曰：“酒炒。”

2. **盐制**　清代《幼幼集成》中有“青盐水炒七次”的记载。

炮制目的，明代《炮炙大法》中最早有“入补益药中用米泔淘净蒸，入利水治泄泻药炒为末用”的理论。此后亦有不同论述，如《本草乘雅半偈》曰：“入汤液宜炒之，入丸散宜酒浸一宿，蒸熟，捣烂作饼，晒干焙研。”清代《本草备要》曰：“酒蒸捣饼，入滋补药；炒研入利水泄泻药。”

【金老论车前子炮制与临床】

一、临床功效与主治

本品味甘，性寒。归肝、肾、肺、小肠经。功善清热利尿通淋，渗湿止泻，明目，祛痰。用于热淋涩痛，水肿胀满，暑湿泄泻，目赤肿痛，痰热咳嗽（表97-4）。

表97-4　车前子各临床常用炮制规格功效、主治对比

炮制规格	功效	主治
车前子	清热利尿通淋，渗湿止泻，明目，祛痰	用于热淋涩痛，水肿胀满，暑湿泄泻，目赤肿痛，痰热咳嗽
盐车前子	散寒，燥湿，利气，消痰	用于风寒咳嗽，喉痒痰多，食积伤酒，呕恶痞闷
炒车前子	同车前子	同车前子

二、临床调剂

1. **用法用量**　9～15g，包煎。

2. **临床使用与禁忌**　无。

3. **贮藏**　置通风干燥处，防潮。

本品临床常用炮制规格与调剂注意事项见表97-5。

表 97-5　车前子临床常用炮制规格与调剂注意事项

炮制规格	处方名	用法用量	特殊禁忌	特殊贮藏方法
车前子	车前子	9~15g,包煎		置通风干燥处,防潮
盐车前子	盐车前子	9~15g,包煎		
炒车前子	炒车前子	9~15g,包煎		

金 钱 草

【来源】

本品为报春花科植物过路黄 *Lysimachia christinae* Hance 的干燥全草。夏、秋二季采收,除去杂质,晒干。

【炮制规格】

金钱草

（1）《中国药典》2020 年版标准:除去杂质,抢水洗,切段,干燥。

性状:本品为不规则的段。茎棕色或暗棕红色,有纵纹,实心。叶对生,展平后呈宽卵形或心形,上表面灰绿色或棕褐色,表面色较浅,主脉明显突出,用水浸后,对光透视可见黑色或褐色的条纹。偶见黄色花,单生叶腋。气微,味淡。

（2）地方标准（表 98-1）

表 98-1　金钱草常见地方标准制法及性状要求

来源	制法	性状
《天津市中药饮片炮制规范》2012 年版	除去杂质,抢水洗,切段,干燥	本品为不规则的段。茎棕色或暗棕红色,有纵纹,实心。叶对生,展平后呈宽卵形或心形,上表面灰绿色或棕褐色,表面色较浅,主脉明显突出,用水浸后,对光透视可见黑色或褐色的条纹。偶见黄色花,单生叶腋。气微,味淡
《湖南省中药饮片炮制规范》2010 年版	取原药材,除去杂质,抢水洗净,沥干,切长段,干燥	为长段。根纤细,淡黄色。茎细,直径约 1mm,有纵纹,表面棕色或暗棕色,切面实心。叶多皱缩,上表面灰绿色或棕褐色,表面色较浅,主脉明显突起,两面有黑色或褐色的腺条。花黄棕色,蒴果球形。气微,味淡
《陕西省中药饮片标准》第一册（2009 年）	取药材金钱草,除去杂质,快速洗净,切段,干燥	本品为不规则的全草小段,无毛或被疏柔毛。茎扭曲,表面棕色或暗棕红色,有纵纹,下部茎节有时具须根,断面实心。叶对生,多皱缩、破碎,完整叶片展平后呈宽卵形或心形,长 1~4cm,宽 1~5cm,基部微凹,全缘;上表面灰绿色或棕褐色,表面色较浅,主脉明显突起,用水浸后,对光透视可见黑色或褐色条纹;叶柄长 1~4cm。有的带花,花黄色,单生叶腋,具长梗。蒴果球形。气微,味淡
《江西省中药饮片炮制规范》2008 年版	除去杂质,抢水洗净,切段,干燥	本品为不规则的段,茎、叶、花、果混合。茎扭曲,表面棕色或暗棕红色,有纵纹,有的茎节上有时具须根,断面实心。叶多皱缩,展平后呈宽卵形或心形,长 1~4cm,宽 1~5cm,基部微凹,全缘;上表面灰绿色或棕褐色,表面色较浅,主脉明显突起,用水浸后,对光透视可见黑色或褐色条纹。花黄色,单生叶腋,具长梗。蒴果球形。气微,味淡

来源	制法	性状
《北京市中药饮片炮制规范》2008年版	取原药材,除去杂质,迅速洗净,稍润,切中段,干燥,筛去碎屑	本品为不规则中段。茎表面棕色或暗棕红色,有纵纹,切面实心。叶多皱缩,上表面灰绿色或棕褐色,表面色较浅,主脉明显突起,用水浸后,对光透视可见黑色或褐色条纹。有的带花,花黄色,单生叶腋。蒴果球形。气微,味淡
《重庆市中药饮片炮制规范》2006年版	除去杂质,略洗,切段,晒干	为根、茎、叶混合的段。茎表面棕色或暗棕红色,有纵纹,下部茎节上有时具须根,断面实心。叶对生,多皱缩,展平后呈宽卵形或心形,长1~4cm,宽1~5cm,基部微凹,全缘;上表面灰绿色或棕褐色,表面色较浅,主脉明显突起,用水浸后,对光透视可见黑色或褐色条纹;叶柄长1~4cm。有的带花,花黄色,单生叶腋,具长梗。蒴果球形。气微,味淡
《安徽省中药饮片炮制规范》2005年版	取原药材,除去杂质,洗净,稍晾,切段,干燥	为不规则的段,根、茎、叶、花、果实混合。根纤细,黄白色。茎细,扭曲,表面棕色或暗棕红色,有纵纹,茎节上有时具须根,断面实心。叶片多皱缩,破碎,完整者展平后呈宽卵形或心形,基部微凹,全缘;上表面灰绿色或棕褐色,表面色较浅,主脉明显突起,用水浸后,对光透视可见黑色或褐色条纹。花黄色,单生叶腋,具长梗。蒴果球形。气微,味淡
《浙江省中药炮制规范》2005年版	取原药,除去杂质,抢水洗净,切段,干燥;或直接切段,筛去灰屑	过路黄:呈段状。茎扭曲,棕色或暗棕红色,有纵纹,有的节上具须根。叶对生;叶片宽卵形或心形,基部微心形,全缘,灰绿色或棕褐色,主脉明显突起,具叶柄。花黄色,单生叶腋,具长梗。叶、花萼、花冠对光透视均可见黑色或褐色条纹。蒴果球形。气微,味淡 点腺过路黄:枝端鞭状枝上部的叶远较下部的和主茎上的为小;叶片卵形至狭卵形,基部截形或宽楔形,两面有圆点状的无色或淡棕色腺点
《河南省中药饮片炮制规范》2005年版	除去杂质,略洗,切段,晒干	本品为根、茎、叶、花的混合段。茎表面棕色或暗棕红色,有纵纹,断面实心。叶多皱缩,展平后,上表面灰绿色或棕褐色,表面色较浅,主脉明显突起,用水浸后,对光透视可见黑色或褐色条纹;花黄色。蒴果球形。气微,味淡
《贵州省中药饮片炮制规范》2005年版	取原药材,除去杂质,抢水洗净,沥干,切段,低温干燥	本品呈不规则的段,根、茎、叶、花混合,无毛或被疏柔毛。茎细,表面棕色或暗棕红色,有纵纹,切面实心。叶多皱缩、破碎,全缘,表面灰绿色或棕褐色,水浸后对光透视可见黑色或褐色条纹。花黄色。蒴果球形。气微,味淡
《四川省中药饮片炮制规范》2002年版	除去泥沙、杂质,淋润,切段,干燥	本品为茎、叶混合的段,茎棕色或暗棕红色。叶对生,宽卵形或心形,表面灰绿色或棕褐色,背面色较浅,主脉明显突起,对光透视可见黑色或褐色的条纹
《江苏省中药饮片炮制规范》2002年版	将原药拣去杂质,略洗,切段,晒干	为不规则的小段,根茎、叶、花混合。根纤细,黄白色茎细,表面棕色或暗棕红色,有纵纹,切面实心;叶片多皱缩,破碎,灰棕色或棕褐色,用水浸后,对光透视可见黑色或褐色条纹;花黄色。蒴果球形。气微,味淡
《江苏省中药饮片炮制规范》2002年版	取原药材,除去杂质,略洗,切段,晒干	为不规则的小段,根茎、叶、花混合。根纤细,黄白色茎细,表面棕色或暗棕红色,有纵纹,切面实心;叶片多皱缩,破碎,灰棕色或棕褐色,用水浸后,对光透视可见黑色或褐色条纹;花黄色。蒴果球形。气微,味淡

续表

来源	制法	性状
《福建省中药饮片炮制规范》1998年版	除去杂质,略洗,切中段,晒干	本品呈段状,段长10~20mm。茎表面棕色或暗棕红色,有纵纹;切面实心。叶全缘,上表面灰绿色或棕褐色,表面色较浅,主脉明显突起,用水浸后,对光透视可见黑色或褐色条纹。花黄色。蒴果球形。气微,味淡
《上海市中药炮制规范》1994年版	将原药除去泥屑等杂质。喷潮,略润。切中段。干燥,筛去灰屑	本品呈中段状。根极少,纤细,须状。茎方柱形,直径不大于2mm,外表面黄绿色或紫红色,具纵直纹及疏毛,节上可见对生叶痕或残留的枝,切面淡棕黄色,中空。叶片已切断,多皱缩和破碎,黄绿色至褐绿色,具稀疏毛茸,展平后,完整者呈肾形或近心形,边缘具圆齿,叶柄细长。质脆。气微,味微苦
《山东省中药炮制规范》1990年版	除去杂质,抢水洗净,沥去水,切段,干燥	过路黄:为根、茎、叶、花混合,呈段状。根细,切断面外圈深棕色,中心淡黄色。叶多皱缩,上表面灰绿色或棕褐色,表面色较浅,主脉明显突起。花黄色。气微,味淡 活血丹:为根、茎、叶混合,呈段状。茎方形,扭曲,具纵棱线,灰绿色或微带紫色,有短毛,切断面中空。叶边缘具圆钝齿,灰绿色,质脆易碎。花、果通常不见。气微香,味辛凉
《辽宁省中药炮制规范》1986年版	除去杂质,淋水湿润,切段,晒干或低温干燥,筛去灰屑	段长5~10mm
《云南省中药饮片炮制规范》1986年版	取原药拣净杂质,洒水吸润约4小时,铡成长节片,晒干,筛去灰屑,即得	长节片:长不超过4cm 小金钱草(四川金钱草):叶片卵圆形或心脏形,单叶对生;茎柔软,呈淡绿红色或褐绿色 大金钱草(广西金钱草):茎密披黄色的短柔毛;叶互生,小叶一或三片,顶生小叶呈圆形,先端微凹,全缘,侧生小叶圆形或椭圆形
《甘肃省中药饮片炮制规范》1980年版	除去杂质,略洗,切段,晒干	无具体要求

【金老谈金钱草炮制历史】

综合古代金钱草的炮灸方法,暂无介绍。

【金老论金钱草炮制与临床】

一、临床功效与主治

本品味甘、咸,性微寒。归肝、胆、肾、膀胱经。功善利湿退黄,利尿通淋,解毒消肿。用于湿热黄疸,胆胀胁痛,石淋,热淋,小便涩痛,痈肿疔疮,蛇虫咬伤。

二、临床调剂

1. 用法用量　15~60g,大剂可用60g。外用适量。

2. **临床使用与禁忌** 无。

3. **贮藏** 置干燥处。

肉 苁 蓉

【来源】

本品为列当科植物肉苁蓉 *Cistanche deserticola* Y.C.Ma 或管花肉苁蓉 *C.tubulosa* (Schrenk)Wight 的干燥带鳞叶的肉质茎。春季苗刚出土时或秋季冻土之前采挖,除去茎尖,切断,晒干。

【炮制规格】

1. 肉苁蓉片

(1)《中国药典》2020 年版标准:除去杂质,洗净,润透,切厚片,干燥。

性状

肉苁蓉片:呈不规则形的厚片,表面棕褐色或灰棕色。有的可见肉质鳞叶。切面有淡棕色或棕黄色点状维管束,排列成波状环纹。气微,味甜,微苦。

管花肉苁蓉片:切面散生点状维管束。

(2)地方标准(表 99-1)

表 99-1 肉苁蓉片常见地方标准制法及性状要求

来源	制法	性状
《安徽省中药饮片炮制规范》2019 年版	甜大芸:取原药材,除去杂质,大小分档,洗净、润透,切厚片,干燥 盐大芸:用清水漂尽盐后,晒至七八成干,闷润,切厚片,干燥	为不规则形厚片,表面棕褐色或灰棕色,有的可见肉质鳞叶。切面黄棕色、灰棕色或棕褐色,有淡棕色或棕黄色点状维管束,排列成不规则的波状环纹,或排列成条状而散列。质硬,微有韧性。气微,味甜,微苦
《上海市中药饮片炮制规范》2018 年版	将药材除去杂质,分档,润透,置蒸具内蒸热,切厚片,干燥,筛去灰屑	本品为类圆形、扁圆形或不规则形的切片,边缘具不规则波状缺刻,直径 2~7cm。表面棕褐色至灰棕色,有的可见三角状肉质鳞叶。切面黄棕色至棕褐色,有淡棕色或棕黄色点状维管束,排列成不规则的波状环纹,或排列成条状而散列(肉苁蓉);表面棕褐色至黑褐色。切面散生点状维管束(管花肉苁蓉)。气微,味甜、微苦
《浙江省中药炮制规范》2015 年版	取原药,除去杂质,洗净,润软,切厚片,干燥,已切厚片者,除去杂质,筛去灰屑	为扁圆形或近圆形的厚片。表面棕色至棕褐色,密被覆瓦状排列的肉质鳞叶,通常鳞叶先端已断;切面棕色至棕黑色,有的油润,淡棕色点状维管束排列成深波状环纹或不规则波状圆环,有时中空。体重,质硬,微有柔性。气微,味甜,微咸,微苦

续表

来源	制法	性状
《陕西省中药饮片标准》第三册（2011年）	取药材肉苁蓉，除去杂质，洗净，润透，切厚片，干燥	软苁蓉：为不规则形厚片，厚约3mm。表面棕褐色或灰棕色，有的可见肉质鳞叶。切面黄棕色、灰棕色或棕褐色，有淡棕色或黄棕色点状维管束，排列成不规则波状环纹（横切），或排列成条状而散列（纵切）。体重，质软韧。气微，味甜、微苦 硬苁蓉：表面棕褐色至黑褐色。切面颗粒状，灰棕色至灰褐色，散生点状维管束。体重，质硬
《新疆维吾尔自治区中药维吾尔药饮片炮制规范》2010年版	除去杂质，洗净，润透，切厚片，干燥	肉苁蓉片：为不规则形切片，厚约1mm。表面棕褐色或灰棕色。有的可见肉质鳞叶。切片黄棕色、灰棕色或棕褐色，有淡棕色或棕黄色点状维管束，排列呈不规则的波状环纹，或排列呈条状而散列。气微，味甜，微苦 管花肉苁蓉片：为不规则形切片，厚约3mm。表面棕褐色至黑褐色，切面散生点状维管束
《湖南中药炮制饮片规范》2010年版	取原药材，除去杂质，大小分开，洗净，润透，切厚片，干燥	为不规则形厚片。表面棕褐色或灰棕色，有的可见肉质鳞叶，切面黄棕色、灰棕色或棕褐色，有淡棕色或棕黄色的点状维管束，排列成不规则的波状环纹，或排列成条状散列；切面散生点状维管束（管花肉苁蓉）。气微，味甜微苦
《甘肃省中药炮制规范》2009年版	取原药材，除去杂质，洗净，润透，切厚片，干燥	成圆形或类圆形厚片，直径1~4.5cm。外表面灰棕色，暗棕色或棕褐色，具纵皱纹，残留已断裂的覆瓦状排列的肉质鳞叶，切面暗棕色或黑棕色，有多数黄白色点状维管束，呈齿轮状排列，体重，质坚而硬，微有韧性。气微，味微甜而后微苦，或微咸
《江西省中药饮片炮制规范》2008年版	（1）除去杂质，洗净润透，切厚片，干燥 （2）除去杂质，洗净，淡大芸用温水浸约4小时，盐大芸用清水浸漂1~2天至漂尽盐分，切厚片，干燥	本品为不规则形切片，厚约3mm。外表面棕褐色、灰褐色，或棕褐色至黑褐色，有的可见肉质鳞叶。切面黄棕色、灰棕色或棕褐色，有淡棕色或棕黄色点状维管束，排列成不规则的波状环纹，或排列成条状而散列，或散生点状维管束。体重，质硬。气微，味甜，微苦。无虫蛀
《广西壮族自治区中药饮片炮制规范》2007年版	除去杂质，洗净，润透，切厚片，干燥	本品为不规则形切片，厚约3mm。表面棕褐色或灰棕色，有的可见肉质鳞叶。切面黄棕色、灰棕色或棕褐色，有淡棕色或棕黄色点状维管束，排列成不规则的波状环纹，或排列成条状而散列。气微，味甜，微苦

来源	制法	性状
《重庆市中药饮片炮制规范》2006年版	除去杂质,洗净,润透,切厚片,干燥	为不规则形或扁圆形厚片,直径2～8cm。周边棕褐色或灰棕色,可见覆瓦状排列的肉质鳞叶,通常鳞叶先端已断,体重,质硬,微有柔性,切面棕褐色,有淡棕色点状维管束排列呈不规则的波状纹,或排列成条状而散列。气微,味甜,微苦
《河南省中药饮片炮制规范》2005年版	肉苁蓉片:除去杂质,洗净,润透,切厚片,干燥 管花肉苁蓉片:除去杂质,洗净,切厚片,干燥	**肉苁蓉片**为不规则形切片,厚约3mm,表面棕褐色或灰棕色,有的可见肉质鳞叶。切面黄棕色、灰棕色或棕褐色,有淡棕色或棕黄色的点状维管束,排列成不规则的波状环纹,或排成条状而散列。气微,味甜,微苦 **管花肉苁蓉**为不规则切片,厚约3mm,表面棕褐色或黑褐色,切面散生点状维管束
《贵州省中药饮片炮制规范》2005年版	取原药材,除去杂质,洗净,润透,切厚片,干燥	为不规则圆形切片,直径2～8cm,切面黄棕色、灰棕色或棕褐色,有淡棕色或棕黄色点状维管束排列成不规则的波状环纹,或排成条状而散列。外表面棕褐色或灰棕色,可见覆瓦状肉质鳞叶。体重,质硬,微有柔性。气微,味甜,微苦
《四川省中药饮片炮制规范》2002年版	除去杂质,洗净,切薄片,(有盐质应漂去盐)干燥	本品为薄片,表面棕褐色或灰棕色,有凸起不完整的肉质鳞叶。微有柔性,切面有淡棕色的小点(维管束)排列成波状环纹
《江苏省中药饮片炮制规范》2002年版	取原药材,除去杂质,大小分档。洗净,润透,切厚片,干燥。盐苁蓉需清水漂尽盐后,晒至7～8成干,闷润再切厚片,干燥	为不规则类圆形厚片。切面棕褐色或灰棕色,中间有淡棕色小点(维管束)排列成波状环纹;周边呈灰黑色鳞片状。质坚实。气微,味淡、微苦
《山东省中药炮制规范》1990年版	除去杂质,大小分档,用清水洗净,再稍浸泡,捞出,闷润,切厚片干燥,或将盐肉苁蓉除去杂质,大小分档,置于多量清水中,一般每天换水2～3次,至尝之无咸味时,取出,晒至半干,再闷润至软硬适宜,切厚片,干燥	多为扁圆形厚片,片面棕褐色或灰棕色,中间有淡棕色点状维管束,排列呈波状环纹。周边呈灰黑色,鳞片状。质硬,微有柔性。气微,味甜,微苦
《吉林省中药饮片炮制规范》1986年版	取肉苁蓉,除去杂质,洗净泥土,稍晾,切3mm片,(盐苁蓉需先用水漂洗去盐分,然后,再润透,切片)晒干	无具体要求
《广东省中药饮片炮制规范》1984年版	除去杂质,洗净,捞起沥干,蒸2～3小时,取出,切薄片,晒干(如盐苁蓉,应洗净,浸漂12～24小时,每天换水两次,漂至味淡)	无具体要求

续表

来源	制法	性状
《湖北中草药炮制规范》1979年版	**盐大云**洗净,放于水中漂4~7天(每天换水一次),漂去盐分,取出,晒至八成干,置笼内蒸上气,取出,冷后切薄片,晒干或烘干 **淡大云**洗净放于水中4~6小时,取出,晒至八成干,置笼内蒸上气,取出,冷后切薄片,晒干或烘干	无具体要求

2. 酒苁蓉

（1）《中国药典》2020年版标准：取净肉苁蓉片，照酒炖或酒蒸法炖或蒸至酒吸尽。

性状：酒苁蓉形如肉苁蓉片，表面黑棕色，切面点状维管束，排列成波状环纹。质柔润，略有酒香气，味甜，微苦。

（2）地方标准（表99-2）

表99-2　酒肉苁蓉片常见地方标准制法及性状要求

来源	制法	性状
《安徽省中药饮片炮制规范》2019年	取净肉苁蓉片,加黄酒拌匀,润透,置适宜的蒸制容器内,用蒸汽加热蒸至酒被吸尽,表面显黑色或黄灰色。每100kg肉苁蓉用黄酒30kg	形同肉苁蓉,表面黑棕色。质柔润,味微甜,微有酒气
《天津市中药饮片炮制规范》2012年版	取原药材,除去杂质,大小个分开,清水洗净,稍润,置容器内,加入黄酒搅匀,放压力罐内,蒸至酒尽,表面黑红色为度,取出,晾至内外软硬适宜,切厚片,干燥。每净肉苁蓉100kg,用黄酒20kg	呈不规则类圆形厚片。表面黑红色,质柔润。切面棕色,具点状维管束排列成的深波状环纹。体重。味微甜,微有酒气
《福建省中药饮片炮制规范》2012年版	除去杂质,洗净,润透,切厚片,干燥。取肉苁蓉片,用黄酒拌匀,置适宜容器内,至酒完全吸尽,表面黑色时取出,干燥。每100kg肉苁蓉片用黄酒12kg	本品呈不规则形的厚片,表面黑棕色,中间有点状维管束,散生或排列成波状环纹,周边具鳞片状,质柔润,味微甜,微具酒气
《天津市中药饮片炮制规范》2012年版	取原药材,除去杂质。大小个分开,清水洗净,稍润,置容器内,加黄酒搅匀,放压力罐内,蒸至酒尽表面黑红色为度。取出,晾至内外软硬适宜,切厚片,干燥。每净肉苁蓉100kg,用黄酒20kg	不规则类圆形厚片。表面黑红色,质柔润。切面棕色,具点状维管束排列成的深波状环纹。体重。味微甜,微有酒气
《陕西省中药饮片标准》第三册（2011年）	取饮片肉苁蓉,照酒炖或酒蒸法炖或蒸至酒吸尽	酒软苁蓉:为不规则形厚片,厚约3mm。表面黑棕色,有的可见肉质鳞叶。切面点状维管束排列成不规则波状环纹(横切),或排列成条状而散列(纵切)。体重,质柔润。微有酒香气,味甜、微苦 酒硬苁蓉:切面散生点状维管束。质稍硬

续表

来源	制法	性状
《湖南中药炮制饮片规范》2010年版	取肉苁蓉片,加酒拌匀,置炖罐内,密闭,隔水加热炖透。或置于适宜容器内蒸透,至酒完全吸进,表面黑色时取出,干燥。每100kg肉苁蓉,用黄酒15kg	无具体要求
《新疆维吾尔自治区中药维吾尔药饮片炮制规范》2010年版	取净肉苁蓉片,加黄酒拌匀,隔水炖至酒被吸尽,表面显黑色或灰黄色,取出,干燥 肉苁蓉片100kg,黄酒30kg	表面黑棕色,质柔软,味微甜,微有酒气
《甘肃省中药炮制规范》2009年版	取净盐生肉苁蓉,加黄酒拌匀,置容器内加热蒸透,出锅干燥。每净盐生肉苁蓉100kg,用黄酒10kg	形如盐生肉苁蓉,具酒香气
《北京市中药饮片炮制规范》2008年版	取原药材,除去杂质,大小分开,洗净,浸泡3~8小时,取出,闷润5~12小时,至内外湿度一致,切厚片,干燥,筛去碎屑,取肉苁蓉片加黄酒拌匀,闷润4~8小时,装入蒸罐内密封,蒸12~14小时,中间倒罐一次,至黄酒被吸尽,表面黑色时,取出,干燥	肉苁蓉:为类圆形厚片,表面黑色,中间有点状维管束,排列成波状环纹,或排列成条状而散列。质柔润,味微甜,微有酒气 管花肉苁蓉:为类圆形厚片,切面散生点状维管束
《江西省中药饮片炮制规范》2008年版	取净肉苁蓉片,照酒炖法或酒蒸法炖或蒸至酒吸尽。每100kg肉苁蓉,用黄酒30kg	形如肉苁蓉片,微有酒香气
《广西壮族自治区中药饮片炮制规范》2007年版	取生肉苁蓉,照酒炖法或酒蒸法炖或蒸至酒吸尽,表面显黑色或黑棕色。每100kg肉苁蓉用酒20~30kg	形同生肉苁蓉,表面黑棕色,质柔润。味微甜,微有酒气
《重庆市中药饮片炮制规范》2006年版	取净肉苁蓉片,照酒炖或酒蒸法炖或蒸至酒吸尽,表面呈黑色或灰黄色	表面黑棕色,质柔润,微有酒香气,味微甜
《贵州省中药饮片炮制规范》2005年版	取净肉苁蓉片,照酒蒸法隔水炖或蒸至酒吸尽,干燥。每100kg净肉苁蓉,用黄酒18kg	形同肉苁蓉,表面黑棕色,质柔润。味微甜,微有酒气
《河南省中药饮片炮制规范》2005年版	取净肉苁蓉片,照酒炖法或酒蒸法炖或蒸至酒吸尽	形如肉苁蓉片,表面黑棕色,质柔润,味微甜,微有酒气
《江苏省中药饮片炮制规范》2002年版	取肉苁蓉片,加入黄酒拌匀,置炖罐内,密闭,隔水加热炖透,或置于适宜容器内,蒸透,至酒完全吸尽,表面黑色时取出,干燥。每100kg肉苁蓉,用黄酒20kg	形同肉苁蓉,表面黑棕色,质柔润。味微甜,微有酒气

续表

来源	制法	性状
《山东省中药炮制规范》1990年版	将肉苁蓉与黄酒拌合均匀,装入密闭容器内,密封,隔水加热,炖透,至呈黑色时,凉后取出,晒至外皮微干,再将余汁拌入,吸尽,干燥,或置蒸制容器内,蒸透,至成黑色时,取出,干燥。每100kg肉苁蓉片用黄酒30kg	形如肉苁蓉片,片面呈黑色,有酒气
《辽宁省中药炮制规范》1986年版	除去杂质,洗净(如为盐大芸并漂去盐分),以黄酒加水适量拌匀,闷润至酒被吸尽,于蒸笼内蒸透,取出,稍晾,切片,干燥。每100kg肉苁蓉用黄酒20kg	无具体要求
《湖北中草药炮制规范》1979年版	取净大云片,用酒拌匀,吸尽后置笼内蒸上气,取出,晒干。每净大云片一斤(500g),用酒三两(93.75g)	无具体要求
《广东省中药饮片炮制规范》1984年版	取净肉苁蓉,用酒拌匀,渍干,蒸至透心,取出,低温干燥。每100kg肉苁蓉用酒20~30kg	酒蒸后色较深,质软,并有甜味

3. 油炙肉苁蓉　《中国药典》2020年版未收载本炮制规格,常见地方标准制法及性状见表99-3。

表99-3　油炙肉苁蓉常见地方标准制法及性状要求

来源	制法	性状
《河南省中药饮片炮制规范》2005年版	先将麻油置锅内,加热至沸,倒入肉苁蓉片,用文火炒至黄色为度,取出,放凉。每100kg肉苁蓉片,用麻油18kg	形如肉苁蓉片,表面黑褐色,有油润光泽,具麻油香气

4. 肉苁蓉粉　《中国药典》2020年版未收载本炮制规格,常见地方标准制法及性状见表99-4。

表99-4　肉苁蓉粉常见地方标准制法及性状要求

来源	制法	性状
《云南省中药饮片标准》(2005年版)第二册	肉苁蓉选药材,净选,洗净,干燥,粉碎成中粉即得。管花肉苁蓉取药材,净选,洗净、干燥,粉碎成中粉即得	本品为红棕色至棕褐色粉末。气微,味甜,微苦

【金老谈肉苁蓉炮制历史】

综合古代肉苁蓉的炮制方法,主要有焙、煮。在炙法中有不加辅料的,有加辅料的,辅料有酒、酥油、面。下面分别予以介绍。

一、不加辅料炮制

包括焙、煮。

1. **焙法**　宋代《重刊本草衍义》中首先提出"去杀薄片焙干"，其后的《全生指迷方》等书中都有相同记载。

2. **煮法**　此法最早载于宋代《证类本草》："水煮令烂，薄片。"

二、加辅料炮制

应用的辅料有酒、酥油、面，其中以酒最为常见。在炙法中有用一种辅料的，也有两种辅料合并使用的。

（一）单一辅料炮制

1. **酒制**　在汉代《华氏中藏经》中最早提出"酒浸一宿"，其后如唐代《银海精微》、宋代《太平圣惠方》、金代《儒门事亲》、元代《瑞竹堂经验方》、明代《普济方》、清代《医门法律》等书中都提到酒炙。而酒炙又有不同的制法和要求，其中包括："酒浸焙干""酒蒸焙""酒洗"（唐代《银海精微》）；"酒浸一宿炙令干"（宋代《太平圣惠方》）；"酒浸炙熟"（宋代《博济方》）；"刮去鳞甲，以酒净洗去黑汁"（宋代《证类本草》）；"先须以温汤洗，刮去上粗鳞皮，切碎，以酒浸一日夜，滤出焙干使亦得"（宋代《太平惠民和剂局方》）；"酒浸一宿，微炙切片""薄切，用无灰酒浸，夏月七日冬月十四日，如要急用，将慢火量煮"（宋代《传信适用方》）；"酒焙润"（宋代《济生方》）；"酒洗去膜"（宋代《扁鹊心书》）；"去皱皮酒浸炙令黄""酒浸去皮炒切焙""酒拌炒""酒浸三日焙""用好酒五升浸一伏时，于银石器中文武火煮，酒干为度焙干"（明代《普济方》）；"酒浸去甲并筋膜"（明代《本草原始》）；"酒洗蒸"（明代《鲁府禁方》）；"酒洗去咸"（明代《景岳全书》）；"酒洗去皮炒切焙"（明代《审视瑶函》）；"酒洗去甲，破中心膜蒸三四时炙干用"（清代《握灵本草》）；"酒浸一宿刮去浮甲，劈破中心去白膜一重为竹丝草样，不尔令人上气不散酒洗浸透切片的酒拌，以甑蒸之，从午至酉取出焙干，忌铁器"（清代《本草述》）；"以酒浸去浮甲，去咸味，劈开中心去白膜一重，再用白酒煮烂为度"（清代《药品辨义》）；"切片洗淡，酒浸一宿，次日煎三四沸食"（清代《时方妙用》《时方歌括》）。

2. **面制**　金代《儒门事亲》中提出面裹煨。

3. **酥油制**　明代《医学入门》中首先提出"酥涂炙"，其后明代《景岳全书》中又提出"切片酥炒"。

（二）两种辅料合并炙

合并应用的辅料有酒和酥油。最早见于明代《本草品汇精要》，其中提到"先以酒浸去浮甲心中膜，复以酒蒸酥炙"，其后在清代《本草备要》《本草从新》等书中都有相同记载。明代《本草蒙筌》中提到"酥制酒蒸，仍碎柏入剂，忌经铁器，切勿犯之"。《本草纲目》中提到"先须清酒浸一宿，至明以棕刷去沙土浮甲，劈破中心，去白膜一重，如竹丝草样。有此，能隔人心前气不散，令人上气也。以甑蒸之，从午至酉取出，又用酥炙得所"。其后的明代《仁术便览》、清代《本草汇》等书中都有相同记载。

【金老论肉苁蓉炮制与临床】

一、临床功效与主治

本品味甘、咸而温，归肾、大肠经，具补肾阳、益精血、润肠通便之功效（表99-5）。

表 99-5　肉苁蓉各临床常用炮制规格功效、主治对比

炮制规格	功效	主治
肉苁蓉	补肾止浊,滑肠通便力强	肾气不足,便秘,白浊
酒肉苁蓉	增强补肾助阳之力	阳痿、腰痛、不孕
油炙肉苁蓉	增强润肠通便作用	同肉苁蓉
肉苁蓉粉	补肾阳,益精血,润肠通便	同肉苁蓉

二、临床调剂

1. 用法用量　6～10g。

2. 临床使用与禁忌

（1）本品温而不燥,药力和缓,用量小则不效,故用量宜大。因能助阳滑肠,故"强阳易兴而精不固者(《本草经疏》)",以及腹泻便溏者忌服。

（2）胃肠实热而大便干结者,亦不宜用。

3. 贮藏　各种炮制规格均置通风干燥处,防蛀。油炙肉苁蓉密闭,贮阴凉干燥处。肉苁蓉粉密封。

本品临床常用炮制规格与调剂注意事项见表 99-6。

表 99-6　肉苁蓉临床常用炮制规格与调剂注意事项

炮制规格	处方名	用法用量	特殊禁忌	特殊贮藏方法
肉苁蓉	肉苁蓉、大芸、淡大芸、苁蓉	6～10g	强阳易兴而精不固者,以及腹泻便溏者忌服。胃肠实热而大便干结者,亦不宜用	置通风干燥处,防蛀。油炙肉苁蓉密闭,贮阴凉干燥处。肉苁蓉粉密封
酒肉苁蓉	酒肉苁蓉	6～10g		
油炙肉苁蓉	油炙肉苁蓉	6～9g		
肉苁蓉粉	肉苁蓉粉	6～9g;吞服 2～3g		

骨　碎　补

【来源】

本品为水龙骨科植物槲蕨 *Drynaria fortunei* (Kunze) J.Sm. 的干燥根茎。全年均可采挖,除去泥沙,干燥,或再燎去绒毛(鳞片)。

【炮制规格】

1. 生骨碎补

（1）《中国药典》2020 年版标准:除去杂质,洗净,润透,切厚片,干燥。

性状:本品呈不规则厚片。表面深棕色至棕褐色,常残留细小棕色的鳞片,有的可见圆形的叶痕。切面红棕色,黄色的维管束点状排列成环。气微,味淡,微涩。

（2）地方标准(表 100-1）

表 100-1　生骨碎补常见地方标准制法及性状要求

来源	制法	性状
《北京市中药饮片炮制规范》2023 年版	取原药材,除去杂质,洗净,浸泡 4～8 小时,取出,闷润 8～12 小时,至内外湿度一致,切段,干燥,筛去碎屑	本品为扁平条状段。表面深棕色至棕褐色,有残留的细小棕色鳞片,有的可见圆形的叶痕。切面红棕色或棕黄色,黄色的维管束点状排列成环。体轻,质脆,易折断。气微,味淡、微涩
《上海市中药饮片炮制规范》2018 年版	将药材除去杂质,擦去毛状鳞片,洗净,润透,切厚片,干燥,筛去灰屑	本品为不规则形的切片。表面深棕色至黑褐色,常残留细小棕色的鳞片,有的可见圆形的叶痕。切面淡棕色至红棕色,可见黄色维管束点状排列成环。体较轻,质坚脆。气微,味淡、微涩
《陕西省中药饮片标准》第三册(2011 年)	取药材陕骨碎补,除去杂质,洗净,润透,切厚片或段,干燥	本品为不规则条片或扁条形、扁圆柱形的不规则小段,宽 0.5～1.2cm,厚 0.2～0.5cm。外表面密被黄棕色至棕色的小鳞片,柔软如毛,部分鳞片脱落后呈黄色至淡棕色,少数呈棕褐色至棕黑色,下表面有点状须根痕及细纵纹,上表面及两侧具突起或凹下的圆形叶痕,有的具叶柄残基,少数残留棕黑色须根。切、断面黄色、灰黄棕色至棕色,少数呈棕褐色,维管束呈黄白色点状,排列成环。体轻,质较硬。气微,味甘、微涩
《湖南省中药饮片炮制规范》2010 年版	取原药材,除去杂质,洗净,润透,切中段片,干燥,筛去碎屑	呈不规则形的中段片,周边密被深棕色至暗棕色的小鳞片,柔软如毛,经火燎者呈棕褐色或暗褐色,片切面红棕色或淡红棕色,有小黄点呈圆圈状排列。质坚硬,味微涩
《江西省中药饮片炮制规范》2008 年版	除去杂质,洗净,润透,切厚片,干燥	本品为不规则的厚片,表面红棕色,有多数小点环状排列。边缘淡棕色至暗棕色,可见棕色鳞片。体轻,质脆。气微,味淡,微涩
《广西壮族自治区中药饮片炮制规范》2007 年版	除去杂质,刮去毛(或砂烫去毛),洗净,润透,切厚片,干燥,筛去灰屑	为不规则的厚片,表面红棕或淡红棕色,有小黄点呈圆圈状排列。周边棕褐色或深棕色,有光泽。味淡,微涩
《重庆市中药饮片炮制规范》2006 年版	除去杂质,洗净,润透,切厚片,干燥	为不规则厚片,宽 1～1.5cm,厚 0.2～0.5cm。周边密被深棕色至暗棕色的小鳞片,柔软如毛,经火燎者呈棕褐色或暗褐色,有的两侧及上表面具圆形叶痕。体轻,质脆,易折断,切面红棕色,维管束呈黄色点状,排列成环。气微,味淡,微涩
《安徽省中药饮片炮制规范》2005 年版	取原药材,除去杂质,洗净,润透,切厚片,干燥,筛去碎屑	为不规则形的厚片。切面红棕色或淡红棕色,可见黄色点状维管束排列成环;周边遍被深棕色至暗棕色的小鳞片,柔软如毛。体轻,质脆。无臭,味淡,微涩

续表

来源	制法	性状
《河南省中药饮片炮制规范》2005年版	除去杂质,洗净,润透,切厚片,晒干	为不规则的厚片。表面深棕色,密被棕色鳞片。切片红棕色,有多数小点排列成环。质坚硬。味微涩
《贵州省中药饮片炮制规范》2005年版	取原药材,除去杂质,洗净,润透,切厚片,干燥,筛去灰屑	为不规则厚片。切面淡红色或红棕色,有排列成环的黄色小点(维管束)。表面棕褐色或暗褐色。体轻,质脆。气微,味淡、微涩
《江苏省中药饮片炮制规范》2002年版	取原药材,除去杂质,洗净,润透,切厚片,干燥,筛去灰屑	为不规则的厚片,切面红棕色或淡红色,有小黄点(维管束)呈环状排列,周边棕褐色或深棕色,有光泽。无臭,味淡、微涩
《福建省中药饮片炮制规范》1998年版	除去杂质,洗净,润透,切厚片,干燥	呈片状,片厚2~4mm。切面红棕色,维管束呈黄色点状,排列成环;外皮小鳞片脱落后呈棕褐色或暗褐色。无臭,味淡,微涩
《山东省中药炮制规范》1990年版	除去杂质,用清水洗净,润透,切厚片,干燥	为不规则的厚片,片面红棕色或淡红棕色,可见黄色点状纤维束排列成环,周边(外表)被深棕色至暗棕色的小鳞片,柔软如毛。体轻,质脆。无臭,味淡、微涩
《云南省中药饮片炮制规范》1986年版	取原药拣净杂质,浸泡2小时,捞出,吸润约24小时,切成厚约3mm的斜片,晒干,筛尽灰毛杂质(本品多由产地加工成片)即可	无具体要求
《广东省中药饮片炮制规范》1984年版	除去杂质、毛鳞,洗净润透或蒸软,切薄片,干燥	无具体要求
《湖北中草药炮制规范》1979年版	去毛,洗净,润透后切片,晒干或烘干,筛去毛屑	无具体要求

2. 烫骨碎补

（1）《中国药典》2020年版标准:取净骨碎补或片,照炒法(通则0213)用砂烫至鼓起,撞去毛。

性状:本品形如骨碎补或片,体膨大鼓起,质轻,酥松。

（2）地方标准(表100-2)

表100-2　烫骨碎补常见地方标准制法及性状要求

来源	制法	性状
《天津市中药饮片炮制规范》2012年版	取净骨碎补或片,照烫法用砂烫至鼓起,撞去毛	本品形如骨碎补或片,体膨大鼓起,质轻、酥松
《黑龙江省中药饮片炮制规范》2012年版	取净砂子,炒至松散,倒入骨碎补饮片,不停拌动,烫至鼓起,筛净砂子,摊凉,去净绒毛,即得	本品为不规则的厚片或呈长条状,鼓起,外表面棕黄色至棕褐色,有的有焦斑。质松脆,断面红棕色或淡棕色,维管束呈点状,排列成环。气微,味淡,微苦涩

续表

来源	制法	性状
《陕西省中药饮片标准》第三册(2011年)	取饮片陕骨碎补,照烫法,用砂烫至鼓起,放凉,撞去毛	本品为不规则条片或扁圆柱形小段,直径0.7~1.5cm。外表面焦黄色、灰棕褐色至焦褐色,有的残留少量黄棕色鳞片,下表面有点状须根痕,两侧及上表面具突起的圆形叶痕,偶见叶柄残迹。体轻,质脆,易折断,切、断面黄棕色至棕褐色,隐约可见维管束呈点状排列成环或不明显。气微香,味微苦涩
《北京市中药饮片炮制规范》2008年版	取河砂,置热锅内,用武火180~220℃炒至灵活状态,加入净骨碎补,烫至表皮鼓起时,取出,筛去河砂,晾凉后除去残存毛,加工成长段	本品为扁圆状鼓起的长段。表面棕褐色或焦黄色。切面淡棕褐色或淡棕色,有时可见维管束点状,排列成环。质轻脆。气微,味淡,微涩
《江西省中药饮片炮制规范》2008年版	取骨碎补片,照烫法用砂烫至鼓起,撞去毛	形如骨碎补片,表面棕褐色,微鼓起,酥脆,微有香气
《广西壮族自治区中药饮片炮制规范》2007年版	取生骨碎补或片,取河砂(蛤粉或滑石粉)置锅内,用武火炒热后,加入生骨碎补或片,不断翻动,烫至表面鼓起、酥脆或至规定的程度时,取出,筛去辅料,放凉	为扁圆状鼓起,质轻脆,表面棕褐色或焦黄色,断面淡棕褐色或淡棕色。味淡,微苦涩
《重庆市中药饮片炮制规范》2006年版	取净骨碎补或片,照砂烫法用砂烫至鼓起,撞去毛	表面棕褐色,体膨大,酥松
《安徽省中药饮片炮制规范》2005年版	取净骨碎补片,照砂烫法,烫炒至鼓起,毛呈焦黄色,放凉后,撞去残存绒毛,筛去碎屑	为鼓起的海绵状,表面深棕色,带焦斑,质松脆,断面淡棕色。无臭,味淡,微苦涩
《河南省中药饮片炮制规范》2005年	取净骨碎补或片,照烫法用砂烫至鼓起,撞去毛	形如骨碎补片,表面棕褐色,体膨大,酥松
《贵州省中药饮片炮制规范》2005年版	取净骨碎补或片,照烫法用砂烫至松泡鼓起,撞去毛,筛净	形同骨碎补,表面焦黑色。质松泡
《山东省中药炮制规范》1990年版	将净砂置锅内,武火加热至翻动较滑利,有轻松感后,投入净骨碎补片或个,翻炒至形体鼓起,毛微焦时,迅速取出,筛去砂子,放凉,撞去毛,簸净	鼓起呈海绵状,表面深棕色,带焦斑,质松脆,断面淡棕色。无臭,味淡,微苦、涩

3. 酒炙骨碎补 《中国药典》2020年版未收载本炮制规格,常见地方标准制法及性状见表100-3。

表100-3　酒炙骨碎补常见地方标准制法及性状要求

来源	制法	性状
《四川省中药饮片炮制规范》2015年版	取骨碎补,除去杂质,洗净,润透,切厚片或段,干燥,照烫法用砂烫至鼓起,撞去毛,再照酒炙法炒干。每100kg骨碎补,用白酒10kg	本品呈不规则厚片或段,颜色深棕褐色,体膨大,酥松,有酒香气

来源	制法	性状
《重庆市中药饮片炮制规范》2006年版	取烫骨碎补,照酒炙法用白酒炒制干	颜色略深,有酒香气

4. 盐炙骨碎补 《中国药典》2020年版未收载本炮制规格,常见地方标准制法及性状见表100-4。

表100-4 盐炙骨碎补常见地方标准制法及性状要求

来源	制法	性状
《四川省中药饮片炮制规范》2015年版	取骨碎补,除去杂质,洗净,润透,切厚片或段,干燥,照烫法用砂烫至鼓起,撞去毛,再照盐炙法炒干。每100kg骨碎补,用食盐2kg	本品呈不规则厚片或段,颜色褐色,体膨大,酥松,味微咸
《重庆市中药饮片炮制规范》2006年版	取烫骨碎补,照盐水炙法炒至干	颜色略深,味微咸

5. 鲜骨碎补 《中国药典》2020年版未收载本炮制规格,常见地方标准制法及性状见表100-5。

表100-5 鲜骨碎补常见地方标准制法及性状要求

来源	制法	性状
《上海市中药饮片炮制规范》2018年版	用时将鲜药材除去毛、叶等杂质,洗净,切片	本品呈扁平长条状,多弯曲,有分枝,长4~20cm,宽1~2cm,厚2~5mm。表面淡棕色至暗棕色,密被黄棕色至棕色的细小鳞片,柔软如毛,断面红棕色。气微,味淡,微涩
《浙江省中药炮制规范》2015年版	取鲜原药,用时除去茎、叶及毛绒等杂质,洗净,切段	为姜块状。表面密被黄棕色或红棕色的毛状小鳞片。体轻,质较脆,易折断,断面红色或红棕色,维管束点状,排列成环。气微,味淡,微涩
《江苏省中药饮片炮制规范》2002年版	用时洗净,去毛、叶,切厚片	为扭曲扁平长条状,有分枝,直径约1cm,表面密被深棕色或暗棕色鳞片,断面红棕色
《湖北中草药炮制规范》1979年版	配方时洗净,去毛,切片	无具体要求

6. 炒骨碎补 《中国药典》2020年版未收载本炮制规格,常见地方标准制法及性状见表100-6。

表 100-6　炒骨碎补常见地方标准制法及性状要求

来源	制法	性状
《浙江省中药炮制规范》2015 年版	取骨碎补饮片,炒至表面微具焦斑,略鼓起时,取出,摊凉	表面略鼓起,微具焦斑,宽 1～1.5cm。表面具鳞片痕迹。切面维管束黄色,点状,排列成环。质脆
《湖南省中药饮片炮制规范》2010 年版	取净骨碎补片,照砂炒法烫至鼓起,撞去毛,筛去碎屑	呈扁圆状鼓起,质轻脆,易折断,表面棕褐色或棕黄色,无鳞叶。断面淡棕褐色或淡棕色。味微涩,气香
《江西省中药饮片炮制规范》2008 年版	取骨碎补片,用砂炒至鼓起,使毛呈焦黄色,取出,筛去砂,撞去毛绒	形如骨碎补片,表面棕褐色,微鼓起,酥脆,微有香气
《福建省中药饮片炮制规范》1998 年版	取骨碎补片,照砂烫法炒至鼓起,撞去毛	形如骨碎补,鼓起,质松脆,具焦香气
《辽宁省中药炮制规范》1986 年版	取洁净细砂,炒热,投入净骨碎补,炒至鼓起、毛呈焦褐色时取出,筛去砂子,放凉,撞或刷去毛,用时捣碎	表面光洁无毛,棕褐色,质松,不焦黑
《云南省中药饮片炮制规范》1986 年版	取净生片,先将细河砂置锅内炒热,再倒入药片,用武火不断炒至发泡,呈棕褐色,取出,筛去砂,晾冷即可	无具体要求
《广东省中药饮片炮制规范》1984 年版	将砂用武火炒至轻松容易翻动时,投入净骨碎补,炒至鼓起,毛呈焦黄色,取出,筛去砂,摊凉,去毛鳞,洗净,润透,切薄片,干燥	无具体要求
《甘肃省中药饮片炮制规范》1980 年版	将骨碎补除去杂质,清水浸泡约 2 小时,捞出,润透,切短节,晒干。再取细砂置锅内用武火炒至极热,倒入骨碎补节,迅速搅拌,使全部鼓起,出锅,筛去细砂,刮净毛,配方时捣碎	无具体要求

【金老谈骨碎补炮制历史】

　　唐代《仙授理伤续断秘方》中较早地提到"姜制焙""去毛炒"。此后的一些医药书籍中还记载有炒、炮、蜜炙、盐炙等,下面分别予以介绍。

一、不加辅料炮制

　　1. **炒法**　唐代《仙授理伤续断秘方》中提到"去毛炒",宋代《太平惠民和剂局方》及明代《寿世保元》中也有相同记载。明代《普济方》中提到"炒黑色"。《本草正》中提到"炒熟研末,猪腰夹煨,空心食之,能治耳鸣及肾虚,久痢牙痛"。

　　2. **炮法**　宋代《证类本草》中提到"用治耳聋,削作细条,火炮,趁热塞耳"。

　　3. **煨法**　宋代《太平惠民和剂局方》中提到"煨,去毛"。

二、加辅料炮制

1. **蜜制** 南朝刘宋《雷公炮炙论》中较早地提到"凡使,采得后先用铜刀刮去黄赤毛尽,便切细。用蜜拌令润,架柳甑蒸一日后出,暴干用。又干宁记云:去毛细切后,用生蜜拌蒸从巳至亥,准前暴干,捣末用"。以后,明代《本草纲目》《炮炙大法》中均有相同的记载。另外,明代《医学入门》中提到"铜刀削去毛,细切,蜜水蒸晒干"。清代《握灵本草》中提到"去毛,蜜润蒸晒用"。《本草述》中提到"蜜拌润,甑蒸一日晒干用",《本草从新》中提到"铜刀刮去黄赤毛,细切,蜜拌蒸,晒"。

2. **盐制** 宋代《圣济总录》中提到"去毛一两,锉以盐半两,同炒令黄,去盐不用"。元代《瑞竹堂经验方》中也提到"去毛,盐炒"。

3. **酒制** 宋代《太平惠民和剂局方》中提到"凡使,用刀刮去上黄皮毛令尽,细锉,用酒拌蒸一日,取出晒干用"。《校注妇人良方》中也提到"焙,酒浸炒"。

4. **姜制** 唐代《仙授理伤续断秘方》中提到"姜制焙",不多见。

【金老论骨碎补炮制与临床】

一、临床功效与主治

本品味苦,性温。归肾、肝经。具有补肾强骨,续伤止痛的功效。用于肾虚腰痛,耳鸣耳聋,牙齿松动,跌仆闪挫,筋骨折伤,外治斑秃、白癜风等证(表100-7)。

表100-7 骨碎补各临床常用炮制规格功效、主治对比

炮制规格	功效	主治
生骨碎补	补肾强骨,续伤止痛	肾虚腰痛,耳鸣耳聋,牙齿松动,跌仆闪挫,筋骨折伤;外治斑秃、白癜风
烫骨碎补	同生骨碎补	同生骨碎补
酒炙骨碎补	同生骨碎补,活血疗伤的作用增强	同生骨碎补
盐炙骨碎补	同生骨碎补,补肾健骨的作用增强	同生骨碎补
鲜骨碎补	同生骨碎补	同生骨碎补
炒骨碎补	同生骨碎补	同生骨碎补

二、临床调剂

1. **用法用量** 3~9g。外用适量,研末调敷,或鲜品捣敷,也可浸酒擦患处。

2. **临床使用与禁忌** 阴虚内热及无瘀血者不宜服。

3. **贮藏** 置干燥处。鲜骨碎补置阴凉潮湿处或埋在泥沙内,防冻、防烂。

本品临床常用炮制规格与调剂注意事项见表100-8。

表 100-8　骨碎补临床常用炮制规格与调剂注意事项

炮制规格	处方名	用法用量	特殊禁忌	特殊贮藏方法
生骨碎补	干骨碎补、生骨碎补、申姜、猴姜、毛姜	3～9g	阴虚内热及无瘀血者不宜服	置干燥处。鲜骨碎补置阴凉潮湿处或埋在泥沙内,防冻、防烂
烫骨碎补	骨碎补、烫骨碎补、炒骨碎补	3～9g		
酒炙骨碎补	酒骨碎补	3～9g		
盐炙骨碎补	盐骨碎补	3～9g		
鲜骨碎补	鲜骨碎补	6～15g;外用鲜品适量		
炒骨碎补	炒骨碎补、烫骨碎补,制骨碎补	3～9g		

肉　桂

【来源】

本品为樟科植物肉桂 *Cinnamomum cassia* Presl 的干燥树皮。多于秋季剥取,阴干。

【炮制规格】

1. 肉桂

(1)《中国药典》2020 年版标准:除去杂质及粗皮,用时捣碎。

性状:本品呈槽状或卷筒状,长 30～40cm,宽或直径 3～10cm,厚 0.2～0.8cm。外表面灰棕色,稍粗糙,有不规则的细皱纹和横向突起的皮孔,有的可见灰白色的斑纹,内表面红棕色,略平坦,有细纵纹,划之显油痕。质硬而脆,易折断,断面不平坦,外层棕色而较粗糙,内层红棕色而油润,两层间有一条黄棕色的线纹。气香浓烈,味甜、辣。

(2)地方标准(表 101-1)

表 101-1　肉桂常见地方标准制法及性状要求

来源	制法	性状
《安徽省中药饮片炮制规范》2019 年版	取原药材,除去杂质,刮去粗皮,用时捣碎。或刮去粗皮,用水喷淋,润透,切丝,阴干或低温干燥	本品为不规则的块或丝。外表面灰棕色,稍粗糙,有不规则的细皱纹和横向突起的皮孔,有的可见灰白色的斑纹,内表面红棕色,略平坦,有细纵纹,划之显油痕。质硬而脆,易折断,断面不平坦,外层棕色而较粗糙,内层红棕色而油润,两层间有一条黄棕色的线纹。气香浓烈,味甜、辣
《浙江省中药炮制规范》2015 年版	取原药,刮去粗皮,洗净,润软,切片或丝,低温干燥	多为卷曲状的片或丝,厚 0.2～0.8cm。外表面灰棕色,稍粗糙,内表面红棕色,平滑,用指甲刻划可见油痕。切面外层棕色,较粗糙,内层红棕色而油润,两层间有一条黄棕色石细胞组成的线纹。质硬而脆。气香浓烈,味先甜后辣

来源	制法	性状
《四川省中药饮片炮制规范》2015年版	取肉桂除去杂质及粗皮，润透，切丝或片，低温干燥或通风处阴干	本品呈丝状或不规则片状。丝状长短不等，宽0.3～0.8cm，片状大小不一。外皮灰棕色，偶见不规则的细皱纹和横向突起的皮孔，有的可见灰白色的斑纹；内表面红棕色，有细纵纹，划之显油痕。质硬而脆，易折断，断面不平坦，外层棕色而较粗糙，内层红棕色而油润，两层间有一条黄棕色的线纹。气香浓烈，味甜、辣
《天津市中药饮片炮制规范》2012年版	除去杂质及粗皮，用时捣碎	本品呈槽状或卷筒状，长30～40cm，宽或直径3～10cm，厚0.2～0.8cm。外表面灰棕色，稍粗糙，有不规则的细皱纹和横向突起的皮孔，有的可见灰白色的斑纹，内表面红棕色，略平坦，有细纵纹，划之显油痕。质硬而脆，易折断，断面不平坦，外层棕色而较粗糙，内层红棕色而油润，两层间有一条黄棕色的线纹。气香浓烈，味甜、辣
《新疆维吾尔自治区中药维吾尔药饮片炮制规范》2010年版	除去杂质，刮去粗皮，捣成小碎块	本品呈不规则的碎块，外表面稍粗糙，具皱纹，有灰白色和黄棕色相间的斑纹，习称"彩皮"，处处可见圆形或半圆形皮孔；内表面棕色或棕褐色，略平坦，有细纵纹，划之显油痕。体重，质硬而脆，易折断，断面不平坦，外层棕色而较粗糙，内层红棕色而油润，两层间有一条黄棕色的线纹。气香浓烈，味甜辣
《湖南省中药饮片炮制规范》2010年版	取原药材，除去杂质，刮去粗皮，洗净，润透后，切块片或研粉。或取原药材洗净，闷透后刮去粗皮，先刨成薄片，再切成丝，干燥，筛去灰屑	为不规则的块、丝片或粉末。外表面灰棕色，稍粗糙，有不规则的细皱纹及横向突起的皮孔，有的可见灰白色的斑纹；内表面红棕色，略平坦，有细纵纹，划之显油痕。质硬而脆，切面不平坦。外层棕色而较粗糙，内层红棕色而油润，两层间有一条黄棕色的线纹。粉末红棕色。气香浓烈，味甜、辣
《陕西省中药饮片标准》第二册（2009年）	取药材肉桂，除去杂质及粗皮	本品呈槽状或卷筒状或不规则的碎块，长短大小不一，厚0.2～0.8cm。未去外皮者，外表面灰棕色，稍粗糙，有不规则的细皱纹及横向突起的皮孔，有的可见灰白色的斑纹，去掉外皮的表面棕色，有刮痕。内表面红棕色，略平坦，有细纵纹，划之显油痕。质硬而脆，易折断，断面不平坦，外层棕色而较粗糙，内层红棕色而油润，两层间有一条黄棕色的线纹。气香浓烈，味甜辣
《江西省中药饮片炮制规范》2008年版	除去杂质及粗皮，用时捣碎。或除去杂质，用清水喷洒，再用湿布遮盖，润透，刮去粗皮，切丝，企边桂和板桂多切成肚片，阴干，或研成细末	本品呈槽状或卷筒状或丝片、肚片状，长30～40cm，宽或直径3～10cm，厚0.2～0.8cm。外表面灰棕色，稍粗糙，有不规则的细皱纹和横向突起的皮孔，有的可见灰白色的斑纹，内表面红棕色，略平坦，有细纵纹，划之显油痕。或为不规则形的丝片或肚片，厚0.2～0.8cm。微向内卷曲，外表面灰棕色，稍粗糙，有时可见未刮净的粗皮；内表面红棕色。略平坦，有细纵纹，用指甲划之显油痕。质硬而脆，易折断，断面不平坦，外层棕色而较粗糙，内层红棕色而油润，两层间有一条黄棕色的线纹。气香浓烈，味甜、辣

续表

来源	制法	性状
《北京市中药饮片炮制规范》2008年版	取原药材,除去杂质及粗皮,加工成块	本品呈不规则的板状或块片状,厚0.2～0.8cm。外表面灰棕色,有的可见灰白色的斑纹。内表面红棕色,略平坦,有细纵纹,划之显油痕。质硬,断面不平坦,外层棕色而较粗糙,内层红棕色而油润,两层间有一条黄棕色的线纹。气香浓烈,味甜、辣
《上海市中药饮片炮制规范》2008年版	将原药除去粗皮,略浸,稍润,切薄片,晾干。或用时捣碎	本品呈薄片状,稍弯曲,皮厚2～8mm。外表面棕色至红棕色或带灰棕色,有的尚可见粗糙的外皮及裂隙。内表面红棕至棕褐色,具细纵皱纹,切面黄棕色至棕色,有的中间尚可见一条色浅的线带。质坚脆,易折断。断面显油润。气香特异,味甜、微辛辣
《广西壮族自治区中药饮片炮制规范》2007年版	除去杂质粗皮,捣碎如黄豆大小。或取原药洗净,闷透后刮去粗皮,先刨成薄片,再切成丝。密闭或加少许炼蜜拌匀密闭闷润	为不规则的块或丝。外表面灰棕色,稍粗糙,有不规则的细纵纹及横向突起的皮孔,有的可见灰白色的斑纹。内表面红棕色,略平坦,有细纵纹,划之显油痕。质硬,断面不平坦,外层棕色较粗糙,内层红棕色而油润,两层间有一条黄棕色的线纹。气香浓烈,味甜、辣
《重庆市中药饮片炮制规范》2006年版	除去杂质及粗皮,用时砸碎	为槽状或卷筒状,外表面灰棕色,稍粗糙,有不规则的细皱纹和横向突起的皮孔,有的可见灰白色的斑纹,内表面红棕色,略平坦,有细纵纹,划之显油痕。质硬而脆,易折断,断面不平坦,外层棕色而较粗糙,内层红棕色而油润,两层间有一条黄棕色的线纹。气香浓烈,味甜、辣
《河南省中药饮片炮制规范》2005年版	除去杂质及粗皮,用时捣碎	本品呈槽状或卷筒状,外表面灰棕色,稍粗糙,有不规则的细皱纹和横向突起的皮孔,有的可见灰白色的斑纹,内表面红棕色,略平坦,有细纵纹,划之显油痕。质硬而脆,易折断,断面不平坦,外层棕色而较粗糙,内层红棕色而油润,两层间有一条黄棕色的线纹。气香浓烈,味甜、辣
《贵州省中药饮片炮制规范》2005年版	取原药材,除去杂质及粗皮。用时捣碎	本品呈槽状或卷筒状,长30～40cm,宽或直径3～10cm,厚0.2～0.8cm。外表面灰棕色,稍粗糙,有不规则的细皱纹和横向突起的皮孔,有的可见灰白色的斑纹,内表面红棕色,略平坦,有细纵纹,划之显油痕。质硬而脆,易折断,断面不平坦,外层棕色而较粗糙,内层红棕色而油润,两层间有一条黄棕色的线纹。气香浓烈,味甜、辣
《江苏省中药饮片炮制规范》2002年版	取原药材除去杂质,刮去外表面粗皮,淋水润透,切丝,低温干燥	呈丝状,外表面灰棕色,稍粗糙,有不规则的细皱纹,偶见横向突起的皮孔,内表面红棕色,略平坦,有细纵纹,划之显油痕,切面外层棕色,内层红棕色显油性,两层间有一条黄棕色的线纹。气香浓烈,味甜微辣
《福建省中药饮片炮制规范》1998年版	除去杂质和粗皮,用时切薄片或捣碎	呈槽状或卷筒状,长30～40cm,厚0.2～0.8cm。外表面棕色,内表面红棕色,油润。质硬而脆,气香浓烈,味甜、辣
《山东省中药炮制规范》1990年版	去除杂质,刮去粗皮,捣成小碎块	本品呈不规则的碎块,红棕色或紫红色,有的还显油润,质硬而脆。气香浓烈,味甜辣

续表

来源	制法	性状
《吉林省中药饮片炮制规范》1986年版	除去杂质,刮净粗皮,用时捣碎	无具体要求
《辽宁省中药炮制规范》1986年版	除去杂质,刮去粗皮,用时捣碎	无具体要求
《云南省中药饮片炮制规范》1986年版	取肉桂,刮去粗皮,用时冲成细末吞服。亦有刮去皮打碎冲沸水兑服	无具体要求
《广东省中药饮片炮制规范》1984年版	刷净灰尘,用时削去粗皮,刨成薄片或捣碎	本品呈槽状或卷筒状,外表面灰棕色,稍粗糙,有不规则的细皱纹及横向突起的皮孔,内表面红棕色,略平坦,有细纵纹,划之显油痕。质硬而脆,易折断,断面不平坦,外层棕色而较粗糙,内层红棕色而油润,两层间有一条黄棕色的线纹。气香浓烈,味甜辣
《甘肃省中药饮片炮制规范》1980年版	除去杂质,刮去粗皮,配方时捣碎	无具体要求

2. **肉桂粉**　《中国药典》2020年版未收载本炮制规格,常见地方标准制法及性状见表101-2。

表101-2　肉桂粉常见地方标准制法及性状要求

来源	制法	性状
《四川省中药饮片炮制规范》2015年版	除去杂质及粗皮,粉碎成细粉	本品为浅棕红色至红棕色的粉末;气香浓烈,味甜、辣
《上海市中药饮片炮制规范》2008年版	将原药除去粗皮,研粉,过60目筛	本品为棕色至红棕色粉末,显油润,气香特异,味甜,微辛辣
《浙江省中药炮制规范》2015年版	取原药,刮去粗皮,洗净,低温干燥,研成细粉	为粒度均匀、红棕色带油性的粉末
《江苏省中药饮片炮制规范》2002年版	取净肉桂研成细粉,过筛	为红棕色细粉,气味同肉桂
《福建省中药饮片炮制规范》1998年版	取净肉桂打成碎块,碾成细粉	呈紫棕色或红棕色粉末,油润,气香浓烈,味甜、辣

【金老谈肉桂炮制历史】

　　肉桂始载于《名医别录》。唐代《颅囟经》、宋代《苏沈良方》、明代《医学入门》、清代《外科大成》等40多种古籍文献中都记载了"去粗皮"的炮炙要求。《颅囟经》中还记载有"不见火"。其后的宋代《太平惠民和剂局方》中最早提出"炒"的炮炙方法。以后,如明代《本草纲目》、清代《本草述》等书籍中都有相同记载。有的书中还记述了不同的炮炙要求,如宋代《太平惠民和剂局方》中提到"微炒"。明代《寿世保元》中提到"炒黑"。清代《本草述》中提到"炒黄"。

【金老论肉桂炮制与临床】

一、临床功效与主治

本品性味辛、甘、大热。归肾、脾、心、肝经。具有补火助阳,引火归元,散寒止痛,活血通经的功效。临床均生用,用于阳痿,宫冷,腰膝冷痛,肾虚作喘,阳虚眩晕,目赤咽痛,心腹冷痛,虚汗吐泻,寒疝,奔豚,经闭,痛经。炮制后使药物洁净,用药剂量准确(表101-3)。

表101-3　肉桂各临床常用炮制规格功效、主治对比

炮制规格	功效	主治
肉桂	补火助阳,引火归元,散寒止痛,温通经脉	阳痿,宫冷,腰膝冷痛,肾虚作喘,阳虚眩晕,目赤咽痛,心腹冷痛,虚汗吐泻,寒疝,奔豚,经闭,痛经
肉桂粉	同肉桂	同肉桂

二、临床调剂

1. **用法用量**　2～5g,后下,不宜久煎。散剂冲服,每次1～2g。官桂作用较弱,用量可适量增加。

2. **临床使用与禁忌**

(1)畏赤石脂。

(2)阴虚火旺,里有实热,血热妄行出血及孕妇忌用。

(3)肉桂性热纯阳,应用过量或素体内热者用之,可致内火上炎,面热目赤,口干舌燥,甚至热迫血溢,应予注意。然若阴盛之出血,宜用肉桂以引火归原。

3. **贮藏**　置阴凉干燥处,密闭。

本品临床常用炮制规格与调剂注意事项见表101-4。

表101-4　肉桂临床常用炮制规格与调剂注意事项

规格	处方名	用法用量	特殊禁忌	特殊储藏方法
肉桂	肉桂、官桂、企边桂、板桂、边桂、油桂	2～5g,后下。不宜久煎。散剂冲服,每次1～2g	阴虚火旺,里有实热,血热妄行出血者及孕妇忌用。畏赤石脂	置阴凉干燥处,密闭
肉桂粉	肉桂粉	1～4.5g,吞服或冲服		

山　楂

【来源】

本品为蔷薇科植物山里红 *Crataegus pinnatifida* Bge.var.*major* N.E.Br. 或山楂 *Crataegus pinnatifida* Bge.的干燥成熟果实。秋季果实成熟时采收,切片,干燥。

【炮制规格】

1. 净山楂

(1)《中国药典》2020 年版标准：除去杂质及脱落的核。

性状：本品为圆形片，皱缩不平，直径 1～2.5cm，厚 0.2～0.4cm。外皮红色，具皱纹，有灰白色小斑点。果肉深黄色至浅棕色。中部横切片具五粒浅黄色果核，但核多脱落而中空。有的片上可见短而细的果梗或花萼残迹。气微清香，味酸，微甜。

(2) 地方标准（表 102-1）

表 102-1　净山楂常见地方标准制法及性状要求

来源	制法	性状
《上海市中药饮片炮制规范》2018 年版	将药材除去杂质及脱落的核，筛去灰屑	本品为圆形片，皱缩不平，直径 1～2.5cm，厚 0.2～0.4cm。外皮红色，具皱纹，有灰白色小斑点。果肉深黄色至浅棕色。中部横切片具五粒浅黄色果核，但核多脱落而中空。有的片上可见短而细的果梗或花萼残迹。气微清香，味酸，微甜
《天津市中药饮片炮制规范》2012 年版	除去杂质及脱落的核	本品为圆形片，皱缩不平，直径 1～2.5cm，厚 0.2～0.4cm。外皮红色，具皱纹，有灰白色小斑点。果肉深黄色至浅棕色。中部横切片具五粒浅黄色果核，但核多脱落而中空。有的片上可见短而细的果梗或花萼残迹。气微清香，味酸，微甜
《湖南省中药饮片炮制规范》2010 年版	取原药材，除去果柄等杂质，抢水洗净，捞出。晒干或烘干，筛去灰屑、种子	为圆形片，皱缩不平，直径 1～2.5cm，厚 0.2～0.4cm。外皮红色，具皱纹，有灰白色小斑点，果肉深黄色至浅棕色。中部横切片具五粒浅黄色果核，但核多脱落而中空。有的片上可见短而细的果梗或花萼残迹。气微清香，味酸，微甜
《甘肃省中药炮制规范》2009 年版（平凉山楂）	除去杂质及果柄，筛去脱落的果核	近球形或纵切成两瓣，直径 0.6～2cm。表面黄棕色至棕红色，微具光泽，密布灰棕色细斑点，顶端有宿存花萼，基部具果柄痕或果柄残基，横切面果肉较厚，呈黄棕色，可见 1～3 枚坚硬的果核，呈黄白色。质坚硬。气微香，味酸微甜
《陕西省中药饮片标准》第二册（2009 年）	取药材山楂，除去杂质及脱落的核	呈类圆形片状，皱缩不平，直径 1.5～2.5cm，厚 0.2～0.4cm。外皮红色，具皱纹，有灰白色小斑点，果肉深黄色至浅棕色。中部横切片具五粒浅黄色果核，但核多脱落而中空。有的片上可见短而细的果梗或花萼残迹。气微清香，味酸，微甜
《江西省中药饮片炮制规范》2008 年版	除去杂质及脱落的核	本品为圆形片，皱缩不平，直径 1～2.5cm，厚 0.2～0.4cm。外皮红色，具皱纹，有灰白色小斑点。果肉深黄色至浅棕色。中部横切片具五粒浅黄色果核，但核多脱落而中空。有的片上可见短而细的果梗或花萼残迹。气微清香，味酸，微甜
《北京市中药饮片炮制规范》2008 年版	取原药材，除去杂质及脱落的核	本品为类圆形厚片，直径 1～2.5cm。外表皮紫红色，具皱纹，有灰白色小斑点。切面深黄色至浅棕色，果肉厚，中间有果核痕迹。气微清香，味酸，微甜

来源	制法	性状
《广西壮族自治区中药饮片炮制规范》2007年版	除去杂质,筛去子核	本品为圆形片,皱缩不平,直径 1～2.5cm,厚 0.2～0.4cm。外皮红色,具皱纹,有灰白色小斑点。果肉深黄色至浅棕色。中部横切片具五粒浅黄色果核,但核多脱落而中空。有的片上可见短而细的果梗或花萼残迹。气微清香,味酸,微甜
《重庆市中药饮片炮制规范》2006年版	除去杂质及脱落的核	为圆形片,皱缩不平,直径 1～2.5cm,厚 0.2～0.4cm。外皮红色,皱纹,有灰白色小斑点。果肉深黄色至浅棕色。中部横切片具五粒浅黄色果核,但核多脱落而中空。有的片上可见短而细的果梗或花萼残迹。气微清香,味酸,微甜。
《云南省中药饮片标准》2005年版(第一册)(云南山楂)	取药材,挑选,过筛,即得	本品为类半球形或类球形,直径 1～2.5cm,外表皮棕红色至暗棕色,皱缩,有灰色或浅棕色的小斑点;顶端凹陷,基部有果梗或果梗痕。果肉薄;深黄色至浅棕色。每瓣种子 2～3 粒,种子深黄色至棕色。气微清香,味酸,味甜而涩
《河南省中药饮片炮制规范》2005年版	除去杂质及脱落的核	为类圆形片,皱缩不平,直径 1～2.5cm,厚 0.2～0.4cm。外皮红色,具皱纹,有灰白色小斑点,果肉深黄色至浅棕色。中部横切片具五粒浅黄色果核,但核多脱落而中空。气微清香,味酸,微甜
《贵州省中药饮片炮制规范》2005年版	取原药材,除去杂质及脱落的核	本品为圆形厚片,皱缩不平。直径 1～2.5cm。外皮红色,具皱纹,有灰白小斑点,果肉深黄色至浅棕色,中部横切片具五粒浅黄色果核,但核多脱落而中空。气微清香,味酸,微甜
《江苏省中药饮片炮制规范》2002年版	取原药材,除去杂质及脱落的核,筛去灰屑	呈类圆形片状,皱缩不平。直径 1～2.5cm,厚 0.2～0.4cm,外皮红色,具皱纹,有灰白小斑点,果肉深黄色至浅棕色,中部横切片具五粒浅黄色果核,但核多脱落而中空。气微清香,味酸、微甜
《福建省中药饮片炮制规范》1998年版	除去杂质及脱落的核	呈类圆形片状,直径 1.5～2.5cm。外皮红棕色,具皱纹,果肉深黄色至浅棕色,中间有浅黄色果核,核脱落而显中空。有的可见短而细的果梗或花萼残迹。气清香,味酸微甜
《辽宁省中药炮制规范》1986年版	取鲜山楂,除去杂质,切厚片,干燥,筛去已脱落的核	片厚 2～4mm 并不混有脱落的核及黑色片
《吉林省中药饮片炮制规范》1986年版	除去杂质及脱落的核,切 2mm 片	无具体要求
《广东省中药饮片炮制规范》1984年版	除去杂质及脱落的核	无具体要求

2. 炒山楂

(1)《中国药典》2020年版标准:取净山楂,照清炒法(通则 0213)炒至色变深。

性状：本品形如山楂片，果肉黄褐色，偶见焦斑。气清香，味酸，微甜。

（2）地方标准（表102-2）

表102-2　炒山楂常见地方标准制法及性状要求

来源	制法	性状
《天津市中药饮片炮制规范》2012年版	取净山楂，照清炒法炒至色变深	本品形如山楂片，果肉黄褐色，偶见焦斑。气清香，味酸，微甜
《湖南省中药饮片炮制规范》2010年版	取山楂片，照清炒法用中火炒至颜色加深，取出，放凉	形同山楂，果肉黄褐色，偶见焦斑。气清香，味酸、微甜
《陕西省中药饮片标准》第二册（2009年）	取饮片山楂，照清炒法炒至色变深	呈类圆形片状，皱缩不平，直径1.5~2.5cm，厚0.2~0.4cm。外皮棕褐色，具皱纹，有灰白色小斑点，果肉黄褐色，偶见焦斑。中部横切片具五粒浅黄色果核，但核多脱落而中空。气清香，味酸，微涩
《甘肃省中药炮制规范》2009年版（平凉山楂）	取净平凉山楂，置锅内，用文火加热，炒至表面呈深黄色，出锅，放凉	形如平凉山楂，表面显微黄色
《江西省中药饮片炮制规范》2008年版	取净山楂，照清炒法炒至色变深	形同山楂，果肉黄褐色，偶见焦斑。气清香，味酸、微甜
《北京市中药饮片炮制规范》2008年版	取净山楂片，置热锅内，用文火炒至颜色变深，取出，晾凉	本品为类圆形厚片，表面黄褐色，偶见焦斑，气清香，味酸、微甜
《广西壮族自治区中药饮片炮制规范》2007年版	取生山楂，置锅内用文火或中火炒至颜色加深，取出，放凉	形同生山楂，果肉黄褐色，偶见焦斑。气清香，味酸，微甜
《重庆市中药饮片炮制规范》2006年版	取净山楂，照清炒法炒至色变深	黄褐色，偶见焦斑。气清香，味酸，微甜
《河南省中药饮片炮制规范》2005年版	取净山楂，照清炒法，炒至色变深	形如山楂片，果肉黄褐色，偶见焦斑
《贵州省中药饮片炮制规范》2005年版	取净山楂，照清炒法用文火炒至色变深	形同山楂，果肉黄褐色，偶见焦斑
《福建省中药饮片炮制规范》1998年版	取净山楂，照炒黄法炒至色变深	形如山楂色略深
《广东省中药饮片炮制规范》1984年版	取净山楂用中火炒至色变深，取出，摊凉	炒后呈深黄色

3. 焦山楂

（1）《中国药典》2020年版标准：取净山楂，照清炒法（通则0213）炒至表面焦褐色，内部黄褐色。

性状：本品形如山楂片，表面焦褐色，内部黄褐色，有焦香气。

（2）地方标准（表102-3）

表 102-3　焦山楂常见地方标准制法及性状要求

来源	制法	性状
《天津市中药饮片炮制规范》2012 年版	取净山楂,照清炒法炒至表面焦褐色,内部黄褐色	本品形如山楂片,表面焦褐色,内部黄褐色,有焦香气
《湖南省中药饮片炮制规范》2010 年版	取山楂片,照清炒法炒至外呈焦褐色,内呈黄褐色为度,取出,放凉,筛去灰屑	形同山楂,表面褐色,内部黄褐色
《甘肃省中药炮制规范》2009 年版(平凉山楂)	取净平凉山楂,置锅内,用中火加热,炒至表面呈焦褐色,内部黄褐色时,喷淋清水少许,出锅,放凉	形如平凉山楂,表面显焦褐色
《陕西省中药饮片标准》第二册(2009 年)	取饮片山楂,照清炒法炒至表面焦褐色,内部黄褐色	呈类圆形片状,皱缩不平,直径 1.5～2.5cm,厚 0.2～0.4cm。表面焦黑色,内部黄褐色。中部横切片具五粒果核,但核多脱落而中空。气微清香,味酸,微涩
《江西省中药饮片炮制规范》2008 年版	取净山楂,照清炒法武火炒至表面焦褐色,内部黄褐色为度	形同山楂,表面焦褐色,内部黄褐色。气清香,味酸、微涩
《北京市中药饮片炮制规范》2008 年版	取净山楂片,置热锅内,用中火炒至表面焦褐色,内部黄褐色,喷淋清水少许,熄灭火星,取出,晾干	本品为类圆形厚片,表面焦褐色,内部黄褐色。气焦香,味酸、微涩
《广西壮族自治区中药饮片炮制规范》2007 年版	取生山楂,置锅内用中火或武火炒至表面呈焦褐色,内部呈黄褐色,取出,放凉	形同生山楂,表面焦褐色,内部黄褐色。气清香,味酸,微涩
《重庆市中药饮片炮制规范》2006 年版	取净山楂,照清炒法炒至外面焦褐色,内部黄褐色	表面焦褐色,内部黄褐色。气清香,味酸,微甜,微涩
《河南省中药饮片炮制规范》2005 年版	取净山楂,照清炒法炒至表面焦褐色,内部黄褐色	形如山楂片,表面焦褐色,内部黄褐色。气清香,味酸,微涩
《贵州省中药饮片炮制规范》2005 年版	取净山楂,照清炒法,用武火炒至表面焦褐色,内部黄褐色	形同山楂,表面焦褐色,内部黄褐色
《云南省中药饮片标准》2005 年版(第一册)(云南山楂)	取药材,挑选。将净云山楂置锅内,用武火炒至表面焦褐色至黑褐色,断面棕黄至暗褐色,取出,晾凉,筛去碎屑,即得	本品为类半球形或类球形,直径 1～2.5cm,外表皮焦褐色至黑褐色,皱缩;顶端凹陷,基部有果梗或果梗痕。果肉薄,断面棕黄至暗褐色。每瓣种子 2～3 粒,多脱离。气焦香,味酸,微苦涩
《江苏省中药饮片炮制规范》2002 年版	取净山楂,用武火炒至表面呈焦褐色,内部呈黄褐色,喷淋清水少许,烘干,取出,凉透,筛去灰屑	形同山楂,外表焦褐色或焦黑色,内呈焦黄色或黄褐色
《吉林省中药饮片炮制规范》1986 年版	取山楂片置锅中,用武火炒至焦褐色,取出,晾凉	无具体要求
《广东省中药饮片炮制规范》1984 年版	取净山楂用武火炒至表面焦褐色,内部黄褐色时,取出,摊凉	炒焦后呈焦黑色,内呈黄褐色,身轻,酸味减弱
《辽宁省中药炮制规范》1986 年版	取净山楂片置锅内用强火炒至表面焦褐色,内部黄褐色	表面焦褐色

4. 山楂炭 《中国药典》2020 年版未收载本炮制规格，常见地方标准制法及性状见表102-4。

表 102-4　山楂炭常见地方标准制法及性状要求

来源	制法	性状
《山东省中药饮片炮制规范》2022 年版	取净山楂片，置锅内，武火炒至表面焦黑色，内部焦褐色，喷淋清水少许，灭尽火星，取出，及时摊晾，凉透	本品为类圆形片，皱缩不平。表面焦黑色。中部切片有的可见果核。质硬脆，断面焦褐色。有焦糊气
《安徽省中药饮片炮制规范》2019 年版	取净山楂，置炒制容器内，用武火炒至表面焦黑色，内部焦褐色，喷淋清水少许，灭尽火星，取出，及时摊晾，凉透，筛去碎屑	本品呈类圆形片状，皱缩不平，直径 1～2.5cm，厚 0.2～0.4cm。外表面焦黑色，具皱纹。果肉焦褐色至焦黑色，中部横切片具五粒深黄色果核，但核多脱落而中空。质脆硬，断面焦褐色。气焦香，味酸、涩
《上海市中药饮片炮制规范》2018 年版	取生山楂，照炒炭法炒至外表面焦黑色，内部棕褐色，取出，放凉，筛去灰屑	本品外表面焦黑色，内部棕黑色，具焦香气，味微酸，微涩
《湖北省中药饮片炮制规范》2018 年版	取净山楂片，照炒炭法炒至表面焦黑色，内部焦褐色	本品为圆形片，皱缩不平，直径 1～2.5cm，厚 2～4mm。外表面焦黑色，内部焦褐色，味涩
《浙江省中药炮制规范》2015 年版	取山楂饮片，照炒炭法炒至表面焦黑色或焦褐色、内部棕褐色时，微喷水，灭尽火星，取出，晾干	为圆形的片，皱缩不平，直径 1～2.5cm，厚 0.2～0.4cm。表面焦黑色或焦褐色，具皱纹，内部棕褐色，有的薄片内部呈焦褐色。中部横切片具 5 粒焦褐色硬骨质的果核，但多已脱落而中空，有的可见短而细的果梗或花萼残痕。质松脆，略具焦气，味苦
《广东省中药饮片炮制规范》第一册（2011 年）	取净山楂，置炒制容器内，用武火加热，炒至表面焦黑色，内部焦褐色，取出，灭尽火星，放凉，筛去碎屑	本品呈类圆形，皱缩不平，直径 1～2.5cm，厚 0.2～0.4cm。外表面焦黑色，具皱纹。有的片上可见短而细的果梗或花萼残迹，果肉焦褐色至焦黑色，中部横切片具五粒浅黄色果核，多脱落而中空。气焦香，味酸、涩
《广西壮族自治区中药饮片炮制规范》2007 年版	取生山楂，置锅内用武火炒至起烟，立即盖上盖，继续加热至喷出黄白色烟气，取出，放凉；或取生山楂，置锅内用武火炒至表面黑色，内部黄褐色，喷淋清水少许，熄灭火星，取出，晾干	形同生山楂，表面黑色，内部黄褐色，存性。无虫蛀，无杂质
《河南省中药饮片炮制规范》2005 年版	取净山楂，照制炭法炒至外呈焦黑色，内呈焦褐色	形如山楂片，表面焦黑色，内部焦褐色。质较轻，焦香气较弱
《福建省中药饮片炮制规范》1998 年版	取净山楂片，照炒炭法炒至外表焦黑色，内部焦褐色	形如山楂，表面焦黑色，内部焦褐色
《辽宁省中药炮制规范》1986 年版	取净山楂片，置锅内用强火炒至表面黑色，内部焦褐色，存性。喷淋少许清水，取出，干燥	表面黑色，存性

5. **蜜山楂** 《中国药典》2020 年版未收载本炮制规格,常见地方标准制法及性状见表 102-5。

表 102-5 蜜山楂常见地方标准制法及性状要求

来源	制法	性状
《河南省中药饮片炮制规范》2005 年版	取净山楂,照蜜炙法炒至不粘手。每 100kg 山楂片,用炼蜜 18kg	形如山楂片,表面色泽加深,具蜜香气,味甜

6. **红糖山楂** 《中国药典》2020 年版未收载本炮制规格,常见地方标准制法及性状见表 102-6。

表 102-6 红糖山楂常见地方标准制法及性状要求

来源	制法	性状
《河南省中药饮片炮制规范》2005 年版	取净山楂,将红糖用适量热开水化开,过滤去渣,置锅内加热至沸,然后倒入净山楂,用文火炒至不粘手为度。每 100kg 山楂片,用红糖 24kg	形如山楂片,表面色泽加深,味甜
《云南省中药饮片标准》2005 年版(第一册)(云南山楂)	取药材,挑选。将红糖置锅内,加适量水溶化,加净云山楂,用文火炒至外表面棕褐色至黑褐色,取出,晾凉,即得。每 1 000g 净药材,用红糖 150g	本品为类半球形或类球形,直径 1～2.5cm,外表皮棕褐色至黑褐色,皱缩,有光泽,有灰色或浅棕色的小斑点;顶端凹陷,基部有果梗或果梗痕。果肉薄,断面黄棕色至黄褐色。每瓣种子 2～3 粒,多脱离。气焦香,味酸甜,微涩

7. **土山楂** 《中国药典》2020 年版未收载本炮制规格,常见地方标准制法及性状见表 102-7。

表 102-7 土山楂常见地方标准制法及性状要求

来源	制法	性状
《河南省中药饮片炮制规范》2005 年版	取净山楂片,照土炒法炒至呈焦黄色。每 100kg 山楂片,用灶心土 30kg	形如山楂片,表面焦黄色,薄挂一层土粉

8. **山楂粉** 《中国药典》2020 年版未收载本炮制规格,常见地方标准制法及性状见表 102-8。

表 102-8 山楂粉常见地方标准制法及性状要求

来源	制法	性状
《四川省中药饮片炮制规范》2015 年版	取山楂,除去果核等杂质,粉碎成细粉	本品为浅棕红色或浅红棕色的粉末。气微清香,味酸,微甜

【金老谈山楂炮制历史】

山楂始载于唐代《唐本草》,但在该书中未见记载有炮炙方法。其后的元代《丹溪心法》中首先提出了“炒”和“蒸”的炮制方法,以后的医药书籍中多数记述有山楂的各种不同的炮炙方法。综合古代山楂炮制方法,主要有炒、蒸,有不加辅料的炮制,也有加辅料的炮制。辅料有酒、姜汁、童便,下面分别予以介绍。

一、不加辅料炮炙

包括炒、蒸,每一种炙法中又有不同的炮炙要求。

1. **炒法**　《丹溪心法》中最早提出"炒",其后明代《医学纲目》、清代《良朋汇集》等书中都有相同记载。一些书籍中还记载了炒的不同要求,如《疮疡经验全书》中提到"炒磨去子",《医宗说约》中提到"捣末用炒黑",《本草纲目拾遗》中提到"炒为末",《外科证治全生集》中提到"炒炭"。

2. **蒸法**　在《丹溪心法》中最先提到了"蒸熟"。其后一些书籍中更进一步提到了蒸的不同要求,如明代《本草纲目》中提到"蒸熟去皮核,捣作饼子,日干用",《景岳全书》中提到"饭上蒸",《炮炙大法》中提到"水润蒸",《本草乘雅半偈》中提到"蒸过晒干,临用再蒸去核,焙燥研细用"。

二、加辅料炮炙

应用的辅料有酒、姜汁、童便,但都不常见。在炙法中有用单一辅料的,也有两种辅料合并使用的。

(一)单一辅料炮制

1. **姜制**　清代《温热暑疫全书》中首先提到"姜汁炒",其后的清代《本经逢原》中提出"姜汁拌炒黑"。

2. **童便制**　清代《本经逢原》中提到"去核童便浸"。

3. **酒制**　清代《医宗金鉴》中提到"酒炒"。

(二)两种辅料合并炮制

合并应用的辅料有童便和姜汁。

于清代《得配本草》中提到"童便浸,姜汁炒炭"。

【金老谈山楂炮制与临床】

一、临床功效与主治

本品味酸、甘,性微温。归脾、胃、肝经。具有消食健胃,行气散瘀的功效。山楂长于活血化瘀,常用于血瘀经闭,产后瘀阻,心腹刺痛,疝气疼痛,以及高脂血症、高血压、冠心病(表102-9)。

表102-9　山楂各临床常用炮制规格功效、主治对比

炮制规格	功效	主治
净山楂	消食健胃,行气散瘀,化浊降脂	肉食积滞,胃脘胀满,泻痢腹痛,瘀血闭经,产后瘀阻,心腹刺痛,胸痹心痛,疝气疼痛,高脂血症
炒山楂	降低酸性,缓和对胃的刺激性,消食化积	脾虚食滞,食欲不振,神倦乏力
焦山楂	酸味更减,增强了苦味。消食止泻。消食导滞作用增强	食积不化,脾虚泻痢

续表

炮制规格	功效	主治
山楂炭	收敛止血	脾虚泄泻,胃肠出血,肠风下血
红糖山楂	行气散瘀	产妇阵痛,恶露不尽
蜜山楂	和中消食	脾虚食滞
土山楂	增强健脾消食作用	脾虚食滞
山楂粉	消食健胃,行气散瘀,化浊降脂	肉食积滞,胃脘胀满,泻痢腹痛,瘀血闭经,产后瘀阻,心腹刺痛,胸痹心痛,疝气疼痛,高脂血症

二、临床调剂

1. **用法用量**　9~12g,大剂量可用至30g。

2. **临床使用与禁忌**　脾胃虚弱者慎服。

3. **贮藏**　各种炮制规格均置通风干燥处,防蛀。蜜山楂、红糖山楂、山楂粉密闭。

本品临床常用炮制规格与调剂注意事项见表102-10,其中土山楂临床鲜用,本节未收录。

表102-10　山楂临床常用炮制规格与调剂注意事项

炮制规格	处方名	用法用量	特殊禁忌	特殊贮藏方法
净山楂	生山楂,会楂,楂饼,楂肉	9~12g	脾胃虚弱者慎服	置通风干燥处,防蛀。蜜山楂、红糖山楂、山楂粉密闭
炒山楂	炒山楂	9~12g		
焦山楂	山楂,山里红,北山楂,焦山楂	9~12g		
山楂炭	山楂炭,炙山楂	10~20g		
蜜山楂	蜜山楂	9~12g		
红糖山楂	红糖山楂	9~12g		
山楂粉	山楂粉	6~9g		

黄　芪

【来源】

本品为豆科植物蒙古黄芪 *Astragalus membranaceus*(Fisch.)Bge.var.*mongholicus*.(Bge.)Hsiao 或膜荚黄芪 *Astragalus membranaceus*(Fisch.)Bge. 的干燥根。春、秋二季采挖,除去须根和根头,晒干。

【炮制规格】

1. **生黄芪**

(1)《中国药典》2020年版标准:除去杂质,大小分开,洗净。润透,切厚片,干燥。

性状:本品呈类圆形或椭圆形的厚片,外表皮黄白色至淡棕褐色,可见纵皱纹或纵沟。

切面皮部黄白色,木部淡黄色,有放射状纹理及裂隙,有的中心偶有枯朽状,黑褐色或呈空洞。气微,味微甜,嚼之有豆腥味。

（2）地方标准（表103-1）

表103-1　生黄芪常见地方标准制法及性状要求

来源	制法	性状
《上海市中药饮片炮制规范》2018年版	将药材除去杂质,洗净,润透,切厚片,干燥,筛去灰屑	本品为圆形、类圆形或不规则形的切片,直径0.5～3.5cm。表面淡棕黄色或淡棕褐色,具不规则纵皱纹或沟纹。切面皮部黄白色,木部淡黄色,有1个淡棕色环纹,并可见放射状纹理及裂隙,有的中心呈枯朽状、黑褐色或空洞。质韧。气微,味微甜,嚼之微有豆腥气
《浙江省中药炮制规范》2015年版	取原药,除去杂质,洗净,润软,切薄片,干燥。产地已切片者,筛去灰屑	为类圆形的薄片,直径0.3～3.5cm,表面灰黄色或淡棕褐色,有皱纹。切面粉性,皮部黄白色,木部淡黄色,具致密的放射状纹理及不甚明显的年轮,有的中心黑褐色或枯朽成空洞。质韧。气微,味微甜,嚼之有豆腥气
《天津市中药饮片炮制规范》2012年版	除去杂质,大小分开,洗净。润透,切厚片,干燥	本品呈类圆形或椭圆形的厚片,外表皮黄白色至淡棕褐色,可见纵皱纹或纵沟。切面皮部黄白色,木部淡黄色,有放射状纹理及裂隙,有的中心偶有枯朽状,黑褐色或呈空洞。气微,味微甜,嚼之有豆腥味
《湖南省中药饮片炮制规范》2010年版	取原药材,除去杂质,大小分开,洗净,润透,切斜片(柳叶片)或圆片,干燥,筛去碎屑	为长条形、柳叶形斜片或圆片,切面黄白色,木部淡黄色,外层有曲折裂隙,内层有棕色环纹及放射状纹理,老根中心偶有枯朽状,黑褐色或呈空洞。纤维性强,粉性。周边棕黄色或浅棕褐色。气微,味微甜,嚼之微有豆腥味
《陕西省中药饮片标准》第一册(2009年)	取药材黄芪,除去杂质,大小分开,洗净,润透,切厚片,干燥	本品呈类圆形或椭圆形的厚片,直径0.8～3.5cm,厚0.2～0.4cm,切面皮部黄白色,木质部淡黄色,有放射状纹理及裂隙,有的中心偶呈枯朽状,黑褐色或呈空洞。周皮表面淡棕黄色或淡棕褐色,可见纵皱纹或纵沟。气微,味微甜,嚼之微有豆腥味
《江西省中药饮片炮制规范》2008年版	除去杂质,大小分开,洗净,润透,切厚片(斜片),干燥	本品呈类圆形或椭圆形的厚片,直径0.8～3.5cm。表面皮部黄白色,木部淡黄色,有放射状纹理及裂隙,有的中心偶有枯朽状,黑褐色或呈空洞。边缘淡棕黄色或淡棕褐色,略有光泽,可见纵皱纹或纵沟。质硬而韧。气微,味微甜,嚼之有豆腥味。无虫蛀、霉变
《北京市中药饮片炮制规范》2008年版	取原药材,除去杂质,大小分开,洗净,闷润12～14小时至柔韧;或投入浸润罐内,加水适量,浸润至可弯曲90°,取出,晾至内外软硬适宜,切2～3mm厚片,干燥,筛去碎屑	本品为类圆形或椭圆形厚片。外表皮淡棕黄色或淡棕褐色,有纵皱纹。切面皮部黄白色,木部淡黄色,有放射状纹理及裂隙。质硬而韧。气微,味微甜,嚼之微有豆腥味

来源	制法	性状
《广西壮族自治区中药饮片炮制规范》2007年版	除去杂质,洗净,润透,切中片或厚片,晒干,筛去灰屑	为圆形或椭圆形的片,表面淡棕黄色或淡棕褐色,有不整齐的纵皱纹或纵沟。质硬而韧,切面纤维性强,并显粉性,皮部黄白色,木质部淡黄色,有放射状纹理及裂隙,老根中心偶有枯朽状,黑褐色或呈空洞。气微,味微甜,嚼之微有豆腥味
《重庆市中药饮片炮制规范》2006年版	除去杂质,洗净,润透,斜切厚片,干燥	本品为类圆形或椭圆形厚片。周边淡棕黄色至淡棕褐色,切面皮部黄白色,木部淡黄色,有放射状纹理及裂隙,有的中心偶有枯朽状,黑褐色或呈空洞。纤维性,并显粉性。味微甜,嚼之微有豆腥味
《安徽省中药饮片炮制规范》2005年版	取原药材,除去杂质,大小分档,洗净,润透,切厚片,干燥,筛去碎屑	为类圆形或椭圆形厚片。切面皮部黄白色,木部淡黄色,有放射状纹理及裂隙,有的中心偶有枯朽状,黑褐色或呈空洞;周边淡棕黄色或浅棕褐色,有纵皱纹。质硬而韧。气微,味微甜,嚼之微有豆腥味
《河南省中药饮片炮制规范》2005年版	除去杂质,大小分开,洗净,润透,切厚片,干燥	为类圆形或椭圆形的片,外表皮淡棕黄色或棕褐色,可见纵皱纹或纵沟。切面皮部黄白色,木部淡黄色,有放射状纹理及裂隙,有的中心偶有枯朽状,黑褐色或呈空洞。质硬而韧。气微,味微甜,嚼之有豆腥味
《贵州省中药饮片炮制规范》2005年版	取原药材,除去杂质,洗净,润透,切厚片,干燥	呈圆形厚片,切面皮部黄白色,木部淡黄色。粉性,有放射状纹理及裂隙,老根中心偶有枯朽状,黑褐色或呈空洞。周边淡棕黄色或淡棕褐色,有不整齐的纵皱纹或纵沟,质硬而韧。气微,味微甜,嚼之微有豆腥味
《江苏省中药饮片炮制规范》2002年版	取原药材,除去杂质,大小分档,洗净,稍润,切厚片,干燥	为类圆形厚片,切面皮部黄白色,木部淡黄色,有放射状纹理及裂隙;周边淡棕黄色或浅棕褐色,有纵皱纹,质硬而韧。气微,味微甜,嚼之微有豆腥味
《福建省中药饮片炮制规范》1998年版	除去杂质,洗净,润透,切厚片,干燥	呈片状,片厚2~4mm。切面纤维性强,并显粉性,皮部黄白色,木部淡黄色,有放射状纹理及裂隙,老根中心偶有枯朽状,黑褐色或呈空洞,外皮淡棕黄色或淡棕褐色。气微,味微甜,嚼之微有豆腥味
《山东省中药炮制规范》1990年版	除去杂质,大小分档,用清水洗净,润透,切厚片,干燥	为类圆形或椭圆形的厚片。片面黄白色至淡黄色,呈纤维性,可见放射状纹理及裂隙,周边灰黄色或浅棕褐色,有纵皱纹,质硬而韧。气微,味微甜,嚼之微有豆腥味
《吉林省中药饮片炮制规范》1986年版	除去杂质,洗净泥土,捞出,润透,切3mm片,晒干	无具体要求
《辽宁省中药炮制规范》1986年版	除去杂质,洗净,润透,切片,干燥	无具体要求
《广东省中药饮片炮制规范》1984年版	除去杂质,刮去粗皮,洗净,润透,切片,干燥	无具体要求

续表

来源	制法	性状
《甘肃省中药饮片炮制规范》1980年版	除去杂质,剁去芦头,洗净泥土,捞出,润透,切片,晒干	无具体要求
《湖北中草药炮制规范》1979年版	抢水洗净,沥干,润透后切片,晒干或烘干	面色黄白,现菊花心,气微香

2. 蜜炙黄芪

（1）《中国药典》2020年版标准：取黄芪片,照蜜炙法（通则0213）炒至不粘手。

性状：本品呈类圆形或椭圆形的厚片,直径0.8～3.5cm,厚0.1～0.4cm。外表皮淡棕黄色或淡棕褐色,略有光泽,可见纵皱纹或纵沟。切面皮部黄白色,木部淡黄色,有放射状纹理及裂隙,有的中心偶有枯朽状,黑褐色或呈空洞。具蜜香气,味甜,略带黏性,嚼之微有豆腥味。

（2）地方标准（表103-2）

表103-2　蜜黄芪常见地方标准制法及性状要求

来源	制法	性状
《上海市中药饮片炮制规范》2018年版	取黄芪,照蜜炙法炒至红黄色,不粘手,取出,放凉。每100kg黄芪,用炼蜜38kg	外表皮淡棕黄色或棕褐色,切面皮部浅色,木部黄色,滋润,有蜜香气,味甜,略带黏性
《浙江省中药炮制规范》2015年版	取黄芪饮片,照蜜炙法炒至不粘手时,取出,摊凉。每黄芪100kg,用炼蜜35kg	表面深黄色,略具光泽,滋润。味甜
《天津市中药饮片炮制规范》2012年版	取黄芪片,照蜜炙法炒至不粘手	本品呈类圆形或椭圆形的厚片,直径0.8～3.5cm,厚0.1～0.4cm。外表皮淡棕黄色或淡棕褐色,略有光泽,可见纵皱纹或纵沟。切面皮部黄白色,木部淡黄色,有放射状纹理及裂隙,有的中心偶有枯朽状,黑褐色或呈空洞。具蜜香气,味甜,略带黏性,嚼之微有豆腥味
《湖南省中药饮片炮制规范》2010年版	取净黄芪片,照蜜炙法炒至深黄色,不粘手。每100kg黄芪片,用炼蜜25kg	形如黄芪片,表面深黄色,质较脆,略带黏性,有蜜香气,味甜
《陕西省中药饮片标准》第一册（2009年）	取饮片黄芪,照蜜炙法炒至不粘手	本品为类圆形或椭圆形的厚片,直径0.8～3.5cm,厚0.2～0.4cm。表面浅黄色至黄棕色,略带黏性,微有光泽。切面有放射状纹理及裂隙,有的中心呈枯朽状,黑褐色或呈空洞。周皮表面可见纵皱纹或纵沟。具蜜香气,味甜,嚼之微有豆腥味

续表

来源	制法	性状
《江西省中药饮片炮制规范》2008 年版	（1）取黄芪片，照蜜炙法炒至不粘手 （2）取黄芪片，用蜜加适量开水稀释后拌匀，润透，用文火炒至金黄、不粘手为度 每 100kg 黄芪，用蜜 25kg	形如黄芪片，表面皮部浅黄色，木质部黄色，具蜜香气，味甜，略带黏性
《北京市中药饮片炮制规范》2008 年版	取炼蜜，加适量沸水稀释，淋入黄芪片中，拌匀，闷润约 2 小时，置热锅内，用文火炒至表面深黄色，不粘手时，取出，晾凉。每 100kg 黄芪片，用炼蜜 30～35kg	本品呈类圆形或椭圆形的厚片，直径 0.8～3.5cm，厚 0.1～0.4cm。外表皮淡棕黄色或淡棕褐色，略有光泽，可见纵皱纹或纵沟。切面皮部黄白色，木部淡黄色，有放射状纹理及裂隙，有的中心偶有枯朽状，黑褐色或呈空洞。具蜜香气，味甜，略带黏性，嚼之微有豆腥味
《广西壮族自治区中药饮片炮制规范》2007 年版	取炼蜜加开水适量化开，加黄芪片拌匀，稍闷，置锅内用文火炒至黄色，不粘手，取出，放凉。每 100kg 生黄芪用炼蜜 25～30kg	形同生黄芪，外表皮浅棕黄色或棕褐色，略有光泽，可见纵皱纹或纵沟。切面皮部浅黄色，木质部黄色。具蜜香气，味甜，略带黏性，嚼之微有豆腥味
《重庆市中药饮片炮制规范》2006 年版	用净黄芪，照蜜炙法用文火炒至黄色，不粘手，晾干。每 100kg 黄芪，用炼蜜 20～25kg	形同黄芪，表面棕黄色，略有光泽。具蜜香气，味甜，略带黏性
《安徽省中药饮片炮制规范》2005 年版	取净黄芪片，照蜜炙法，炒至不粘手，表面深黄色。每 100kg 黄芪，用炼蜜 25kg	形同黄芪，深黄色，有光泽，略带黏性，具蜜香气，味甜
《河南省中药饮片炮制规范》2005 年版	取黄芪片，照蜜炙法炒至不粘手	为类圆形或椭圆形的厚片。外表皮浅棕黄或棕褐色，略有光泽，可见纵皱纹或纵沟。切面皮部浅黄色，木质部黄色，有放射状纹理及裂隙，有的中心偶有枯朽状，黑褐色或呈空洞。具蜜香气，味甜，略带黏性，嚼之微有豆腥味
《贵州省中药饮片炮制规范》2005 年版	取净黄芪片，照蜜炙法炒至深黄色，不粘手	形同黄芪，表面深黄色，具蜜香气，味甜
《江苏省中药饮片炮制规范》2002 年版	取炼蜜适量开水稀释后，加大黄芪片，拌匀，闷透，置锅内，用文火炒至深黄色不粘手为度，取出放凉。每 100kg 黄芪，用炼蜜 25kg	本品为圆形或椭圆形的厚片，外表皮浅棕黄或棕褐色，略有光泽，可见纵皱纹或纵沟。切面皮部浅黄色，木质部黄色，有放射状纹理及裂隙，有的中心偶有枯朽状，黑褐色或呈空洞。具蜜香气，味甜，略带黏性，嚼之微有豆腥味
《福建省中药饮片炮制规范》1998 年版	取黄芪片，照蜜炙法炒至不粘手	形如黄芪，色深棕，味甜，返潮发黏
《山东省中药炮制规范》1990 年版	先将炼蜜用适量开水稀释后，加入适量开水稀释后，加入净黄芪片中拌匀，闷润，置热锅内，文火炒至表面呈深黄色，不粘手为度，取出，摊凉，凉透后及时收藏。每 100kg 黄芪片，用炼蜜 25kg	形如黄芪，表面呈深黄色，有光泽，味甜，具蜜香气

续表

来源	制法	性状
《辽宁省中药炮制规范》1986年版	取黄芪片,以开水适量及炼蜜制的蜜液拌匀,稍闷,用文火炒至棕黄色不粘手为度,取出,放凉	无具体要求
《吉林省中药饮片炮制规范》1986年版	取炼蜜用开水化开,喷淋黄芪片内,拌匀,稍润,置锅中,用文火炒至深黄色,不粘手时,取出,晾凉。每100kg黄芪片,用炼蜜30kg	无具体要求
《广东省中药饮片炮制规范》1984年版	取净黄芪,加入用适量酒稀释的炼蜜,拌匀,润渍一夜,待炼蜜被吸尽后,用文火炒至深黄色,不粘手时,取出,摊凉。每黄芪100kg,用炼蜜50kg、酒5kg	蜜炙呈金黄色,有焦香气,味甜
《甘肃省中药饮片炮制规范》1980年版	取蜂蜜文火炼沸,兑清水适量,将黄芪倒入拌匀,炒成黄色以不粘手为度,出锅,摊开,晾凉。每黄芪100kg,用蜂蜜30kg	无具体要求
《湖北中草药炮制规范》1979年版	取炼蜜,置洁净锅内,加水少许,以文火加热至沸,投入黄芪片,不断翻动,炒至金黄色,药片不粘连,取出,稍冷后装缸内,闭盖。每净黄芪片一斤(500g)用炼蜜六两(187.5g)	面色金黄

3. 蜜麸炒黄芪　《中国药典》2020年版未收载本炮制规格,常见地方标准制法及性状见表103-3。

表103-3　蜜麸炒黄芪常见地方标准制法及性状要求

来源	制法	性状
《上海市中药饮片炮制规范》2018年版	取黄芪,照麸炒法用蜜麸拌炒至微黄色,取出,筛去麸皮	切面淡黄色至黄色,略具焦香气

4. 炒黄芪　《中国药典》2020年版未收载本炮制规格,常见地方标准制法及性状见表103-4。

表103-4　炒黄芪常见地方标准制法及性状要求

来源	制法	性状
《浙江省中药炮制规范》2015年版	取黄芪饮片,照清炒法炒至表面深黄色,微具焦斑时,取出,摊凉	表面深黄色,微具焦斑

5. 黄芪炭　《中国药典》2020年版未收载本炮制规格,常见地方标准制法及性状见表103-5。

表 103-5　黄芪炭常见地方标准制法及性状要求

来源	制法	性状
《浙江省中药炮制规范》2015 年版	取黄芪饮片,照炒炭法炒至浓烟上冒,表面焦黑色、内部棕褐色时,微喷水,灭尽火星,取出,晾干	表面焦黑色,内部棕褐色,质松脆。略具焦气,味微苦

6. 盐黄芪　《中国药典》2020 年版未收载本炮制规格,常见地方标准制法及性状见表103-6。

表 103-6　盐黄芪常见地方标准制法及性状要求

来源	制法	性状
《河南省中药饮片炮制规范》2005 年版	取黄芪片,照盐水炙法炒干。每 100kg 黄芪片,用食盐 1.8kg	形如黄芪片,表面色泽加深,略有咸味
《福建省中药饮片炮制规范》1998 年版	取黄芪片,照盐水炙法炒干	形如黄芪,色略深,味微咸

7. 黄芪粉　《中国药典》2020 年版未收载本炮制规格,常见地方标准制法及性状见表103-7。

表 103-7　黄芪粉常见地方标准制法及性状要求

来源	制法	性状
《四川省中药饮片炮制规范》2015 年版	取黄芪,除去杂质,洗净,干燥,粉碎成细粉	本品为黄白色粉末,气微,味微甜,有豆腥味
《云南省中药饮片标准》(2005 年版)第二册	取药材,净选,洗净,破碎,干燥,粉碎成中粉,即得	本品为黄白色至黄色粉末。气微,味微甜,尝之微有豆腥味

8. 米炒黄芪　《中国药典》2020 年版未收载本炮制规格,常见地方标准制法及性状见表 103-8。

表 103-8　米炒黄芪常见地方标准制法及性状要求

来源	制法	性状
《云南省中药饮片标准》(2005 年版)第二册	取大米置锅内,炒至黄色,加入黄芪饮片,用文火炒至表面棕黄色至黄棕色,取出,晾凉,筛去大米及碎屑,即得。每 1 000g 黄芪饮片,用大米 200g	本品为厚片,表面棕黄色至黄棕色,切面皮部黄白色至棕黄色,木部有放射状纹理及裂隙。体泡软绵。气清香,味微,嚼之微有豆腥气
《广东省中药饮片炮制规范》1984 年版	先将米炒至微黄,然后投入净黄芪,用文火炒至米转黄色时,黄芪片颜色转深,有香气时取出,筛去米,摊凉。每黄芪 100kg,用米 20～30kg	米炒表面深黄色,气甘香,味甜

9. 黄芪皮　《中国药典》2020 年版未收载本炮制规格,常见地方标准制法及性状见表103-9。

表103-9　黄芪皮常见地方标准制法及性状要求

来源	制法	性状
《上海市中药饮片炮制规范》2008年版	将原药除去杂质,洗净,润透,切丝(丝宽2～3mm),干燥,筛去灰屑。或直接用黄芪加工将原药除去杂质,洗净,润透,剥去中间木部,切丝,干燥,筛去灰屑	无具体要求
《甘肃省中药饮片炮制规范》1980年版	将净黄芪皮剥下,切段,晒干	无具体要求

【金老谈黄芪炮制历史】

黄芪始载于汉代《神农本草经》,唐代《银海精微》中较早地提到"蜜炙""蜜浸火炙"。古代主要的炮制方法有蒸及蜜炙、盐炙、酒炙。下面分别予以介绍。

一、不加辅料炮制

1. **蒸法**　南朝刘宋《雷公炮炙论》中提到"先须去头上皱皮了,蒸半日出,后用手擘令细,于槐砧上锉用"。明代《本草纲目》中也有相同记述。宋代《博济方》提到"去芦,蒸出擘破,于槐砧上碎锉"。《圣济总录》提到"蒸过焙干"。明代《本草乘雅半偈》提到"修治去头上皱皮,蒸半日,劈作细条,槐砧锉用"。

2. **炒法**　宋代《圣济总录》提到"去芦头锉炒"。

二、加辅料炮制

1. **蜜制**　唐代《银海精微》中提到"蜜炙""蜜浸火炙"。宋代《小儿药证直诀》及《全生指迷方》均提到"蜜炙",《普济本事方》提到"蜜水涂炙",《太平惠民和剂局方》提到"捶扁蜜刷炙"。明代《普济方》中提到"半生半蜜炙"。《本草纲目》中提到"今人捶扁,以蜜水涂炙数次,以熟为度,亦有以盐汤润透,器盛于汤瓶,蒸熟切用者"。《增补万病回春》提到"以蜜水浸,炒之用"。《本草原始》提到"制去头刮皮生用治痈,蜜炙益损"。《寿世保元》也提到"疮疡生用,补虚蜜水炒用"。《景岳全书》提到"蜜炙性温,能补虚损"。清代《长沙药解》提到"凡一切疮疡总忌内陷,悉宜黄耆蜜炙用。生用微凉,清表敛汗宜之"。

2. **盐制**　宋代《太平惠民和剂局方》提到"洗净寸截,捶破丝擘,以盐汤润透。用盏盛,盖汤饼上一炊久,焙燥。"《三因极一病证方论》提到"盐汤浸"。《济生方》提到"去芦,盐水浸焙"。明代《证治准绳》提到"用淡盐水润,饭上蒸,焙干""上部酒拌炒,中部米泔拌炒,下部盐水炒"。《外科启玄》提到"盐水拌炒""蜜水涂炙一半,盐水浸炙一半,饭上蒸三次再焙"。

3. **酒制**　宋代《传信适用方》提到"细切,用无灰酒浸,夏月七日冬月十四日。如要急用,将慢火量煮"。明代《本草纲目》提到"酒炒,为末"。

4. **特殊炙法**　清代《增广验方新编》提到"九制黄芪",即"黄芪二斤,洗净切片烘干。第一次用木通二两煎水泡一夜,晒干。二次升麻一两照前。三次丹皮二两四钱照前。四次沙参三两五钱照前。五次玉竹四两六钱照前。六次制附子一两照前。七次五味子二两照前。八次防风二两照前。九次蜜糖三两拌炒,制完蒸过,七日可服。每用二钱,水一杯,饭上蒸好,临时兑酒少许服,渣再煎服"。

有关黄芪炮炙作用的阐述较多,如明代《医学入门》提到"疮疡生用,肺虚蜜炙,下虚盐水炒"。《医宗粹言》提到"削皮劈开,用蜜水涂之,慢火炙过用补中益气。如是若实腠理以固表,须酒炒"。《炮炙大法》提到"补气药中蜜炙用,疮疡药中盐水炒用,俱去皮"。《本草通玄》提到"古人炙黄芪多用蜜炙,愚易以酒炙,既助其表达,又行其泥滞也。若补肾及崩带淋浊药用,须盐水炒用"。清代《本草新编》提到"或问黄芪何故必须蜜炙,岂生用非耶,然疮疡之门偏用生黄芪,亦有说乎曰,黄芪原不必蜜炙也,世人谓黄芪炙则补而生则泻,其实生用未尝不补也"。《本草从新》提到"入补中药,捶扁蜜炙。如欲其稍降,盐水炒。有谓补肾及崩带淋浊药,宜盐水炒。达表生用,或酒炒亦可。阴虚者宜少用,恐升气于表,而里愈虚尔。用盐水炒,以制其升性,亦得"。《得配本草》提到"补虚蜜炒,嘈杂病乳炒,解毒盐水炒,胃虚米泔炒,暖胃、除泻心火、退虚热、托疮疡生用"。《本草求真》提到"血虚肺燥,捶扁蜜炙。发表生用。气虚肺寒酒炒。肾虚气薄,盐汤润蒸切片用"。

【金老论黄芪炮制与临床】

一、临床功效与主治

本品味甘,性温,归肺、脾经。具有补气固表,利尿托毒,排脓,敛疮生肌的功效。生品长于益卫固表,托毒生肌,利尿退肿。常用于表卫不固的自汗,或体虚易于感冒,气虚水肿,痈疽不溃或溃久不敛(表103-10)。

表103-10 黄芪各临床常用炮制规格功效、主治对比

炮制规格	功效	主治
生黄芪	补气升阳,固表止汗,利水消肿,生津养血,行滞通痹,托毒排脓,敛疮生肌	用于气虚乏力,食少便溏,中气下陷,久泻脱肛,便血崩漏,表虚自汗,气虚水肿,内热消渴,血虚萎黄,半身不遂,痹痛麻木,痈疽难溃,久溃不敛;慢性肾炎蛋白尿,糖尿病
炙黄芪	益气补中	用于气虚乏力,食少便溏
炒黄芪	补气固表,利尿托毒,排脓,敛疮生肌	气虚乏力,食少便溏,中气下陷,久泻脱肛,便血崩漏,表虚自汗,气虚水肿,内热消渴
黄芪炭	固涩止血、止泻	食少便溏,便血崩漏
盐黄芪	引药入肝,补肝肾,利尿	崩带淋浊
黄芪粉	同生黄芪	同生黄芪
米炒黄芪	同生黄芪	同生黄芪
黄芪皮	同生黄芪	同生黄芪
蜜麸炒黄芪	同生黄芪	同生黄芪

二、临床调剂

1. **用法用量** 9～30g,大剂量可用至30～120g。

2. **临床使用与禁忌**

(1)黄芪极滞胃口,胸胃不宽、肠胃有积滞者勿用。

(2)黄芪实表,有表邪及表旺者勿用。

(3)黄芪助气,气实者勿用。患者多怒则肝气不和,勿服。

(4)能补阳,阳盛阴虚、上焦热甚、下焦虚寒者均忌,恐升气于表,而里愈虚耳。

(5)痘疮血分热者禁用。

(6)痈疽初起或溃后热毒尚盛者,亦不宜用。

3. **贮藏** 各种炮制规格均置通风干燥处,防潮,防蛀。蜜炙黄芪、盐黄芪、黄芪粉

密闭。

本品临床常用炮制规格与调剂注意事项见表 103-11。黄芪皮与蜜麸炒黄芪临床不常用,本节未收录。

表 103-11　黄芪临床常用炮制规格与调剂注意事项

炮制规格	处方名	用法用量	特殊禁忌	特殊贮藏方法
生黄芪	元芪、黄芪、黄耆、绵黄芪、大有芪、北口芪、西黄芪、口芪、箭芪、怀芪、剑芪	9～30g	胸胃不宽、肠胃有积滞者,有表邪及表旺者,气实者勿用。阳盛阴虚、上焦热甚、下焦虚寒者均忌。痘疮血分热者禁用。痈疽初起或溃后热毒尚盛者,不宜用	置通风干燥处,防潮,防蛀。蜜炙黄芪、盐黄芪、黄芪粉密闭
蜜炙黄芪	蜜黄芪、炙黄芪	9～30g		
炒黄芪	炒黄芪	9～30g		
黄芪炭	黄芪炭	9～30g		
盐黄芪	盐黄芪	9～30g		
黄芪粉	黄芪粉	6～9g		
米炒黄芪	米炒黄芪	9～30g		

淫 羊 藿

【来源】

本品为小檗科植物淫羊藿 *Epimedium brevicornu* Maxim.、箭叶淫羊藿 *Epimedium sagittatum*(Sieb. et Zucc.)Maxim.、柔毛淫羊藿 *Epimedium pubescens* Maxim. 或朝鲜淫羊藿 *Epimedium koreanmu* Nakai 的干燥叶。夏秋季茎叶茂盛时采收,晒干或阴干。

【炮制规格】

1. 淫羊藿

(1)《中国药典》2020 年版标准:除去杂质,喷淋清水,稍润,切丝,干燥。

性状:本品呈丝状。上表面绿色、黄绿色或浅黄色,下表面灰绿色,网脉明显,中脉及细脉突出,边缘具黄色刺毛状细锯齿,近革质。气微,味微苦。

(2)地方标准(表 104-1)

表 104-1　淫羊藿常见地方标准制法及性状要求

来源	制法	性状
《上海市中药饮片炮制规范》2018 年版	将药材除去老梗等杂质,喷潮,略润,切宽丝,干燥,筛去灰屑	本品呈丝片状。叶片薄,革质,多破碎;完整叶片卵圆形、长卵圆形或披针形,薄革质,上表面黄绿色至褐绿色,下表面灰绿色至淡灰黄色,叶脉突起,边缘具黄色刺毛状细锯齿,基部心形、偏心形或箭形,小叶柄稍扁。柔毛淫羊藿叶柄密被绒毛状柔毛。气微,味微苦

续表

来源	制法	性状
《浙江省中药炮制规范》2015年版	取原药,除去杂质,切段。筛去灰屑	(淫羊藿)呈段状,全体黄绿色至灰绿色。茎圆柱形,叶对生,二回三出复叶,小叶片近革质,先端微尖,顶生小叶基部心形,侧生小叶基部偏心形,外侧较大,呈耳状。边缘具黄色刺毛状锯齿,下面近基部有细疏长毛。气微,味微苦。(箭叶淫羊藿)一回三出复叶,小叶片革质,先端渐尖,两侧小叶基部明显偏心形,外侧呈箭形,下面疏被短伏毛或近无毛。(柔毛淫羊藿)小叶片下面及叶柄密被绒毛状柔毛。(朝鲜淫羊藿)小叶片纸质,先端长尖
《天津市中药饮片炮制规范》2012年版	除去杂质,喷淋清水,稍润,切丝,干燥	本品呈丝片状,上表面绿色、黄绿色或浅黄色,下表面灰绿色,网脉明显,中脉及细脉突出,边缘具黄色刺毛状细锯齿。近革质。气微,味微苦
《湖南省中药饮片炮制规范》2010年版	取原药材,除去杂质,切根,摘取叶片,喷淋清水,稍润,切粗丝,干燥	为粗丝,叶柄稍扁,叶片革质、近革质或较薄,上表面黄绿色至褐绿色,下表面淡灰绿色至淡灰黄色,被粗短状毛,绒毛状柔毛、棉毛或近无毛。叶脉突起,边缘具刺毛状锯齿,基部呈心形或箭形,有的基部有稀疏细长毛。气微,味苦
《陕西省中药饮片规范》第一册2009年版	取药材淫羊藿,除去杂质,摘取叶片,喷淋清水,稍润,切丝,干燥	本品呈丝片状。上表面黄绿色或浅棕色,较光滑;下表面灰绿色或浅灰棕色,被毛或秃净,主脉及细脉两面突起,网脉明显。叶片基部粗丝可见主脉7～9条;叶片边缘具黄色刺齿或刺毛状细锯齿。近革质或革质,气微,味微苦
《甘肃省中药炮制规范》2009年版	取原药材,除去杂质及梗,取叶,喷淋清水,润透,切丝,干燥,筛去灰屑	呈丝条状,宽2～4mm。叶片常破碎,小叶卵圆形、长卵形、卵状披针形,先端微尖、长渐尖,基部偏心形,表面黄绿色,光滑,可见网纹状叶脉,背面灰绿色,中脉及细脉突出,近无毛,或疏被粗短毛、长柔毛,边缘有细刺状锯齿。叶柄圆柱形,叶革质或近革质。气微,味苦
《江西省中药饮片炮制规范》2008年版	除去杂质,摘取叶片,喷淋清水,稍润,切丝,干燥	本品呈长短不一的丝片状,表面黄绿色,光滑,可见网纹状叶脉;背面灰绿色,中脉及细脉突出。边缘有细刺状锯齿。无臭,味苦
《广西壮族自治区中药饮片炮制规范》2007年版	除去杂质,切去残留根茎,喷淋清水,稍润,切丝,筛去灰屑	为黄绿色的丝,具光泽。边缘具黄色刺毛状细锯齿,革质,气微,味微苦。无杂质
《重庆市中药饮片炮制规范》2006年版	除去杂质,摘取叶片,喷淋清水,稍润,切丝,干燥	为茎、叶段或丝的混合物,茎细圆柱形,表面黄绿色或淡黄色,具光泽。叶丝片状,边缘具黄色刺毛状细锯齿,上表面黄绿色,下表面灰绿色,细脉两面突起,网脉明显。叶片近革质。气微,味微苦

续表

来源	制法	性状
《安徽省中药饮片炮制规范》2005 年版	取原药材,用水喷淋,稍润,叶切丝,茎切段,干燥	为丝片状及少数圆柱形段,茎细圆柱形,表面黄绿色或淡黄色,具光泽。叶丝片状,叶缘具黄色刺毛状细锯齿;上表面黄绿色,下表面灰绿色,细脉两面突起,网脉明显。叶片近革质。无臭,味微苦
《河南省中药饮片炮制规范》2005 年版	除去杂质,摘取叶片,喷淋清水,稍润,切丝,干燥	呈丝片状。表面黄绿色,光滑,可见网状叶脉;背面灰绿色,中脉及细脉突出。边缘有细刺状锯齿。无臭,味苦
《贵州省中药饮片炮制规范》2005 年版	取原药材,除去杂质及残根,洗净,稍润,切短段或丝,干燥	本品呈短段状或丝片状。茎细圆柱形,黄绿色或棕黄色,切面中空。叶柄稍扁。叶片上表面黄绿色至褐绿色,下表面灰绿色至淡灰黄色,叶脉突起,边缘具黄色刺毛状细锯齿。体轻,革质。气微,味微苦
《四川省中药饮片炮制规范》2002 年版	除去残根及杂质,淋润,切丝,干燥	为不规则的短段。上表面紫色或绿褐色;下表面紫色,疏生灰白色毛及多数凹点状腺鳞。气清香,味微辛
《江苏省中药饮片炮制规范》2002 年版	将原药拣去杂质,切去残留根茎,切丝,筛去灰屑	本品为棕黄色的丝,质轻,无杂质
《福建省中药饮片炮制规范》1998 年版	除去杂质,摘取叶片,喷淋清水,稍润,切丝,干燥	本品呈丝片状,丝宽 5～10mm,茎短圆柱形,表面黄绿色或淡黄色。叶革质或近革质,上表面黄绿色,下表面灰绿色,叶脉明显,呈网状,叶缘有锯齿。无臭,味微苦
《山东省中药炮制规范》1990 年版	去除杂质及枝梗,将叶干切成丝。筛去灰屑	为长短不一的丝状片,上表面黄绿色,光滑,可见网纹状叶脉,下表面灰绿色,中脉及细脉突出,边缘有细刺状锯齿。丝片近革质或革质。无臭,味微苦
《辽宁省中药炮制规范》1986 年版	除去杂质,喷淋清水,稍润,切丝,晒干	丝宽 3～4mm
《吉林省中药饮片炮制规范》1986 年版	除去杂质,剪去叶柄,喷淋适量清水稍润切约 5mm 丝,晒干	无具体要求
《广东省中药饮片炮制规范》1984 年版	除去杂质,切丝	无具体要求
《湖北省中草药炮制规范》1979 年版	拣净杂质,切段,筛去灰屑	无具体要求

2. 炙淫羊藿

（1）《中国药典》2020 年版标准:取羊脂油加热熔化,加入淫羊藿丝,用文火炒至均匀有光泽,取出,放凉。

每 100kg 淫羊藿,用羊脂油(炼油)20kg。

性状:本品形如淫羊藿丝。表面浅黄色显油亮光泽,微有羊脂油气。

（2）地方标准(表 104-2)

表 104-2　炙淫羊藿常见地方标准制法及性状要求

来源	制法	性状
《北京市中药饮片炮制规范》2023 年版	取原药材,除去杂质,摘取叶片;或喷淋清水,闷润 30 分钟,切宽丝,干燥。取羊脂油加热熔化,加入淫羊藿片或丝拌匀,用文火炒至表面均匀有光泽,呈黄绿色时,取出,晾凉;或取淫羊藿片或丝,置热锅内,用文火边炒边淋入炼成的羊脂油,至表面均匀有光泽,呈黄绿色时,取出,晾凉。每100kg 淫羊藿片或丝,用羊脂油(炼油)20～30kg	本品呈片状或长短不一的丝片状,上表面黄绿色或浅棕绿色,显油亮光泽,可见网纹状叶脉,下表面灰绿色,主脉及细脉突起,边缘有刺毛状细锯齿,近革质或革质,微有羊脂油气,味微苦
《天津市中药饮片炮制规范》2012 年版	取淫羊藿丝,置锅内加热,淋入炼成的羊脂油,炒至油脂分布均匀,取出,摊晾。每淫羊藿 100kg,用羊脂油(炼油)10kg	形如淫羊藿,表面显油脂光亮,有羊脂油气
《湖南省中药饮片炮制规范》2010 年版	取羊脂油加热熔化,加入淫羊藿丝,用文火炒至均匀有光泽,取出,放凉。每100kg 淫羊藿用羊脂油(炼油)20kg	形同淫羊藿,表面有油样光泽,微有羊膻味
《甘肃省中药炮制规范》2009 年版	取炼成的羊脂油或酥油,置锅内,用文火加热,炒至全部熔化时,加入净淫羊藿,拌炒均匀并至表面呈微黄色,油脂被吸尽微显光泽为度,出锅,摊开,放凉。每净淫羊藿100kg,用羊脂油或酥油 20kg	油脂均匀,光亮。微有羊油或酥油气
《陕西省中药饮片规范》第一册 2009 年版	取羊脂油加热熔化,加入饮片淫羊藿,用文火炒至均匀有光泽,取出,放凉。每100kg 淫羊藿,用羊脂油(炼油)20kg	本品呈丝片状,表面光亮。上表面黄绿色或浅棕色,较光滑;下表面灰绿色或浅灰棕色,被毛或秃净,主脉及细脉两面突起,网脉明显。叶片基部粗丝可见主脉 7～9 条;叶片边缘具黄色刺齿或刺毛状细锯齿。近革质或革质,气微膻,味微苦
《江西省中药饮片炮制规范》2008 年版	取羊脂油加热融化,加入淫羊藿丝,用文火炒至均匀有光泽,取出,放凉。每100kg 淫羊藿,用羊脂油(炼油)20kg	形如淫羊藿,表面黄棕色,光亮,微有羊油气
《广西壮族自治区中药饮片炮制规范》2007 年版	取羊脂油(炼油)加热熔化,加入生淫羊藿拌匀,用文火炒至微黄色,有油亮光泽,取出,放凉。每100kg 淫羊藿用羊脂油(炼油)20kg	形同生淫羊藿,为微黄色的丝,革质,显油亮光泽
《重庆市中药饮片炮制规范》2006 年版	取羊脂油加热熔化,加入淫羊藿丝,用文火炒至表面微黄色,均匀有光泽时取出,放凉	羊脂炙后微黄色,光亮,质脆,微有羊油气

来源	制法	性状
《安徽省中药饮片炮制规范》2005年版	取羊脂油加热熔化,加入净淫羊藿丝,用文火炒至表面微黄色,均匀有光泽,取出,放凉	形同淫羊藿,表面微黄色,有光亮,微有羊油气
《河南省中药饮片炮制规范》2005年版	取羊脂油加热熔化,加入淫羊藿丝,用文火炒至均匀有光泽,取出,放凉。每100kg淫羊藿,用羊脂油(炼油)20kg	形同淫羊藿,表面微黄色,光亮,微有羊油气
《贵州省中药饮片炮制规范》2005年版	取净淫羊藿丝。照羊脂油炙法用文火炒至表面显微黄色,均匀有光泽	形同淫羊藿。表面微黄色,光亮。微有羊脂油气
《四川省中药饮片炮制规范》2002年版	取羊脂油加热熔化,加入淫羊藿丝,用文火炒至微黄色时取出,放凉	制后微黄色,质脆
《福建省中药饮片炮制规范》1998年版	取羊脂油加热熔化,加入淫羊藿丝,用文火炒至均匀有光泽,取出,放凉。每淫羊藿100kg,用羊油20kg	形如淫羊藿,色略深,有油亮光泽,气香
《山东省中药炮制规范》1990年版	先将羊脂油置锅内,文火加热熔化后,再倒入净淫羊藿丝,拌炒至表面显均匀的油亮光泽。呈微黄色时取出,放凉。每100kg淫羊藿丝,用羊脂油(炼油)20kg	形如淫羊藿,表面微黄色,显油亮光泽,微有羊油气
《吉林省中药饮片炮制规范》1986年版	取羊脂油置锅中,用微火加热至全部熔化时,投入净淫羊藿丝,用文火翻炒至表面微黄色,油脂吸尽,微显光泽,取出,放凉。每100kg淫羊藿丝,用羊脂油20kg	无具体要求
《辽宁省中药炮制规范》1986年版	取羊脂油加热熔化,投入淫羊藿丝,用文火微炒拌匀,待油被吸尽,及时取出,放凉。每100kg淫羊藿丝用羊脂油20kg	油脂均匀,不焦
《广东省中药饮片炮制规范》1984年版	先将羊脂油置锅内加热熔化,然后倒入净淫羊藿,用文火炒至微黄,并散发出甘香味时,取出,放凉。每100kg淫羊藿用羊脂油20kg	炙后呈微黄色,质脆,有油亮光泽,具香气
《湖北省中草药炮制规范》1979年版	取羊脂油置锅内,加热熔化,投入淫羊藿段,以文火炒至黄亮为度。每淫羊藿一斤(500g),用羊脂油三两(93.75g)	无具体要求

3. **盐淫羊藿** 《中国药典》2020年版未收载本炮制规格,常见地方标准制法及性状见表104-3。

表 104-3　盐淫羊藿常见地方标准制法及性状要求

来源	制法	性状
《云南省中药饮片标准》（2005 年版）第一册	取药材，挑选，喷水吸润，切成长段，干燥。将净药材置锅内，用文火炒，边炒边洒食盐水，炒至叶表面黄绿色至棕黄色，取出，晾凉，筛去碎屑，即得。每 1 000g 净药材，用食盐 20g（食盐水：20g 盐配 200g 水使用）	本品茎为类圆柱形长段，中空。表面灰绿色至黄棕色；叶为不规则片，边缘有细锯刺，叶面光滑，有光泽，上表面淡黄色至棕黄色。叶背灰黄色至棕黄色，有的被毛，叶柄细。有咸味

4. **淫羊藿粉**　《中国药典》2020 年版未收载本炮制规格，常见地方标准制法及性状见表 104-4。

表 104-4　淫羊藿粉常见地方标准制法及性状要求

来源	制法	性状
《云南省中药饮片标准》（2005 年版）第一册	取药材，净选，喷淋洗净，切段，干燥，粉碎成中粉，即得	本品为灰绿色粉末，气微，味微苦

5. **酒淫羊藿**　《中国药典》2020 年版未收载本炮制规格，常见地方标准制法及性状见表 104-5。

表 104-5　酒淫羊藿常见地方标准制法及性状要求

来源	制法	性状
《甘肃省中药炮制规范》2009 年版	取净淫羊藿，喷洒黄酒拌匀，闷润至透，置锅内，用文火加热，炒干，出锅，放凉。每净淫羊藿 100kg，用黄酒 10kg	表面微黄色，具酒香气

【金老论淫羊藿炮制历史】

淫羊藿始载于汉代《神农本草经》，列为中品，但在该书中未记载炮炙方法，其后的南朝刘宋《雷公炮炙论》中最早提出了用羊脂为辅料炮炙，以后的医药书籍中多数都有记载。综合古代淫羊藿的炮炙方式，有用一种辅料炙，或两种辅料合炙。应用的辅料有羊脂、酒与羊脂，其中以羊脂最为常见。有的书籍中又有不同的制法和要求。下面分别予以介绍。

1. **以羊脂为辅料**　《雷公炮炙论》最早提出"用羊脂相对拌炒过，待羊脂尽为度"，其后如明代《本草纲目》《炮炙大法》，清代《握灵本草》《修事指南》等书中都有相同记载。有的书中尚有不同制法，如明代《医学入门》中提到"羊脂拌炒"，《医宗必读》中提到"用羊油拌炒"，清代《良朋汇集》中提到"酥油炙"，《增广验方新编》中提到"羊油酥炙炒"。

2. **以酒为辅料**　宋代《太平圣惠方》中首先提出"酒煮"，其后有的书籍中又提出不同制法，如宋代《苏沈良方》中提到"酒浸一宿"，清代《本草汇》中提到"酒润"。

3. **以酒与羊脂为辅料**　明代《本草蒙筌》中首先提出"须先酒浸过曝干锉碎，对拌羊脂，火炒脂尽为度"。其后如明代《医学入门》、清代《本草求真》等书中都提到"羊脂拌炒，得酒良"。

【金老论淫羊藿炮制与临床】

一、临床功效与主治

本品味辛、甘,性温。归肝、肾经。具有补肾阳,强筋骨、祛风湿的功效。生品以祛风湿,强筋骨力胜。用于风湿痹痛、肢体麻木、筋骨痿软、慢性支气管炎、高血压等。羊脂油甘,热,能温散寒邪,补肾助阳(表104-6)。

表104-6　淫羊藿各临床常用炮制规格功效、主治对比

炮制规格	功效	主治
淫羊藿	补肾阳,强筋骨,祛风湿	肾阳虚衰,阳痿遗精,筋骨痿软,风湿痹痛,麻木拘挛,更年期高血压,阳虚咳喘
炙淫羊藿	羊脂油甘热,能温散寒邪,增强温肺补阳、强筋骨、温肾阳作用	阳痿,不孕
盐淫羊藿	同淫羊藿	同淫羊藿
淫羊藿粉	同淫羊藿	同淫羊藿
酒淫羊藿	同淫羊藿	同淫羊藿

二、临床调剂

1. 用法用量　6～10g。
2. 临床使用与禁忌　阴虚火旺者不宜服。
3. 贮藏　各种炮制规格均置通风干燥处。炙淫羊藿、淫羊藿粉密闭。

本品临床常用炮制规格与调剂注意事项见表104-7,其中盐淫羊藿与酒淫羊藿临床鲜用,本节未收入。

表104-7　淫羊藿临床常用炮制规格与调剂注意事项

炮制规格	处方名	用法用量	特殊禁忌	特殊贮藏方法
淫羊藿	生淫羊藿、仙灵脾、羊藿叶	6～10g	阴虚火旺者不宜服	置通风干燥处。炙淫羊藿、淫羊藿粉密闭
炙淫羊藿	淫羊藿、炒淫羊藿、炙淫羊藿、羊脂炙淫羊藿、油仙灵脾	6～10g		
淫羊藿粉	淫羊藿粉	3～9g;吞服1～3g		

麦　芽

【来源】

本品为禾本科植物大麦 *Hordeum vulgare* L. 的成熟果实经发芽干燥的炮制加工品。将麦粒用水浸泡后,保持适宜温、湿度,待幼芽长至约5mm时,晒干或低温干燥。

【炮制规格】

1. 麦芽

（1）《中国药典》2020 年版标准：除去杂质。

性状：本品呈梭形，长 8～12mm，直径 3～4mm，表面淡黄色，表面为外稃包围，具 5 脉；腹面为内稃包围。除去内外稃后，腹面有 1 条纵沟；基部胚根处生出幼芽和须根，幼芽长披针状条形，长约 5mm。须根数条，纤细而弯曲。质硬，断面白色，粉性。气微，味微甘。

（2）地方标准（表 105-1）

表 105-1　生麦芽常见地方标准制法及性状要求

来源	制法	性状
《上海市中药饮片炮制规范》2018 年版	将药材除去杂质，过 10 目筛，筛去灰屑	本品呈梭形，长 8～12mm，直径 3～4mm，表面淡黄色，背面为外稃包围，具 5 脉；腹面为内稃包围。除去内外稃后，腹面有 1 条纵沟；基部胚根处生出幼芽及须根，幼芽长披针状条形，露出稃外 2～7mm。须根数条，纤细而弯曲。质硬，断面白色，粉性。无臭，味微甘
《天津市中药饮片炮制规范》2012 年版	除去杂质	本品呈梭形，长 8～12mm，直径 3～4mm，表面淡黄色，表面为外稃包围，具 5 脉；腹面为内稃包围。除去内外稃后，腹面有 1 条纵沟；基部胚根处生出幼芽和须根，幼芽长披针状条形，长约 5mm。须根数条，纤细而弯曲。质硬，断面白色，粉性。气微，味微甘
《湖南省中药饮片炮制规范》2010 年版	取原药材，除去杂质，筛去灰屑	呈梭形，长 8～12mm 或 5～7mm，直径约 3mm，表面淡黄色，表面为外稃包围，具 5 脉；腹面为内稃包围。除去内外稃后，腹面有 1 条纵沟；基部胚根处生出幼芽和须根，幼芽长披针状条形，长约 0.5cm。须根数条，纤细而弯曲。质硬，断面白色，粉性。无臭，味微甘
《陕西省中药饮片标准》第一册（2009 年）	取药材麦芽，除去杂质	本品呈梭形，长 8～12mm，直径 3～4mm，表面淡黄色，背面为外稃包围，具 5 脉；腹面为内稃包围。除去内外稃后，腹面有 1 条纵沟；基部胚根处生出幼芽和须根，幼芽长披针状条形，长约 0.5cm。须根数条，纤细而弯曲。质硬，断面白色，粉性。无臭，味微甘
《江西省中药饮片炮制规范》2008 年版	除去杂质，筛去灰屑	本品呈梭形，长 8～12mm，直径 3～4mm，表面淡黄色，表面为外稃包围，具 5 脉；腹面为内稃包围。除去内外稃后，腹面有 1 条纵沟；基部胚根处生出幼芽和须根，幼芽长披针状条形，长约 0.5cm。须根数条，纤细而弯曲。质硬，断面白色，粉性。无臭，味微甘，无虫蛀

续表

来源	制法	性状
《北京市中药饮片炮制规范》2008年版	取原药材,除去杂质	本品呈梭形,长8～12mm,直径2.5～4mm,表面淡黄色,背面为外稃包围,具5脉;腹面为内稃包围。除去内外稃后,腹面有1条纵沟;基部胚根处生出幼芽及须根,幼芽长披针状条形,长约0.5cm。须根数条,纤细而弯曲。质硬,断面白色,粉性。气微,味微甘
《广西壮族自治区中药饮片炮制规范》2007年版	除去杂质,筛去灰屑	呈梭形,长8～12mm,直径3～4mm,表面淡黄色,表面为外稃包围,具5脉;腹面为内稃包围。除去内外稃后,腹面有1条纵沟;基部胚根处生出幼芽和须根,幼芽长披针状条形,长约0.5cm。须根数条,纤细而弯曲。质硬,断面白色,粉性。无臭,味微甘
《重庆市中药饮片炮制规范》2006年版	除去杂质,筛去灰屑	本品呈梭形,长8～12mm,直径3～4mm,表面淡黄色,背面为外稃包围,具5脉;腹面为内稃包围。除去内外稃后,腹面有1条纵沟;基部胚根处生出幼芽及须根,幼芽长披针状条形,长约0.5cm。须根数条,纤细而弯曲。质硬,断面白色,粉性。气微,味微甘
《浙江省中药炮制规范》2005年版	取原药,除去杂质	呈梭形,长8～12mm,直径3～4mm,表面淡黄色,外稃具5脉,先端具已断落的芒;内稃具2脊,大部分被外稃包围。颖果腹面有1条纵沟;基部在稃内向上生出幼芽,在稃内向下生出幼根,幼芽长披针状条形,露出稃外长约5mm。幼根数条,纤细而弯曲。质硬,断面白色,粉性。气微,味微甘
《安徽省中药饮片炮制规范》2005年版	原品入药	为梭形,长8～12mm,直径2.5～3.5mm,表面淡黄色,背面为外稃包围,具5脉;腹面为内稃包围。除去内、外稃后,腹面有1条纵沟;基部胚根处生出幼芽及须根,幼芽长披针状条形,长约0.5cm。须根数条,纤细而弯曲。质硬,断面白色,粉性。无臭,味微甘
《河南省中药饮片炮制规范》2005年版	除去杂质	呈梭形,长8～12mm,直径3～4mm,表面淡黄色,背面为外稃包围,具5脉;腹面为内稃包围。除去内外稃后,腹面有1条纵沟;基部胚根处生出幼芽及须根,幼芽长披针状条形,长约0.5cm。须根数条,纤细而弯曲。质硬,断面白色,粉性。无臭,味微甘
《贵州省中药饮片炮制规范》2005年版	取颗粒饱满的大麦,用清水浸泡3～4小时,捞出,置竹箩内,上面覆盖湿蒲包,保温20℃左右。经常淋水并每4～8小时翻动1次以保持湿润和透气,待芽萌发至约5mm时,取出低温干燥	呈梭形,长8～12mm,直径3～4mm,表面淡黄色,幼芽长披针状条形,长约0.5cm。须根数条,纤细而弯曲。质硬,断面白色,粉性。气微,味微甘

续表

来源	制法	性状
《江苏省中药饮片炮制规范》2002年版	取颗粒饱满的大麦,用清水浸泡3～4小时,捞出,置竹箩内,上面覆盖湿蒲包,保温20℃左右进行催芽。发芽时必须经常淋水、翻动,每当4～8小时翻动1次,保持湿润和透气,待芽萌发至约5mm时,取出晒干或低温干燥	为梭形,长8～1.2mm,直径2.5～3.5mm。表面淡黄色,一端有幼芽,黄棕色,皱缩或脱落;须根纤细而弯曲,质硬,断面白色,粉性。气微,味微
《四川省中药饮片炮制规范》2002年版	除去杂质,筛去灰屑	本品黄白色,有短芽具粉质,味微甜
《福建省中药饮片炮制规范》1998年版	除去杂质	呈梭形,长8～12mm,直径3～4mm,表面淡黄色,背面浑圆,为外稃包围,具5脉,先端长芒已断落;腹面为内稃包围,有1条纵沟。除去内外稃后,基部胚根处生出幼芽和须根,幼芽长披针状线形,黄绿色,长约0.5cm。须根数条,纤细而弯曲。质硬,断面白色,粉性。无臭,味微甘
《山东省中药炮制规范》1990年版	取优质的净大麦(淡黄色,有光泽,无异味,籽粒饱满。无水千粒重二棱大麦35g以上,四、六棱大麦30g以上,杂质2%以下)以水淘洗除去泥沙和浮麦,水浸4小时后,再喷淋6小时间歇2小时周而复始法,浸麦至含水量达41%～46%(两手指压挤麦粒裂开为止)。取出浸麦放置在水泥地板上铺平发芽。发芽室要求大小适宜(占地面积按大麦30kg/m² 计算),能排水、保温、保湿。光线阴暗。发芽过程室温宜保持在8～16℃,麦温控制在13～18℃,最高不得过20℃。水分的保持,温度和通风供氧,可通过调节喷水量,铺麦厚度,翻麦间隔时间和适当开闭通风窗等法来控制,避免室外冷风直吹麦层。当1%～3%幼芽露出稃皮,即停止发芽,取出晒干即得;或取优质净大麦,淘洗除去泥沙和浮麦后,用水泡至六、七成透。捞出,置能排水的容器内,盖好,间隔淋水,控制温度、湿度近上法的要求,当1%～3%幼芽露出稃皮,取出,晒干	呈梭形,长8～12mm,直径3～4mm,表面黄色或淡黄色,一端有幼芽黄棕色皱缩或脱落,一端有纤细而弯曲的须根。破开内有黄白色大麦米一粒,粉质,气微,味微甜

来源	制法	性状
《辽宁省中药炮制规范》1986年版	取净大麦,用水泡至六、七成透,捞出,置能排水的容器内,盖严,每日早晚淋水各一次,保持一定湿度,使其发芽取出,干燥	芽长5.5～7.5mm
《云南省中药饮片炮制规范》1986年版	取大麦拣净杂质,用水浸泡,冬春约24小时,夏秋约12小时,捞入笋筐内,加盖,每日洒水1～2次,保持表面湿润,见已生芽,取出,搓散晒干即可	芽长不超过3mm
《广东省中药饮片炮制规范》1984年版	除去杂质	无具体要求
《甘肃省中药饮片炮制规范》1980年版	将大麦除去杂质,用清水浸泡2～4小时,捞出,置于能排水的容器内,用湿布盖好,每日淋水2～3次,待全部长出根芽后,取出,晒干	无具体要求
《湖北省中草药炮制规范》1979年版	拣净杂质,筛去灰屑	无具体要求

2. 炒麦芽

（1）《中国药典》2020年版标准：取净麦芽,照清炒法（通则0213）炒至棕黄色,放凉,筛去灰屑。

性状：本品形如麦芽,表面棕黄色,偶有焦斑。有香气,味微苦。

（2）地方标准（表105-2）

表105-2 炒麦芽常见地方标准制法及性状要求

来源	制法	性状
《上海市中药饮片炮制规范》2018年版	取生麦芽,照清炒法炒至微具焦斑,放凉,筛去灰屑	本品表面黄色至淡棕黄色,有的具焦斑,幼芽常碎断,须根多已脱落,具焦香气
《天津市中药饮片炮制规范》2012年版	取净麦芽,照清炒法炒至棕黄色,放凉,筛去灰屑	本品形如麦芽,表面棕黄色,偶有焦斑。有香气,味微苦
《湖南省中药饮片炮制规范》2010年版	取净麦芽,照清炒法文火炒至深黄色	形同麦芽,表面深黄色或淡棕色,偶见焦黄斑,有微香气
《陕西省中药饮片标准》第一册（2009年）	取饮片麦芽,照清炒法炒至棕黄色	本品呈梭形,长8～12mm,直径3～4mm,表面淡黄色,背面为外稃包围,具5脉;腹面为内稃包围。除去内外稃后,腹面有1条纵沟;基部胚根处生出幼芽和须根,幼芽长披针状条形,长约0.5cm。须根数条,纤细而弯曲。质硬,断面白色,粉性。无臭,味微甘

来源	制法	性状
《江西省中药饮片炮制规范》2008 年版	取净麦芽,照清炒法用文火炒至棕黄色,放凉,筛去灰屑	形如麦芽,表面棕黄色,偶见焦斑,具香气。芽及须根多已脱落
《北京市中药饮片炮制规范》2008 年版	取净麦芽。置热锅内,用文火炒至表面棕黄色,微鼓起时,取出,晾凉	本品呈梭形,长 8～12mm,直径 2.5～4mm。表面棕黄色,偶见焦黄斑。有香气
《广西壮族自治区中药饮片炮制规范》2007 年版	取生麦芽,置锅内,用文火炒至棕黄色有香气为度,取出放凉	形同麦芽,表面深黄色或淡棕色,偶见焦黄斑,有香气
《重庆市中药饮片炮制规范》2006 年版	取净麦芽,照清炒法炒至深黄色,偶见焦斑	深黄色,略带焦斑,有香气
《安徽省中药饮片炮制规范》2005 年版	取净麦芽,照炒黄法,炒至表面深黄色,微有焦斑	形同麦芽,表面深黄色或淡棕黄色,微有焦斑,有香气
《浙江省中药炮制规范》2005 年版	取麦芽,炒至表面深黄色,微具焦斑时,取出,摊凉,筛去灰屑	表面深黄色或淡棕色,微具焦斑。芽及幼根多已脱落
《河南省中药饮片炮制规范》2005 年版	取净麦芽,照清炒法炒至棕黄色,放凉,筛去灰屑	形如麦芽,表面深黄色或淡棕色,偶见焦黄斑,有香气
《贵州省中药饮片炮制规范》2005 年版	取净生麦芽,照清炒法用文火炒至深黄色	形同生麦芽,表面深黄色,微具焦斑,有香气
《四川省中药饮片炮制规范》2002 年版	取净麦芽,照清炒法炒至深黄色	为深黄色,有香气
《江苏省中药饮片炮制规范》2002 年版	取净麦芽,置锅内,用文火炒至表面深黄色,微有焦斑时取出,放凉	形同麦芽,表面深黄色,微有焦斑,有香气
《福建省中药饮片炮制规范》1998 年版	取净麦芽,照炒黄法炒至深黄色	形如麦芽,表面深黄色,偶见焦黄斑,有香气
《山东省中药炮制规范》1990 年版	将净麦芽置锅内,文火炒至表面呈黄色,带焦黄斑点,香气逸出时,取出,放凉,筛去灰屑	形如麦芽,表面深黄色或淡棕黄色,偶见焦黄斑,有香气
《辽宁省中药炮制规范》1986 年版	取麦芽置锅内用微火炒至棕黄色	炒后不焦
《云南省中药饮片炮制规范》1986 年版	取生麦芽置锅内,用文火拌炒至深黄色,有香气,取出,晾冷即可	黄褐色,不焦
《吉林省中药饮片炮制规范》1986 年版	取麦芽置锅中,用文火炒至微黄色,取出,晾凉	无具体要求
《广东省中药饮片炮制规范》1984 年版	取净麦芽,用文火炒至棕黄色,鼓起,并有香气时,取出,放凉	炒后为焦黄色,有香气
《甘肃省中药饮片炮制规范》1980 年版	将净麦芽置锅内,用文火炒成黄色时,出锅,摊开,晾凉	无具体要求
《湖北省中草药炮制规范》1979 年版	取净麦芽置锅内,炒至微香、外表略有黑点,取出,筛去灰屑	无具体要求

3. 焦麦芽

（1）《中国药典》2020 年版标准：取净麦芽，照清炒法（通则 0213）炒至焦褐色，放凉，筛去灰屑。

性状：本品形如麦芽，表面焦褐色，有焦斑。有焦香气，味微苦。

（2）地方标准（表 105-3）

表 105-3　焦麦芽常见地方标准制法及性状要求

来源	制法	性状
《天津市中药饮片炮制规范》2012 年版	取净麦芽，照清炒法炒至焦褐色，放凉，筛去灰屑	本品形如麦芽，表面焦褐色，有焦斑。有焦香气，味微苦
《湖南省中药饮片炮制规范》2010 年版	取净麦芽，照清炒法中火炒至有爆裂声，表面焦黄色	形同麦芽，表面焦黄色，有焦香气
《陕西省中药饮片标准》第一册（2009 年）	取饮片麦芽，照清炒法炒至焦褐色	本品呈梭形，长 8～12mm，直径 3～4mm，表面淡黄色，背面为外稃包围，具 5 脉；腹面为内稃包围。除去内外稃后，腹面有 1 条纵沟；基部胚根处生出幼芽和须根，幼芽长披针状条形，长约 0.5cm。须根数条，纤细而弯曲。质硬，断面白色，粉性。无臭，味微甘
《江西省中药饮片炮制规范》2008 年版	取净麦芽，照清炒法用武火炒至焦黄色，放凉，筛去灰屑	形如麦芽，表面焦黄色至焦褐色，具焦香气。芽及须根多已脱落
《北京市中药饮片炮制规范》2008 年版	取净麦芽。置热锅内，用文火 90～120℃炒至表面焦褐色，取出，晾凉	本品呈梭形，长 8～12mm，直径 2.5～4mm。表面焦褐色，有焦香气
《广西壮族自治区中药饮片炮制规范》2007 年版	取生麦芽，置锅内，用中火炒至外表焦褐色，内部焦黄色为度，取出，放凉	形同麦芽，表面焦黄色，有焦香气
《重庆市中药饮片炮制规范》2006 年版	取净麦芽，照清炒法用中火炒至焦黄色有爆鸣声时取出	焦黄色或焦褐色，有焦香气
《安徽省中药饮片炮制规范》2005 年版	取净麦芽，照炒焦法，炒至表面焦黄色，有焦香气	形同麦芽，表面焦黄色或焦褐色，有焦香气
《浙江省中药炮制规范》2005 年版	取麦芽，炒至有爆裂声、香气逸出、表面焦黄色时，取出，摊凉，筛去灰屑	表面焦黄色，略具焦香气
《河南省中药饮片炮制规范》2005 年版	取净麦芽，照清炒法炒至焦褐色，放凉，筛去灰屑	形如麦芽，表面焦黄色，有焦香气
《贵州省中药饮片炮制规范》2005 年版	取净生麦芽，照清炒法用文火炒至焦黄色	形同生麦芽，表面焦黄色，有香气
《江苏省中药饮片炮制规范》2002 年版	取净麦芽，置锅内，用文火炒至表面焦黄色，取出，放凉	形同麦芽，表面焦黄色，有香气
《四川省中药饮片炮制规范》2002 年版	取净麦芽，照清炒法炒至焦黄色	焦黄色，有焦香气
《福建省中药饮片炮制规范》1998 年版	取净麦芽，照炒焦法炒至表面焦黄色	形如麦芽，表面焦黄色，具焦香气

续表

来源	制法	性状
《山东省中药炮制规范》1990年版	将净麦芽置锅内,用中火炒至表面呈焦黄色,有焦香气逸出时,取出,放凉,筛去灰屑。	形如麦芽,表面焦黄色,有焦香气
《广东省中药饮片炮制规范》1984年版	取净麦芽,先用文火后用中火炒至焦黄色,鼓起,并有焦香气时,取出,摊凉	炒焦后为焦黄色,有焦香气
《甘肃省中药饮片炮制规范》1980年版	将净麦芽置锅内,用武火炒成焦黄色时。洒水适量,出锅,摊开,晾凉	无具体要求
《湖北省中草药炮制规范》1979年版	取净麦芽置锅内,炒至焦褐色,取出,筛去灰屑	无具体要求

4. **麸炒麦芽**　《中国药典》2020年版未收载本炮制规格,常见地方标准制法及性状见表 105-4。

表 105-4　麸炒麦芽常见地方标准制法及性状要求

来源	制法	性状
《广东省中药饮片炮制规范》第一册（2011 年）	取麸皮撒入热炒制容器内,待冒烟时,加入净麦芽,用文火炒至表面呈黄色,取出,筛去麸皮,摊凉。每 100kg 净麦芽,用麸皮10kg	本品呈梭形,长 8~12mm,直径 3~4mm,表面黄色,背面为外稃包围,具 5 脉;腹面为内稃包围。除去内外稃后,腹面有 1 条纵沟;有的基部可见残留胚根。质硬脆,断面白色,粉性。有麦麸香气,味微甘

【金老谈麦芽炮制历史】

麦芽始载于《名医别录》。唐代《备急千金要方》中首先提出了"炒"的炮炙方法,其后的医药书籍中多数记载有麦芽各种不同的炮炙方法。综合古代麦芽的炮炙方法,主要有熬、炒、焙及煨,有不加辅料的炮制,也有加辅料的炮制,辅料有巴豆。下面分别予以介绍。

一、不加辅料炮制

包括炒、熬、煨等。有的炙法又有不同炮炙要求。

1. **炒法**　如前述,麦芽的炮炙方法最早载于唐代《备急千金要方》,曰:"微炒。"其后的宋代《太平圣惠方》、金代《儒门事亲》、元代《脾胃论》、明代《本草发挥》、清代《握灵本草》等75 部医药文献中都记载有炒法。一些书籍中还记载了炒的不同要求,如宋代《博济方》等书中提到"炒",《圣济总录》等书中提到"炒黄",明代《宋氏女科秘书》等书中提到"炒熟",《药品辨义》等书中提到"炒香",清代《得配本草》中提出"炒黑",《本草害利》《医方丛话》中提到"炒焦"。

2. **熬法**　在晋代《肘后备急方》中最早提出了"熬"的炮炙方法,稍后的唐代《外台秘要》中亦有"熬"的记载。

3. **煨法**　明代《景岳全书》中提到"煨"的炮炙方法。

二、加辅料炮制

应用的辅料有巴豆。明代《普济方》中首先提到用巴豆为辅料炮炙，曰："用巴豆炒黄色，去巴豆。"稍后的《奇效良方》中亦有相同记载，而巴豆炒麦芽又有不同要求，如明代《证治准绳》中提到"巴豆同麦蘖炒，令麦蘖紫色，去巴豆不用，以蘖为末""用江子炒熟，去江子"。

【金老论麦芽炮制与临床】

一、临床功效与主治

麦芽味甘，性平，归脾、胃经。具有消食和胃，疏肝通乳的功效。用于消化不良，乳汁郁积，乳癖（表105-5）。

表105-5　麦芽各临床常用炮制规格功效、主治对比

炮制规格	功效	主治
生麦芽	健脾和胃，疏肝行气	脾虚食少，乳汁郁积
炒麦芽	行气消食回乳	食积不消，妇女断乳
焦麦芽	消食化滞	食积不消，脘腹胀痛
麸炒麦芽	增强开胃消食的作用，并能回乳	食积不消所致的脘满腹胀，食欲不振，妇女断乳或乳汁积聚所致的乳房胀痛

二、临床调剂

1. **用法用量**　9～15g，大剂量可用至30～120g。回乳宜大量用。

2. **临床使用与禁忌**

（1）健脾养胃生用，行气消积炒用。

（2）授乳期不宜用。

（3）《本草经疏》曰："无积滞，脾胃虚者不宜用。"《药品化义》云："凡痰火哮喘及孕妇，切不可用。"

3. **贮藏**　各种炮制规格均置通风干燥处，防蛀、防鼠。

本品临床常用炮制规格与调剂注意事项见表105-6。

表105-6　麦芽临床常用炮制规格与调剂注意事项

炮制规格	处方名	用法用量	特殊禁忌	特殊贮藏方法
生麦芽	生麦芽	9～15g	授乳期不宜用；无积滞，脾胃虚者不宜用；凡痰火哮喘及孕妇，切不可用	置通风干燥处，防蛀、防鼠
炒麦芽	麦芽、炒麦芽、炙麦芽、香麦芽、大麦芽	9～15g，回乳60g		
焦麦芽	焦麦芽、麦芽炭	9～15g		
麸炒麦芽	麸炒麦芽	9～15g，回乳60g		

山　药

【来源】

本品为薯蓣科植物薯蓣 *Dioscorea opposita* Thunb. 的干燥根茎。冬季茎叶枯萎后采挖，切去根头，洗净，除去外皮和须根，干燥，习称"毛山药片"；或除去外皮，趁鲜切厚片，干燥，称为"山药片"；也有选择肥大顺直的干燥山药，置清水中，浸至无干心，闷透，切齐两端，用木板搓成圆柱状，晒干，打光，习称"光山药"。

【炮制规格】

1. 山药

（1）《中国药典》2020 年版标准：取毛山药或光山药除去杂质，分开大小个，泡润至透，切厚片，干燥。切片者呈类圆形的厚片。表面类白色或淡黄白色，质脆，易折断，切面类白色，富粉性。

性状：取山药片，除去杂质。为不规则的厚片，皱缩不平，切面白色或黄白色，质坚脆，粉性。气微，味淡、微酸。

（2）地方标准（表 106-1）

表 106-1　生山药常见地方标准制法及性状要求

来源	制法	性状
《上海市中药饮片炮制规范》2018 年版	将毛山药或光山药除去杂质，分档，浸、润（天热时防止发热泛红），切厚片，干燥，除去变色者，筛去灰屑	本品为类圆形或不规则形的切片，直径 1.5～6cm，表面白色至淡黄色。可见纵皱纹及须根痕，偶见浅棕色外皮残留。切面白色，粉性，光滑，有光滑细腻感。体重，质坚实，易碎。气微，味淡，微酸，嚼之发黏
《天津市中药饮片炮制规范》2012 年版	除去杂质，分开大小个，泡润至透，切厚片，干燥。切片者呈类圆形的厚片。表面类白色或淡黄白色，质脆，易折断，切面类白色，富粉性	本品略呈圆柱形，弯曲而稍扁，长 15～30cm，直径 1.5～6cm，表面黄白色或淡黄色，有纵沟、纵皱纹及须根痕，偶有浅棕色外皮残留。体重，质坚实，不易折断。断面白色，粉性。气微，味淡，微酸，嚼之发黏。光山药呈圆柱形，两端平齐，长 9～18cm，直径 1.5～3cm。表面光滑白色或黄白色
《湖南省中药饮片炮制规范》2010 年版	取原药材，除去杂质，大小分开，洗净，润透，切斜厚片，干燥，筛去碎屑	呈类圆形斜厚片，切面白色或淡黄白色，光滑，周边显浅黄白色，质地坚脆，粉性。无臭，味淡，微酸，嚼之发黏
《陕西省中药饮片标准》第一册（2009 年）	取药材山药，除去杂质，分开大小个，泡润至透，切厚片，干燥	本品为椭圆形或类圆形的厚片，直径 1.5～6cm。表面白色，周皮表面偶有浅棕色外皮残留。体重，质坚实，不易折断，粉性。气微，味淡，微酸，嚼之发黏

续表

来源	制法	性状
《江西省中药饮片炮制规范》2008 年版	除去杂质,大小分开,洗净,浸 1~2 天闷润至透,横斜或斜切为厚片,干燥	本品为类圆形厚片,表面呈白色或淡黄色,颗粒状,富粉性。边缘黄白色或淡黄色、体重,质坚实。气微,味淡,微酸,嚼之发黏。无虫蛀、霉变
《北京市中药饮片炮制规范》2008 年版	取原药材,除去杂质,大小分开,浸泡 24~48 小时,约七成透时,取出,闷润 2~4 小时,至内外湿度一致,切厚片,干燥,筛去碎屑	本品为类圆形厚片或斜片,外表皮白色或黄白色,切面白色或类白色,粉性。气微,味淡,微酸,嚼之发黏
《广西壮族自治区中药饮片炮制规范》2007 年版	除去杂质,大小分开,洗净,用适量水浸泡至半透心,取出,润透(在闷润时熏硫黄一次),切厚片,干燥,筛去灰屑	为类圆形厚片,表面呈白色或淡黄色,周边显浅黄白色,质地坚脆,粉性。无臭,味淡,微酸,嚼之发黏。无杂质,无霉蛀
《重庆市中药饮片炮制规范》2006 年版	除去杂质,大小分开,洗净,润透,切厚片,干燥	为类圆形厚片,直径 1.5~6cm,周边黄白色或淡黄色,体重,质坚实,切面白色或类白色,粉性,光滑,易碎,有滑腻感。气微,味淡,微酸,嚼之发黏
《安徽省中药饮片炮制规范》2005 年版	取原药材,除去杂质,大小分档,浸泡至八成透,取出,润透,切厚片,及时干燥,筛去碎屑	为类圆形厚片,切面白色或类白色,周边显浅黄白色。质坚脆,粉性。无臭,味淡,微酸,嚼之发黏
《贵州省中药饮片炮制规范》2005 年版	取原药材,除去杂质,洗净,润透,切厚片,干燥	呈类圆形厚片。周边显浅黄白色。质地坚脆,粉性。气微,味淡,微酸
《浙江省中药炮制规范》2005 年版	取原药,大小分档,水浸 1~2 天,洗净,切厚片,干燥;产地已切片者,筛去灰屑	为类圆形或不规则形的厚片,直径 1.5~6cm,切面类白色,粉性,致密或具蠕虫状裂隙,有多数小亮点,维管束散生,筋脉点状,白色至淡棕色。质坚脆。气微,味淡,微酸,嚼之发黏
《河南省中药饮片炮制规范》2005 年版	除去杂质,分开大小个,泡润至透,切厚片,干燥	为类圆形厚片,切面白色或淡黄色,周边显黄白色或淡白色,质坚脆,粉性。气微,味淡,微酸
《江苏省中药饮片炮制规范》2002 年版	取原药材,除去杂质,大小分档,浸泡至 8~9 成透,捞出,沥干,润透,切厚片,及时干燥	为类圆形厚片。切面白色或类白色,周边显浅黄白色。质坚脆,粉性。无臭,味淡,微酸
《福建省中药饮片炮制规范》1998 年版	除去杂质,略泡,润透,切厚片,干燥	呈片状,片厚 2~4mm,切面白色,粉性外皮黄白色或淡黄色。无臭,味淡,微酸,嚼之发黏
《山东省中药饮片炮制规范》1990 年版	除去杂质,大小分档,浸泡至七八成透时,捞出,闷润至透,切厚片,及时干燥	为类圆形的厚片,片面类白色,质地坚脆,粉性。无臭,味淡,微酸,嚼之发黏
《吉林省中药饮片炮制规范》1986 年版	除去杂质,洗净泥土,用水浸泡至约八成透时,捞出,润透,切 3mm 片,晒干	无具体要求

来源	制法	性状
《辽宁省中药炮制规范》1986年版	拣净杂质,按粗细分别浸泡,捞出润透,切厚片,干燥,筛去灰屑	片厚2～4mm,断面白色,有粉性
《甘肃省中药饮片炮制规范》1980年版	取净山药,按大小条分开,浸泡至七、八成透(6～10小时),捞出洗净,晒至六、七成干时,堆起盖严闷透,切片,及时晒干	无具体要求

2. 麸炒山药

(1)《中国药典》2020年版标准:取毛山药片或光山药片,照麸炒法(通则0213)炒至黄色。

性状:本品形如毛山药片或光山药片,切面黄白色或微黄色,偶见焦斑,略有焦香气。

(2)地方标准(表106-2)

表106-2 麸炒山药常见地方标准制法及性状要求

来源	制法	性状
《湖南省中药饮片炮制规范》2010年版	取净山药片,照麸炒法炒至黄色 每100kg山药片,用麸皮10kg	表面淡黄色,偶有焦斑,略具焦香气
《陕西省中药饮片标准》第一册(2009年)	取饮片山药,照麸炒法炒至黄色	本品为椭圆形或类圆形的厚片,直径1.5～6cm。表面黄色至棕黄色,微有焦斑,周皮表面偶有浅棕色外皮残留。体重,质坚实,不易折断,断面白色,粉性。微具焦香气,味淡,微酸,嚼之发黏
《江西省中药饮片炮制规范》2008年版	取净山药片,用麦麸或谷糠炒至鲜黄色,取出,筛去麦麸或谷糠,放凉。 每100kg山药片,用麦麸10kg,或用谷糠30kg	形如山药片,表面黄色至棕黄色,有焦香气
《北京市中药饮片炮制规范》2008年版	取麸皮,撒入热锅内,待冒烟时,加入山药片,迅速翻动,用中火炒至淡棕黄色,取出,筛去麸皮,晾凉。每100kg山药片,用麸皮10kg	本品为类圆形厚片或斜片。表面淡棕黄色,粉性
《广西壮族自治区中药饮片炮制规范》2007年版	将锅烧热,撒入适量麦麸,待冒烟时加入生山药,用中火炒至表面呈黄色,取出,筛去麦麸,放凉。每100kg山药用麦麸10kg	形同生山药,表面淡黄色,偶有焦斑,略具焦香气。无杂质,无霉蛀
《重庆市中药饮片炮制规范》2006年版	取净山药片,照麸炒法炒至淡棕黄色	表面呈黄白色,偶有焦斑,略具焦香气
《安徽省中药饮片炮制规范》2005年版	取净山药片,照麸炒法,炒至黄色。 每100kg山药用麦麸10kg	形同山药,表面黄色,偶有焦斑,具焦香气
《河南省中药饮片炮制规范》2005年版	取净怀山药片,照麸炒法,炒至黄色	形如怀山药片,表面淡黄色,偶有焦斑,略具焦香气

来源	制法	性状
《贵州省中药饮片炮制规范》2005年版	取净山药片,照麸炒法炒至黄色	形同山药,表面黄色,偶有焦斑。略具焦香气
《江苏省中药饮片炮制规范》2002年版	将锅烧热,撒入麸皮,待冒烟时,投入山药片,炒至黄色,取出,筛去麸皮。每100kg山药,用麸皮10kg	形同山药片,表面黄色,偶有焦斑,略具焦香气
《福建省中药饮片炮制规范》1998年版	取山药片,照麸炒法炒至黄色	形如山药片,黄色,微有焦香气
《山东省中药炮制规范》1990年版	先将锅用武火加热,均匀撒入规定量的麦麸皮,待冒烟时,投入净山药片,极速翻搅,熏炒至表面呈黄色时,及时取出,筛去焦麸皮,放凉。每100kg净山药片,用麦麸皮10kg	形如山药,表面淡黄色,具焦香气
《辽宁省中药炮制规范》1986年版	将麦麸撒于加热的锅内,待冒烟时投入山药片,炒至淡黄色,筛去麦麸,放凉	片厚2～4mm,表面淡黄色,不焦
《吉林省中药饮片炮制规范》1986年版	取麦麸撒入热锅中,待冒浓烟时,加入山药片,不断翻炒至变黄色时,取出,筛去麸皮,晾凉。每100kg山药片,用麸皮10kg	无具体要求
《甘肃省中药饮片炮制规范》1980年版	将锅烧至微红,把麸皮撒入,至冒烟时,再将山药片倒入,炒成黄色,出锅,晾凉筛去麸皮。每山药片100kg,用麸皮10kg	无具体要求

3. 土炒山药 《中国药典》2020年版未收载本炮制规格,常见地方标准制法及性状见表106-3。

表106-3 土炒山药常见地方标准制法及性状要求

来源	制法	性状
《天津市中药饮片炮制规范》2022年版	取伏龙肝细粉置锅内,用文火炒热,加入山药片,拌炒至表面挂匀土粉,取出筛去余土,放凉。每山药100kg,用伏龙肝20kg	为不规则的厚片,表面浅黄红色,粘有土粉,略具香气
《湖北省中药饮片炮制规范》2018年版	取净毛山药片或光山药片,照土炒法炒至表面挂土色。每100kg山药,用灶心土25kg	本品呈类圆形或不规则形的厚片。表面土黄色,粘有土粉。质脆,易碎。略具焦香气,味淡、微酸
《四川省中药饮片炮制规范》2015年版	取山药片,照土炒法炒至土黄色	本品略呈片状。表面呈土黄色,气微,味淡
《湖南省中药饮片炮制规范》2010年版	取净山药片,照土炒法炒至表面均匀挂土粉。每100kg山药片,用灶心土30kg	表面褐色,粘有土粉,略具焦香气

续表

来源	制法	性状
《陕西省中药饮片标准》第一册（2009年）	取饮片山药,照土炒法炒至土黄色	本品为椭圆形或类圆形的厚片,直径1.5～6cm。表面土黄色,微被土粉,有焦斑,周皮表面偶有浅棕色外皮残留。体重,质坚实,不易折断,断面白色,粉性。微具土香气,味淡,微酸,嚼之发黏
《重庆市中药饮片炮制规范》2006年版	取净山药片,照土炒法炒至土黄色	表面呈土黄色
《河南省中药饮片炮制规范》2005年版	取净怀山药片,照土炒法炒至片面呈焦黄,内呈黄色。每100kg怀山药片,用灶心土30kg	形如怀山药片,表面土红色粘有土粉,略具焦香气
《江苏省中药饮片炮制规范》2002年版	先将灶心土或洁净黄土置锅内,加热至土粉呈灵活状态时投入山药片,不断翻动,至山药表面微挂土色时,取出,筛去土,放凉。每100kg山药,用灶心土或黄土20kg	形同山药片,表面微挂土色
《福建省中药饮片炮制规范》1998年版	取山药片,照土炒法炒至透出香气,尽染土色	形如山药片,尽染土色

4. 炒山药　《中国药典》2020年版未收载本炮制规格,常见地方标准制法及性状见表106-4。

表106-4　炒山药常见地方标准制法及性状要求

来源	制法	性状
《天津市中药饮片炮制规范》2022年版	将锅加热,取山药片置锅内,炒至显微黄色,取出放凉	为不规则的厚片,表面微黄色,略具香气
《广东省中药饮片炮制规范》第一册（2011年）	取净山药片,置炒制容器内,用文火加热,炒至微黄色,取出放凉,筛去碎屑	本品呈横切或斜切片,直径1～6cm,厚2～4mm。表面微黄色,切面类白色。质硬脆,粉性。微有焦香气
《广西壮族自治区中药饮片炮制规范》2007年版	取生山药,置锅内用文火炒至微黄时,取出,放凉	形同山药片,表面黄色,略具焦香气。无杂质,无霉蛀

5. 蜜麸山药　《中国药典》2020年版未收载本炮制规格,常见地方标准制法及性状见表106-5。

表106-5　蜜麸山药常见地方标准制法及性状要求

来源	制法	性状
《上海市中药饮片炮制规范》2018年版	取山药,照蜜麸炒法用蜜炙麸皮拌炒至微黄色,筛去麸皮	色泽淡黄至黄色,折断面白色,略具焦香气
《浙江省中药炮制规范》2005年版	取蜜炙麸皮,置热锅中,翻动,待其冒烟,投入山药,迅速翻炒至表面黄色时,取出,筛去麸皮,摊凉。每100kg山药,用蜜炙麸皮10kg	表面深黄色,微具焦斑。略有焦香气

6. **酒山药** 《中国药典》2020 年版未收载本炮制规格,常见地方标准制法及性状见表 106-6。

表 106-6 酒山药常见地方标准制法及性状要求

来源	制法	性状
《云南省中药饮片标准》(2005 年版) 第二册	取药材,净选,吸润至透心,切成厚片,干燥。取山药片,加黄酒拌匀,吸尽。用文火炒至表面微黄色,取出,晾凉,筛去碎屑,即得。每 1 000g 净药材,用黄酒 100g	本品为类圆形厚片。表面淡黄色,偶有焦斑,质酥脆断面白色至黄白色,粉性。略具酒香气,味淡,嚼之发黏

7. **米炒山药** 《中国药典》2020 年版未收载本炮制规格,常见地方标准制法及性状见表 106-7。

表 106-7 米炒山药常见地方标准制法及性状要求

来源	制法	性状
《湖北省中药饮片炮制规范》2018 年版	取净毛山药片或光山药片,照米炒法炒至微黄色。每 100kg 山药,用米 12.5kg	本品呈类圆形或不规则形的厚片。表面微黄色。质脆,易碎。略具焦香气,味淡、微酸

【金老谈山药炮制历史】

山药始载于汉代《神农本草经》,列为上品,但在该书中未见记载有炮炙方法。南朝刘宋《雷公炮炙论》中首先提出"蒸"的炮炙方法,唐代《食疗本草》中记载有"熟者和蜜"。以后的医药书籍中又记述有山药各种不同的炮炙方法。综合古代山药炮炙方法,主要有蒸、炒、煮等,有不加辅料的,也有加辅料的,辅料有酒、盐、乳汁、姜汁及醋,下面分别予以介绍。

一、不加辅料炮制

包括蒸、炒,每一种炙法中又有不同的炮炙要求。

1. **蒸法** 如前述,《雷公炮炙论》最早提出"若采得,用铜刀削去上赤皮,洗去涎,蒸用"。其后清代《修事指南》《本草必用》中都有相同记载。

2. **炒法** 明代《景岳全书》中最先提出"炒"。其后一些书中更进一步提到了炒的不同要求,如明代《医宗必读》中提到"炒黄",清代《沈氏女科辑要笺正》中提到"微炒",《吴鞠通医案》中提到"炒焦"。

二、加辅料炮炙

应用的辅料有白矾、酒、姜汁、人乳、醋、盐,其中以姜汁、人乳和酒较为常见。在炙法中有用一种辅料的,也有两种辅料合并使用的。

(一)单一辅料炮制

1. **白矾制** 宋代《证类本草》中首先提到"取粗根,刮去黄皮,以水浸,末白矾少许添水中,经宿取,净洗去涎,焙干"。其后,明代《本草品汇精要》中也有相同记载。

2. **姜汁制**　明代《寿世保元》中首先提出"姜汁炒",其后,明代《医宗必读》、清代《医方集解》《良朋汇集》《时方妙用》等书中都有相同记载。

3. **酒制**　明代《景岳全书》中最先提出"酒炒"。其后,在《审视瑶函》及清代《医方集解》中又提出"酒蒸"。

4. **乳汁制**　明代《外科正宗》中最先提出"切片,用乳拌湿,候润透晒微焙"。其后,在清代《外科大成》《医宗金鉴》《医宗说约》《幼幼集成》中都有相同记载。

5. **土制**　清代《本草害利》中提出"入脾胃土炒"。

6. **醋制**　明代《先醒斋医学广笔记》中提出"醋煮",其后的医药书籍未见醋炙的记载。

(二)两种辅料合并炮炙

合并应用的辅料有葱与盐。最早见于明代《寿世保元》,其中提到"同葱、盐炒黄,去葱、盐不用"。以后的医药书籍中未见辅料合并炮炙的记载。

【金老论山药炮制与临床】

一、临床功效与主治

山药味甘、性平。归脾、胃、肾经。具有补脾益胃,生津益肺,补肾涩精的功效。山药以补肾生精,益肺阴为主,用于肾虚遗精、尿频,肺虚喘咳,阴虚消渴(表106-8)。

表106-8　山药各临床常用炮制规格功效、主治对比

炮制规格	功效	主治
生山药	补脾养胃,生津益肺,补肾涩精	脾虚食少,久泻不止,肺虚喘咳,肾虚遗精,带下,尿频,虚热消渴
麸炒山药	补脾健胃	脾虚食少,泄泻便溏,白带过多
土炒山药	补脾止泻	脾虚久泻,大便泄泻
炒山药	增强健脾止泻作用	同生山药
蜜麸山药	补脾止泻止带	同生山药
酒山药	同生山药	同生山药
米炒山药	同生山药	同生山药

二、临床调剂

1. **用法用量**　15～30g,大剂量可用至60～250g;研末吞服每次6～10g。外用鲜品适量捣敷。

2. **临床使用与禁忌**　本品养阴而兼涩性,能助湿,故湿盛中满或有积滞者不宜单独用。实热邪实者忌用。

3. **贮藏**　各种炮制规格均置通风干燥处,防蛀。

本品临床常用炮制规格与调剂注意事项见表106-9。炒山药、蜜麸炒山药、酒山药、米炒山药临床鲜用,本节未收入。

表 106-9　山药临床常用炮制规格与调剂注意事项

炮制规格	处方名	用法用量	特殊禁忌	特殊贮藏方法
山药 麸炒山药 土炒山药	山药、怀山药、薯蓣 麸炒山药、炒山药 土炒山药、土山药	15～30g，大剂量可用 至 60～250g；研末吞服 每次 6～10g。外用鲜 品适量捣敷	湿盛中满或有积 滞者不宜单独用。 实热邪实者忌用	置通风干燥处，防蛀

神　曲

【来源】

本品为辣蓼、青蒿、赤小豆、苍耳子、杏仁等药加入面粉混合后，经发酵而制成的曲剂。

【炮制规格】

1. 六神曲

《中国药典》2020 年版未收载本炮制规格，常见地方标准制法及性状见表107-1。

表 107-1　六神曲常见地方标准制法及性状要求

来源	制法	性状
《北京市中药饮片炮制规范》2023 年版	（1）取赤小豆加工成粗粉，加水煎煮 2 小时成粥状（约 20kg），发酵 2 天，备用。另取苦杏仁、青蒿、辣蓼、苍耳秧分别粉碎成粗粉，与面粉和赤小豆粥混匀，制成握之成团、掷之即散的软材。置适宜容器内，上盖荷麻叶，保持温度 30～35℃、湿度 70%～80%，发酵 2～4 天，待表面遍生出白霉衣时，取出，除去荷麻叶。搓条，切成 10～15mm 立方块或相当体积圆柱形的段，烘干（70～75℃） 配方：面粉 100kg，苦杏仁 4kg，赤小豆 4kg，辣蓼 2.3kg，青蒿 2.3kg，苍耳秧 2.3kg （2）取赤小豆、苦杏仁粉碎成粗粉，与面粉混匀，加入鲜青蒿、鲜辣蓼、鲜苍耳秧煎液（鲜青蒿、鲜辣蓼、鲜苍耳秧各 7kg，切碎，加入 8 倍量的水煎煮，待煮沸 10 分钟后，滤过，滤液浓缩至约 20kg），搅拌均匀，制成握之成团、掷之即散的软材。装入模内，压实成块，取出；置适宜容器内，另取鲜青蒿与曲块层层相间堆放，保持温度 30～35℃、湿度 70%～80%，发酵 2～3 天（约 60 小时），待表面生出白霉衣时，取出，切成 10～15mm 立方块或相当体积圆柱形的段，烘干（70～75℃） 配方：面粉 100kg，苦杏仁 4kg，赤小豆 4kg，鲜辣蓼 7kg，鲜青蒿 7kg，鲜苍耳秧 7kg	本品为 10～15mm 立方形小块或长 10～15mm 圆柱形的段。表面灰黄色，粗糙，常有裂纹和浅红绿色斑点。断面不平坦，呈颗粒状，可见未被粉碎的褐色残渣及发酵后的空洞。质硬脆，易破碎。有发酵气，味苦

续表

来源	制法	性状
《山东省中药饮片炮制规范》2022年版	取赤小豆、苦杏仁各5kg,磨成粗粉,加入全麦粉100kg,另取鲜青蒿,鲜苍耳草,鲜辣蓼各5kg,切碎,加水适量煮成药液,去渣。再将面粉置锅内,加入药液,揉搓混合制成软材(以握之成团,弹之松散为宜)。装入模内,压实成块,取出,用粗纸和鲜荷包叶包裹,于室内铺一层整棵青蒿,放一层曲块,层层相间堆放,用麻袋盖平,关闭门窗,待发酵至全部生黄衣时,取出,切成小块,晒干	呈立方形小块,表面灰黄色,粗糙。质坚脆,断面粗糙,类白色。气特异,味苦
《天津市中药饮片炮制规范》2022年版	取原药材,除去杂质	为1~1.5cm类方形小块或直径1cm的类球形。黄白色或浅黄棕色,质较硬,有酵香气
《安徽省中药饮片炮制规范》2019年版	取苦杏仁、赤小豆碾碎成粗粉,与面粉混匀,加入鲜青蒿,鲜苍耳草,鲜辣蓼药汁,揉搓成捏之成团、掷之即散的颗粒状软材,置模具中压制成扁平方块,用荷麻叶包严,放入箱内,按"品"字形堆放,上面覆盖鲜青蒿,保持适当温度(30~37℃)和湿度(70%~80%),经4~6天发酵,待药面生出黄白霉衣时取出,切成2.5cm见方块,干燥,即得。每100kg面粉,用苦杏仁、赤小豆各4kg,鲜青蒿、鲜苍耳草、鲜辣蓼各7kg	本品为不规则的小块,表面灰黄色,粗糙。质坚脆,微具发酵香气
《上海市中药饮片炮制规范》2018年版	将鲜辣蓼、鲜苍耳草、鲜青蒿加水适量打汁,再将赤豆煮烂,苦杏仁研成粗粉,与鲜药汁一起加入麸皮、麦粉内,搅匀,压制成1.5~2cm的立方块,摊在竹匾内,用稻草盖之。待发酵,表面生出黄白霉衣后,取出,晒干。每250kg麸皮、100kg麦粉,用鲜辣蓼20kg、鲜苍耳草10kg、鲜青蒿20kg、赤豆10kg、苦杏仁7.5kg。鲜品在无鲜货的季节,可用干品替代,鲜品与干品的折算比例为:辣蓼、苍耳草6∶1,青蒿4∶1。制法中的打汁改为煎汁,其余操作不变	本品呈类立方形块状,边长1.5~2cm。表面棕黑色,具灰黄色或灰褐色菌落的斑纹,粗糙。质坚。断面棕褐色,具焦香气,微苦。气微,味淡
《四川省中药饮片炮制规范》2015年版	苦杏仁、赤小豆碾碎成粗粉,与面粉、麦麸混匀,另取净制的辣蓼、苍耳草、青蒿加水煎煮1小时,滤过滤液浓缩成清膏,趁热与上述药粉拌匀,制成大小适宜的团块,保持适当温度和湿度,使其发酵至表面遍生黄白色或灰白色霉衣,干燥	本品呈方块状、不规则细小块状或粗颗粒状,表面灰白色至微黄色,粗糙,质硬易碎,有陈腐气,味微苦
《浙江省中药炮制规范》2015年版	取麦粉100kg,麸皮100kg,过筛混匀,另取赤豆90kg,苦杏仁90kg,研粉混匀,再取鲜青蒿100kg,鲜苍耳草100kg,鲜辣蓼100kg,捣碎,加水适量,压榨取汁,与上述麦粉、麸皮、赤豆、杏仁混合,搅匀,制成长宽约1.5cm的软块,摊于匾中,将米曲霉孢子(加十倍量面粉稀释)装入纱布袋中,均匀地拍在软块上。置28℃,相对湿度70%~80%的温室里,待其遍布"黄衣"时,取出,干燥	为扁平的方块,表面粗糙,有灰黄色至灰棕色菌落的斑纹。质坚硬,断面粗糙。气特异,味淡

来源	制法	性状
《福建省中药饮片炮制规范》2012 年版	苦杏仁、赤小豆粉碎成粗粉，与面粉、麦麸混匀，另取青蒿、辣蓼、苍耳草加水煎煮一小时滤过，滤液浓缩成清膏，趁热与上述药粉拌匀，保持适当温度和湿度，使其发酵至表面遍生黄白色或灰白色霉衣，取出，打碎，干燥，即得	本品为不规则细小块状或粗颗粒状物，表面灰白色至微黄色，粗糙，质脆易碎，有陈腐气，味微苦
《甘肃省中药炮制规范》2009 年版	取原药材，除去杂质，用时捣碎	呈方形或不规则碎块状。外表灰黄色，粗糙，质脆易碎。断面黄白色，渣状，可见未被粉碎的残渣及发酵后的空洞。有发酵的特异香气，味微苦辛
《陕西省中药饮片标准》第二册（2009 年）	苦杏仁、赤小豆粉碎成粗粉，与面粉混匀，另取青蒿、辣蓼、苍耳草洗净，加水适量煎煮 2 小时，滤过，滤液浓缩成清膏（约为原料量的 25%～30%），温热分次加入上述混合面粉中，搅匀，堆置，保持适当温度和湿度，自然发酵至表面遍生黄白色或灰白色霉衣，制成小方块，低温干燥	本品为不规则方块状。表面灰白色至微黄色，微粗糙。质脆，断面有裂隙。微有陈腐气，味微苦
《江西省中药饮片炮制规范》2008 年版	取鲜辣蓼、鲜苍耳、鲜青蒿各 10kg，切碎，熬取适量药汁，再加入甘草粉、赤豆粉、杏仁末各 6kg 和麦麸 100kg，混合拌匀，用稻草盖住保温，使其发酵一周，至外表长出菌丝，干燥，碾碎，再加面粉 25kg 和适量清水，调匀成稠糊状，用模压成小方块，干燥	本品呈扁平方形。表面土黄色，粗糙，有灰黄色至灰棕色菌落的斑纹。质硬脆，易断，断面不平，类白色。气特异，味淡。无虫蛀
《广西壮族自治区中药饮片炮制规范》2007 年版	捣碎	为灰黄色的碎块，粗糙，质硬脆易碎
《重庆市中药饮片炮制规范》2006 年版	除去杂质	（重庆）为小方块，表面棕褐色，粗糙，有白色和黄白色霉。断面疏泡黄褐色，气清香，味微苦。（四川）为小块，棕褐色，粗糙。质坚脆，气香特异，味淡
《江苏省中药饮片炮制规范》2002 年版	（1）将鲜辣蓼、鲜青蒿、鲜苍耳草切碎，赤豆和杏仁分别打成粗粉，按比例与面粉、麸皮混合，搅拌均匀，加适量水，揉成颗粒状软材，压成块状或条状，用麦秸覆盖，便之发酵，待其表面全部生黄衣，干燥，用时捣碎。每 50kg 面粉，50kg 麸皮，用赤豆、杏仁各 6kg，鲜青蒿、鲜辣蓼、鲜苍耳草各 5kg（2）将鲜辣蓼、鲜青蒿、鲜苍耳草切碎，赤豆和杏仁打成粗粉，按比例与面粉、麸皮混合，加入酵母粉，充分搅拌均匀，加适量水制成颗粒状软材，置密闭的发酵室内，平铺约 15cm 厚，每天定时翻动 2～3 次，经 5～7 天待其全部发酵后，取出，压制成条，切方块，低温干燥。每 50kg 面粉，50kg 麸皮，用赤豆、杏仁各 6kg，鲜辣蓼、鲜青蒿、鲜苍耳草各 5kg，用酵母粉 38g	为立方形小块。表面灰黄色，粗糙。质脆易断。微有香气

来源	制法	性状
《全国中药炮制规范》1988年版	将杏仁和红小豆碾成粉末或将杏仁碾成糊状，红小豆煮烂与面粉混匀，再将鲜青蒿、鲜苍耳草、鲜辣蓼等药料用适量水煎汤（占原料量25%～30%），将汤液陆续加入面粉中，揉搓成粗颗粒状，以手握能成团，掷之即散为准，置木制模型中压成扁平方块，再用粗纸包严，放木箱或席篓内，每块间要留有空隙，一般室温在30～37℃之间，经4～6天即能发酵，待表面生出黄白霉衣时，取出，除去纸或麻叶，切成小方块，干燥。每100kg面粉，用苦杏仁、赤小豆各4kg，鲜青蒿、鲜苍耳草、鲜辣蓼各7kg	为立方形小块。表面灰黄色，粗糙。质脆易断，微有香气
《吉林省中药饮片炮制规范》1986年版	取生苦杏仁、红小豆串成粗末，与面粉拌匀，另取鲜青蒿，鲜茌草，鲜苍耳草，洗净，切成20mm段置锅中，加适量水熬至鲜茌草等烂后，晾凉，过滤，取滤液合面，成散疙瘩状，倒入铺有鲜荷麻的模型中，压成块，拿出。用鲜青蒿铺底盖严发酵，约10～15天，至曲块外呈棕褐色，内、外色一致时，取出晒干。每100kg白面，用苦杏仁、红小豆各10kg，鲜青蒿、鲜茌草、鲜苍耳草各4kg	无具体要求

2. 炒神曲 《中国药典》2020年版未收载本炮制规格，常见地方标准制法及性状见表107-2。

表107-2 炒神曲常见地方标准制法及性状要求

来源	制法	性状
《天津市中药饮片炮制规范》2022年版	取六神曲置热锅内，炒至显火色，取出放凉	形同六神曲，颜色较深
《山东省中药饮片炮制规范》2022年版	取净六神曲，置锅内，文火炒至表面焦黄色，有香气外逸，取出，放凉	形如六神曲，表面焦黄色。质坚脆，有香气
《湖北省中药饮片炮制规范》2018年版	取净六神曲，照清炒法炒至表面焦黄色	本品呈长方块状、不规则细小块状或粗颗粒状。表面焦黄色，粗糙，常有裂纹。断面不平坦，呈颗粒状。质脆易碎。有香气，味微苦
《四川省中药饮片炮制规范》2015年版	取六神曲，照清炒法炒至表面颜色加深，并具焦香气味	表面黄色，有焦香气
《福建省中药饮片炮制规范》2012年版	取六神曲，照清炒法炒至表面微黄色	形如六神曲，表面黄色，偶有焦斑，质坚脆，有香气
《黑龙江中药饮片炮制规范》2012年版	取神曲饮片置锅内，用文火炒至微黄色，取出，摊凉，即得	本品为方形、长方形、圆柱形或不规则形的块，表面黄色，偶有焦斑，质坚脆，有香气，味微苦，嚼之无沙砾感

续表

来源	制法	性状
《湖南省中药饮片炮制规范》2010年版	取苦杏仁、赤小豆粗粉各1kg，酒曲0.7kg研细粉，与面粉25kg，麦麸50kg拌匀，另取鲜青蒿、鲜苍耳草、鲜辣蓼草各5kg，洗净，切段，置锅内加水适量（约100kg）用文火煎熬，待药液煎至50kg左右时，过滤去渣，药液微热时加入上述的混合细粉中，拌匀，置缸内压紧盖严，勿使走气，保持适宜的温度和湿度，使之自然发酵，放置2～3天，至有酒的香气，生出黄白色霉衣时取出，搓散，烘干。用文火炒至老黄色，取出，放凉	为黄色粗粉状。可见片状的麸皮，松散，有焦香气
《陕西省中药饮片标准》第二册（2009年）	取饮片六神曲，照清炒法炒至表面微黄色	本品呈不规则方块状。表面黄色，偶有焦斑，微粗糙。质坚硬，断面有裂隙。微有焦香气，味微苦
《江西省中药饮片炮制规范》2008年版	取六神曲，照清炒法炒至表面焦黄色；或用麦麸或谷糠炒至黄色 每100kg六神曲，用麦麸或谷糠10kg	形如六神曲，表面黄色或焦黄色，具焦斑，气香
《全国中药炮制规范》1988年版	取六神曲置锅内，用文火加热炒至微黄色，取出放凉	形如六神曲，表面黄色，偶有焦斑，质坚脆，有香气
《吉林省中药饮片炮制规范》1986年版	刷净外毛，砸成小块，置锅中，用文火炒至老黄色，取出，晾凉	无具体要求

3. 焦神曲　《中国药典》2020年版未收载本炮制规格，常见地方标准制法及性状见表107-3。

表107-3　焦神曲常见地方标准制法及性状要求

来源	制法	性状
《北京市中药饮片炮制规范》2023年版	取六神曲，置热锅内，用武火炒至表面焦褐色，有焦香气逸出，取出，放凉	本品为立方形小块或圆柱条形的段。表面焦褐色，带焦斑。断面微黄色，粗糙，有焦香气
《天津市中药饮片炮制规范》2022年版	取六神曲，加热炒至外黑褐内深褐色，取出，放凉	形同六神曲，颜色外黑褐内深褐色，有焦香气
《山东省中药饮片炮制规范》2022年版	取净六神曲，置锅内，文火炒至表面焦黄色，有焦香气外逸，取出，放凉	形如六神曲，表面褐色，带焦斑。断面焦黄色，有焦香气
《安徽省中药饮片炮制规范》2019年版	取六神曲，照清炒法，炒至外表呈焦黑色，内里深褐色	形同六神曲，表面焦褐色，断面黄褐色，具焦香气
《浙江省中药炮制规范》2015年版	取六神曲饮片，照清炒法炒至浓烟上冒，表面焦褐色时，取出，摊凉	表面焦褐色，断面棕褐色。气焦香
《四川省中药饮片炮制规范》2015年版	取六神曲，照清炒法炒至表面呈焦褐色，内部颜色加深，并具焦香气味	表面焦黄色，内为微黄色，有焦香气
《甘肃省中药炮制规范》2009年版	先将锅烧热，投入六神曲，中火炒至表面焦褐色，有焦香气时喷洒清水适量，灭尽火星，炒干，出锅，放凉。用时捣碎	形如六神曲，表面呈焦褐色，具焦香气

来源	制法	性状
《陕西省中药饮片标准》第二册（2009年）	取饮片六神曲,照清炒法炒至表面焦黄色	本品呈不规则方块状。表面焦黄色,微粗糙。质坚硬,断面微黄色,有裂隙。有焦香气,味微苦
《江西省中药饮片炮制规范》2008年版	取六神曲,照清炒法用武火炒至表面褐色至焦褐色,断面焦黄色,取出略喷清水,放凉	形如六神曲,表面褐色至焦褐色,断面焦黄色,具焦香气
《广西壮族自治区中药饮片炮制规范》2007年版	取生神曲碎块,用武火炒至表面微焦黑色,内部焦黄色,取出,放凉	形同生神曲,呈微焦黑色,有焦香气
《重庆市中药饮片炮制规范》2006年版	取净六神曲块,照清炒法炒至表面焦黄褐色或焦深棕色,有焦香气逸出,取出,放凉	为焦黄褐色,断面黄褐色,具焦香气
《江苏省中药饮片炮制规范》2002年版	取六神曲块置锅内炒至外呈焦黑色内呈深褐色	形如六神曲,表面焦黑色。有焦香气
《全国中药炮制规范》1988年版	取六神曲置锅内,用文火加热炒至表面焦黄色,有焦香气外逸,取出放凉	形如六神曲,表面焦黄色,内为微黄色,有焦香气
《辽宁省中药炮制规范》1986年版	取六神曲碎块,按大小分别用文火炒至表面呈焦黄色,取出,放凉	焦六曲表面深黄色,有焦斑,质硬易碎

4. 麸炒六神曲　《中国药典》2020年版未收载本炮制规格,常见地方标准制法及性状见表107-4。

表107-4　麸炒神曲常见地方标准制法及性状要求

来源	制法	性状
《北京市中药饮片炮制规范》2023年版	取麸皮,撒入热锅内,待冒烟时,加入六神曲,迅速翻动,用中火炒至微黄色,取出,筛去麸皮,晾凉。每100kg六神曲,用麸皮10kg	本品为立方形小块或圆柱形的段。表面浅棕黄色。质坚脆。有焦香气
《山东省中药饮片炮制规范》2022年版	先将锅用武火加热,均匀撒入麦麸皮,待冒烟时投入净神曲块,极速翻搅,熏炒至表面深黄色时,及时取出,筛去焦麸皮,放凉。每100kg六神曲,用麸皮10kg	形如六神曲,表面深黄色。质坚脆,有麸香气
《安徽省中药饮片炮制规范》2019年版	取六神曲块,照麸炒法,炒至表面焦黄色,具焦香气。每100kg六神曲,用麦麸10kg	形同六神曲,表面焦褐色,断面黄褐色,具焦香气
《四川省中药饮片炮制规范》2015年版	照清炒法炒至表面黄色。每100kg六神曲,用麦麸10kg	表面黄色,偶有焦斑,质坚脆,有麸香气
《福建省中药饮片炮制规范》2012年版	取六神曲,照麸炒法炒至深黄色。每100kg六神曲,用麸皮10kg	形如六神曲,表面深黄色,质坚脆,有麸香气
《甘肃省中药炮制规范》2009年版	取麸皮置锅中,用文火加热,炒至冒烟,倒入六神曲,炒拌至表面呈棕黄色时,出锅,筛去麸皮,放凉,用时捣碎。每净六神曲100kg,用麸皮10kg	形如六神曲,表面呈棕黄色,有麸香气
《广西壮族自治区中药饮片炮制规范》2007年版	取麦麸,撒在热锅内,加热至冒烟时,加入生神曲碎块,炒至黄色,取出筛去麦麸,放凉。或不加麦麸,炒至黄色亦可。每100kg神曲,用麦麸5~10kg	形同生神曲,呈黄色,有香气

续表

来源	制法	性状
《全国中药炮制规范》1988 年版	取麸皮撒入热锅内,待起烟时随即倒入六神曲块,拌炒至深黄色,取出,筛去麸皮,放凉	形如六神曲,表面深黄色,质坚脆,有麸香气
《云南省中药饮片炮制规范》1986 年版	取原药刷去灰屑,用刀切成 2~3 块,每 50kg 用炙麸 4kg,以文武火拌炒,炒至黑褐色,取出,稍漉后,筛去麦麸,即可	方块或长方块,黑褐色

5. **六神曲炭** 《中国药典》2020 年版未收载本炮制规格,常见地方标准制法及性状见表 107-5。

表 107-5 六神曲炭常见地方标准制法及性状要求

来源	制法	性状
《上海市中药饮片炮制规范》2018 年版	取生六神曲,照炒炭法炒至外表焦黑色内部棕褐色	外表面棕黑色,断面棕褐色。质坚

【金老谈神曲炮制历史】

神曲的炮炙方法比较简单,以炒法最常见,介绍如下:

1. **炒法** 宋代《太平圣惠方》中较早提到"微炒黄色"。其后的《博济方》《圣济总录》及元代《卫生宝鉴》中均有相似的记述。宋代《类编朱氏集验医方》中还提到"与半夏共炒黄色,与半夏留神曲"。有关炒法的作用,在一些本草中也有说明,如明代《本草纲目》中提到"神曲治目病,生用能发其生气,熟用能敛其暴气也",《本草正》中提到"神曲,味甘气平,炒黄入药,善助中焦土脏,健脾暖胃……"《药品辨义》中提到"生用力胜,主消米食积滞,痰饮癥结,胸满疟痞,小儿腹坚,皆能奏功,又能回乳。炒研酒服,启微集云,治目疾。生用能发其生气,熟用能敛其逆气"。

2. **熬法** 唐代《千金翼方》中提到"熬",但不多见。

【金老论神曲炮制与临床】

一、临床功效与主治

神曲味甘、辛,性温。归脾胃经。生六神曲健脾开胃,并有发散作用(表 107-6)

表 107-6 神曲各临床常用炮制规格功效、主治对比

炮制规格	功效	主治
六神曲	健脾和胃,消食调中	饮食停滞,胸痞腹胀,呕吐泻痢,小儿腹大坚积
炒神曲	健脾和胃功能增强,发散作用减弱	同六神曲
焦神曲	增强健脾消食功能	食积泄泻
麸炒六神曲	以醒脾和胃为主	食积不化,脘腹胀满,不思饮食,肠鸣泄泻
六神曲炭	同六神曲	同六神曲

二、临床调剂

1. **用法用量** 6～12g。宜炒焦用。

2. **临床使用与禁忌** 脾阴虚、胃火盛者不宜用；能落胎，孕妇宜少食。

3. **贮藏** 各种炮制规格均置通风干燥处，防蛀。

本品临床常用炮制规格与调剂注意事项见表107-7。六神曲炭临床鲜用，本节未收入。

表107-7 神曲临床常用炮制规格与调剂注意事项

炮制规格	处方名	用法用量	特殊禁忌	特殊贮藏方法
六神曲	生六神曲	6～12g	脾阴虚、胃火盛者不宜用	置通风干燥处，防蛀
焦神曲	焦六神曲、神曲、六神曲、焦神曲			
炒神曲	炒神曲			
麸炒神曲	麸炒神曲、麸神曲			

款 冬 花

【来源】

本品为菊科植物款冬 *Tussilago farfara* L. 的干燥花蕾。12月或地冻前当花尚未出土时采挖，除去花梗和泥沙，阴干。

【炮制规格】

1. 款冬花

（1）《中国药典》2020年版标准：除去杂质及残梗。

性状：本品呈长圆棒状。单生或2～3个基部连生，长1～2.5cm，直径0.5～1cm。上端较粗，下端渐细或带有短梗，外面被有多数鱼鳞状苞片。苞片外表面紫红色或淡红色，内表面密被白色絮状茸毛。体轻，撕开后可见白色茸毛。气香，味微苦而辛。

（2）地方标准（表108-1）

表108-1 款冬花常见地方标准制法及性状要求

来源	制法	性状
《上海市中药饮片炮制规范》2018年版	将药材除去杂质及残梗，筛去灰屑	本品呈长圆棒状。单生或2～3个基部连生，长1～2.5cm，直径0.5～1.0cm。上端较粗，下端渐细或带有短梗，外面被有多数鱼鳞状苞片。苞片外表面紫红色或淡红色，内表面密被白色絮状茸毛。体轻，撕开后可见白色茸毛。气香，味微苦而辛
《天津市中药饮片炮制规范》2012年版	除去杂质及残梗	本品呈长圆棒状。单生或2～3个基部连生，长1～2.5cm，直径0.5～1cm。上端较粗，下端渐细或带有短梗，外面被有多数鱼鳞状苞片。苞片外表面紫红色或淡红色，内表面密被白色絮状茸毛。体轻，撕开后可见白色茸毛。气香，味微苦而辛

来源	制法	性状
《新疆维吾尔自治区中药维吾尔药饮片炮制规范》2010年版	除去杂质及残梗，筛去灰屑	本品呈细短棒状花蕾，上端较粗，下端渐细或带有短梗，外面被有多数鱼鳞状苞片。苞片外表面紫红色或淡红色，内表面密被白色絮状茸毛。体轻，撕开后可见白色茸毛。气香，味微苦而辛
《湖南省中药饮片炮制规范》2010年版	取原药材，除去杂质及残梗，筛去灰屑	呈长圆棒状。单生或2~3个基部连生，长1~2.5cm，直径0.5~1cm。上端较粗，下端渐细或带有短梗，外面被有多数鱼鳞状苞片。苞片外表面紫红色或淡红色，内表面密被白色絮状茸毛。体轻，撕开后可见白色茸毛。气香，味微苦而辛
《陕西省中药饮片标准》第一册（2009年）	取药材款冬花，除去杂质、残梗，筛去灰屑	呈长圆棒状。单生或2~3个基部连生，长1~2.5cm，直径0.5~1cm。上端较粗，下端渐细或带有短梗，外面被有多数鱼鳞状苞片。苞片外表面紫红色或淡红色，内表面密被白色絮状茸毛。体轻，质软，撕开后可见白色茸毛。气香，味微苦而辛
《江西省中药饮片炮制规范》2008年版	除去杂质及残梗，筛去灰屑	本品呈长圆棒状。单生或2~3个基部连生，长1~2.5cm，直径0.5~1cm。上端较粗，下端渐细或带有短梗，外面被有多数鱼鳞状苞片。苞片外表面紫红色或淡红色，内表面密被白色絮状茸毛。体轻，撕开后可见白色茸毛。气香，味微苦而辛。无虫蛀、霉变
《北京市中药饮片炮制规范》2008年版	取原药材。除去杂质及残梗。筛去灰屑	本品呈长圆棒状。单生或2~3个基部连生，长1~2.5cm，直径0.5~1cm。上端较粗，下端渐细或带有短梗，外面被有多数鱼鳞状苞片。苞片外表面紫红色或淡红色，内表面密被白色絮状茸毛。体轻，撕开后可见白色茸毛。气香，味微苦而辛
《广西壮族自治区中药饮片炮制规范》2007年版	除去杂质及残梗	呈长圆棒状。单生或2~3个基部连生，长1~2.5cm，直径0.5~1cm。上端较粗，下端渐细或带有短梗，外面被有多数鱼鳞状苞片。苞片外表面紫红色或淡红色，内表面密被白色絮状茸毛。体轻，质软，撕开后可见白色茸毛。气香，味微苦而辛。无杂质，无霉蛀
《重庆市中药饮片炮制规范》2006年版	除去杂质及残梗。筛去灰屑	为长圆棒状。单生或2~3个基部连生，长1~2.5cm，直径0.5~1.0cm。上端较粗，下端渐细或带有短梗，外面被有多数鱼鳞状苞片。苞片外表面紫红色或淡红色，内表面密被白色絮状茸毛。体轻，撕开后可见白色茸毛。气香，味微苦而辛
《浙江省中药炮制规范》2005年版	取原药。除去梗等杂质。筛去灰屑	呈长圆棒状。单生或2~3个基部连生，长1~2.5cm，直径0.5~1.0cm。上端较粗，下端渐细，外面被有多数鱼鳞状苞片。苞片外表面紫红色或淡红色，内表面密被白色絮状绵毛。顶生苞片内藏有多数细小黄色的舌状花或管状花。体轻。气香，味微苦而辛
《安徽省中药饮片炮制规范》2005年版	取原药材。除去枝梗、杂质，筛去灰屑	为长圆棒状。单生或2~3个基部连生，长1~2.5cm，直径0.5~1.0cm。上端较粗，下端渐细或带有短梗，外面被有多数鱼鳞状苞片。苞片外表面紫红色或淡红色，内表面密被白色絮状茸毛。体轻，撕开后可见白色茸毛。气香，味微苦而辛

来源	制法	性状
《河南省中药饮片炮制规范》2005 年版	去除杂质及残梗	呈长圆棒状。单生或 2～3 个基部连生，长 1～2.5cm，直径 0.5～1.0cm。上端较粗，下端渐细或带有短梗，外面被有多数鱼鳞状苞片。苞片外表面紫红色或淡红色，内表面密被白色絮状茸毛。体轻，撕开后可见白色茸毛。气香，味微苦而辛
《贵州省中药饮片炮制规范》2005 年版	取原药材，除去杂质及残梗	呈长圆棒状。单生或 2～3 个基部连生，长 1～2.5cm，直径 0.5～1.0cm。上端较粗，下端渐细或带有短梗，外面被有多数鱼鳞状苞片。苞片外表面紫红色或淡红色，内表面密被白色絮状茸毛。体轻。气香，味微苦而辛
《四川省中药饮片炮制规范》2002 年版	除去残梗，筛去灰屑	本品呈长圆棒状，紫红色或淡红色，外面被有多数鱼鳞状苞片
《江苏省中药饮片炮制规范》2002 年版	取原药材，除去杂质及残梗，筛去灰屑	为长圆棒形，单生或 2～3 个基部连生，长 1～2.5cm，直径 0.5～1cm。上端较粗，下端渐细，外面被有多数鱼鳞状苞片，苞片外表面紫红色或淡红色，内表面密被白色絮状茸毛。气香，味微苦而辛
《福建中药饮片炮制规范》1998 年版	除去杂质	呈长圆棒状，单一或 2～3 个基部并生，俗称"连三朵"，长约 1～3cm，直径 0.5～0.8cm。上端较粗，下端渐细或带有短柄。花蕾外面被有多数鱼鳞状苞片。苞片外表面紫红色或淡红色，内表面密被白色絮状茸毛。体轻，气清香，味微苦而辛
《山东省中药炮制规范》1990 年版	去净杂质，残梗及沙土，筛去灰屑	呈长圆棒状。长 10～20mm，直径 5～10mm，单生或 2～3 个基部连生。上端较粗，下端渐细或带有短梗，外面被多数鱼鳞状苞片。苞片外表面紫红色或淡红色，内表面密被白色絮状茸毛。体轻，气香，味微苦而辛
《吉林省中药饮片炮制规范》1986 年版	除去杂质，筛去灰屑	无具体要求
《辽宁省中药炮制规范》1986 年版	除去杂质及残梗	色紫红，开花者不得供药用
《云南省中药饮片炮制规范》1986 年版	取原药材，拣净杂质，筛去灰屑即可	为紫棕色或黄棕色的花蕾，长约 1～2.5cm，常见 2～4 朵并生，气清香
《广东省中药饮片炮制规范》1984 年版	除去杂质，筛去灰屑	呈长圆棒状。单生或 2～3 个基部连生，长 1～2.5cm，直径 0.5～1cm。上端较粗，下端渐细或带有短梗，外面被有多数鱼鳞状苞片。苞片外表面紫红色或淡红色，内表面密被白色絮状茸毛。体轻，质软，撕开后可见白色茸毛。气香，味微苦而辛。以朵大，色紫红，花梗短者为佳
《甘肃省中药饮片炮制规范》1980 年版	除去杂质和梗，筛去泥土	无具体要求
《湖北省中草药炮制规范》1979 年版	拣净杂质，筛去灰土	无具体要求

2. 蜜款冬花

（1）《中国药典》2020 年版标准：取净款冬花，照蜜炙法（通则 0213）用蜜水炒至不粘手。

性状：本品形如款冬花，表面棕黄色或棕褐色，稍带黏性。具蜜香气，味微甜。

（2）地方标准（表108-2）

表108-2　蜜款冬花常见地方标准制法及性状要求

来源	制法	性状
《上海市中药饮片炮制规范》2018年版	取生款冬花，照蜜炙法用炼蜜炒至不粘手。每100kg款冬花，用炼蜜38kg	黄棕色至红棕色，滋润，有蜜糖香气，味微甜
《天津市中药饮片炮制规范》2012年版	取款冬花置锅内加热，淋入炼蜜翻动均匀，炒至不粘手显火色时，取出放凉。每款冬花100kg，用炼蜜25kg	本品形如款冬花，表面棕黄色或棕褐色，稍带黏性。具蜜香气，味微甜
《新疆维吾尔自治区中药维吾尔药饮片炮制规范》2010年版	取炼蜜加适量开水稀释后，淋入净款冬花中拌匀，闷润，置锅内，用文火炒至微黄色，不粘手时，取出晾凉。每100kg款冬花，用炼蜜25kg	形如款冬花，表面棕黄色，具光泽，略有黏性，味微甜
《湖南省中药饮片炮制规范》2010年版	取净款冬花，照蜜炙法，用蜜水炒至不粘手。每100kg款冬花，用蜂蜜25kg	形如款冬花，表面棕黄色，有焦斑，具光泽，略带黏性，味甜
《陕西省中药饮片标准》第一册（2009年）	取饮片款冬花，照蜜炙法炒至不粘手	呈长圆棒状。单生或2～3个基部连生，长1～2.5cm，直径0.5～1cm。上端较粗，下端渐细或带有短梗，外面被有多数鱼鳞状苞片。苞片外表面棕黄色，有焦斑，吸附少量熟蜜，具光泽，略带黏性，内表面密被白色絮状茸毛。体轻，质软，撕开后可见白色茸毛。有蜜香气，味甜、微苦而辛
《江西省中药饮片炮制规范》2008年版	取净款冬花，照蜜炙法用文火炒至微黄色，不粘手为度	形如款冬花，表面黄棕色，多破碎，具蜜香气，味甜
《北京市中药饮片炮制规范》2008年版	取炼蜜，加适量沸水稀释，淋入净款冬花中，拌匀，闷润2～4小时，置热锅内，用文火炒至不粘手时，取出，晾凉。每100kg款冬花，用炼蜜25kg	本品呈长圆棒状，表面棕黄色，被有多数鱼鳞状苞片，略具光泽，略带黏性，味微甜
《广西壮族自治区中药饮片炮制规范》2007年版	取炼蜜与适量开水化开，与生款冬花拌匀，稍闷，置锅内用文火炒至不粘手，取出，放凉。每100kg款冬花，用炼蜜40kg	形同生款冬花，表面呈棕黄色具光泽，略有焦斑，有黏性，味甜
《重庆市中药饮片炮制规范》2006年版	取净款冬花，照蜜炙法用炼蜜炒至不粘手	表面褐黄色或棕黄色，略有焦斑，具光泽，略带黏性，味微甜
《浙江省中药炮制规范》2005年版	取款冬花，与炼蜜拌匀，稍闷，炒至不粘手时，取出，摊凉。每100kg款冬花，用炼蜜25kg	表面棕黄色，有焦斑，略具光泽，滋润，味微甘
《河南省中药饮片炮制规范》2005年版	取净款冬花，照蜜炙法炒至不粘手	形如款冬花，黄棕色，多破碎，具蜜香气，味甜
《安徽省中药饮片炮制规范》2005年版	取净款冬花，照蜜炙法，炒至不粘手。每100kg款冬花，用炼蜜25kg	形同款冬花，表面棕黄色，有焦斑，略具光泽，略带黏性，微甜

续表

来源	制法	性状
《贵州省中药饮片炮制规范》2005年版	取净款冬花,照蜜炙法炒至不粘手	形同款冬花,表面棕黄色,具光泽,微甜
《江苏省中药饮片炮制规范》2002年版	取炼蜜用适量开水稀释后,加入款冬花中,拌匀,闷透,用文火炒至不粘手,取出,放凉。每100kg款冬花,用炼蜜25kg	形同款冬花,表面棕黄色有焦斑,具光泽,略带黏性,味甜
《四川省中药饮片炮制规范》2002年版	取净款冬花,照蜜炙法炒至不粘手。每100kg款冬花,用炼蜜25kg	蜜炙后褐黄色,不粘手
《福建中药饮片炮制规范》1998年版	取净款冬花,照蜜炙法炒至不粘手	形如款冬花。色棕黄,返潮发黏
《山东省中药炮制规范》1990年版	将炼蜜用适量开水稀释后,加入净款冬花中,拌匀,闷透,置热锅内,用文火炒至表面棕黄色,不粘手为度,取出,摊凉,凉后及时收藏。每100kg款冬花,用炼蜜25kg	形如款冬花,表面棕黄色,具光泽,味微甜
《吉林省中药饮片炮制规范》1986年版	取炼蜜,用开水化开,喷淋于款冬花内,拌匀,稍闷,用文火炒至颜色加深,不粘手时,取出,晾干。每100kg款冬花,用炼蜜30kg	无具体要求
《辽宁省中药炮制规范》1986年版	取净款冬花,以开水适量及炼蜜的蜜液拌匀,闷透,稍晾,用文火炒至不粘手为度,取出,放凉。每100kg款冬花,用炼蜜25kg	蜜炙无糊焦,开花者不得供药用
《云南省中药饮片炮制规范》1986年版	取净冬花,先将蜂蜜置锅内用文火熔化后,倒入冬花,炒至呈棕褐色,不粘手为度,取出晾冷,即可。每50kg款冬花加蜂蜜15~20kg	蜜炙者棕褐色,不粘手
《广东省中药饮片炮制规范》1984年版	取净款冬花,加入少量用开水稀释过的炼蜜,拌匀,闷润,用文火炒至微黄,不粘手时取出,放凉。每100kg款冬花,用炼蜜20kg	蜜炙后呈微黄或褐黄色,气香浓
《甘肃省中药饮片炮制规范》1980年版	取蜂蜜用文火炼沸,取净款冬花倒入,拌匀,待炒成黄色时,出锅,摊开,晾凉。每款冬花100kg,用蜂蜜25kg	无具体要求
《湖北省中草药炮制规范》1979年版	取炼蜜,置洁净锅内,加水少许,以文火加热至沸,投入净冬花,不断翻动,炒至褐黄色,冷后疏散不粘连,取出,稍冷后装缸内,闭盖	无具体要求

　　3. 炒款冬花　《中国药典》2020年版未收载本炮制规格,常见地方标准制法及性状见表108-3。

表 108-3　炒款冬花常见地方标准制法及性状要求

来源	制法	性状
《上海市中药饮片炮制规范》2018年版	将生款冬花,照清炒法清炒至微具焦斑,筛去灰屑	棕黄色至紫棕色,有的具焦斑,具焦香气

【金老谈款冬花炮制历史】

款冬花始载于汉代《神农本草经》,宋代《博济方》较早地提到"去尘,炒"。古代,款冬花的炮炙方法比较简单,主要有炒、甘草水炙及蜜炙,介绍如下。

一、不加辅料炮制

炒法　除《博济方》中提到外,《圣济总录》中也提到"微炒",明代《奇效良方》提到"炒"。

二、加辅料炮炙

1. **甘草水制**　南朝刘宋《雷公炮炙论》中较早地提到"以甘草水浸一宿,却取款冬花叶相伴裹一夜,临用时即(晒)干去叶用",明代《本草蒙筌》提到"去向外裹花零壳,甘草汤浸一宿,待干,揉碎,才煎",明代《医学入门》提到"去枝土,甘草水浸一宿,阴干",清代《本草汇》提到"甘草水浸一宿",《本草从新》提到"拣净花,甘草水浸一宿,曝用",《得配本草》提到"甘草水浸一宿,日干用,蜜水拌更润"。

2. **蜜制**　明代《本草通玄》提到"蜜水拌微火炒"。

【金老论款冬花炮制与临床】

一、临床功效与主治

本品味辛、微苦,性温。归肺经。具有润肺下气,止咳化痰的功效。生品长于散寒止咳,多用于肺虚久咳或阴虚燥咳。蜜炙后药性温润,能增强润肺止咳的功效,多用于肺虚久咳或阴虚燥咳(表108-4)。

表 108-4　款冬花各临床常用炮制规格功效、主治对比

炮制规格	功效	主治
款冬花	润肺下气,止咳化痰	用于新久咳嗽,喘咳痰多,劳嗽咯血
蜜款冬花	增强润肺止咳作用	久咳劳嗽,肺燥咯血,喘咳痰多

二、临床调剂

1. **用法用量**　5～10g。
2. **临床使用与禁忌**　辛温之品,易散气助热,咯血或肺痈咳吐脓血者慎用。
3. **贮藏**　各种炮制规格均置干燥处,防潮,防蛀。蜜款冬花密闭置阴凉干燥处。

本品临床常用炮制规格与调剂注意事项见表108-5。炒款冬花临床鲜见,本节未收入。

表 108-5　款冬花临床常用炮制规格与调剂注意事项

炮制规格	处方名	用法用量	特殊禁忌	特殊贮藏方式
款冬花	款冬花、冬花、九九花、连三朵	5～10g	咯血或肺痈咳吐脓血者慎用	置干燥处,防潮,防蛀。蜜款冬花密闭置阴凉干燥处
蜜款冬花	蜜款冬花、炙冬花			

枇 杷 叶

【来源】

本品为蔷薇科植物枇杷 *Eriobotrya japonica*（Thunb.）Lindl. 的干燥叶。全年均可采收,晒至七、八成干时,扎成小把,再晒干。

【炮制规格】

1. 枇杷叶

（1）《中国药典》2020 年版标准:除去绒毛,用水喷润,切丝,干燥。

性状:本品呈丝条状。表面灰绿色、黄棕色或红棕色,较光滑,下表面可见绒毛,主脉突出。革质而脆。气微,味微苦。

（2）地方标准（表 109-1）

表 109-1　枇杷叶常见地方标准制法及性状要求

来源	制法	性状
《上海市中药饮片炮制规范》2018 年版	将药材除去枯叶、枝梗、绒毛等杂质,喷潮,润软,切丝,干燥,筛去灰屑	本品呈丝条状。完整叶呈长圆形或倒卵形,长12～30cm,宽 4～9cm,先端尖,基部楔形,边缘有疏锯齿,近基部全缘。上表面灰绿色、黄棕色或红棕色,较光滑;下表面主脉显著突起,侧脉羽状,有绒毛残留;叶柄极短,亦可见绒毛残留。革质而脆。气微,味微苦
《天津市中药饮片炮制规范》2012 年版	除去绒毛,用水喷润,切丝,干燥	本品呈丝条状。表面灰绿色、黄棕色或红棕色,较光滑,下表面可见绒毛,主脉突出。革质而脆。气微,味微苦
《陕西省中药饮片标准》第一册（2009 年）	取药材枇杷叶,除去绒毛。用水喷润,切丝,干燥	本品呈丝条状,宽 5～10mm。叶缘多有疏锯齿。上表面黄棕色或红棕色,较光滑;下表面残存黄褐色绒毛,主脉于下表面显著突起,侧脉羽状;叶柄极短。革质而脆,易折断。气微,味微苦
《江西省中药饮片炮制规范》2008 年版	除去绒毛,用水喷润,切丝,干燥	本品呈丝条状。上表面灰绿色、黄棕色或红棕色,较光滑,下表面主脉显著突起,密被黄色绒毛。革质而脆,易折断。气微,味微苦
《北京市中药饮片炮制规范》2008 年版	取原药材,除去杂质及梗,刷净背面绒毛,洗净或喷淋清水,闷润 2～4 小时,切宽丝,干燥,筛去碎屑	呈丝条状。上表面黄棕色或红棕色,较光滑,下表面残存少量黄色绒毛。革质而脆

续表

来源	制法	性状
《重庆市中药饮片炮制规范》2006 年版	除去杂质及枝梗,刷净绒毛,用水喷润,切丝,干燥	为不规则丝条状,叶宽约 5mm。上表面灰绿色、黄棕色或红棕色,较光滑,下表面密被黄色绒毛,主脉于下表面显著突起,侧脉羽状。革质而脆,易折断。气微,味微苦
《广西壮族自治区中药饮片炮制规范》2007 年版	除去绒毛,用水喷润,切丝,干燥,筛去灰屑	为黄棕色、红棕色丝片状,主脉于叶片下表面明显凸起,侧脉羽状,革质而脆,易折断。气微,味微苦
《安徽省中药饮片炮制规范》2005 年版	取原药材,除去绒毛,用水喷润,切丝,干燥,筛去碎屑	为不规则丝条状,宽约 5mm。上表面灰绿色、黄棕色或红棕色,较光滑,下表面被黄色绒毛,主脉显著突出。革质而脆。无臭,味微苦
《浙江省中药炮制规范》2005 年版	取原药,除去绒毛等杂质,洗净,切丝,干燥	呈长短不一的丝条状,革质。上表面灰绿色、黄棕色或红棕色,较光滑,主脉下凹,下表面主脉隆起,常残留少量绒毛。质脆,气微,味微苦
《贵州省中药饮片炮制规范》2005 年版	取原药材,除去杂质及叶柄,刷去绒毛,喷水润软,切丝,干燥	呈丝条状,长约 3～5cm。上表面灰绿色、黄棕色或红棕色,较光滑,下表面偶有残留黄色绒毛,主脉明显突起。革质而脆。气微,味微苦
《河南省中药饮片炮制规范》2005 年版	除去绒毛,用水喷润,切丝,干燥	呈丝条状。上表面灰绿色、黄棕色或红棕色,较光滑,下表面密被黄色绒毛。革质而脆。气微,味微苦
《四川省中药饮片炮制规范》2002 年版	除去杂质,淋润,切丝。干燥,筛去灰屑及绒毛	本品呈丝状,棕黄色,叶脉明显,革质
《江苏省中药饮片炮制规范》2002 年版	取原药材,除去杂质及绒毛,抢水洗净,喷淋清水,润软,切丝,干燥,筛去灰屑	呈丝条状。灰绿色,黄棕色或红棕色。革质而脆。气微,味微苦
《湖南省中药材炮制规范》1999 年版	刷去绒毛,抢水洗净,捞出,沥干余水,切 0.5～1mm 丝片,晒干或烘干,筛去灰屑即得	无具体要求
《福建中药饮片炮制规范》1998 年版	除去绒毛,用水喷润,切丝,干燥,或扎只,切中段	呈丝片状或卷筒段状,丝宽 5～10mm,段长 10～20mm。上表面灰绿色、红棕色或黄棕色,有光泽,主脉突起革质,易碎。无臭,味微苦
《山东省中药炮制规范》1990 年版	去净杂质及梗枝,刷净绒毛,喷淋清水,润软,切丝,干燥	呈长短不一的丝状,宽约 5mm,上表面灰绿色、黄棕色或红棕色,较光滑,下表面无绒毛主脉显著突起。革质而脆。无臭,味微苦
《吉林省中药饮片炮制规范》1986 年版	除去杂质,剪去叶柄,刷去背面绒毛,喷淋清水,稍润,切 3mm 丝,晒干	无具体要求
《辽宁省中药炮制规范》1986 年版	除去杂质及绒毛,洗净,润透,切丝,干燥,筛去灰屑	丝宽 5～10mm
《云南省中药饮片炮制规范》1986 年版	取原药刷净绒毛,铡成宽约 1～1.7cm 的横条片,即可	横条片,宽不超过 2cm。无绒毛,黄绿色或灰绿色

来源	制法	性状
《甘肃省中药饮片炮制规范》1980年版	除去杂质,刷去背面绒毛,洗净泥土,润透,切丝,晾干	无具体要求
《湖北省中草药炮制规范》1979年版	洗净,去柄,切丝,晒干,筛去灰屑	无具体要求
《广东省中药材饮片加工炮炙手册》1977年版	取原药材,刷净背面毛绒,洗净,切2分宽丝状片,晒干	无具体要求

2. 蜜枇杷叶

（1）《中国药典》2020年版标准：取枇杷叶丝,照蜜炙法（通则0213）炒至不粘手。

每100kg枇杷叶丝,用炼蜜20kg。

性状：本品形如枇杷叶丝,表面黄棕色或红棕色,微显光泽,略带黏性。具蜜香气,味微甜。

（2）地方标准（表109-2）

表109-2　蜜枇杷叶常见地方标准制法及性状要求

来源	制法	性状
《上海市中药饮片炮制规范》2018年版	将枇杷叶照蜜炙法用炼蜜拌炒,至蜜汁吸尽,不粘手。每枇杷叶100kg,用炼蜜40kg	黄棕色,稍滋润,有蜜糖香气,味微甜后微苦
《天津市中药饮片炮制规范》2012年版	取枇杷叶置炒锅内加热,逐渐淋入蜜,炒至蜜不粘手为度,取出,放凉。每净枇杷叶100kg,用蜂蜜20kg	本品形如枇杷叶丝,表面黄棕色或红棕色,微显光泽,略带黏性。具蜜香气,味微甜
《陕西省中药饮片标准》第一册（2009年）	取饮片枇杷叶,照蜜炙法炒至不粘手。每100kg枇杷叶,用炼蜜20kg	本品呈丝条状,宽5～10mm。叶缘多有疏锯齿。表面棕黄色,有黏性,微具光泽;上表面较光滑,下表面有残存绒毛,主脉于下表面显著突起,侧脉羽状;叶柄极短。革质而脆,易折断。具蜜香气,味甜、微苦
《江西省中药饮片炮制规范》2008年版	（1）取枇杷叶丝,照蜜炙法炒至不粘手。每100kg枇杷叶丝,用炼蜜20kg （2）取枇杷叶丝,用蜜加适量开水稀释,拌匀,闷润,用文火炒至不粘手为度	形如枇杷叶,表面显老黄色,微显光泽,略带黏性,味微甜
《北京市中药饮片炮制规范》2008年版	取炼蜜,加适量沸水稀释,淋入枇杷叶丝中拌匀,闷润2～4小时,置热锅内,用文火炒至不粘手时,取出,晾凉。每100kg枇杷叶丝,用炼蜜25kg	本品呈丝条状。表面黄棕色或红棕色,微显光泽,略带黏性。味微甜

续表

来源	制法	性状
《广西壮族自治区中药饮片炮制规范》2007年版	取生枇杷叶丝，加蜜水拌匀，稍润，用文火炒至不粘手，取出，放凉。每100kg枇杷叶丝用炼蜜20kg	形同生枇杷叶，表面深黄棕色，略有光泽，滋润不粘手，味微甜
《重庆市中药饮片炮制规范》2006年版	取净枇杷叶丝，照蜜炙法炒至不粘手。每100kg枇杷叶，用炼蜜20kg	表面为深棕黄色，微显光泽，略带黏性。味微甜
《浙江省中药炮制规范》2005年版	取枇杷叶，与炼蜜拌匀，稍闷，炒至不粘手时，取出，摊凉。每枇杷叶100kg，用炼蜜20kg	表面棕黄色，滋润，微带黏性。味微甜
《河南省中药饮片炮制规范》2005年版	取枇杷叶丝，照蜜炙法炒至不粘手。每100kg枇杷叶丝，用炼蜜20kg	形如枇杷叶，表面呈老黄色，微显光泽，略带黏性，味微甜
《安徽省中药饮片炮制规范》2005年版	取净枇杷叶丝，照蜜炙法，炒至不粘手	形同枇杷叶，表面呈老黄色，微显光泽，略带黏性，味微甜
《贵州省中药饮片炮制规范》2005年版	取净枇杷叶丝，照蜜炙法用文火炒至黄色。略粘手时，取出，烘干。每100kg净枇杷叶丝，用炼蜜20kg	形同枇杷叶，黄棕色微显滋润光泽，略带黏性。有蜜香气。味微甜而后微苦
《四川省中药饮片炮制规范》2002年版	取净枇杷叶丝，照蜜炙法炒至不粘手。每枇杷叶丝100kg，用炼蜜30kg	蜜炙后为深棕黄色，偶有焦斑
《江苏省中药饮片炮制规范》2002年版	取炼蜜，用适量开水稀释后，加入枇杷叶丝拌匀，闷透，置锅内，用文火炒至不粘手时，取出放凉。每100kg枇杷叶，用炼蜜20kg	形同枇杷叶丝，表面显老黄色，微显光泽，略带黏性，味微甜
《湖南省中药材炮制规范》1999年版	取蜂蜜置锅内，待沸腾后，倒入枇杷叶丝，用文火炒至不粘手为度，取出，放凉即得。每枇杷叶100kg，用蜂蜜40~50kg	无具体要求
《福建中药饮片炮制规范》1998年版	取枇杷叶丝，照蜜炙法炒至不粘手	形如枇杷叶丝，色黄褐，回潮发黏。气微，味甘
《山东省中药炮制规范》1990年版	先将炼蜜用适量开水稀释后，加入枇杷叶丝中拌匀，闷润，置热锅内，用文火炒至老黄色，不粘手时，取出，摊凉。凉透后及时收藏。每100kg枇杷叶丝，用炼蜜20kg	形同枇杷叶丝，表面呈老黄色，微显光泽，略带黏性，味微甜
《吉林省中药饮片炮制规范》1986年版	取炼蜜，用适量开水化开，喷淋于枇杷叶丝内，拌匀。闷润后，置锅中，用文火炒至颜色加深，不粘手时，取出，晾凉。每100kg枇杷叶丝，用炼蜜25kg	无具体要求
《辽宁省中药炮制规范》1986年版	取杷叶丝，以开水适量及炼蜜制成的蜜液拌匀，闷润，稍晾，用文火炒至不粘手为度，取出，放凉。每100kg杷叶丝，用炼蜜25kg	蜜杷叶不焦

续表

来源	制法	性状
《云南省中药饮片炮制规范》1986年版	取刷净绒毛的生片，蜜放入热锅内熔化起泡时，投入枇杷叶，不停拌炒至黄棕色，有蜜香气，不粘手，取出放冷，即可。每50kg用蜜15～20kg	呈黄棕色或红棕色，不粘手，不得焦
《甘肃省中药饮片炮制规范》1980年版	取蜂蜜用文火炼沸，兑水适量，将净枇杷叶丝倒入，拌匀，炒成黄色时，出锅，摊开，晾凉。每枇杷叶100kg，用蜂蜜25kg	无具体要求
《湖北省中草药炮制规范》1979年版	取炼蜜，置洁净锅内，加水少许，以文火加热至沸，投入净枇杷叶丝，不断翻动，炒至蜜吸尽，疏散不粘连，取出，稍冷后装缸内。每枇杷叶丝1斤（500g），用炼蜜4两（125g）	无具体要求
《广东省中药材饮片加工炮炙手册》1977年版	取枇杷叶丝片置盆中，加入蜜糖，拌匀，闷润，倒入锅中，以文火炒至不粘手，有蜜糖焦香气时取出，放凉。每100斤枇杷叶用蜜糖25斤，加适量开水稀释	无具体要求

3. 鲜枇杷叶　《中国药典》2020年版未收载本炮制规格，常见地方标准制法及性状见表109-3。

表109-3　鲜枇杷叶常见地方标准制法及性状要求

来源	制法	性状
《北京市中药饮片炮制规范》2008年版	取鲜枇杷叶，刷净背面绒毛，洗净，用时剪成丝	呈长圆形或倒卵形，先端尖，基部楔形，边缘有疏锯齿，近基部全缘。上表面灰绿色，较光滑；下表面密被黄色绒毛，主脉于下表面显著突起，侧脉羽状。革质。气微，味微苦
《甘肃省中药饮片炮制规范》1980年版	刷去背面毛，洗净，配方时剪碎	无具体要求

4. 炒枇杷叶　《中国药典》2020年版未收载本炮制规格，常见地方标准制法及性状见表109-4。

表109-4　炒枇杷叶常见地方标准制法及性状要求

来源	制法	性状
《上海市中药饮片炮制规范》2018年版	将枇杷叶照清炒法炒至微具焦斑，筛去灰屑	黄棕色，有的具焦斑，具焦香气

【金老谈枇杷叶炮制历史】

一、不加辅料炮制

有炙、焙两种。

1. **炙法** 晋代《肘后备急方》首先提出。以后提出的有：唐代《新修本草》，宋代《伤寒总病论》《证类本草》《普济本事方》《小儿卫生总微论方》，明代《普济方》《秘传证治要诀及类方》《奇效良方》《本草纲目》《证治准绳》《医宗粹言》，清代《温热暑疫全书》《食物本草汇纂》《修事指南》《本草经解要》《幼幼集成》《成方切用》《温病条辨》等。还有一些并提出了具体要求，如宋代《太平惠民和剂局方》云："微炙。"宋代《太平圣惠方》《小儿卫生总微论方》，明代《普济方》均云："炙微黄。"宋代《博济方》、明代《景岳全书》均云："炙去毛。"

2. **焙法** 宋代《普济本事方》首先提出，后宋代《济生方》云："焙干。"

二、加辅料炮制

单一辅料炮制

辅料有蜜、姜、酥、枣汁。

1. **蜜制** 主要是蜜炙（包括蜜水炙、蜜涂炙、蜜水涂炙、蜂蜜涂炙、涂蜜慢火炙等）。首先提出的是宋代《圣济总录》，以后沿用此法者有：宋代《小儿卫生总微论方》，明代《本草纲目》《本草原始》《炮炙大法》《先醒斋医学广笔记》《医宗必读》《本草通玄》《本草乘雅半偈》，清代《握灵本草》《本草汇》《医门法律》《医宗说约》《本草述》《本草述钩元》《医方集解》《本草备要》《药品辨义》《食物本草汇纂》《本经逢原》《修事指南》《本草必用》《医宗金鉴》《幼幼集成》《玉楸药解》《本草从新》《得配本草》《成方切用》《本草求真》《吴鞠通医案》《本草辑要》《时方妙用》《本草分经》《校注医醇賸义》《本草汇纂》《时病论》《医家四要》等。

此外，明代《滇南本草》云："著蜜抹匀火烘。"

在以上众多记载蜜炙者中宋代《小儿卫生总微论方》首先提出了具体要求为"涂蜜炙焦黄色"。此后，相继提出"炙黄"者还有：清代《幼幼集成》《本草从新》《成方切用》《本草汇纂》。

关于蜜炙的目的，不少书中提出为"治肺"（或云"理肺"）。

2. **姜汁制** 主要是"姜汁炙"（还包括生姜自燃汁，炙、姜水涂炙、生姜汁涂炙、姜汁涂炙、涂姜汁炙、生姜汁浸炙、姜汁拌炒等）。首先是宋代《圣济总录》提出"姜汁炙"。以后沿用此法者有：宋代《太平惠民和剂局方》《小儿卫生总微论方》《三因极一病证方论》《类编朱氏集验医方》《疮疡经验全书》，明代《普济方》《奇效良方》《本草蒙筌》《本草纲目》《本草原始》《证治准绳》《景岳全书》《炮炙大法》《医宗必读》《本草通玄》《本草乘雅半偈》，清代《握灵本草》《本草汇》《本草述》《本草述钩元》《本草备要》《药品辨义》《食物本草汇纂》《修事指南》《本草必用》《本草从新》《得配本草》《本草求真》《本草辑要》《本草分经》《本草汇纂》《医家四要》等。

此外，明代《医宗粹言》云："姜汤洗"。

在以上众多记载姜汁炙者中，宋代《太平惠民和剂局方》首先提出了具体要求为"炙令香熟"，继之，宋代《小儿卫生总微论方》亦如此云。以后，宋代《类编朱氏集验医方》云"炙熟",宋代《普济方》云"炙热",明代《证治准绳》云"炙香"。提出"炙黄"者,最早为明代《奇效良方》,以后持此法者有明代《本草蒙筌》,云:"姜汁浸炙微黄。"以及清代《本草从新》《本草汇纂》等。

关于姜炙的目的,不少书中提出为"治胃"(或云:"调胃")。

3. **酥制** 即酥炙(包括涂酥炙、酥涂炙)。首先提出此法者为《雷公炮炙论》,以后沿用此法者有:明代《本草品汇精要》《医学入门》《本草纲目》《医宗粹言》《炮炙大法》《本草乘雅半偈》,清代《本草汇》《食物本草汇纂》《修事指南》等。

其中,有些还提出了具体要求(包括用量、操作、炙的程度等),如《雷公炮炙论》,明代《本草品汇精要》《炮炙大法》皆云"每一两,以酥一分炙之,酥尽为度";明代《本草纲目》《本草乘雅半偈》,清代《食物本草汇纂》《修事指南》则皆云"每一两,以(用)酥二钱半涂上,炙"。

4. **枣汁制** 宋代《圣济总录》云"涂枣汁炙香熟"。

【金老论枇杷叶炮制与临床】

一、临床功效与主治

本品味苦,性微寒。归肺、胃经。具有清肺止咳,降逆止呕的功效。生品长于清肺止咳,降逆止呕。多用于肺热咳嗽,胃热呕哕或口渴。蜜炙能增强润肺止咳的作用(表109-5)。

表109-5 枇杷叶各临床常用炮制规格功效、主治对比

炮制规格	功效	主治
枇杷叶	清肺止咳,降逆止呕	肺热咳嗽,气逆喘急,胃热呕逆,烦热口渴
蜜枇杷叶	润肺止咳	肺燥或肺阴不足,咳嗽痰稠

二、临床调剂

1. **用法用量** 6~9g,包煎。

2. **临床使用与禁忌**

(1)枇杷叶背面绒毛甚多,应刷去毛用,以免入汤刺喉作痒。或用布包煎。

(2)本品清泄苦降,凡寒嗽及胃寒作呕者不宜用。

3. **贮藏** 各种炮制规格均置干燥处。蜜枇杷叶密闭,防霉,防蛀。

本品临床常用炮制规格与调剂注意事项见表109-6。炒枇杷叶和鲜枇杷叶临床鲜见,本节未收入。

表109-6 枇杷叶临床常用炮制规格与调剂注意事项

炮制规格	处方名	用法用量	特殊禁忌	特殊贮藏方法
枇杷叶	枇杷叶,杷叶	6~9g,包煎	寒嗽及胃寒作呕者不宜用	置干燥处。蜜枇杷叶密闭,防霉,防蛀
蜜枇杷叶	蜜枇杷叶,蜜炙枇杷叶			

酸　枣　仁

【来源】

本品为鼠李科植物酸枣 *Ziziphus jujuba* Mill. var. *spinosa*（Bunge）Hu ex H.F. Chou 的干燥成熟种子。秋末冬初采收成熟果实，除去果肉和核壳，收集种子，晒干。

【炮制规格】

1. 酸枣仁

（1）《中国药典》2020 年版标准：除去残留核壳。用时捣碎。

性状：本品呈扁圆形或扁椭圆形，长 5～9mm，宽 5～7mm，厚约 3mm。表面紫红色或紫褐色，平滑有光泽，有的有裂纹。有的两面均呈圆隆状突起；有的一面较平坦，中间有 1 条隆起的纵线纹；另一面稍突起。一端凹陷，可见线形种脐；另端有细小突起的合点。种皮较脆，胚乳白色，子叶 2，浅黄色，富油性。气微，味淡。

（2）地方标准（表 110-1）

表 110-1　酸枣仁常见地方标准制法及性状要求

来源	制法	性状
《上海市中药饮片炮制规范》2018 年版	将药材除去杂质，不洁者淘净，干燥，筛去灰屑	本品呈扁圆形或扁椭圆形，长 5～9mm，宽 5～7mm，厚约 3mm。表面紫红色或紫褐色，平滑有光泽，有的有裂纹。一面较平坦，中间有 1 条隆起的纵线纹；另一面稍突起。一端凹陷，可见线形种脐；另端有细小突起的合点。质坚脆，种皮较脆，胚乳白色，子叶 2，浅黄色，富油性。气微，味淡
《湖南省中药饮片炮制规范》2010 年版	取原药材，除去残留核壳及杂质	本品呈扁圆形或扁椭圆形，长 5～9mm，宽 5～7mm，厚约 3mm。表面紫红色或紫褐色，平滑有光泽，有的有裂纹。一面较平坦，中间有 1 条隆起的纵线纹；另一面稍突起。一端凹陷，可见线形种脐；另一端有细小突起的合点。种皮较脆，胚乳白色，子叶 2，浅黄色，富油性。气微，味淡
《甘肃省中药炮制规范》2009 年版	取原药材，除去杂质及核壳，洗净，晒干。用时捣碎	本品呈扁圆形或扁椭圆形，长 5～9mm，宽 5～7mm，厚约 3mm。表面紫红色或紫褐色，平滑有光泽，有的有裂纹。一面较平坦，中间有 1 条隆起的纵线纹；另一面稍突起。一端凹陷，可见线形种脐；另一端有细小突起的合点。种皮较脆，胚乳白色，子叶 2，浅黄色，富油性。气微，味淡
《陕西省中药饮片标准》第一册（2009 年）	取药材酸枣仁，除去残留核壳及杂质	本品呈扁圆形或扁椭圆形，长 5～9mm，宽 5～7mm，厚约 3mm。表面紫红色或紫褐色，平滑有光泽，有的有裂纹。一面较平坦，中间有 1 条隆起的纵线纹；另一面稍突起。一端凹陷，可见线形种脐；另一端有细小突起的合点。种皮较脆，胚乳白色，子叶 2，浅黄色，富油性。气微，味淡

来源	制法	性状
《北京市中药饮片炮制规范》2008年版	取原药材,除去杂质及残留核壳	本品呈扁圆形或扁椭圆形,长5～9mm,宽5～7mm,厚约3mm。表面紫红色或紫褐色,平滑有光泽,有的有裂纹。一面较平坦,中间有1条隆起的纵线纹;另一面稍突起。一端凹陷,可见线形种脐;另端有细小突起的合点。种皮较脆,胚乳白色,子叶2,浅黄色,富油性。气微,味淡
《江西省中药饮片炮制规范》2008年版	除去残留核壳,用时捣碎	本品呈扁圆形或扁椭圆形,长5～9mm,宽5～7mm,厚约3mm。表面紫红色或紫褐色,平滑有光泽,有的有裂纹。一面较平坦,中间有1条隆起的纵线纹;另一面稍突起。一端凹陷,可见线形种脐;另一端有细小突起的合点。种皮较脆,胚乳白色,子叶2,浅黄色,富油性。气微,味淡。无虫蛀
《广西壮族自治区中药饮片炮制规范》2007年版	除去残留核壳,用时捣碎	本品呈扁圆形或扁椭圆形,长5～9mm,宽5～7mm,厚约3mm。表面紫红色或紫褐色,平滑有光泽,有的有裂纹。一面较平坦,中间有1条隆起的纵线纹;另一面稍突起。一端凹陷,可见线形种脐;另一端有细小突起的合点。种皮较脆,胚乳白色,子叶2,浅黄色,富油性。气微,味淡。不走油,无核壳及灰屑。无虫蛀
《重庆市中药饮片炮制规范》2006年版	除去杂质及硬壳碎屑,用时捣碎	本品呈扁圆形或扁椭圆形,长5～9mm,宽5～7mm,厚约3mm。表面紫红色或紫褐色,平滑有光泽,有的有裂纹。一面较平坦,中间有1条隆起的纵线纹;另一面稍突起。一端凹陷,可见线形种脐;另端有细小突起的合点。种皮较脆,胚乳白色,子叶2,浅黄色,富油性。气微,味淡
《安徽省中药饮片炮制规范》2005年版	取原药材,除去残留核壳、杂质。用时捣碎	为扁圆形或扁椭圆形,长5～9mm,宽5～7mm,厚约3mm。表面紫红色或紫褐色,平滑有光泽。一面较平坦,中间有1条隆起的纵线纹;另一面稍突起。一端凹陷,可见线形种脐;另一端有细小突起的合点。种皮较脆,胚乳白色,子叶2,浅黄色,富油性。气微,味淡
《浙江省中药炮制规范》2005年版	取原药,除去核壳等杂质,洗净,干燥。用时捣碎	本品呈扁圆形或扁椭圆形,长5～9mm,宽5～7mm,厚约3mm。表面紫红色或紫褐色,平滑有光泽,有的有裂纹。一面较平坦,中间有1条隆起的纵线纹;另一面稍突起。一端凹陷,可见线形种脐;另一端有细小突起的合点。质坚脆,种皮较脆,胚乳白色,子叶2,浅黄色,富油性。气微,味淡
《河南省中药饮片炮制规范》2005年版	除去杂质及核壳,用时捣碎	本品呈扁圆形或扁椭圆形,长5～9mm,宽5～7mm,厚约3mm。表面紫红色或紫褐色,平滑有光泽,有的有裂纹。一面较平坦,中间有1条隆起的纵线纹;另一面稍突起。一端凹陷,可见线形种脐;另一端有细小突起的合点。质坚脆,种皮较脆,胚乳白色,子叶2,浅黄色,富油性。气微,味淡

来源	制法	性状
《贵州省中药饮片炮制规范》2005年版	取原药材,除去残留核壳,必要时淘净,干燥。用时捣碎	呈扁圆形或扁椭圆形。表面紫红色或紫褐色,平滑有光泽,有的有裂纹。一面较平坦,中间有1条隆起的纵线纹;另一面稍突起。一端凹陷,可见线形种脐;另端有细小突起的合点。种皮较脆,种仁两片,浅黄色,富油性。气微,味淡
《江苏省中药饮片炮制规范》2002年版	取原药材,淘去泥沙及种壳,干燥,拣去杂质	呈扁圆形或扁椭圆形,长0.5~0.9cm,宽0.5~0.7cm。表面紫红色或紫褐色,平滑有光泽。一面中间有一隆起纵线纹;另一面凸起,尖端有小凹陷,微显白色。种皮较脆,种仁浅黄色,富油性。气微,味淡
《四川省中药饮片炮制规范》2002年版	取原药材,除去杂质及残留核壳	本品呈扁圆形或扁椭圆形,长5~9mm,宽5~7mm,厚约3mm。表面紫红色或紫褐色,平滑有光泽,有的有裂纹。一面较平坦,中间有1条隆起的纵线纹;另一面稍突起。一端凹陷,可见线形种脐;另端有细小突起的合点。种皮较脆,胚乳白色,子叶2,浅黄色,富油性。气微,味淡
《福建省中药饮片炮制规范》1998年版	除去杂质。用时捣碎	呈扁圆形或扁椭圆形,长5~9mm,宽5~7mm,厚约3mm。表面紫红色或紫褐色,平滑有光泽。种皮较脆,种仁两片。浅黄色,富油性。气微,味淡
《山东省中药炮制规范》1990年版	除去杂质,用水漂净硬壳,干燥。或去净杂质,簸净硬壳	本品呈扁圆形或扁椭圆形,长5~9mm,宽5~7mm,厚约3mm。表面紫红色或紫褐色,平滑有光泽,有的有裂纹。一面较平坦,中间有1条隆起的纵线纹;另一面稍突起。一端凹陷,可见线形种脐;另一端有细小突起的合点。种皮较脆,胚乳白色,子叶2,浅黄色,富油性。气微,味淡
《吉林省中药饮片炮制规范》1986年版	除去杂质,洗净灰土,捞出,晒干	无具体要求
《辽宁省中药炮制规范》1986年版	除去残留核壳及灰屑,用时捣碎	不霉变,无硬壳
《云南省中药饮片炮制规范》1986年版	取原药筛去灰壳,用时捣碎	扁圆形或椭圆形,表面红棕色。光滑,皮薄,内含黄白色种仁
《湖北省中草药炮制规范》1979年版	淘去硬壳及杂质,晒干	无具体要求

2. 炒酸枣仁

（1）《中国药典》2020年版标准：取净酸枣仁,照清炒法（通则0213）炒至鼓起,色微变深。用时捣碎。

性状：本品形如酸枣仁。表面微鼓起,微具焦斑。略有焦香气,味淡。

（2）地方标准（表110-2）

表 110-2　炒酸枣仁常见地方标准制法及性状要求

来源	制法	性状
《上海市中药饮片炮制规范》2018 年版	取生酸枣仁,照清炒法炒至鼓起,微具焦斑,筛去灰屑	表面紫棕色至棕黑色,有的可见焦斑,具焦香气
《湖南省中药饮片炮制规范》2010 年版	取净药材,照炒黄法炒至鼓起,色微变深	形如酸枣仁,色泽稍深,微有香气,表面偶有焦斑
《甘肃省中药炮制规范》2009 年版	取净酸枣仁,置锅内,用文火加热,炒至表面微鼓起,色变深,有爆裂声并有香气逸出时,出锅,放凉	形如酸枣仁,表面微隆起,色泽加深,有裂纹,具焦斑。质较酥脆
《陕西省中药饮片标准》第一册(2009 年)	取饮片酸枣仁,照清炒法炒至鼓起,色微变深	本品呈扁圆形或扁椭圆形,长 5～9mm,宽 5～7mm,厚约 3mm。表面紫红色或紫褐色,平滑有光泽,多有裂纹或焦斑。一面较平坦,中间有 1 条隆起的纵线纹;另一面稍突起。一端凹陷,可见线形种脐;另一端有细小突起的合点。质较酥脆,胚乳白色,子叶 2,浅黄色,富油性。微有焦香气,味淡
《北京市中药饮片炮制规范》2008 年版	取净酸枣仁,置热锅内,用文火炒至鼓起,表面颜色变深,并有香气逸出时,取出,晾凉	本品呈扁圆形或扁椭圆形。表面红褐色,偶有焦斑。气香,味淡
《江西省中药饮片炮制规范》2008 年版	取净酸枣仁,照清炒法炒至鼓起,色微变深。用时捣碎	形同酸枣仁,表面鼓起,有裂纹,具香气
《广西壮族自治区中药饮片炮制规范》2007 年版	取生酸枣仁,置锅内用文火炒至外皮鼓起,色微变深,取出,放凉,用时捣碎	表面微鼓起,颜色加深,质较酥脆,微有香气
《重庆市中药饮片炮制规范》2006 年版	取净酸枣仁,照清炒法炒至鼓起,色微变深。用时捣碎	色泽稍深,体膨胀,质较酥脆,有裂纹,有香气
《安徽省中药饮片炮制规范》2005 年版	取净酸枣仁,照炒黄法炒至微鼓起,有香气逸出	形同酸枣仁,表面微鼓起,色泽加深,质较酥脆
《浙江省中药炮制规范》2005 年版	取酸枣仁,炒至表面微鼓起,色微变深,有香气逸出时,取出,摊凉。用时捣碎	表面微鼓起,微具焦斑
《河南省中药饮片炮制规范》2005 年版	取净酸枣仁,照清炒法炒至微鼓起,色微变深。用时捣碎	形同酸枣仁,表面微鼓起,色泽加深,质较酥脆
《贵州省中药饮片炮制规范》2005 年版	取净酸枣仁,照清炒法用文火炒至鼓起,有香气逸出	形同酸枣仁,表面微鼓起,色泽加深,质酥脆
《江苏省中药饮片炮制规范》2002 年版	取净酸枣仁,用文火加热,炒至微鼓起,有香气逸出时,取出放凉	形同酸枣仁,表面微鼓起,色泽加深,质较酥脆
《四川省中药饮片炮制规范》2002 年版	取净酸枣仁,置热锅内,用文火(80～120℃)炒至鼓起,表面色泽加深,并有香气逸出时,取出,晾凉	本品呈扁圆形或扁椭圆形。表面红褐色,偶有焦斑。气香,味淡

续表

来源	制法	性状
《福建省中药饮片炮制规范》1998年版	取净酸枣仁,照炒黄法炒至鼓起,色略深。用时捣碎	形如酸枣仁,表面微鼓起,焦褐色,质较酥脆
《山东省中药炮制规范》1990年版	将净酸枣仁置锅内,文火炒至微鼓起,有香气逸出时,取出,放凉	形如酸枣仁,表面微鼓起,色泽加深,质较酥脆
《吉林省中药饮片炮制规范》1986年版	取净酸枣仁置锅中,用文火炒至微变深色时,取出,晾凉,用时捣碎	无具体要求
《辽宁省中药炮制规范》1986年版	取净酸枣仁,置锅内用微火炒至鼓起,色微变深,取出,放凉。用时捣碎	炒后不焦
《云南省中药饮片炮制规范》1986年	取原药筛去灰壳,放入锅内,用文火炒至稍变色,有香气,取出,晾冷即可	呈棕褐色,有香气,不能焦糊
《湖北省中草药炮制规范》1979年版	取净酸枣仁置锅内,炒至外表微有黑点,取出,配方时打碎	无具体要求

3. 焦酸枣仁 《中国药典》2020年版未收载本炮制规格,常见地方标准制法及性状见表110-3。

表110-3 焦酸枣仁常见地方标准制法及性状要求

来源	制法	性状
《天津市中药饮片炮制规范》2022年版	取净酸枣仁置热锅内,炒至外部微黑,内部焦黄色	本品呈扁圆形或扁椭圆形。表面微黑色,内部焦黄色,具焦香气味
《甘肃省中药炮制规范》2009年版	取净酸枣仁,置锅内,用中火加热,炒至表面呈焦褐色,内仁黄色时喷洒清水少许,出锅,摊开,放凉。用时捣碎	形如酸枣仁,表面焦褐色,内仁黄色。质酥脆
《北京市中药饮片炮制规范》2023年版	取净酸枣仁,置热锅内,用武火炒至鼓起,表面焦褐色,并有种皮部分破裂时,取出,晾凉	本品呈扁圆形或扁椭圆形,长5~9mm,宽5~7mm,厚约3mm。表面焦褐色,种皮部分破裂。有的两面均呈圆隆状突起;有的一面较平坦,中间有1条隆起的纵线纹;另一面稍突起。一端凹陷,可见线形种脐;另一端有细小突起的合点。质酥脆。有焦香气,味淡
《四川省中药饮片炮制规范》2002年版	取净酸枣仁,置热锅内,用武火(150~180℃)炒至鼓起,表面焦褐色,并有种皮部分破裂时,取出,晾凉	本品呈扁圆形或扁椭圆形。表面焦褐色,种皮部分破裂。质酥脆,有焦香气,味淡

4. 酸枣仁炭 《中国药典》2020年版未收载本炮制规格,常见地方标准制法及性状见表110-4。

表 110-4　酸枣仁炭常见地方标准制法及性状要求

来源	制法	性状
《河南省中药饮片炮制规范》2005 年版	取净酸枣仁,照炒法炒至表面显焦黑色	形如酸枣仁,外表面为焦黑色

5. 猪心血炒酸枣仁　《中国药典》2020 年版未收载本炮制规格,常见地方标准制法及性状见表 110-5。

表 110-5　猪心血炒酸枣仁常见地方标准制法及性状要求

来源	制法	性状
《江西省中药饮片炮制规范》2008 年版	将新鲜猪心剖开,挤出的猪心血滴入盛有适量清水的容器内,搅匀,再与酸枣仁拌匀,待吸尽后,置铜锅内,用文火炒干,用时捣碎	形如酸枣仁,表面紫褐色,鼓起,无光泽

6. 蜜酸枣仁　《中国药典》2020 年版未收载本炮制规格,常见地方标准制法及性状见表 110-6。

表 110-6　蜜酸枣仁常见地方标准制法及性状要求

来源	制法	性状
《福建省中药饮片炮制规范》1998 年版	取净酸枣仁,照蜜炙法炒至不粘手酸枣仁每 100kg,用蜂蜜 3～5kg	形如酸枣仁,表面颜色略深,焦褐色,气微,味微甜,返潮发黏

7. 盐酸枣仁　《中国药典》2020 年版未收载本炮制规格,常见地方标准制法及性状见表 110-7。

表 110-7　盐酸枣仁常见地方标准制法及性状要求

来源	制法	性状
《福建省中药饮片炮制规范》1998 年版	取净酸枣仁,照盐水炙法炒干	形如酸枣仁,色泽略加深。气微,味微咸

【金老谈酸枣仁炮制历史】

酸枣仁始载于汉代《神农本草经》,列为上品,书中未曾有炮炙方法,到南朝刘宋《雷公炮炙论》中才提到"凡使,采得后,(晒)干,取叶重拌酸枣入,蒸半日了,去皮尖了,任研用",以后的医药书籍中一般记载有炒法,其他的炮炙方法不多见,下面分别予以介绍。

一、不加辅料炮制

1. 蒸法　南朝刘宋《雷公炮炙论》中较早地提到蒸法(见前),明代《本草纲目》中也有相同的记述。

2. 炒法　宋代《太平圣惠方》中较早地提到"微炒""炒令香熟"。《证类本草》中也提到"睡多生使,不得睡,炒熟"。明代《本草纲目》中进一步提到"熟用,疗胆虚不得眠,烦渴虚汗之证;生用疗胆热好眠"。在其后的一些医药书籍中均有类似的说法。

二、加辅料炮制

这方面记载较少，仅见到以酒为辅料，宋代《女科百问》中较早地提到"酒浸，去壳，研"。明代《证治准绳》中也提到"温酒浸半日，去壳，纸上炒令香熟"。

【金老论酸枣仁炮制与临床】

一、临床功效与主治

本品味甘、酸，性平。归肝、胆、心经。具有补肝，宁心，敛汗，生津的功效。尤其是其养心安神作用很好。酸枣仁炒后种皮开裂，易于粉碎和煎出，同时炒制能够起到杀酶保苷的作用。其作用与生酸枣仁相近，养心安神作用强于生酸枣仁（表110-8）。

表110-8　酸枣仁各临床常用炮制规格功效、主治对比

炮制规格	功效	主治
酸枣仁	养心补肝，宁心安神，敛汗，生津	虚烦不眠，惊悸多梦，体虚多汗，津伤口渴
炒酸枣仁	起杀酶保苷作用，并增强养心安神功效	同酸枣仁

二、临床调剂

1. **用法用量**　10～15g，捣碎。亦可研末，睡前吞服，每次1.5～3g。
2. **临床使用与禁忌**　本品为植物的种仁，既兼收敛之性，又有滑肠之能，故内有实邪郁火及滑泄者慎服。
3. **贮藏**　各种炮制规格均置阴凉干燥处，防蛀。

本品临床常用炮制规格与调剂注意事项见表110-9。

表110-9　酸枣仁临床常用炮制规格与调剂注意事项

炮制规格	处方名	用法用量	特殊禁忌	特殊贮藏方法
酸枣仁	生酸枣仁	10～15g，捣碎。亦可研末，睡前吞服，每次1.5～3g	内有实邪郁火及滑泄者慎服	置阴凉干燥处，防蛀
炒酸枣仁	炒酸枣仁、熟枣仁、酸枣仁、枣仁			
酸枣仁炭	酸枣仁炭、枣仁炭			

蒲　黄

【来源】

本品为香蒲科植物水烛香蒲 *Typha angustifolia* L.、东方香蒲 *Typha orientalis* Presl 或同属植物的干燥花粉。夏季采收蒲棒上部的黄色雄花序，晒干后碾轧，筛取花粉。剪取雄花后，晒干，成为带有雄花的花粉，即为草蒲黄。

【炮制规格】

1. 生蒲黄

（1）《中国药典》2020年版标准：揉碎结块，过筛。

性状：本品为黄色粉末。体轻，放水中则飘浮水面。手捻有滑腻感，易附着手指上。气微，味淡。

（2）地方标准（表111-1）

表 111-1　生蒲黄常见地方标准制法及性状要求

来源	制法	性状
《上海市中药饮片炮制规范》2018年版	将药材生蒲黄粉揉碎结块，120目过筛，除去杂质。	本品为鲜黄色极细的粉末，体轻，放水中则飘浮水面。手捻有滑腻感，易附着手指上。气微，味淡
《湖南省中药饮片炮制规范》2010年版	取原药材，揉碎结块，除去杂质，过筛	为黄色粉末。体轻，放水中则飘浮水面。手捻有滑腻感，易附着手指上。气微，味淡
《新疆维吾尔自治区中药维吾尔药饮片炮制规范》2010年版	取干燥花粉，揉碎结块，过筛，除去花丝及杂质	本品为黄色粉末。体轻，放水中则飘浮水面。手捻有滑腻感，易附着手指上。气微，味淡
《甘肃省中药饮片规范》2009年版	取原材，除去花茎等杂质	花丝、花药呈丝状，花粉呈细粉状。黄色至鲜黄色。花粉质轻，手捻有润滑感。气微，味淡
《陕西省中药饮片标准》第一册（2009年）	取饮片蒲黄，揉碎结块，过筛	本品为黄色粉末。体轻，放水中则飘浮水面。手捻有滑腻感，易附着手指上。气微，味淡
《江西省中药饮片炮制规范》2008年版	揉碎结块，过100目筛	本品为黄色粉末。体轻，放水中则飘浮水面。手捻有滑腻感，易附着手指上。气微，味淡。无虫蛀
《北京市中药饮片炮制规范》2008年版	取原药材，揉散结块，过筛，除去花丝及杂质	本品为黄色粉末。体轻，放水中则飘浮水面。手捻有滑腻感，易附着手指上。气微，味淡
《广西壮族自治区中药饮片炮制规范》2007年版	除去杂质，揉碎结块，过筛	黄色粉末。体轻，放水中则飘浮水面。手捻有滑腻感，易附着手指上。气微，味淡
《重庆市中药饮片炮制规范》2006年版	揉散结块，除去杂质及花丝，过筛	本品为黄色粉末。体轻，放水中则飘浮水面。手捻有滑腻感，易附着手指上。气微，味淡
《河南省中药饮片炮制规范》2005年版	揉碎结块，过筛	为黄色粉末。体轻，放水中则飘浮水面。手捻有滑腻感，易附着手指上。气微，味淡
《贵州省中药饮片炮制规范》2005年版	揉碎结块，过筛，除去花丝等杂质	为黄色粉末。体轻，放水中则飘浮水面。手捻有滑腻感，易附着手指上。气微，味淡
《江苏省中药饮片炮制规范》2002年版	取原药材过筛，除去花丝等杂质	为黄色粉末，质轻松，手捻有滑腻感，入水漂浮。气微，味淡
《福建省中药饮片炮制规范》1998年版	除去杂质，揉碎结块，过筛	为鲜黄色粉末，体轻，放水中则飘浮水面。手捻有滑腻感，粘手而不成团
《吉林省中药饮片炮制规范》1986年版	揉碎结块，筛去花丝	无具体要求

来源	制法	性状
《辽宁省中药饮片规范》1986年版	揉碎结块,筛去杂质	黄色粉末,有滑腻感
《广东省中药饮片炮制规范》1984年版	取原药材,揉碎结块,除去花丝及杂质	无具体要求

2. 蒲黄炭

(1)《中国药典》2020年版标准:取净蒲黄,照炒炭法(通则0213)炒至棕褐色。

性状:本品形如蒲黄,表面棕褐色或黑褐色。具焦香气,味微苦、涩。

(2)地方标准(表111-2)

表111-2 蒲黄炭常见地方标准制法及性状要求

来源	制法	性状
《上海市中药饮片炮制规范》2018年版	将药材草蒲黄除去杂质,照炒炭法清炒至黑褐色。炒炭后必须摊晾至完全冷却,以防燃烧	本品为黑褐色粉末和短丝状混合物。手捻之较粗糙。体轻,具焦香气,味微苦
《新疆维吾尔自治区中药维吾尔药饮片炮制规范》2010年版	取净蒲黄置锅内,中火炒至黑褐色,喷淋清水少许,灭尽火星,取出,将呈团块者揉碎,及时摊凉,晾透	形如蒲黄,黑褐色,味涩
《湖南省中药饮片炮制规范》2010年版	取净蒲黄,照炒炭法,炒至棕褐色	形如蒲黄,表面黑褐色
《甘肃省中药饮片规范》2009年版	取净草蒲黄,置锅内,用中火加热,炒至棕褐色,喷淋水少许,灭尽火星,出锅,放凉	形如草蒲黄,表面棕褐色至黑褐色
《陕西省中药饮片标准》第一册(2009年)	取饮片蒲黄,照炒炭法炒至棕褐色	本品为棕褐色粉末,体轻,放水中则飘浮水面。手捻有滑腻感,易附着手指上。气微,味淡
《江西省中药饮片炮制规范》2008年版	取净蒲黄,照炒炭法用中火炒至黑褐色或棕褐色,取出,摊凉	形如生蒲黄,表面黑褐色或棕褐色,具焦香气,味涩
《北京市中药饮片炮制规范》2008年版	取净蒲黄,置热锅内,用中火炒至黄褐色,喷淋清水少许,熄灭火星,取出,晾干	本品为黑褐色粉末,气微,味淡
《广西壮族自治区中药饮片炮制规范》2007年版	取生蒲黄,用中火炒至棕黄色至棕褐色,喷淋清水,取出,晾干	为棕褐色至黑褐色粉末,无滑腻感,味涩
《重庆市中药饮片炮制规范》2006年版	取净蒲黄,用中火加热,照炒炭法炒至棕褐色	为棕褐色,具焦香气,味微涩
《河南省中药饮片炮制规范》2005年版	取净蒲黄,照炒炭法炒至棕褐色	形如蒲黄,表面棕褐色至黑褐色
《贵州省中药饮片炮制规范》2005年版	取净生蒲黄,照炒炭法用中火炒至黑褐色	为黑褐色粉末

续表

来源	制法	性状
《江苏省中药饮片炮制规范》2002年版	取净蒲黄置锅内，用中火炒至黑褐色，喷淋清水少许，灭尽火星，取出晾干，凉透	形同蒲黄，表面黑褐色
《福建省中药饮片炮制规范》1998年版	取净蒲黄，照炒炭法用文火炒至棕褐色	呈粉末状，色棕褐，气焦香
《辽宁省中药饮片规范》1986年版	取净蒲黄炒至全部呈黑褐色，喷淋少许清水，取出，晾干，过筛	黑褐色，粉状不成团，捻之有细腻感
《吉林省中药饮片炮制规范》1986年版	取净蒲黄置锅中，用文火炒至全部显棕褐色（但须存性），喷水灭火星，取出，放于铁盘里，用铁铲搅拌散热。待烟尽后，将结块揉碎，过筛，晾干	无具体要求
《广东省中药饮片炮制规范》1984年版	取净蒲黄，用中火炒至黑褐色时，焗灭火星或喷洒清水，灭尽火星，取出，摊凉	炒炭后呈黑褐色

3. 炒蒲黄　《中国药典》2020年版未收载本炮制规格，常见地方标准制法及性状见表111-3。

表111-3　炒蒲黄常见地方标准制法及性状要求

来源	制法	性状
《北京市中药饮片炮制规范》2023年版	取净蒲黄，置热锅内，用文火炒至深黄色，取出，晾凉	本品为深黄色粉末，体轻，放水中则漂浮水面。手捻有滑腻感，易附着手指上。气微，味淡，微涩
《天津市中药饮片炮制规范》2022年版	取蒲黄，置热锅内，翻动均匀，用文火炒至表面黄褐色，取出，即使散热，放凉	本品为深黄色粉末，体轻，放水中则飘浮水面。手捻有滑腻感，易附着手指上。气微，味微涩
《山东省中药饮片炮制规范》2022年版	取净蒲黄，置锅内，文火炒至黄褐色，取出，放凉	本品为黄褐色粉末。体轻，放水中则飘浮水面。手捻有滑腻感，易附着手指上。气微，味微涩
《安徽省中药饮片炮制规范》2019年版	取净蒲黄，置炒制容器内，用文火炒至表面黄棕色至黄褐色，取出，晾凉。如有火星则喷淋清水少许，熄灭火星，取出，及时摊晾，凉透	本品为黄棕色至黄褐色粉末。体轻，放水中则漂浮水面。手捻有滑腻感，易附着手指上。微有焦香气，味淡
《湖北省中药饮片炮制规范》2018年版	取净蒲黄，照清炒法炒至黄褐色	本品为黄褐色粉末。体轻，放水中则飘浮水面。手捻有滑腻感，易附着手指上。气微，味淡
《浙江省中药饮片规范》2015年版	取蒲黄饮片，照清炒法炒至表面微焦时，取出，摊凉	为焦黄色粉末

续表

来源	制法	性状
《新疆维吾尔自治区中药维吾尔药饮片炮制规范》2010年版	取净蒲黄置锅内，文火炒至黄褐色，取出晾凉	形如蒲黄，黄褐色，味微涩
《河南省中药饮片炮制规范》2005年版	取净蒲黄，照清炒法炒至黄红色	形如蒲黄，表面黄红色

4. **醋蒲黄**　《中国药典》2020年版未收载本炮制规格，常见地方标准制法及性状见表111-4。

表111-4　醋蒲黄常见地方标准制法及性状要求

来源	制法	性状
《四川省中药饮片炮制规范》2015年版	取净蒲黄，照醋炙法炒至表面黄褐色至棕褐色，取出，摊开，晾凉（防复燃），过筛，即得。每100kg蒲黄，加醋20kg	本品为黄褐色至棕褐色粉末，体轻，放水中则漂浮水面。手捻有滑腻感，易附着手指上。气微，有醋味
《甘肃省中药饮片规范》2009年版	取净草蒲黄，喷食用醋适量，拌匀，置锅内，用文火炒干，出锅，放凉。每净草蒲黄100kg，用醋20kg	形如草蒲黄，色棕黄。具醋香气
《云南省中药饮片标准》（2005年版）第一册	取药材，筛选。将净药材置锅内，加醋拌匀，用文火炒至表面黄褐色至棕褐色，取出，摊开，晾凉（防复燃）。过筛，即得。每1000g净药材，用醋200g	本品为黄褐色至棕褐色粉末，手捻有滑腻感，易附着手指上。体轻，放水中则漂浮于水面。气微，有醋味

5. **焦蒲黄**　《中国药典》2020年版未收载本炮制规格，常见地方标准制法及性状见表111-5。

表111-5　焦蒲黄常见地方标准制法及性状要求

来源	制法	性状
《广西壮族自治区中药饮片炮制规范》2007年版	取生蒲黄，用文火炒至深棕色，取出，放凉	形同生蒲黄。为棕黄色至棕褐色粉末，有焦香气味

【金老谈蒲黄炮制历史】

蒲黄始载于汉代《神农本草经》，古代炮炙方法比较简单，仅生用或清炒两类，介绍如下。

不加辅料炮炙

炒法　唐代《银海精微》中较早地提到"炒用"。宋代《太平圣惠方》提到"微炒"。《圣济总录》提到"用纸衬炒过""微炒"。《太平惠民和剂局方》与明代《炮炙大法》提到"凡使，须用隔三重纸焙令色黄，蒸半日，却焙全干用之炒。破血消肿即生使，补血、止血即炒用之"。元代《汤液本草》中提到"破血消肿则生用，补血止血则炒用"。明代《本草蒙筌》《万病回春》，清代《握灵本草》都有相似记载。明代《鲁府禁方》提到"炒黑"。清代《本草汇》提到"隔纸三重,焙令黄色,蒸焙"炒用"。《医宗说约》提到"逐瘀止崩止血炒黑,破血宜生"。《本草备要》《本草从新》提到"炒黑性涩,止一切血崩带泄精"。《本草求真》提到"以生而论,凡瘀血停滞,肿毒积块,跌仆伤损……服之立能宣泄解除。以熟焦黑,则凡吐血下血,肠风血尿之痢,服之立能止血"。

【金老论蒲黄炮制与临床】

一、临床功效与主治

本品味甘,性平。归肝、心包经。具有行血化瘀、利尿通淋的功效。用于各种出血证,瘀血阻滞的心腹疼痛,痛经,产后瘀血,跌打损伤,血淋涩痛。蒲黄炭性涩,止血作用增强。(表111-6)。

表 111-6　蒲黄各临床常用炮制规格功效、主治对比

炮制规格	功效	主治
生蒲黄	止血,化瘀,通淋	吐血,衄血,咯血,崩漏,外伤出血,经闭痛经,胸腹刺痛,跌仆肿痛,血淋涩痛
蒲黄炭	补血止血,增强止血作用	吐血,衄血,咯血,崩漏

二、临床调剂

1. **用法用量**　5～10g,包煎。外用适量,掺用或调敷。

2. **临床使用与禁忌**

(1)孕妇忌服。生蒲黄有收缩子宫作用,妊娠妇女不宜使用。

(2)破滞化瘀之品,无瘀滞者慎用。

3. **贮藏**　各种炮制规格均置通风干燥处,防潮,防蛀。蒲黄炭炒炭后晾开,放置过夜收贮。

本品临床常用炮制规格与调剂注意事项见表111-7。醋蒲黄和焦蒲黄临床鲜见,本节未收入。

表 111-7　蒲黄临床常用炮制规格与调剂注意事项

炮制规格	处方名	用法用量	特殊禁忌	特殊贮藏方法
生蒲黄	蒲黄、卜黄、草蒲黄	5～10g,包煎。外用适量,敷患处	孕妇忌服。无瘀滞者慎用	置通风干燥处,防潮,防蛀。蒲黄炭炒炭后晾开,放置过夜收贮
蒲黄炭	蒲黄炭			
炒蒲黄	炒蒲黄		孕妇慎用	

槐　花

【来源】

本品为豆科植物槐 *Sophora japonica* L. 的干燥花及花蕾。夏季花开放或花蕾形成时采

收,及时干燥,除去枝、梗及杂质。前者习称"槐花",后者习称"槐米"。

【炮制规格】

1. 槐花

(1)《中国药典》2020年版标准:除去杂质及灰屑。

性状:皱缩而卷曲,花瓣多散落。完整者花萼钟状,黄绿色,先端5浅裂;花瓣5,黄色或黄白色,1片较大,近圆形,先端微凹,其余4片长圆形。雄蕊10,其中9个基部连合,花丝细长。雌蕊圆柱形,弯曲。体轻。气微,味微苦。

(2)《国家中药饮片炮制规范》:取药材,除去杂质及灰屑。

性状:皱缩而卷曲,花瓣多散落。完整者花萼钟状,黄绿色,先端5浅裂;花瓣5,黄色或黄白色,1片较大,近圆形,先端微凹,其余4片长圆形。雄蕊10,其中9个基部连合,花丝细长。雌蕊圆柱形,弯曲。体轻。气微,味微苦。

(3)地方标准(表112-1)

表112-1　生槐花常见地方标准制法及性状要求

来源	制法	性状
《天津市中药饮片炮制规范》2012年版	除去杂质及灰屑	皱缩而卷曲,花瓣多散落。完整者花萼钟状,黄绿色,先端5浅裂;花瓣5,黄色或黄白色,1片较大,近圆形,先端微凹,其余4片长圆形。雄蕊10,其中9个基部连合,花丝细长。雌蕊圆柱形,弯曲。体轻。气微,味微苦
《湖南省中药饮片炮制规范》2010年版	取原药材,除去梗叶杂质,筛去灰屑	本品皱缩而卷曲,花瓣多散落。完整者花萼钟状,黄绿色,先端5浅裂;花瓣5,黄色或黄白色,1片较大,近圆形,先端微凹,其余4片长圆形。雄蕊10,其中9个基部连合,花丝细长。雌蕊圆柱形,弯曲。体轻。无臭,味微苦
《江西省中药饮片炮制规范》2008年版	除去杂质,筛去灰屑	本品皱缩而卷曲,花瓣多散落。完整者花萼钟状,黄绿色,先端5浅裂;花瓣5,黄色或黄白色,1片较大,近圆形,先端微凹,其余4片长圆形。雄蕊10,其中9个基部连合,花丝细长。雌蕊圆柱形,弯曲。体轻。气微,味微苦。无虫蛀、霉变
《北京市中药饮片炮制规范》2008年版	取原药材,除去杂质	本品皱缩而卷曲,花瓣多散落。完整者花萼钟状,黄绿色,先端5浅裂;花瓣5,黄色或黄白色,1片较大,近圆形,先端微凹,其余4片长圆形。雄蕊10,其中9个基部连合,花丝细长。雌蕊圆柱形,弯曲。体轻。气微,味微苦
《广西壮族自治区中药饮片炮制规范》2007年版	除去杂质及梗,筛去灰屑	本品皱缩而卷曲,花瓣多散落。完整者花萼钟状,黄绿色,先端5浅裂;花瓣5,黄色或黄白色,1片较大,近圆形,先端微凹,其余4片长圆形。雄蕊10,其中9个基部连合,花丝细长。雌蕊圆柱形,弯曲。体轻。气微,味微苦。无杂质,无霉蛀
《重庆市中药饮片炮制规范》2006年版	除去杂质,筛去灰屑	皱缩而卷曲,花瓣多散落。完整者花萼钟状,黄绿色,先端5浅裂;花瓣5,黄色或黄白色,1片较大,近圆形,先端微凹,其余4片长圆形。雄蕊10,其中9个基部连合,花丝细长。雌蕊圆柱形,弯曲。体轻。气微,味微苦

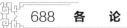
续表

来源	制法	性状
《河南省中药饮片炮制规范》2005年版	除去杂质及灰屑	皱缩而卷曲,花瓣多散落。完整者花萼钟状,黄绿色,先端5浅裂;花瓣5,黄色或黄白色,1片较大,近圆形,先端微凹,其余4片长圆形。雄蕊10,其中9个基部连合,花丝细长。雌蕊圆柱形,弯曲。体轻。气微,味微苦
《贵州省中药饮片炮制规范》2005年版	取原药材,除去杂质及灰屑	皱缩而卷曲,花瓣多散落。花萼钟状,黄绿色,先端5浅裂;花瓣黄色或黄白色,花蕾钟状连结。丝状雌蕊黄白色。体轻。气微,味微苦
《江苏省中药饮片炮制规范》2002年版	取原药材,除去杂质及枝梗,筛去灰屑	呈皱缩而卷曲状,花瓣多散落。花萼钟状、黄绿色,花瓣黄色或黄白色。体轻。无臭,味微苦
《福建省中药饮片炮制规范》1998年版	除去杂质	本品皱缩而卷曲,花瓣多散落。完整者的花似飞鸟状,花瓣5枚,黄色或黄白色,其中一瓣较大,近圆形,顶端微凹,向外反卷,其余片长圆形。花萼黄绿色。体轻易碎。气弱,味微苦
《吉林省中药饮片炮制规范》1986年版	除去杂质,筛去灰屑	无具体要求
《广东省中药饮片炮制规范》1984年版	除去杂质、梗叶及泥土	无具体要求
《甘肃省中药饮片炮制规范》1980年版	除去杂质,筛去灰屑	无具体要求

2. 炒槐花

（1）《中国药典》2020年版标准：取净槐花,照清炒法（通则0213）炒至表面深黄色。

性状：无具体要求。

（2）《国家中药饮片炮制规范》：取槐花,置预热的炒制设备内,用文火炒至表面深黄色,取出,放凉,筛去碎屑。

性状：本品皱缩而卷曲,花瓣多散落。完整者花钟状,先端5浅裂;花瓣5,深黄色,1片较大,近圆形,先端微凹,其余4片长圆形。体轻。气微,味微苦。

（3）地方标准（表112-2）

表112-2　炒槐花常见地方标准制法及性状要求

来源	制法	性状
《安徽省中药饮片炮制规范》2019年版	取净药材,置炒制容器内,用文火加热炒至表面深黄色,取出,放凉	本品皱缩而卷曲,花瓣多散落。完整者花萼钟状,深黄色,先端5浅裂;花瓣5片,深黄色,1片较大,近圆形,先端微凹,其余4片长圆形。雄蕊10片,其中9片基部连合,花丝细长。雌蕊圆柱形,弯曲。体轻,具焦香气,味微苦
《浙江省中药炮制规范》2015年版	取槐花饮片,照清炒法炒至表面微黄色,微具焦斑时,取出,摊凉	皱缩而卷曲,花瓣多散落。完整者花萼钟状,表面黄色,微具焦斑,先端具5齿;花冠蝶形,花瓣5,黄色或黄白色,旗瓣较大,近圆形,先端微凹,翼瓣和龙骨瓣匙状长圆形。雄蕊10,其中9个仅基部连合,花丝细长。雌蕊圆柱形,弯曲。气微,味微苦、涩

来源	制法	性状
《山东省中药饮片炮制规范》2012年版	将净槐花置锅内，文火炒至表面深黄色，取出，放凉	皱缩而卷曲，花瓣多散落。完整者花萼钟状，深黄色，先端5浅裂；花瓣5片，深黄色，1片较大，近圆形，先端微凹，其余4片长圆形。雄蕊10片，其中9个基部连合，花丝细长。雌蕊圆柱形，弯曲。体轻，气香，味微苦
《天津市中药饮片炮制规范》2012年版	取槐花置锅内，用文火加热，炒至微显火色，取出放凉	形如槐花，表面深黄色
《黑龙江省中药饮片炮制规范》2012年版	取净槐花饮片，用文火炒至微黄色，取出，摊凉，即得	本品皱缩而卷曲，花瓣多散落。表面微黄色，微具焦斑。体轻。气微，味微苦
《湖南省中药饮片炮制规范》2010年版	取净槐花，照炒黄法，炒至表面深黄色	形如槐花，表面微黄色
《陕西省中药饮片标准》第一册（2009年）	取净槐花，照清炒法炒至表面深黄色	本品皱缩而卷曲，花瓣多散落。完整者花萼钟状，褐绿色，先端5浅裂；花瓣5，深黄色，1片较大，近圆形，先端微凹，其余4片长圆形。雄蕊10，其中9个基部连合，花丝细长。雌蕊圆柱形，弯曲。体轻。气微，味微苦
《江西省中药饮片炮制规范》2008年版	取净槐花，照清炒法炒至表面深黄色	形如槐花，表面微黄色
《北京市中药饮片炮制规范》2008年版	取净槐花，置热锅内，用文火80～100℃炒至表面深黄色，取出，晾凉	本品皱缩而卷曲，花瓣多脱落。表面深黄色。气微香
《广西壮族自治区中药饮片炮制规范》2007年版	取生槐花，置锅内用文火炒至深棕色，取出放凉	形同生槐花，焦黄色或焦褐色，气焦香，易破碎
《重庆市中药饮片炮制规范》2006年版	取净槐花，照清炒法炒至表面深黄色并有香气	表面深黄色，具焦香气，味微苦
《河南省中药饮片炮制规范》2005年版	取净槐花，照清炒法炒至表面深黄色	形如槐花，表面微黄色
《贵州省中药饮片炮制规范》2005年版	取净槐花，照清炒法炒至表面深黄色	形同槐花，表面深黄色
《江苏省中药饮片炮制规范》2002年版	取净槐花，用文火炒至微黄色，取出，放凉	形同槐花，表面微黄色
《福建省中药饮片炮制规范》1998年版	取净槐花，照清炒法用文火炒至深黄色	形如槐花，色深黄，气香
《辽宁省中药炮制规范》1986年版	除去杂质、枝梗及灰屑，用文火炒至深黄色，取出，放凉	不焦

来源	制法	性状
《吉林省中药饮片炮制规范》1986 年版	取净槐花置锅中,用文火炒至微黄色,取出放凉	无具体要求
《广东省中药饮片炮制规范》1984 年版	取净槐花,用文火炒至深黄色,取出,放凉	炒槐花呈深黄色
《甘肃省中药饮片炮制规范》1980 年版	取净槐花用文火炒至微黄色时,出锅,摊开,晾凉	无具体要求

3. 槐花炭

（1）《中国药典》2020 年版标准：取净槐花,照炒炭法（通则 0213）炒至表面焦褐色。性状：无具体要求。

（2）地方标准（表 112-3）

表 112-3　槐花炭常见地方标准制法及性状要求

来源	制法	性状
《山东省中药饮片炮制规范》2022 年版	将净槐花置热锅内,中火炒至表面深褐色,喷淋清水少许,灭尽火星,取出,及时摊晾,凉透	形如炒槐花,表面焦褐色或焦黑色,有的有焦斑。气微,味涩
《安徽省中药饮片炮制规范》2019 年版	取净药材,置炒制容器内,用中火加热炒至表面焦褐色,喷淋清水少许,灭尽火星,取出,及时摊凉,凉透	本品形如炒槐花,表面焦褐色,味涩
《浙江省中药炮制规范》2015 年版	取槐花饮片,照炒炭法炒至浓烟上冒、表面焦黑色时,微喷水,灭尽火星,取出,晾干	表面焦黑色,略具焦气,味苦
《天津市中药饮片炮制规范》2012 年版	取槐花置锅内,用中火加热,炒至焦褐色,喷淋少许清水,灭尽火星,取出,晾干	形如槐花,表面焦褐色
《湖南省中药饮片炮制规范》2010 年版	取净槐花,照炒炭法,炒至表面焦褐色	形如槐花,表面焦褐色
《陕西省中药饮片标准》第一册（2009 年）	取饮片槐花,照炒炭法,炒至表面焦褐色	本品皱缩而卷曲,表面焦褐色,花瓣多散落。完整者花萼钟状,先端 5 浅裂;花瓣 5,1 片较大,近圆形,先端微凹,其余 4 片长圆形。雄蕊 10,其中 9 个基部连合,花丝细长。雌蕊圆柱形,弯曲。体轻。气微,味微苦
《北京市中药饮片炮制规范》2008 年版	取净槐花,置热锅内,用文火 90～120℃炒至表面焦褐色,喷淋清水少许,熄灭火星,取出,晾干	本品为不规则碎片,花瓣多脱落。表面焦褐色,略有焦香气

续表

来源	制法	性状
《江西省中药饮片炮制规范》2008年版	（1）取净槐花，照炒炭法炒至表面焦褐色 （2）取净槐花，用文火炒至黑褐色，喷洒适量清水，炒干，取出，摊凉	形如槐花，表面焦褐色，花瓣均已散落
《广西壮族自治区中药饮片炮制规范》2007年版	取生槐花，置锅内用中火炒至黑褐色，内部黄褐色，喷淋少量清水，取出，晾干	形同生槐花，焦黄色或焦褐色或黑褐色，断面棕褐色，存性，质轻脆易碎
《重庆市中药饮片炮制规范》2006年版	取净槐花，照炒炭法炒至表面焦褐色，内部焦黄色	表面焦褐色，内部焦黄色，味涩
《河南省中药饮片炮制规范》2005年版	取净槐花，照炒炭法炒至表面焦褐色	形如槐花，表面焦褐色，花瓣均已散落
《贵州省中药饮片炮制规范》2005年版	取净槐花，照炒炭法炒至表面焦褐色	形同槐花，表面焦褐色
《江苏省中药饮片炮制规范》2002年版	取净槐花，用文火炒至外呈焦褐色，内呈黄褐色，略喷清水，灭尽火星，取出，凉透	形同槐花，表面焦黑色
《福建省中药饮片炮制规范》1998年版	取净槐花，照炒炭法用文火炒至表面焦黑色	形如槐花，色焦黑，存性
《吉林省中药饮片炮制规范》1986年版	取净槐花置锅中，用武火炒至表面黑褐色（但须存性），喷水灭火星，取出，晾干	无具体要求
《广东省中药饮片炮制规范》1984年版	取净槐花，用武火炒至外表焦黑色，内呈焦黄色，熄灭火星或喷洒清水，灭尽火星，取出，摊凉	炒炭后呈焦黑色，略碎
《甘肃省中药饮片炮制规范》1980年版	取净槐花用文火炒至外面黑色，内呈黄褐色时，喷洒清水适量，出锅，摊开，晾凉	无具体要求

　　4. 蜜炙槐花　《中国药典》2020年版未收载本炮制规格，常见地方标准制法及性状见表112-4。

表112-4　蜜炙槐花常见地方标准制法及性状要求

来源	制法	性状
《重庆市中药饮片炮制规范》2006年版	取净槐花，照蜜炙法炒至棕黄色，不粘手	形如槐花，外表微黄色
《河南省中药饮片炮制规范》2005年版	取净槐花，照蜜炙法炒至不粘手	形如槐花，表面微黄色，具光泽，略带黏性，味甜

　　5. 醋炙槐花　《中国药典》2020年版未收载本炮制规格，常见地方标准制法及性状见表112-5。

表 112-5　醋炙槐花常见地方标准制法及性状要求

来源	制法	性状
《重庆市中药饮片炮制规范》2006 年版	取净槐花,照醋炙法炒至深黄色	形如槐花,外表微黄色
《云南省中药饮片标准》(2005 年版)第二册	取药材,净选,置容器内,加醋拌匀,闷润,吸尽,用文火炒至表面深黄色,取出,晾凉,筛去碎屑,即得。每 1 000g 净药材,用醋100g 及水适量	本品皱缩而卷曲,花瓣多散落。表面黄棕色至黄褐色,先端 5 浅裂;花瓣 5,1 片较大,近圆形,先端微凹,其余 4 片长圆形。雄蕊 10,其中 9 个基部连合,花丝细长。雌蕊圆柱形,弯曲。体轻。略有醋气,味微苦

6. 盐炙槐花　《中国药典》2020 年版未收载本炮制规格,常见地方标准制法及性状见表 112-6。

表 112-6　盐炙槐花常见地方标准制法及性状要求

来源	制法	性状
《重庆市中药饮片炮制规范》2006 年版	取净槐花,用盐炙法炒至黄色	形如槐花,外表黑色

【金老谈槐花炮制历史】

槐花始载汉代《神农本草经》,炮炙方法比较简单,多为清炒或加辅料炒。

一、不加辅料炮制

清炒　宋代《太平圣惠方》及明代《医学入门》中提到“微炒”,宋代《博济方》、明代《普济方》《本草纲目》及清代《本草汇》提到“炒”。宋代《史载之方》及明代《证治准绳》提到“炒焦”。宋代《苏沈良方》《普济本事方》提到“炒黄黑色”。

二、加辅料炮制

宋代《圣济总录》提到“麸炒”,《产育宝庆集》提到“地黄汁炒”,明代《奇效良方》提到“米醋煮”,清代《本草述》提到“酒浸,微炒”。

【金老论槐花炮制与临床】

一、临床功效与主治

本品味苦,性微寒。归肝、大肠经。具有凉血止血,清肝泻火的功效。生品以清肝泻火、清热凉血见长。炒槐花苦寒之性缓和,有杀酶保苷的作用。其清热凉血作用次于生品。槐花炭清热凉血作用极弱,涩性增加,以凉血止血力胜(表 112-7)。

表 112-7　槐花各临床常用炮制规格功效、主治对比

炮制规格	功效	主治
生槐花	凉血止血,清肝泻火	用于便血,痔血,血痢,崩漏,吐血,衄血,肝热目赤,头痛眩晕
炒槐花	缓和苦寒之性	用于脾胃虚弱的出血
槐花炭	增强止血作用	用于吐血、血淋、崩漏

二、临床调剂

1. **用法用量** 10～15g。研末吞服剂量酌减。外用适量,研末调敷患处。

2. **临床使用与禁忌** 本品苦寒,有败胃伤阳之弊,脾胃虚寒者慎用。

3. **贮藏** 各种炮制规格均置干燥处,防潮,防蛀。

本品临床常用炮制规格与调剂注意事项见表112-8。蜜炙槐花、醋炙槐花、盐炙槐花临床鲜见,本节未收入。

表112-8 槐花临床常用炮制规格与调剂注意事项

炮制规格	处方名	用法用量	特殊禁忌	特殊贮藏方法
生槐花	生槐花	10～15g。研末吞服剂量酌减。外用适量,研末调敷患处	脾胃虚寒者慎用	置干燥处,防潮,防蛀
炒槐花	炒槐花、炒槐米			
槐花炭	槐花炭			

磁 石

【来源】

本品为氧化物类矿物尖晶石族磁铁矿,主含四氧化三铁(Fe_3O_4)。采挖后,除去杂石。

【炮制规格】

1. 磁石

(1)《中国药典》2020年版标准:除去杂质,砸碎。

性状:本品为不规则的碎块。灰黑色或褐色,条痕黑色,具金属光泽。质坚硬。具磁性。有土腥气,味淡。

(2)地方标准(表113-1)

表113-1 磁石常见地方标准制法及性状要求

来源	制法	性状
《上海市中药饮片炮制规范》2018年版	将药材除去杂质,敲成不大于1cm的小块,筛去灰屑	本品为不规则小块。灰黑色或棕褐色,条痕黑色,粗糙,具磁性,有时可见吸附表面成毛状直立的残留铁屑。体重,质坚硬。气微
《天津市中药饮片炮制规范》2012年版	除去杂质,砸碎	本品为不规则碎块。灰黑色或棕褐色,条痕黑色,具金属光泽。体重,质坚硬,断面不整齐。具磁性。有土腥气,味淡
《青海省藏药炮制规范》2010年版	取原药材,砸碎成米粒状大小,用清水将杂物洗净,加火硝30%、"榜玛"10%,水适量,煮沸3小时,清水漂洗,晒干即得	本品呈不规则颗粒状或粉末,表面黑色或棕褐色,有金属光泽。体重,质硬,破断面不整齐,具磁性。气微,味淡

续表

来源	制法	性状
《陕西省中药饮片标准》第一册(2009年)	取药材磁石,除去杂质,洗净,干燥,砸碎	本品呈不规则碎块状,断面不整齐。灰黑色或棕褐色,条痕黑色,有金属光泽。体重,质坚硬。具磁性。有土腥气,味淡
《江西省中药饮片炮制规范》2008年版	除去杂质,砸碎	本品为块状集合体,呈不规则块状,或略带方形,多具棱角。灰黑色或棕褐色,条痕黑色,具金属光泽。体重,质坚硬,断面不整齐。具磁性。有土腥气,味淡
《北京市中药饮片炮制规范》2008年版	取原药材,除去杂质,加工成碎块	本品为不规则碎块。灰黑色或棕褐色,条痕黑色,具金属光泽。体重,质坚硬,断面不整齐。具磁性。有土腥气,味淡
《广西壮族自治区中药饮片炮制规范》2007年版	除去杂质,干燥,砸碎	呈不规则块状,或略带方形,多具棱角。灰黑色或棕褐色,条痕黑色,具金属光泽。体重,质坚硬,断面不整齐。具磁性。有土腥气,无味
《重庆市中药饮片炮制规范》2006年版	除去杂质,砸碎	为块状集合体,呈不规则块状,或略带方形,多具棱角。灰黑色或棕褐色,条痕黑色,具金属光泽。体重,质坚硬,断面不整齐。具磁性。有土腥气,味淡
《浙江省中药炮制规范》2005年版	取原药,除去杂质,砸碎如米粒大小	为不规则的碎粒或碎末,灰黑色或棕褐色,有金属光泽。体重,质坚硬,具磁性。有土腥气,味淡
《河南省中药饮片炮制规范》2005年版	除去杂质,砸碎或粉碎成细粉	呈不规则的碎块状,或略带方形,多具棱角。灰黑色或棕褐色,有金属光泽。体重,质坚硬,断面不整齐。具磁性。有土腥气,无味,或为灰黑色细粉
《贵州省中药饮片炮制规范》2005年版	取原药材,除去杂质,砸碎	为不规则碎块或碎粒,具棱角。灰黑色或棕褐色,具金属光泽。体重,质坚硬,断面不整齐。具磁性。有土腥气,味淡
《江苏省中药饮片炮制规范》2002年版	取原药材,除去杂质,砸碎,碾成粗粉	为灰黑色或棕褐色粗粉,有金属光泽。体重,质坚硬,致密,断面不整齐。具磁性。有土腥气,无味
《四川省中药饮片炮制规范》2002年版	除去杂质,捣碎	呈不规则的块状,多具棱角。外表铁黑色或棕褐色。具金属光泽,体重质坚,具磁性
《福建省中药饮片炮制规范》1998年版	除去杂质,砸碎	呈块状,灰黑色或棕褐色,具金属光泽。体重,质硬,具磁性。有土腥气,无味
《山东省中药炮制规范》1990年版	去净杂质,砸成碎块或碾成粉末	呈不规则的碎块状或粉末,灰黑色或棕褐色,具金属光泽。体重,质坚硬,碎断面不整齐,具磁性。有土腥气,无味
《吉林省中药饮片炮制规范》1986年版	除去杂质,洗净泥土,砸成小块	无具体要求

续表

来源	制法	性状
《辽宁省中药炮制规范》1986年版	除去杂质,洗净,晾干,砸碎,研成粗粉	无具体要求
《云南省中药饮片炮制规范》1986年版	取原药拣净杂质,用时捣碎	外表红褐色或黑褐色,有光泽,体重,有吸铁能力
《广东省中药饮片炮制规范》1984年版	除去杂质,刷去灰屑,打碎或碾细粉	无具体要求
《甘肃省中药饮片炮制规范》1980年版	除去杂质,刷净铁末,配方时捣碎	无具体要求
《湖北省中草药炮制规范》1979年版	洗净,晒干,敲成小块,研碎	无具体要求

2.（醋）煅磁石

（1）《中国药典》2020年版标准:取净磁石块,照煅淬法(通则0213)煅至红透,醋淬,碾成粗粉。

每100kg磁石,用醋30kg。

性状:本品为不规则的碎块或颗粒。表面黑色。质硬而酥。无磁性。有醋香气。

（2）地方标准(表113-2)

表113-2　煅磁石常见地方标准制法及性状要求

来源	制法	性状
《安徽省中药饮片炮制规范》2019年版	取净磁石碎块,直接放在无烟炉火中或适宜容器内,煅至红透后取出,立即用醋淬至药物酥脆,取出,干燥,碾碎。每100kg磁石,用米醋30kg	本品为深灰黑色颗粒或粉末状,无光泽,质酥脆,不具磁性,微具醋气
《上海市中药饮片炮制规范》2018年版	取磁石,照煅淬法煅至红透,醋淬之,待吸透后,干燥,或碾成粗粉。每100kg磁石,用米醋30kg	本品为不规则形的小块或粗粉,棕褐色至黑褐色,不具磁性,质较松,略具醋气
《天津市中药饮片炮制规范》2012年版	取磁石,砸成小块,烧煅至红透,醋淬,反复煅淬至酥脆,取出,干燥,粉碎成粗颗粒。每磁石100kg,用醋40~50kg	本品为不规则的碎块或颗粒。表面黑色。质硬而酥。无磁性。有醋香气
《湖南省中药饮片炮制规范》2010年版	取原药材,除去杂质。捣碎,按煅淬法煅淬,醋淬,晾干,研粉。每100kg磁石,用醋30kg	为深灰色或黑色颗粒或粉末,质重,略有醋气
《江西省中药饮片炮制规范》2008年版	（1）取净磁石小块,照煅淬法煅至红透,醋淬,碾成粗粉。每100kg磁石,用醋30kg （2）取净磁石,置适宜的容器内,煅至红透,趁热投入醋中淬之,反复3~4次至酥脆,取出,干燥,碾成粗粉。每100kg磁石,用醋20kg	本品为棕黑色、红棕色或深灰黑色颗粒或粉末,微具醋气

来源	制法	性状
《北京市中药饮片炮制规范》2008年版	取净磁石块(约1cm块),置锻炉或适宜的容器内,煅(650℃,1小时)至红透,立即倒入醋中浸淬,煅淬两次,冷却后,取出,碾碎。每100kg磁石,用米醋30kg	本品为不规则的碎块或颗粒。棕黑色,质硬而酥,无磁性,略有醋酸气
《陕西省中药饮片标准》第一册(2009年)	取药材磁石,洗净,砸碎,照煅淬法煅至红透,醋淬。每100kg磁石,用醋30kg	本品为深灰黑色颗粒或粉末,无光泽。质地酥脆,略有醋香气
《广西壮族自治区中药饮片炮制规范》2007年版	取生磁石,置适宜的容器内,用武火煅至红透,立即倒入醋内,反复煅淬至酥,取出,干燥,碾成粗粉。每100kg生磁石,用醋30kg	为深灰黑色颗粒或粉末,略有醋气
《重庆市中药饮片炮制规范》2006年版	取净磁石块,照煅淬法煅至红透,醋淬,碾成粗粉。每100kg磁石,用醋30~40kg	为深灰色粉末,微有金属光泽。质疏松或失去磁性,稍有醋气
《浙江省中药炮制规范》2005年版	取原药,除去杂质,砸碎,置无烟炉上或适宜容器内,煅至红透,续煅约10分钟,取出,趁红投入醋内,淬至质地酥脆,无磁性时,取出,漂净,干燥,砸碎如米粒大小。每100kg磁石,用米醋30kg	表面深灰黑色或棕黑色,质酥脆,无磁性
《河南省中药饮片炮制规范》2005年版	取净磁石,砸成小块,照煅淬法煅至红透,醋淬,碾成粗粉	为深灰黑色颗粒或粉末,略有醋气
《贵州省中药饮片炮制规范》2005年版	取净磁石小块,照煅淬法煅至红透,醋淬,反复煅淬至酥,碾成粗粉。每100kg磁石,用醋30kg	为深灰黑色或棕黑色粗粉。质松脆,微具醋气
《江苏省中药饮片炮制规范》2002年版	取净磁石,砸成小块,置适宜的容器内,照明煅法煅至红透,趁热立即倒入醋内反复煅淬至酥为度,取出,干燥。碾成粗粉。每100kg磁石,用醋30kg	为深灰黑色粗粉状,略有醋气
《四川省中药饮片炮制规范》2002年版	取净磁石,照明煅法煅至红透,醋淬酥,取出,干燥,碾成粗粉	煅淬后为深灰黑色粉末
《福建省中药饮片炮制规范》1998年版	取净磁石,照煅淬法煅至红透,醋淬,碾成粗粉	呈粗粉状,无光泽,质酥脆,略具酸醋气
《山东省中药炮制规范》1990年版	将净磁石块装入耐火容器内,置无烟的炉火中,武火煅烧至红透时,取出,迅即投入米醋内浸淬,捞出,晾干。再反复烧煅和浸淬,至酥脆为止。干燥后碾成细粉。每100kg磁石,用米醋30kg	呈粉末状,深灰黑色,不具磁性。略有醋气
《吉林省中药饮片炮制规范》1986年版	取净磁石小块,置适宜容器内,以武火煅至红透时,取出,以醋淬之。如此反复操作,直到淬酥为止。每100kg磁石,用米醋30kg	无具体要求

来源	制法	性状
《辽宁省中药炮制规范》1986年版	取磁石碎块，置容器中煅烧至内外红透，取出，趁热投入米醋中淬酥，如有未透者，如法再煅淬一次，晒干，粉碎成粗粉。每100kg磁石，用米醋30kg	煅后质酥脆
《云南省中药饮片炮制规范》1986年版	（1）取原药拣净杂质，用砂罐或瓦罐装，放入无烟火中煅至红透，趁红倒入醋盆中，淬吸，再煅再淬，至醋吸干为度，取出晾冷，用时捣碎。每50kg用醋15～20kg（2）取原药拣净杂质，放入炉中，煅时不断翻动，至红透，趁红倒入醋盆中，再煅再淬，至醋吸干为度，取出晾冷，用时捣碎。每50kg用醋15～20kg	外表黑褐色
《广东省中药饮片炮制规范》1984年版	取净磁石，按直火煅法，煅至红透，取出，立即倒入醋中淬之，如不透者可再煅淬，用时碾碎。每100kg磁石，用醋30kg	煅后为粗粉末状，外表灰褐色或暗褐色，质坚脆，有醋味
《甘肃省中药饮片炮制规范》1980年版	取砸碎的净磁石，装入砂罐内，放无烟火炉中煅至红透时，取出，立即倒入醋盆中淬酥，取出，捣碎，再煅淬一次，取出，晒干，碾粗粉。每磁石100kg，用醋50kg	无具体要求
《湖北省中草药炮制规范》1979年版	取磁石小块，装入罐中，置武火上煅至红透，趁热倾入醋中淬透，冷后研碎。每净磁石1斤（500g），用醋4两（125g）	

【金老谈磁石炮制历史】

磁石始载于汉代《神农本草经》，列在中品，但在该书中未记载有炮炙方法。唐代《银海精微》中首先提出了"火煅醋淬"的炮炙方法，以后的医药书籍中多数记述有磁石各种不同的炮炙方法。综合古代炮炙方法主要有研、捣杵、水淘、水飞、浸、煮、烧、煨、煅、淬，有加辅料的，也有不加辅料的，辅料有醋、酒、木通、葱子、地榆、五花皮。下面分别予以介绍。

一、不加辅料炮炙

包括研、捣杵、水淘、水飞、煨、煅。每一种炙法中又有不同的炮炙要求。

1. **研法**　最早载于唐代《食医心鉴》曰："研，以水浮，去浊汁。"其后，宋代《太平惠民和剂局方》、元代《丹溪心法》、明代《炮炙大法》、清代《本草求真》中都有相同的记载。一些书籍中还记述了研的不同要求，如宋代《博济方》中提到"细研水飞过去极细"，明代《普济方》中提到"细研无声"，《炮炙大法》中提到"研细如尘"。

2. **捣杵**　宋代《太平惠民和剂局方》中最先提出"捣碎……如入汤剂，即杵"，明代《医学纲目》中提到"捣为细末"，清代《串雅内编》中提到"捣"。

3. **水淘法**　唐代《外台秘要》中最先提出"水淘去赤汁，干之研之"，宋代《太平圣惠方》《太平惠民和剂局方》及明代《奇效良方》中都有相同记载。其后一些书中进一步提到淘的不同要求，如明代《普济方》中提到"水淘三二十次，去尽赤汁为度"，《医学纲目》中提到

"捣碎,水淘二三十次去尽赤汁为度"。

4. 水飞法　唐代《银海精微》中最先提出"水飞过",在宋代《类编朱氏集验医方》、元代《丹溪心法》、明代《医宗必读》、清代《本草备要》中都有相同记载。其后一些书中还记述了水飞的不同要求,如《本草蒙筌》中提到"细水飞数遭,务如飞尘,才可服饵",又如《握灵本草》中提到"乳细水飞如尘",明代《审视瑶函》中提到"水飞候干"。

煅、煨、烧、煮、浸、淬等法将在加辅料炮炙下予以介绍。

二、加辅料炮炙

应用辅料有醋、酒、葱子、木通、地榆以及五花皮,其中以醋最为常见。在炙法中有用一种辅料的,也有两种或两种以上辅料合并使用的。

(一)单一辅料炮炙

1. 醋制　唐代《银海精微》中首先提到用辅料炮制,曰"火煅醋淬"。其后,宋代《扁鹊心书》、明代《本草原始》、清代《嵩崖尊生全书》等多数书中都提到火煅醋淬方面,而火煅醋淬又有不同的制法和要求,其中包括:清代《本草汇纂》载"火煅醋淬三次",宋代《扁鹊心书》载"火煅醋淬七次",宋代《普济本事方》载"火煅醋淬八九次",明代《普济方》载"火煅醋淬十遍"及宋代《小儿卫生总微论方》载"不计遍数,以易碎为度"。值得一提的是,宋代《博济方》详细记述了醋淬法:"须火烧令透赤,旋投淡醋内淬之,十遍后,捣筛过,入乳钵内,用水少许研细泥,更入水再研,倾于别器,要随水飞过后,干灰白,安纸箱子三五个,便将所飞过汁都研动,匀入纸箱子内着盆合,却一宿,取出后纸箱内晒干或烘干。"

2. 醋煮　明代《本草纲目》中首先提到"醋煮",清代《本草备要》中亦有相同的记载。其后一些书中还有不同的要求,如明代《普济方》中提到"煮米醋数沸蘸七次",清代《握灵本草》及《本草从新》中均提到"醋煮三日夜用"。

3. 酒制　清代《本草分经》中记载"制用、渍酒良",以酒为辅料不是十分普遍。

(二)两种或两种以上辅料合并炙

1. 醋与葱子、木通制　醋与地榆、五花皮、磁石用辅料合炙最早见于宋代《类编朱氏集验医方》,书中提到"贰两火煅七次醋淬,用葱子一合,木通三两,用水同煎一昼夜,去葱子、木通"。其后,明代《证治准绳》中亦有相同记载。

2. 醋与地榆、五花皮制　最早见于明代《本草纲目》,提到"凡修事一斤,用五花皮一镒、地榆一镒,取棉十五两,二件并锉,于石上锤碎,作二三十块,将石入瓷瓶中,下草药,以东流水煮三日夜,滤出拭干,以布裹再锤细乃碾如尘,水飞过再碾用"。其后,《炮炙大法》及《本草乘雅半偈》中都有相同记载。但有提高发展,如《炮炙大法》载"都入乳钵中研细如尘,以水沉飞过了,又研如粉用之"。

(三)其他

还有个别的特殊炙法,如宋代《太平圣惠方》中提到"陈醋浸七遍",明代《秘传证治要诀及类方》载"炼十次,醋浸七次",在另一条项下又云"煨碎"。明代《寿世保元》中提到"炼汁饮之,但久服必有大患",明代《普济方》中载"火烧……出了气用"。

【金老论磁石炮制与临床】

一、临床功效与主治

本品味咸,性寒。入肝、心、肾经。具有镇惊安神,平肝潜阳,聪耳明目,纳气平喘的功效。煅磁石聪耳明目,补肾纳气力强,并且质地酥脆,便于粉碎及煎出有效成分(表113-3)。

表113-3 磁石各临床常用炮制规格功效、主治对比

炮制规格	功效	主治
磁石	镇惊安神,平肝潜阳,聪耳明目,纳气平喘	多用于惊悸失眠、头晕目眩、痫症
煅磁石	聪耳明目,补肾纳气	多用于耳鸣、耳聋、视物昏花、白内障、肾虚气喘、遗精等症

二、临床调剂

1. **用法用量** 9~30g,打碎先煎;入丸散,每次1~3g。
2. **临床使用与禁忌** 因吞服本品后不易消化,故入丸散时不可多服,脾胃虚弱者慎服。
3. **贮藏** 各种炮制规格均置干燥处。

本品临床常用炮制规格与调剂注意事项见表113-4。

表113-4 磁石临床常用炮制规格与调剂注意事项

炮制规格	处方名	用法用量	特殊禁忌	特殊贮藏方法
磁石	生磁石、灵磁石、活磁石	9~30g,打碎先煎;入丸散,每次1~3g	脾胃虚弱者慎服	置干燥处
煅磁石	磁石、醋磁石、煅灵磁石、煅磁石			

朱 砂

【来源】

本品为硫化物类矿物辰砂族辰砂,主含硫化汞(HgS)。采挖后,选取纯净者,用磁铁吸净含铁的杂质,再用水淘去杂石和泥沙。

【炮制规格】

1. 朱砂粉

(1)《中国药典》2015年版标准:取朱砂,用磁铁吸去铁屑,或照水飞法水飞,晾干或40℃以下干燥。

性状:本品为朱红色极细粉末,体轻,以手指撮之无粒状物,以磁铁吸之,无铁末。气微,味淡。

(2)地方标准(表114-1)

表114-1 朱砂粉常见地方标准制法及性状要求

来源	制法	性状
《上海市中药饮片炮制规范》2018年版	将药材用磁铁吸取铁屑,粉碎,过100目筛,照水飞法研至手捻无沙粒感,研细或40℃以下干燥,过120目筛	本品为朱红色极细粉末,体轻,以手指撮之无粒状物,以磁铁吸之,无铁末。气微,无味

来源	制法	性状
《天津市中药饮片炮制规范》2012年版	取朱砂,用磁铁吸去铁屑,或照水飞法水飞,晾干或40℃以下干燥	本品为朱红色极细粉末,体轻,以手指撮之无粒状物,以磁铁吸之,无铁末。气微,味淡
《湖南省中药饮片炮制规范》2010年版	取原药材,除去杂质,用磁铁吸去铁屑,照水飞法水飞,静置后分取沉淀,晾干,研散	为朱红色极细粉末,体轻,以手指撮之无粒状物,以磁铁吸之,无铁末。无臭,无味
《陕西省中药饮片标准》第二册(2009年)	取药材朱砂,用磁铁吸去铁屑,照水飞法水飞,晾干或40℃以下干燥	本品为朱红色极细粉末,具闪烁的光泽。体轻,以手指撮之无粒状物,以磁铁吸之无铁末。气微,无味
《江西省中药饮片炮制规范》2008年版	取朱砂,用磁铁吸去铁屑,或照水飞法水飞,晾干或40℃以下干燥(研细)	本品为朱红色极细粉末,体轻,以手指撮之无粒状物,以磁铁吸之,无铁末。气微,无味
《北京市中药饮片炮制规范》2008年版	取原药材,用磁铁吸去铁屑,置乳钵或球磨机中,加适量水共研细,再加多量水,搅拌,待粗粒粉下沉,倾出混悬液,下沉的粗粉粒再按上法反复操作数次,合并混悬液,静置,分取沉淀,晾干或40℃以下干燥,研散	本品为朱红色极细粉末,体轻,以手指撮之无粒状物,以磁铁吸之,无铁末。气微,味淡
《广西壮族自治区中药饮片炮制规范》2007年版	除去砂石,用磁铁吸去铁屑,研成细粉,置球磨机或乳钵内。加适量水,研磨至无声,尝之无渣感时,再加入多量的水,搅拌,倾出混悬液,下沉部分再按上法反复操作数次,弃去残留物,合并混悬液,静置后,分取沉淀,干燥,研成最细粉末	本品为朱红色极细粉末,体轻,以手指撮之无粒状物,以磁铁吸之,无铁末。气微,无味
《重庆市中药饮片炮制规范》2006年版	研细粉,用磁铁吸去铁屑,或照水飞法水飞,晾干或40℃以下干燥,过200目筛	为鲜红色或暗红色极细粉末,体轻,以手指撮之无粒状物,以磁铁吸之,无铁末。气微,无味
《河南省中药饮片炮制规范》2005年版	取药材朱砂,用磁铁吸去铁屑,照水飞法(炮制通则)水飞,晾干或40℃以下干燥	为朱红色极细粉末,体轻,以手指撮之无粒状物,以磁铁吸之,无铁末。无臭,味淡
《浙江省中药炮制规范》2005年版	取原药,砸碎,用磁铁吸去铁屑。研成细粉,再水飞成极细粉,晾干或40℃以下干燥	为粒度均匀、鲜红色或暗红色的粉末。体重。气微,味淡
《贵州省中药饮片炮制规范》2005年版	取朱砂,用磁铁吸去铁屑,照水飞法制成极细粉,晾干或40℃以下干燥	为朱红色极细粉末,体轻。以手指捻之无粒状物;以磁铁吸之,无铁末。气微,无味
《安徽省中药饮片炮制规范》2005年版	取原药材,用磁铁吸尽铁屑及杂质,照水飞法,水飞成极细粉末	为朱红色极细粉末,体轻,以手指撮之无粒状物,以磁铁吸之,无铁末。无臭,味淡
《江苏省中药饮片炮制规范》2002年版	取朱砂用磁铁吸去铁屑,或照水飞法水飞,晾干,或40℃以下干燥	为朱红色极细粉末,体轻。以手指撮之无粒状物;以磁铁吸之,无铁末。无臭,无味

续表

来源	制法	性状
《四川省中药饮片炮制规范》2002年版	研细粉,用磁铁吸去铁屑,照水飞法水飞,晾干	本品为颗粒状或粉末状,红色。质重而有光泽;粉末有闪烁光泽,染手
《福建省中药饮片炮制规范》1998年版	取朱砂用磁铁吸去铁屑,研成细粉,或照水飞法制成极细粉,晾干	本品呈极细粉状。鲜红色或暗红色,有闪烁的光泽。体重,无臭,无味
《山东省中药炮制规范》1990年版	将吸去铁屑的朱砂置乳钵或球磨机中,加适量清水共研后,再加入多量的清水,搅拌,待粗粉粒下沉,细粉粒悬浮于水中时,倾取上层混悬液,下沉的粗粉粒加清水再研再飞,如此反复操作数次,至不能再飞为止,弃去杂质,合并混悬液,静置,分取沉淀,干燥后再研散	呈红色或暗红色细粉状,体重。无臭,无味
《吉林省中药饮片炮制规范》1986年版	(1)水飞制粉:将朱砂置乳钵中加水研磨,研至无声,细粉混悬时,倾出混悬液,余渣加水再研,如此反复数次。直至余渣研尽时,合并混悬液。放置,倾出上清液,将沉淀物晒干,收存 (2)球磨制粉:取朱砂打碎,除去夹石,用磁铁吸净铁屑,用球磨机制成细粉,过60~140目筛	无具体要求
《辽宁省中药炮制规范》1986年版	用磁铁吸去铁屑,研成极细粉,或加水研磨至极细粉,晾干	无具体要求
《云南省中药饮片炮制规范》1986年版	取原药材,拣净杂质,过100目筛后,放乳钵内,加入清水,淹过药面,用力回转研磨,使尘土浮起;倾去面上水如此反复操作2~3次。再加清水淹过药面,用乳棒不断研磨,研约3~4天后,磨成糊状,加清水适量,搅拌后呈红色浑浊。待混悬液沉淀后,慢慢倾出上面清水,将乳钵斜放,再用灯芯吸去清水,用纸或纱布盖严晒干,将上层净朱砂取出,底层灰黑褐色的渣去掉,即可	为极细红色粉末,触之易染手指,放舌上无渣
《广东省中药饮片炮制规范》1984年版	取朱砂,置乳钵内,加水适量共研细,再加多量的水,搅拌,倾出混悬液,下沉部分再按上法反复操作数次,合并混悬液,静置,分取沉淀,干燥	无具体要求
《甘肃省中药饮片炮制规范》1980年版	将朱砂摊开,用吸铁石吸去铁屑,置乳钵内,加水少许,研极细粉,加水飞漂,将浮于水面的朱砂极细粉和水倒入另一盆内,如此反复多次飞漂,至全部研细飞完,静置,俟沉淀完全。倾去清水,取出,干燥	无具体要求
《湖北省中草药炮制规范》1979年版	用磁铁将铁屑吸尽,研末,过100目筛,放置乳钵中,加水飞至极细,晒干,研细	无具体要求

2. **生朱砂**　《中国药典》2020年版未收载本炮制规格,常见地方标准制法及性状见表114-2。

表114-2　生朱砂常见地方标准制法及性状要求

来源	制法	性状
《天津市中药饮片炮制规范》2012年版	原品入药	本品为粒状或块状集合体,呈颗粒状或块片状,鲜红色或暗红色,条痕红色至褐红色,具光泽。体重,质脆,片状者易破碎,粉末状者有闪烁的光泽。气微,味淡
《广东省中药饮片炮制规范》1984年版	用磁铁吸去铁屑,研成细粉	本品呈大小不一的块片状,颗粒状或粉末状,鲜红色或暗红色,有光泽。质重,质脆,片状者易破碎,粉末状者有闪烁的光泽。无臭,无味
《河南省中药饮片炮制规范》1974年版	用磁铁吸去铁屑,研成细粉	无具体要求

3. **炒朱砂**　《中国药典》2020年版未收载本炮制规格,常见地方标准制法及性状见表114-3。

表114-3　炒朱砂常见地方标准制法及性状要求

来源	制法	性状
《青海省藏药炮制规范》2010年版	取原药材,放入红铜锅中,加少许藏酒(以藏族传统方式酿造的青稞酒),炒至深红色,取出,过滤,即得	本品为暗红色颗粒或粉末,用磁铁吸之无铁末。气微,味淡

【金老谈朱砂炮制历史】

朱砂始载于汉代《神农本草经》,列在上品,但在该书中未记载有炮炙方法。稍后的汉代《华氏中藏经》中首先提及朱砂"研"的炮炙方法,以后的医药书籍中多数记述有朱砂的不同炮炙方法。综合古代朱砂炮炙方法,主要有研、水飞、碾、煮、浸、蒸、煅、磁石吸及东流水净,有加辅料的,也有不加辅料的。辅料有醋、酒、蜜、猪心血、灯心草、荔枝、木瓜、甘草、紫背天葵、五方草及荞麦灰汁,下面分别予以介绍。

一、不加辅料炮炙

包括研细、水飞、碾及磁石吸,每一种炙法又有不同的炮炙要求。

1. **研法**　如前述,最早提出朱砂炮炙方法的是《华氏中藏经》,曰"研"。其后南齐《刘涓子鬼遗方》,唐代《外台秘要》,宋代《太平圣惠方》《旅舍备要方》《伤寒总病论》《小儿药证直诀》《圣济总录》,元代《丹溪心法》,明代《本草蒙筌》及清代《医方集解》中都有相同记载。一些书籍中还记述了"研"的不同要求,如《小儿药证直诀》中提出"研细,日干",宋代《卫生家宝产科备要》中提到"研如粉",元代《外科精义》中提到"须研细滤干",明代《普济方》中提到"炙细如粉",清代《本草必用》中提到"须研极细生用,若经火炼,则热毒等砒硇,杀人",清代《本草辑要》中提到"细研……用"。

2. **水飞法**　宋代《太平圣惠方》中最先提出"水飞过",其后在《普济本事方》中亦提到"水飞",元代《丹溪心法》中提到"水飞",明代《奇效良方》中提到"水飞",清代《本草从新》

中提到"水飞"。一些书籍中还记述了"水飞"的不同要求。如宋代《洪氏集验方》中提到"水飞过，滤过，取净"，元代《活幼新书》中提到"先以碎引去铁砂，次用水乳钵内细杵，取浮者飞去，净器中澄清，上去余水，如此法一般精制见朱砂尽干用"，明代《普济方》中提到"急水飞过候灰池干尤佳"，清代《本草备要》中提到"水飞三次"。

3. **碾法**　宋代《苏沈良方》中提到"碾"及明代《奇效良方》中提到"另碾"。

4. **净法**　唐代《新修本草》中最先提出"当择去其杂土后，便可用矣"，明代《本草纲目》中提出"以东流水淘净……"其后《炮炙大法》中提出了"若轻尘以吸磁石吸去铁气"。

煮、浸、蒸、炒等法，将在加辅料炮炙下予以介绍。

二、加辅料炮制

应用辅料有酒、醋、蜜、荔枝、木瓜、蛇黄、荞麦、灰汁及紫背天葵、五方草。其中有使用一种辅料的，也有两种或两种以上辅料合并使用的。

（一）单一辅料炮炙

1. **酒制**　宋代《三因极一病证方论》中最早提到"用黄松节酒煮"，明代《医学纲目》中提到"用黄松节酒浸"，明代《增补万病回春》中提到"辰砂二两，用无灰酒三升煮，酒将尽留二盏用之"。

2. **醋制**　宋代《普济本事方》中最早提到"以酽醋浸"。

3. **蜜制**　宋代《类编朱氏集验医方》中提到"蜜煮"，同时还记载有"蜜者尤炒"。

4. **荔枝制**　明代《外科启玄》中提到"荔枝壳水煮，绢袋盛，悬罐内煮干为末"。

5. **蛇黄制**　宋代《重刊本草衍义》中提到"与蛇黄同研水飞"。

6. **荞麦灰制**　宋代《圣济总录》中提到"研如皂子大，绢袋盛，以荞麦灰汁煮三夏时取出研如粉"。

（二）两种或两种以上辅料合并炙

1. **甘草、紫背天葵、五方草制**　朱砂用辅料合炙，最早于《雷公炮炙论》中提到"夫修事朱砂，先于一静室内……然后取砂，以香水浴过了，拭干，即碎捣之，后向钵中更研三伏时，竞取一瓷锅子，着研了砂于内，用甘草、紫背天葵、五方草各锉之，着砂上，下以东流水煮，亦三伏时，勿令水火阙失，时候满，去三件草，又以东流水淘令净，干（晒）又研如粉，用小瓷瓶子盛，又入青芝草、山须草半两盖之，下十斤火煅，以巳至子时方歇，候冷再研似粉……""凡煅，自然住火，五两朱砂用甘草二两，紫背天葵一镒，五方草自然汁一镒，若东流水取足"。其后，明代《本草纲目》《本草乘雅半偈》中均有上述相同的记载。

2. **酒和猪心血制**　明代《普济方》中提到"朱砂二两，入猪心内，灯心缠缚，用无灰酒蒸二炊，取出另研"。清代《增广验方新编》中提到"取猪心血和，仍放入心内，湿纸包煨，心熟为度，取出晒干"。清代《类证治裁》中亦提到"入猪心血酒蒸研"。

3. **蜜和木瓜制**　宋代《类编朱氏集验医方》中提到"朱砂肆两，以木瓜十数个，每木瓜一个开盖去瓤，底下根铺药末少许，中以绢片裹朱砂，一两蜜拌湿，坐于其间，仍盖药末令满，仍以木瓜盖子盖定，篾签签定，纱片裹木瓜全个，不令散失，如此者二三十个看其银合大小坐于其中，银合上下仍铺药末封盖定，坐于银锅银甑中，勿用铁器，以桑柴烧文武火蒸七昼夜，再换木瓜药末一次，又蒸七昼夜，乃止，取出朱砂一味，摊干研细，以薏苡粉煮稀糊为元（丸）"。合炙后来发展为成药。

（三）其他

其他炙法,如唐代《备急千金要方》中提到"熟末如粉,临服入汤中搅令调和服之",宋代《证类本草》中提到"以新汲水浓磨汁",宋代《太平惠民和剂局方》中提到"凡使,先打碎研细水飞过,灰碗内铺纸渗干,始入药用",明代《普济方》中提到"临烧时以沙牛粪汁调之,兔飞上"。在《证治准绳》中还提到"辰砂二两不夹石者。用夹绢袋盛悬于银石器内,用椒红三两,取井花水调椒入于器内,重汤煮令鱼眼沸三昼夜为度,取出辰砂细研水飞"。清代《本草新编》中提到"轻粉粉毒,非服丹砂则毒不能出,盖轻粉即丹砂之子也,子见母则化矣。但服丹砂有法,丹砂用一斤,切不可火煅,须觅明亮者,研末水飞过,用茯苓末二斤、生甘草三两为末共拌匀,每日用白开水调三钱,不须一月,轻粉之毒尽散而结毒全愈矣"。

【金老论朱砂炮制与临床】

一、临床功效与主治

本品味甘,性微寒。有毒。归心经。具有清心镇惊,安神解毒的功效。经水飞后可使药物达到纯净,极细,便于制剂及服用,内服多用于心悸易惊,失眠多梦,癫痫肿毒等。

二、临床调剂

1. **用法用量** 0.3～1g,研末冲服,或入丸散。外用适量,研末敷或调涂。

2. **临床使用与禁忌**

（1）本品有毒,故内服不宜过量,也不可持续服用,免致汞中毒。

（2）本品能损伤肝肾功能,故肝肾功能不正常者,慎用朱砂,以免加重病情。

（3）本品见火则析出水银,毒性更大,故入药只能生用,忌用火煅。

（4）汞中毒主要表现为急性腐蚀性胃肠炎,坏死性肾病,周围循环衰竭等。口服含朱砂制剂不当,易导致慢性汞中毒,以神经衰弱综合征为主。如心神不安,口中有金属味,牙龈肿胀,食欲不振,腹痛腹泻,汞毒性手足震颤,以及肝肾功能损害,性功能减退等。

解救方法:①用2%碳酸氢钠溶液或温开水洗胃;②给予牛奶、鸡蛋清等,使与汞结合成汞蛋白络合物,阻碍吸收,并有保护消化道黏膜的作用;③应用解毒剂,如二巯基丙磺酸钠等;④服用绿豆汤或黄连解毒汤,或加金银花、土茯苓等;⑤对症处理及支持疗法。

3. **贮藏** 各种炮制规格均置干燥处。

石 决 明

【来源】

本品为鲍科动物杂色鲍 *Haliotis diversicolor* Reeve、皱纹盘鲍 *Haliotis discus hannai* Ino、羊鲍 *Haliotis ovina* Gmelin、澳洲鲍 *Haliotis ruber*（Leach）、耳鲍 *Haliotis asinina* Linnaeus 或白鲍 *Haliotis laevigata*（Donovan）的贝壳。夏、秋二季捕捞,去肉,洗净,干燥。

【炮制规格】

1. 石决明

（1）《中国药典》2020年版标准:除去杂质,洗净,干燥,碾碎。

性状：本品为不规则的碎块。灰白色，有珍珠样彩色光泽。质坚硬。气微，味微咸。

（2）地方标准（表115-1）

表 115-1 石决明常见地方标准制法及性状要求

来源	制法	性状
《山东省中药饮片炮制规范》2022年版	取石决明，除去杂质，洗净，干燥，碾成粉末	本品为灰白色粉末，有珍珠样彩色光泽。质重。气微，味微咸
《上海市中药饮片炮制规范》2018年版	将药材除去壳外附着物等杂质，洗净，干燥，敲成小于1cm小块或碾碎，50目筛筛去粉屑	本品为不规则形的小块碎片，有的稍卷曲。外表面灰褐色或砖红色，粗糙，具紧密排列的条纹及少量明显的细纹，两者相互交叉，有的可见圆形小孔。内表面光滑，有珍珠样彩色光泽。破碎面略粗糙。质坚硬，气微
《天津市中药饮片炮制规范》2012年版	除去杂质，洗净，干燥，碾碎	本品为不规则的碎块。灰白色，有珍珠样彩色光泽。质坚硬。气微，味微咸
《陕西省中药饮片标准》第三册（2011年）	取药材石决明，除去杂质，洗净，干燥，粉碎成碎块或粗粉	本品为不规则碎块或粗粉。碎块灰白色，外表面粗糙，凹凸不平；内面光滑，具珍珠样彩色光泽；断面层片状，质坚硬。粉末灰白色至浅灰褐色，杂有闪光样碎片。气微，味微咸
《湖南省中药饮片炮制规范》2010年版	取原药材，除去杂质，洗净，干燥，碾碎	为不规则的贝壳碎块或细粉，灰白色，有珍珠样彩色光泽。质坚重。气微，味微咸
《江西省中药饮片炮制规范》2008年版	除去杂质，洗净，干燥，用时捣碎	呈长卵圆形、近圆形、长椭圆形或扁平卵圆形，内面观略呈耳形，长4～17cm，宽2.5～14cm，高0.8～14cm。表面暗红色、砖红色或灰棕褐色，有多数不规则的螺肋和细密生长线，螺旋部小，体螺部大，从螺旋部顶处开始向右排列有20余个疣状突起，末端4～9个开孔，孔口与壳面平或突出壳面。内面光滑，具珍珠样彩色光泽。壳较厚，质坚硬，不易破碎。或为不规则的小块状或细粉末，灰白色，有珍珠样彩色光泽，质重。气微，味微咸
《北京市中药饮片炮制规范》2008年版	取原药材，除去杂质，加工成碎块	本品为不规则碎块。外表面暗红色、灰棕色、砖红色或淡绿色，具有条纹或细纹，有的可见圆形小孔。内表面光滑，有珍珠样彩色光泽，碎断面灰白色。质坚硬，气微，味微咸
《广西壮族自治区中药饮片炮制规范》2007年版	除去杂质，洗净，干燥，碾碎	为灰白色不规则的贝壳块片，有彩色光泽，质坚重
《重庆市中药饮片炮制规范》2006年版	除去杂质，洗净，干燥，碾碎或粉碎成粗粉	为不规则碎块或粗粉状。粗粉末灰白色，内层有珍珠样彩色光泽。质坚硬。气微，味微咸
《安徽省中药饮片炮制规范》2005年版	取原药材，洗净，干燥，碾碎	为不规则碎块或粗粉状。灰白色，内层有珍珠样彩色光泽。质坚硬。无臭，味微咸
《贵州省中药饮片炮制规范》2005年版	取原药材，除去杂质，洗净，干燥，打碎或碾成粗粉	呈不规则的小碎块或粗粉。灰白色，显珍珠样光彩。质重。气微，味微咸

续表

来源	制法	性状
《河南省中药饮片炮制规范》2005 年版	取石决明,除去杂质,洗净,干燥,碾碎	呈不规则小块状或细粉状,灰白色,有珍珠样彩色光泽。质重。气微,味微咸
《江苏省中药饮片炮制规范》2002 年版	取原药材,除去杂质,敲去壳外寄生物,洗净,干燥,打碎或碾成粗粉	为不规则小碎块或呈粗粉状。灰白色,有珍珠样彩色光泽,质重。无臭,味微咸
《四川省中药饮片炮制规范》2002 年版	除去杂质,洗净,干燥,碾成粗粉	粉末为灰白色,微有彩霞星点
《福建省中药饮片炮制规范》1998 年版	除去杂质,洗净,干燥,碾碎	呈粗粉状,灰白色或杂色,具光泽,质坚硬。无臭,味微咸
《吉林省中药饮片炮制规范》1986 年版	除去杂质,洗净泥沙。捞出、晒干。用时捣碎	无具体要求
《辽宁省中药炮制规范》1986 年版	取原药材,除去杂质,洗净,干燥,粉碎成粗粉	石决明粗粉应洁净,颗粒均匀,无杂质异物
《云南省中药饮片炮制规范》1986 年版	取原药拣去杂质,用时捣碎	为椭圆形或耳形状,长约 3～20cm,外表灰黑色或白灰色,内表具彩色光泽及若干个眼孔
《广东省中药饮片炮制规范》1984 年版	除去杂质,洗净,干燥,粉碎成粗粉	无具体要求
《甘肃省中药饮片炮制规范》1980 年版	用水洗刷净,晒干配方时捣碎	无具体要求
《湖北省中草药炮制规范》1979 年版	洗净,晒干,打碎	无具体要求

2. 煅石决明

（1）《中国药典》2020 年版标准：取净石决明,照明煅法（通则 0213）煅至酥脆。

性状：本品为不规则的碎块或粗粉。灰白色无光泽,质酥脆。断面呈层状。

（2）地方标准（表 115-2）

表 115-2　煅石决明常见地方标准制法及性状要求

来源	制法	性状
《天津市中药饮片炮制规范》2012 年版	取净石决明,照明煅法煅至酥脆	本品为不规则的碎块或粗粉。灰白色无光泽,质酥脆。断面呈层状
《陕西省中药饮片标准》第三册（2011 年）	取药材石决明,除去杂质,洗净,照明煅法煅至酥脆	本品为不规则碎块或粉末。灰色至灰白色,无光泽,碎块质酥,断面呈层状。气微,味微咸
《湖南省中药饮片炮制规范》2010 年版	取净石决明,照明煅法煅至酥脆	为碎块或细粉,灰白色,偶有彩色光泽,质酥
《江西省中药饮片炮制规范》2008 年版	取净石决明,照明煅法煅至红透,取出,放凉,用时碾成细粉	形如石决明块或粉。灰白色,无光泽,质酥

续表

来源	制法	性状
《北京市中药饮片炮制规范》2008年版	取净石决明,置锻炉或适宜容器内,煅(500℃,50分钟)至酥脆,取出,晾凉,打碎	本品为不规则的碎块或粉末。灰色或淡灰黑色,有光泽,断面可见分层。质酥
《广西壮族自治区中药饮片炮制规范》2007年版	取生石决明,置适宜容器内,用武火煅至红透,取出,放凉	为灰白色或白色粗末或碎块,无彩色光泽,质酥
《重庆市中药饮片炮制规范》2006年版	取净石决明,照明煅法煅至酥脆。冷却后碾碎	为细粉状,暗灰色或灰白色,无光泽
《安徽省中药饮片炮制规范》2005年版	取净石决明块,照明煅法,煅至灰白色,打碎	为细粉状,灰白色,无珍珠样彩色光泽,质酥
《河南省中药饮片炮制规范》2005年版	取净石决明,照明煅法煅至酥脆	形如石决明块或粉,灰白色无光泽,质酥
《贵州省中药饮片炮制规范》2005年版	取净石决明,照明煅法煅至酥脆,研成细粉	为灰白色细粉,质疏松,光泽消失
《四川省中药饮片炮制规范》2002年版	取净石决明,照明煅法煅至红透,冷却后碾成粗粉	瓦灰色,光泽消失
《江苏省中药饮片炮制规范》2002年版	取净石决明置适宜容器内,用武火煅至酥脆时,取出放凉,碾碎	为不规则碎块状或粉末状。灰白色,无光泽,质酥
《福建省中药饮片炮制规范》1998年版	取净石决明,照明煅法煅至酥脆	形如石决明,灰白色,无光泽,质酥脆
《辽宁省中药炮制规范》1986年版	取净石决明,放坩埚内或铁板上,置无烟炉火中煅烧,至煅红为度,取出放凉,粉碎成粗粉	粗粉应煅烧匀透,颗粒酥脆,灰白色
《吉林省中药饮片炮制规范》1986年版	取净石决明。置锅或适宜器具中,用无烟武火煅至红透。取出,晾凉,碾碎	无具体要求
《云南省中药饮片炮制规范》1986年版	(1)取原药拣净杂质,装入瓦罐或铁板上,放入无烟炉火中,煅至表面黑褐色,取出,晾冷,即可 (2)取原药拣净杂质,放入反射炉内,烧时经常翻动,煅至表面黑褐色,取出,晾冷,即可(但不能煅红透,防止碳化,影响药效)	灰黑色或灰白色,质脆
《广东省中药饮片炮制规范》1984年版	取净石决明,置炉火上煅至灰白色,取出,放凉,用时捣碎	煅后呈灰白色,质疏松,易破碎,光泽消失
《甘肃省中药饮片炮制规范》1980年版	取净石决明,置无烟火炉中或砂罐内,用武火煅烧,内服的煅至灰白色并无臭气发出时,外用的煅至白色。取出,晾凉,碾碎	无具体要求

3. 盐煅石决明 《中国药典》2020年版未收载本炮制规格,常见地方标准制法及性状见表115-3。

表 115-3　盐煅石决明常见地方标准制法及性状要求

来源	制法	性状
《上海市中药饮片炮制规范》2018 年版	取石决明,照明煅法煅至微红色,取出,趁热用盐水均匀喷洒。亦可取原只石决明,煅后盐水洒之,再拍碎。每石决明100kg,用食盐 2.5kg(加开水溶化)	灰白色至灰色或灰黄色,内表面光泽较暗,断面可见分层,质松,易碎,略具焦臭
《浙江省中药炮制规范》2015 年版	取原药,除去杂质,洗净,干燥。照明煅法煅至表面青黑色,臭气逸出时,立即喷淋盐水,放凉。砸成直径 1cm 左右的块片或细粒。每石决明 100kg,用盐 2kg	为不规则的块片或颗粒。表面棕褐色至青灰色。质酥脆。有焦臭气,味咸
《河南省中药饮片炮制规范》2005 年版	取净石决明,照明煅法煅至酥脆。取出,随即喷淋盐水淬之,晾干,碾碎。每100kg 石决明,用食盐 2kg	形如石决明块或粉,气微,味咸
《甘肃省中药饮片炮制规范》1980 年版	取净石决明,置无烟火上,煅至微红,取出,喷洒盐水适量,晾干,碾碎。每石决明 100kg,用大青盐 2.5kg	无具体要求
《湖北省中草药炮制规范》1979 年版	取净石决明,直接或装入罐中,置武火上煅至红透,取出,立即喷洒食盐水,冷后研碎。每净石决明 1 斤(500g),用食盐 2钱(6.25g,化水适量)	无具体要求

【金老谈石决明炮制历史】

始载于《名医别录》,列为上品,但该书中未有炮炙方法记载。南朝刘宋《雷公炮炙论》中记载有炮炙方法,是采用盐及五花皮制,以后医药书中炮制的方法较多,各有不同,可分为:

一、不加辅料炮炙

煅、焙、捣碎水飞、磨汁、烧制、煮制等方法。

1. **煅法**　唐代《银海精微》最早提到"煅过"。以后在《急救仙方》《普济方》,明代《一草亭目科全书》《奇效良方》《外科正宗》《本草拾遗》《医宗金鉴》《增广验方新编》等书中均提及"煅",但均未涉及煅的程度。

2. **焙法**　清代《良朋汇集》中提及"焙存性"。

3. **捣碎水飞法**　此法始见于宋代《太平圣惠方》,随后明代《普济方》中也记载有"先捣碎,水飞细"。后世多结合一些其他的方法共制,如《本草逢原》《本草从新》《本草辑要》中记载有"面裹煨后水飞"。尚有清代《得配本草》中记述有"煅童便淬研,水飞用"等。

4. **磨汁法**　明代《奇效良方》中记载有"净水磨,沥干"的方法。

5. **烧法**　此法始载于宋代《苏沈良方》,曰"泥裹,烧通赤,研",在宋代《圣济总录》中也有同样记载。明代《医学入门》也有"烧存性"的内容。

6. **煮法**　元代《原机启微》中载有"东流水煮一伏时,另研极细入药"。明代《普济方》中有"一两,水一升煮干"的记载。

二、加辅料炮炙

1. **药汁制**　早在南朝刘宋《雷公炮炙论》中详细记述了药汁制石决明的方法,曰:"先去上粗皮,用盐并东流水于火瓷器中煮一伏时了,滤出拭干,捣为末,研如粉,却入锅子中,再用五花皮、地榆、阿胶三件,更用东流水于瓷器中,如此淘之三度,待干,再研一方匝,方入药中用,凡修事五两,以盐半分则取,第二度煮,用地榆、五花皮、阿胶各十两。"后沿袭至清,方法简化为只用地榆炮制,如清代《得配本草》中有"地榆汁同煮研,水飞用"记载。

2. **盐制**　宋代《太平惠民和剂局方》中最早有"用盐同东流水煮一伏时,滤出研粉"的记载。明代《一草亭目科全书》中记载有"盐水浸炒""盐水煅"。

3. **童便制**　明代《医宗粹言》中有"火煅童便淬"的记载。清代采用童便制石决明的方法较多,如《医宗说约》中有"煅红,童便内渍一次为末"的记述,《得配本草》中有"煅,童便淬研,水飞用"的记述,《外科证治全生集》中载有"用九孔者煅红,童便内浸一夜为末"。

4. **醋制**　明代《审视瑶函》中始载醋制方法为:"醋煅"。至清代,醋制方法更为详细,如清代《食物本草汇纂》中有"炭火煅赤,米醋淬三度,去火毒,研粉"的记载。

5. **面煨制**　宋代《证类本草》中载"制面裹煨熟去皮研粉",清代《本草逢原》《本草从新》中均有记载。明代《一草亭目科全书》中有"青盐及泥包裹煨、煅"的方法。

【金老论石决明炮制与临床】

一、临床功效与主治

本品味咸、性寒。归肝经。具有平肝潜阳,清肝明目的功效。石决明偏于平肝潜阳。用于头痛晕眩,惊痫抽搐。煅石决明咸寒之性降低(表115-4)。

表115-4　石决明各临床常用炮制规格功效、主治对比

炮制规格	功效	主治
石决明	平肝潜阳	用于头痛晕眩,惊痫抽搐
煅石决明	固涩收敛,清肝明目	用于目赤,翳障,青盲雀目,痔漏成管

二、临床调剂

1. **用法用量**　6～20g,打碎先煎。外用适量,研末水飞点眼。

2. **临床使用与禁忌**

(1) 本品咸寒易伤脾胃,故凡脾胃虚寒,食少便溏者忌用。

(2) 不宜与云母同用。

3. **贮藏**　各种炮制规格均置干燥处。

本品临床常用炮制规格与调剂注意事项见表115-5。盐煅石决明临床鲜见,本节未收入。

表 115-5　石决明临床常用炮制规格与调剂注意事项

炮制规格	处方名	用法用量	特殊禁忌	特殊贮藏方法
石决明	生石决明、生九孔石决明、鲍鱼壳	6～20g，打碎先煎。外用适量	凡脾胃虚寒，食少便溏者忌用。不宜与云母同用	置干燥处
煅石决明	石决明、煅石决明			

柏 子 仁

【来源】

本品为柏科植物侧柏 *Platycladus orientalis* (L.) Franco 的干燥成熟种仁。秋、冬二季采收成熟种子，晒干，除去种皮，收集种仁。

【炮制规格】

1. 柏子仁

（1）《中国药典》2020 年版标准：除去杂质和残留的种皮。

性状：本品呈长卵形或长椭圆形，长 4～7mm，直径 1.5～3mm。表面黄白色或淡黄棕色，外包膜质内种皮，顶端略尖，有深褐色的小点，基部钝圆。质软，富油性。气微香，味淡。

（2）地方标准（表 116-1）

表 116-1　柏子仁常见地方标准制法及性状要求

来源	制法	性状
《上海市中药饮片炮制规范》2018 年版	将药材除去残留硬壳（外种皮）、黑色油粒和杂质，筛去灰屑	本品呈长卵形或长椭圆形，长 0.4～0.7cm，直径 0.15～0.3cm。表面黄白色或淡黄棕色，外包膜质内种皮，顶端略尖，有深褐色的小点，基部钝圆。质软，富油性。气微香，味淡
《天津市中药饮片炮制规范》2012 年版	除去杂质和残留的种皮	本品呈长卵形或长椭圆形，长 4～7mm，直径 1.5～3mm。表面黄白色或淡黄棕色，外包膜质内种皮，顶端略尖，有深褐色的小点，基部钝圆。质软，富油性。气微香，味淡
《湖南省中药饮片炮制规范》2010 年版	取原药材，除去杂质及残留的种皮，筛去灰屑	呈长卵形或长椭圆形，长 4～7mm，直径 1.5～3mm。表面黄白色或淡黄棕色，外包膜质内种皮，顶端略尖，有深褐色的小点，基部钝圆。质软，富油性。气微香，味淡
《陕西省中药饮片标准》第一册（2009 年）	取药材柏子仁，除去杂质及残留的种壳	本品呈长卵形或长椭圆形，长 4～7mm，直径 1.5～3mm。表面黄白色或淡黄棕色，外包膜质内种皮，顶端略尖，有深褐色的小点，基部钝圆。质软，富油性。气微香，味淡
《江西省中药饮片炮制规范》2008 年版	除去杂质及硬壳	本品呈长卵形或长椭圆形，长 4～7mm，直径 1.5～3mm。表面黄白色或淡黄棕色，外包膜质内种皮，顶端略尖，有深褐色的小点，基部钝圆。质软，富油性。气微香，味淡。无虫蛀

来源	制法	性状
《北京市中药饮片炮制规范》2008年版	取原药材,除去杂质及残留的种皮	本品呈长卵形或长椭圆形,长4～7mm,直径1.5～3mm。表面黄白色或淡黄棕色,外包膜质内种皮,顶端略尖,有深褐色的小点,基部钝圆。质软,富油性。气微香,味淡
《广西壮族自治区中药饮片炮制规范》2007年版	除去杂质及残留的种皮	呈长卵形或长椭圆形,长4～7mm,直径1.5～3mm。表面黄白色或淡黄棕色,外包膜质内种皮,顶端略尖,有深褐色的小点,基部钝圆。质软,富油性。气微香,味淡。无虫蛀,无灰屑、硬壳、杂质
《重庆市中药饮片炮制规范》2006年版	除去杂质及残留的种皮	为长卵形或长椭圆形,长4～7mm,直径1.5～3mm。表面黄白色或淡黄棕色,外包膜质内种皮,顶端略尖,有深褐色的小点,基部钝圆。质软,富油性。气微香,味淡
《安徽省中药饮片炮制规范》2005年版	取原药材,除去残留种皮、杂质	为长卵形或长椭圆形,长4～7mm,直径1.5～3mm。表面黄白色或淡黄棕色,外包膜质内种皮,顶端略尖,有深褐色的小点,基部钝圆。质软,富油性。气微香,味淡
《河南省中药饮片炮制规范》2005年版	除去杂质及残留的种皮	呈长卵形或长椭圆形,长4～7mm,直径1.5～3mm。表面黄白色或淡黄棕色,外包膜质内种皮,顶端略尖,有深褐色的小点,基部钝圆。质软,富油性。气微香,味淡
《贵州省中药饮片炮制规范》2005年版	取原药材,除去杂质及残留种皮	呈长卵形或长椭圆形,长4～7mm,直径1.5～3mm。表面黄白色或淡黄棕色,外包膜质内种皮,顶端略尖,有深褐色的小点,基部钝圆。质软,富油性。气微香,味淡
《云南省中药饮片标准》2005年版第一册	取药材,拣净杂质,即得	本品呈长卵形或长椭圆形,长4～10mm,直径2～4mm,种皮棕褐色,种仁黄白色或淡黄棕色,富有油性。气微苦,味淡
《江苏省中药饮片炮制规范》2002年版	取原药材,除去杂质	为长卵形或长椭圆形,长4～7mm,直径1.5～3mm。表面黄白色或淡黄棕色,外包膜质内种皮,顶端略尖,有深褐色的小点,基部钝圆。质软,富油性。气微香,味淡
《福建省中药饮片炮制规范》1998年版	除去杂质	呈长卵形或长椭圆形,长4～7mm,直径1.5～3mm。表面黄白色或淡黄棕色,质较油润。气微香,味淡
《吉林省中药饮片炮制规范》1986年版	拣去杂质,除去残留的外壳,取仁	无具体要求
《辽宁省中药炮制规范》1986年版	除去杂质及残留的外壳和种皮	无空壳等杂质
《广东省中药饮片炮制规范》1984年版	除去杂质及残留种皮	无具体要求
《湖北省中草药炮制规范》1979年版	除去杂质及残留外壳,筛去灰土	无具体要求

2. 柏子仁霜

(1)《中国药典》2020年版标准:取净柏子仁,照制霜法(通则0213)制霜。

性状:本品为均匀、疏松的淡黄色粉末,微显油性,气微香。

(2)地方标准(表116-2)

表 116-2 柏子仁霜常见地方标准制法及性状要求

来源	制法	性状
《上海市中药饮片炮制规范》2018 年版	取柏子仁研成粗粉，照制霜法去油成霜	本品为均匀、疏松的淡黄色粉末，微显油性，气微香
《湖南省中药饮片炮制规范》2010 年版	取净柏子仁，照制霜法碾碎，用纸包裹，加热微烘，压榨去油，如此反复数次，至粉末松散且不黏结成饼为度，碾细	为淡黄色松散粉末，气微香
《陕西省中药饮片标准》第一册（2009 年）	取饮片柏子仁，照制霜法制霜	本品为松散状粉末，淡黄色，显油性。气微香，味淡
《江西省中药饮片炮制规范》2008 年版	（1）取净柏子仁，照制霜法制霜 （2）取净柏子仁，研成粗粉，用草纸包裹，置烈日下暴晒，或微烘加热，或压榨去油，研细	本品为疏松的粉末状。淡黄色至黄棕色，微显油润，具香气，味微甘
《重庆市中药饮片炮制规范》2006 年版	取净柏子仁，照制霜法制霜，研成粗粉	为粒度均匀、疏松的淡黄色粉末，微显油性，气特异
《安徽省中药饮片炮制规范》2005 年版	取净柏子仁，照去油制霜法制成淡黄色松散粉末	为松散状粉末，淡黄色，气微香
《河南省中药饮片炮制规范》2005 年版	取净柏子仁，照制霜法制霜	呈疏松的粉末状，淡黄色，气微香
《贵州省中药饮片炮制规范》2005 年版	取净柏子仁，照制霜法用布包严，微热，压榨除去油脂，至粉末松散，碾细	为淡黄色松散粉末
《江苏省中药饮片炮制规范》2002 年版	取净柏子仁，碾碎成泥状，用布包严，经微热后，压去油脂，至粉末松散，碾细	为松散状粉末，淡黄色。气微香，味淡
《福建省中药饮片炮制规范》1998 年版	取净柏子仁，碾成泥状，用吸油纸或布包严，经微热后，压去部分油脂，至成松散粉末	呈松散粉末，色淡黄
《吉林省中药饮片炮制规范》1986 年版	取柏子仁，用碾串成泥状，用麻布包好，置笼屉内蒸透，取出，榨去油；反复操作至油不出时，研面，过箩，放入铺有数层草纸的匾内，摊开，渗油，晾干	无具体要求
《辽宁省中药炮制规范》1986 年版	取净柏子仁，碾碎，置容器内蒸 20～30 分钟，用纱布或吸油纸包裹，反复压去部分油脂，碾细	呈黄白色粉末，无酸败味
《广东省中药饮片炮制规范》1984 年版	取净柏子仁，研成粉末或捣烂如泥，用草纸数层包裹，蒸热，压榨去油，反复数次，至草纸不显油迹，不再粘连成饼，再研成细粉	无具体要求
《甘肃省中药饮片炮制规范》1980 年版	将炒柏子仁，趁热碾碎，用吸油纸包严，加热微炕，压榨去净油	无具体要求
《湖北省中草药炮制规范》1979 年版	取净柏子仁置锅内，用文火炒热，榨去油或碾细，用能吸油的纸包裹多层，上压重物，使油渗透纸上，换纸，再如法操作，至油脂大部吸尽，药渣疏散不粘连为度	无具体要求

3. **炒柏子仁** 《中国药典》2020 年版未收载本炮制规格,常见地方标准制法及性状见表 116-3。

表 116-3 炒柏子仁常见地方标准制法及性状要求

来源	制法	性状
《山东省中药饮片炮制规范》2022 年版	取净柏子仁置锅内,文火微炒,有香气逸出时,取出,放凉	本品呈长卵形或长椭圆形,长 4～7mm,直径 1.5～3mm。表面黄色,偶见焦斑,外包膜质内种皮,顶端略尖,有深褐色的小点,基部钝圆。质软,富油性。具焦香气,味淡
《浙江省中药炮制规范》2015 年版	取柏子仁饮片,照清炒法炒至表面微具焦斑时,取出,摊凉	呈长卵形或长椭圆形,长 4～7mm,直径 1.5～3mm。表面黄色,油润,偶具焦斑,外包膜质内种皮,顶端略尖,有深褐色的小点,基部钝圆。质软,富油性。具焦香气,味淡
《四川省中药饮片炮制规范》2015 年版	取柏子仁,除去杂质,照清炒法炒至黄色至黄棕色,有香气逸出为度,取出,放凉	本品呈长卵形或长椭圆形,长 4～7mm,直径 1.5～3mm。表面油黄色,偶见焦斑,外包膜质内种皮,顶端略尖,有深褐色的小点,基部钝圆。质软,富油性。具焦香气,味淡
《河南省中药饮片炮制规范》2005 年版	取净柏子仁,照清炒法炒至微黄色	形如柏子仁,颜色加深,有的有焦斑
《陕西省中药饮片标准》第一册(2009 年)	取饮片柏子仁,照清炒法炒至油黄色,有香气逸出	本品呈长卵形或长椭圆形,长 4～7mm,直径 1.5～3mm。表面油黄色,偶见焦斑,外包膜质内种皮,顶端略尖,有深褐色的小点,基部钝圆。质软,富油性。具焦香气,味淡
《贵州省中药饮片炮制规范》2005 年版	取净柏子仁,照清炒法用文火炒至黄色,有香气逸出	形如柏子仁,表面油黄色。略见焦斑,具香气
《福建省中药饮片炮制规范》1998 年版	取净柏子仁,照炒黄法炒至表面深黄色,透出香气。用时捣碎	形如柏子仁,深黄色。气香,味淡
《甘肃省中药饮片炮制规范》1980 年版	除去杂质及残留的外壳,簸净皮,小火炒成微黄色时,出锅,摊开,晾凉,配方时捣碎	无具体要求

【金老谈柏子仁炮制历史】

本品在汉代《神农本草经》中列为上品,在刘宋时期《雷公炮炙论》中较早地提到以酒及黄精汁为辅料进行炮炙,在以后部分医药书籍中也有记载,较为常见的方法有去油制霜,炒及酒浸。下面分别予以介绍。

一、不加辅料炮制

1. **炒法** 宋代《证类本草》中较早提到"入药微炒用",在以后的一些书籍中也有相似记述,如宋代《校注妇人良方》中提到"炒,别研",元代《卫生宝鉴》中提到"炒",明代《本草纲目》中提到"簸取仁,炒研入药"。

2. **蒸法** 明代《炮炙大法》中提到"蒸熟曝烈，春簸取仁，炒研入药"。清代《本草汇》中提到"蒸曝，粗纸印去油"。

3. **去油制霜法** 宋代《太平圣惠方》中提到"研，用纸裹压去出油"，《圣济总录》中也提到"别研，用纸裹压去油"。

二、加辅料炮制

1. **酒制** 宋代《圣济总录》中提到"酒浸焙炒"。明代《先醒斋医学广笔记》中也提到"(仁)去油者，好酒浸一宿，砂锅上蒸"。

2. **酒及黄精汁制** 南朝刘宋《雷公炮炙论》中首先提到"凡使，先以酒浸一宿，至明滤出，晒干，却用黄精自然汁于日中煎，手不住搅，若天久阴，即于铛中著水，用瓶器盛柏子人(仁)著火缓缓煮，或煎为度。每煎三两柏子人(仁)，用酒五两，浸干为度"。明代《本草纲目》也有相似的记载："凡使，先以酒浸一宿，至明漉出，晒干，用黄精自然汁于日中煎之，缓火煮成膏为度。每煎柏子仁三两，用酒五两浸。"接着指出："此法(指雷教曰)是服食家用者，寻常用只蒸熟曝烈，簸去仁，炒研入药。"

【金老论柏子仁炮制与临床】

一、临床功效与主治

本品味甘，性平。归心、肾、大肠经，具有养心安神，止汗，润肠通便的功效。多用于肠燥便秘(表116-4)。

表116-4 柏子仁各临床常用炮制规格功效主治对比

炮制规格	功效	主治
柏子仁	养心安神，润肠通便，止汗	用于阴血不足，虚烦失眠，心悸怔忡，肠燥便秘，阴虚盗汗
柏子仁霜	消除致呕、致泻的副作用	用于虚烦失眠的脾虚患者
炒柏子仁	养心安神，润肠通便，止汗。缓和药性	用于阴血不足，虚烦失眠，心悸怔忡，肠燥便秘，阴虚盗汗

二、临床调剂

1. **用法用量** 3～10g，用时捣碎。大便溏者可用柏子仁霜。
2. **临床使用与禁忌** 本品油润滑肠，故便溏及多痰者慎用。
3. **贮藏** 各种炮制规格均置阴凉干燥处，防热、防蛀。

本品临床常用炮制规格与调剂注意事项见表116-5。

表116-5 柏子仁临床常用炮制规格与调剂注意事项

炮制规格	处方名	用法用量	特殊禁忌	特殊贮藏方法
柏子仁	柏子仁、柏子	3～10g，用时捣碎	便溏及多痰者慎用	置阴凉干燥处，防热、防蛀
柏子仁霜	柏子仁霜			
炒柏子仁	炒柏子仁			

远 志

【来源】

本品为远志科植物远志 *Polygala tenuifolia* Willd. 或卵叶远志 *Polygala sibirica* L. 的干燥根。春、秋二季采挖,除去须根和泥沙,晒干。

【炮制规格】

1. 远志

(1)《中国药典》2020年版标准:除去杂质,略洗,润透,切段,干燥。

性状:本品呈圆柱形的段。外表皮灰黄色至灰棕色,有横皱纹。切面棕黄色,中空。气微,味苦、微辛,嚼之有刺喉感。

(2)地方标准(表117-1)

表117-1 远志常见地方标准制法及性状要求

来源	制法	性状
《陕西省中药饮片标准》第三册(2011年)	取药材远志,除去杂质,略洗,润透,切段,干燥	本品呈圆柱形,略弯曲,长1~3cm,直径0.3~0.8cm。表面灰黄色至灰棕色,有较密并深陷的横皱纹、纵皱纹及裂纹,老根的横皱纹较密更深陷,略呈结节状。质硬而脆,易折断,断面皮部棕黄色,木部黄白色,皮部易与木部剥离。气微,味苦,微辛,嚼之有刺喉感
《湖南省中药饮片炮制规范》2010年版	取去心原药材,除去杂质,略洗,润透,切中段,干燥,筛去碎屑	为小圆筒形节状小段,有横皱纹,质脆,切面黄白色,气微,味苦微辛,嚼之有刺喉感
《甘肃省中药炮制规范》2009年版	取原药材,除去杂质,抢水洗净,润透,切段,干燥	为圆筒形的结节状小段,直径0.3~0.8cm,长10~15cm。表面灰黄色至灰棕色,有纵皱纹。质脆,易折断,断面皮部棕黄色,木部黄白色。气微,味苦、微辛,嚼之有刺喉感
《江西省中药饮片炮制规范》2008年版	除去杂质,略洗,润透,切段,干燥	本品为筒状或槽状的圆柱形小段。外表皮灰黄色至灰棕色,有较密而深陷的横皱纹及裂纹,或有细纵皱纹及支根痕,切面皮部棕黄色,木部黄白色。质脆,易折断。气微,味苦、微辛,有刺喉感
《广西壮族自治区中药饮片炮制规范》2007年版	除去杂质及残留木心,略洗,切短段,干燥,筛去灰屑	呈圆柱状短段。表面灰黄色至灰棕色,有较密并深陷的横皱纹、纵皱纹及裂纹。老根的横皱纹较密而深陷。略呈结节状。质硬而脆,易折断,切面皮部棕黄色,木质部黄白色,皮部易与木部剥离。气微,味苦、微辛,嚼之有刺喉感
《重庆市中药饮片炮制规范》2006年版	除去杂质,洗净,润透,切片,干燥,筛去灰屑	为圆柱状段,直径0.3~0.8cm。表面灰黄色至灰棕色,有较密并深陷的横皱纹、纵皱纹及裂纹。老根更甚。质硬而脆,切面皮部棕黄色,木部黄白色,皮部易与木部剥离。气微,味苦、微辛,嚼之有刺喉感

续表

来源	制法	性状
《河南省中药饮片炮制规范》2005年版	除去杂质,略洗,润透,切段,干燥	呈小圆柱形节状小段。外皮灰黄色,有横皱纹。质脆,易折断,切面黄白色。气微,味苦微辛,嚼之有刺喉感
《贵州省中药饮片炮制规范》2005年版	取原药材,除去杂质及木心,抢水洗净,润透,切段,干燥	为圆筒形的段。表面灰黄色至灰棕色,有较密并深陷的横皱纹、纵皱纹及裂纹,老根更甚。切面皮部棕黄色。质硬而脆。气微,味苦、微辛,嚼之有刺喉感
《江苏省中药饮片炮制规范》2002年版	取原药材,除去杂质,抢水洗净,切段,干燥	为小圆柱形结节状段,长约3cm,表面灰黄色至灰棕色,有较密并深陷的横皱纹、纵皱纹及裂纹。质脆,易折断。气微,味苦、微辛,嚼之有刺喉感
《福建省中药饮片炮制规范》1998年版	除去杂质,略洗,润透,去心,切中段,干燥	呈段状,段长10~20mm。表面灰黄色至灰棕黄色,有较密并深陷的横皱纹、纵皱纹及裂纹;切面皮部棕黄色。质硬而脆,易折断。气微,味苦、微辛,嚼之有刺喉感
《吉林省中药饮片炮制规范》1986年版	除去杂质,洗净泥土,晒干	无具体要求
《广东省中药饮片炮制规范》1984年版	除去杂质,略洗,润透,切段,干燥	无具体要求

2. 制远志

（1）《中国药典》2020年版标准：取甘草,加适量水煎汤,去渣,加入净远志,用文火煮至汤吸尽,取出,干燥。

每100kg远志,用甘草6kg。

性状：本品形如远志段,表面黄棕色。味微甜。

（2）地方标准（表117-2）

表117-2　制远志常见地方标准制法及性状要求

来源	制法	性状
《上海市中药饮片炮制规范》2008年版	将药材（远志）除去杂质,快洗,润透,切长段。另取甘草,加适量水煎汤二次,每次30分钟,去渣取汁,合并煎液,加入远志或远志筒段,用文火煮至汤吸尽,干燥,筛去灰屑。每100kg远志,用甘草6kg	本品呈圆柱形段状,略弯曲,直径0.3~0.8cm。表面棕黄色至深红色,可见较密并深陷的横皱纹、纵皱纹及裂纹,老根的横皱纹较密更深陷,略呈结节状。切面皮部棕黄色,木部黄白色,皮部易与木部剥离,质硬而脆,易折断。气微,味苦、微辛,嚼之微有刺喉感
《陕西省中药饮片标准》第三册（2011年）	取甘草,加适量水煎汤,去渣,加入饮片远志,用文火煮至汤吸尽,取出,干燥。每100kg远志,用甘草6kg	本品呈圆柱形,略弯曲,长1~3cm,直径0.3~0.8cm。表面黄棕色至棕色,有较密并深陷的横皱纹、纵皱纹及裂纹,老根的横皱纹较密更深陷,略呈结节状。质硬而脆,易折断,断面皮部灰棕色,木部黄白色,皮部易与木部剥离。气微,味苦,微甜,嚼之有刺喉感

续表

来源	制法	性状
《湖南省中药饮片炮制规范》2010年版	取甘草，加适量水煎煮两次，合并煎液浓缩至甘草量的十倍，再加入净远志，用文火煮至汤被吸尽，取出，干燥。每100kg远志，用甘草6kg	形如远志，味略甜，嚼之无刺喉感
《甘肃省中药炮制规范》2009年版	取甘草，加适量水，煎汤去渣。煎液中加入净远志，置锅内，用文火加热，不断翻动，炒至汤吸尽，出锅，晒干。每净远志100kg，用甘草6kg	形如远志。味微甜，后苦，微辛
《江西省中药饮片炮制规范》2008年版	取净甘草，切碎，加适量水煮汤，去渣，加入净远志，用文火煮至汁吸尽，取出，干燥。每100kg远志，用甘草6kg	形如远志段，表面淡棕色，味微甜，嚼之无刺喉感
《北京市中药饮片炮制规范》2008年版	取原药材，除去杂质及木心，洗净，闷润约1小时，至内外湿度一致，切长段，干燥。取远志段，与甘草煎汤同置锅内，不时翻搅，煮至煎液被吸尽，取出，干燥。每100kg远志，用甘草6kg（取甘草片6kg，加水适量约甘草的12倍，煎煮两次，第一次2小时，第二次1小时，合并煎液，滤过，取滤液约42L）	本品为卷筒状长段。表面深灰黄色至深灰棕色，有较密并深陷的横皱纹、纵皱纹及裂纹。切面皮部深棕黄色。气微，味微甘，略有刺喉感
《广西壮族自治区中药饮片炮制规范》2007年版	取甘草加适量水煎汤，去渣，倾入生远志，用文火煮至汤汁吸尽，取出，干燥。每100kg生远志用甘草6kg	形同生远志，色泽略深，黄棕色至棕色。味微甜
《重庆市中药饮片炮制规范》2006年版	取甘草，加适量水煎汤，去渣，加入净远志，用文火煮至汤吸尽取出，干燥。取净远志，加捣绒的甘草同煮（水淹过药面至干），取出，拣去甘草，干燥。或取甘草捣绒煎汁，拌浸远志，待吸尽后，蒸透心，取出干燥。每100kg远志，用甘草6kg	淡棕色，味略甜而无刺喉感
《河南省中药饮片炮制规范》2005年版	取甘草，加适量水煎汤，去渣，加入净远志，用文火煮至汤吸尽，取出，干燥。每100kg远志段，用甘草6kg	形如远志段，味略甜
《贵州省中药饮片炮制规范》2005年版	取净甘草，加适量水煎汁，去渣，加入净远志，用文火煮至甘草汁被吸尽，取出，干燥。每100kg远志，用甘草6kg	形同远志，表面淡黄色，味略甜
《江苏省中药饮片炮制规范》2002年版	取甘草，加适量水煎汤，去渣。加入净远志，用文火煮至汤吸尽，取出，干燥。每100kg远志，用甘草6kg	形同远志，味微甜
《福建省中药饮片炮制规范》1998年版	取远志段，照甘草水制法煮至汤吸尽，干燥。每100kg远志，用甘草6kg	形如远志，具甘草气味

来源	制法	性状
《吉林省中药饮片炮制规范》1986年版	取甘草加适量水熬汁,过滤去汁,喷淋于净远志内,拌匀,稍闷,置锅中,用文火炒至变黄色,取出,晾凉。每100kg远志,用甘草5kg	无具体要求
《辽宁省中药炮制规范》1986年版	取远志,除去杂质,洗净,润透,去心切段。另取甘草,加水煎汤,去渣,加入净远志段,用文火煮至汤吸尽,取出,干燥。或取甘草,加水煎汤,去渣,加入净远志段(干品)拌至汤被吸尽,晾干,用文火炒至棕黄色,取出,晾干。每100kg远志用甘草6kg	制远志表面棕黄色,不焦黑
《云南省中药饮片炮制规范》1986年版	取原药材,筛拣净杂质,加水适量熬汁2次,取甘草汁浸远志肉至吸尽,放入甑内,用武火蒸约2小时,蒸透为度。呈黄褐色,取出晒干即可。每50kg加甘草2.5kg(打碎)	黄褐色,有甘草香
《广东省中药饮片炮制规范》1984年版	取甘草,加水煎汤,去渣,投入净远志,用文火煮至甘草汤被吸尽,取出,干燥。每100kg远志,用甘草6kg	无具体要求

3. 蜜远志 《中国药典》2020年版未收载本炮制规格,常见地方标准制法及性状见表117-3。

表117-3 蜜远志常见地方标准制法及性状要求

来源	制法	性状
《山东省中药饮片炮制规范》2022年版	先将炼蜜用适量沸水稀释后,加入净远志段,拌匀,闷透,置热锅内。文火炒至不粘手时,取出,放凉。每100kg远志段,用炼蜜20kg	本品呈圆柱形,段状。外表面棕黄色至深棕色,有较密并深陷的横皱纹、纵皱纹及裂纹,稍有光泽,略带黏性。质硬而脆,易折断,切面皮部棕黄色,木部黄白色,皮部易与木部剥离。气微,味甜,微辛,嚼之有刺喉感
《安徽省中药饮片炮制规范》2019年版	将炼蜜加适量沸水稀释后,加入净制远志中拌匀,闷润,置炒制容器内,用文火炒至不粘手,取出,放凉。每100kg远志,用炼蜜25kg	本品为圆柱形的段,表面灰黄色至灰棕色,有较密并深陷的横皱纹、纵皱纹及裂纹。切面皮部棕黄色,木部黄白色,皮部易与木部分离。质硬而脆。气微,味甜、微辛,嚼之有刺喉感
《湖北省中药饮片炮制规范》2018年版	取净远志段,照蜜炙法炒至松散不粘手。每100kg净远志段,用炼蜜25kg	本品呈圆柱形的段,略弯曲,多粘连。表面棕黄色或棕色,有较密并深陷的横皱纹。纵皱纹及裂纹。切面棕黄色,中空。气微,味甜
《四川省中药饮片炮制》2015年版	取制远志,照蜜炙法炒至不粘手	本品呈圆柱形。表面棕红色,有较密并深陷的横皱纹。纵皱纹及裂纹,老根的横皱纹较密更深陷,略呈结节状。质硬而脆,易折断。断面皮部棕黄色。有蜜香味,味微甜,嚼之无刺喉感

来源	制法	性状
《浙江省中药炮制规范》2015年版	分别取制远志、制远志肉,照蜜炙法炒至不粘手时,取出,摊凉。每制远志、制远志肉100kg,用炼蜜20kg	蜜远志为圆柱形的段,略弯曲,直径0.3~0.8cm。表面棕色至深棕色,有深陷的横皱纹、纵皱纹及裂纹,断面皮部易与木部剥离。略具光泽,滋润。味甘,嚼之微有刺喉感蜜远志肉为圆筒状的段或片,不具木部
《黑龙江省中药饮片炮制规范》2012年版	取炼蜜,用适量沸水稀释后,加入远志饮片,拌匀,待蜜水吸尽,用文火加热,炒至不粘手为度,取出,摊凉,即得。每100kg远志饮片,用炼蜜10kg	本品为圆柱形段。外表面棕黄色或黄棕色,有较密并深陷的横皱纹、纵皱纹及裂纹。质硬而脆,易折断。断面皮部棕黄色或淡棕黄色,木部黄白色,皮部易与木部剥离。气微,味甜、苦、微辛,嚼之有刺喉感
《广东省中药饮片炮制规范》第一册(2011年)	取炼蜜,加适量冷开水稀释后,加入净远志中拌匀,闷至蜜被吸尽,置锅内,用文火炒至深棕黄色、不粘手时,取出,放凉。每100kg远志,用炼蜜25kg	本品呈圆柱形,略弯曲,多已抽去木心,直径0.2~0.8cm。表面棕黄色至深棕色,有较密并深陷的横皱纹、纵皱纹及裂纹,稍有光泽,微有黏性;老根的横皱纹较密更深陷,略呈结节状。质硬而脆,易折断,断面皮部棕黄色,木部黄白色,皮部易与木部剥离。气香,嚼之味甜,略有刺喉感
《湖南省中药饮片炮制规范》2010年版	取净远志段,照蜜炙法炒至蜜被吸尽,药色深黄,略带焦斑,疏散不粘手。每100kg净远志,用炼蜜20kg	形如远志,显棕色,稍带焦斑,略有黏性,味甜
《甘肃省中药炮制规范》2009年版	取炼蜜,加适量开水稀释,加入净远志,拌匀,闷润至透,置锅内,用文火加热,炒至不粘手为度,出锅,摊开,放凉。每净远志100kg,用炼蜜25kg	形如远志。色泽加深,味甜,后苦,微辛
《江西省中药饮片炮制规范》2008年版	取制远志,用蜜炙法炙至不粘手为度。每100kg远志,用蜜30kg	形如远志段,表面色泽加深,略带黏性,味甜
《广西壮族自治区中药饮片炮制规范》2007年版	取炼蜜加开水适量化开,加制远志拌匀,稍闷,置锅内用文火炒至不粘手,取出,放凉。每100kg制远志用炼蜜25kg	形同生远志,外表附有熟蜜,黄褐色,不粘手,有光泽。味甜
《重庆市中药饮片炮制规范》2006年版	取制远志,照蜜炙法炒至不粘手	黄褐色,有蜜香味,无刺喉感
《河南省中药饮片炮制规范》2005年版	取远志段,照蜜炙法炒至蜜被吸尽,药色深黄,略带焦斑,疏散不粘手。每100kg远志段,用炼蜜18kg	形如远志段,色泽加深,味甜
《贵州省中药饮片炮制规范》2005年版	取制远志,照蜜炙法用文火炒至棕黄色,烘干	形同远志,表面棕黄色,略有焦斑,有黏性,味甜
《江苏省中药饮片炮制规范》2002年版	取炼蜜,加适量开水稀释后,与制远志拌匀,闷透,用文火炒至稍有焦斑,不粘手,取出。每100kg制远志,用炼蜜25kg	形同远志,色泽加深,味甜

来源	制法	性状
《福建省中药饮片炮制规范》1998年版	取远志段,照蜜炙法炒至不粘手	形如远志,色深棕,味甜,返潮发黏
《吉林省中药饮片炮制规范》1986年版	取炼蜜用开水化开,喷入远志内,拌匀,稍闷,置锅中,用文火炒至变黄色、不粘手时,取出,晾凉	无具体要求
《辽宁省中药炮制规范》1986年版	取制远志,以开水适量及炼蜜制成的蜜液拌匀,稍闷,用文火炒至不粘手为度,取出,放凉。每100kg远志用蜂蜜20kg	蜜远志蜂蜜均匀,不粘手
《云南省中药饮片炮制规范》1986年版	取原药拣净杂质,加入锅内用文火熔化后加入远志至黄褐色,有蜜香气,不粘手为度,取出晾冷即可。每50kg用蜂蜜10~20kg	黄褐色,有蜜香气
《广东省中药饮片炮制规范》1984年版	取净远志,加入用适量开水稀释的炼蜜,拌匀,稍闷,用文火炒至炼蜜被吸尽,呈深黄色略带焦斑,疏散,不粘手时,取出,摊凉。每远志100kg,用炼蜜20kg	无具体要求

　　4. 制远志筒 《中国药典》2020年版未收载本炮制规格,常见地方标准制法及性状见表117-4。

表117-4　制远志筒常见地方标准制法及性状要求

来源	制法	性状
《上海市中药饮片炮制规范》2018年版	将药材(远志筒)除去杂质,快洗,润透,切长段。另取甘草,加适量水煎汤二次,每次30分钟,去渣取汁,合并煎液,加入远志或远志筒段,用文火煮至汤吸尽,干燥,筛去灰屑。每100kg远志筒,用甘草6kg	本品呈小圆筒形,结节状,多弯曲,长短不一并有纵裂缝,直径3~8mm。表面黄棕色至棕红色,具深陷的横皱纹及裂纹。质脆,易断。断面棕黄色。气微,味苦、微辛,嚼之微有刺喉感
《浙江省中药炮制规范》2015年版	取远志肉,除去杂质,抢水洗净,润透,切段,干燥,与甘草汁拌匀,照煮法煮至汁液被吸尽,口尝微有刺喉感时,取出,干燥。每远志肉100kg,用甘草6kg	呈圆筒状的段或片,略弯曲,直径0.3~0.8cm。表面淡棕色至深棕色,有深陷的横皱纹,纵皱纹及裂纹。质脆,易折断。气微,味微甘,嚼之微有刺喉感
《陕西省中药饮片标准》第三册(2011年)	取甘草,加适量水煎汤,去渣,加入饮片远志肉,用文火煮至汤吸尽,取出,干燥。每100kg远志,用甘草6kg	本品呈圆筒状或半圆筒状,长1~3cm,直径0.3~0.8cm。表面黄棕色至棕色,有较密并深陷的横皱纹、纵皱纹及裂纹,老根皮的横皱纹较密更深陷,略呈结节状。质硬而脆,易折断,断面灰棕色。气微,味苦、微甜,嚼之有刺喉感

5. 制远志肉炭 《中国药典》2020 年版未收载本炮制规格,常见地方标准制法及性状见表 117-5。

表 117-5 制远志肉炭常见地方标准制法及性状要求

来源	制法	性状
《浙江省中药炮制规范》2015 年版	取制远志肉,照炒炭法炒至浓烟上冒、表面焦黑色、内部棕褐色时,微喷水,灭尽火星,取出,晾干	表面焦黑色,质地疏脆,断面棕褐色。气焦香,味苦

6. 麸炒远志 《中国药典》2020 年版未收载本炮制规格,常见地方标准制法及性状见表 117-6。

表 117-6 麸炒远志常见地方标准制法及性状要求

来源	制法	性状
《河南省中药饮片炮制规范》2005 年版	先将麸皮撒入锅内,待麸皮冒烟时,倒入甘草水浸过的远志,用中火炒至远志表面微带焦斑,取出,除去麸皮,放凉。每 100kg 远志段,用麸皮 12～18kg	形如远志段,表面微带焦斑

7. 朱远志 《中国药典》2020 年版未收载本炮制规格,常见地方标准制法及性状见表 117-7。

表 117-7 朱远志常见地方标准制法及性状要求

来源	制法	性状
《甘肃省中药炮制规范》2009 年版	取净远志,喷淋清水适量。盖严闷润 1～2 小时,撒入朱砂极细粉,拌匀,摊开,晾干。每净远志 100kg,用朱砂细粉 3kg	形如远志,外被朱砂细粉
《河南省中药饮片炮制规范》2005 年版	取制远志,加水润湿后撒入朱砂细粉,拌匀,晾干。每 100kg 远志段,用朱砂 2kg	形如远志段,外被朱砂细粉

8. 焦远志 《中国药典》2020 年版未收载本炮制规格,常见地方标准制法及性状见表 117-8。

表 117-8 焦远志常见地方标准制法及性状要求

来源	制法	性状
《天津市中药饮片炮制规范》2022 年版	取制远志,炒至表面焦褐色,喷淋清水,取出放凉,干燥	呈圆柱状的小段或碎块,表面焦褐色,有横皱纹。质硬而脆,嚼之无刺喉感

9. 炆远志 《中国药典》2020 年版未收载本炮制规格,常见地方标准制法及性状见表 117-9。

表 117-9　炆远志常见地方标准制法及性状要求

来源	制法	性状
《江西省中药饮片炮制规范》2008 年版	取净甘草,切段,打扁,与净远志拌匀,置炆药罐内,加温水适量(以平药面为度),上盖;将罐移至围灶内,按药材 100kg:干糠 50kg 的比例堆放干糠于罐四周,点火,炆 4～6 小时,至罐内汁水基本吸尽时,取出,拣去甘草,干燥。每 100kg 远志,用甘草 6kg	形如远志段,表面暗棕色,味微甜,嚼之无刺喉感

10. **远志肉**　《中国药典》2020 年版未收载本炮制规格,常见地方标准制法及性状见表 117-10。

表 117-10　制远志肉常见地方标准制法及性状要求

来源	制法	性状
《陕西省中药饮片标准》第三册(2011 年)	取药材远志,除去杂质,略洗,润透,抽芯,切段,干燥	本品呈圆筒形或半圆筒形,长 1～3cm,直径 0.3～0.8cm。表面灰黄色至灰棕色,有较密并深陷的横皱纹,纵皱纹及裂纹,老根皮的横皱纹较密更深陷,略呈结节状。质硬而脆,易折断,断面棕黄色。气微,味苦,微辛,嚼之有刺喉感

【金老谈远志炮制历史】

一、不加辅料炮炙

主要有炒、焙、炙、制等。

1. **炒法**　宋代《普济本事方》首先提出"炒黄色"。以后,载有"炒"者有:宋代《三因极一病证方论》《校注妇人良方》《济生方》《女科百问》,元代《瑞竹堂经验方》,明代《奇效良方》《医学纲目》《外科启玄》《景岳全书》《外科正宗》《审视瑶函》《一草亭目科全书·异授眼科》,清代《医宗说约》《医方集解》《成方切用》《沈氏女科辑要笺正》《类证治裁》。其中,还有些提出了具体要求,如宋代《普济本事方》云"炒黄色",明代《外科正宗》与清代《医宗说约》均云"微炒",清代《类证治裁》云"炒炭"。

2. **焙法**　宋代《鸡峰普济方》首先提出"焙干"。以后,宋代《太平惠民和剂局方》、元代《瑞竹堂经验方》、明代《普济方》亦有"焙干"或"焙"的记载。

3. **炙法**　此法见于清代《医宗金鉴》。

4. **制法**　此法见于清代《医宗金鉴》。

二、加辅料炮炙

(一)单一辅料炮炙

1. **甘草制**　《雷公炮炙论》首先提出"甘草汤浸宿"。以后历代医籍记载以甘草为辅料者颇多。

(1)甘草(水)(同)煮(去甘草):宋代《普济本事方》首先提出"甘草煮三四沸"。以后主张"甘草煮"者尚有宋代《太平惠民和剂局方》《小儿卫生总微论方》《校注妇人良方》《济生方》《陈氏小儿病源方论》《类编朱氏集验医方》,明代《普济方》《秘传证治要诀及类方》《证治准绳》《医宗粹言》《济阴纲目》《医宗必读》,清代《本草辨义》《良朋汇集》。

（2）甘草汤（水）浸（渍、泡）:《雷公炮炙论》首先提到"熟甘草汤浸宿，滤出，曝干用之也"。以后记载甘草汤浸者尚有宋代《济生方》《疮疡经验全书》,明代《本草蒙筌》《本草纲目》《仁术便览》《增补万病回春》《本草原始》《鲁府禁方》《寿世保元》《炮炙大法》《本草乘雅半偈》,清代《医宗说约》《本草述》《本草述钩元》《本草备要》《本草逢原》《修事指南》《本草必用》《本草经解要》《本草从新》《本草求真》《本草辑要》《女科要旨》《本草害利》《医家四要》。其中多数医籍均提出浸的时间为"一宿"。又:清代《本草述》首先提出对甘草汤浸的目的:"因苦下行，以甘草缓之使上发也。"以后，《本草述钩元》《本草害利》均有相同记载。

（3）甘草水浸、焙:宋代《太平惠民和剂局方》首先提出"甘草汤浸一宿，滤出焙干用"。以后依此法者尚有明代《医宗必读》《本草通玄》《本草乘雅半偈》,清代《握灵本草》《本草汇》《本草求真》。

（4）甘草（水或汁）制:宋代《校注妇人良方》首先提出"甘草制"。以后宗之者有:清代《嵩崖尊生全书》《本草纲目拾遗》《霍乱论》。

（5）甘草汤（汁）浸、炒:明代《景岳全书》首先提出"制以甘草汤，浸一宿晒干，炒用"。以后宗之者有:明代《本草正》《一草亭目科全书·异授眼科》,清代《修事指南》《类证治裁》《增广验方新编》《医醇賸义》。

（6）甘草汁浸蒸:明代《先醒斋医学广笔记》有此记载。

（7）甘草汤洗:清代《增广验方新编》提出"甘草汤洗一次"。

2. 姜制

（1）姜炒（包括"姜汁炒""姜汁浸炒""姜制炒""姜制取肉炒"）:宋代《普济本事方》首先提出"生姜汁炒"。以后主张姜炒者:宋代《太平惠民和剂局方》《三因极一病证方论》,元代《丹溪心法》,明代《普济方》《奇效良方》《保婴撮要》《证治准绳》《宋氏女科秘书》《景岳全书》《医宗必读》,清代《类证治裁》。

（2）姜汁淹（浸）:宋代《三因极一病证方论》首先提出"姜汁淹"。以后，明代《普济方》《秘传证治要诀及类方》亦云,明代《景岳全书》云:"姜汁浸。"

（3）姜汁焙:明代《普济方》首先提出"姜汁蘸湿取肉，焙""干姜汁蘸焙""蘸姜汁焙"。以后，明代《奇效良方》云"姜汁焙"及"姜制焙"。明代《婴童百问》云"姜制焙"。

（4）姜制煮:明代《婴童百问》有此记载。

3. 酒制

（1）酒洒蒸（或再"炒"）:宋代《太平惠民和剂局方》首先提出"酒洒蒸"。以后宗之者有:宋代《三因极一病证方论》,明代《普济方》《证治准绳》。

（2）酒浸（洗或再"焙"）:宋代《三因极一病证方论》首先提出"酒浸洗去心",元代《瑞竹堂经验方》云"春秋三日，夏二日，冬四日，用酒浸令透，易为剥皮"。明代《普济方》云"酒浸半日，新布裹，槌取肉，焙"。明代《景岳全书》云"酒浸"。清代《本草纲目拾遗》云"酒浸去心"。清代《类证治裁》云"酒浸"。

4. 小麦制　　明代《普济方》云"小麦炒"。

5. （米）泔制　　明代《医学纲目》云"泔浸，槌去心"。明代《证治准绳》云"泔浸，去骨"。清代《医宗说约》云"泔水浸，去心"。清代《本草述》云"米泔浸洗槌去心"。

6. 灯心制　　明代《奇效良方》云"灯心煮"。

（二）多种辅料炮炙

1. 甘草、姜制　明代《普济方》首先提出"甘草水煮,姜汁炒""甘草水煮,去心,姜汁炒""甘草水煮过,却以姜汁拌炒"。明代《奇效良方》云"甘草水煮,剥去心,姜汁炒"。明代《证治准绳》云"甘草水煮过,用姜汁拌炒""甘草水煮,剥去心,姜汁炒"。

2. 甘草、黑豆、姜制　明代《医学入门》云"先用甘草、黑豆水煮去骨,后用姜汁炒"。

3. 猪胆汁、姜制　明代《万病回春》云"二两猪胆汁煮过,晒干,用姜汁制"。

4. 黑豆、甘草制　明代《景岳全书》云"黑豆甘草同煎"。

5. 米泔、甘草制　清代《得配本草》云"米泔水浸,槌碎,去心用……再用甘草汤泡一宿,滤出日干,或焙干用"。

【金老论远志炮制与临床】

一、临床功效与主治

本品味苦、辛,性温。归心、肾、肺经。具有安神益智,祛痰,消肿的功效(表117-11)。

表117-11　远志各临床常用炮制规格功效、主治对比

炮制规格	功效	主治
远志	安神益智,交通心肾,祛痰,消肿	心肾不交引起的失眠多梦、健忘惊悸、神志恍惚,咳痰不爽,疮疡肿毒,乳房肿痛
制远志	缓和燥性,消除麻味,防止刺喉,以安神益智为主	心悸

二、临床调剂

1. 用法用量　3～10g。外用适量。

2. 临床使用与禁忌　本品性较温燥,内服刺激性较强,故凡实火或痰热等证,以及有溃疡病或胃炎者当慎用。若不用甘草水制,则易引起恶心呕吐等反应。

3. 贮藏　各种炮制规格均置通风干燥处。蜜远志密闭,置阴凉干燥处。

本品临床常用炮制规格与调剂注意事项见表117-12。制远志肉、制远志肉炭、麸炒远志、焦远志、炆远志、生远志肉临床鲜用,本节未收入。

表117-12　远志临床常用炮制规格与调剂注意事项

炮制规格	处方名	用法用量	特殊禁忌	特殊贮藏方法
远志	生远志	3～10g。外用适量	凡实火或痰热等证,以及有溃疡病或胃炎者当慎用	置通风干燥处。蜜远志密闭,置阴凉干燥处
制远志	远志、甘草水制远志、制远志、泡远志	3～10g		
蜜远志	蜜远志、炙远志	3～10g		
朱远志	朱远志、朱砂拌远志	3～10g		

紫　菀

【来源】

本品为菊科植物紫菀 *Aster tataricus* L. f. 的干燥根和根茎。春、秋二季采挖，除去有节的根茎(习称"母根")和泥沙，编成辫状晒干，或直接晒干。

【炮制规格】

1. 紫菀

(1)《中国药典》2020 年版标准：除去杂质，洗净，稍润，切厚片或段，干燥。

性状：本品呈不规则的厚片或段。根外表皮紫红色或灰红色，有纵皱纹。切面淡棕色，中心具棕黄色的木心。气微香，味甜，微苦。

(2)地方标准(表 118-1)

表 118-1　紫菀常见地方标准制法及性状要求

来源	制法	性状
《天津市中药饮片炮制规范》2012 年版	除去杂质，洗净，稍润，切厚片或段，干燥	本品呈不规则的厚片或段。根外表皮紫红色或灰红色，有纵皱纹。切面淡棕色，中心具棕黄色的木心。气微香，味甜，微苦
《湖南省中药饮片炮制规范》2010 年版	取原药材，除去残茎及杂质，洗净，稍润，切厚片，干燥，筛去碎屑	为不规则厚片，切面灰黄白色，中心部有黄白色筋脉点，周边紫红色或灰红色。质柔软，气微香，味甜、微苦
《上海市中药饮片炮制规范》2018 年版	将药材除去残余有节根茎等杂质，洗净，润软，切厚片，干燥，筛去灰屑	本品根呈细圆柱形段状，直径 0.1～0.3cm，表面淡棕色至棕褐色，具细纵皱纹。根茎为不规则形的厚片，直径 0.8～2.5cm；表面黄棕色至棕褐色，有时带残留的根；切面具黄色经脉纹理或排列成环的筋脉小点。质较柔韧。气微香，味甜、微苦
《陕西省中药饮片标准》第二册(2009 年)	取药材紫菀，除去杂质，洗净，稍润，切厚片，干燥	本品为不规则形的根茎厚片及须根小段。根茎片直径约至 2cm；切面灰白色，中心部有黄白色筋脉；周围簇生须根残迹；质稍硬。须根段直径 0.1～0.3cm，表面紫红色或灰红色，有纵皱纹；质较柔韧。气微香，味甜，微苦
《北京市中药饮片炮制规范》2008 年版	取原药材，除去杂质，洗净，闷润 4～8 小时，至内外湿度一致，切中段，干燥，筛去碎屑	本品为不规则类圆形中段。根为细圆柱形，表面紫红色或灰红色，有细纵皱纹。切面灰棕色，中心有黄白色的筋脉小点。质较柔韧，气微香，味甜，微苦
《江西省中药饮片炮制规范》2008 年版	除去杂质及残茎，抢水洗净，润透，切厚片，干燥	本品为不规则厚片。表面灰白色或灰棕色，中心有黄白色筋脉点。周边紫红色或灰红色，有纵皱纹。质较柔韧。气微香，味甜、微苦
《广西壮族自治区中药饮片炮制规范》2007 年版	除去杂质，洗净，稍润，切厚片，干燥，筛去灰屑	为紫色厚片，外表显黄褐色，较柔韧。无杂质，无霉变

续表

来源	制法	性状
《重庆市中药饮片炮制规范》2006 年版	除去杂质,洗净,稍润,切厚片,干燥	为圆形或类圆形厚片,周边紫红色或灰红色,有纵皱纹。切面灰白色或淡棕色,中心有黄白色筋脉点(维管束)。质较柔韧。气微香,味甜、微苦
《浙江省中药炮制规范》2005 年版	取原药,掰开,除去杂质,洗净,晾至半干,根茎切厚片;根切段,干燥	根茎为长圆形或不规则形的厚片,大小不一;表面棕褐色,着生有根、根痕;切面黄白色至浅棕褐色;质稍硬。根为圆柱形的段或细条状。直径 0.1~0.3cm;表面棕褐色,有细纵皱纹;切面灰棕色至红棕色,皮部极厚,木部细小;质较柔韧。气微香,味甜、微苦
《安徽省中药饮片炮制规范》2005 年版	取原药材,取出残茎、杂质,洗净,稍润,切厚片,干燥,筛去碎屑	为不规则厚片。切面灰白色或淡棕色,中心有黄白色经脉点(维管束);周边紫红色或灰红色,有纵皱纹。质柔韧。气微香,味甜、微苦
《河南省中药饮片炮制规范》2005 年版	除去杂质,洗净,稍润,切厚片,干燥	为不规则的厚片,表面紫红色或灰红色,有纵皱纹。切面灰白色或灰棕色,中心有黄白色的筋脉点(维管束)。质柔韧。气微香,味甜、微苦
《贵州省中药饮片炮制规范》2005 年版	取原药材,除去杂质,洗净,稍润,切厚片或段,干燥	为不规则厚片。切面灰白色或淡棕色,周边紫红色或灰红色,有纵皱纹。质较柔韧。气微香,味甜、微苦
《江苏省中药饮片炮制规范》2002 年版	取原药材,除去残茎及杂质,洗净,稍润,切厚片,干燥	为不规则厚片。切面灰白色或淡棕色,中心有黄白色筋脉点(维管束);周边紫红色或灰红色,有纵皱纹。质柔韧。气微香,味甜、微苦
《四川省中药饮片炮制规范》2002 年版	除去杂质,洗净,稍润,切厚片,干燥	本品根头呈圆形或类圆形薄片,表面紫红色,有纵皱纹。切面棕褐色,质较柔韧,须根细小,味甜、微苦
《福建省中药饮片炮制规范》1998 年版	除去杂质,洗净,稍润,根头部切薄片。须根切短段,干燥	呈片、段状,片厚 1~2mm,段长 5~10mm。切面黄白色,有紫边,外皮紫红色或灰红色。质柔韧。气微香,味甜、微苦
《山东省中药炮制规范》1990 年版	除去残茎及杂质,用较多量的清水洗净,捞出,稍闷,切厚片,干燥	为不规则的薄片,片面灰白色至灰棕色,中心部有黄白色的筋脉,周边紫红色或灰红色。质软而柔韧。气微香,味甜、微苦
《吉林省中药饮片炮制规范》1986 年版	除去杂质,洗净泥土,润透,切 2mm 片,晒干	无具体要求
《云南省中药饮片炮制规范》1986 年版	取原药拣净杂质,洗净泥土,吸润约 4 小时,至透心,去芦头,铡成中节片,晒干	长不超过 2cm,无芦头,黑褐色
《甘肃省中药饮片炮制规范》1980 年版	除去杂质,洗净泥土,润透,切节,晒干	无具体要求
《湖北省中草药炮制规范》1979 年版	拣去杂质,放于水中浸半小时,洗净,沥干,切片,晒干或烘干	无具体要求

2. 蜜紫菀

（1）《中国药典》2020年版标准：取紫菀片（段），照蜜炙法（通则0213）炒至不粘手。

性状：本品形如紫菀片（段），表面棕褐色或紫棕色。有蜜香气，味甜。

（2）地方标准（表118-2）

表118-2　蜜紫菀常见地方标准制法及性状要求

来源	制法	性状
《上海市中药饮片炮制规范》2018年版	取生紫菀，照蜜炙法炒至色泽红亮，不粘手	深棕色至黑棕色，滋润而不粘手，有蜜香气，味甜
《天津市中药饮片炮制规范》2012年版	取紫菀片（段），照蜜炙法炒至不粘手	本品形如紫菀片（段），表面棕褐色或紫棕色。有蜜香气，味甜
《湖南省中药饮片炮制规范》2010年版	取净紫菀片，照蜜炙法，炒至不粘手。每100kg生紫菀片，用炼蜜25kg	本品形如紫菀片，表面棕褐色或紫黑色，略有黏性，味甜
《陕西省中药饮片标准》第二册（2009年）	取饮片紫菀，照蜜炙法炒至不粘手	本品为不规则形的根茎厚片及须根小段，表面微显黏性，微有光泽。根茎片直径约至2cm；切面淡红色，中心部有黄白色筋脉；周围簇生须根残迹；质稍硬。须根段直径0.1～0.3cm，表面紫红色或灰红色，有纵皱纹；质较柔韧。气微香，味甜，微苦
《江西省中药饮片炮制规范》2008年版	（1）取紫菀片，照蜜炙法炒至不粘手 （2）取紫菀片，将蜜用适量开水稀释后，拌匀，闷透，用文火炒至不粘手时，取出，摊凉。每100kg紫菀，用蜜25kg	形如紫菀片，表面呈棕褐色或紫棕色，微有光泽，略带黏性。有蜜香气，味甜
《北京市中药饮片炮制规范》2008年版	取炼蜜，加适量沸水稀释，淋入紫菀段中，拌匀，闷润2～4小时，置热锅内用文火炒至不粘手时，取出，晾凉。每100kg紫菀段，用炼蜜25kg	本品为不规则类圆形中段。表面棕褐色或紫红色。味甜
《广西壮族自治区中药饮片炮制规范》2007年版	取炼蜜加开水适量化开，加生紫菀片拌匀，稍闷，置锅内用文火炒至不粘手，取出，放凉。每100kg生紫菀用炼蜜20～25kg	形同生紫菀，蜜炙后色较深，有光泽，味甜
《重庆市中药饮片炮制规范》2006年版	取净紫菀片，照蜜炙法炒至棕褐色，不粘手	颜色加深，呈棕褐色，具蜜香气
《安徽省中药饮片炮制规范》2005年版	取净紫菀片，照蜜炙法，炒至不粘手。每100kg紫菀，用炼蜜25kg	形同紫菀，微有光泽，色较深
《浙江省中药炮制规范》2005年版	取紫菀，与炼蜜拌匀，稍闷，炒至不粘手时，取出，摊凉。每紫菀100kg，用炼蜜25kg	表面棕黄色，略具光泽，滋润。味甘
《贵州省中药饮片炮制规范》2005年版	取净紫菀片，照蜜炙法，炒至不粘手	形同紫菀，切面黄棕色，具蜜香气
《河南省中药饮片炮制规范》2005年版	取紫菀片，照蜜炙法炒至不粘手	形如紫菀片，表面颜色较深，呈棕褐色或紫棕色，略带黏性。有蜜香气，味甜

续表

来源	制法	性状
《四川省中药饮片炮制规范》2002年版	每取净紫菀片(节)5kg,加炼蜜1.25kg,拌匀,稍闷,用文火炒至棕褐色、不粘手	颜色加深
《江苏省中药饮片炮制规范》2002年版	取炼蜜加开水适量稀释,与紫菀片拌匀,稍闷,用文火炒至不粘手,取出。每100kg紫菀,用炼蜜25kg	形同紫菀片,色较深
《福建省中药饮片炮制规范》1998年版	取紫菀片,照蜜炙法炒至不粘手	形如紫菀,色更深,味甜,返潮发黏
《山东省中药炮制规范》1990年版	将炼蜜用适量开水稀释后,加入净紫菀片中拌匀,闷润,置热锅内,文火炒至表面显棕黄色,不粘手为度,取出,放凉。每100kg紫菀片,用炼蜜25kg	形如紫菀,表面呈棕黄色,味甜,有蜜香气
《吉林省中药饮片炮制规范》1986年版	取炼蜜用开水化开,喷淋紫菀片内,拌匀,稍润,置锅中用文火炒至微变色,不粘手时,取出,晾凉。每100kg紫菀段,用炼蜜20kg	无具体要求
《云南省中药饮片炮制规范》1986年版	取紫菀片,筛净灰渣,每50kg加蜂蜜10~12.5kg,放入锅内熔化后,入药用文火炒至黄褐色,取出,晾冷,不粘手,即可	黄褐色,不粘手
《甘肃省中药饮片炮制规范》1980年版	取蜂蜜文火炼至红黄色时,兑水适量,将紫菀节倒入,拌匀,炒至不粘手为度,出锅,摊开,晾凉。每紫菀100kg,用蜂蜜25kg	无具体要求
《湖北省中草药炮制规范》1979年版	取炼蜜,置洁净锅内,加水少许,以文火加热至沸,投入紫菀片,不断翻动,炒至药片疏散不粘连,取出,稍冷后装入缸内,闭盖。每紫菀片1斤(500g),用炼蜜3两(93.75g)	无具体要求

3. 蒸紫菀　《中国药典》2020年版未收载本炮制规格,常见地方标准制法及性状见表118-3。

表118-3　蒸紫菀常见地方标准制法及性状要求

来源	制法	性状
《上海市中药饮片炮制规范》2018年版	取生紫菀喷水,润至无干心,照蒸法清蒸1小时,取出,干燥	深棕色至黑棕色

【金老谈紫菀炮制历史】

紫菀始载于汉代《神农本草经》,南朝刘宋《雷公炮炙论》中较早地提到蜜浸法。古代,紫菀炮炙方法比较简单,以炒及蜜炙为主,介绍如下。

一、不加辅料炮炙

炒法　宋代《太平惠民和剂局方》提到"凡使,先须净去土,微炒过,方入药用"。清代《本草从新》还提到蒸用。

二、加辅料炮炙

1. **蜜制**　南朝刘宋《雷公炮炙论》及明代《本草纲目》均提到"采得后,去头土了,用东流水淘洗令净,用蜜浸一宿,至明,火上焙干用。凡修一两,用蜜二分"。明代《本草蒙筌》提到"水洗净去头,蜜浸宿焙用"。《医学入门》提到"蜜水浸一宿,焙干"。清代《本草汇》提到"去头须洗净,每一两蜂蜜二分焙"。

2. **酒制**　明代《万病回春》及清代《本草汇》提到"酒洗"。

3. **其他**　明代《医学纲目》提到"去芦头,醋炒"。《仁术便览》提到"去芦土,有童便洗,姜汁制者"。

【金老论紫菀炮制与临床】

一、临床功效与主治

本品味辛、苦,性温。归肺经。具有润肺下气,消痰止咳的功效。生品以散寒、降气化痰力胜,能泻肺气之壅滞。紫菀经甘润滋补的蜂蜜炙后,则转泻为润,以润肺止咳力胜(表118-4)。

表118-4　紫菀各临床常用炮制规格功效、主治对比

炮制规格	功效	主治
生紫菀	润肺下气,消痰止咳	痰多喘咳,新久咳嗽,劳嗽咯血
蜜紫菀	润肺止咳	肺虚久咳或肺虚咯血

二、临床调剂

1. **用法用量**　5～10g。
2. **临床使用与禁忌**　凡属阴虚火亢的燥咳,实热咳嗽等,如无适当配伍,均不宜用。
3. **贮藏**　各种炮制规格均置阴凉干燥处,防潮。蜜紫菀密闭。

本品临床常用炮制规格与调剂注意事项见表118-5。蒸紫菀临床鲜见,本节未收入。

表118-5　紫菀临床常用炮制规格与调剂注意事项

炮制规格	处方名	用法用量	特殊禁忌	特殊贮藏方法
生紫菀	生紫菀	5～10g	凡属阴虚火亢的燥咳,实热咳嗽等,如无适当配伍,均不宜用	置阴凉干燥处,防潮。蜜紫菀密闭
蜜紫菀	紫菀、蜜紫菀、炙紫菀、紫菀茸			

百 部

【来源】

本品为百部科植物直立百部 *Stemona sessilifolia*（Miq.）Miq.、蔓生百部 *Stemona japonica*（Bl.）Miq. 或对叶百部 *Stemona tuberosa* Lour. 的干燥块根。春、秋二季采挖，除去须根，洗净，置沸水中略烫或蒸至无白心，取出，晒干。

【炮制规格】

1. 百部

（1）《中国药典》2020 年版标准：除去杂质，洗净，润透，切厚片，干燥。

性状：本品呈不规则厚片或不规则条形斜片；表面灰白色、棕黄色，有深纵皱纹；切面灰白色、淡黄棕色或黄白色，角质样；皮部较厚，中柱扁缩。质韧软。气微、味甘、苦。

（2）地方标准（表 119-1）

表 119-1　百部常见地方标准制法及性状要求

来源	制法	性状
《上海市中药饮片炮制规范》2018 年版	将药材除去杂质，洗净，润透，切厚片，干燥，筛去灰屑	本品为不规则厚片或不规则条形斜片，直径 0.3～2cm。表面灰白色或淡棕黄色，可见深纵皱纹。切面淡黄棕色或黄白色至暗棕色，角质样；皮部较厚，中柱扁缩。质韧软。气微，味甘、苦
《四川省中药饮片炮制规范》2015 年版	除去杂质，淋润，切段，干燥	本品呈段状，表面灰白色、黄棕色，有深纵皱纹；切面灰白色、淡黄棕色或黄白色，角质样，皮部较宽。质韧软。气微，味甘、苦
《天津市中药饮片炮制规范》2012 年版	除去杂质，洗净，润透，切厚片，干燥	本品呈不规则厚片或不规则条形斜片；表面灰白色、棕黄色，有深纵皱纹；切面灰白色、淡黄棕色或黄白色，角质样；皮部较厚，中柱扁缩。质韧软。气微、味甘、苦
《黑龙江中药饮片炮制规范》2012 年版	取原药材。除去杂质，洗净，润透，切厚片，干燥，即得	本品呈不规则厚片或不规则条形斜片；外表面棕黄色、浅黄棕色至灰白色，有不规则纵槽或浅纵皱纹；切面灰白色、黄白色至暗棕色，角质样；皮部较厚，中柱较大，髓部类白色或中空。质坚实。气微、味甘、苦
《湖南省中药饮片炮制规范》2010 年版	取原药材。除去杂质，洗净，润透，切短段片，干燥，筛去灰屑	为类圆形不规则短段片，表面灰白色、黄白色或淡黄棕色，有深纵皱纹。切面灰白色、淡黄棕色，角质样；皮部较厚，中柱扁缩。质柔润，气微、味甘、苦
《陕西省中药饮片标准》第二册（2009 年）	取药材百部，除去杂质，洗净，润透，切厚片，干燥	本品为不规则厚片或不规则条形斜片，直径 0.3～2cm。切面灰白色，淡黄棕色或黄白色，角质样。皮部较厚，中柱扁缩。周皮表面灰白色、棕黄色，有深纵皱纹。质韧。气微、味甘、苦

来源	制法	性状
《江西省中药饮片炮制规范》2008年版	除去杂质，洗净，润透，（横切）切厚片，干燥	为不规则的厚片或不规则条形斜片，直径0.5～1cm。表面灰白色、淡棕黄色或黄白色，角质样，皮部较宽，中柱扁缩。周边灰白色至棕黄色，有深纵皱纹。质韧软。气微、味甘、苦。无霉变
《北京市中药饮片炮制规范》2008年版	取原药材，除去杂质及残茎，洗净，闷润6～12小时，至内外湿度一致，切厚片，干燥，筛去碎屑	本品为不规则厚片；外表皮灰白色或棕黄色，有深纵皱纹；切面灰白色、淡棕黄色或黄白色，角质样；皮部较宽，中柱扁缩。质韧软。气微、味甘、苦
《广西壮族自治区中药饮片炮制规范》2007年版	除去杂质，洗净，润透，切中片或厚片，干燥	呈不规则的中片或厚片、或不规则条形斜片。表面灰白色、黄棕色，有深纵皱纹。切面灰白色、淡棕黄色或黄白色。角质样；皮部较厚，中柱扁缩。质韧软。气微、味甘、苦。无黑色走油。无杂质，无霉蛀
《重庆市中药饮片炮制规范》2006年版	除去杂质，淋润，切厚片或段，干燥	直立百部：为不规则的厚片或段。皱缩，直径0.5～1cm。周边黄白色或淡棕黄色，有深纵沟，间有横皱纹。质脆，易折断，切面平坦，角质样，淡棕黄色或黄白色，皮部较宽，中柱扁缩。气微、味甘、苦 蔓生百部：周边多不规则褶皱及横皱纹 对叶百部：直径0.8～2cm。表面浅黄棕色至灰棕色，具浅纵皱纹或不规则纵槽。质坚实，切面黄白色至暗棕色，中柱较大，髓部类白色
《安徽省中药饮片炮制规范》2005年版	取原药材，除去杂质，洗净，润透，切厚片，干燥，筛去碎屑	为不规则厚片或不规则条形斜片。切面灰白色、淡黄棕色或黄白色，角质样；皮部较厚，中柱扁缩。有深纵皱纹；周边灰白色、淡棕黄色。质韧软。气微、味甘、苦
《河南省中药饮片炮制规范》2005年版	除去杂质，洗净，润透，切厚片，干燥	本品为不规则厚片或不规则条形斜片；表面灰白色、棕黄色，有深纵皱纹；切面灰白色、淡棕黄色或黄白色，角质样；皮部较厚，中柱扁缩。质韧软。气微、味甘、苦
《贵州省中药饮片炮制规范》2005年版	取原药材，除去杂质，洗净，润透，切厚片，干燥	为不规则厚片或不规则条形斜片；表面灰白色、棕黄色，有深纵皱纹；切面灰白色、淡黄棕色或黄白色，角质样；皮部较厚，中柱扁缩。质韧软。气微、味甘、苦
《江苏省中药饮片炮制规范》2002年版	取原药材，除去杂质，洗净，润透，切厚片，干燥	为不规则厚片、或不规则条形斜片；表面灰白色、淡棕黄色，有深纵皱纹；切面灰白色、淡黄棕色或黄白色，角质样；皮部较厚，中柱扁缩。气微，味甘、苦
《福建省中药饮片炮制规范》1998年版	除去杂质，洗净，润透，切厚片，干燥	呈片状，片厚2～4mm。切面淡棕黄色、黄白色至暗棕色，中柱较大或扁缩，髓部类白色；外皮黄白色或浅黄棕色至灰棕色。气微，味甘、苦

续表

来源	制法	性状
《山东省中药炮制规范》1990年版	除去残留根茎及杂质,洗净,润透,切厚片,干燥	为不规则的类圆形厚片,片面带黄白色或暗棕色,平坦,角质样;周边棕黄色或灰棕色,多皱缩,质柔韧。气微、味甘、微苦
《吉林省中药饮片炮制规范》1986年版	除去杂质,洗净泥土,捞出,润透,切2mm片,晒干	无具体要求
《辽宁省中药炮制规范》1986年版	除去杂质,洗净,润透,切厚片,干燥	片厚2～4mm
《甘肃省中药饮片炮制规范》1980年版	除去杂质,清水洗净,润透,切片,晒干	无具体要求
《湖北中草药炮制规范》1979年版	拣去杂质,洗净,沥干,润透后切片,晒干或烘干	无具体要求

2. 蜜百部

(1)《中国药典》2020年版标准:取百部片,照蜜炙法(通则0213)炒至不粘手。
每100kg百部,用炼蜜12.5kg。

性状:本品形同百部片,表面棕黄色或褐棕色,略带焦斑,稍有黏性。味甜。

(2)地方标准(表119-2)

表119-2 蜜百部常见地方标准制法及性状要求

来源	制法	性状
《上海市中药饮片炮制规范》2018年版	取百部,照蜜炙法炒至不粘手。每100kg百部,用炼蜜12.5kg	表面黄棕色或红棕色,滋润,有的可见焦斑,稍有黏性。具炼蜜香气,味甜
《天津市中药饮片炮制规范》2012年版	取百部置锅内加热,淋入炼蜜,炒至不粘手,取出放凉。每百部100kg,用炼蜜20kg	形同百部片,表面棕黄色或褐棕色,略带焦斑,稍有黏性。味甜
《黑龙江中药饮片炮制规范》2012年版	取炼蜜,加适量沸水稀释后,加入百部饮片,拌匀,闷润,至蜜水吸尽,用文火炒至不粘手为度,取出,摊凉,即得。每100kg百部饮片,用炼蜜12.5kg	本品呈不规则厚片或不规则条形斜片;外表面棕黄色至棕褐色,有不规则纵槽或浅纵皱纹。切面棕黄色至棕褐色,略带焦斑,稍有黏性;皮部较厚,中柱较大,髓部有的中空。质坚实。气微、味甜、苦
《湖南省中药饮片炮制规范》2010年版	取净百部片,照蜜炙法炒至不粘手。每100kg百部片,用炼蜜12.5kg	形如百部,颜色加深,略带黏性,具蜜香气,味甜
《陕西省中药饮片标准》第二册(2009年)	取饮片百部,照蜜炙法炒至不粘手。每100kg百部,用炼蜜12.5kg	本品为不规则厚片、或不规则条形斜片,直径0.3～2cm。表面棕黄色或褐棕色,略带焦斑,稍有黏性。切面角质样。皮部较厚,中柱扁缩。周皮表面有深纵皱纹。质韧。气微,味甜

来源	制法	性状
《江西省中药饮片炮制规范》2008年版	（1）取百部片，照蜜炙法炒至黄色、不粘手为度。取出，摊凉。每100kg百部，用炼蜜12.5kg （2）取百部片，用蜜拌匀，炙至微黄色，不粘手为度，取出，摊凉。每100kg百部，用蜜12.5kg	形如百部片，表面棕黄色或棕褐色，略带焦斑，稍有黏性。味甜
《北京市中药饮片炮制规范》2008年版	取炼蜜，加适量沸水稀释，淋入百部片中，拌匀，闷润2~4小时，置热锅内，用文火炒至表面棕黄色，不粘手时，取出，晾凉。每100kg百部片，用炼蜜12.5kg	本品为不规则厚片。表面棕黄色或棕褐色，略带焦斑，稍有黏性。味甜
《广西壮族自治区中药饮片炮制规范》2007年版	取炼蜜加开水适量化开，加生百部片拌匀，稍闷，用文火炒至不粘手，取出，放凉。每100kg百部，用炼蜜12.5kg	形同百部片，表面棕黄色或棕褐色，略带焦斑，稍有黏性。味甜
《重庆市中药饮片炮制规范》2006年版	取净百部片或段，照蜜炙法炒至不粘手，呈棕黄色或棕褐色。每100kg百部，用炼蜜12.5kg	表面棕黄色或褐棕色，略带焦斑，稍有黏性。味甜
《安徽省中药饮片炮制规范》2005年版	取净百部片，照蜜炙法，炒至不粘手，略见焦斑。每100kg百部，用炼蜜12.5kg	形同百部，表面褐棕色或棕黄色，略带焦斑，稍有黏性。味甜
《河南省中药饮片炮制规范》2005年版	取百部片，照蜜炙法炒至不粘手。每100kg百部，用炼蜜12.5kg	形如百部片，表面棕黄色或棕褐色，略带焦斑，稍有黏性。味甜
《贵州省中药饮片炮制规范》2005年版	取净百部片，照蜜炙法炒至不粘手。每100kg百部，用炼蜜12.5kg	形如百部片，表面棕黄色或褐棕色，略带焦斑，稍有黏性。味甜
《江苏省中药饮片炮制规范》2002年版	取炼蜜用适量开水稀释后，与净百部片拌匀，闷透，置锅内，用文火炒至不粘手，略见焦斑，取出放凉	形同百部片，表面褐棕色或棕黄色，略带焦斑，稍有黏性。味甜
《福建省中药饮片炮制规范》1998年版	取百部片，照蜜炙法炒至不粘手	形如百部，色棕黄。味微苦而甜，受潮发黏
《山东省中药炮制规范》1990年版	先将炼蜜用适量开水稀释后，加入净百部片中，拌匀，闷润，置热锅内，文火炒至表面呈黄色，不粘手为度，取出，摊凉，凉透后及时收藏。每100kg百部片，用炼蜜12.5kg	形如百部片，表面显黄色，偶有粘连块，味微甜
《吉林省中药饮片炮制规范》1986年版	取炼蜜用开水化开。喷淋百部片内，拌匀，稍润置锅中，用文火炒至变黄色，不粘手时，取出，晾凉。每100kg百部片，用炼蜜15kg	无具体要求
《辽宁省中药炮制规范》1986年版	取百部片，以开水适量及炼蜜制成的蜜液拌匀，稍闷，用文火炒至不粘手，取出，放凉。每100kg百部片，用蜂蜜15kg	表面蜂蜜均匀，不粘手，有焦糖味，无焦黑色斑
《甘肃省中药饮片炮制规范》1980年版	取蜂蜜文火炼沸，兑水适量，将百部片倒入，炒拌均匀，待成黄色时，出锅，摊开，晾凉。每百部100kg，用蜂蜜10kg	无具体要求

续表

来源	制法	性状
《湖北中草药炮制规范》1979年版	取炼蜜,置洁净锅内,加水少许,以文火加热至沸,投入百部片,不断翻动,至呈黄色、药片不粘连,取出,稍冷后装缸内,闭盖。每百部片1斤(500g),用炼蜜3两(93.75g)	无具体要求

3. 炒百部　《中国药典》2020年版未收载本炮制规格,常见地方标准制法及性状见表119-3。

表119-3　炒百部常见地方标准制法及性状要求

来源	制法	性状
《浙江省中药炮制规范》2015年版	取百部饮片,照清炒法炒至表面微具焦斑时,取出,摊凉	为不规则的厚片或段,直径0.5～1cm。表面类白色至黄棕色,微具焦斑,有纵沟,有的有横皱纹。切面角质样,皮部较宽,中柱扁缩。质韧软。气微,味甘、苦
《广东省中药饮片炮制规范》第一册(2011年)	取净百部片,置炒制容器内用文火炒至微黄色时,取出放凉	本品呈不规则厚片或不规则斜片,直径0.3～1.2cm,厚0.2～0.5cm。外表皮微黄色至棕黄色,略有焦斑,有不规则深纵皱纹,切面平坦,皮部较宽,中柱扁缩或呈空心状。质脆,易折断。气微焦香、味微苦

4. 蒸百部　《中国药典》2020年版未收载本炮制规格,常见地方标准制法及性状见表119-4。

表119-4　蒸百部常见地方标准制法及性状要求

来源	制法	性状
《上海市中药饮片炮制规范》2018年版	将百部置蒸具内,上气后蒸1小时,取出,干燥,筛去灰屑	外表皮黄褐色至黄棕色,切面淡黄棕色

【金老谈百部炮制历史】

百部始载于《名医别录》,但在该书中未见记载有炮炙方法。唐代《外台秘要》中首先提到"熬"的炮炙方法,其后医药书籍中记述有百部各种不同的炮炙方法。综合古代百部的炮炙方法,主要有炒、蒸及焙等,有不加辅料,也有加辅料。辅料有酒。下面分别予以介绍。

一、不加辅料炮炙

包括熬、炒、蒸焙及蒸。有的炮炙方法又有不同的炮炙要求。

1. **熬法**　部炮炙方法最早载于唐代《外台秘要》,曰"熬"

2. **炒法**　宋代《小儿药证直诀》中最早提出"炒"的炮炙方法,其后的宋代《圣济总录》、清代《握灵本草》《本草述》《本草纲目拾遗》等书中都有相同记载,《增广验方新编》中还提出"饭上蒸一次再炒"。

3. **蒸焙法** 清代《增广验方新编》中提出"蒸焙"的炮炙方法。

4. **蒸法** 清代《时病论》中始载有"蒸"的炮炙方法。

二、加辅料炮炙

应用的辅料有酒,并且较为常见。在南朝刘宋《雷公炮炙论》中首先提出"用酒浸一宿,滤出焙干"。其后,如宋代《太平惠民和剂局方》、明代《普济方》也有相同记载。此外,还有"酒浸火炒"(明代《本草蒙筌》),"渍酒"(清代《握灵本草》),"酒洗"(清代《医宗说约》)。

【金老论百部炮制与临床】

一、临床功效与主治

本品味甘、苦,性微温。归肺经。具有润肺下气,止咳,杀虫的功效(表119-5)。

表119-5 百部各临床常用炮制规格功效主治对比

炮制规格	功效	主治
百部	润肺下气止咳,杀虫灭虱	新久咳嗽,肺痨咳嗽,顿咳;外用于头虱,体虱,螨虫病,阴痒
蜜百部	润肺止咳	阴虚劳嗽

二、临床调剂

1. **用法用量** 3～9g。外用适量。

2. **临床使用与禁忌** 本品易伤胃滑肠,故脾虚便溏者忌用。

3. **贮藏** 各种炮制规格均置通风干燥处,防潮。

本品临床常用炮制规格与调剂注意事项见表119-6。蒸百部临床鲜见,本节未收入。

表119-6 百部临床常用炮制规格与调剂注意事项

炮制规格	处方名	用法用量	特殊禁忌	特殊贮藏方法
百部	生百部	3～9g。外用适量	脾虚便溏者忌用	置通风干燥处,防潮
蜜百部	百部、蜜百部	3～9g		
炒百部	炒百部	3～9g。外用适量		

天 南 星

【来源】

本品为天南星科植物天南星 *Arisaema erubescens*(Wall.)Schott、异叶天南星 *Arisaema heterophyllum* Bl. 或东北天南星 *Arisaema amurense* Maxim. 的干燥块茎。秋、冬二季茎叶枯萎时采挖,除去须根及外皮,干燥。

【炮制规格】

1. 生天南星

(1)《中国药典》2020年版标准:除去杂质,洗净,干燥。

性状：本品呈扁球形，高 1～2cm，直径 1.5～6.5cm，表面类白色或淡棕色，较光滑，顶端有凹陷的茎痕，周围有麻点状根痕，有的块茎周边有小扁球状侧芽。质坚硬，不易破碎，断面不平坦，白色，粉性。气微辛，味麻辣。

（2）地方标准（表 120-1）

表 120-1　生天南星常见地方标准制法及性状要求

来源	制法	性状
《上海市中药饮片炮制规范》2018 年版	将药材除去杂质，洗净，干燥，筛去灰屑；或润透，切厚片，干燥，筛去灰屑	本品为扁球形，高 1～2cm，直径 1.5～6.5cm，表面类白色或淡棕色，较光滑，顶端有凹陷的茎痕，周围有麻点状根痕，有的块茎周边有小扁球状侧芽。或厚片者，则为肾形或不规则形的片，直径 1～2cm。质坚硬，不易破碎，断面不平坦，白色，粉性。气微辛，味麻辣
《浙江省中药炮制规范》2015 年版	取原药，除去杂质，洗净，润软，切厚片，干燥	为圆形、类椭圆形或不规则形的厚片，直径 1.5～6.5cm，表面类白色或淡棕色，较光滑，有时可见凹陷的茎痕或麻点状根痕。切面类白色，粉性，质坚硬，不易破碎。气微，味辛辣，麻舌
《湖南省中药饮片炮制规范》2010 年版	取原药材，除去杂质，洗净，干燥，筛去碎屑，用时捣碎	呈扁圆形，外表白色或淡棕色，上面凹陷的茎痕周围布散多数麻点。质坚硬，断面白色，粉质，气微辛，味麻辣
《陕西省中药饮片标准》第二册（2009 年）	取药材天南星，除去杂质，洗净，干燥	本品呈扁球形，高 1～2cm，直径 1.5～6.5cm，表面类白色或淡棕色，较光滑，顶端有凹陷的茎痕，周围有麻点状根痕，有的块茎周边有小扁球状侧芽。质坚硬，不易破碎，断面不平坦，白色，粉性。气微辛，味麻辣
《甘肃省中药炮制规范》2009 年版	取原药材，除去杂质及变质发黑者，洗净，干燥。用时砸碎	呈扁球形，高 1～2cm，直径 1.5～6.5m。表面类白色或淡棕色，较光滑，有的皱缩，顶端有凹陷的茎，周围有麻点状根痕，有的块茎周边有小扁球状侧芽。质坚硬，不易破碎，断面不平坦，白色，粉性。气微辛，味麻辣刺舌
《北京市中药饮片炮制规范》2008 年版	取原药材，除去杂质，洗净，干燥	本品呈扁球形，高 1～2cm，直径 1.5～6.5cm，表面类白色或淡棕色，较光滑，顶端有凹陷的茎痕，周围有麻点状根痕，有的块茎周边有小扁球状侧芽。质坚硬，不易破碎，断面不平坦，白色，粉性。气微辛，味麻辣
《江西省中药饮片炮制规范》2008 年版	除去杂质，洗净，干燥	本品呈扁球形，高 1～2cm，直径 1.5～6.5cm，表面类白色或淡棕色，较光滑，有的皱缩，顶端有凹陷的茎痕，周围有麻点状根痕，有的块茎周边有小扁球状侧芽。质坚硬，不易破碎，断面不平坦，白色，粉性，有时可见筋脉（维管束）。气微辛，味麻辣。无虫蛀、霉变
《广西壮族自治区中药饮片炮制规范》2007 年版	除去杂质，洗净，干燥	呈扁球形，直径 1.5～6.5cm，高 1～2cm。表面类白色或淡棕色，顶端凹陷，茎痕周围布散多数麻点，有的块茎周边有小扁球状侧芽。质坚硬，不易破碎，断面不平坦，白色粉性。气微辛，味麻辣。无杂质，无虫蛀
《重庆市中药饮片炮制规范》2006 年版	除去杂质，洗净，干燥	为扁球形，高 1～2cm，直径 1.5～6.5cm，表面类白色或淡棕色，较光滑，顶端有凹陷的茎痕，周围有麻点状根痕，有的块茎周边有小扁球状侧芽。质坚硬，不易破碎，断面不平坦，白色，粉性。气微辛，味麻辣

续表

来源	制法	性状
《安徽省中药饮片炮制规范》2005年版	取原药材,去除杂质,洗净,干燥	为扁球形,高 1～2cm,直径 1.5～6.5cm,表面类白色或淡棕色,较光滑,顶端有凹陷的茎痕,周围有麻点状根痕,有的块茎周边有小扁球状侧芽。质坚硬,不易破碎,断面不平坦,白色,粉性。气微辛,味麻辣
《河南省中药饮片炮制规范》2005年版	除去杂质,洗净,干燥	为扁球形,高 1～2cm,直径 1.5～6.5cm,表面类白色或淡棕色,较光滑,顶端有凹陷的茎痕,周围有麻点状根痕,有的块茎周边有小扁球状侧芽。质坚硬,不易破碎,断面不平坦,白色,粉性。气微辛,味麻辣
《贵州省中药饮片炮制规范》2005年版	取原药材,除去杂质,洗净,干燥	呈扁圆形,高 1～2cm,直径 1.5～6.5cm,表面类白色或淡棕色,较光滑。质坚硬,不易破碎,断面不平坦,白色,粉性。气微辛,味麻辣
《江苏省中药饮片炮制规范》2002年版	取原药材,除去杂质,洗净,干燥	为扁球形,高 1～2cm,直径 1.5～6cm,表面类白色或淡棕色,顶端凹陷,周围散布多数麻点状根痕,质坚硬,断面白色,粉性。气微辛,味辣而麻
《四川省中药饮片炮制规范》2002年版	除去杂质,洗净,干燥	本品呈扁圆形块状。表面乳白色或淡棕色。粉性。质硬,味麻辣
《福建省中药饮片炮制规范》1998年版	除去杂质,洗净,干燥	本品呈扁球形,高 1～2cm,直径 1.5～6.5cm,表面类白色或淡棕色,较光滑,顶端有凹陷的茎痕,周围有麻点状根痕,有的块茎周边有小扁球状侧芽。质坚硬,不易破碎,断面不平坦,白色,粉性。气微辛,味麻辣
《山东省中药炮制规范》1990年版	除去杂质,洗净,干燥	呈扁球形,高 10～20mm,直径 1.5～6.5mm。表面乳白色或淡棕色,顶端有凹陷的茎痕,周围有麻点状根痕,质坚硬,断面白色粉性。气微辛,味辣而麻
《吉林省中药饮片炮制规范》1986年版	除去杂质,洗净泥土,晒干	无具体要求
《辽宁省中药炮制规范》1986年版	除去杂质,洗净,干燥,用时捣破	无具体要求
《广东省中药饮片炮制规范》1984年版	除去杂质,洗净,干燥	本品呈扁球形,表面类白色或浅棕色,顶端有凹陷的茎痕,周围有麻点状根痕,断面色白,粉性。气微辛,味麻辣 以个大、色白、粉性足者为佳
《湖北省中草药炮制规范》1979年版	拣净杂质,筛去灰土	无具体要求

2. 制天南星

（1）《中国药典》2020年版标准：取净天南星,按大小分别用水浸泡,每日换水 2～3 次,如起白沫时,换水后加白矾(每 100kg 天南星,加白矾 2kg),泡一日后,再进行换水,至切开口尝微有麻舌感时取出。将生姜片、白矾置锅内加适量水煮沸后,倒入天南星共煮至无干心时取出,除去姜片,晾至四至六成干,切薄片,干燥。

每 100kg 天南星,用生姜、白矾 12.5kg。

性状：本品呈类圆形或不规则形的薄片。黄色或淡棕色，质脆易碎，断面角质状。气微，味涩，微麻。

（2）地方标准（表 120-2）

表 120-2　制天南星常见地方标准制法及性状要求

来源	制法	性状
《上海市中药饮片炮制规范》2018年版	将药材除去杂质，分档，水浸至内无干心，沥干，切厚片，晒至七八成干（已为厚片者则略润），拌入姜汁，待全部渗入，再拌入明矾粉，边拌边翻，使之上下均匀后置缸内，加盖，腌三昼夜，随后沿缸边缓缓加水至超过药面20cm（为防止明矾粉被冲至缸底，可先留出明矾粉20%，待水加完后撒于水面），继续腌4~6天，至口嚼五分钟无麻感（如仍有麻感，可延长腌的时间），取出，洗去明矾，干燥，筛去灰屑。每生天南星（片）100kg，用生姜25kg，压榨取汁（无鲜姜时用干姜4kg，煎汁二次，合并煎液替代）；明矾25kg，研粉，过40目筛	本品为肾形或不规则形的切片，直径1~2cm。表面黄白色至淡棕黄色，未除净外皮部分呈灰褐色至棕褐色，有的可见茎痕及麻点状须根痕。切面黄白色，粉性。质坚脆。气微，味淡
《天津市中药饮片炮制规范》2022年版	取净天南星，按大小个分别用清水浸泡，每日换水2~3次，至无干心为度。取生姜（或干姜）加水煎煮两次，合并煎煮液。取泡好的天南星与白矾粉层层铺匀，加入姜液浸泡七日，取出，用清水浸泡一日，置沸水中煮至无生心，口尝稍有麻舌感时取出，稍晾，切薄片，干燥。每天南星100kg，用白矾10kg，生姜12.5kg（或干姜4.2kg）	本品呈类圆形或不规则形的薄片。黄色或淡棕色，质脆易碎，断面角质状。气微，味涩，微麻
《浙江省中药炮制规范》2015年版	取原药，大小分档，水漂（如起白沫，换水后加白矾，每原药100kg，加白矾2kg，一日后换水），待口尝微有麻舌感时，取出，另取生姜片、白矾置锅内。加水适量煮沸，投入天南星共煮，至内无干心时取出，晾至半干，切厚片，干燥。每原药100kg，用生姜、白矾各12.5kg	表面淡黄棕色至橙黄色，切面角质样，半透明，质坚而脆。气微，微辛，微有麻舌感
《湖南省中药饮片炮制规范》2010年版	取净天南星，按大小分别用清水浸泡，每日换水2~3次，如水面起白沫，换水后加白矾（每100kg天南星，加白矾2kg），泡1日后，再换水漂至口尝微有麻舌感时，取出。另取白矾、生姜片，置锅内加适量水煮沸后，倒入天南星共煮至内无白心时取出，除去姜片，晾至四至六成干，切厚片，干燥，筛去碎屑。每100kg天南星，用生姜25kg、白矾20kg	为类圆形或扁圆形黄白色或淡棕色厚片。表面类白色或淡棕色，较光滑，有规则的皲裂纹，半透明。质坚硬，不易破碎，气微辛，味涩微麻
《陕西省中药饮片标准》第二册（2009年）	（1）制天南星：取饮片生天南星，按大小分别用水浸泡，每日换水2~3次，如起白沫时，换水后加白矾（每100kg天南星加白矾2kg），泡一日后，再进行换水，至切开口尝微有麻舌感时取出。将生姜片、白矾置锅内加适量水煮沸后，倒入天南星共煮至无干心时取出，除去姜片，晾至四至六成干，切薄片，干燥。每100kg生天南星用生姜、白矾各12.5kg （2）陕制天南星：取饮片生天南星，按大小分开，与配料用水泡漂每日换水2~3次，不换配料（一般夏5天，春秋6天，冬7天），至水清不起白沫时，捞出与配料共置锅内加水适量，煮至内无白心，嚼之微麻舌，取出，晒至四至六成干，闷润至内外湿度均匀，切薄片，干燥。每100kg天南星，泡时加皂角、甘草各5kg，煮时加生姜、白矾各5kg	（1）本品为弯月形、类长圆形至类圆形的薄片。切面黄白色至淡黄褐色，角质，半透明，较光滑。周皮表面颜色略深。质坚脆。气微，味略辛、麻 （2）本品为弯月形、类长圆形至类圆形的薄片。切面淡黄褐色至浅棕褐色，角质，半透明。周皮表面颜色略深。质坚脆。气微，味微辛、麻

续表

来源	制法	性状
《甘肃省中药炮制规范》2009 年版	（1）取净生天南星，按大小个分开、分别用清水浸泡 15 天左右（以水淹没药面 10～12cm 为度），每天换水并倒缸，并搅动 2～3 次，避免日晒，至口尝稍有麻舌感时捞出。再用白矾化水浸泡 7 天左右（以淹没药面 3～6cm 为度），每天搅动 2～3 次。另取生姜捣碎，加水煮沸后，投入上述泡过的天南星（以淹没药面为度）共煎，随时搅动，煮至天南星内无白心时，捞出。晒至七八成干，投入缸内，盖严闷润，俟内外软硬一致，出现白霜时，取出，清水洗净，切薄片，晾干。每净生天南星 100kg，用生姜 20kg，白矾 12.5kg （2）取净生天南星，按大小个分开，分别用清水浸泡，每日换水 2～3 次，数日后发现水面起白沫时，换水加白矾粉（每 100kg 生天南星加白矾 2kg），泡一日后再换水，漂至切开口尝微有麻舌感时捞出。与白矾及生姜片层层均匀铺入容器内，加水淹没药面，过 3～4 周，置锅中共煮至内无白心为度，添水至沸，捞出，除去姜片，晾至六七成干，切薄片，晒干。每净生天南星 100kg，用白矾 12.5kg，生姜 12.5kg	为类圆形或扁肾形的薄片，周边淡黄褐色或棕黄色、表面浅黄褐色，半透明，光滑。质坚而脆。气微，味微辛，微有麻辣感
《北京市中药饮片炮制规范》2008 年版	取净天南星，大小分开，浸漂，每日换水 2～3 次，至起白沫时（约 7 天），换水后加白矾（每 100kg 天南星，加白矾 2kg），泡一日后，再进行换水，至切开口尝微有麻舌感时取出。将生姜片、白矾置锅内，加适量水煮沸后，加入天南星共煮至无干心时取出，除去姜片，晾至四至六成干，切薄片，干燥。每 100kg 天南星，用生姜、白矾 12.5kg	本品呈类圆形或不规则形的薄片。黄色或淡黄棕色，质脆易碎，断面角质状。气微，味涩，微麻
《江西省中药饮片炮制规范》2008 年版	（1）取净天南星，按大小分别用水浸泡，每日换水 2～3 次，如起白沫时，换水后加白矾（每 100kg 天南星加白矾 2kg），泡一日后，再进行换水，至切开口尝微有麻舌感时取出。将生姜片、白矾置锅内加适量水煮沸后，倒入天南星共煮至无干心时取出，除去姜片，晾至四至六成干，切薄片，干燥。每 100kg 天南星，用生姜片、白矾各 12.5kg （2）取净天南星，用清水漂三周，每日换水 2～3 次；再加入甘草、皂角及少量明矾，漂 10～20 天（冬季约 20 天，夏季约 10 天），每日换水 2～3 次，至切开口尝微有麻舌感时取出。再加生姜、甘草在宽水中煮透，捞出，换清水煮约 1 小时，干燥至七、八成干，闷润后，切薄片，干燥。每 100kg 天南星，用甘草 5kg，皂角 2.5kg，白矾适量 （3）取净天南星，大小分开，洗净，用清水漂 7～10 天，每日换水 2～3 次，在漂的过程中，将大个和中个切开，小个不切，使大小均匀，分两次用明矾粉（天南星 100kg，明矾 5kg）拌匀，腌 24 小时，然后再入清水中继续漂至规定时间，取出，干燥。用生姜汁和白矾粉（天南星 100kg，生姜 25kg 捣碎洗汁，明矾 5kg）拌匀，润透，蒸 6～8 小时至透心，取出，反复晾至六成干后，切或刨薄片，干燥。每 100kg 天南星，用生姜 25kg，白矾 10kg	本品为类圆形的薄片。表面淡黄色，半透明光滑。质坚脆易碎。微臭，味辛

续表

来源	制法	性状
《广西壮族自治区中药饮片炮制规范》2007年版	取生天南星,按大小分别用水浸泡,每日换水2～3次,如起白沫时,换水后加白矾(每100kg天南星加白矾2kg),泡一日后,再进行换水,至切开口尝微有麻舌感时取出。将生姜片、白矾置锅内加适量水煮沸后,倒入天南星共煮至无干心时取出,除去姜片,晾至四至六成干,切薄片,干燥。每100kg生天南星用生姜、白矾各12.5kg	为类圆形的薄片,表面黄白色或淡黄褐色,半透明,光滑。质坚脆。微臭,味涩微麻辣。无杂质,无虫蛀
《重庆市中药饮片炮制规范》2006年版	取净生天南星,大小分开,用水浸泡,每日换水2～3次,如起白沫时,换水后加白矾(每100kg天南星,加白矾2kg),泡一日后再换水,泡至切开口尝微有麻舌感时取出。将生姜片、白矾置锅内加适量水煮沸后,倒入天南星共煮至无干心时取出,除去姜片,晾至四至六成干,切薄片,干燥。每100kg天南星,用生姜片、白矾12.5kg	为扁圆形薄片,片面浅棕色,半透明,光滑。质坚脆。略有麻味
《安徽省中药饮片炮制规范》2005年版	取净生天南星,大小分档,用水浸漂,每日换水2～3次,如起白沫,换水后加白矾(每100kg天南星,加白矾2kg),泡一日后,再换水,泡至切开口尝微有麻舌感时取出。将生姜片、白矾置锅内加适量水煮沸后,倒入天南星共煮至无干心时取出,除去姜片,晾至四至六成干,切薄片,干燥,筛去碎屑。每100kg天南星,用生姜、白矾12.5kg	为扁圆形薄片,片面浅黄褐色,半透明,光滑。质坚脆。微臭,味辛
《河南省中药饮片炮制规范》2005年版	取净天南星,按大小分别用水浸泡,每日换水2～3次,如起白沫时,换水后加白矾(每100kg天南星,加白矾2kg),泡一日后,再进行换水,至切开口尝微有麻舌感时取出。将生姜片、白矾置锅内加适量水煮沸后,倒入天南星共煮至无干心时取出,除去姜片,晾至四至六成干,切薄片,干燥。每100kg天南星,用生姜片、白矾各12.5kg	为类圆形的薄片,表面淡黄褐色,半透明光滑,质坚脆。微臭,味辛
《贵州省中药饮片炮制规范》2005年版	取净生天南星,大小分开,用水浸泡,每日换水2～3次,如起白沫,换水后加白矾(每100kg天南星,加白矾2kg),泡一日,再进行换水,至切开口尝微有麻舌感时取出。将生姜片、甘草置锅内加适量水煮沸,倒入天南星共煮,至无白心,取出,晾至半干,切薄片,干燥。每100kg净生天南星,用白矾12.5kg、生姜5kg、甘草5kg	为淡棕色薄片。半透明,质坚脆。微臭,味辛微甜
《江苏省中药饮片炮制规范》2002年版	取净天南星,大小分档,用水浸漂,每日换水2～3次,如起白沫,换水后加白矾(每100kg天南星加白矾2kg)泡一日后,再进行换水,至切开口尝微有麻舌感时取出。将生姜片、白矾置锅内加适量水煮沸后,倒入天南星共煮至无干心时取出,除去姜片,凉至四至六成干,切薄片,干燥。每100kg天南星,用生姜、白矾12.5kg	为类圆形薄片,表面浅黄褐色,半透明,质坚脆。微臭,味辛
《四川省中药饮片炮制规范》2002年版	取净天南星,大小分开,用水浸泡,每日换水2～3次,如起白沫时,换水后加白矾(每100kg天南星加白矾2kg),泡一日后再换水,至切开口尝微有麻舌感时取出。将生姜片、白矾置锅内加适量水煮沸后,倒入天南星共煮至无白心时取出,除去姜片,稍晾,切薄片,干燥。每天南星100kg,用生姜片、白矾各12.5kg	制后为浅棕色,角质状,质硬脆,略有麻味

续表

来源	制法	性状
《福建省中药饮片炮制规范》1998年版	取生天南星,分开大小个,清水浸泡,每天换水2～3次,起白沫时。加入2%明矾粉,泡一天后再换水,直至切开口尝微有麻舌感时取出。将生姜片、明矾加水煮沸后,倒入天南星共煮至内无干心时,取出,除去姜片。晾至六成干,切片,干燥。每天南星100kg,生姜、明矾用量各为12.5kg	呈片状,片厚1～2mm。切面浅棕色,外皮深棕色。味涩、微麻
《山东省中药炮制规范》1990年版	将净天南星大小分档,用清水浸漂,每日换水2～3次,如起白沫时,换水后加白矾(每100kg天南星加白矾末2kg),泡一日后,再进行换水,至切开口尝微有麻舌感时取出。将生姜片、白矾粉置锅内,加适量清水煮沸后,倒入漂制的天南星,共煮至无干心时,取出,除去姜片,晾至六成干,再闷润至内外湿度均匀,软硬适宜时,切薄片,干燥。每100kg天南星,用生姜片、白矾各12.5kg	多为扁肾形的薄片,片面淡黄棕色,半透明,光滑,质脆。微臭,味辛
《吉林省中药饮片炮制规范》1986年版	取净生天南星,按大、小个分开,分别用水浸泡,春、秋季约7天,每天换水2次;夏季浸泡时间可适当缩短(防晒),每日换水3次;冬季浸泡时间可适当延长(防冻),每天换水1次,浸泡时如发现起白沫,可放入适量白矾(每100kg天南星加白矾约2kg),浸泡至切开口尝微有麻舌感时,取出。另取生姜片、白矾置锅内加适量水,煮沸后,投入浸泡好的天南星,共煮至片无白心时取出。除去姜片,晒至五至六成干时,切2mm片,干燥。每100kg天南星,用生姜、白矾各12.5kg	无具体要求
《辽宁省中药炮制规范》1986年版	取净南星,按大小分别浸泡,每日换水2～3次,漂至水面基本不见泡沫,初尝无麻辣味,久嚼稍有麻舌感时捞出,投入明矾液中,加热煮至水尽、天南星煮透不见白心为度,取出,晾至半干,切薄片,干燥。每100kg天南星用明矾20kg	片厚1～2mm,黄白色,半透明,无白心
《广东省中药饮片炮制规范》1984年版	取净天南星,大小个分开,用水浸泡一天,捞起,润透,切片,再用水浸3天,每天换水2～3次,取出,晒至八成干,用姜汁拌匀,待姜汁被吸尽后,蒸约4小时,至微麻舌时取出,晒至八、九成干,用砂炒至鼓起,取出,筛去砂,摊凉。每天南星100kg,用生姜30kg	姜汁蒸至后为金黄色,鼓起,质脆,易破碎,味涩,微麻舌
《湖北省中草药炮制规范》1979年版	(1)取南星,大小分档,放于水中漂3～5天(每天换水1～2次)倾去水,加入明矾及水适量,搅拌,浸泡3～5天(每天搅动1～2次),取出,放入锅中,加生姜片(或汁)及水适量,使水淹没药面1～2寸或3～6cm,煮沸2～4小时,待内无白心,取出,冷后拣去姜片,晾至八成干,润透后切薄片,晒干或烘干。每南星10斤(5kg),用明矾1斤(500g),生姜片(或姜汁)1斤(500g) (2)取净南星,大小分档,放于水中浸泡12～24小时,待内无白心,取出,沥干,切片,加入姜汁拌匀,吸尽后再加入明矾末,充分拌匀,放入缸内,上面加盖,腌渍72小时后,沿缸边缓缓加水,不使明矾被水冲沉缸底,至水量超过药面3～4寸或9～12cm,续腌4～6天,取样检验,口嚼5分钟内无麻舌感为度(如仍有麻舌感者,继续腌渍),将缸内加满水,洗去明矾末,取出南星片,沥干水分,晒干或烘干,筛去皮屑。每南星10斤(5kg),用明矾末2.5斤(1.25kg)、姜汁2.5斤(1.25kg)	无具体要求

3. 胆南星

（1）《中国药典》2020年版标准：本品为制天南星的细粉与牛、羊或猪胆汁经加工而成，或为生天南星细粉与牛、羊或猪胆汁经发酵加工而成。

性状：本品呈方块状或圆柱状。棕黄色、灰棕色或棕黑色。质硬。气微腥，味苦。

（2）地方标准（表120-3）

表120-3 胆南星常见地方标准制法及性状要求

来源	制法	性状
《北京市中药饮片炮制规范》2023年版	取生天南星，除去杂质，粉碎成粉（过60目筛），取生天南星100kg，放入洁净容器内，加胆汁250kg，拌匀，发酵10~20天后置瓷盘内烘干（40天）或晒（防尘）至全干，取出，粉碎成粉（过60目筛），放入容器内加胆汁250kg，搅拌均匀全溶，发酵10~30天，置密封容器内隔水加热至沸20小时（10小时翻动一次），取出，晾晒至七八成干，再置密封容器内，加黄酒50kg，隔水加热至沸20小时（每10小时翻动一次），取出，晾晒或烘至七八成干，加芝麻油3kg赋形，搓条，切段，晾干。每100kg生天南星粉，用胆汁500kg、黄酒50kg、芝麻油3kg（赋形用）。 备注：发酵温度为25~50℃、干燥温度为30~50℃	本品呈方块状或圆柱状。棕黑色或黑色。质硬。气微腥，味苦
《上海市中药饮片炮制规范》2018年版	将制南星研粉，过60目筛，另取鲜牛胆汁（或鲜猪、羊胆汁），拌入制南星粉内搅匀，揉和，待其自然发酵，日晒夜露至无腥臭，干燥。每制南星粉100kg用鲜胆汁350kg，或用上列胆汁的干膏50kg（加适量水溶化）	本品呈方块状，边长约2cm。棕黄色、灰棕色或棕黑色。质坚硬。气微腥，味苦
《安徽省中药饮片炮制规范》2019年版	取制天南星细粉，加入净胆汁（或胆膏粉及适量清水）拌匀，蒸60分钟至透，取出放凉，制成小块，干燥。或取生南星粉，加入净胆汁（或胆膏粉及适量清水）拌匀，放温暖处，发酵5~7天后，再连续蒸或隔水炖9昼夜，每隔两小时搅拌一次，除去腥臭气，至呈黑色浸膏状，口尝无麻味为度，取出，晾干。再蒸软，趁热制成小块。每100kg制天南星细粉，用牛（或羊、猪）胆汁400kg（胆膏粉400kg）	本品为块状或圆球状，表面棕黄色、灰棕色或棕黑色，断面色较浅。质硬。气微腥，味苦
《浙江省中药炮制规范》2015年版	取制南星，研成细粉，分次加入胆汁，拌匀，压制成厚2~3cm的软块，再切成小方块，置适宜容器内，蒸30分钟；或放置发酵，日晒夜露3~4天，干燥。每制南星100kg，用胆汁250kg	为边长2~3cm的立方块。表面棕黄色或灰黄色，断面色稍浅。质坚实。气微腥，味苦、微辛
《黑龙江中药饮片炮制规范》2012年版	取胆南星，除去杂质，即得	本品呈方块状、圆柱状或圆球状。棕黄色、灰棕色或棕黑色。质硬，气微腥，味苦

来源	制法	性状
《湖南省中药饮片炮制规范》2010年版	（1）取制天南星碾细粉，加入胆汁（或胆膏粉及适量清水）拌匀，蒸60分钟至透，取出，放凉，制成小块，干燥。或取天南星细粉，加入净胆汁（或胆膏粉及适量清水）拌匀，放温暖处，发酵5～7日后，再蒸或隔水炖9昼夜，每隔2小时搅拌一次，除去腥臭气，至呈黑色浸膏状，口尝无麻味为度，取出，晾干。再蒸软，趁热制成小块，干燥。每100kg制天南星细粉，用牛（或羊、猪）胆汁400kg（胆膏粉40kg） （2）将生南星拣净杂质，洗净，干燥，研成极细粉置放有釉的瓦缸内，胆汁分三次加入，第一次将胆汁和南星充分拌匀后，盖好，使其发酵，夏秋季放在太阳处暴晒，发酵后日晒夜露，每日搅拌数次（如太干搅拌不便，可加入胆汁），经月余时间后，用搪瓷盆盛装，放木甑内用武火蒸约12小时，取出，再将胆汁加入，使其再次发酵，继续日晒夜露，每天搅拌多次，约1个月时间，进行第二次蒸制（方法同前），蒸后，倾入原缸内，加入胆汁，使其第三次发酵，经日晒夜露经常搅拌，约10个月时间，再入甑内蒸热使之柔软，用麻油揩手，搓成小圆球形（每个约12.5g）放入筛内，微火烘干。每100kg生南星粉，用胆汁64kg	呈方块状，表面棕黄色或灰黄色，断面色稍浅，质坚实，有特异的腥气，味苦。或呈圆球或方块、圆柱状。棕黑色，棕黄色或灰棕色。质硬。气微腥，味苦
《甘肃省中药炮制规范》2009年版	（1）将天南星按大小个分开，分别水浸至无白心，捞起，再加鲜姜和明矾，腌至无麻味，捞出洗去明矾，晒干，粉碎，过80目筛。备用。取上述姜、矾漂制的天南星粉，加胆汁拌匀，置笼屉内蒸透（自沸腾约30分钟），取出，切成小块，干燥。每净天南星100kg，用鲜姜、明矾各15kg，用胆汁250kg （2）取胆汁，用四层纱布滤过，除去沉淀及杂质，取滤过胆汁16kg，置锅内加热至沸，浓缩至5kg（70℃相对密度为6°波美）：如以胆膏为原料则取净胆膏块1.6kg，加常水3 400ml，加热溶化后，煮沸，用四层纱布滤过，补足原水量（70℃时相对密度为4°～5°波美）。将制天南星4kg与上述的浓缩的胆汁（或稀释的胆膏）趁热混合搅匀。搓成坨，闷坨约24小时，切成5m见方小块，100℃以下干燥，即得（不发酵法） （3）将净生天南星制成细粉（过60目筛），按1：4的比例将天南星粉和胆汁混合，置容器中搅拌均匀，在一定温度下放置，使其发酵，十五天后，取出置笼屉内连蒸72小时，每隔2小时搅拌次，取出置容器中，再加胆汁60kg，拌匀，放置发酵15天后，连续蒸72小时、取出，放置发15天再连续蒸72小时。取出，加热浓缩至黑色稠膏状、无腥臭气、口尝无麻舌感，晾干，再蒸软趁热制成小块（发酵法） 药材以色黑、油润、无麻舌感者为佳	本品呈不规则碎块、碎粉状、表面棕黄色、棕褐色或黑色。断面色稍浅，质硬。气微腥，味苦，微辛

来源	制法	性状
《陕西省中药饮片标准》第二册(2009年)	取制天南星细粉,加入胆汁(或胆膏粉及适量清水)拌匀,蒸60分钟至透,取出,放凉,制成小块,干燥。或取生天南星细粉,加入净胆汁(或胆膏粉及适量清水)拌匀,放温暖处发酵7~15日后,再蒸或隔水炖9昼夜,每隔2小时搅拌一次,除去腥臭气,至呈黑色浸膏状,口尝无麻味为度,取出,晾干。再蒸软,趁热制成小块,干燥。每100kg天南星细粉,用牛(或羊、猪)胆汁400kg(胆膏粉40kg)	本品呈方块状或圆柱状,棕黄色、灰棕色或棕黑色,质硬。气微腥,味苦
《广西壮族自治区中药饮片炮制规范》2007年版	取制天南星研成细粉,加入牛胆汁(或猪、羊胆汁)搅匀成糊状,闷润七天左右,取出,置锅中隔水蒸6小时,反复蒸两次,至成黑色黏胶状,取出捣匀,再取出晒至七八成干,搓成2cm的大圆条,切成厚片或制成小块,干燥。每100kg制天南星用牛(或猪、羊)胆汁250~400kg(胆膏粉40kg)	为圆柱状或小方块状,表面黄棕色或棕黑色。质硬。气微腥,味苦。无杂质,无虫蛀
《重庆市中药饮片炮制规范》2006年版	取制天南星细粉,加净胆汁搅拌均匀,蒸至黑色浸膏状,无麻味时取出,切成小颗粒。或取天南星细粉,加净胆汁搅拌均匀,放温暖处发酵,将发酵物连续蒸至黑色浸膏状,无麻味时取出,切成小方块。每100kg天南星细粉,用胆汁600kg	为小方块状,表面棕黄色、灰棕色或棕褐色至棕黑色(发酵品),断面色较浅。质硬。气微腥,味苦
《河南省中药饮片炮制规范》2005年版	取制南星细粉,加入净胆汁(或胆膏粉及适量水)拌匀,蒸60分钟至透,取出放凉,制成小块,干燥。或取生南星粉,加入净胆汁(或胆膏粉及适量水)拌匀,放温暖处,发酵7~15天后,再连续蒸或隔水炖9昼夜,每隔两小时搅拌一次,除去腥臭气,至呈黑色浸膏状,口尝无麻味为度,取出,晾干。再蒸软,趁热制成小块。每100kg制天南星细粉,用牛(或羊、猪)胆汁400kg(胆膏粉12.5kg)	为小块状,表面黄棕色或棕黑色。质硬,有特异的臭味,味苦
《四川省中药饮片炮制规范》2002年版	取制南星细粉,加净胆汁搅拌均匀,放温暖处发酵,将发酵物连续蒸至黑色浸膏状,无麻味时取出,制成团或切成小颗粒。每制南星粉100kg,用胆汁600kg	本品表面棕黑色或棕褐色,断面色稍浅,气微腥,味苦
《江苏省中药饮片炮制规范》2002年版	取制南星细粉,加入净胆汁(或胆膏粉及适量水)拌匀,蒸60分钟至透,取出放凉,制成小块,干燥。或取生南星粉,加入净胆汁(或胆膏粉及适量水),搅拌均匀,放温暖处,发酵5~17天后,再连续蒸或隔水炖9昼夜,每隔2小时搅拌1次,除去腥臭气,至呈黑色浸膏状,口尝无麻味为度,取出,晾干。再蒸软,趁热制成小块。每100kg制天南星,用牛(或猪、羊)胆汁400kg(胆膏粉40kg)	本品呈方块状或圆柱状,棕黄色、灰棕色或棕黑色,质硬。气微腥,味苦
《福建省中药饮片炮制规范》1998年版	(1)取制天南星细粉,加胆汁拌匀,蒸30分钟取出,切成小方块,干燥。每制天南星细粉100kg,用胆汁250kg (2)取生天南星、大黄细粉,加胆汁拌匀,置露天处,每天搅动2~3次,日晒夜露至无腥臭味,色呈漆黑,无白心点,凝成固体状为度,取出,杵软,切成小方块,或用印模印成方块(长20mm,宽15mm,厚10mm),干燥。每生天南星细粉100kg、大黄细粉31g,用鲜牛胆100只	(1)呈方块状,棕黄色、灰棕色或棕黑色。质硬,气微腥,味苦 (2)呈方块状,黑色或棕黑色,稍粗糙,断面色较浅。质微硬。气微腥,味苦

来源	制法	性状
《山东省中药炮制规范》1990年版	取制南星细粉,加入净胆汁(或胆膏粉及适量清水),拌匀,置笼屉内,加热蒸约1小时至透,取出,放凉,制成小块,干燥;或取生天南星粉,加入净胆汁(或胆膏粉及适量清水),搅拌均匀,放温暖处,发酵7~15天后,再连续蒸9昼夜,每隔2小时搅拌1次,除去腥臭气,至呈黑色浸膏状,口尝无麻舌感为度,取出,晾干,再蒸软,趁热切成小块。每100kg制南星粉。用牛(或猪、羊)胆汁400kg(胆膏粉40kg)	为小方块状,表面黄棕色或棕黑色,质硬。有特异的臭气,味苦
《吉林省中药饮片炮制规范》1986年版	取生天南星细粉100kg,放入缸内,第一次兑入净胆汁250kg,搅拌均匀,放温暖处,经常搅拌,使其发酵,约经15天,掏入瓷盘内,置锅中蒸18小时,取出,搅拌,加热、至八成干,使成不规则的小块。将蒸过的南星,再次放入缸内,兑入净胆汁200kg,搅拌均匀,放温暖处,经常搅拌,使其发酵。约经15天,掏入瓷盘内,置锅中蒸24小时以上待其柔润,味清香,变油黑色,发亮,口尝不麻舌时,取出,搅拌,加热干燥成不规则的小块。每100kg生天南星粉,用净胆汁(牛、猪、羊)450kg	无具体要求
《辽宁省中药炮制规范》1986年版	(1)不发酵法:取胆汁,用四层纱布过滤,除去沉淀及杂质。取滤净的胆汁16kg置锅内加热至沸,浓缩至5kg,如以胆膏为原料则取净胆膏块1.6kg,加常水3 400ml加热熔化后,煮沸,用四层纱布过滤,补足原水量。将制天南星粉与浓缩的胆汁(或稀释的胆膏)趁热混合搅匀,搓成坨,闷坨约2~4小时,切成0.5cm见方小块,置于100℃以下干燥即得 (2)发酵法:将洁净生天南星制成细粉,取天南星粉20kg,胆汁80kg,置容器中搅拌均匀,在一定温度下放置,使其发酵,十五天后,取出置笼屉内蒸72小时。取出置容器中,再加胆汁60kg,拌匀,放置发酵15天后,蒸72小时,取出,放置发酵15天后再蒸72小时,取出,加热浓缩至稠膏状。干燥成块状(胆汁指牛、羊、猪胆汁或其混合胆汁)	按不发酵法加工的为0.5cm小方块,外表棕黄色,断面稍浅,气微腥无恶臭,无麻辣味,水分不得超过12% 按发酵法加工的色黑,光亮,气微腥,不臭,无麻辣味
《云南省中药饮片炮制规范》1986年版	复炙:在冬初用生干南星拣净杂质。碾为细粉。每5kg南星粉用生姜5kg捣取汁。共置于瓦盆内拌匀晒干、再研末,加入鲜牛胆汁5kg。搅匀,纱布盖好,日晒夜露。每天搅拌1~2次,胆汁干后再加鲜牛胆汁5kg。如此反复3~5年,使每50kg南星的胆汁含量不少于2.5kg,末次加胆汁时再加入白酒2.5kg,拌匀,晒至八成干时,用猪小肚吹胀揉薄,将南星装入,用针刺数个小孔,挂在通风处,晾干,即可	质软、黑亮,味苦,不应发臭,干透则呈黑色

续表

来源	制法	性状
《广东省中药饮片炮制规范》1984年版	（1）取生天南星去净杂质，磨成细粉，与胆汁及姜汁同量缸中拌匀成糊状，加盖放置，连续发酵14天，第七天搅拌一次，取出，蒸14小时，取出，放冷，切成小方粒，晒干。再蒸3～4小时，晒干，反复蒸晒五次。蒸最后一次时加入酒后再蒸，取出，晒干，即可。以制至外观色黑，口尝有麻舌，闻之无臭为度。每天南星粉100kg，用牛胆汁或浓缩猪胆汁（每新鲜猪胆汁100kg浓缩至60kg制成）150kg，干姜10kg，酒2kg （2）取天南星粉100kg，与猪牛混合胆汁120kg，同置缸中拌成糊状，加盖放置，连续发酵14天，第七天搅拌一次，取出，蒸12小时，取出，干燥，再加猪牛混合胆汁30kg，酒6kg拌匀，闷一夜，蒸6小时，取出，晒干，即可。以制至外观色黑，口尝微有麻舌，闻之无臭为度	本品呈方块状或圆柱状，或不规则的团块，灰棕色或棕黑色。质硬。气微腥，味苦

4. 砂炒南星　《中国药典》2020年版未收载本炮制规格，常见地方标准制法及性状见表120-4。

表120-4　砂炒南星常见地方标准制法及性状要求

来源	制法	性状
《云南省中药饮片炮制规范》1986年版	取炙南星片拣净杂质，先将河砂放入锅内炒热，倒入炙南星片不断拌炒，炒至药片发泡呈黄色时取出，筛去砂即可	无具体要求

5. 炙南星　《中国药典》2020年版未收载本炮制规格，常见地方标准制法及性状见表120-5。

表120-5　炙南星常见地方标准制法及性状要求

来源	制法	性状
《云南省中药饮片炮制规范》1986年版	（1）取鲜南星，洗净泥土，撞去外皮，大个的对剖两瓣，置锅中每50kg加辅料白矾2.5kg，生姜10kg（切片），加适量的水，用武火共煮4～5小时，取出晾干水分，切成厚约1.7～2mm的平片，晒至八成干后，用甘草2.5kg（打碎），加水10kg煮1～2小时，反复煮两次共取汁10～12.5kg，放入南星片内拌匀，将药汁吸干后，放入甑内，用武火蒸约2小时蒸至片心无白点时取出，晒或烘干，晒时勤翻动，至全部干燥即可 （2）取干南星拣净杂质，大小分开，大个浸泡10～15天，小个浸泡8～10天，每天换水1次泡至不起白沫捞出，每50kg南星用白矾2.5kg生姜7.5kg（切片），置锅中，放入清水煮沸后。再将南星放入同辅料共煮，煮至透心时取出，晾冷，切成2mm的平片或圆片，晒至七八成干，再用甘草2.5kg（打碎），加入适量清水，煮约1小时，滤渣取汁，残渣再加清水煮约半小时，滤渣取汁，两次共取汁12.5～15kg，将南星片放入，同药汁拌匀，至药汁吸尽，取出，放入甑内，用武火蒸约4～5小时（以透心为度）取出，晒或烘干即可 （3）炙生南星片：取生南星片拣净杂质，放入水中浸泡1～3日，每日换水1次，至不起白沫，捞出，晒至八成干（如已初制过的片不需浸泡）。每50kg加辅料甘草2.5kg（打碎），生姜10kg（切片），白矾0.5kg，加水淹过药面，煮1～2小时，反复煮两次，过滤，两次共取药汁20kg，放入南星片内吸24小时，吸润时经常翻动，将汁吸干。再放入甑内用武火蒸约2～4小时，以透心为度，取出，晒或烘干即可	无具体要求

【金老谈天南星炮制历史】

天南星始载于汉代《神农本草经》,《华氏中藏经》首载有"浆水煮软,切焙"的炮制方法。此后,古代文献记载了许多不同的炮制方法。包括不加辅料的炮、煨、烧、炒等和加辅料的胆汁制、姜汁制、矾制、酒制、醋制等多种炮制方法。

一、不加辅料炮炙

1. **炮法**　唐代《仙授理伤续断秘方》中最早有"炮七次"的记载。此后,文献还记载了炮的不同要求。如宋代《太平圣惠方》曰:"炮裂。"《小儿卫生总微论方》曰:"炮过为末。"元代《活幼心书》曰:"锉作小块,纸裹水透湿,炮过用。"明代《普济方》曰:"慢灰火中炮去皮用""河水浸三日,炮。"《婴童百问》曰:"湿纸包,炮香熟。"《医学入门》曰:"腊月置水中,冻去燥性,入灰火中炮制去皮。"

2. **煨法**　唐代《仙授理伤续断秘方》中最早有"面裹煨"的记载。此后,又有新的煨法和要求。如宋代《博济方》曰:"先去皮脐,湿纸裹熟灰内煨,炮取为末。"《类编朱氏集验医方》曰:"用生姜渣和作饼,真黄土成泥包裹,放慢火内煨令香熟,去土焙为末。"又:"姜汁浸一宿,次日用生姜汁和纸筋黄泥裹,南星阴干用慢火煨半日,泥焦干为度,候冷取出南星入药。"明代《普济方》曰:"一个重半两以上者,研为末,生姜自然汁和成一块,入朱砂一粒豆大,乳香一粒豆大,和南星用文武火煨令香熟,切作薄片,焙干。"《证治准绳》要求"四两,用黄土半斤,将生姜汁拌黄土成曲剂,包裹慢火煨香透,去土不用,将南星切细焙干"。

3. **炒法**　宋代《小儿药证直诀》中最早有"锉,炒熟用"的记载,此后,文献对炒法又有不同要求。《小儿卫生总微论方》曰:"炮裂为末,炒。"明代《普济方)曰:"锉,炒赤,勿令焦""炒至烟起""灰炒通黄赤者。"《医宗必读》曰:"炒黄。"

4. **烧法**　宋代《苏沈良方》中最早有"烧通赤入小瓶内湿纸密口令火灭,取刮之,中心存白处,如皂角子大为度,须烧数枚,择其中度可用者"的记载。此后,明代《普济方》有同样的记载。清代《增广验方新编》要求"烧存性"。

此外,明代《普济方》中尚见"用生姜滓作饼,真黄土泥包裹,入慢火内,煅令香熟去土,焙为末"的记载。

二、加辅料炮炙

(一)一种辅料炮炙

1. **胆汁制**　宋代《小儿药证直诀》中最早有"腊月酿牛胆中,百日阴干"的记载。此后,文献还对胆汁制提出不同要求。《圣济总录》曰:"黄牛胆内浸三宿焙。"《普济本事方》曰:"羊胆制。"元代《丹溪心法》曰:"须用黄牯牛胆,腊月粉南星,亲手修合,风干,隔一年用,牛胆须入三四次者佳。"明代《普济方》曰"牛胆内煮",并要求胆南星"炒黄"。《奇效良方》曰:"以牛胆制者,用二两,如无,即用浆水煮透,软切作片子,焙干。""锉开,里白者为末,用腊月黄牛胆汁和为剂,却入胆中阴干,再为末,半斤。"《本草蒙筌》曰:"研,填入牯牛胆(腊月黑牯牛一个,用南星研末取汁拌匀,填入内),风干过年成块锉碎,复炒极疠,方书谓之牛胆南星即是此也。"《炮炙大法》曰:"滚汤明矾或姜汁拌和泡……用泡过者为末,入腊月黑牛胆中阴干用。"清代《药品辨义》曰:"用腊月黄牛胆,以南星末收入胆,俟干,取出再末,重收,如此九次约二三年挂风檐,阴干者良。"《幼幼集成》曰:"用生南星半斤,研极细末,盛于碗内，取牛胆一枚，倾出胆汁于碗内，将南星末和匀，仍复装入胆皮之内，悬有风无日之处，俟其阴干，有胆之时，将前胆剖破，取出南星研末，仍以胆汁和匀，装入悬之能装过九胆，诚为至宝，任彼真正牛黄，莫能及此……"《串雅补》曰："将南星为细末，同桃仁研烂晒干，再为细末，调黄牛胆汁仍入胆壳内，悬挂阴干用之。"

2. **姜汁制**　唐代《银海精微》中最早有"姜汁煮过"的记载。此后，文献对姜汁制又有新的要求。如《仙授理伤续断秘方》曰："姜汁浸一宿焙。"宋代《太平圣惠方》曰："生姜汁拌炒令黄。"《圣济总录》曰："一两切生姜十片，同水煮过。"《太平惠民和剂局方》曰："浸洗，生姜自然汁煮软，切，焙干炒黄。"《小儿卫生总微论方》曰："炮过为末，生姜汁和作饼焙干。"明代《普济方》曰："姜炙。"《万病回春》曰："凡用生姜汤泡七八次佳。"

3. **白矾制**　宋代《圣济总录》中最早有"一个及一两者，先用白矾汤洗七遍，然后水煮软切作片焙干"的记载。此后，文献对白矾制又有不同要求。如元代《丹溪心法》曰："二两，切作片，用白矾末五钱，水浸一、二日晒干。""一两，切，用白矾末半两，水泡一指厚浸，晒干，研细入。"明代《(秘传)证治要诀类方》曰："三两水浸三日，每日易水，次入白矾末二两，再浸三日，洗净焙干。"清代《本草述》曰："温汤洗净，仍以白矾汤或皂角蒸汁浸三日夜，日日换水，曝干用湿纸包裹埋塘灰火中炮至绽裂。"

4. **酒制**　宋代《太平圣惠方》中最早有"酒炒令黄""一两用酒一升，微火煮令酒尽取出切，曝干"的记载。此后，文献对酒制又有不同要求。如《小儿药证直诀》曰："用地坑子一个，深三寸许，用炭火五斤烧通赤，入好酒半盏在内，然后，入天南星，却用炭火三两条，盖却坑子，候南星微裂取出刺碎，再炒匀熟，不可稍生，候冷为细末。"《证类本草》曰："一个重一两换，酒浸七伏时，取出于新瓦上，周围炭火炙令干裂，置于湿地，去火毒，用瓷器合盛之，冷，捣末用。"《圣济总录》曰："先炮裂于五月一日用好酒浸，每日换酒浸至端午日用大蝎七七枚同蒸阴干去蝎用。"《太平惠民和剂局方》曰："每个重一两上下者，用温水汤浸洗，刮去里外浮皮并虚软处令净，用法酒浸一宿，用桑柴蒸，不住添热汤，令釜满甑内气猛，更不住洒酒常令药润，七伏时满取出，用铜刀开一个大者，嚼少许不麻舌为熟。未即再炊，候熟用铜刀切细焙干。"明代《普济方》曰："用法酒蒸七昼夜。"《(秘传)证治要诀类方》曰："一斤，用炭火三十斤烧一地坑通红，去炭火，以酒五斤倾坑内，候酒渗，置南星在坑内，以盆覆周围，用灰拥定，勿令泄气，次日取出为末。"还有不少文献都与此法相似。《本草通玄》还记有"酒浸一宿，入甑蒸一日，以不麻苦为度"。

5. **醋制**　唐代《仙授理伤续断秘方》中最早有"醋煮三次"的记载。此后，文献对醋制又提出不同要求。如宋代《太平圣惠方)曰："醋煮十沸炙干。""锉、醋拌，炒令黄。"《证类本草》曰："一个，去浮皮，于脐子上陷一个坑子，内入陈醋二橡斗子，四面用火逼令黄色。"《陈氏小儿病源方论》曰："醋浸一宿，汤洗七次，焙。"元代《活幼心书》曰："锉破，瓦器盛，东壁土同醋煮少时，滤干切片焙。"明代《普济方》曰："一枚重二钱者，烧地坑子令赤，用醋泼，下天南星，以挖子合定，勿透气去皮脐。"又曰："重八九钱以上者用一个，就地上作小坑深七八寸，用火炭五斤，烧通红，以好米醋半盏洒入坑中，即纳南星于内，以火炭条密盖之，又用盆盖其上一伏时，取出洗净，切焙。"还有其他文献与此法记载相似。《先醒斋医学广笔记》中尚有"切碎，醋浸二日炒"的记载。

6. **皂角水制**　元代《丹溪心法》中最先有"皂角水浸"的记载。此后，文献还有不同要求。如明代《本草纲目》曰："或入皂角汁浸三日，日日换水，暴干用。"清代《良朋汇集》曰："煨以皂角汁淬十数次。"

7. **汤水制**　汉代《华氏中藏经》中最早有"浆水煮软，切培"的记载。此后，文献又有不同要求。如宋代《太平圣惠方》曰："水浸一宿切作片子，焙干。"《小儿药证直诀》曰："汤浸七次，焙切。"《圣济总录》曰："水浸七日逐日换水，薄切暴干为末。""逐日换水浸五日，慢火煮五七沸切作片子暴干，麸炒令黄香。"《洪氏集验方》曰："去皮脐切作片子，再用雪水煮，焙干。"金代《素问病机气宜保命集》曰："汤洗。"明代《普济方》曰："酸浆水煮透，心软切，暴干。"《本草纲目》曰："九月采虎掌根，去皮脐，入器中汤浸五七日，日换三四遍，洗去涎，暴干用，或再火炮裂用。"《医宗必读》曰："泡去皮。"清代《本草述钩元》曰："浆水煮软切炒。"

8. **其他制法**

（1）乳制：宋代《太平圣惠方》中有"用牛乳拌湿，炒令干，如此三度后细研"的记载。此后，宋代《圣济总录》、明代《普济方》亦有此记载。

（2）油制：宋代《小儿卫生总微论方》中有"薄切片子，油焙黄"的记载。此后，明代《医学纲目》《证治准绳》亦有此记载。

（3）薄荷汁制：宋代《圣济总录》中有"薄荷汁浸一宿切炒"的记载。此后，《小儿卫生总微论方》要求南星"研为粉，以薄荷叶和为饼，炙干"。明代《普济方》又要求南星"一两，重一两者，用新薄荷一束捣碎，用水浸七日夜，取出，切作片子曝干"。

（4）米泔制：宋代《太平惠民和剂局方》中有"米泔浸一伏时焙干"的记载。此后，明代《普济方》亦记载了此法。

（5）甘草水制：宋代《小儿药证直诀》曰："用浆水或新水浸天南星三日，候透软，煮三五沸，取出乘软切去皮，只取白软者，薄切，焙干炒黄色，取末八两，以甘草二两半，拍破，用水碗浸一宿，慢火煮至半碗，去渣，旋旋撒入天南星末，慢研之，令甘草水尽。"

（6）朱砂制：宋代《小儿卫生总微论方》曰："南星二个，每个中心剜作窝子，入朱砂装满，用木盖盖之，水调，取下中心末涂缝，掘一地坑，顿在内，以炭盖之，用火般赤，放冷，取出研末。"

（7）盐制：明代《景岳全书》中有南星"一两以水化盐五钱拌匀，煮干焙"的记载。

（8）蜜制：明代《奇效良方》中有"每个切作四块，一个蜜炙"的记载。

（9）蕳汁制：宋代《圣济总录》中有"蕳汁煮透切片焙干"的记载。此后，明代《普济方》还有"蕳汁煮软，切焙"的记载。

（10）炭汁制：宋代《圣济总录》中有"锉如骰子大，以炭汁浸一宿，滤出汤洗焙干"的记载。

（11）麸炒：宋代《普济本事方》中有"麸炒黄"的记载。

（12）石灰炒：唐代《仙授理伤续断秘方》中有"以石灰炒黄色为度"的记载。

（二）两种和两种以上辅料炮炙

1. **姜汁白矾合制**　明代《医学入门》中最早有"或用姜汁白矾煮至中心无白点亦好"的记载。此后，文献还记载了用姜汁白矾合炙的不同方法。如《本草纲目》记载南星曲："以姜汁矾汤和南星末作小饼子，安篮内楮叶包盖，待上黄衣，乃取晒收之。"《寿世保元》曰："炮去皮，用白矾水浸一宿再出晒干，再用生姜水浸一宿，晒干再炒。"

2. **姜汁汤合制**　宋代《普济本事方》中最早有"切片，用浆水姜汁煮略存性"的记载。此后，文献又有不同要求。如元代《丹溪心法》曰："切片，以生姜汁并浆水各半荫满煮，带性晒。"明代《鲁府禁方》曰："汤泡透切片，姜汁炒。"

3. **姜蜜合制**　宋代《类编朱氏集验医方》中有"一两锉成片，用生姜半斤取汁，文火至干,却入蜜半匙,直炒黄色取出"的记载。此后,明代《普济方》亦有相同记载。

4. **姜厚朴合制**　明代《普济方》中有"一个,锉如棋子块,生姜一两切,川厚朴一两锉碎,水三升同煮令南星透,姜朴去,只用南星,块焙"的记载。

5. **姜甘草合制**　宋代《类编朱氏集验医方》中有"炮裂,熟片切,以姜汁小半盏同泡了,甘草三钱,锉,浸二宿,焙,再焙,姜汁尽为度"的记载。

6. **羌活姜合制**　清代《良朋汇集》中有"用羌活生姜同煮,无白心为度"的记载。

7. **姜酒合制**　宋代《圣济总录》中有"用酒同生姜自然汁浸四十九日切破焙干"的记载。此后,明代《普济方》亦转录了此法。

8. **姜、矾、皂合制**　明代《仁术便览》中最早有"有同生姜、白矾、皂角煮透焙用者"的记载。此后,《增补万病回春》记有"用生姜、牙皂、白矾煎水浸二、三日"。清代《药品辨义》亦作了相应记载。

9. **姜、皂、荆芥合制**　明代《普济方》中有"一两,姜汁浸一夕煮干,皂角水一盏浸一夕煮干,荆芥水一盏浸一夕煮干,再焙"的记载。

10. **姜、皂、蜜合制**　明代《寿世保元》中有"南星、半夏各四两,用生姜牙皂各三两,煎汤浸星半一宿,切片,再加白蜜二两,入汤内,同星半煮至汤干,去姜皂只用星半"的记载。

11. **姜、朱砂、乳香合制**　明代《普济方》中有"一个重半两以上者,研为末,生姜自然汁和成一块,入朱砂一粒豆大,乳香一粒豆大,和南星用文武火煨令香熟切作薄片,焙干"的记载。

12. **姜、白矾、皂角、米泔及硝合制**　明代《寿世保元》中有"天南星,半夏二味先用米泔水各浸三、五日,以透为度,洗净切片,以碗一个,盛贮晒干,先姜汁次皂汁……"的记载。

13. **矾皂合制**　宋代《疮疡经验全书》中有"白矾,皂荚同煮"的记载。此后,明代《奇效良方》作了同样记述。清代《本草汇》还要求"温汤洗,白矾汤皂角汁浸三日夜,每日换水"。

14. **酒矾(皂)合制**　清代《得配本草》中有"白矾汤或皂角汁浸三日夜晒干,再酒浸一宿,蒸至不麻而止"的记载。

15. **酒蝎合制**　宋代《圣济总录》中有"先炮裂,于五月一日用好酒浸,每日换酒,浸至端午日用大蝎七七枚同蒸,阴干去蝎用"的记载。

16. **酒麸合制**　宋代《圣济总录》中有"酒浸麸"的记载。

17. **醋汤合制**　明代《医学纲目》中有"醋浸一宿,汤洗七次,焙干"的记载。

18. **黑豆青盐合制**　明代《普济方》中有"一两半,黑豆二合,青盐半两,水煮透,取出焙称,不用盐豆"的记载。

天南星炮炙目的主要是去毒和治痰。关于去毒的论述,宋代《证类备用本草》中最早记载:"一个重一两换,酒浸七伏时取出于新瓦上,周围炭火炙令干裂,置于湿地,去火毒,用瓷器合盛之,冷,捣末用。"此后,又有不少文献论述。如明代《普济方》曰:"以白矾汤泡去毒水五七次,焙干为末。"《奇效良方》曰:"姜汁浸透炮过或白矾皂荚煮去其毒,并晒干用。"《本草正》曰:"性烈有毒,姜汁制用,善行脾肺。"清代《握灵本草》曰:"生姜汤多泡,亦可用火炮,尤能去毒,天南星得防风则不麻,得牛胆则不燥,得黄柏则下行,则火炮则不毒。"《本草备用》曰:"火炮则毒性缓,九制则燥性减(性烈而燥须用牛胆九制)。"《成方切用》曰:"南星燥痰之品,制以牛胆以杀其毒,且胆有益肝胆之功。"

关于治痰的论述，宋代《扁鹊心书》中有"治小儿牙关不开，用天南星一个，煨热纸裹，不要透气，煎（剪）鸡头大窍子，透气于鼻孔中，其牙关立开"的论述。此后，文献又有论述，如明代《本草纲目》曰："凡天南星须用一两以上者佳。治风痰，有生用者，须用温汤洗净，仍以白矾汤或入皂角汁浸三日夜，日日换水，暴干用。若熟用者，须与黄土地掘一小坑，深五六寸，以炭火烧赤，以好酒沃之，安南星于内，瓦盆复定，灰泥固济，一夜取出用。急用，即以湿纸包，于煻灰火中炮裂也。一法：治风热痰，以酒浸一宿，桑柴火蒸之，常洒酒入甑内，令气猛，一伏时取出，竹刀切开，味不麻舌为熟，未熟再蒸，至不麻乃止。脾虚多痰，则以生姜渣和黄泥包南星煨熟，去泥焙用。"《寿世保元》曰："用陈久者滚汤明矾同泡，如半夏例亦以姜汁拌和，其惊风风痰小儿方中用者，以泡过者为末，装入腊月黄牛胆汁中，透风处阴干，待用之。"清代《玉楸药解》曰："水浸二三日去其白涎，用牛胆汁套者，治痰郁肺热甚佳。"《本草便读》曰："制法须藏乎牛胆，惊痫宜求。"

【金老论天南星炮制与临床】

一、临床功效与主治

本品味苦、辛，性温。有毒。归肺、肝、脾经。生天南星辛温燥烈，有毒，多外用。也有内服者，以祛风止痉为主，多用于破伤风（表120-6）。

表120-6　天南星各临床常用炮制规格功效、主治对比

炮制规格	功效	主治
生天南星	散结消肿	外用治痈肿，蛇虫咬伤
制天南星	燥湿化痰，祛风止痉，散结消肿	顽痰咳嗽，风痰眩晕，中风痰壅，口眼㖞斜，半身不遂，癫痫，惊风，破伤风；外用治痈肿，蛇虫咬伤
胆南星	清热化痰，息风定惊	痰热咳嗽，咳痰黄稠，中风痰迷，癫狂惊痫

二、临床调剂

1. **用法用量**　3～9g，治疗肿瘤内服药量可加大至15g。生品多入丸散用。外用适量。

2. **临床使用与禁忌**

（1）本品辛烈温燥，有毒。故凡阴虚燥咳，热极生风，血虚动风者忌用。孕妇慎用；生品一般不作内服，以免中毒。

（2）天南星与半夏同属天南星科，皆有毒性，但生南星毒性较大。据报道食用15g就可引起中毒。生品内服少许即可使口舌麻木或有针刺感，较大量可引起口舌咽喉痒痛麻木，声音嘶哑，言语不清，流涎，味觉消失，恶心呕吐，胸闷，腹痛腹泻；严重者可出现喉头痉挛，呼吸困难，四肢麻痹，血压下降，肝肾功能损害等；最后可因呼吸中枢麻痹而死亡。（中毒治疗，民间验方：①用醋30～60g，加姜汁少许，内服或含漱；②生姜30g，防风60g，甘草15g。用水4碗至2碗，先含漱一半，后内服一半；③生南星与皮肤、黏膜接触，能发生瘙痒肿胀，可用水或稀醋或鞣酸洗之。）

3. **贮藏**　各种炮制规格均置通风干燥处，防霉、防蛀。

本品临床常用炮制规格与调剂注意事项见表120-7。炙南星与炒南星临床鲜见，本节未收入。

表 120-7　天南星临床常用炮制规格与调剂注意事项

炮制规格	处方名	用法用量	特殊禁忌	特殊贮藏方法
生天南星	生天南星、生南星	3～9g,治疗肿瘤内服药量可加大至15g。外用生品适量,研末以醋或酒调敷患处	阴虚燥咳,热极生风,血虚动风者忌用。孕妇慎用	置通风干燥处,防霉、防蛀
制天南星	制天南星、南星、天南星	3～9g	孕妇慎用	
胆南星	胆南星、胆星	3～6g		

紫 苏 子

【来源】

本品为唇形科植物紫苏 *Perilla frutescens*(L.)Britt. 的干燥成熟果实。秋季果实成熟时采收,除去杂质,晒干。

【炮制规格】

1. 紫苏子

(1)《中国药典》2020 年版标准:除去杂质,洗净,干燥。

性状:本品呈卵圆形或类球形,直径约 1.5mm。表面灰棕色或灰褐色,有微隆起的暗紫色网纹,基部稍尖,有灰白色点状果梗痕。果皮薄而脆,易压碎。种子黄白色,种皮膜质,子叶 2,类白色,有油性。压碎有香气,味微辛。

(2)地方标准(表 121-1)

表 121-1　紫苏子常见地方标准制法及性状要求

来源	制法	性状
《浙江省中药炮制规范》2015 年版	取原药,除去杂质,洗净,干燥,用时捣碎	白苏子:本品呈卵圆形或类球形,直径 1.8～2.5mm。表面灰白色至黄白色,有明显隆起与表面同色的网纹,一端有灰绿色或灰褐色稍偏斜的类圆形果梗痕。果皮脆,易碎。种仁黄白色,富油性。气微,压碎有香气。味微辛,嚼之有油腻感
《天津市中药饮片炮制规范》2012 年版	除去杂质,洗净,干燥	本品呈卵圆形或类球形,直径约 1.5mm。表面灰棕色或灰褐色,有微隆起的暗紫色网纹,基部稍尖,有灰白色点状果梗痕。果皮薄而脆,易压碎。种子黄白色,种皮膜质,子叶 2,类白色,有油性。压碎有香气,味微辛
《湖南省中药饮片炮制规范》2010 年版	取原药材,除去杂质,洗净,干燥	呈卵圆形或类球形,直径约 1.5mm。表面灰棕色或灰褐色,有微隆起的暗紫色网纹,基部稍尖,有灰白色点状果梗痕。果皮薄而脆,易压碎。种子黄白色,种皮膜质,子叶 2,类白色,有油性。压碎有香气,味微辛

续表

来源	制法	性状
《江西省中药饮片炮制规范》2008 年版	除去杂质,洗净干燥,用时打碎	紫苏子:本品呈卵圆形或类球形,直径约 1.5mm。表面灰棕色或灰褐色,有微隆起的暗紫色网纹,基部稍尖,有灰白色点状果梗痕。果皮薄而脆,易压碎。种子黄白色,种皮膜质,子叶 2,类白色,有油性。压碎有香气,味微辛 白苏子:本品呈卵形或呈三角圆锥体状,直径 1.8～2.5cm。表面灰白色至黄白色,有隆起的网纹。果皮质脆,易压碎。种仁黄白色,富油质。压碎后有香气,味微辛,嚼之有油腻感,无虫蛀
《北京市中药饮片炮制规范》2008 年版	取原药材,除去杂质,筛去灰屑	本品呈卵圆形或类球形,直径约 1.5mm。表面灰棕色或灰褐色,有微隆起的暗紫色网纹,基部稍尖,有灰白色点状果梗痕。果皮薄而脆,易压碎。种子黄白色,种皮膜质,子叶 2,类白色,有油性。压碎有香气,味微辛
《上海市中药饮片炮制规范》2018 年版	将药材除去杂质,洗净,干燥,筛去灰屑	本品呈卵圆形或类球形,直径约 0.15cm。表面灰棕色或灰褐色,有微隆起的暗紫色网纹,基部稍尖,有灰白色点状果梗痕。果皮薄而脆,易压碎。种子黄白色,种皮膜质,子叶 2,类白色,有油性。压碎有香气,味微辛
《陕西省中药饮片标准》第一册(2009 年)	取药材紫苏子,除去杂质,洗净,干燥	本品呈卵圆形或类球形,直径约 1.5mm。表面灰棕色或灰褐色,有微隆起的暗紫色网纹,基部稍尖,有灰白色点状果梗痕。果皮薄而脆,易压碎。种子黄白色,种皮膜质,子叶 2,类白色,有油性。压碎有香气,味微辛
《广西壮族自治区中药饮片炮制规范》2007 年版	除去杂质,洗净,干燥	本品呈卵圆形或类球形,直径约 1.5mm。表面灰棕色或灰褐色,有微隆起的暗紫色网纹,基部稍尖,有灰白色点状果梗痕。果皮薄而脆,易压碎。种子黄白色,种皮膜质,子叶 2,类白色,有油性。压碎有香气,味微辛
《重庆市中药饮片炮制规范》2006 年版	除去杂质,洗净,干燥,用时捣碎	为卵圆形或类球形,直径约 1.5mm。表面灰棕色或灰褐色,有微隆起的暗紫色网纹,基部稍尖,有灰白色点状果梗痕。果皮薄而脆,易压碎。种子黄白色,种皮膜质,子叶 2,类白色,有油性。压碎有香气,味微辛
《安徽省中药饮片炮制规范》2005 年版	取原药材,除去杂质,筛去碎屑	紫苏子:为卵圆形或类球形,直径约 1.5mm。表面灰棕色或灰褐色,有微隆起的暗紫色网纹,基部稍尖,有灰白色点状果梗痕。果皮薄而脆,易压碎。种子黄白色,种皮膜质,子叶 2,类白色,有油性。压碎有香气,味微辛 白苏子:为卵圆形或类球形,直径 1.5～2.5mm。表面灰白色或黄白色。有微隆起的网状纹理。子叶黄白色,富油性。气微香,味淡,嚼之有油滑感
《河南省中药饮片炮制规范》2005 年版	除去杂质,洗净,干燥	呈卵圆形或类球形,直径约 1.5mm。表面灰棕色或灰褐色,有微隆起的暗紫色网纹,基部稍尖,有灰白色点状果梗痕。果皮薄而脆,易压碎。种子黄白色,种皮膜质,子叶 2,类白色,有油性。压碎有香气,味微辛
《贵州省中药饮片炮制规范》2005 年版	取原药材,除去杂质,淘净,干燥。用时捣碎	呈卵圆形或类球形,直径约 1.5mm。表面灰棕色或灰褐色,有微隆起的暗紫色网纹。果皮薄,易碎。种子黄白色,显油性。压碎有香气,味微辛

来源	制法	性状
《江苏省中药饮片炮制规范》2002年版	白苏子:取原药材,除去杂质,筛去灰屑	白苏子:为卵形或类球形,直径1.5~2.5mm。表面灰白色或黄白色,有明显的微隆起的网状纹理。果皮脆,易压碎,种皮膜质,子叶黄白色,富油质。气微香,味淡,嚼之有油腻感
	紫苏子:取原药材,除去杂质,淘净,晒干	紫苏子:呈卵圆形或类圆形,外皮灰棕色或灰褐色,有网状纹理。果皮薄而脆,种子黄白色,有油性。压碎有香气,味微辛
《福建省中药饮片炮制规范》1998年版	除去杂质	呈卵圆形或类圆形,直径约1.5mm。外皮灰棕色或灰褐色,有网状纹理。果皮薄而脆,种子黄白色,有油性。压碎有香气,味微辛
《山东省中药炮制规范》1990年版	去净杂质,筛去灰屑	呈卵圆形或类圆形,直径约1.5mm。外皮灰棕色或灰褐色,有网状纹理。果皮薄而脆,种子黄白色,有油性。压碎有香气,味微辛
《云南省中药饮片炮制规范》1986年版	取原药,拣净杂质,筛去灰屑,用时捣碎	紫苏子:卵形或圆球形,外表褐色,网状花纹,仁黄白色 白苏子:本品表面呈灰白色,颗粒比紫苏子微大
《广东省中药饮片炮制规范》1984年版	除去杂质,洗净,晒干	无具体要求
《湖北省中草药炮制规范》1979年版	筛去杂质,置锅内,以文火炒至略有炸声,配方时打碎	无具体要求

2. 炒紫苏子

（1）《中国药典》2020年版标准:取净紫苏子,照清炒法（通则0213）炒至有爆声。

性状:本品形如紫苏子,表面灰褐色,有细裂口,有焦香气。

（2）地方标准（表121-2）

表121-2 炒紫苏子常见地方标准制法及性状要求

来源	制法	性状
《上海市中药饮片炮制规范》2018年版	取生紫苏子,照清炒法炒至有爆裂声	本品形如生紫苏子,表面灰褐色,有细裂口,有焦香气
《浙江省中药炮制规范》2015年版	取原药,除去杂质,洗净,干燥,照清炒法炒至有爆裂声、香气逸出时,取出,摊凉。用时捣碎	呈卵圆形或类球形,直径1~1.5mm。表面黄棕色或黄褐色,有微隆起的暗紫色网纹,多有裂隙,基部稍尖,有果梗痕。果皮薄而脆,易压碎。种子黄白色,种皮膜质,子叶2,淡黄色,富油性。具焦香气,味微辛
《天津市中药饮片炮制规范》2012年版	取净紫苏子,照清炒法炒至有爆声	本品形如紫苏子,表面灰褐色,有细裂口,有焦香气
《湖南省中药饮片炮制规范》2010年版	取净药材,照炒黄法炒至有爆声	形如紫苏子,微有焦香气,表面偶有焦斑

续表

来源	制法	性状
《陕西省中药饮片标准》第一册(2009年)	取饮片紫苏子,照清炒法炒至有爆裂声	本品呈卵圆形或类球形,直径约1.5mm。表面灰褐色,微有焦斑,有微隆起的暗紫色网纹和细裂纹,基部稍尖,有灰白色点状果梗痕。果皮薄而脆,易压碎。种子黄白色,种皮膜质,子叶2,类白色,有油性。有焦香气,味微辛
《江西省中药饮片炮制规范》2008年版	取净紫苏子,照清炒法用文火炒至有香气或起爆裂声为度	形如紫苏子,表面灰褐色,有细裂口,具香气
《北京市中药饮片炮制规范》2008年版	取净紫苏子,置热锅内,用文火炒至有爆裂声,并有香气逸出时,取出,晾凉	本品呈卵圆形或类球形。表面深棕色或褐色,有微隆起的网纹,具香气
《广西壮族自治区中药饮片炮制规范》2007年版	取净紫苏子,置锅中用文火炒至有香气或爆裂声,取出,放凉	形如生紫苏子,表面色泽加深,有香气
《重庆市中药饮片炮制规范》2006年版	取净紫苏子,照清炒法炒至有香气或起爆声。用时捣碎	形如紫苏子,外表色泽加深,有细裂口,有香气
《安徽省中药饮片规范》2005年版	取净紫苏子,照炒黄法,炒至有爆裂声,有香气逸出	形同紫苏子,有细裂口,并有焦香气
《河南省中药饮片炮制规范》2005年版	取净紫苏子,照清炒法炒至有爆声	形如紫苏子,表面灰褐色,有细裂口,有焦香气
《贵州省中药饮片炮制规范》2005年版	取净紫苏子,照清炒法炒至有爆裂声、有香气逸出。用时捣碎	形同紫苏子,有焦香气
《江苏省中药饮片炮制规范》2002年版	紫苏子:取净紫苏子,置锅内,用文火炒至爆裂,有香气逸出,取出放凉 白苏子:取净白苏子,文火炒至有焦香味,表面微黄色,取出,放凉	紫苏子:形同紫苏子,有细裂口,并有焦香气 白苏子:形同白苏子,表面微黄色,有焦香气
《福建省中药饮片炮制规范》1998年版	取净紫苏子,照炒黄法炒至透出香气并有爆裂声	形如紫苏子,外表灰褐色,有细裂口,气焦香
《山东省中药炮制规范》1990年版	将净紫苏子置锅内,文火炒至色泽加深,有香气逸出时,取出,放凉	形如紫苏子,表面色泽加深,有香气
《吉林省中药饮片炮制规范》1986年版	除去杂质,洗净泥土,晒干。另置锅中,文火炒至有爆裂声并有香气出时,取出,晾凉,用时捣碎	无具体要求
《辽宁省中药炮制规范》1986年版	取紫苏子,除去杂质,洗净、干燥。置锅内用微火炒至有爆声,取出,放凉,用时捣碎	炒后不焦
《云南省中药饮片炮制规范》1986年版	取原药,拣净杂质,放入锅内,用文火炒至呈黄色时,取出,晾冷,用时捣碎	无具体要求

续表

来源	制法	性状
《广东省中药饮片炮制规范》1984年	取净紫苏子，用文火炒至有香气及起爆裂声，取出，摊凉	炒后为灰黑褐色，有爆裂痕，气香
《甘肃省中药饮片炮制规范》1980年版	除去杂质，除去泥土，用文火炒至微黄色并有香气散出时，出锅，摊开，晾凉。配方时捣碎	无具体要求

3. 蜜炙紫苏子　《中国药典》2020年版未收载本炮制规格，常见地方标准制法及性状见表121-3。

表121-3　蜜炙紫苏子常见地方标准制法及性状要求

来源	制法	性状
《上海市中药饮片炮制规范》2018年版	取生紫苏子，照蜜炙法炒至蜜吸尽，不粘手。每100kg生紫苏子，用炼蜜10kg	表面棕色至棕褐色，滋润，稍粘连，具蜜糖香气，味甜
《浙江省中药炮制规范》2015年版	取紫苏子饮片，照蜜炙法炒至不粘手时，取出，摊凉。每紫苏子100kg，用炼蜜10kg	呈卵圆形或类球形，直径1.5～2.8mm。表面黄棕色或黄褐色，微具光泽，滋润，有微隆起的暗紫色网纹，多有裂缝。基部稍尖，有果梗痕。果皮薄而脆，易压碎。种子黄白色，子叶2，淡黄色，富油性。气微香，味微甘
《四川省中药饮片炮制规范》2015年版	取紫苏子，除去杂质，照蜜炙法用文火加热炒至深棕色，不粘手为度，取出放凉。每100kg紫苏子，用炼蜜10kg	呈卵圆形或类球形，直径约1.5mm。表面棕色至深棕色，有微隆起的暗紫色网纹，基部稍尖，有灰白色点状果梗痕。果皮薄而脆，易压碎，压碎有香气。种子黄白色，种皮膜质，子叶2，类白色，有油性。滋润，稍粘连。具蜜糖香气，味甜
《陕西省中药饮片标准》第一册（2009年）	取饮片紫苏子，照蜜炙法炒至不粘手。每100kg紫苏子，用炼蜜10kg	本品呈卵圆形或类球形，直径约1.5mm。表面深棕色，显黏性，微有光泽，有微隆起的暗紫色网纹和细裂纹，基部稍尖，有灰白色点状果梗痕。果皮薄而脆，易压碎。种子黄白色，种皮膜质，子叶2，类白色，有油性。具蜜香气，味微甜，微辛
《河南省中药饮片炮制规范》2005年版	取净紫苏子，碾碎，照蜜炙法炒至不粘手。每100kg紫苏子，用炼蜜24kg	形如紫苏子，外表深褐色，有细裂口，有蜜香气，味甜
《福建省中药饮片炮制规范》1998年版	取净紫苏子，照蜜炙法炒至色泽加深，不粘手	形如紫苏子，外表深棕色，有细裂口。具蜜香气，味甜，返潮发黏
《甘肃省中药饮片炮制规范》1980年版	将蜂蜜用文火炼沸，取净紫苏子倒入，炒拌均匀，俟成微黄色时，出锅，摊开，晾凉。每紫苏子100kg，用蜂蜜6kg	无具体要求

4. 紫苏子霜　《中国药典》2020年版未收载本炮制规格，常见地方标准制法及性状见表121-4。

表 121-4　紫苏子霜常见地方标准制法及性状要求

来源	制法	性状
《上海市中药饮片炮制规范》2018 年版	将炒紫苏子研成粗粉,照制霜法制霜	本品为黄棕色或灰棕色松散的粉末,微具特异香气,味淡
《福建省中药饮片炮制规范》1998 年版	取净紫苏子,碾如泥,用吸油纸或布包严,微烘或晒,压榨去油,研细	呈灰白色的粉末,气微香
《甘肃省中药饮片炮制规范》1980 年版	将炒紫苏子轧成细粉,用吸油纸包严,夹在两块新砖中间,微加热,压去油	无具体要求

【金老谈紫苏子炮制历史】

　　紫苏子始载于《名医别录》,宋代《太平圣惠方》中较早提到"微炒"。古代,紫苏子的炮炙方法比较简单,有炒、蜜炙炒及良姜拌炒。

一、不加辅料炮炙

　　炒法　宋代《太平圣惠方》及《证类本草》中均提到"微炒",《博济方》中提到"炒研",清代《本草汇》中提到"炒香",《得配本草》中提到"炒熟研碎用。治冷气,良姜拌炒用"。

二、加辅料炮炙

　　蜜制　宋代《校正集验背疽方》提到"蜜炙微炒"。

【金老论紫苏子炮制与临床】

一、临床功效与主治

　　本品味辛,性温。归肺经。具有降气消痰,平喘,润肠的功效(表 121-5)。

表 121-5　紫苏子各临床常用炮制规格功效、主治对比

炮制规格	功效	主治
紫苏子	降气化痰,止咳平喘,润肠通便	痰壅气逆,咳嗽气喘,肠燥便秘
炒紫苏子	减弱辛散之性	咳喘

二、临床调剂

1. **用法用量**　3～10g。
2. **临床使用与禁忌**　本品有滑肠耗气之弊,故肠滑气虚者忌用。
3. **贮藏**　各种炮制规格均置通风干燥处,防蛀。

本品临床常用炮制规格与调剂注意事项见表 121-6。

表 121-6　紫苏子临床常用炮制规格与调剂注意事项

炮制规格	处方名	用法用量	特殊禁忌	特殊贮藏方法
紫苏子	生紫苏子	3～10g	肠滑气虚者忌用	置通风干燥处，防蛀
炒紫苏子	紫苏子、白苏子、炒苏子、炒紫苏子	3～10g		
蜜炙紫苏子	炙紫苏子	3～10g		
紫苏子霜	紫苏子霜	3～10g，包煎		

芥　子

【来源】

本品为十字花科植物芥 *Sinapis alba* L. 或芥 *Brassica juncea*(L.)Czern. et Coss. 的干燥成熟种子。前者习称"白芥子"，后者习称"黄芥子"。夏末秋初果实成熟时采割植株，晒干，打下种子，除去杂质。

【炮制规格】

1. 芥子

（1）《中国药典》2020 年版标准：除去杂质。用时捣碎。

性状：（白芥子）呈球形，直径 1.5～2.5mm，表面灰白色至淡黄色，具细微的网纹，有明显的点状种脐。种皮薄而脆，破开后内有白色折叠的子叶，有油性。气微，味辛辣。（黄芥子）较小，直径 1～2mm。表面黄色至棕黄色，少数呈暗红棕色。研碎后加水浸湿，则产生辛烈的特异臭气。

（2）地方标准（表 122-1）

表 122-1　芥子常见地方标准制法及性状要求

来源	制法	性状
《上海市中药饮片炮制规范》2018 年版	将药材除去杂质，筛去灰屑	本品呈球形，直径 0.15～0.25cm，表面灰白色至淡黄色；或具细微的网纹，有明显的点状种脐，种皮薄而脆，破开后内有白色折叠的子叶，有油性。气微；味辛辣（白芥）。直径 0.1～0.2cm，表面黄色至棕黄色，少数暗红棕色。研碎后加水浸湿则产生辛烈的特异臭气（黄芥）
《天津市中药饮片炮制规范》2012 年版	除去杂质。用时捣碎	白芥子：呈球形，直径 1.5～2.5mm，表面灰白色至淡黄色，具细微的网纹，有明显的点状种脐。种皮薄而脆，破开后内有白色折叠的子叶，有油性。气微，味辛辣 黄芥子：较小，直径 1～2mm。表面黄色至棕黄色，少数呈暗红棕色。研碎后加水浸湿，则产生辛烈的特异臭气
《陕西省中药饮片标准》第三册（2011 年）	取药材芥子，除去杂质，用时捣碎	白芥子：呈球形，直径 1.5～2.5mm，表面灰白色至淡黄色，具细微的网纹，有明显的点状种脐。种皮薄而脆，破开后内有白色折叠的子叶，有油性。气微，味辛辣 黄芥子：较小，直径 1～2mm。表面黄色至棕黄色，少数呈暗红棕色。研碎后加水浸湿，则产生辛烈的特异臭气

来源	制法	性状
《湖南省中药饮片炮制规范》2010年版	取原药材,除去杂质,抢水洗净,捞出,干燥,筛去灰屑	白芥子:呈球形,直径1.5～2.5mm,表面灰白色至淡黄色,具细微的网纹,有明显的点状种脐。种皮薄而脆,破开后内有白色折叠的子叶,有油性。气微,味辛辣 黄芥子:较小,直径1～2mm。表面黄色至棕黄色,少数呈暗红棕色。研碎后加水浸湿,则产生辛烈的特异臭气
《新疆维吾尔自治区中药维吾尔药饮片炮制规范》2010年版	除去杂质	黑芥子:本品呈类球形,直径1～1.5mm,表面棕褐色、红棕色或浅棕色,在放大镜下可见粗糙的网状小窝,并附着白色膜片状物。用水浸泡后去掉种皮,可见黄色胚乳,子叶2,黄绿色。无臭,味辛辣
《江西省中药饮片炮制规范》2008年版	除去杂质。用时捣碎	本品呈球形,直径0.1～0.3cm。表面灰白色至棕黄色,少数呈暗红棕色,具细微网纹,有明显的点状种脐,种皮薄而脆,破开后可见白色折叠的子叶,有油性。气微,味辛辣。无霉变、虫蛀
《北京市中药饮片炮制规范》2008年版	取原药材,除去杂质,筛去灰屑	白芥子:呈球形,直径1.5～2.5mm,表面灰白色至淡黄色,具细微的网纹,有明显的点状种脐。种皮薄而脆,破开后内有白色折叠的子叶,有油性。气微,味辛辣 黄芥子:较小,直径1～2mm。表面黄色至棕黄色,少数呈暗红棕色。研碎后加水浸湿,则产生辛烈的特异臭气
《广西壮族自治区中药饮片炮制规范》2007年版	除去杂质。用时捣碎	白芥子:呈球形,直径1.5～2.5mm,表面灰白色至淡黄色,具细微的网纹,有明显的点状种脐。种皮薄而脆,破开后内有白色折叠的子叶,有油性。气微,味辛辣 黄芥子:较小,直径1～2mm。表面黄色至棕黄色,少数呈暗红棕色。研碎后加水浸湿,则产生辛烈的特异臭气
《重庆市中药饮片炮制规范》2006年版	除去杂质。用时捣碎	白芥子:呈球形,直径1.5～2.5mm,表面灰白色至淡黄色,具细微的网纹,有明显的点状种脐。种皮薄而脆,破开后内有白色折叠的子叶,有油性。气微,味辛辣 黄芥子:较小,直径1～2mm。表面黄色至棕黄色,少数呈暗红棕色。研碎后加水浸湿,则产生辛烈的特异臭气
《安徽省中药饮片炮制规范》2005年版	取原药材,除去杂质,筛去碎屑	为球形,直径1.5～2.5mm,表面灰白色至淡黄色,具细微的网纹,一端有明显的点状种脐。种皮薄而脆,子叶白色,富油质。无臭,味辛辣
《浙江省中药炮制规范》2005年版	取原药,除去杂质,筛去灰屑。用时捣碎	白芥子:本品呈球形,直径1.5～2.5mm,表面灰白色至淡黄色,具细微的网纹。种脐圆形,褐色,中心有1白色颗粒状凸起。种皮薄而脆,子叶2,白色,折叠,富油性。气微,味辛辣 黄芥子:直径1～2mm。表面黄色至棕黄色,少数呈暗红棕色。种脐条状,褐色,中心有1白色颗粒状凸起。研碎后加水浸湿则产生辛烈的特异臭气
《河南省中药饮片炮制规范》2005年版	除去杂质。用时捣碎	呈球形,直径1～2.5mm,表面灰白色至棕黄色,少数呈暗红棕色,具细微的网纹,有明显的点状种脐。种皮薄而脆,破开后内有白色折叠的子叶,有油性。气微,味辛辣

续表

来源	制法	性状
《贵州省中药饮片炮制规范》2005年版	取原药材,除去杂质,筛去灰屑。用时捣碎	呈球形,直径1~2.5mm,表面灰白色至淡黄色(白芥子)或黄色至暗棕色(黄芥子),具细微的网纹及明显的点状种脐。种皮薄而脆,破开后内有白色折叠的子叶,有油性。气微,味辛辣。研碎后加水浸湿,则产生辛烈的特异臭气
《江苏省中药饮片炮制规范》2002年版	取原药材,除去杂质,筛去灰屑	白芥子:呈球形,直径1.5~2.5mm,表面灰白色至淡黄色,具细微的网纹,有明显的点状种脐。种皮薄而脆,破开后内有白色折叠的子叶,有油性。气微,味辛辣 黄芥子:较小,直径1~2mm。表面黄色至棕黄色,少数呈暗红棕色。研碎后加水浸湿,则产生辛烈的特异臭气
《四川省中药饮片炮制规范》2002年版	除去杂质	本品为淡黄色或深黄色圆球形颗粒
《福建省中药饮片炮制规范》1998年版	除去杂质	呈类圆球形,大小不一,表面黄白色至棕黄色,具细微的网纹。种皮薄而脆,破开后,种仁黄白色,富油质。气微,味辛辣
《山东省中药炮制规范》1990年版	去净杂质,筛去灰屑	呈类球形,直径1.5~2.5mm,表面灰白色至淡黄色,具细微的网纹,一端有明显的点状种脐。种皮薄而脆,破裂后,种仁黄白色,富油性。气微,味辛辣
《云南省中药饮片炮制规范》1986年版	取原药拣净杂质,筛去灰屑,用时捣碎	为细微小粒,黄白色
《广东省中药饮片炮制规范》1984年版	除去杂质	本品呈小球状。表面灰白色至深黄色,有细微的网纹。一端有明显的点状种脐。破开后,内有白色折叠的子叶,有油性。气微,味辛辣 以粒大、饱满、色黄白者为佳
《湖北省中草药炮制规范》1979年版	淘洗灰土及杂质,烘干或晒干(以烘干为好),配方时打碎	无具体要求

2. 炒芥子

（1）《中国药典》2020年版标准：取净芥子,照清炒法（通则0213）炒至淡黄色至深黄色（炒白芥子）或深黄色至棕褐色（炒黄芥子）,有香辣气。用时捣碎。

性状：本品形如芥子,表面淡黄色至深黄色（炒白芥子）或深黄色至棕褐色（炒黄芥子）,偶有焦斑。有香辣气。

（2）地方标准（表122-2）

表122-2　炒芥子常见地方标准制法及性状要求

来源	制法	性状
《上海市中药饮片炮制规范》2018年版	取生芥子,照清炒法炒至微具焦斑,筛去灰屑	形如芥子,表面淡黄色至深黄色(炒白芥子)或深黄色至棕褐色(炒黄芥子),具焦斑,有焦香气
《天津市中药饮片炮制规范》2012年版	取净芥子,照清炒法炒至淡黄色至深黄色(炒白芥子)或深黄色至棕褐色(炒黄芥子),有香辣气。用时捣碎	本品形如芥子,表面淡黄色至深黄色(炒白芥子)或深黄色至棕褐色(炒黄芥子),偶有焦斑。有香辣气

续表

来源	制法	性状
《陕西省中药饮片标准》第三册（2011年）	取饮片芥子，照清炒法炒至深黄色至棕黄色，爆裂，有香辣气逸出	白芥子：呈球形，直径1.5～2.5mm。表面黄色或深棕黄色，爆裂，具细微的网纹，有明显的点状种脐。种皮薄而脆，破开后内有折叠的子叶，有油性。有焦香气，味辛辣 黄芥子：较小，直径1～2mm。表面深黄色至深棕黄色，少数呈深暗红棕色。有焦香气。研碎后加水浸湿，则产生辛烈的特异臭气
《湖南省中药饮片炮制规范》2010年版	取生芥子，照清炒法，用文火炒至深黄色有香辣气时，取出，放凉	形同芥子，表面深黄色，有香辣气
《江西省中药饮片炮制规范》2008年版	取净芥子，照清炒法炒至深黄色并且发出有香辣气。用时捣碎	形如芥子，表面深黄色或深棕黄色，爆裂，微有焦香气
《北京市中药饮片炮制规范》2008年版	取净芥子，置热锅内，用文火90～100℃炒至深黄色或深黄棕色，有爆裂声，并有香辣气逸出时，取出，晾凉	本品呈球形，表面深黄色或深棕黄色，微有焦香气
《广西壮族自治区中药饮片炮制规范》2007年版	取生芥子，置锅内用文火炒至深黄色有香辣气时，取出，放凉，用时捣碎	形同芥子，表面深黄色，有香辣气
《重庆市中药饮片炮制规范》2006年版	取净芥子，照清炒法炒至深黄色有香辣气，有爆裂声。用时捣碎	色较深，微见裂纹，有香辣气
《安徽省中药饮片炮制规范》2005年版	取净白芥子，照炒黄法炒至深黄色或深黄棕色，爆裂，有香辣气逸出	形如白芥子，表面深黄色或深棕黄色，爆裂，微有焦香气
《浙江省中药炮制规范》2005年版	取芥子，炒至表面深黄色，有爆裂声，香辣气逸出时，取出，摊凉。用时捣碎	表面深黄色，有裂纹，微具焦斑
《河南省中药饮片炮制规范》2005年版	取净芥子，照清炒法炒至深黄色有香辣气。用时捣碎	形如芥子，表面深黄色或深棕黄色，爆裂，微有焦香气
《贵州省中药饮片炮制规范》2005年版	取净芥子，照清炒法用文火炒至深黄色，有大量炸裂声并有香辣气逸出。用时捣碎	形如芥子，色泽加深，多爆裂，有焦香气
《江苏省中药饮片炮制规范》2002年版	取净芥子置锅中，用文火炒至黄色或深棕黄色，有爆裂声，香辣气逸出时，取出放凉	形同芥子，表面黄色或深棕黄色，爆裂。微有焦香气
《四川省中药饮片炮制规范》2002年版	取净芥子，照清炒法炒至微有爆裂声，外表较原色稍深，有香辣气逸出	炒后较原色深，有香辣气
《福建省中药饮片炮制规范》1998年版	取净芥子，照炒黄法炒至深黄色并透出香辣气	形如芥子，表面深黄色种皮爆裂，微有香辣气
《山东省中药炮制规范》1990年版	将净白芥子置锅内，文火炒至表面呈深黄色时，有香辣气逸出时，取出。放凉	形如白芥子，表面呈深黄色，有香气
《吉林省中药饮片炮制规范》1986年版	除去杂质，筛去灰屑，置锅中。用文火炒至黄色，取出，晾凉，用时捣碎	无具体要求

续表

来源	制法	性状
《辽宁省中药炮制规范》1986年版	取芥子,除去杂质,筛去灰屑。置锅内用微火炒至深黄色并有香辣气,取出,放凉。同时捣碎	炒后不焦
《云南省中药饮片炮制规范》1986年版	取原药拣净杂质,放入锅内用文火炒至呈黄棕色,有爆裂声,有香气。取出,晾冷,筛去灰屑,即可	黄棕色
《甘肃省中药饮片炮制规范》1980年版	除去杂质,筛去灰屑,用文火炒成黄色时,出锅,摊开,晾凉,配方时捣碎	无具体要求
《湖北省中草药炮制规范》1979年版	取净芥子置锅内,以文火炒至皮有炸裂、呈黄色,取出,配方时打碎	无具体要求

3. **芥末**　《中国药典》2020年版未收载本炮制规格,常见地方标准制法及性状见表122-3。

表 122-3　芥末常见地方标准制法及性状要求

来源	制法	性状
《湖北省中草药炮制规范》1979年版	取净芥子,研末,过60目筛	无具体要求

【金老谈芥子炮制历史】

芥子始载于《名医别录》,唐代《备急千金要方》中首先提出了"蒸"的炮炙方法,但未见有辅料炙的记述。综合古代芥子的炮炙方法有蒸、熬、炒、焙等记载,清代始见一些书中提到炮炙理论。下面分别予以介绍。

1. **蒸法**　如前述,最早提出的芥子炮炙方法,载于唐代《备急千金要方》,曰:"蒸熟。"在《千金翼方》中有相同记载。

2. **熬法**　唐代《食疗本草》中提到"微熬,研之作酱"。

3. **炒法**　宋代《太平圣惠方》中最先提出"微炒",稍后的宋代《圣济总录》以及明代《奇效良方》、清代《本草汇纂》等医药书籍中都有炒的记载。一些书籍中还提出了炒的不同要求,如宋代《证类本草》中提到"炒熟,勿令焦",明代《本草辨义》中提到"略炒,存性"。

其他,对于芥子的炮炙目的,清代已有精辟论述,如《药品辨义》中首先提出"生用力猛,宜酌用",《嵩崖尊生全书》中提出"炒缓",《本草辑要》中又提出"煎汤不可过熟,熟则力减",《本草害利》中提到"入药略滚"。

【金老论芥子炮制与临床】

一、临床功效与主治

本品味辛,性温。归肺经。具有温肺豁痰利气,散结通络止痛的功效(表122-4)。

表 122-4　芥子各临床常用炮制规格功效、主治对比

炮制规格	功效	主治
芥子	温肺豁痰利气,散结通络止痛	寒痰咳嗽,胸胁胀痛,痰滞经络,关节麻木、疼痛,痰湿流注,阴疽肿毒
炒芥子	顺气豁痰	痰少咳嗽等证

二、临床调剂

1. **用法用量**　3～9g。外用适量,研末醋调敷。

2. **临床使用与禁忌**

(1)本品辛散,每易耗气助火,故对肺虚久咳,阴虚火旺及胃火炽盛者忌用。

(2)本品不宜久煎。前人已认识到本品"煎汤不可太熟,熟则力减"。现代实验表明,沸水能抑制芥子酶的作用,从而使白芥子苷不能释出有效成分。

(3)不宜过量,否则易致腹泻。因白芥子与水接触后,能释出硫化氢,刺激肠管蠕动加快,以引起腹泻。

(4)本品外敷有发泡作用,凡皮肤过敏者不可外用。

3. **贮藏**　各种炮制规格均置通风干燥处,防潮。

本品临床常用炮制规格与调剂注意事项见表 122-5。芥末临床鲜见,本节未收入。

表 122-5　芥子临床常用炮制规格与调剂注意事项

炮制规格	处方名	用法用量	特殊禁忌	特殊贮藏方法
芥子	生白芥子	3～9g。外用适量,研末醋调敷	肺虚久咳,阴虚火旺及胃火炽盛者忌用。皮肤过敏者不可外用	置通风干燥处,防潮
炒芥子	炒白芥子、白芥子、芥子、炒芥子	3～9g		

槟　榔

【来源】

本品为棕榈科植物槟榔 *Areca catechu* L. 的干燥成熟种子。春末至秋初采收成熟果实,用水煮后,干燥,除去果皮,取出种子,干燥。

【炮制规格】

1. 槟榔

(1)《中国药典》2020 年版标准:除去杂质,浸泡,润透,切薄片,阴干。

性状:本品呈类圆形的薄片。切面可见棕色种皮与白色胚乳相间的大理石样花纹。气微,味涩、微苦。

(2)地方标准(表 123-1)

表 123-1　槟榔常见地方标准制法及性状要求

来源	制法	性状
《安徽省中药饮片炮制规范》2019 年版	取原药材,除去杂质,浸泡至六至七成透时取出,润透,切薄片,低温烘干。或取原药材,除去杂质,洗净,干燥,打成黄豆大小的碎粒	本品为类圆形的薄片或不规则的碎块,周边或外表面淡黄棕色或淡红棕色,质坚脆。切面或破碎面呈棕白相间的大理石样花纹,气微,味涩,微苦
《上海市中药饮片炮制规范》2018 年版	将药材除去杂质,浸泡,洗净,润透,切薄片,及时阴干,筛去灰屑	本品为圆形或类圆形的切片,直径 0.8～3cm。表面淡黄棕色或淡红棕色,可见凹下的网状沟纹。切面具红棕色与白色相间的大理石样花纹,有的中间有孔洞。质坚脆。气微,味涩,微苦
《天津市中药饮片炮制规范》2012 年版	除去杂质,浸泡,润透,切薄片,阴干	本品为类圆形薄片。切面可见棕色种皮与白色胚乳相间的大理石样花纹。气微、味涩、微苦
《陕西省中药饮片标准》第三册(2011 年)	取药材槟榔,除去杂质,浸泡,润透,切薄片,阴干	本品为类圆形薄片,直径约至 3cm,厚 0.1～0.2cm。切面周边淡黄棕色或淡红棕色,向内可见棕色种皮与白色胚乳相间的大理石样花纹。质坚脆。气微,味涩、微苦
《湖南省中药饮片炮制规范》2010 年版	取原药材,除去杂质,润透,切薄片,阴干	为圆形或类圆形薄片,直径 1.5～3cm。切面有棕色与白色相间的大理石样花纹。周边淡黄棕色或淡红棕色。偶可见有圆形凹陷的珠孔果实底部切片。质硬脆易碎。气微,味涩,微苦
《甘肃省中药炮制规范》2009 年版	取原药材,除去杂质,浸泡,润透,切薄片,阴干	为类圆形薄片,直径 1.5～3cm,片厚 1～2mm。表面呈淡黄棕色或淡红棕色。切面呈棕色种皮白色胚乳相间的大理石样花纹。质坚硬,易碎。气微,味涩,微苦
《江西省中药饮片炮制规范》2008 年版	除去杂质,浸泡,润透,切薄片,阴干。或取原药,打碎如黄豆大	本品为类圆形薄片或不规则碎块。表面可见棕色种皮与白色胚乳相间的大理石样花纹,有的中央有裂隙。呈线形或半月形。边缘淡黄棕色或淡红棕色,具稍凹下的网状沟纹。质脆,易碎。气微,味涩,微苦。无虫蛀
《北京市中药饮片炮制规范》2008 年版	取原药材,除去杂质,大小分开,洗净,浸泡 15～30 天至约七成透,或投入浸润罐内,加水适量,浸润 60～80 小时,至内无干心,取出,闷润至软硬适宜,切薄片,阴干	本品为类圆形薄片。切面可见棕色种皮与白色胚乳相间的大理石样花纹,周边淡黄棕色或淡红棕色。质坚脆,易碎。气微,味涩,微苦
《广西壮族自治区中药饮片炮制规范》2007 年版	除去杂质,润透,切薄片,阴干或打碎用	为类圆形薄片,直径 1.5～3cm,片厚 1～2mm,或为碎块。切面呈棕、白色相间的大理石样花纹,周边淡黄棕色或淡红棕色,质脆易碎。气微,味涩,微苦。无杂质,无霉蛀

来源	制法	性状
《重庆市中药饮片炮制规范》2006年版	除去杂质，浸泡，润透，切薄片，阴干	为类圆形薄片，直径1.5～3cm。周边淡黄棕色或淡红棕色，具稍凹下的网状沟纹。质坚硬，不易破碎。切面可见棕色种皮与白色胚乳相间的大理石样花纹。气微，味涩，微苦
《浙江省中药炮制规范》2005年版	取原药，除去杂质，水浸1～2天，洗净，润软切薄片，晾干，或捣碎	为类圆形薄片或不规则的碎粒，片直径1～3cm。表面淡黄棕色或淡红棕色。切面具棕褐色或棕紫色种皮与白色胚乳相间的大理石样花纹。质脆，易碎。气微，味涩，微苦
《河南省中药饮片炮制规范》2005年版	除去杂质，浸泡，润透，切薄片，阴干	呈类圆形的薄片，厚1～2mm，直径1.5～3cm。表面淡黄棕色或淡红棕色。质脆，易碎。切面可见棕色种皮与白色胚乳相间的大理石样花纹。气微，味涩，微苦
《贵州省中药饮片炮制规范》2005年版	取原药材，除去杂质，浸泡，润透，切薄片，阴干。或直接碾碎	为类圆形薄片或不规则碎块。槟榔片切面可见棕色与灰白色相间的大理石样花纹。外表面淡黄棕色或淡红棕色。质坚硬，不易破碎，气微，味涩、微苦
《江苏省中药饮片炮制规范》2002年版	取原药材，拣去杂质，浸泡至六至七成透时取出，润透，切薄片，低温烘干。或取原药材，除去杂质，洗净，干燥，打成黄豆大碎块	为类圆形薄片或不规则碎块，表面呈棕白相间的大理石样花纹，周边淡黄棕色或淡红棕色，质坚脆，易碎。气微，味涩微苦
《四川省中药饮片炮制规范》2002年版	除去杂质，略泡，润透，切薄片，干燥	本品为圆形薄片，切面有棕黄相间的花纹。微臭，味涩
《福建省中药饮片炮制规范》1998年版	除去杂质，浸泡，润透，切薄片，阴干；或取净槟榔杵碎	本品为类圆形薄片，片厚1～2mm。切面呈棕、白相间的大理石样花纹，外皮淡黄棕色或淡红棕色。杵碎者，大小近豆粒，具棕、白相间的大理石样花纹。质坚脆。气微，味涩，微苦
《吉林省中药饮片炮制规范》1986年版	除去杂质，置阴凉处，用水泡透，捞出，切1mm片，晾干。或不用水泡，打成黄豆粒样碎块亦可	无具体要求
《辽宁省中药炮制规范》1986年版	除去杂质，浸泡润透、切薄片，阴干	片厚1～2mm
《云南省中药饮片炮制规范》1986年版	（1）取原药用水浸泡，冬春浸泡约15日，夏秋约12日。每日换水一次，以免发臭，泡至透心为度，捞出，用水淘洗后用铁夹或刨子铡成厚约1mm的圆薄片，晾干，筛去灰屑，即可 （2）生用打碎，取原药拣净杂质，用器具打碎（粗粒），即可	厚不超过1.5cm，红白花纹分明。打碎呈细颗粒状

来源	制法	性状
《广东省中药饮片炮制规范》1984 年版	除去杂质,浸透,闷透,切片,阴干	本品呈扁球形或圆锥形,表面淡黄棕色。断面呈棕、白色相间的大理石花纹。气微,味涩,微苦 以个大、体重、质坚、无破裂者为佳
《湖北省中草药炮制规范》1979 年版	拣去杂质,洗净,捞于筐内,上盖湿布,经常淋水,润透后切薄片,晾干;或洗净,晒干,打碎	片面有红白相间的花纹

2. 炒槟榔

（1）《中国药典》2020 年版标准:取槟榔片,照清炒法(通则 0213)炒至微黄色。

性状:本品形如槟榔片,表面微黄色,可见大理石样花纹。

（2）地方标准（表 123-2）

表 123-2　炒槟榔常见地方标准制法及性状要求

来源	制法	性状
《天津市中药饮片炮制规范》2012 年版	取净槟榔片,照清炒法炒至微黄色	本品形如槟榔片,表面微黄色,可见大理石样花纹
《陕西省中药饮片标准》第三册(2011 年)	取饮片槟榔,照清炒法炒至微黄色	本品为圆形薄片,直径约至 3cm,厚 0.1～0.2cm。切面可见棕色种皮与淡黄色胚乳相间的大理石样花纹,有少量焦斑,周边黄棕色或红棕色。质坚脆。气微香,味涩、微苦
《湖南省中药饮片炮制规范》2010 年版	取槟榔片,照炒黄法炒至微黄色	形如槟榔,色泽稍深,微有香气,表面偶有焦斑
《甘肃省中药炮制规范》2009 年版	取净槟榔,置锅内,用文火加热,炒至表面呈微黄色,出锅,放凉	形如槟榔,表面微焦斑
《江西省中药饮片炮制规范》2008 年版	取槟榔片,照清炒法炒至微黄色	形如槟榔,表面微黄色,微有香气
《广西壮族自治区中药饮片炮制规范》2007 年版	取生槟榔,用文火炒至微黄色,取出,放凉	形同生槟榔,炒后带黄色
《重庆市中药饮片炮制规范》2006 年版	取净槟榔片,照清炒法炒至微黄色	表面微黄色,可见大理石样花纹。质脆,易碎。气微,味涩,微苦
《浙江省中药炮制规范》2005 年版	取槟榔,炒至表面微具焦斑时,取出,摊凉	表面色较深,微具焦斑
《河南省中药饮片炮制规范》2005 年版	取槟榔片,照清炒法炒至微黄色	形如槟榔片,表面微黄色
《贵州省中药饮片炮制规范》2005 年版	取槟榔片,照清炒法用文火炒至微黄色	形同槟榔片,微黄色,偶见焦斑

3. 焦槟榔

（1）《中国药典》2020 年版标准：取槟榔片，照清炒法（通则 0213），炒至焦黄色。

性状：本品呈类圆形薄片，直径 1.5～3cm，厚 1～2mm。表面焦黄色，可见大理石样花纹。质脆，易碎。气微，味涩、微苦。

（2）地方标准（表 123-3）

表 123-3　焦槟榔常见地方标准制法及性状要求

来源	制法	性状
《上海市中药饮片炮制规范》2018 年版	取槟榔，照清炒法炒至焦黄色，筛去灰屑	表面焦黄色，可见暗红棕色与淡红色相间的大理石样花纹，有的具焦斑，有焦香气
《天津市中药饮片炮制规范》2012 年版	将锅加热，取净槟榔片置锅内，加热，炒至黑褐色，及时喷淋清水，微干，取出待凉	形如槟榔，表面黑褐色
《陕西省中药饮片标准》第三册（2011 年）	取饮片槟榔，照清炒法炒至焦黄色	本品为类圆形薄片，直径约至 3cm，厚 1～2mm。表面焦黄色，可见大理石样花纹。质脆，易碎。气微香，味涩、微苦
《甘肃省中药炮制规范》2009 年版	取净槟榔，置锅内，用中火加热，炒至表面呈焦黄色，喷洒清水少许，出锅，放凉	形如槟榔。表面焦黄色
《江西省中药饮片炮制规范》2008 年版	取槟榔片，照清炒法用文火炒至焦黄色	形如槟榔，表面焦黄色，有香气
《广西壮族自治区中药饮片炮制规范》2007 年版	取生槟榔，用中火炒至焦黄色，取出，放凉	形同生槟榔，表面焦黄色。带有焦斑
《重庆市中药饮片炮制规范》2006 年版	取净槟榔片，照清炒法炒至焦黄色	为类圆形薄片，直径 1.5～3cm，厚 1～2mm。表面焦黄色，可见大理石样花纹。质脆，易碎。气微，味涩，微苦
《河南省中药饮片炮制规范》2005 年版	取槟榔片，照清炒法炒至焦黄色	形如槟榔片，表面焦黄色
《贵州省中药饮片炮制规范》2005 年版	取净槟榔片，照清炒法炒至焦黄色	本品呈类圆形薄片，直径 1.5～3cm，厚 1～2mm。表面焦黄色，可见大理石样花纹。质脆，易碎。气微，味涩，微苦
《吉林省中药饮片炮制规范》1986 年版	取槟榔片，置锅中，用文火炒至表面焦黄色时，取出，晾凉	无具体要求
《辽宁省中药炮制规范》1986 年版	取净槟榔片，置锅内炒至焦黄色，取出，放凉	焦槟榔不枯焦
《广东省中药饮片炮制规范》1984 年版	取净槟榔，用武火炒至焦黄色，取出，摊凉	呈焦黄色，具香气

4. 蜜炒槟榔　《中国药典》2020 年版未收载本炮制规格，常见地方标准制法及性状见表 123-4。

表 123-4　蜜炒槟榔常见地方标准制法及性状要求

来源	制法	性状
《北京市中药饮片炮制规范》2023 年版	取槟榔片,置热锅内,用文火炒至稍变色,预先将炼蜜加适量沸水稀释,取蜜水喷洒均匀,再略炒,取出,晾凉。每 100kg 槟榔片,用炼蜜 5kg	本品为类圆形薄片。表面微黄色,可见大理石样花纹。质脆,易碎。气微,味涩,微苦

5. 蜜焦槟榔　《中国药典》2020 年版未收载本炮制规格,常见地方标准制法及性状见表 123-5。

表 123-5　蜜焦槟榔常见地方标准制法及性状要求

来源	制法	性状
《北京市中药饮片炮制规范》2023 年版	取槟榔片,置热锅内,用中火炒至焦黄色,预先将炼蜜加适量沸水稀释,取蜜水喷洒均匀,再略炒,取出,晾凉。每 100kg 槟榔片,用炼蜜 5kg	本品为类圆形薄片。表面焦黄色,可见大理石样花纹。质脆,易碎。气微,味涩,微苦

6. 盐槟榔　《中国药典》2020 年版未收载本炮制规格,常见地方标准制法及性状见表 123-6。

表 123-6　盐槟榔常见地方标准制法及性状要求

来源	制法	性状
《山东省中药饮片炮制规范》2022 年版	取净槟榔片,用食盐水拌匀,稍闷,置锅内,文火炒干,取出,放凉。每 100kg 槟榔片,用食盐 2kg	本品呈类圆形的薄片。表面微黄色,可见大理石样花纹。微具焦斑。质脆,易碎。气微,味涩,微有咸味

7. 槟榔炭　《中国药典》2020 年版未收载本炮制规格,常见地方标准制法及性状见表 123-7。

表 123-7　槟榔炭常见地方标准制法及性状要求

来源	制法	性状
《河南省中药饮片炮制规范》2005 年版	取槟榔片,照炒炭法炒至表面显焦黑色	形如槟榔片,表面焦黑色,内呈黑褐色
《辽宁省中药炮制规范》1986 年版	取净槟榔片,置锅内炒至表面黑褐色,内部焦褐色,取出,放凉	槟榔炭有存性

8. 酒槟榔　《中国药典》2020 年版未收载本炮制规格,常见地方标准制法及性状见表 123-8。

表 123-8　酒槟榔常见地方标准制法及性状要求

来源	制法	性状
《甘肃省中药炮制规范》2009 年版	取净槟榔,用黄酒拌匀,闷润至透,置锅内,用文火加热,炒至棕褐色,出锅,放凉。每净槟榔 100kg,用黄酒 10kg	形如槟榔,表面棕黑色,略有酒气

【金老谈槟榔炮制历史】

南朝刘宋《雷公炮炙论》最早认为槟榔不宜见火，恐失去药效，其中提到"凡使，先以刀刮去底，细切，勿经火，恐无力效。若熟使，不如不用"。唐代《新修本草》中提到其加工保存方法，曰："槟榔，茅者极大，停数日便烂，今人此来者，皆先灰汁煮熟，仍火熏使干，始堪停久。"《食疗本草》中也提到"所来此者，煮熟熏干运来"。综合古代槟榔的炮炙方法，主要有炒、炮、煨、烧等。辅料有麸子、醋、皂角汁等，下面分别予以介绍。

一、不加辅料炮炙

1. **炒法**　宋代《太平圣惠方》中提到"细锉微炒，捣为末"。
2. **炮法**　宋代《博济方》中提到"炮"，《证类本草》中也提到"炮，捣为末"。
3. **煨法**　宋代《伤寒总病论》中较早地提到"半生半煨"。《证类本草》中也提到"煨"，《圣济总录》《普济本事方》及明代《普济方》中更具体地提到"酸粟米饭裹湿纸包，灰火中煨令纸焦去饭"。宋代《类编朱氏集验医方》中也提到"搜面包煨热去面"。明代《奇效良方》中也提到"一大个，破开，以好黄丹一钱合在内，湿纸裹煨"。
4. **烧法**　宋代《旅舍备要方》中提到"烧灰存性"。《证类本草》中也提到"烧灰，细研"。

二、加辅料炮炙

1. **吴茱萸制**　宋代《小儿卫生总微论方》中提到"锉，以茱萸炒，去茱萸"。
2. **斑蝥制**　明代《奇效良方》中提到"斑蝥炒，去斑蝥"。清代《医门法律》中也有相同的记述。
3. **麸子制**　明代《普济方》中提到"麸炒"。
4. **醋制**　明代《普济方》中提到"二两，牵牛子二两，用醋浸软，同煮干，去牵牛子不用"。清代《本草述》中提到"米醋浸入瓷器中二宿，取出炒干""醋煮过"。
5. **皂角汁制**　清代《嵩崖尊生全书》中提到"用皂角汁浸，焙熟为末"。
6. **童便为辅料制**　清代《幼幼集成》中提到"童便洗晒"。

【金老论槟榔炮制与临床】

一、临床功效与主治

本品味苦、辛，性温。归胃、大肠经。具有杀虫，消积，降气行水，截疟的功效。槟榔生品力峻，炒后可缓和药性（表123-9）。

表123-9　槟榔各临床常用炮制规格功效、主治对比

炮制规格	功效	主治
槟榔	杀虫，消积，行气，利水，截疟	绦虫病，蛔虫病，姜片虫病，虫积腹痛，积滞泻痢，里急后重，水肿脚气，疟疾
炒槟榔	消食导滞	食积不消，泻痢后重（身体素质较强）
焦槟榔	消食导滞	食积不消，泻痢后重（身体素质较弱）

二、临床调剂

1. **用法用量**　3～10g。若单用杀绦虫、姜片虫时，可用 60～120g。外用适量，煎水洗或研末调。

2. **临床使用与禁忌**　脾虚便溏者不宜服用，气虚下陷者慎服。

3. **贮藏**　各种炮制规格均置通风干燥处，防蛀。盐槟榔密闭。

本品临床常用炮制规格与调剂注意事项见表 123-10。蜜炒槟榔、蜜焦槟榔、酒槟榔临床鲜见，本节未收入。

表 123-10　槟榔临床常用炮制规格与调剂注意事项

炮制规格	处方名	用法用量	特殊禁忌	特殊贮藏方法
槟榔	槟榔、大腹子、花槟榔、大白	3～10g，若单用杀绦虫、姜片虫时，可用 60～120g。外用适量，煎水洗或研末调	脾虚便溏者不宜服用，气虚下陷者慎服	置通风干燥处，防蛀。盐槟榔密闭
炒槟榔	炒槟榔	3～10g		
焦槟榔	焦槟榔	3～10g		
盐槟榔	盐槟榔	3～10g		
槟榔炭	槟榔炭	3～10g		

益　智

【来源】

本品为姜科植物益智 *Alpinia oxyphylla* Miq. 的干燥成熟果实。夏、秋间果实由绿变红时采收，晒干或低温干燥。

【炮制规格】

1. **益智仁**

（1）《中国药典》2020 年版标准：除去杂质及外壳。用时捣碎。

性状：本品呈椭圆形，两端略尖，长 1.22cm，直径 1～1.3cm。表面棕色或灰棕色，有纵向凹凸不平的突起棱线 13～20 条，顶端有花被残基，基部常残存果梗。果皮薄而稍韧，与种子紧贴，种子集结成团，中有隔膜将种子团分为 3 瓣，每瓣有种子 6～11 粒。种子呈不规则的扁圆形，略有钝棱，直径约 3mm，表面灰褐色或灰黄色，外被淡棕色膜质的假种皮；质硬，胚乳白色。有特异香气，味辛、微苦。

（2）地方标准（表 124-1）

表 124-1　益智仁常见地方标准制法及性状要求

来源	制法	性状
《安徽省中药饮片炮制规范》2019 年版	取原药材，除去杂质，用武火炒至果皮呈焦黄色，微鼓起，取出，稍凉，捣碎，去壳取仁。用时捣碎	本品呈不规则的扁圆形，略有钝棱，直径约 3mm，表面灰褐色或灰黄色，外被淡棕色膜质的假种皮；质硬，胚乳白色。有特异香气，味辛、微苦

续表

来源	制法	性状
《陕西省中药饮片标准》第三册（2011年）	取药材益智，除去杂质及外壳	本品种子紧贴成团或散离，种子团可见隔膜。种子呈不规则的扁圆形，略有钝棱，直径约3mm，表面灰褐色或灰黄色，外被淡棕色膜质的假种皮。质硬，胚乳白色。有特异香气，味辛、微苦
《湖南省中药饮片炮制规范》2010年版	取原药材，除去杂质及外壳，干燥	呈椭圆形，两端略尖，长1.2～2cm，直径1～1.3cm。表面棕色或灰棕色，有纵向凹凸不平突起棱线13～20条，顶端有花被残基，基部常残存果梗。果皮薄而稍韧，与种子紧贴，种子集结成团，中有隔膜将种子团分为3瓣，每瓣有种子6～11粒。种子呈不规则扁圆形，略有钝棱，直径约3mm，表面灰黄色至黑褐色。外被淡棕色膜质的假种皮；质硬，胚乳白色。有特异香气，味辛、微苦
《甘肃省中药炮制规范》2009年版	取原药材，除去外壳及杂质，筛去灰屑。用时捣碎	呈椭圆形，长1.2～2cm，直径1～1.3cm。表面灰褐色或灰黄色，种子成团，破开分为3瓣，中有隔膜，每瓣有种子6～11粒。种子呈不规则扁圆形，略有钝棱，直径约3mm，种仁白色，有粉性。香气特异，味辛、微苦
《江西省中药饮片炮制规范》2008年版	除去杂质及外壳，用时捣碎	本品呈椭圆形，种子集结成团，中有隔膜将种子团分为三瓣，每瓣有种子6～11粒。种子呈不规则的扁圆形，略有钝棱，表面灰褐色或灰黄色，外被淡棕色膜质的假种皮；质硬，胚乳白色。有特异香气，味辛、微苦
《广西壮族自治区中药饮片炮制规范》2007年版	除去杂质及外壳，用时捣烂	本品呈椭圆形，两端略尖，长1.2～2cm，直径1～1.3cm。表面棕色或灰棕色，有纵向凹凸不平突起棱线13～20条，顶端有花被残基，基部常残存果梗。果皮薄而稍韧，与种子紧贴，种子集结成团，中有隔膜将种子团分为3瓣，每瓣有种子6～11粒。种子呈不规则扁圆形，略有钝棱，直径约3mm，表面灰黄色至黑褐色。外被淡棕色膜质的假种皮；质硬，胚乳白色。有特异香气，味辛、微苦
《重庆市中药饮片炮制规范》2006年版	除去杂质及外壳。用时捣碎	为集结的种子团，中有隔膜将种子团分为三瓣，每瓣有种子6～11粒。种子呈不规则的扁圆形，略有钝棱，直径约3mm，表面灰褐色或灰黄色，外被淡棕色膜质的假种皮；质硬，胚乳白色。有特异香气，味辛、微苦
《河南省中药饮片炮制规范》2005年版	除去杂质及外壳，用时捣碎	呈椭圆形，种子集结成团，中有隔膜将种子团分为3瓣，每瓣有种子6～11粒。种子呈不规则的扁圆形，略有钝棱，直径约3mm，表面灰褐色或灰黄色，外被淡棕色膜质的假种皮；质硬，胚乳白色。有特异香气，味辛、微苦

续表

来源	制法	性状
《贵州省中药饮片炮制规范》2005年版	取原药材,除去杂质及外壳。用时捣碎	为集结的种子团,中有隔膜将种子团分为三瓣,每瓣有种子6~11粒。种子呈不规则的扁圆形,略有钝棱,表面灰褐色或灰黄色,种仁乳白色,粉性。质硬。有特异香气,味辛、微苦
《江苏省中药饮片炮制规范》2002年版	取原药材,除去杂质,置锅内,用武火炒至果皮呈焦黄色,微鼓起,取出,稍凉,捣碎,去壳取仁	种子呈不规则的扁圆形,略有钝棱,直径约3mm。表面灰褐色或灰黄色,破开后种仁白色,有粉性。有特异香气,味辛、微苦
《四川省中药饮片炮制规范》2002年版	除去杂质,用时捣碎	本品为椭圆形,外表棕褐色,内面白色,有辛香气
《福建省中药饮片炮制规范》1998年版	除去杂质,去壳取仁,用时捣碎	呈不规则的扁圆形,略有钝棱,直径约3mm。表面灰褐色或灰黄色,外被淡黄色膜质的假种皮;质硬,胚乳白色。有特异香气,味辛、微苦
《吉林省中药饮片炮制规范》1986年版	取净细砂置锅中,用武火炒热后,将净选益智置于其中,以文火炒至黄褐色并鼓起时,取出,晾凉,串去皮	无具体要求
《辽宁省中药炮制规范》1986年版	除去杂质,置锅内用强火炒至鼓起并显焦黄色,取出,去壳取仁	无壳,不焦
《广东省中药饮片炮制规范》1984年版	除去杂质	本品呈椭圆形,两端略尖。表面棕色,有纵向凹凸不平突起棱线13~20条,果皮薄而稍韧,与种子紧贴,种子集结成团,中有隔膜,种子呈不规则的扁圆形。有特异香气,味辛,微苦以个大、饱满,气味浓者为佳

2. 盐益智仁

（1）《中国药典》2020年版标准：取益智仁,照盐水炙法（通则0213）炒干。用时捣碎。

性状：本品呈不规则的扁圆形,略有钝棱,直径约3mm。外表棕褐至黑褐色,质硬,胚乳白色。有特异香气。味辛、微咸。

（2）地方标准（表124-2）

表124-2　盐益智仁常见地方标准制法及性状要求

来源	制法	性状
《天津市中药饮片炮制规范》2022年版	取原药材,除去杂质。将锅加热,取净益智置锅内,炒至显火色,随即喷淋盐水,炒至微干,取出,放凉。每净益智100kg,用盐1kg	本品呈椭圆形,两端略尖,长1.2~2cm,直径1~1.3cm。表面棕色或灰棕色,显火色,有纵向凹凸不平突起棱线13~20条,果皮薄而稍韧,紧贴种子,种子集结成团,中有隔膜将种子团分为3瓣,每瓣有种子6~11粒。种子呈不规则扁圆形,略有钝棱直径约3mm,表面灰褐色或灰黄色,种仁白色,有黏性,有特异香气,味辛、微苦、咸

续表

来源	制法	性状
《上海市中药饮片炮制规范》2018年版	将药材除去杂质，清炒至外壳焦黑色并微鼓起，碾碎，除去外壳及灰屑，照盐水炙法炒干，筛去灰屑。每100kg益智（种子团），用食盐2kg（加开水5kg溶化）	本品为不规则扁圆形种子或已破碎的种子团。种子团长1～1.4cm，可见淡棕色隔膜将种子团分为3瓣，每瓣有种子6～11粒。种子略有钝棱，直径约3mm，表面深褐色至黑褐色，背面平坦而微凹，腹面中央亦有凹陷，两凹陷处有凹沟连接。质硬。有特异香气，味微辛、微苦、咸
《黑龙江省中药饮片炮制规范》2012年版	取净砂子，用武火炒至松散，加入益智饮片，炒至外壳鼓起，并显焦黄色，取出，筛去砂子，串碎外壳，簸去壳屑，取净仁，喷淋盐水，拌匀，稍闷，用文火炒至表面呈灰褐色，微鼓起，并有香气逸出时，取出，摊凉，筛去碎屑，即得。每100kg益智饮片，用食盐3kg	本品呈不规则的扁形或联结状，略有钝棱，直径约3mm，表面褐色或棕褐色，破开面呈白色，粉质。气香特异，味辛、微苦、咸
《陕西省中药饮片标准》第三册（2011年）	取饮片益智仁，照盐炙法炒干	本品种子紧贴成团或散离，种子团可见隔膜。种子呈不规则的扁圆形，略有钝棱，直径约3mm，表面褐色或棕褐色，外被淡棕色膜质的假种皮。质硬，胚乳白色。有特异香气，味辛、咸、微苦
《湖南省中药饮片炮制规范》2010年版	取净益智仁，照盐水炙法用文火炒至微干	形同益智仁，表面褐色或棕褐色。有香气，味咸
《甘肃省中药炮制规范》2009年版	取净益智仁，喷淋食盐水，拌匀，稍闷润，置锅内，用文火加热，炒至表面微呈灰褐色、有香气逸出时，出锅，摊开，放凉，筛去灰屑。用时捣碎。每净益智仁100kg，用食盐2kg	形如益智仁，灰黄色或灰褐色。味咸
《江西省中药饮片炮制规范》2008年版	（1）取益智仁，照盐水炙法炒干，用时捣碎 （2）取益智仁，加盐水拌匀，稍润，待盐水吸尽，用文火炒至微呈褐色、发香，取出，放凉。每100kg益智仁，用食盐3kg	形如益智仁，表面微黄色至黄色，略有咸味
《北京市中药饮片炮制规范》2008年版	取原药材，除去杂质，置热锅内，用武火150～180℃炒至表面鼓起，呈黄褐色，取出，晾凉，串碎，去皮取仁。取益智仁，喷淋适量盐水，拌匀，闷润1～2小时，至盐水被吸尽，置热锅内，用文火炒干，取出，晾凉。每100kg益智仁，用食盐2kg	本品呈不规则扁圆形，略有钝棱，直径约3mm，表面深褐色或棕褐色，略带焦斑。味辛、微苦、味咸
《广西壮族自治区中药饮片炮制规范》2007年版	取砂子，加热砂烫，加入益智仁，炒至外壳鼓起呈焦黄色，取出，筛去砂子，去壳取仁，用盐水拌匀，稍闷，用文火炒干，取出，放凉。每100kg生益智仁用食盐2kg	形同生益智仁，表面微黄色至黄色，有香气

来源	制法	性状
《重庆市中药饮片炮制规范》2006年版	取益智仁，照盐水炙法炒干，用时捣碎	表面棕褐色或黑褐色，气微香，味咸
《云南省中药饮片标准》2005年版（第一册）	取药材，挑选，将净药材置容器内，洒入食盐水，拌匀稍吸，置锅内，用文火炒至外壳鼓起，表面棕褐色至褐色，气香时，取出，晾凉，即得。每1 000g净药材，用食盐20g	本品呈椭圆形，两端略尖，长1.2～2cm，直径1～1.3cm。表面棕褐色至黑褐色，有纵向凹凸不平突起棱线13～20条，基部常残存果梗，果皮薄，种子集结成团，中有隔膜将种子团分为3瓣，每瓣有种子6～11粒。种子表面灰褐色或灰黄色，有的外被淡棕色膜质的假种皮；质硬。有特异香气，味辛辣、微苦、微有咸味
《浙江省中药炮制规范》2005年版	取原药，炒至表面焦黄色，鼓起时，取出，除去外壳。与盐水拌匀，稍闷，再炒至表面灰褐色、香气逸出时，取出，摊凉。用时捣碎。每益智100kg，用盐2kg	种子团椭圆形，长8～12mm，直径5～7mm，具3瓣，中间有隔膜，每瓣有种子6～11粒，有的为种子分离的种子瓣或种子。种子不规则扁圆形，直径约3mm，表面灰褐色至焦黄色，颗粒状粗糙。质硬，胚乳白色，粉性。香气特异，味辛、微苦
《河南省中药饮片炮制规范》2005年版	取净益智仁，照盐水炙法，炒干，用时捣碎	形如益智仁，表面微黄色，略有咸味
《贵州省中药饮片炮制规范》2005年版	取净益智仁，照盐水炙法，炒干，用时捣碎	形同益智仁，表面棕褐色或黑褐色。气微香，味咸
《江苏省中药饮片炮制规范》2002年版	取净益智仁，用盐水拌匀，稍闷，置锅内，用文火炒干，取出放凉。每100kg益智仁，用食盐2kg	形同益智仁，棕褐色，味咸
《四川省中药饮片炮制规范》2002年版	取净益智，照盐水炙法炒干，用时捣碎　每益智100kg，用盐2kg	无具体要求
《福建省中药饮片炮制规范》1998年版	取净益智仁，照盐水炙法炒干。用时捣碎	形如益智仁，具香气，味辛，微苦、咸
《辽宁省中药炮制规范》1986年版	取净益智仁，用盐水拌匀，稍晾，置锅内用微火炒干并有香气、取出、放凉、用时捣碎	无壳，不焦
《吉林省中药饮片炮制规范》1986年版	取食盐适量，用水溶解，过滤，将滤液喷淋于益智仁内，拌匀，稍润后，置锅中，用文火炒至微黄色，取出，晾凉，用时捣碎。每100kg益智仁，用食盐1.5kg	无具体要求
《广东省中药饮片炮制规范》1984年版	取净益智，用盐水拌匀，闷润，待盐水被吸尽后，用文火炒干，取出，摊凉（或筛去砂）。每益智100kg，用盐2kg	为棕褐色，有焦香气。味微咸

来源	制法	性状
《湖北省中草药炮制规范》1979 年版	将砂置锅内,以武火加热 5～10 分钟,投入益智,不断翻动,炒至鼓泡、微黑色,取出,筛去砂,去壳,再取净仁置锅内,以文火炒热,将食盐水随洒随炒,至水分炒干,取出,配方时打碎。每益智 1 斤(500g),用食盐 2 钱(6.25g,化水适量)	无具体要求

3. **炒益智仁**　《中国药典》2020 年版未收载本炮制规格,常见地方标准制法及性状见表 124-3。

表 124-3　炒益智仁常见地方标准制法及性状要求

来源	制法	性状
《山东省中药饮片炮制规范》2022 年版	取净益智,除去外壳,置锅内,用文火炒至变色,带焦斑时,取出,放凉	本品呈不规则的扁圆形,略有钝棱,直径约 3mm,表面深褐色,有的有焦斑。有特异香气,味辛、微苦
《河南省中药饮片炮制规范》2005 年版	取净益智仁,照清炒法炒至鼓起,用时捣碎	形如益智仁,表面外壳呈焦褐色。果仁呈黄色

4. **烫益智仁**　《中国药典》2020 年版未收载本炮制规格,常见地方标准制法及性状见表 124-4。

表 124-4　烫益智仁常见地方标准制法及性状要求

来源	制法	性状
《河南省中药饮片炮制规范》2005 年版	取净益智仁,照烫法用砂炒至鼓起。用时捣碎	形如益智仁,表面外壳呈焦黄色

【金老谈益智炮制历史】

唐代《仙授理伤续断秘方》中较早地提到"去皮炒"。古代的炮炙方法比较简单,多以盐为辅料炒,下面分别予以介绍。

一、不加辅料炮炙

仅清炒一种。唐代《仙授理伤续断秘方》中较早地提到"去皮炒",以后宋代《普济本事方》中提到"炒",明代《炮炙大法》中提到"去壳炒,临用研",《济阴纲目》中提到"炒黑为末"。

二、加辅料炮炙

以盐炒为主,其他个别有青盐、酒、姜汁、泔水。

1. **盐制**　宋代《洪氏集验方》中较早提到"取仁,盐炒",《女科百问》也提到"盐炒"。以后,明代《普济方》提到"二两,用盐二两炒,去盐""四两擘破,盐二两,于瓷器同炒令香熟,筛出盐不用,将益智碾为细末""二两去壳,青盐五钱炒"。《本草纲目》提到"盐炒、去盐"。《类编朱氏集验医方》为"盐水浸炒"。另如《宋氏女科秘书》《本草通玄》及清代《本草汇》中都提到"盐水炒"。在明清两代的一些医药书籍中,则进一步说明了加盐炒的作用,如明代《本草乘雅半偈》中提到"夜多小便者,入盐同煎服有奇验",《本草正》中提到"治遗精余沥,赤白带浊及夜多小便者,取二十余枚,研碎入盐少许,同煎服之,有奇验",清代《修事指南》中提到"凡使益智仁盐炒,止小便频数"。

2. **姜汁制** 明代《普济方》中提到"水浸出肉,姜汁炒",但不多见。

3. **泔水制** 明代《普济方》中提到"泔水浸三宿,焙干",不多见。

4. **青盐、酒制** 明代《奇效良方》中提到"青盐酒煮"。

【金老论益智炮制与临床】

一、临床功效与主治

本品味辛,性温。归脾、肾经。具有温脾止泻的功效。生品摄涎唾力胜,盐炙后辛燥之性减弱,专行下焦,长于温肾、固精、缩尿(表124-5)。

表124-5 益智各临床常用炮制规格功效、主治对比

炮制规格	功效	主治
益智仁	温脾止泻、摄唾	脾胃虚寒,腹痛吐泻,涎唾常流
盐益智仁	暖肾固精缩尿	肾气虚寒所致的遗精,遗尿,尿频,白浊,寒疝疼痛

二、临床调剂

1. **用法用量** 3~10g;或入丸散。

2. **临床使用与禁忌** 本品燥热,能伤阴助火,故阴虚火旺者忌服。

3. **贮藏** 各种炮制规格均置阴凉干燥处。

本品临床常用炮制规格与调剂注意事项见表124-6。烫益智仁临床鲜见,本节未收入。

表124-6 益智临床常用炮制规格与调剂注意事项

炮制规格	处方名	用法用量	特殊禁忌	特殊贮藏方法
益智仁	生益智仁	3~10g;或入丸散	阴虚火旺者忌服	置阴凉干燥处
盐益智仁	益智、益智仁、盐益智仁	3~10g		
炒益智仁	炒益智仁	3~10g		

地 榆

【来源】

本品为蔷薇科植物地榆 *Sanguisorba officinalis* L. 或长叶地榆 *Sanguisorba officinalis* L. var. *longifolia* (Bert.) Yu et Li 的干燥根。后者习称"绵地榆"。春季将发芽时或秋季植株枯萎后采挖,除去须根,洗净,干燥,或趁鲜切片,干燥。

【炮制规格】

1. 地榆

（1）《中国药典》2020 年版标准：除去杂质；未切片者，洗净，除去残茎，润透，切厚片，干燥。

性状：本品呈不规则的类圆形片或斜切片。外表皮灰褐色至深褐色。切面较平坦，粉红色、淡黄色或黄棕色，木部略呈放射状排列；或皮部有多数黄棕色绵状纤维。气微，味微苦涩。

（2）地方标准（表 125-1）

表 125-1　地榆常见地方标准制法及性状要求

来源	制法	性状
《上海市中药饮片炮制规范》2018 年版	将药材除去残茎等杂质，略浸，洗净，润透，切厚片，干燥，筛去灰屑。药材为切片者，整理去杂，筛去灰屑，片形不符合规定者应改刀	本品为类圆形或不规则的切片，直径 0.5～2cm。外表皮灰褐色至暗褐色（地榆）或红棕色至棕紫色（绵地榆），粗糙，有纵纹。切面淡黄色至粉红色，可见色较淡稍突起的放射状筋脉纹（地榆）或黄棕色至红棕色，皮部有多数黄白色或黄棕色绵状纤维，有时可见根茎片（绵地榆）。质硬（地榆）或坚韧（绵地榆）。气微，味微苦涩
《天津市中药饮片炮制规范》2012 年版	除去杂质；未切片者，洗净，除去残茎，润透，切厚片，干燥	本品呈不规则的类圆形片或斜切片。外表皮灰褐色至深褐色。切面较平坦，粉红色、淡黄色或黄棕色，木部略呈放射状排列；或皮部有多数黄棕色绵状纤维。气微，味微苦涩
《湖南省中药饮片炮制规范》2010 年版	取原药材片，除去杂质，洗净，干燥；未切片者，洗净，除去残茎，稍泡，润透，切斜厚片，干燥，筛去灰屑	为不规则圆形或斜形厚片。周边为暗紫红色或灰褐色，粗糙，具纵皱纹。切面淡黄色或棕褐色，有排列成环状的小白点，或间有黄白色条纹。气微，味微苦涩
《甘肃省中药炮制规范》2009 年版	取原药材，除去杂质及地上残茎，洗净，润透，切厚片，干燥。筛去灰屑	呈不规则或类圆形的厚片，直径 0.6～2.5cm，厚 2～4mm。表面淡褐色或暗紫红色。切面紫红色或棕红色，有的皮部呈纤维绒状，中心有不明显的菊花纹。气微，味苦，微涩
《陕西省中药饮片标准》第一册（2009 年）	取药材地榆，除去杂质；未切片者，洗净，除去残茎，润透，切厚片，干燥	地榆：本品为类圆形或椭圆形厚片，直径 0.5～2cm，厚 2～4mm。切面粉红色或淡黄色，木质部略呈放射状排列。周皮表面灰褐色至暗棕色，粗糙，有纵纹。质硬，气微，味微苦涩 绵地榆：切面黄棕色或红棕色，皮部有多数黄白色或黄棕色的筋脉点。周皮表面红棕色至棕紫色，有细纵纹
《江西省中药饮片炮制规范》2008 年版	除去杂质，未切片者，洗净，除去残茎，润透，切厚片（斜厚片），干燥	本品呈不规则形的厚片。表面粉红色，淡黄色或黄棕色、红棕色，有排列呈环状的小白点，间有黄白色的条纹（导管）或有多数黄白色或黄棕色棉状纤维，周边灰褐色至暗棕色或红棕色、棕紫色，粗糙，有纵皱纹。质坚韧，气微，味微苦涩

续表

来源	制法	性状
《北京市中药饮片炮制规范》2008年版	取原药材,除去杂质、残茎,洗净,大小分开,浸泡3~6小时,至约六成透时,取出,闷润10~16小时,至内外湿度一致,切厚片,干燥,筛去碎屑。若为产地片,除去杂质	本品为不规则圆形或椭圆形厚片。外表皮暗紫红色或灰褐色,粗糙,有纵皱纹。切面粉红色或棕褐色,木部略呈放射状排列。质硬。气微,味微苦涩
《广西壮族自治区中药饮片炮制规范》2007年版	除去杂质及残茎,洗净,润透,切中片或厚片,干燥,筛去灰屑	地榆:呈不规则类圆形的中片或厚片。表面灰褐色至暗棕色,粗糙,有纵皱纹。质硬。切面较平坦,粉红色或淡黄色。木质部略呈放射状排列。气微,味微苦涩 绵地榆:呈不规则类圆形的中片或厚片。表面红棕色或棕紫色,有细纵纹。质坚韧,切面黄棕色或红棕色,皮部有多数量白色或黄棕色棉状纤维。气微,味微苦涩
《重庆市中药饮片炮制规范》2006年版	除去杂质及残茎,洗净,润透,切厚片,干燥	地榆:为不规则圆形或椭圆形厚片,直径0.5~2cm。周边灰褐色或暗紫色,粗糙,有纵皱纹,横裂纹。质硬。切面粉红色或淡黄色,木部略呈放射状排列。有排列成环状的小白点。气微,味微苦涩 绵地榆:周边红棕色或棕紫色,有细纵纹。质坚韧,切面黄棕色或红棕色,皮部有多数黄白色或黄棕色棉状纤维。气微,味微苦涩
《浙江省中药炮制规范》2005年版	取原药,除去杂质,筛去灰屑;未切片者,水浸,洗净,润软,切厚片,干燥	地榆:多为不规则形或类圆形的厚片,直径0.5~2cm。表面灰褐色、棕褐色或暗紫色,粗糙。切面皮部紫红色或棕褐色,平坦,木部黄色或黄褐色,具略呈放射状的纹理。气微,味微苦涩 绵地榆:切面皮部具棉状纤维
《安徽省中药饮片炮制规范》2005年版	取原药材,除去杂质、残茎,洗净,润透,切厚片,干燥,筛去碎屑。产地加工成片者,筛去杂质及碎屑	为不规则的圆形或椭圆形厚片。切面紫红色或棕褐色,有排列成环状的小白点,或间有黄白色条纹(导管);周边灰褐色、棕褐色或暗紫色,粗糙,有纵皱纹。质硬。无臭,味微苦涩
《河南省中药饮片炮制规范》2005年版	除去杂质;未切片者,洗净,除去残茎,润透,切厚片,干燥	为不规则的圆形厚片。表面紫红色或棕褐色,有排列成环状的小白点,或间有黄白色的条纹(导管),周边暗紫红色或灰褐色,粗糙有纵皱纹。质坚,气微,味微苦涩
《贵州省中药饮片炮制规范》2005年版	取原药材,除去杂质及残茎,洗净,润透,切厚片,干燥	为不规则圆形或椭圆形厚片。切面黄棕色或红棕色,略呈放射状排列,有排列成环状的黄白色至黄棕色棉状纤维。周边灰褐色、棕褐色或暗紫色,粗糙,有纵皱纹、横裂纹及支根痕。质硬。气微。味微苦涩
《江苏省中药饮片炮制规范》2002年版	取原药材,除去杂质,洗净,润透,切厚片,干燥	为不规则的圆形厚片,切面黄色或黄褐色,略显放射状纹理,有排列成环状的黄白色或黄棕色绵状纤维。周边棕褐色或暗紫色,粗糙者有纵皱纹。质硬。无臭。味微苦涩

来源	制法	性状
《四川省中药饮片炮制规范》2002年版	除去杂质及残茎,洗净,润透,切薄片,干燥	本品为薄片,表皮暗紫色或棕红色,切面棕红色或紫红色,中心呈不明显放射纹。味苦涩
《福建省中药饮片炮制规范》1998年版	除去杂质,未切片者,洗净,除去残茎,润透,切厚片,干燥	呈片状,片厚2~4mm,切面紫红色或棕褐色,皮部有众多的黄白色至黄棕色棉状纤维,木部黄色或黄褐色,略呈放射状排列;外皮灰褐色、棕褐色或暗紫色。无臭,味微苦涩
《山东省中药炮制规范》1990年版	除去残茎及杂质,用清水洗净,再浸泡四至五成透,润透,切厚片,干燥	为不规则的圆形厚片,片面紫红色或棕褐色,有排列成环状的小白点。或间有黄白色的条纹(导管),周边暗紫红色或灰褐色,粗糙有纵皱纹,质坚。气微,味微苦涩
《吉林省中药饮片炮制规范》1986年版	除去杂质,洗净泥土,润透,切3mm片,晒干	无具体要求
《辽宁省中药炮制规范》1986年版	除去杂质和灰屑,未切片者,洗净,除去残茎,润透,切片,干燥	片厚1~2mm
《广东省中药饮片炮制规范》1984年版	除去杂质,未切片者,洗净,除去残茎,切片,干燥	本品呈不规则纺锤形或圆柱形,稍弯曲。表面灰褐色至暗紫色,有纵皱纹。断面粉红色或淡黄色,木部略呈放射状排列,无臭,味微苦涩 以条粗、质硬、断面色粉红者为佳
《湖北省中草药炮制规范》1979年版	拣净杂质,筛去灰土	片面色土黄,有裂纹

2. 地榆炭

(1)《中国药典》2020年版标准:取净地榆片,照炒炭法(通则0213)炒至表面焦黑色、内部棕褐色。

性状:本品形如地榆片,表面焦黑色,内部棕褐色。具焦香气,味微苦涩。

(2)地方标准(表125-2)

表125-2　地榆炭常见地方标准制法及性状要求

来源	制法	性状
《上海市中药饮片炮制规范》2018年版	取生地榆,照炒炭法炒至表面焦黑色,内部棕褐色,筛去灰屑	本品为类圆形或不规则形的切片,直径0.5~2cm。表面焦黑色,质松脆,折断面棕褐色,具密集银灰色细点。气焦香,味苦
《天津市中药饮片炮制规范》2012年版	取净地榆片,照炒炭法炒至表面焦黑色、内部棕褐色	本品形如地榆片,表面焦黑色,内部棕褐色。具焦香气,味微苦涩
《湖南省中药饮片炮制规范》2010年版	取净地榆片,照炒炭法炒至表面焦黑色、内部棕褐色	形如地榆片,表面焦黑色,内部焦褐色。质脆
《陕西省中药饮片标准》第一册(2009年)	取饮片地榆,照炒炭法炒至表面焦黑色,内部棕褐色	本品为类圆形或椭圆形厚片,直径0.5~2cm,厚2~4mm,表面焦黑色,内部棕褐色,质脆。气微,味微苦涩

续表

来源	制法	性状
《甘肃省中药炮制规范》2009年版	取净地榆置锅内，用武火加热，炒至表面焦黑色，微喷水少许，熄灭火星，出锅，放凉	外表面焦黑色，内部棕褐色，质疏松。微具焦香气，味苦
《江西省中药饮片炮制规范》2008年版	（1）取净地榆，照炒炭法炒至表面焦黑色，内部棕褐色 （2）取净地榆，置热锅内，用武火炒至表面焦黑色，内部棕褐色时，喷水少许，再炒干，取出	形如地榆片，表面焦黑色，内部棕褐色。质疏松，微具焦气
《北京市中药饮片炮制规范》2008年版	取地榆片，置热锅内，用武火150～180℃炒至表面焦黑色，内部棕褐色，喷淋清水少许，熄灭火星，取出，晾干	本品为不规则圆形或椭圆形厚片。表面焦黑色，可见放射状纹理，内部棕褐色
《广西壮族自治区中药饮片炮制规范》2007年版	取生地榆片，用武火炒至表面焦黑色，内部棕褐色。喷淋清水，取出，晾干；或炒至表面焦黑色时，加盖，继续用文火煅烧至锅边缘冒黄白烟时，把锅端下，喷淋清水，取出，晾干	形同生地榆或生绵地榆，表面呈焦黑色，内部棕褐色，存性，质脆
《重庆市中药饮片炮制规范》2006年版	取净地榆片，照清炒法炒至表面焦黑色，内部棕褐色	外表焦黑色，内部深褐色。质脆，味焦苦涩
《安徽省中药饮片炮制规范》2005年版	取净地榆，照炒炭法，炒至表面焦黑色、内部棕褐色	形同地榆，表面焦黑色，内部棕褐色
《浙江省中药炮制规范》2005年版	取地榆，炒至浓烟上冒，表面焦黑色，内部棕褐色时，微喷水，灭尽火星，取出，晾干	表面焦黑色，内部棕褐色。质松脆。略具焦气。味苦
《河南省中药饮片炮制规范》2005年版	取净地榆片，照炒炭法炒至表面焦黑色，内部棕褐色	形如地榆片，表面焦黑色，内部棕褐色
《贵州省中药饮片炮制规范》2005年版	取净地榆片，照炒炭法炒至表面焦黑色，内部棕褐色	形同地榆片，表面焦黑色，内部棕褐色
《江苏省中药饮片炮制规范》2002年版	取地榆片置锅内，用武火炒至表面焦黑色，内部棕褐色，喷淋适量清水，灭尽火星，取出，凉透	形同地榆片，表面焦黑色，内部棕褐色
《四川省中药饮片炮制规范》2002年版	取净地榆片，照清炒法炒至外表焦黑色，内部棕褐色，取出放凉，筛去灰屑	炒制后外表焦黑色，内部深褐色
《福建省中药饮片炮制规范》1998年版	取净地榆片，照炒炭法炒至表面焦黑色，内呈棕褐色	形如地榆，表面焦黑色，内呈棕褐色
《山东省中药炮制规范》1990年版	将大小分档的净地榆片，置热锅内，武火炒至表面呈焦黑色，内部棕褐色时，喷淋清水少许，灭尽火星，取出，及时摊晾，凉透	形如地榆，表面焦黑色，内部棕褐色

来源	制法	性状
《吉林省中药饮片炮制规范》1986年版	取地榆片置锅中,用武火炒至焦黑色(但须存性),喷水灭火星,取出,晾干	无具体要求
《辽宁省中药炮制规范》1986年版	取地榆片,用急火炒至表面焦黑色,内部棕黄色,喷淋清水少许,取出,晒干	表面颜色均匀,存性
《广东省中药饮片炮制规范》1984年版	取净地榆,用武火炒至表面呈焦黑色,内部棕黄色,熄灭火星或喷洒清水,灭尽火星,取出,摊凉	炒炭后外表焦黑色,内部焦褐色
《湖北省中草药炮制规范》1979年版	取净地榆片置锅内,以武火炒至黑色存性,取出,冷后筛去灰屑,隔夜收藏	外表色黑,内面色黑褐

3. 醋炙地榆　《中国药典》2020年版未收载本炮制规格,常见地方标准制法及性状见表125-3。

表 125-3　醋炙地榆常见地方标准制法及性状要求

来源	制法	性状
《甘肃省中药炮制规范》2009年版	取净地榆,加醋拌匀,闷润,待醋被吸尽后,置锅内,用文火加热,炒至表面淡黄褐色时,出锅,放凉。每净地榆100kg,用醋20kg	形如地榆,外表淡黄褐色。味苦,味酸、涩
《重庆市中药饮片炮制规范》2006年版	照醋炙法炒至棕褐色。每100kg地榆,用醋10kg	外表黑褐色,有醋酸味

4. 盐炙地榆　《中国药典》2020年版未收载本炮制规格,常见地方标准制法及性状见表125-4。

表 125-4　盐炙地榆常见地方标准制法及性状要求

来源	制法	性状
《重庆市中药饮片炮制规范》2006年版	照盐炙法炒至深黄色	外表深黄色,表面有盐霜

【金老谈地榆炮制历史】

　　地榆始载于汉代《神农本草经》,列为中品,但在该书中未记载有炮炙方法。其后的唐代《外台秘要》中首先提出了"炙"的炮炙方法,以后的医药书籍中还记述有地榆各种不同的炮炙方法。综合古代地榆的炮炙方法,主要有炙、炒及煨。有不加辅料的,也有加辅料的。辅料有醋、酒。下面分别予以介绍。

一、不加辅料炮炙

　　包括炙、炒、煨及焙。有的方法又有不同的炮炙要求。

1. 炙法　如前述,最早提出的地榆炮炙方法,载于唐代《外台秘要》,曰:"炙。"其后如唐代《颅囟经》、宋代《小儿卫生总微论方》、清代《吴鞠通医案》等书中都有相同记载。

2. **炒法**　宋代《传信适用方》中最早提出了"炒"的炮炙方法，其后的明代《奇效良方》、清代《握灵本草》等书中都记载有炒法。一些书籍中还记述了炒的不同要求，如明代《奇效良方》等书中提到"微炒"，清代《医宗说约》等书中提到"炒黑"，清代《温热经纬》中提到"炒炭"。

3. **煨法**　明代《普济方》中提到"切片，煨"。

二、加辅料炮炙

应用的辅料有醋、酒，其中以酒较为常见。

1. **醋制**　宋代《博济方》中最早提出"醋炒焙干"。其后的《圣济总录》中提到"醋炙"。

2. **酒制**　明代《万氏女科》中首先提出"酒洗"，其后如《炮炙大法》、清代《本草述》等书中都有相同记载。而酒多又有不同的制法和要求，如清代《本经逢原》中提出"去梢，酒拌炒黑"，《类证治裁》中提出"酒炒"。

【金老论地榆炮制与临床】

一、临床功效与主治

本品味苦、酸、涩，性微寒而降。归肝、大肠经。功能凉血止血，可用于多种出血证，尤以治下焦血热出血诸证为主，有"古者断下多用之"之说（表125-5）。

表125-5　地榆各临床常用炮制规格功效主治对比

炮制规格	功效	主治
地榆	凉血止血，解毒敛疮	便血，痔血，血痢，崩漏，水火烫伤，痈肿疮毒
地榆炭	止血力强	便血，痔血，崩漏下血

二、临床调剂

1. **用法用量**　9～15g，大剂量可用至30g；研末吞服，每次1.5～3g，每日1～3次；鲜品可捣汁饮。外用适量。

2. **临床使用与禁忌**

（1）本品性凉酸涩，凡虚寒性的便血、下痢、崩漏、出血有瘀者，宜慎用。

（2）对于大面积烧伤患者，不宜使用地榆制剂外涂，以防其所含鞣质被大量吸收而引起中毒性肝炎。

（3）本品酸涩，对热痢初起者，不宜单独应用。

3. **贮藏**　各种炮制规格均置通风干燥处，防蛀。

本品临床常用炮制规格与调剂注意事项见表125-6。

表 125-6　地榆临床常用炮制规格与调剂注意事项

炮制规格	处方名	用法用量	特殊禁忌	特殊贮藏方法
地榆	生地榆	9～15g，大剂量可用至30g；研末吞服，每次1.5～3g，每日1～3次；鲜品可捣汁饮。外用适量	虚寒性便血、下痢、崩漏、出血有瘀者，宜慎用。烧伤患者，不宜使用地榆制剂外涂。热痢初起者，不宜单独应用	置通风干燥处，防蛀
地榆炭	地榆、地榆炭	9～15g，大剂量可用至30g。外用适量		

延 胡 索

【来源】

本品为罂粟科植物延胡索 *Corydalis yanhusuo* W. T. Wang 的干燥块茎。夏初茎叶枯萎时采挖，除去须根，洗净，置沸水中煮至恰无白心时，取出，晒干。

【炮制规格】

1. 延胡索

（1）《中国药典》2020 年版标准：除去杂质，洗净，干燥，切厚片或用时捣碎。

性状：本品呈不规则的圆形厚片。外表皮黄色或黄褐色，有不规则细皱纹。切面黄色，角质样，具蜡样光泽。气微，味苦。

（2）地方标准（表 126-1）

表 126-1　延胡索常见地方标准制法及性状要求

来源	制法	性状
《天津市中药饮片炮制规范》2022 年版	除去杂质，洗净，干燥，破碎	本品呈不规则的碎颗粒。外表皮黄色至黄褐色，有不规则细皱纹，切面黄色，角质样，具蜡样光泽。气微，味苦
《上海市中药饮片炮制规范》2018 年版	将药材除去杂质，分档，洗净，润透，切厚片，干燥，筛去灰屑	本品为类圆形或不规则形的切片，直径0.5～1.5cm。表面灰黄色至棕黄色，具不规则皱纹。切面金黄色，角质样，有蜡样光泽。质坚硬。气微，味苦
《浙江省中药炮制规范》2015 年版	取原药，除去杂质，洗净，润软，切厚片，干燥；或干燥，用时捣碎；产地已切片者，筛去灰屑	为不规则的厚片或不规则的扁球形。大小不一。表面黄色或黄褐色，有细皱纹。切面或断面金黄色或棕黄色，角质样，具蜡样光泽。质硬而脆。气微，味苦
《山东省中药饮片炮制规范》2012 年版	取延胡索，除去杂质，洗净，干燥，破碎成颗粒	为不规则的碎颗粒，表面黄色，角质样，具蜡样光泽。质硬而脆。气微，味苦
《湖南省中药饮片炮制规范》2010 年版	取原药材，除去杂质，大小分开，洗净，稍浸，润透，切厚片，干燥，筛去灰屑；或洗净，干燥后捣碎	为圆形厚片，或不规则的碎颗粒，周边呈黄色或黄褐色，有不规则网状皱纹，片面黄色，角质样，具蜡样光泽，质硬而脆。气微，味苦

来源	制法	性状
《陕西省中药饮片标准》第一册(2009年)	取药材延胡索,除去杂质,洗净,润透,切厚片,干燥;或取药材延胡索,除去杂质,洗净,干燥,粉碎成粗颗粒	本品为类圆形厚片或不规则形粗颗粒。切面或断面黄色,角质样,具蜡样光泽。外表面黄色或黄褐色。质硬而脆。气微,味苦
《江西省中药饮片炮制规范》2008年版	除去杂质,洗净,润透,切厚片,干燥;或洗净后干燥,用时打碎	本品为类圆形厚片或不规则碎片,大小不一。表面黄色,角质样,具蜡样光泽。边缘黄色或黄褐色,偶见不规则网状皱纹。质硬而脆。气微,味苦。无虫蛀
《广西壮族自治区中药饮片炮制规范》2007年版	取原药材,除去杂质,洗净,润透,切厚片,干燥。筛去碎屑或用时捣碎	为类圆形厚片或不规则的碎颗粒。表面黄色或黄褐色。角质样,质硬而脆。气微,味苦
《重庆市中药饮片炮制规范》2006年版	除去杂质,洗净,干燥,切厚片或用时捣碎	为不规则的厚片或扁球形。外表面黄色或黄褐色,有不规则网状皱纹。(未切者)顶端有略凹陷的茎痕,底部常有疙瘩状突起。质硬而脆,切面(断面)黄色,角质样,有蜡样光泽。气微,味苦
《河南省中药饮片炮制规范》2005年版	除去杂质,洗净,干燥,切厚片,或用时捣碎	呈圆形薄片或不规则的碎颗粒。表面黄色或黄褐色,有不规则网状皱纹。质硬而脆,断面黄色,角质样,有蜡样光泽。气微,味苦
《贵州省中药饮片炮制规范》2005年版	取原药材,除去杂质,洗净,润透,切厚片,干燥。或用时捣碎	为不规则的厚片或扁球形。外表面黄色或黄褐色,有不规则网状皱纹。切(断)面黄色,角质样,有蜡样光泽。质硬而脆。气微,味苦
《江苏省中药饮片炮制规范》2002年版	取原药材,除去杂质,洗净,润透,切厚片,干燥。或用时打碎	为类圆形厚片或不规则颗粒。表面黄色或黄褐色。质硬而脆,角质样。气微,味苦
《福建省中药饮片炮制规范》1998年版	除去杂质,洗净,润透,切厚片,干燥;或洗净,干燥。用时捣碎	呈扁球形,直径0.5～1.5cm。表面黄色或黄褐色,有不规则网状皱纹。顶端有略凹陷的茎痕,底部有疙瘩状突起。质硬而脆,断面黄色,角质样,有蜡样光泽。气微,味苦
《吉林省中药饮片炮制规范》1986年版	除去杂质,砸碎,取醋喷淋延胡索内,拌匀,醋润尽时,置锅中,用文火炒至微变黄色,取出,晾干,用时捣碎。每100kg元胡,用米醋20kg	无具体要求

2. 醋延胡索

(1)《中国药典》2020年版标准:取净延胡索,照醋炙法(通则0213)炒干,或照醋煮法(通则0213)煮至醋吸尽,切厚片或用时捣碎。

性状:本品形如延胡索或片,表面和切面黄褐色,质较硬。微具醋香气。

(2)地方标准(表126-2)

表 126-2　醋延胡索常见地方标准制法及性状要求

来源	制法	性状
《北京市中药饮片炮制规范》2023年版	取原药材,除去杂质,大小分开,置锅内,加米醋和适量水,煮或蒸至透心、米醋被吸尽时,取出,稍晾,至内外湿度一致,取出,干燥,破碎成碎粒。每100kg延胡索,用米醋25kg	本品为不规则的碎块。表面黄色或黄褐色,有不规则网状皱纹。破碎面黄色或棕黄色,角质样,具蜡样光泽。有醋酸气,味苦
《天津市中药饮片炮制规范》2022年版	取延胡索,加醋拌匀,闷润,炒至微干,破碎	本品形如延胡索,表面和切面黄褐色,质较硬。微具醋香气
《安徽省中药饮片炮制规范》2019年版	取净制、切制后的延胡索,大小分档,加醋拌匀,润透,置蒸制容器内,用蒸汽加热蒸透、内无硬心,取出,干燥。每100kg延胡索,用米醋20kg	本品为不规则的圆形厚片,表面深黄色或黄褐色,有不规则细皱纹。质较硬,断面黄色或黄褐色,角质样,有蜡样光泽。微具醋香气,味苦
《上海市中药饮片炮制规范》2018年版	将药材除去杂质,分档,洗净,沥干,用米醋拌匀,略润,置锅内,加水与药面平,用文火煮至液汁吸尽,晒或晾至外干内润,切厚片,干燥,筛去灰屑。每100kg生延胡索,用米醋25kg	表皮灰黄棕色至黄棕色,切面深棕色至黄褐色,有的中间略显黄色,折断面棕色至深棕色,具光泽
《浙江省中药炮制规范》2015年版	取原药,除去杂质,洗净,干燥。与醋及适量水拌匀,共煮4~6小时,至醋被吸尽,内无干心时,取出,晾至半干,切厚片,干燥。或干燥,用时捣碎。每延胡索100kg,用醋20kg	表面及切面黄褐色,质较硬,光泽不明显。微具醋味
《山东省中药饮片炮制规范》2012年版	(1)取净延胡索颗粒,用米醋拌匀,闷润至米醋被吸尽,置锅内,用文火炒至色泽加深时,取出,放凉 (2)取净延胡索,置锅内,加米醋和适量清水,文火煮至透心醋液被吸尽时,取出,干燥后破碎成颗粒 每100kg延胡索或颗粒,用米醋20kg	形如醋延胡索颗粒,表面呈深黄色,微具焦斑,略有醋气
《湖南省中药饮片炮制规范》2010年版	(1)取净延胡索或延胡索片,照醋炙法炒干。每100kg延胡索,用醋20kg (2)取净延胡索,加入定量的醋与适量清水,(以平药面为宜),照醋煮法,文火煮透,煮干,取出,晾至六成干,切厚片,晒干,筛去碎屑,或干燥后捣碎。每100kg延胡索,用醋20kg	形如延胡索,表面深黄色或黄褐色,光泽不明显,味苦,略有醋气
《广东省中药饮片炮制规范》第一册(2011年)	(1)取净延胡索,加醋拌匀,闷透,置炒制容器内,炒至表面深黄或黄褐色时,取出,放凉 (2)取净延胡索,加醋拌匀,闷透,煮至醋吸尽,取出,放凉。切厚片,干燥 (3)取净延胡索,浸泡透心,捞出,沥干,加醋拌匀,待醋被吸尽,上锅蒸制3小时,稍闷,取出,切片,干燥。筛去灰屑 每100kg延胡索,用醋20kg	本品为类圆形、椭圆形或不规则形的厚片,直径0.5~2cm,厚约3mm。切面黄棕色至黄褐色,有蜡样光泽。质硬而脆。略具醋气,味苦

来源	制法	性状
《陕西省中药饮片标准》第一册（2009年）	取延胡索饮片，照醋炙法炒干；或取药材延胡索，除去杂质，洗净，照醋煮法煮至醋被吸尽，润透，切厚片或粉碎成粗颗粒，低温干燥	本品为类圆形厚片或不规则形粗颗粒。表面深黄色或黄褐色，偶见焦斑。质硬而脆，断面黄色，角质样，具蜡样光泽。微具醋香气，味苦，微酸
《江西省中药饮片炮制规范》2008年版	（1）取净延胡索，照醋炙法炒干，或照醋煮法煮至醋吸尽，切厚片或用时捣碎 （2）取净延胡索，用醋拌匀，待醋吸尽，蒸透，切薄片，干燥；或干燥后捣碎 每100kg延胡索，用醋20kg （3）取净延胡索加米汤浸半天，再加醋（以淹没药为度），在锅内焖煮至干，取出，晾至七成干，加白矾闷润至透，切薄片，干燥。每100kg延胡索，用醋20kg	形同延胡索，表面深黄色或黄褐色。略有醋气
《广西壮族自治区中药饮片炮制规范》2007年版	（1）取延胡索，置锅内，加醋，煮至醋吸尽透心，取出，晾约半干，切薄片，干燥。不切片者用时捣碎。每100kg延胡索用醋20～30kg （2）取延胡索加醋煮至溶液完全被吸尽，或切开内无白心时，取出，干燥。每100kg延胡索用醋20kg	形同生延胡索，表面深黄色或黄褐色。略有醋气，味苦
《重庆市中药饮片炮制规范》2006年版	取净延胡索，用醋拌匀，置适宜容器内蒸透或于醋中加入适量的清水，煮透至水干，取出，切厚片，干燥，或用时捣碎；或取净延胡索，照醋炙法炒至表面黄褐色或棕褐色，切厚片，干燥，或用时捣碎。每100kg延胡索，用醋20kg	外表面深黄色或黄褐色，具醋香，味苦
《河南省中药饮片炮制规范》2005年版	（1）取净延胡索，照醋煮法煮至醋吸尽，切厚片或用时捣碎 （2）取净延胡索，照醋炙法炒干；或取延胡索碎块（片），或照醋煮法煮至醋吸尽，切厚片或用时捣碎	形如延胡索块或片，味苦，略有醋气
《贵州省中药饮片炮制规范》2005年版	取净延胡索，照醋炙法炒干	形同延胡索，深黄色或黄褐色。略有醋气
《江苏省中药饮片炮制规范》2002年版	（1）取净延胡索片或颗粒，加醋拌匀，至醋吸尽，置锅内用文火炒干，取出，放凉 （2）取净延胡索，加适量水稀释的醋液，煮至醋液被吸尽，取出，切厚片，干燥。或用时打碎 每100kg延胡索，用醋20kg	形同延胡索，深黄色或黄褐色。略有醋气。味苦
《福建省中药饮片炮制规范》1998年版	取净延胡索，照醋炙法炒干，或照醋煮法煮至醋吸尽，切厚片或用时捣碎	形同延胡索，色略深，微有醋气

来源	制法	性状
《辽宁省中药炮制规范》1986 年版	除去杂质,用米醋拌匀,置锅内,加适量水,用文火煮至汤尽药透为度,取出,稍晾,切片,干燥;或不切片,干燥,用时捣碎。每 100kg 元胡用米醋 20kg	片厚 2~4mm;颗粒如绿豆大,味苦
《云南省中药饮片炮制规范》1986 年版	(1)取原药拣净杂质,加热米汤浸泡约 1 小时,取出吸润约 24 小时至透心,切成 1.7~2mm 的圆片,晒干。每 50kg 加麸醋 10kg,拌匀吸至醋尽,用文火炒至黄褐色,铲出晾冷 (2)取整个延胡索拣净杂质,每 50kg 加麸醋 10kg,拌匀吸至醋尽,用文火炒至黄褐色,铲出晾冷,用时捣碎	呈黄褐色,不焦糊
《甘肃省中药饮片炮制规范》1980 年版	除去杂质,用醋拌匀,文火炒成黄色,出锅,晾凉,配方时捣碎。每延胡索 100kg,用醋 20kg	无具体要求
《湖北省中草药炮制规范》1979 年版	拣去杂质,洗净,沥干,置锅内,加入醋及适量水,使淹没药面寸许或 3cm,搅匀,以文火煮干,取出,晒至八成干,润透后切片或晒干后打碎。每净延胡索 10 斤(5kg),用醋 2 斤(1kg)	无具体要求

3. 炒延胡索　《中国药典》2020 年版未收载本炮制规格,常见地方标准制法及性状见表 126-3。

表 126-3　炒延胡索常见地方标准制法及性状要求

来源	制法	性状
《广东省中药饮片炮制规范》第一册(2011 年)	取净延胡索片,置热炒制容器内,用文火炒至表面微具焦斑,取出,放凉	本品为类圆形、椭圆形或不规则形的厚片,直径 0.5~2cm,厚约 3mm。切面黄色或深黄色,稍带焦斑,有蜡样光泽。质硬而脆。气微,味苦

4. 延胡索炭　《中国药典》2020 年版未收载本炮制规格,常见地方标准制法及性状见表 126-4。

表 126-4　延胡索炭常见地方标准制法及性状要求

来源	制法	性状
《广东省中药饮片炮制规范》第一册(2011 年)	取净延胡索片,置热炒制容器内,用武火炒至表面焦黑色、内部焦黄褐色时,喷洒清水少许,灭尽火星,取出,晾干	本品为类圆形、椭圆形或类三角形的薄片或不规则碎块,直径 0.5~2cm,厚约 3mm。外表面棕黑色至焦黑色。切面焦黄褐色。质硬而脆。气微,味苦
《河南省中药饮片炮制规范》2005 年版	取净延胡索,照炒炭法炒至外呈黑色,内呈焦黑色为度	形如延胡索块或片,外呈黑色,内呈焦褐色至焦黑色

5. **酒延胡索** 《中国药典》2020 年版未收载本炮制规格,常见地方标准制法及性状见表 126-5。

表 126-5 酒延胡索常见地方标准制法及性状要求

来源	制法	性状
《上海市中药饮片炮制规范》2018 年版	将生延胡索喷洒黄酒,拌匀,使之吸尽,炒至干燥、微具焦斑,筛去灰屑。每 100kg 生延胡索,用黄酒 25kg	黄棕色至棕色,有的可见焦斑,具焦香气而微带酒香
《湖南省中药饮片炮制规范》2010 年版	取净延胡索片,照酒炙法炒干。每 100kg 延胡索,用黄酒 15kg	形如延胡索,略具酒气
《陕西省中药饮片标准》第一册(2009 年)	取饮片延胡索,照酒炙法炒干	本品为类圆形厚片或不规则形粗颗粒。表面深黄色或黄褐色,偶见焦斑。质硬而脆,断面黄色,角质样,具蜡样光泽。微具酒香气,味苦
《河南省中药饮片炮制规范》2005 年版	取延胡索碎块(或片),照酒炙法炒干	形如延胡索块或片,略有酒气

6. **延胡索粉** 《中国药典》2020 年版未收载本炮制规格,常见地方标准制法及性状见表 126-6。

表 126-6 延胡索粉常见地方标准制法及性状要求

来源	制法	性状
《四川省中药饮片炮制规范》2015 年版	取延胡索,除去杂质,粉碎成细粉	本品为绿黄色至棕黄色的粉末。气微,味苦

【金老谈延胡索炮制历史】

一、不加辅料炮炙

有炒、熬、炮、煨、焙等。

1. **炒法** 宋代《博济方》首先提出"于银器内炒"。以后,诸医籍只单纯载"炒"字者有,如宋代《圣济总录》《全生指迷方》《传信适用方》《校注妇人良方》《类编朱氏集验医方》,明代《奇效良方》《本草蒙筌》《婴童百问》《医学纲目》《宋氏女科秘书》《景岳全书》《济阴纲目》《医宗必读》等。

有不少医籍并提出炒的具体要求:

(1)微炒(或"略炒"):由宋代《太平惠民和剂局方》首先提出。以后宗之者有:宋代《三因极一病证方论》,元代《瑞竹堂经验方》,宋代《疮疡经验全书》,明代《奇效良方》《证治准绳》《济阴纲目》,清代《医门法律》《良朋汇集》《医宗金鉴》《成方切用》。

(2)炒去皮(壳):宋代《三因极一病证方论》首先提出"微炒去壳"。以后,宋代《校注妇人良方》《济生方》《类编朱氏集验医方》,明代《证治准绳》均载"炒去皮"。

(3)炒赤色:宋代《本草行义》记载。

(4)炒香:明代《普济方》记载。

自清以后,还有不少医籍进一步提出炒的目的:"炒用调血"(或"欲其调血当以炒用""调血炒用""炒——调血"等)，此种记载首见于清代《医宗说约》。以后,宗之者有:《本草述》《本草述钩元》《本草备要》《药品辨义》。

2. **熬法**　宋代《证类本草》有记载。

3. **炮法**　明代《普济方》有记载。

4. **煨炒法**　明代《普济方》有记载。

5. **焙法**　明代《仁术便览》提出"微焙"。

二、加辅料炮炙(均为单一辅料炮炙)

1. **醋制**

(1)醋炒(或"米醋炒")：宋代《博济方》首先提出"醋炒"以后,宗之者有:宋代《圣济总录》,明代《普济方》《滇南本草》《本草通玄》,清代《握灵本草》《本草汇》《医宗说约》《本草述》《本草述钩元》《本草备要》《药品辨义》《本经逢原》《修事指南》《医宗金鉴》《幼幼集成》《本草从新》《得配本草》《沈氏女科辑要笺正》《本草纲目拾遗》《本草求真》《本草辑要》《本草害利》《本草汇纂》《笔花医镜》《医家四要》等。

(2)醋煮：宋代《济生方》首先提出。以后,宗之者有:明代《医学入门》《证治准绳》《济阴纲目》《炮炙大法》《先醒斋医学广笔记》。

(3)醋炙：明代《普济方》首先提出"米醋炙黄"。以后,宗之者有:明代《医宗必读》,清代《增广验方新编》。

(4)醋煨：明代《医学纲目》首先提出"醋纸包,煨热,用布擦去皮"。以后,宗之者有明代《济阴纲目》(前书"煨热"此为"煨熟")。

(5)醋蒸：明代《本草乘雅半偈》云"醋润蒸之,从巳至亥,俟冷取出,焙干研细用"。

2. **粳米制**　宋代《圣济总录》云"粳米炒米熟用"。

3. **糯米制**　宋代《太平惠民和剂局方》首先提出"拌糯米炒赤去米"。以后,宗之者有:宋代《三因极一病证方论》《校注妇人良方》《女科百问》,明代《普济方》《秘传证治要诀及类方》(本书未云炒赤),以及《奇效良方》《证治准绳》《济阴纲目》。

4. **灰炒**　宋代《类编朱氏集验医方》云"灰炒"。

5. **盐炒**　宋代《类编朱氏集验医方》首先提出"盐炒"。以后,明代《本草通玄》进一步明确"下部盐水炒",类此者尚有清代《握灵本草》《本草汇》《本草述》《本经逢原》《修事指南》(云:"《直指方》治疝气危急盐炒用"),以及《得配本草》。

6. **酒制**

(1)酒磨服：明代《医学入门》首先提出"酒摩(庄按:疑为'磨'字)或煮服"。以后,明代《本草正》云:"亦善落胎利小便及产后逆血上冲,俱宜以……或用酒磨服亦可。"

(2)酒煮服：明代《医学入门》首先提出"酒摩(庄按:疑为'磨'字)或煮服"。以后,明代《本草正》云:"亦善落胎利便及产后逆血上冲,俱宜以酒煮服……"清代《医宗金鉴》云"酒煮"。

(3)酒炒：明代《增补万病回春》首先提出"酒炒"。以后,宗之者有:明代《医宗必读》《本草通玄》,清代《握灵本草》《本草汇》《医宗说约》《本草备要》《药品辨义》《本经逢原》《本草必用》《医宗金鉴》《本草从新》《得配本草》《本草求真》《本草辑要》《类证治裁》《本草分经》《增广验方新编》《本草害利》《医醇賸义》《本草汇纂》《笔花医镜》《医家四要》。其中不少医籍还提出了目的:明代《本草通玄》首先提出"上部酒炒"。清代《医宗说约》首先提出"酒炒行血"。以后,清代《药品辨义》并详述了具体病症"酒炒行血,女人月候不调,崩中淋瘀产后恶露"。清代《本草分经》提出"酒炒调血"。

(4)酒蒸、焙:明代《本草乘雅半偈》云:"酒润……蒸之。从巳至亥,俟冷取出,焙干研细用。"

(5)酒焙:清代《类证治裁》提出。

(6)酒制:清代《本草述》首先提出"欲其行血,当以酒制",后《本草述钩元》云:"行血酒制。"

三、关于"生用"的问题

自清代《医宗说约》首先提出"生用破血"。以后,提此者尚有清代《本草述钩元》《本草备要》《药品辨义》《本草从新》《得配本草》《本草求真》《本草辑要》《本草分经》《本草害利》《医家四要》。

【金老论延胡索炮制与临床】

一、临床功效与主治

本品味辛、苦,性温。归肝、脾经。具有活血,利气,止痛的功效。用于胸胁、脘腹疼痛,闭经痛经,产后瘀阻,跌打肿痛等证(表126-7)。

表126-7　延胡索各临床常用炮制规格功效主治对比

炮制规格	功效	主治
延胡索	活血,行气,止痛	胸胁、脘腹疼痛,胸痹心痛,经闭痛经,产后瘀阻,跌仆肿痛
醋延胡索	行气止痛	广泛用于身体各部位的多种疼痛证候

二、临床调剂

1. **用法用量**　3～10g;研末,用温开水冲服,一般每次用1～1.5g。

2. **临床使用与禁忌**　孕妇忌服。

3. **贮藏**　各种炮制规格均置干燥处,防蛀。

本品临床常用炮制规格与调剂注意事项见表126-8。炒延胡索、延胡索炭和延胡索粉临床鲜见,本节未收入。

表126-8　延胡索临床常用炮制规格与调剂注意事项

炮制规格	处方名	用法用量	特殊禁忌	特殊贮藏方法
延胡索	生延胡索	3～10g;研末,用温开水冲服,一次1～1.5g	孕妇忌服	置干燥处,防蛀
醋延胡索	元胡、玄胡、延胡索、制延胡索、醋延胡索、制元胡、醋元胡			
酒延胡索	酒延胡索			

<h1 style="text-align:center">郁　金</h1>

【来源】

本品为姜科植物温郁金 *Curcuma wenyujin* Y. H. Chen et C. Ling、姜黄 *Curcuma longa* L.、广西莪术 *Curcuma kwangsiensis* S.G. Lee et C. F. Liang 或蓬莪术 *Curcuma phaeocaulis* Val. 的干燥块根。前两者分别习称"温郁金"和"黄丝郁金",其余按性状不同习称"桂郁金"或"绿丝郁金"。冬季茎叶枯萎后采挖,除去泥沙和细根,蒸或煮至透心,干燥。

【炮制规格】

1. 郁金

(1)《中国药典》2020 年版标准:洗净,润透,切薄片,干燥。

性状:本品呈椭圆形或长条形薄片。外表皮灰黄色、灰褐色至灰棕色,具不规则的纵皱纹。切面灰棕色、橙黄色至灰黑色。角质样,内皮层环明显。

(2)地方标准(表 127-1)

表 127-1　郁金常见地方标准制法及性状要求

来源	制法	性状
《北京市中药饮片炮制规范》2023 年版	取原药材,除去杂质,洗净,浸泡 4～8 小时,至约七成透时取出,闷润 12～24 小时,至内外湿度一致,切厚片,干燥,筛去灰屑	本品呈椭圆形或长条形厚片。外表皮灰黄色、灰褐色至灰棕色,具不规则的纵皱纹。切面灰棕色、橙黄色至灰黑色。角质样,内皮层环明显
《上海市中药饮片炮制规范》2018 年版	将药材除去杂质,分档,洗净,润透,切薄片,干燥,筛去灰屑	川郁金:本品为类圆形或椭圆形的切片,直径 0.5～2.5cm。表面灰褐色或灰棕色,具不规则的纵皱纹,纵纹隆起处色较浅。切面灰棕色或棕褐色,角质样,具灰黄色环(内皮层)。中部易与外周分离或脱落。质坚硬。气微香。味微苦 广郁金:直径 0.5～1.8cm。表面棕灰色或灰黄色,具细密网状皱纹。切面橙黄色,外侧棕黄色至棕红色,气芳香,味辛辣(姜黄);或切面灰棕色,气微,味微辛苦(广西莪术)
《四川省中药饮片炮制规范》2015 年版	洗净,干燥,打碎	本品呈不规则碎块,外表皮灰黄色、灰褐色至灰棕色,具不规则的纵皱纹。断面灰棕色、橙黄色至灰黑色。角质样,内皮层环明显
《浙江省中药炮制规范》2015 年版	取原药,除去杂质,洗净,润软,切厚片,干燥	多为卵形、类圆形或椭圆形的厚片,直径 0.5～2.5cm。具不规则的纵皱纹,切面橙黄色至灰褐色,有光泽,角质样,皮层与中柱易自内皮层环处分离。质硬而脆。气微香。味微苦
《天津市中药饮片炮制规范》2012 年版	洗净,润透,切薄片,干燥	本品呈椭圆形或长条形薄片。外表皮灰黄色、灰褐色至灰棕色,具不规则的纵皱纹。切面灰棕色、橙黄色至灰黑色。角质样,内皮层环明显

来源	制法	性状
《陕西省中药饮片标准》第三册（2011年）	取药材郁金，除去杂质，洗净，润透，切厚片，干燥	温郁金：本品呈卵圆形、长圆形、类圆形或不规则形的片状，长至7cm，直径至2.5cm。切面灰棕色，角质样，质坚实，内皮层环明显。周皮表面灰褐色或灰棕色，具不规则的纵皱纹，纵纹隆起处色较浅。气微香，味微苦 黄丝郁金：长至4.5cm，直径至1.5cm。切面橙黄色，外周棕黄色至棕红色。周皮表面棕灰色或灰黄色，具细皱纹。气芳香，味辛辣 桂郁金：长至6.5cm，直径至1.8cm。周皮表面具疏浅纵纹或较粗糙网状皱纹。气微，味微辛、苦 绿丝郁金：长至3.5cm，直径至1.2cm。气微，味淡
《湖南省中药饮片炮制规范》2010年版	取原药材，洗净，润透，竖切厚片，干燥；或洗净，打碎，干燥，筛去灰屑	为不规则的厚片或碎块，切面浅灰黄或灰褐色，质坚实，角质样，中部有颜色较浅的内皮层环纹。周边灰黄棕色至灰褐色，具纵直或杂乱皱纹，纵纹隆起处色较浅。气微，味淡。无虫蛀
《甘肃省中药炮制规范》2009年版	洗净，润透，切厚片，干燥；或洗净，干燥，用时打碎	呈不规则圆形或长椭圆形薄片，直径1～2.5cm，厚0.1～0.2cm。表面灰白色至灰棕色；切面黄色、暗灰色至棕灰色，角质样，中部有明显环纹。气芳香，味辛辣，微苦（黄丝郁金）；或气微，味淡（绿丝郁金）。或气微香，味微苦（温郁金、桂郁金）
《江西省中药饮片炮制规范》2008年版	除去杂质，大小分开，洗净，润透，切斜或横薄片，干燥；或洗净，干燥，打碎	本品为不规则的薄片或不规则的碎块，表面灰棕色，角质样，内皮层环明显。周边淡黄棕色，灰棕色、灰褐色或黄褐色，具不规则纵皱纹或较粗糙网状皱纹，纵纹隆起处色较浅。质坚实。气微香，味微苦或淡或辛辣。无虫蛀
《广西壮族自治区中药饮片炮制规范》2007年版	洗净，润透，切厚片，干燥；或洗净，打碎，干燥，筛去灰屑	为不规则的薄片或不规则的碎块。表面浅灰黄或灰褐色。质坚实，断面角质样。中部有颜色较浅的内皮层环纹。周边灰黄棕色至灰褐色，具纵直或杂乱皱纹，纵纹隆起处色较浅。气微，味淡，无虫蛀
《重庆市中药饮片炮制规范》2006年版	洗净，润透，切薄片，干燥；或洗净，干燥，打碎	温郁金：为不规则圆形、长椭圆形薄片或碎块，直径1.2～2.5cm。周边灰棕色或灰褐色，具不规则的纵皱纹，纵纹隆起处色较浅；切面灰棕色，角质样，内皮层环纹明显。质坚实，气微香，味微苦 黄丝郁金：直径1～1.5cm。周边棕灰色或灰黄色，具细皱纹，切面橙黄色，外周棕黄色至棕红色。气芳香，味辛辣 桂郁金：直径1～1.8cm。周边具疏浅纵纹或较粗糙网状皱纹。气微，味微辛苦 绿丝郁金：直径1～1.2cm。气微，味淡
《河南省中药饮片炮制规范》2005年版	洗净，润透，切厚片，干燥；或洗净，干燥，打碎	呈不规则的薄片。外表灰褐色或灰棕色，具不规则的纵皱纹，纵纹隆起处色较浅。切面灰棕色，角质样；内皮层环明显。气微，味淡

来源	制法	性状
《贵州省中药饮片炮制规范》2005 年版	取原药材,除去杂质,洗净,润软,切厚片,干燥	本品为类圆形或卵圆形厚片。切面棕黄色至灰棕色,具环纹(形成层)。外表面灰黄色至灰褐色,具细皱纹。质坚实。气香特异,味微苦,有辛辣感
《江苏省中药饮片炮制规范》2002 年版	取原药材,洗净,润透,切薄片,干燥;或洗净,干燥,打成碎块	为不规则薄片或碎块,断面灰褐色、灰棕色(温郁金)或橙黄色(桂郁金),角质样,中部有一颜色较浅的圆心。气微香,味微苦(温郁金),或气芳香,味辛辣(黄丝郁金)
《吉林省中药饮片炮制规范》1986 年版	除去杂质,用时捣碎	无具体要求
《辽宁省中药炮制规范》1986 年版	除去杂质,洗净,润软,切薄片,干燥;或洗净,干燥,砸成小块	片厚 1～2mm,块大小约如绿豆粒
《广东省中药饮片炮制规范》1984 年版	除去杂质,洗净,润至半透,捞起,晾干,用硫黄熏至透心,取出,切薄片,干燥;或洗净,干燥,用时打碎	本品呈卵圆形至长纺锤形,有的稍扁或弯曲。表面灰黄棕色至灰褐色,具皱纹,断面角质样,浅灰黄色至灰黑色,中部有一颜色较浅的内皮层环纹。气微,味淡 以质坚实,外皮皱纹细、断面色黄者为佳
《湖北省中草药炮制规范》1979 年版	拣去杂质,洗净,放入水中浸 2～3 小时,取出,沥干,置适宜容器中,润透后切薄片,晒干或烘干,也可洗净,干后打碎	无具体要求

2. 醋郁金　《中国药典》2020 年版未收载本炮制规格,常见地方标准制法及性状见表 127-2。

表 127-2　醋郁金常见地方标准制法及性状要求

来源	制法	性状
《山东省中药饮片炮制规范》2022 年版	取净郁金片,用米醋拌匀,闷润至米醋被吸尽,置炒制容器内,用文火炒至表面色泽加深时,取出,放凉。每 100kg 郁金片,用米醋 10kg	本品为不规则类圆形或椭圆形的薄片,表面黄褐色至黑色,带焦斑,略带醋气
《安徽省中药饮片炮制规范》2019 年版	取净郁金片,用米醋拌匀,闷润至米醋被吸尽,置炒制容器内,用文火炒至表面色泽加深时,取出,放凉。每 100kg 郁金片,用米醋 10kg	本品为不规则的薄片或碎块,表面黄褐色至黑色,带焦斑。断面角质样。质坚实。有醋香气
《四川省中药饮片炮制规范》2015 年版	取郁金,洗净,润透,切薄片,干燥,照醋炙法炒至暗黄色。每 100kg 郁金,用醋 15kg	本品具醋味
《福建省中药饮片炮制规范》2012 年版	(1)取净郁金,照醋炙法炒至醋香逸出,取出,放凉。每 100kg 净郁金,用米醋 20kg (2)取净郁金,打碎,用醋拌匀,闷润 1 小时,蒸 4 小时,取出,干燥。每 100kg 净郁金,用米醋 20kg	形如净郁金,表面黑褐色,断面内皮层环色较生品深,稍有光泽,有醋香气 本品呈大小不一的小碎块。颜色较深,呈棕黄色或黄褐色,有醋香气

续表

来源	制法	性状
《陕西省中药饮片标准》第三册(2011年)	取饮片郁金,照醋炙法炒干	温郁金:本品为卵圆形、长圆形、类圆形或不规则的薄片,长至7cm,直径至2.5cm,表面可见焦斑。切面黄棕色,角质样,质坚实,内皮层环明显。周皮表面黄褐色或黄棕色,具不规则的纵皱纹,纵纹隆起处色较浅。微具醋香气,味微苦、微酸 黄丝郁金:长至4.5cm,直径1.5cm。切面橙黄色,外周棕黄色至棕黄色。周皮表面棕黄色或黄色,具细皱纹。气芳香,微具醋香气,味辛辣、微酸 桂郁金:长至6.5cm,直径至1.8cm。周皮表面具疏浅纵纹或较粗糙网状皱纹。微具醋香气,味微辛、苦、酸 绿丝郁金:长至3.5cm,直径至1.2cm。微具醋香气,味微酸
《湖南省中药饮片炮制规范》2010年版	取净郁金片,照醋炙法炒干。每100kg郁金,用醋20kg	形同郁金,颜色加深,略有醋味
《甘肃省中药炮制规范》2009年版	取净郁金,用醋拌匀,待醋吸干,置锅内用文火加热,炒至表面微鼓起并转棕黄色,微具焦斑时,出锅,放凉。每净郁金100kg,用醋15kg	形如郁金。切面颜色较深,呈棕黄色或黄褐色,略见焦斑,有醋香气
《江西省中药饮片炮制规范》2008年版	取原药,除去杂质,大小分开,洗净,用温水浸3~5小时,闷一天至略透,加入醋、米汤及白矾焖煮至醋液吸干,反复日摊夜润至七八成干后,切斜或横薄片,干燥。每100kg郁金,用醋20kg、白矾1kg、米汤适量	形如郁金,表面暗黄色,有醋香气
《广西壮族自治区中药饮片炮制规范》2007年版	(1)取生郁金,加醋拌匀,稍润。待醋被吸尽后,用文火炒干,取出,放凉。每100kg郁金用醋20~40kg (2)取郁金,置锅内,加醋与适量水淹过药面,煮至醋尽透心,取出晾至半干,切厚片,干燥,筛去灰屑。每100kg郁金用醋20~40kg (3)将郁金用水洗净,捞出,置盆中倾入沸水中沸三分钟,滤去水分,加醋拌匀,闷润一夜,取出刨成薄片,晒干,筛去灰屑。每100kg郁金用醋5kg	形如生郁金,颜色加深。略有醋味
《重庆市中药饮片炮制规范》2006年版	取净郁金片,照醋炙法炒至暗黄色。每100kg郁金,用醋15kg	颜色较深,呈暗黄色,略见焦斑,有醋气味

来源	制法	性状
《河南省中药饮片炮制规范》2005 年版	取郁金片,照醋炙法炒干或照醋煮法煮至水尽。每 100kg 郁金片,用醋 24kg	形如郁金片,暗黄色,略有醋气
《云南省中药饮片标准》(2005 年版)第二册	取郁金饮片置容器内,加醋拌匀,吸尽,用文火炒至切面呈淡黄棕色至灰棕色,取出,干燥,筛去碎屑,即得。每 1 000g 郁金饮片,用醋 100g 及适量水	本品呈不规则的薄片。切面淡黄棕色至棕褐色,角质样,中间有一个明显的环纹。质坚脆。有醋香气,味微苦
《广东省中药饮片炮制规范》1984 年版	取净郁金,用醋拌匀,稍润,待醋被吸尽后,蒸 2~3 小时,取出,切片,干燥。每郁金 100kg,用醋 20kg	醋蒸后表面呈杏黄色,角质,表面灰黄或淡棕色,有醋香气

3. 炒郁金 《中国药典》2020 年版未收载本炮制规格,常见地方标准制法及性状见表 127-3。

表 127-3 炒郁金常见地方标准制法及性状要求

来源	制法	性状
《四川省中药饮片炮制规范》2015 年版	取郁金,洗净,润透,切薄片,干燥,照清炒法炒至深黄色	本品呈椭圆形或长条形薄片状,外表皮灰褐色至棕色,略见焦斑;切面黄色至棕黑色,角质样。气微或芳香,味淡、微苦或辛辣
《甘肃省中药炮制规范》2009 年版	取净郁金,置锅内,用文火加热,炒至表面棕黄色,出锅,放凉	形如郁金。切面颜色较深,略见焦斑
《重庆市中药饮片炮制规范》2006 年版	取净郁金片,照清炒法炒至深黄色	外表颜色较深,呈深黄色,略见焦斑,有香气

4. 酒炙郁金 《中国药典》2020 年版未收载本炮制规格,常见地方标准制法及性状见表 127-4。

表 127-4 酒炙郁金常见地方标准制法及性状要求

来源	制法	性状
《四川省中药饮片炮制规范》2015 年版	取郁金,洗净,润透,切薄片,干燥,照酒炙法炒至深黄色。每 100kg 郁金,用酒 10kg	本品具酒香气
《甘肃省中药炮制规范》2009 年版	取净郁金,用黄酒拌匀,待酒吸干,置锅内,用文火加热,炒至表面深黄色。微具焦斑时,出锅,放凉。每净郁金 100kg,用黄酒 12kg	形如郁金。切面颜色较深,略见焦斑,有酒香气
《重庆市中药饮片炮制规范》2006 年版	取净郁金片,照酒炙法用白酒炒至深黄色	外表颜色较深,呈深黄色,略见焦斑,有酒香气
《河南省中药饮片炮制规范》2005 年版	取郁金片,照酒炙法炒至微干。每 100kg 郁金片,用黄酒 12kg	形如郁金片,暗黄色,略带酒气

【金老谈郁金炮制历史】

对郁金最早提出炮炙的是宋代《圣济总录》。

一、不加辅料炮炙

1. **炮法** 宋代《圣济总录》提出"炮,地上出火毒"。

2. **煮法** 宋代《圣济总录》首先提出"雪水煮令透切曝干"。以后,明代《普济方》宗之,至清代《外科大成》提出"水煮"。

3. **炒法** 明代《普济方》首先提出"去皮,切,炒"。清代《医方集解》云:"炒。"

4. **烧法** 明代《本草蒙筌》首先提出"烧灰存性"。明代《济阴纲目》提出"烧存性"。清代《握灵本草》并辞述其主治、服法等,云:"产后心痛血气上冲欲死,郁金烧存性为末二钱,米醋一呷调灌。"

5. **焙法** 明代《医学入门》有记载。

6. **煨法** 明代《寿世保元》提出"湿纸包,火煨"。

二、加辅料炮制

(一)单一辅料炮炙

1. **皂角(荚)制** 宋代《圣济总录》首先提出"皂荚水浸三宿煮软切作片,焙干"。以后,宗此者尚有宋代《太平惠民和剂局方》《小儿卫生总微论方》,明代《普济方》《奇效良方》《婴童百问》《证治准绳》,清代《幼科释谜》等。以上诸书所述,在文词上有所出入,如:"皂角水煮切(作)片,焙干""皂荚半挺揉汁煮过,炒至干用""皂角水煮(焙)干""皂角水煮软切焙""皂角水(浸)煮"等。

2. **醋制** 明代《医学入门》首先提出"醋煮"。清代《傅青主女科》云:"醋炒。"

3. **酒制** 清代《本草述》云:"酒炒。"清代《成方切用》云:"酒浸。"

4. **甘草制** 清代《握灵本草》首先提出"斑痘……郁金一枚,甘草二钱半,水煮甘草焙研为末……毒气从手足心出……"清代《增广验方新编》云:"甘草水煮透焙干。"

(二)多种辅料炮炙

1. **浆水、生姜、皂荚、麸合制** 宋代《圣济总录》云:"用浆水、生姜、皂荚三味煮半日令软切作片子焙干麸炒。"

2. **防风、皂英、巴豆合制** 明代《普济方》云:"一两、入防风去叉,皂荚各半两,巴豆四十枚,用河水两碗,煮水尽,不用三味,只取郁金为末。"

【金老论郁金炮制与临床】

一、临床功效与主治

本品味辛、苦,性寒。归脾、心、肺经。具有行气化瘀,清心解郁,利胆退黄的功效。多生用,善疏肝行气以解郁,活血祛瘀以止痛。主治胸胁刺痛,胸痹心痛,经闭痛经,乳房胀痛,热病神昏,癫痫发狂,血热吐衄,黄疸尿赤。

二、临床调剂

1. **用法用量** 3～10g。

2. **临床使用与禁忌**

(1)畏丁香。

（2）孕妇慎服。

3. 贮藏　各种炮制规格均置干燥处，防蛀。

本品临床常用炮制规格与调剂注意事项见表127-5。炒郁金临床鲜见，本节未收入。

表127-5　郁金临床常用炮制规格与调剂注意事项

炮制规格	处方名	用法用量	特殊禁忌	特殊贮藏方法
郁金	郁金	3～10g	畏丁香，孕妇慎服	置干燥处，防蛀
醋郁金	醋郁金			
酒炙郁金	酒郁金			

牛　膝

【来源】

本品为苋科植物牛膝 *Achyranthes bidentata* Bl. 的干燥根。冬季茎叶枯萎时采挖，除去须根和泥沙，捆成小把，晒至干皱后，将顶端切齐，晒干。

【炮制规格】

1. 牛膝

（1）《中国药典》2020年版标准：除去杂质，洗净，润透，除去残留芦头，切段，干燥。

性状：本品呈圆柱形的段。外表皮灰黄色或淡棕色，有微细的纵皱纹及横长皮孔。质硬脆，易折断，受潮变软。切面平坦，淡棕色或棕色，略呈角质样而油润，中心维管束木部较大，黄白色，其外围散有多数黄白色点状维管束，断续排列成2～4轮。气微，味微甜而稍苦涩。

（2）地方标准（表128-1）。

表128-1　牛膝常见地方标准制法及性状要求

来源	制法	性状
《上海市中药饮片炮制规范》2018年版	将药材除去残留的芦头、油黑条等杂质，快洗，润透，切短段，干燥，筛去灰屑	本品呈圆柱形的段状，直径2～10mm。表面灰黄色或淡棕色，具细纵皱纹及须根痕，有的可见横向皮孔样的突起。切面淡棕色，微呈角质样而油润，中心维管束木质部较大，黄白色，其外围散有多数黄白色点状维管束，断续排列成2～4轮。质紧密而硬脆，受潮显软性。气微，味微甜而稍苦涩
《天津市中药饮片炮制规范》2012年版	除去杂质，洗净，润透，除去残留芦头，切段，干燥	本品呈圆柱形的段。外表皮灰黄色或淡棕色，有微细的纵皱纹及横长皮孔。质硬脆，易折断，受潮变软。切面平坦，淡棕色或棕色，略呈角质样而油润，中心维管束木部较大，黄白色，其外围散有多数黄白色点状维管束，断续排列成2～4轮。气微，味微甜而稍苦涩

续表

来源	制法	性状
《湖南省中药饮片炮制规范》2010年版	取原药材，除去杂质，洗净，润透，除去残留芦头，切长段片干燥，筛去灰屑	呈圆柱形长段片。表面黄白色或灰黄色，具细纵皱纹。切面略呈半透明状，中心黄白色，其外周散有多数筋脉点，排列2~4轮。质坚脆，气微，味微甜涩
《陕西省中药饮片标准》第二册（2009年）	取药材牛膝，除去杂质，洗净，润透，切去残留芦头，切段，低温干燥	本品为类圆柱形小段，直径2~10mm。切面淡棕色，略呈角质样而油润，中心维管束木质部较大，黄白色，其外围散有多数黄白色点状维管束，断续排列成2~4轮。周皮表面灰黄色或淡棕色，有的可见细纵皱纹及横长凸起的皮孔。质硬脆，受潮后变软。气微，味微甜而稍苦涩
《江西省中药饮片炮制规范》2008年版	除去杂质和残留芦头，洗净，润透，切段，干燥	本品为圆柱形段，直径0.2~1cm。表面灰黄色或淡棕色，有细纵皱纹及侧根痕。切面淡黄色，角质样，有黄白色小点断续排列成同心性环纹。质硬而脆，易折断，受潮则变柔软。气微，味微甘、涩。无霉变
《北京市中药饮片炮制规范》2008年版	取原药材，除去杂质，洗净，闷润5~6小时，至内外湿度一致，除去残留芦头，切中段，晒干或低温干燥	本品为圆柱形中段，外表皮灰黄色或淡棕色，有细皱纹及横长皮孔。切面淡棕色，略呈角质样，中心黄白色，其外围散有多数筋脉点维管束，断续排列成2~4轮。气微，味微甜而稍苦涩
《广西壮族自治区中药饮片炮制规范》2007年版	除去杂质，抢水洗净，稍润，除去芦头，切段（吸潮回润柔软者直接切段），干燥，筛去灰屑	为圆柱形段，直径0.4~1cm。表面灰黄色或淡棕色，有微扭曲的细纵皱纹、排列稀疏的侧根痕和横长皮孔样的突起。断面平坦，淡棕色，略呈角质样而油润，中心维管束木质部较大，黄白色，其外围散有多数黄白色点状维管束，断续排列成2~4轮。气微，味微甜而稍苦涩
《重庆市中药饮片炮制规范》2006年版	除去杂质，洗净，闷润，除去残留芦头，切段，晒干	为圆柱形小段，直径0.4~1cm。表面灰黄色或淡棕色，有细微的纵皱纹及横长皮孔。质硬而脆，受潮则变柔软，切面黄棕色，微呈角质样而油润，中心维管束木部较大，黄白色，其外围散有多数点状的维管束，排列成2~4轮。气微，味微甜而稍苦涩。嚼之略粘牙
《贵州省中药饮片炮制规范》2005年版	取原药材，除去杂质，除去残留芦头，洗净，润透，切段，晒干	呈细长圆柱形状，表面灰黄色或淡棕色，有略扭曲而细微的纵皱纹、横长皮孔及稀疏的侧根痕。切面黄棕色，微呈角质样而油润，中心黄白色，其外围散有多数点状维管束，排列成2~4轮。质硬而脆，受潮变柔软，气微，味微甜而稍苦涩
《河南省中药饮片炮制规范》2005年版	除去杂质，洗净，润透，除去残留芦头，切段，晒干	呈圆柱形短段。外表面灰黄色或淡棕色，有略扭曲而细微的纵皱纹、横长皮孔及稀疏的侧根痕。切断面平坦，黄棕色，微呈角质样而油润，中心维管束木部较大，黄白色，质硬而脆，易折断，受潮则变柔软。气微，味微甜而稍苦涩
《江苏省中药饮片炮制规范》2002年版	取原药材，除去杂质，切去芦头，洗净，润透，切短段，干燥	为类圆形短段，直径0.4~1.0cm，外皮有细纵纹，灰黄色或淡棕色；切面略呈半透明状，中心黄白色，其外围散有多数筋脉点（维管束），排列成2~4轮。气微，味微甜而稍苦涩

续表

来源	制法	性状
《福建省中药饮片炮制规范》1998年版	除去杂质及残留芦头，切中段	呈段状，段长10～20mm。表面灰黄色或淡棕色，有细微的纵皱纹及稀疏的细根痕；切面黄棕色，略呈角质样而油润，木部黄白色，其周围有多数点状的维管束，排列成2～4轮。气微，味微甜而稍苦涩
《山东省中药炮制规范》1990年版	除去杂质，洗净，闷润至透，去净芦头，切厚片，干燥	为类圆形的厚片，片面黄白色至淡黄色，微呈角质样而滋润，其外周散有许多筋脉点（维管束），排列成2～4轮。质硬而脆。气微，味微甜而稍苦、涩，嚼之略粘牙
《吉林省中药饮片炮制规范》1986年版	除去杂质，速洗净泥土，捞出，润透切4mm段，晒干	无具体要求
《辽宁省中药炮制规范》1986年版	拣去杂质，洗净，润透，除去残余芦头及木质化的部分，切片，干燥	片厚2～4mm，味微甜而稍苦涩
《云南省中药饮片炮制规范》1986年版	先将原药拣净杂质，去芦头切或铡成长3.3cm的节片即可	无具体要求
《广东省中药饮片炮制规范》1984年版	除去杂质，洗净，润透，除去残留芦头，切段，干燥	本品呈细长圆柱形，上端稍粗，下端较细。表面灰黄色，有略扭曲而细微的纵皱纹、横长皮孔。断面平坦，黄棕色，微呈角质样而油润，木部黄白色，其周围有多数的点，排成2～4轮。气微，味微甜而苦涩。 以条粗长，皮细，色灰黄者为佳
《甘肃省中药饮片炮制规范》1980年版	剁去芦头，洗净泥土，捞出，润透，切节，晒干	无具体要求
《湖北省中草药炮制规范》1979年版	刷净灰土，去芦，切段	外表色黄白。断面有木质心及白色点状筋脉纹

2. 酒牛膝

（1）《中国药典》2020年版标准：取净牛膝段，照酒炙法（通则0213）炒干。

性状：本品形如牛膝段，表面色略深，偶见焦斑。微有酒香气。

（2）地方标准（表128-2）

表128-2　酒牛膝常见地方标准制法及性状要求

来源	制法	性状
《湖南省中药饮片炮制规范》2010年版	取净牛膝段，照酒炙法炒干。每100kg牛膝，用黄酒10kg	形同牛膝片，表面色泽加深，偶见焦斑，微具酒气
《陕西省中药饮片标准》第二册（2009年）	取饮片牛膝，照酒炙法炒干	本品为类圆柱形小段，直径2～10mm。表面淡棕色，略有焦斑。切面略呈角质样而油润，中心维管束木质部较大，黄白色，其外围散有多数黄白色点状维管束，断续排列成2～4轮。周皮表面有的可见细纵皱纹及横长凸起的皮孔。质硬脆。微有酒香气，味微甜而稍苦涩

续表

来源	制法	性状
《江西省中药饮片炮制规范》2008 年版	取净牛膝段，照酒炙法炒干；或取净牛膝段，加酒拌匀，闷透，用麸炒至黄色，取出，摊凉。每 100kg 牛膝，用酒 10kg	形如牛膝，表面呈黄色，可见焦斑，略有酒香气
《北京市中药饮片炮制规范》2008 年版	取牛膝段，加黄酒拌匀，闷润 2～4 小时，至黄酒被吸尽，置热锅内，用文火炒干，取出，晾凉。每 100kg 牛膝段，用黄酒 10kg	本品为圆柱形中段。表面灰黄色或淡棕色，微有酒香气
《广西壮族自治区中药饮片炮制规范》2007 年版	取生牛膝，喷酒拌匀，稍闷，置锅内用文火炒干，取出，放凉。每 100kg 牛膝用酒 10～15kg	形同牛膝，色泽加深，偶见焦斑，质松，微有酒气
《重庆市中药饮片炮制规范》2006 年版	取净牛膝段，照酒炙法用黄酒炒干	颜色加深，可见焦斑，微有酒气
《贵州省中药饮片炮制规范》2005 年版	取净牛膝段，照酒炙法炒干	形同牛膝，偶见焦斑，微有酒气
《河南省中药饮片炮制规范》2005 年版	取净怀牛膝段，照酒炙法炒干	形如怀牛膝段，表面色略深，偶有焦斑，微有酒气
《江苏省中药饮片炮制规范》2002 年版	取牛膝，加黄酒拌匀，待酒吸尽，置锅内，用文火炒干，取出放凉。每 100kg 牛膝，用黄酒 10kg	形同牛膝，偶见焦斑，微有酒气
《福建省中药饮片炮制规范》1998 年版	取牛膝段，照酒炙法炒干	形同牛膝，色略深，微具酒气
《山东省中药炮制规范》1990 年版	将净牛膝片用黄酒拌匀，闷润至黄酒被吸尽，置锅内，文火炒至带火色时，取出，放凉。每 100kg 牛膝，用黄酒 10kg	形如牛膝，表面色泽加深，带黄斑，微有香气
《云南省中药饮片炮制规范》1986 年版	先拣净怀牛膝片，每 50kg 加白酒 1.5kg，喷酒均匀盖严浸吸，吸润约 30～60 分钟，晾干即可。也可原药酒吸软，切长节片	无具体要求
《广东省中药饮片炮制规范》1984 年版	取净牛膝，用酒拌匀，闷润，待酒被吸尽后，用文火炒干。每牛膝 100kg，用酒 10kg	色黄，带焦点，略有酒气，质疏松

　　3. 盐牛膝　《中国药典》2020 年版未收载本炮制规格，常见地方标准制法及性状见表 128-3。

表 128-3　盐牛膝常见地方标准制法及性状要求

来源	制法	性状
《山东省中药饮片炮制规范》2022 年版	将净牛膝片用食盐水拌匀,闷润至盐水被吸尽,置锅内,文火炒至带火色时,取出,放凉。每 100kg 牛膝片,用食盐 2kg	形如牛膝片,表面色泽加深,带黄斑,略有咸味
《安徽省中药饮片炮制规范》2019 年版	取净牛膝段,加盐水拌匀,闷透,置炒制容器内,用文火加热炒干,取出,放凉。每 100kg 牛膝,用食盐 2kg	本品为圆柱形的段。外表皮深棕色,有细微的纵皱纹及横长皮孔。切面平坦,深棕色,略呈角质样而油润,中心维管束木部较大,黄白色,其外围散有多数黄白色点状维管束,断续排列成 2～4 轮。质硬脆,易折断,受潮变软。具焦斑,味咸
《浙江省中药炮制规范》2015 年版	取盐,置热锅中,翻动,待其滑利,投入牛膝饮片,炒至表面微具焦斑,稍鼓起,取出,筛去盐。摊凉	为类圆柱形的段,直径 0.4～1cm。表面淡黄棕色,具纵皱纹及侧根痕,微具焦斑,略被白色盐霜。切面平坦,皮部狭窄,中心呈木心状。气微,味微咸
《四川省中药饮片炮制规范》2015 年版	取牛膝除去杂质,洗净,润透,除去残留芦头,切段,干燥,照盐炙法炒干。每 100kg 牛膝,用 2kg 食盐	本品呈圆柱形的段。外表皮灰黄色或淡棕色,略有焦斑,有细微的纵皱纹及横长皮孔。切面略呈角质样。质坚脆,气微,味咸而苦涩
《广东省中药饮片炮制规范》第一册（2011 年）	（1）取净牛膝段,用 2% 食盐水拌匀,润透,置锅内,用文火加热炒干,取出,放凉。 （2）取食盐置炒制容器内炒热,加入净牛膝段拌炒至表面鼓起,取出,筛去食盐,摊凉。每 100kg 净牛膝段,用食盐 2kg	本品呈细长圆柱形的短段或长段,直径 0.4～1cm。外表皮鼓起,灰黄色或淡棕色,有微扭曲的细纵纹。切面棕色或棕褐色,中心木质部颜色较浅。质硬,折断面棕黄色或棕褐色,有裂隙。气微,味微咸而稍苦涩
《陕西省中药饮片标准》第二册（2009 年）	取饮片牛膝,照盐炙法炒干	本品为类圆柱形小段,直径 2～10mm。表面淡棕色,略有焦斑。切面略呈角质样而油润,中心维管束木质部较大,黄白色,其外围散有多数黄白色点状维管束,断续排列成 2～4 轮。周皮表面有的可见细纵皱纹及横长凸起的皮孔。质硬脆。气微,味微咸而稍苦涩
《湖南省中药饮片炮制规范》2010 年版	取净牛膝段,照盐炙法炒干。每 100kg 牛膝,用食盐 2kg	形如牛膝片,表面多焦斑,味咸
《上海市中药饮片炮制规范》2018 年版	取牛膝,照盐炒法用盐拌炒至鼓起,筛去食盐	表面黄棕色至暗黄棕色,微鼓起,有的具焦斑,质较松,略具焦香气,稍带咸味
《广西壮族自治区中药饮片炮制规范》2007 年版	（1）取生牛膝,与适量生盐颗粒拌炒至微鼓起,取出,筛去盐粒,放凉 （2）取生牛膝,喷淋盐水拌匀,稍闷,置锅内用文火炒干,取出,放凉。每 100kg 牛膝用食盐 2kg	形同牛膝,色泽加深,多有焦斑,质松,味微咸

续表

来源	制法	性状
《贵州省中药饮片炮制规范》2005年版	取净牛膝段,照盐炙法炒干	形同牛膝,偶见焦斑,味微咸
《河南省中药饮片炮制规范》2005年版	取净怀牛膝段,照盐炙法炒干。每100kg怀牛膝段,用盐2kg	形如怀牛膝段,多有焦斑,略有咸味
《江苏省中药饮片炮制规范》2002年版	取牛膝,加盐水拌匀,待盐水吸尽,置锅内,用文火炒干;取出放凉。每100kg牛膝,用盐2kg	形同牛膝,有焦斑,味咸
《福建省中药饮片炮制规范》1998年版	取牛膝段,照盐炙法炒干	形同牛膝,色略深,味微咸

4. 炒牛膝 《中国药典》2020年版未收载本炮制规格,常见地方标准制法及性状见表128-4。

表128-4 炒牛膝常见地方标准制法及性状要求

来源	制法	性状
《广东省中药饮片炮制规范》第一册（2011年）	取净牛膝段,置炒制容器内,用中火炒至表面微黄色,表面微鼓起,取出,放凉	本品呈细长圆柱形的短段或长段。直径0.4～1cm。外表皮黄棕色。有疙瘩状鼓起。切面棕褐色,中心木质部颜色较浅。质硬脆,折断面有裂隙。略具焦香气,味稍苦涩
《河南省中药饮片炮制规范》2005年版	取净怀牛膝段,照清炒法微炒	形如怀牛膝段,多有焦斑

5. 牛膝炭 《中国药典》2020年版未收载本炮制规格,常见地方标准制法及性状见表128-5。

表128-5 牛膝炭常见地方标准制法及性状要求

来源	制法	性状
《上海市中药饮片炮制规范》2018年版	取牛膝,照炒炭法清炒至外焦黑色,内棕褐色,筛去灰屑	表面棕褐色至黑褐色,微鼓起,质较疏松,折断面棕色至棕褐色,具焦香气,味苦

【金老谈牛膝炮制历史】

牛膝始载于汉代《神农本草经》,《华氏中藏经》中最早有"酒浸焙"的记载。此后,文献多记载了牛膝的不同炮制方法。包括不加辅料的焙、炒,加辅料的酒制、盐制、黄精汁制、地黄汁制等方法。

一、不加辅料炮炙

1. **焙法** 宋代《洪氏集验方》中有"去芦头,寸锉,焙干"的记载。明代《普济方》曰:"水洗,细切焙干。"

2. **炒法** 明代《普济方》中有"去苗,炒"的记载。清代《本草述》曰:"炒黑。"《类证治裁》曰："炒炭。"

3. **炙法**　宋代《太平圣惠方》中有"去苗微炙"的记载。明代《普济方》曰："炙黄。"

4. **烧法**　宋代《太平圣惠方》中有"去苗烧灰""烧为灰"的记载。

二、加辅料炮炙

1. **酒炙**　包括酒浸焙、酒浸、酒洗、酒浸熬、煮、酒浸蒸、酒拌炒。

（1）酒浸、酒浸焙：此法文献记载较多，汉代《华氏中藏经》中最早有"酒浸焙"的记载。此后，文献又有具体要求，如唐代《仙授理伤续断秘方》曰："酒浸七日焙干。""去芦酒浸焙。"宋代《博济方》曰："去苗酒浸细切之。"《普济本事方》曰："洗净锉焙酒浸一宿再焙。"《传信适用方》曰："细切，用无灰酒浸，夏月七日冬月十四日。"明代《普济方》曰："温酒浸，切，焙。""拣去芦头并细梢，只取中间粗者，折作半寸，用好酒浸两宿，取出焙干，净。"《医学纲目》曰："酒浸三日焙干。"

（2）酒浸熬、酒煮：宋代《博济方》中有"去苗、切作细段，用好酒浸三日，取出细研如面糊，用酒于铜银磁器内慢火熬成膏""去苗头一寸，用酱水浸一宿时，以无灰酒煮五伏以来，却晒干用"的记载。此后，文献尚有不同要求。如明代《普济方》曰："寸截，用酒一碗浸一伏时，煮三两沸，捣烂取汁熬成膏。"清代《增广验方新编》曰："三两，用好烧酒十两泡之，紧紧封好，熬至二两，饮之。"

（3）酒蒸：宋代《太平惠民和剂局方》中有"用酒浸蒸过使"的记载。明代《炮炙大法》曰："酒浸蒸曝干。"清代《成方切用》曰："酒洗蒸熟。"

（4）酒炒：宋代《校注妇人良方》中有"酒拌炒"的记载。明代《普济方》曰："去苗锉，酒拌炒用""去苗酒浸，切焙，微炒""去芦酒浸，切微炒"。清代《类证治裁》曰："酒炒炭。"

（5）酒浸洗：宋代《类编朱氏集验医方》中有"酒浸洗"的记载。此后，元代《活幼心书》《丹溪心法》，明代《明医杂著》《增补万病回春》《外科正宗》，清代《外科大成》《医方集解》等文献都有记载。

2. **黄精汁制**　南朝刘宋《雷公炮炙论》中有"凡使，去头并尘土了，用黄精自然汁浸一宿，漉出，细锉，焙干用之"的记载。此后明代《本草纲目》《本草乘雅半偈》，清代《修事指南》均有相似记载。《得配本草》尚要求"或黄精汁浸酒蒸数十次用"。

3. **盐炙**　宋代《扁鹊心书》中最早有"盐水炒"的记载。此后，清代《笔花医镜》作了同样记载。《增广验方新编》要求"去心盐水炒"。清代《嵩崖尊生全书》已指出"盐酒炒"。

4. **地黄汁浸**　宋代《太平圣惠方》中有"二斤捣碎，用生地黄汁五升，浸一宿，曝干，又浸雨曝，如此以地黄汁尽为度"的记载。此后明代《普济方》又转录了此法。

5. **茶水浸**　明代《普济方》中有"茶水浸"的记载。此后，明代《奇效良方》中又有"茶水炒"的记载。

6. **童便炙**　清代《得配本草》中有"引火下趋、童便炒"的记载。

7. **童便合酒炙**　明代《医学纲目》中有"童便酒各半盏浸一宿"的记载。

8. **甘草水炙**　明代《寿世保元》中有"甘草水泡"的记载。

9. **何首乌与米泔、黑豆合炙**　明代《证治准绳》中有"八两，以何首乌（赤白雌雄各一斤）先用米泔水浸一日夜，以竹刀刮去粗皮，切作大片，用黑豆铺甑中一层却铺何首乌，再铺豆一层，却铺川牛膝一层，又豆一层重重相间面上铺豆，覆之豆熟为度，取去豆晒干，次日如前用生豆再蒸，如法蒸七次，晒七次，去豆用"的记载。此后，明代《景岳全书》尚有"半斤,净,用黑豆三升何首乌半斤,层层拌铺甑内,蒸极熟取出,去豆"的记载。而未要求米泔泡。

牛膝炮制目的在明以后本草中多有记载,最早在明代《本草纲目》中提到"今唯以酒浸入药,欲下行则生用,滋补则焙用或酒拌搅蒸过用"。此后,文献多有论述。如清代《握灵本草》曰:"所主之病,大抵得酒则能补肝肾,生用则能去恶血。"《本草必用》曰:"酒蒸则能补精血,生用则能祛恶血。"《得配本草》曰:"下行生用,滋补焙用,或黄精汁浸酒拌蒸数十次用。破血敷金疮生用,引火下趋童便炒,引诸药至膝盖,生熟俱可用。"清代《本草分经》曰:"酒浸蒸则甘酸而温,益肝肾强筋骨。"清代《本草便读》曰:"生者破血行瘀,盐炒酒蒸熟则强筋健骨。"

【金老论牛膝炮制与临床】

一、临床功效与主治

本品味苦、酸,性平。归肝、肾经。具有逐瘀通经的功效。还可引血下行,用于胎衣不下,肝阳眩晕,火热上逆(表128-6)。

表128-6 牛膝各临床常用炮制规格功效、主治对比

炮制规格	功效	主治
牛膝	逐瘀通经,补肝肾,强筋骨,利尿通淋,引血下行	经闭,痛经,腰膝酸痛,筋骨无力,淋证,水肿,头痛,眩晕,牙痛,口疮,吐血,衄血
酒牛膝	活血祛瘀,通经止痛	血瘀腹痛,风湿寒痹

二、临床调剂

1. **用法用量** 5～12g。

2. **临床使用与禁忌** 牛膝为动血之品,药性下行且能引血下行,故孕妇及月经过多忌用。

3. **贮藏** 各种炮制规格均置阴凉干燥处,防潮。

本品临床常用炮制规格与调剂注意事项见表128-7。炒牛膝与牛膝炭临床鲜见,本节未收入。

表128-7 牛膝临床常用炮制规格与调剂注意事项

炮制规格	处方名	用法用量	特殊禁忌	特殊贮藏方法
牛膝	牛膝、怀牛膝	5～12g	孕妇及月经过多忌用	置阴凉干燥处,防潮
酒牛膝	酒牛膝			
盐牛膝	盐牛膝、盐炙牛膝、盐怀牛膝			

川 牛 膝

【来源】

本品为苋科植物川牛膝 *Cyathula officinalis* Kuan 的干燥根。秋、冬二季采挖,除去芦头、须根及泥沙,烘或晒至半干,堆放回润,再烘干或晒干。

【炮制规格】

1. 川牛膝

(1)《中国药典》2020 年版标准:除去杂质及芦头,洗净,润透,切薄片,干燥。

性状:本品呈圆形或椭圆形薄片。外表皮黄棕色或灰褐色。切面浅黄色至棕黄色。可见多数排列成数轮同心环的黄色点状维管束。气微,味甜。

(2)地方标准(表 129-1)

表 129-1 川牛膝常见地方标准制法及性状要求

来源	制法	性状
《上海市中药饮片炮制规范》2018 年版	将药材除去芦头,挑去黑色油枝等杂质,洗净,润透,切薄片,干燥,筛去灰屑	本品为圆形、类圆形或不规则形的切片,直径 0.5~3cm。表面灰棕色,有的可见横向突起的皮孔。切面淡黄色至棕黄色,可见众多筋脉小点排列成多轮同心环。质坚韧,有的稍有滋润感。气微,味甜
《浙江省中药炮制规范》2015 年版	取原药,除去残留芦头等杂质,洗净,润软,切厚片,干燥	多为类圆形或不规则形的厚片,直径 0.5~3cm。表面黄棕色或灰褐色,具纵皱纹,有的可见突起的横向皮孔。切面浅黄色或棕黄色。异形维管束点状,排列成数轮同心环。质坚而韧。气微,味甘
《天津市中药饮片炮制规范》2012 年版	除去杂质及芦头,洗净,润透,切薄片,干燥	本品呈圆形或椭圆形薄片。外表皮黄棕色或灰褐色。切面浅黄色至棕黄色。可见多数排列成数轮同心环的黄色点状维管束。气微,味甜
《湖南省中药饮片炮制规范》2010 年版	取原药材,除去杂质及芦头,洗净,润透,切厚圆片,干燥,筛去碎屑	为圆形厚片,表面灰棕色或灰褐色,可见多数黄色点状纤维束,具纵皱纹。质韧,断面浅黄色或棕黄色,维管束点状,排列成数轮同心环。气微,味甜
《江西省中药饮片炮制规范》2008 年版	除去杂质及芦头,洗净,润透,切或刨薄片,干燥	本品为类圆形的片,直径 0.5~3cm。外表面黄棕色。切面淡黄色或棕黄色,可见多数浅黄色筋脉点,排列成同心环。质坚而韧。气微,味甜,无霉变
《陕西省中药饮片标准》第二册(2009 年)	取药材川牛膝,除去杂质及芦头,洗净,润透,切薄片,干燥	本品为类圆形的薄片,厚 0.1~0.2cm,直径 0.3~3cm。切面淡黄色或棕黄色,可见多数黄色点状维管束排列成数轮同心环。周皮表面灰棕色,有的可见横长突起的皮孔。质柔韧。气微,味甜

续表

来源	制法	性状
《北京市中药饮片炮制规范》2008年版	取原药材，除去杂质及芦头，大小分开，洗净，浸泡6～10小时，至六七成透时，取出，闷润12～24小时，至内外湿度一致，切厚片，晒干或低温干燥，筛去碎屑	本品为圆形厚片。外表皮灰棕色。切面浅黄色或棕黄色，可见多数黄色点状纤维束，排列成数轮同心环。气微，味甜
《广西壮族自治区中药饮片炮制规范》2007年版	除去杂质及芦头，洗净，润透，切薄片或厚片，干燥，筛去灰屑	本品为圆形薄片或厚片，表面灰棕色，切面淡黄色或黄棕色，可见多数黄色点状纤维束。质柔软，味初甜而后微苦。无霉蛀
《重庆市中药饮片炮制规范》2006年版	除去杂质及芦头，洗净，润透，切薄片，干燥	为圆形薄片，直径0.5～3cm。周边灰棕色、黄棕色或灰褐色，具皱纹、横长的皮孔样突起。质韧，切面浅黄色或棕黄色，维管束点状，排列成数轮同心环。气微，味甜
《河南省中药饮片炮制规范》2005年版	除去杂质及芦头，洗净，润透，切薄片，干燥	为圆形薄片，厚0.1～0.2cm，直径0.5～3cm。表面灰棕色，切面淡黄色或棕黄色。可见多数黄色点状维管束。气微，味甜
《贵州省中药饮片炮制规范》2005年版	取原药材，除去杂质及芦头，洗净，润透，切薄片，干燥	为圆形薄片，切面淡黄色或棕黄色。可见多数黄色点状维管束排列成数轮同心环。周边灰棕色，气微，味微甜涩，嚼之略粘牙
《江苏省中药饮片炮制规范》2002年版	取原药材，除去杂质及芦头，洗净，润透，切薄片，干燥	为圆形薄片，切面淡黄色或棕黄色，维管束点状，排列成数轮同心环，质柔软。气微，味甜
《四川省中药饮片炮制规范》2002年版	除去杂质及芦头，洗净，略润，切薄片，干燥	薄片，质柔韧，具黏性，表面灰棕色，切面淡黄白色至淡黄棕色，有多数筋脉点排列成数层同心环，味甜、微苦
《福建省中药饮片炮制规范》1998年版	除去杂质及芦头，洗净，润透，切薄片，干燥	呈片状，片厚1～2mm。切面浅黄色或棕黄色，维管束点状，排列成数轮同心环；外皮黄棕色或灰褐色，具纵皱纹。气微，味甜
《山东省中药炮制规范》1990年版	除去杂质及芦头，洗净，闷润至透，切薄片，干燥	本品为类圆形的薄片，片面浅黄色至黄棕胶质状或纤维状，有多数浅黄色筋脉小点（维管束），排列成数轮同心环，质韧。气微，味甜
《吉林省中药饮片炮制规范》1986年版	除去杂质，洗净泥土，用水浸泡至约六、七成透时，捞出，润透，切1～1.5mm片，晒干	无具体要求
《辽宁省中药炮制规范》1986年版	除去杂质及芦头，洗净，润透，切薄片，干燥	片厚1～2mm
《广东省中药饮片炮制规范》1984年版	除去杂质及芦头，洗净，润透切段或切厚片，干燥	本品呈近圆柱形，微扭曲。表面黄棕色，具纵皱纹和支根痕，有多数横向突起的皮孔。断面浅黄色。气微，味甜
《甘肃省中药饮片炮制规范》1980年版	剁去芦头，洗净泥土，捞出，润透，去芦，切片，晒干	无具体要求
《湖北省中草药炮制规范》1979年版	抢水洗净，取出，沥干，润透后去芦，切薄片，晒干或烘干	片面色油黄，质柔润，显白色点状筋脉纹

2. 酒川牛膝

（1）《中国药典》2020年版标准：取川牛膝片，照酒炙法（通则0213）炒干。

性状：本品形如川牛膝片，表面棕黑色。微有酒香气，味甜。

（2）地方标准（表129-2）

表129-2　川牛膝常见地方标准制法及性状要求

来源	制法	性状
《浙江省中药炮制规范》2015年版	取川牛膝饮片，照酒炙法炒至表面色变深时，取出，摊凉。每川牛膝100kg，用酒10kg	表面及切面棕黄色，微具酒香气
《湖南省中药饮片炮制规范》2010年版	取净川牛膝片，照酒炙法，炒干。每100kg川牛膝，用黄酒10kg	形同川牛膝片，表面暗褐色，略有焦斑，微具酒气
《陕西省中药饮片标准》第二册（2009年）	取饮片川牛膝，照酒炙法炒干；或取药材川牛膝，除去杂质及芦头，洗净，微晾，用黄酒拌匀至吸尽，蒸约1小时，切薄片，低温干燥 酒蒸川牛膝：每100kg药材用黄酒20kg	本品为类圆形的薄片，厚0.1～0.2cm，直径0.3～3cm。切面黄棕色至黑棕色，可见多数黄色点状维管束，排列成数轮同心环。周皮表面棕褐色，有的可见横长突起的皮孔。质柔韧。微有酒香气，味甜
《江西省中药饮片炮制规范》2008年版	取川牛膝片，加酒喷洒拌匀，闷透，置锅内炒至干；或用麦麸或谷糠炒至深棕黄色，取出，放凉。每100kg川牛膝，用酒10kg，用麦麸或谷糠30kg	形如川牛膝，表面棕黄色或灰棕色，微有酒香气
《广西壮族自治区中药饮片炮制规范》2007年版	取川牛膝片，加酒拌匀，闷润，待酒被吸尽，置锅内用文火炒干，取出，放凉。每100kg川牛膝用酒20kg	形同生牛膝片，暗褐色，具醇香味
《重庆市中药饮片炮制规范》2006年版	取净川牛膝，照酒炙法用白酒炒干	酒炙后颜色较深，呈暗褐色，偶见焦斑，有酒香气
《河南省中药饮片炮制规范》2005年版	取净川牛膝片，照酒炙法炒干	形同川牛膝片，表面暗褐色，微有酒气
《贵州省中药饮片炮制规范》2005年版	取净川牛膝片，加酒拌匀，闷润，晾干，按麸炒法炒至暗褐色。每100kg净川牛膝，用酒12kg	形同川牛膝，表面深褐色，偶见焦斑。微有酒气
《四川省中药饮片炮制规范》2002年版	取净川牛膝片，照酒炙法炒至干。每川牛膝100kg，用白酒10kg	色加深，可见焦斑
《江苏省中药饮片炮制规范》2002年版	取净川牛膝片加酒喷淋，拌匀，稍闷，待酒吸尽，用文火炒至干，取出放凉。每100kg川牛膝，用黄酒10kg	形同川牛膝，略有酒气
《福建省中药饮片炮制规范》1998年版	取川牛膝片，照酒炙法炒干	形如川牛膝，色略深，微具酒气
《广东省中药饮片炮制规范》1984年版	取净川牛膝，用酒拌匀，闷润，待酒被吸尽后，用文火炒至身干并有香味时，取出，摊凉。每川牛膝100kg，用酒10kg	呈棕褐色，微有焦斑，柔软，有香气
《甘肃省中药饮片炮制规范》1980年版	取川牛膝片用黄酒浸拌，使均匀吸入后微火炒干。每川牛膝100kg，用黄酒10kg	无具体要求

3. **盐川牛膝** 《中国药典》2020 年版未收载本炮制规格,常见地方标准制法及性状见表 129-3。

表 129-3 盐川牛膝常见地方标准制法及性状要求

来源	制法	性状
《安徽省中药饮片炮制规范》2019 年版	取净川牛膝片,先拌盐水后炒药。将定量的食盐加入定量的水(1 份食盐加 3～4 倍量水)溶化,与药材拌匀闷润,待盐逐渐渗入药材组织内部,以文火炒干,且表面呈黄色或焦黄色,取出放凉。每 100kg 川牛膝,用食盐 2kg	本品为类圆形薄片,外表皮黄棕色或灰褐色,有纵皱纹、横向突起皮孔及支根痕,具焦斑。切面黄色或焦黄色,维管束点状,排列成数轮同心环。质韧,气微,味咸
《黑龙江省中药饮片炮制规范》2012 年版	取川牛膝饮片,加盐水拌匀,闷润至透,用文火加热,炒干,取出,摊凉,即得。每 100kg 川牛膝饮片,用食盐 2kg	本品为类圆形或不规则形的薄片。外表面棕黄色至棕褐色,具纵皱纹,有的可见横长的皮孔样突起、支根痕。切面棕黄色至暗褐色,维管束点状,排列成数轮同心环,质坚。气微,味微咸、甜
《湖南省中药饮片炮制规范》2010 年版	取净川牛膝片,照盐炙法,用文火炒干。每 100kg 川牛膝,用食盐 2kg	形如酒川牛膝片,味微咸
《河南省中药饮片炮制规范》2005 年版	取净川牛膝片,照盐炙法炒干。每 100kg 牛膝片,用盐 2kg	形同川牛膝片,表面暗褐色,味咸
《广东省中药饮片炮制规范》1984 年版	取净川牛膝,用盐水拌匀,闷润,待盐水被吸尽后,用文火炒干(或置砂中炒干),取出(或筛去砂),摊凉。每川牛膝 100kg,用盐 2kg	呈棕褐色,微有焦斑,柔软,有香气

【金老谈川牛膝炮制历史】

见牛膝。

【金老论川牛膝炮制与临床】

一、临床功效与主治

牛膝有川牛膝、怀牛膝之不同。功用亦有区别。川牛膝功偏活血祛瘀,疏经通脉,为血瘀之多用。怀牛膝功偏补益肝肾,强筋健骨,为肝肾不足之筋骨痿软多用(表 129-4)。

表 129-4 川牛膝各临床常用炮制规格功效、主治对比

炮制规格	功效	主治
川牛膝	逐瘀通经,通利关节,利尿通淋	经闭癥瘕,胞衣不下,跌仆损伤,风湿痹痛,足痿筋挛,尿血血淋
酒川牛膝	增强逐瘀止痛,通利关节作用	跌打肿痛,肾虚腰痛等证

二、临床调剂

1. **用法用量**　5～10g。

2. **临床使用与禁忌**　孕妇及月经过多者忌用。

3. **贮藏**　各种炮制规格均置阴凉干燥处,防潮。

本品临床常用炮制规格与调剂注意事项见表129-5。

表129-5　川牛膝临床常用炮制规格与调剂注意事项

炮制规格	处方名	用法用量	特殊禁忌	特殊贮藏方法
川牛膝	川牛膝	5～10g	孕妇及月经过多者忌用	置阴凉干燥处,防潮
酒川牛膝	酒川牛膝			
盐川牛膝	盐川牛膝			

大　蓟

【来源】

本品为菊科植物蓟 *Cirsium japonicum* Fisch. ex D C. 的干燥地上部分。夏、秋二季花开时采割地上部分,除去杂质,晒干。

【炮制规格】

1. 大蓟

(1)《中国药典》2020 年版标准:除去杂质,抢水洗或润软后,切段,干燥。

性状:本品呈不规则的段。茎短圆柱形,表面绿褐色,有数条纵棱,被丝状毛;切面灰白色,髓部疏松或中空。叶皱缩,多破碎,边缘具不等长的针刺;两面均具灰白色丝状毛。头状花序多破碎。气微,味淡。

(2)地方标准(表130-1)

表130-1　大蓟常见地方标准制法及性状要求

来源	制法	性状
《上海市中药饮片炮制规范》2018 年版	将药材除去残根等杂质,喷潮,略润,切长段,低温干燥,筛去灰屑	本品呈段状,全体黏附众多白色羽状冠毛。茎圆柱形或稍扁,直径 0.3～1.2cm;表面黄绿色至绿褐色,具纵棱及毛茸;切面灰黄色,有白色疏松髓部或中空。叶片已切断,多破碎和皱缩,褐绿色,具毛茸,展平后叶缘可见羽状深裂及尖刺。头状花序多已切断,完整者球形或类圆球形,直径约 1.5cm。总苞片多层,苞片线状披针形或披针形,棕黄色至黄棕色。花细长,黄褐色,花冠常已脱落,冠毛羽状,白色细长。果实细小。质坚脆,刺手。气微,味淡

来源	制法	性状
《天津市中药饮片炮制规范》2012 年版	取原药材,除去杂质,喷淋清水,润透,地上部分切段,干燥	地上部分呈不规则的小段。茎圆柱形,表面绿褐色或棕褐色,有数条纵棱,被丝状毛;切面灰白色,髓部疏松或中空。叶皱缩,多破碎,边缘有针刺,两面均具灰白色丝状毛。头状花序顶生,珠形或椭圆形,总苞黄褐色,羽状冠毛灰白色。气微,味甘、微苦
《湖南省中药饮片炮制规范》2010 年版	取原药材,除去杂质,抢水洗净,润透,切短段,干燥	为短段。表面绿褐色。茎圆柱形,表面绿褐色或棕褐色,有数条纵棱,被丝状毛。切面灰白色,髓部疏松或中空。叶皱缩,多破碎,边缘有针刺,两面均具灰白色丝状毛。头状花序,球形或椭圆形,总苞黄褐色,羽状冠毛灰白色。气微,味淡
《江西省中药饮片炮制规范》2008 年版	除去杂质,抢水洗净,润软,切段,干燥	本品为 1.5～2cm 的段,茎、叶、花、果混合。茎呈圆柱形,表面绿褐色或棕褐色,有数条纵棱,被丝状毛。断面灰白色,髓部疏松或中空。叶皱缩,多破碎,完整叶片展平后呈倒披针形或倒卵状椭圆形,羽状深裂,边缘具不等长的针刺;上表面灰绿色或黄棕色,下表面色较浅,两面均具灰白色丝状毛。头状花序顶生,多破碎。气微,味淡
《广西壮族自治区中药饮片炮制规范》2007 年版	除去杂质,抢水洗净,润透。切段,干燥,筛去灰屑	呈不规则的 1.5～2cm 的段,表面绿褐色。茎圆柱形,表面绿褐色或棕褐色,有数条纵棱,被丝状毛。断面灰白色,髓部疏松或中空。叶皱缩,多破碎,边缘具不等长的针刺,两面均具灰白色丝状毛。头状花序多破碎。气微,味淡
《重庆市中药饮片炮制规范》2006 年版	除去杂质,抢水洗或润软后,切段,低温干燥	为茎、叶、花混合的段。茎呈圆柱形,周边绿褐色或棕褐色,有纵棱,被灰白丝状毛。切面灰白色,髓部疏松或中空。叶皱缩,多破碎,完整叶片展平后呈倒披针形或倒卵状椭圆形,羽状深裂,边缘具不等长的针刺;上表面灰绿色或黄棕色,下表面色较浅,两面均具灰白色丝状毛。头状花序顶生,球形或椭圆形,总苞黄褐色,羽状冠毛灰白色。气微,味淡
《安徽省中药饮片炮制规范》2005 年版	取原药,除去杂质,抢水洗净,稍晾,切段,干燥	为不规则的段,茎、叶、花混合。茎呈圆柱形,外表面绿褐色或棕褐色,有数条纵棱,被丝毛状。切面灰白色,髓部疏松或中空。叶皱缩,多破碎,完整叶片展平后呈倒披针形或倒卵状椭圆形,羽状深裂,边缘具不等长的针刺;上表面灰绿色或黄棕色,下表面色较浅,两面均具灰白色丝状毛。头状花序顶生,球形或椭圆形,总包黄褐色,羽状冠毛灰白色。气微,味淡

续表

来源	制法	性状
《浙江省中药炮制规范》2005 年版	取原药，除去杂质，抢水洗净，润软，切段，干燥	呈段状。茎表面绿褐色或棕褐色，有纵棱，被丝状毛；切面灰白色，髓部疏松或中空。叶片羽状深裂，边缘具不等长的针刺；上表面灰绿色或黄棕色，下表面色较浅，两面均具灰白色丝状毛。头状花序球形或椭圆形，总苞多层，黄褐色，外层的先端具刺，内层的先端无刺；花紫红色，全为管状，冠毛羽状，顶端变粗，灰白色。气微，味淡
《河南省中药饮片炮制规范》2005 年版	除去杂质，抢水洗或润软后，切段，低温干燥	为长 1.5~2cm 的段，茎、叶、花、果混合。茎呈圆柱形，表面绿褐色或棕褐色，有数条纵棱，被丝状毛。断面灰白色，髓部疏松或中空。叶皱缩，多破碎，完整叶片展平后呈倒披针形或倒卵状椭圆形，羽状深裂，边缘具不等长的针刺；上表面灰绿色或黄棕色，下表面色较浅，两面均具灰白色丝状毛。头状花序顶生，多破碎。气微，味淡
《贵州省中药饮片炮制规范》2005 年版	取原药材，除去杂质，洗净，大蓟草润软，切段，干燥	为茎、叶、花的混合物。表面绿褐色或棕褐色，有数条纵棱，被丝状毛，切面灰白色，髓部疏松或中空；叶皱缩，多破碎，边缘具针刺，上表面灰绿色或黄棕色，下表面色较浅，两面均具灰白色丝状毛。头状花序球形或椭圆形。气微，味淡
《四川省中药饮片炮制规范》2002 年版	除去杂质，淋润，切段，干燥	为茎叶混合的段，全体被毛。茎圆柱形，中空，黄绿色；叶互生，灰绿色或黄棕色，深裂，具白色针刺。炒后表面焦黑色，中部黄褐色
《江苏省中药饮片炮制规范》2002 年版	取原药材，除去杂质，洗净，润软，切段，干燥	为不规则小段。茎圆柱形，表面绿褐色或棕褐色，有数条纵棱，被丝状毛，切面灰白色，髓部疏松或中空；叶皱缩，多破碎，边缘具刺，两面灰绿色或黄棕色，有白色丝状毛；头状花序球形或椭圆形。气微，味淡
《福建省中药饮片炮制规范》1998 年版	洗净，润软，切中段，干燥	呈茎、叶、花混合的段状，段长 10~20mm。茎绿褐色或棕褐色，有数条纵棱，被丝状毛。切面灰白色，髓部疏松或中空。叶皱缩，多破碎，边缘具不等长的针刺。上表面灰绿色或黄棕色，下表面色较浅，两面均具灰白色丝状毛。头状花序球形或椭圆形，总苞黄褐色。气微，味淡
《山东省中药炮制规范》1990 年版	除去杂质，抢水洗净，闷润，切小段，干燥	为茎、叶、花混合，呈段状。茎呈圆柱形，表面绿褐色或棕褐色，有数条纵棱，被丝状毛。切面灰白色，髓部疏松或中空。叶皱缩，多破碎，边缘有针刺；两面均具灰白色丝状毛。头状花序，球形或椭圆形，总苞黄褐色，羽状冠毛灰白色。气微，味淡
《吉林省中药饮片炮制规范》1986 年版	除去杂质，洗净泥土，捞出，润透，切 10mm 段，晒干	无具体要求

续表

来源	制法	性状
《辽宁省中药炮制规范》1986年版	除去杂质,洗净,稍润,切段,干燥,筛去灰屑	无具体要求
《云南省中药饮片炮制规范》1986年版	取梗大蓟拣净杂质,浸泡1~2小时,取出吸润约12小时,吸至透心切或铡成厚约1.3mm的斜片,晒干,筛去灰屑即可	无具体要求
《甘肃省中药饮片炮制规范》1980年版	除去杂质,剁去根,洗净,润透,切段,干燥	无具体要求
《北京市中药饮片切制规范》1974年版	取原药材,拣净杂质,去掉根,用清水喷洒均匀,闷2~4小时,至内外湿度一致,切段,过筛,将不合格的段反复操作,掺匀,晒干或烘干,过净土末,入库即得	本品茎呈圆柱形,微带紫棕色,表面绿色,有棉柔毛及皱纹。断面中空,叶片大多破碎不全,皱缩而卷曲,暗黄绿色,两面均有白色丝状毛,边缘有浅裂或全缘具针刺,正面绿褐色,背面灰绿色,气弱,味淡微苦。炭呈焦褐色

2. 大蓟炭

（1）《中国药典》2020年版标准:取大蓟段,照炒炭法(通则0213)炒至表面焦黑色。

性状:本品呈不规则的段。表面黑褐色。质地疏脆,断面棕黑色。气焦香。

（2）地方标准(表130-2)

表130-2　大蓟炭常见地方标准制法及性状要求

来源	制法	性状
《天津市中药饮片炮制规范》2012年版	取净大蓟段及片置锅内加热,炒至黑褐色,喷清水少许,取出凉透晾干	形如大蓟段或片,表面黑褐色
《湖南省中药饮片炮制规范》2010年版	取大蓟段照炒炭法,用武火加热,炒至表面焦黑色,喷洒清水少许,灭尽火星,取出晾干凉透	形如大蓟短段,表面焦黑色
《江西省中药饮片炮制规范》2008年版	取大蓟段,照炒炭法用武火炒至焦黑色,存性,喷洒清水灭去火星,再炒至水汽逸尽,取出,摊凉	形如大蓟,外表黑色。质地疏脆,断面棕黑色,气焦香
《上海市中药饮片炮制规范》2008年版	取大蓟,照清炒法炒至表面焦黑色,筛去灰屑	外表面黑褐色。有的头状花序顶端具密集光亮的针晶样冠毛。质松脆,断面棕黑色,具焦香气,味苦。余同生大蓟
《广西壮族自治区中药饮片炮制规范》2007年版	取生大蓟片,置锅内用中火(或武火)炒至表面黑褐色,内焦褐色,喷淋适量清水,取出,晾干	形同生大蓟,外表黑褐色或黑色。质地疏脆,断面褐色或棕黑色,存性。气焦香
《重庆市中药饮片炮制规范》2006年版	取净大蓟草段,照炒炭法炒至表面焦黑色	表面焦黑色,内部黄褐色,质地酥脆,具焦香气
《安徽省中药饮片炮制规范》2005年版	取净大蓟片或段,照炒炭法,炒至表面焦黑色	形同大蓟,表面焦黑色

续表

来源	制法	性状
《浙江省中药炮制规范》2005 年版	取大蓟,炒至浓烟上冒,表面焦黑色,内部棕褐色时,微喷水,灭尽火星,取出,晾干	表面呈焦黑色,内部棕褐色。质松脆,略具焦气。味苦
《河南省中药饮片炮制规范》2005 年版	取净大蓟段,照炒炭法炒至表面焦黑色	为长 1.5～2cm 的小段,外表黑色。质地疏松,断面棕黑色。气焦香
《贵州省中药饮片炮制规范》2005 年版	取净大蓟段,照炒炭法炒至表面焦黑色	形同大蓟,表面焦黑色
《江苏省中药饮片炮制规范》2002 年版	取净大蓟段,用武火加热,炒至表面焦黑色,喷淋少量清水,灭尽火星,取出,凉透,晾干	形同大蓟,表面焦黑色
《四川省中药饮片炮制规范》2002 年版	取净大蓟段,照清炒法炒至表面焦黑色	无具体要求
《福建省中药饮片炮制规范》1998 年版	取大蓟段或片,照炒炭法炒至表面焦黑色	形如大蓟草,表面焦黑色
《山东省中药炮制规范》1990 年版	将大蓟段置热锅内,武火炒至表面呈焦黑色,内部呈褐色时,喷淋清水少许,灭尽火星,取出,及时摊晾,凉透	形如大蓟,表面呈焦黑色。内部呈褐色
《吉林省中药饮片炮制规范》1986 年版	取大蓟段置锅中,用武火炒至外表黑色,内部褐色(但须存性),喷水灭火星,取出,晾干	无具体要求
《辽宁省中药炮制规范》1986 年版	取大蓟段,用武火炒至焦黑色时,喷淋少许清水,取出,晒干	大蓟炭不灰化
《甘肃省中药饮片炮制规范》1980 年版	取大蓟段,炒至表面焦黑色(须存性),洒水适量,出锅,晒干	无具体要求
《北京市中药饮片切制规范》1974 年版	取净大蓟段,置热锅内,不断翻动,用武火炒至焦黑色,喷洒清水少许,灭净火星,取出晾凉晒干,入库即得	无具体要求

3. 炒大蓟　《中国药典》2020 年版未收载本炮制规格,常见地方标准制法及性状见表130-3。

表 130-3　炒大蓟常见地方标准制法及性状要求

来源	制法	性状
《云南省中药饮片炮制规范》1986 年版	取生大蓟片,放入锅内用武火炒至外部呈暗褐色,取出,筛去灰屑即可	无具体要求

【金老谈大蓟炮制历史】

大小蓟始载于《名医别录》,列为中品,至《植物名实图考》始分为大蓟和小蓟两种,但在该书中未见记载有炮炙方法。唐代《备急千金要方》中首先提出"取汁",其后的元代《十药神书》中最早提出了"烧"的炮炙方法。以后的医药书籍多数记载有各种不同的炮炙方法。

综合古代大小蓟的炮炙方法,主要有烧、炒,有不加辅料,也有加辅料,辅料有酒、童便,但均不常见,下面分别予以介绍。

一、不加辅料炮炙

烧法　如前述,《十药神书》最早提出"烧灰存性"。其后的明代《万氏女科》《鲁府禁方》,清代《本草述》等书中都有相同记载。

二、加辅料炮炙

应用的辅料有酒、童便,但都极少见。

1. 酒制　明代《本草通玄》中首先提出"酒洗微炒",其后的清代《握灵本草》中提到"酒洗微焙",《本草汇》中提到"酒洗"。

2. 童便制　明代《本草通玄》中首先提出"童便拌微炒"。其后的清代《握灵本草》中提到"童便拌微焙",《本草汇》中也记载有"童便拌微炒"。

【金老论大蓟炮制与临床】

一、临床功效与主治

本品味甘、苦,性凉。归心、肝经。具有凉血止血,祛瘀消肿的功效(表 130-4)。

表 130-4　大蓟各临床常用炮制规格功效、主治对比

炮制规格	功效	主治
大蓟	凉血止血,散瘀解毒消痈	衄血,吐血,尿血,便血,崩漏,外伤出血,痈肿疮毒
大蓟炭	凉血止血。止血作用增强	吐血、呕血、咯血等出血较急剧者

二、临床调剂

1. 用法用量　9～15g,大剂量可用至 30g;鲜品可用 30～60g。如捣取汁服,则剂量可相应增加。外用适量,研末,蜂蜜调敷。鲜品,可捣烂调敷,或取汁涂擦。

2. 临床使用与禁忌

(1)本品味苦性凉,用治失血,痈肿,总以热证者为宜,脾胃虚寒者忌服。

(2)其性能散瘀,孕妇或无瘀滞者应当慎用。

3. 贮藏　各种炮制规格均通风干燥处。

本品临床常用炮制规格与调剂注意事项见表 130-5。炒大蓟临床鲜见,本节未收入。

表 130-5　大蓟临床常用炮制规格与调剂注意事项

炮制规格	处方名	用法用量	特殊禁忌	特殊贮藏方法
大蓟	大蓟	9～15g,大剂量可用至 30g;鲜品 30～60g,捣烂调敷,或取汁涂擦。如捣取汁服,则剂量可相应增加。外用适量,研末,蜂蜜调敷	脾胃虚寒者忌服。孕妇或无瘀滞者慎用	置通风干燥处
大蓟炭	大蓟炭	5～10g,多入丸散服		

小　蓟

【来源】

本品为菊科植物刺儿菜 *Cirsium setosum*（Willd）MB. 的干燥地上部分。夏、秋二季花开时采割，除去杂质，晒干。

【炮制规格】

1. 小蓟

（1）《中国药典》2020 年版标准：除去杂质，洗净，稍润，切段，干燥。

性状：本品呈不规则的段。茎呈圆柱形，表面灰绿色或带紫色，具纵棱和白色柔毛。切面中空。叶片多皱缩或破碎，叶齿尖具针刺；两面均具白色柔毛。头状花序，总苞钟状；花紫红色。气微，味苦。

（2）地方标准（表 131-1）

表 131-1　小蓟常见地方标准制法及性状要求

来源	制法	性状
《上海市中药饮片炮制规范》2018 年版	将药材除去残根等杂质。喷潮，略润。切长段。干燥，筛去灰屑	本品呈段状，全体黏附白色羽状冠毛。茎圆柱形或稍扁，直径 1.5～5mm，表面灰绿色或带紫色，具纵棱及白色柔毛，切面灰黄色，有白色疏松髓部或中空，叶片已切断，多破碎及皱缩，灰绿色至褐绿色，展平后，可见边缘全缘或浅齿裂，具尖刺。头状花序多已切断，完整者球形或长圆球形，直径约 1.2cm，总苞片多层，苞片披针形或线状披针形，棕黄色至黄棕色，花细长，黄褐色，花冠常已脱落，冠毛羽状，白色，细长，果实细小。质坚脆，稍刺手。气微，味淡
《天津市中药饮片炮制规范》2012 年版	除去杂质，洗净，稍润，切段，干燥	本品呈不规则的段。茎呈圆柱形，表面灰绿色或带紫色，具纵棱和白色柔毛。切面中空。叶片多皱缩或破碎，叶齿尖具针刺；两面均具白色柔毛。头状花序，总苞钟状；花紫红色。气微，味苦
《湖南省中药饮片炮制规范》2010 年版	取原药材，除去杂质，抢水洗净，稍润，切长段，筛去灰屑	为长段，灰绿褐色。茎圆柱形表面灰绿色或带紫色，具纵棱及白柔毛，质脆，切面中空。叶片多皱缩或破碎，具针刺，上表面绿褐色，下表面灰绿色，两面均具白色柔毛。头状花序，总苞钟状，黄绿色，花紫红色。气微，味苦
《陕西省中药饮片标准》第一册（2009 年）	取药材小蓟，除去杂质，洗净，稍润，切段，干燥	本品呈不规则的小段。茎圆柱形，直径 0.2～0.5cm。表面灰绿色或带紫色，具纵棱及白色柔毛。质脆，切面中空。叶基生或茎生叶互生，无柄或有短柄，叶片全缘或微齿裂至羽状深裂，齿尖具针刺；上表面绿褐色，下表面灰绿色，两面均具白色柔毛。头状花序球形或椭圆形。总苞钟状，苞片 5～8 层，黄绿色；花紫红色。气微，味微苦

续表

来源	制法	性状
《江西省中药饮片炮制规范》2008 年版	除去杂质,抢水洗净,稍润,切段,干燥	本品为不规则的段,茎、叶、花混合。表面绿色或带紫色,具纵棱及白柔毛;质脆,易折断,断面中空。叶皱缩、破碎,完整者展平后呈长椭圆形或长圆状披针形,全缘或微齿裂至羽状深裂;齿尖具针刺;上表面绿褐色,下表面灰绿色,两面均具白色柔毛。头状花序单个或数个顶生,总苞钟状,苞片5~8层,黄绿色;花紫红色。气微,味微苦
《北京市中药饮片炮制规范》2008 年版	取原药材,除去杂质,喷淋清水,闷润1~2 小时,至内外湿度一致,切中段干燥,筛去碎屑	本品为不规则中段。茎圆柱形,表面灰绿色或带紫色,具纵棱及白色柔毛,切面中空。叶多破碎,齿尖具针刺;上表面绿褐色,下表面灰绿色,两面均具白色柔毛。头状花序球形或椭圆形,总苞钟状。有的可见具白色冠毛的瘦果。气微,味微苦
《广西壮族自治区中药饮片炮制规范》2007 年版	除去杂质,抢水洗净,稍润,切段,干燥,筛去灰屑	为不规则的小段。茎圆柱形,表面绿色或带紫色,具纵棱及白柔毛;质脆,易折断,断面中空。叶互生,无柄或有短柄,叶片多皱缩、破碎,具针刺,两面均具白色柔毛。头状花序单个或数个顶生,花球形或椭圆形。总苞钟状,苞片5~8层,黄绿色;花紫红色。气微,味微
《重庆市中药饮片炮制规范》2006 年版	除去杂质,洗净,稍润,切段,干燥	为茎、叶、花混合的段。茎呈圆柱形,直径0.2~0.5cm,表面灰绿色或带紫色,具纵棱及白色柔毛,质脆,易折断,切面中空。叶互生,叶片多皱缩、破碎,完整者展平后呈长椭圆形或长圆状披针形,长3~12cm,宽0.5~3cm;全缘或微齿裂至羽状深裂,齿尖具针刺;上表面绿褐色,下表面灰绿色,两面均具白色柔毛。偶有头状花序,总苞钟状,苞片黄绿色;花紫红色。气微,味微苦
《安徽省中药饮片炮制规范》2005 年版	取原药材,除去杂质,洗净,稍晾,切段,干燥	为不规则的段,茎、叶、花混合。茎呈圆柱形,表面灰绿色或带紫色,具纵棱及白色柔毛。质脆,易折断,切面中空。叶互生,无柄或有短柄,叶片多皱缩、破碎,全缘或微齿裂至羽状深裂,齿尖具针刺;上表面绿褐色,下表面灰绿色,两面均具白色柔毛。头状花序,总苞钟状,苞片黄绿色;花紫红色。气微,味微苦
《浙江省中药炮制规范》2005 年版	取原药,除去杂质,洗净,润软,切段,干燥	呈段状。茎呈圆柱形,表面灰绿色或带紫色,具纵棱及白色柔毛。切面中空。叶互生,无柄或有短柄,全缘或微齿裂,边缘具针刺;上表面绿褐色,下表面灰绿色,两面均具白色柔毛。先端具刺。头状花序卵球形;总苞片多层,黄绿色,外层卵形或卵状披针形,较短,内层披针形,较长,先端均有刺;花紫红色,全为管状,冠毛羽状。气微,味微苦
《河南省中药饮片炮制规范》2005 年版	除去杂质,洗净,稍润,切段,干燥	呈不规则的段,茎、叶、花混合。茎圆柱形,表面绿色或带紫色,具纵棱及白色柔毛,质脆。叶灰绿褐色,多皱缩或破碎,叶齿具针刺,叶两面均具白色柔毛。头状花序,总苞钟状,黄绿色;花紫红色。气微,味微苦

来源	制法	性状
《贵州省中药饮片炮制规范》2005 年版	取原药材,除去杂质,洗净,稍润,切段,干燥	本品呈不规则段状,茎、叶、花混合。茎圆柱形,表面绿色或带紫色,具纵棱及白柔毛;质脆,易折断,断面中空。叶皱缩或破碎,具针刺,上表面绿褐色,下表面灰绿色,两面均具白色柔毛。花紫红色。气微,微苦
《江苏省中药饮片炮制规范》2002 年版	取原药材,除去杂质,洗净,稍润,切段,干燥,筛去灰屑	为不规则的小段。茎圆柱形,表面绿色或带紫色,具纵棱及白柔毛;叶皱缩,多破碎,具针刺,两面均被白柔毛。花紫红色。气微,微苦
《四川省中药饮片炮制规范》2002 年版	除去杂质,淋润,切段,干燥	本品为茎、叶混合的段,被毛,茎圆柱形,有纵沟,绿色或带紫色,叶全缘或微齿裂至羽状深裂,具针刺,偶见头状花序
《福建省中药饮片炮制规范》1998 年版	除去杂质,洗净,稍润,切中段,干燥	呈茎、叶、花混合的段状,段长 10～20mm。茎呈圆柱形,表面绿色或带紫色,具纵棱及白色茸毛。叶多皱缩或破碎,上表面绿褐色,下表面灰绿色,两面均被白色柔毛。头状花序有时可见,总苞钟状,黄绿色,花紫红色。气微,味微苦
《山东省中药炮制规范》1990 年版	除去杂质,抢水洗净,稍润,切段,干燥	为茎、叶、花混合,呈段状。茎呈圆柱形,表面灰绿色或带紫色,具纵棱及白色柔毛。质脆,断面中空。叶多皱缩或破碎,具针刺,上表面绿褐色,下表面灰绿色,两面均具白色柔毛。花紫红色。总苞钟状,黄绿色。气微,味微苦
《吉林省中药饮片炮制规范》1986 年版	除去杂质,洗净泥土,速捞,沥水,切 10mm 段,晒干	无具体要求
《辽宁省中药炮制规范》1986 年版	除去杂质,洗净,稍润,切段,干燥,筛去灰屑	无具体要求
《云南省中药饮片炮制规范》1986 年版	取原药拣净杂质,用水淘洗后捞出,吸润至透心,切或铡成厚约 1.3mm 的斜片,晒干,筛去灰屑即可	无具体要求
《甘肃省中药饮片炮制规范》1980 年版	除去杂质,剁去根,洗净泥土,润透,切段,晒干	无具体要求
《湖北省中草药炮制规范》1979 年版	拣去杂质,洗净,沥干,润透后切片,晒干或烘干	无具体要求

2. 小蓟炭

（1）《中国药典》2020 年版标准:取净小蓟段,照炒炭法（通则 0213）炒至黑褐色。

性状:本品形如小蓟段。表面黑褐色,内部焦褐色。

（2）地方标准（表 131-2）

表 131-2　小蓟炭常见地方标准制法及性状要求

来源	制法	性状
《上海市中药饮片炮制规范》2018 年版	取小蓟,照炒炭法清炒至外表面黑褐色,内部焦褐色,筛去灰屑	本品形如小蓟段。外表面黑褐色,内部焦褐色
《天津市中药饮片炮制规范》2012 年版	取净小蓟段,照炒炭法炒至黑褐色	本品形如小蓟段。表面黑褐色,内部焦褐色
《湖南省中药饮片炮制规范》2010 年版	取小蓟长段,照炒炭法炒至内部焦黄色,喷淋清水少许,灭火星,取出放凉	形如小蓟,外表黑褐色,内黄褐色
《陕西省中药饮片标准》第一册(2009 年)	取饮片小蓟,照炒炭法炒至黑褐色	本品呈不规则的小段,表面黑褐色。茎圆柱形,直径 0.2~0.5cm;内部黄褐色,质疏脆,切面中空。叶片多破碎,全缘或微齿裂至羽状深裂,齿尖具针刺头状花序球形或椭圆形。总苞钟状,苞片 5~8 层。气微,味微苦
《江西省中药饮片炮制规范》2008 年版	取净小蓟段,照炒炭法炒至表面呈黑褐色时,微喷水,再炒至水汽逸尽,取出,放凉	形如小蓟,表面呈黑褐色,内部棕褐色
《北京市中药饮片炮制规范》2008 年版	取小蓟段,置热锅内,用武火 150~180℃炒至表面黑褐色,喷淋清水少许,熄灭火星,取出,晾干	本品为不规则的段。表面黑褐色,质松脆。略有焦香气,味苦、涩
《广西壮族自治区中药饮片炮制规范》2007 年版	取生小蓟段,置锅内用中火炒至黑褐色,喷淋适量清水,取出,放凉	形同生小蓟,外表黑褐色,内黄褐色,存性。无杂质
《重庆市中药饮片炮制规范》2006 年版	取净小蓟段,照炒炭法炒至黑褐色	表面焦黑色,内部黄褐色,气焦香,味苦
《安徽省中药饮片炮制规范》2005 年版	取净小蓟段,照炒炭法,用中火炒至焦褐色	形同小蓟,表面焦褐色
《浙江省中药炮制规范》2005 年版	取小蓟,炒至浓烟上冒,表面焦黑色,内部棕褐色时,微喷水,灭尽火星,取出,晾干	表面呈焦黑色,内部棕褐色,略具焦气,味苦
《贵州省中药饮片炮制规范》2005 年版	取净小蓟段,照炒炭法炒至黑褐色	形同小蓟,表面黑褐色
《河南省中药饮片炮制规范》2005 年版	取净小蓟段,照炒炭法炒至黑褐色	形如小蓟段,表面黑褐色,内黄褐色
《江苏省中药饮片炮制规范》2002 年版	取净小蓟段,用中火炒至黑褐色,喷淋清水少许,灭尽火星,取出,凉透,晾干	形同小蓟,表面黑褐色
《四川省中药饮片炮制规范》2002 年版	取净小蓟段,照炒炭法炒至焦黑色	炒炭后焦黑色
《福建省中药饮片炮制规范》1998 年版	取小蓟段,照炒炭法炒至焦黑色	形如小蓟,黑褐色

续表

来源	制法	性状
《山东省中药炮制规范》1990年版	将小蓟段置热锅内,中火炒至焦褐色,喷淋清水少许,灭尽火星,取出,及时摊晾,凉透	形如小蓟,表面黑褐色,内部黄褐色
《吉林省中药饮片炮制规范》1986年版	取小蓟段置锅中,用武火炒至外表黑褐色,内部焦褐色(但须存性),喷水灭火星,取出,晾干	无具体要求
《辽宁省中药炮制规范》1986年版	取小蓟段,用武火炒至焦黑色时,喷淋少许清水,取出,晒干	无具体要求
《甘肃省中药饮片炮制规范》1980年版	取小蓟段,炒至表面焦黑色(须存性),洒水适量,出锅,晒干	无具体要求
《湖北省中草药炮制规范》1979年版	取净小蓟片,以武火炒至黑色存性,取出,稍冷后筛去灰屑,冷后收藏	无具体要求

【金老谈小蓟炮制历史】

见大蓟。

【金老论小蓟炮制与临床】

一、临床功效与主治

本品味甘、苦,性凉。归心、肝经。具有凉血、止血,祛瘀消痈的功效(表131-3)。

表131-3 小蓟各临床常用炮制规格功效、主治对比

炮制规格	功效	主治
小蓟	凉血止血,散瘀解毒消痈	衄血,吐血,尿血,血淋,便血,崩漏,外伤出血,痈肿疮毒
小蓟炭	同小蓟,偏于止血	吐血、呕血、咯血等出血较急剧者

二、临床调剂

1. **用法用量** 5～12g;鲜品30～60g,可捣汁服用。外用适量,研末撒或调敷。亦可用鲜品捣敷或煎汤外洗。

2. **临床使用与禁忌** 脾胃虚寒,便溏泄泻者慎用。

3. **贮藏** 各种炮制规格均置通风干燥处。

本品临床常用炮制规格与调剂注意事项见表131-4。

表131-4 小蓟临床常用炮制规格与调剂注意事项

炮制规格	处方名	用法用量	特殊禁忌	特殊贮藏方法
小蓟	小蓟	5～12g。外用适量,研末撒或调敷。鲜品30～60g,可捣汁服用。亦可用鲜品捣敷或煎汤外洗	脾胃虚寒,便溏泄泻者慎用	置通风干燥处
小蓟炭	小蓟炭	5～12g		

黄　精

【来源】

本品为百合科植物滇黄精 *Polygonatum kingianum* Coll. et Hemsl.、黄精 *Polygonatum sibiricum* Red. 或多花黄精 *Polygonatum cyrtonema* Hua 的干燥根茎。按形状不同,习称"大黄精""鸡头黄精""姜形黄精"。春、秋二季采挖,除去须根,洗净,置沸水中略烫或蒸至透心,干燥。

【炮制规格】

1. 黄精

(1)《中国药典》2020 年版标准:除去杂质,洗净,略润,切厚片,干燥。

性状:本品呈不规则的厚片,外表皮淡黄色至黄棕色。切面略呈角质样,淡黄色至黄棕色,可见多数淡黄色筋脉小点。质稍硬而韧。气微,味甜,嚼之有黏性。

(2)地方标准(表 132-1)

表 132-1　黄精常见地方标准制法及性状要求

来源	制法	性状
《湖南省中药饮片炮制规范》2010 年版	取原药材,除去杂质,洗净,略润,切厚片,干燥,筛去碎屑	为不规则的厚片,外皮淡黄色至黄棕色,并见有"鸡眼"状的茎痕。质硬而韧,切面角质,淡黄色至黄棕色。气微,味甜,嚼之有黏性
《陕西省中药饮片标准》第一册(2009 年)	取药材黄精,除去杂质,洗净,略润,切厚片,干燥	本品呈不规则形的厚片,直径 0.5~1.5cm。切面淡黄色或棕黄色,角质,半透明,周边黄棕色,略有黏性。周皮表面较皱缩,具环节和须根痕,偶见盘状茎痕。质稍硬而韧。气微,味甜,嚼之有黏性
《江西省中药饮片炮制规范》2008 年版	除去杂质,洗净,略润,切厚片,干燥	本品为不规则形的厚片,表面淡黄色或棕黄色。半透明。边缘淡黄色至黄棕色,可见环节,有皱纹及须根痕。质硬而韧。气微,味甜,嚼之有黏性。无虫蛀、霉变
《广西壮族自治区中药饮片炮制规范》2007 年版	除去杂质,洗净,略润,切厚片,干燥	为不规则的厚片,表面淡黄色至黄棕色,有皱纹及须根痕,偶见盘状茎痕。质硬而韧,切面角质,淡黄色至黄棕色。气微,味甜,嚼之有黏性
《重庆市中药饮片炮制规范》2006 年版	除去杂质,洗净,略润,切厚片,干燥	为不规则厚片,周边淡黄色至黄棕色,具环节,有皱纹及须根痕,结节上侧茎痕呈圆盘状,圆周凹入,中部突出。质硬而韧,不易折断,切面角质,淡黄色至黄棕色。气微,味甜,嚼之有黏性

续表

来源	制法	性状
《河南省中药饮片炮制规范》2005 年版	除去杂质,洗净,略润,切厚片,干燥	为不规则的厚片,外表面黄棕色,较皱缩,偶见盘状茎痕(鸡眼)。切面淡黄色或棕黄色。半透明。质稍硬而韧。气微,味甜,嚼之有黏性
《山东省中药炮制规范》1990 年版	除去杂质,洗净,略润,切厚片,干燥	为不规则的 4mm 厚片,片面淡黄色或黄棕色,稍带角质;周边淡黄色至黄棕色,较皱缩。质稍硬而韧。气微,味甜,嚼之有黏性
《辽宁省中药炮制规范》1986 年版	除去杂质,洗净,切片,干燥	无具体要求
《广东省中药饮片炮制规范》1984 年版	除去杂质,洗净,捞起,闷润一天至透心,蒸 8 小时,焖闷 12 小时,至黑色透心显油润,取出,切厚片,晒干	无具体要求
《甘肃省中药饮片炮制规范》1980 年版	洗净泥土,润透,切片,晒干	无具体要求

2. 酒黄精

（1）《中国药典》2020 年版标准：取净黄精,照酒炖法或酒蒸法(通则 0213)炖透或蒸透,稍晾,切厚片,干燥。

每 100kg 黄精,用黄酒 20kg。

性状：本品呈不规则的厚片。表面棕褐色至黑色,有光泽,中心棕色至浅褐色,可见筋脉小点。质较柔软。味甜,微有酒香气。

（2）地方标准（表 132-2）。

表 132-2　酒黄精常见地方标准制法及性状要求

来源	制法	性状
《湖南省中药饮片炮制规范》2010 年版	取净黄精,照酒炖法或酒蒸法,炖透或蒸透,稍晾,切厚片,干燥。每 100kg 黄精,用黄酒 20kg	形如黄精,中段片表面黑色,有光泽,质柔软,味甜,略有酒气
《陕西省中药饮片标准》第一册（2009 年）	取饮片黄精,照酒炖法或酒蒸法炖透或蒸透;或取药材黄精,除去杂质,洗净,沥干,照酒炖法或酒蒸法炖透或蒸透,稍晾,切厚片,干燥。每黄精 100kg,用黄酒 20kg	本品呈不规则的厚片,直径 0.5～1.5cm。表面黑色,有光泽;周皮表面皱缩,具环节和须根痕,偶见盘状茎痕。质软而稍韧,微有黏性,断面深褐色。微有酒香气,味甜,嚼之有黏性
《北京市中药饮片炮制规范》2008 年版	取原药材,除去杂质,大小分开,加黄酒拌匀,闷润 4～8 小时,装入蒸罐内,密封,隔水加热或用蒸汽加热,蒸 24～32 小时,至黄酒被吸尽,色泽黑润时,取出,稍晾,切厚片,干燥。每 100kg 净黄精,用黄酒 20kg	本品为不规则厚片。表面黑色,有光泽。断面深褐色,质柔韧。微有酒气,味甜,嚼之有黏性

来源	制法	性状
《江西省中药饮片炮制规范》2008年版	（1）取净黄精，照酒炖法或酒蒸法炖透或蒸透，稍晾，切厚片，干燥 （2）取净黄精，漂过夜，捞起。干燥，加入酒拌匀，待吸尽后，入甑蒸至内外黑色为度，取出，干燥至半干，横切厚片，干燥 （3）取原药，除去杂质，洗净，用清水漂约1天，取出，沥干水，放入炆药罐内每罐装药至三分之二，加入温水，上盖，移至围灶内，罐间放少量木炭，并堆放干糠，点燃后炆一天，至药熟透汁尽，取出，干燥；用酒喷洒均匀，闷润，待吸尽后蒸4～6小时，焖一夜，至转黑色时，取出，干燥至半干，切斜厚片，干燥 每100kg净黄精，用黄酒20kg	形如黄精片，表面黑色，具光泽，中心深褐色。质柔软滋润，微粘手。味甜，微有酒香气
《广西壮族自治区中药饮片炮制规范》2007年版	取净黄精，置适宜容器内，加入黄酒，炖透或蒸透，稍晾，切厚片，干燥。每100kg黄精用酒20kg	为不规则的厚片，表面黑色，有光泽，中心棕褐色。质柔软，味甜，微有酒气
《重庆市中药饮片炮制规范》2006年版	取净黄精，照酒炖法或酒蒸法炖透或蒸透，稍晾，切厚片，干燥。每100kg净黄精，用黄酒20kg	表面黑色，有光泽，内部褐色，味甜，微有酒气
《河南省中药饮片炮制规范》2005年版	取净黄精，照酒炖法或酒蒸法炖透或蒸透，稍晾，切厚片，干燥。每100kg净黄精，用黄酒20kg	形如黄精片，表面黑色，有光泽，中心深褐色。质柔软。味甜，微有酒气
《贵州省中药饮片炮制规范》2005年版	取原药材，除去杂质，洗净，略泡，润透，置适宜容器内蒸8～12小时，切厚片，晾至半干；加酒拌匀，闷透，照酒蒸法反复蒸至表面棕黑色，内部深褐色，切厚片，干燥。或取蒸黄精，照酒蒸法反复蒸至表面棕黑色，内部深褐色，干燥。每100kg黄精，用黄酒12kg	形同蒸黄精。表面棕黑色，内部深褐色，滋润有光泽，质柔韧
《江苏省中药饮片炮制规范》2002年版	取原药材，除去杂质，洗净，切厚片，干燥。再用黄酒拌匀，置炖药罐内密闭，隔水加热或用蒸汽加热，至酒被吸尽，使表面呈黑色，中心呈棕褐色，取出，干燥。每100kg黄精，用黄酒20kg	形同蒸黄精，表面黑色，中心棕褐色，微有酒气
《山东省中药炮制规范》1990年版	（1）将净黄精片用黄酒拌匀，闷润至黄酒被吸尽，放笼屉内，置锅上，武火加热，圆气后约8小时，闷润4小时，至内外均成黑褐色时取出，摊晒至外皮微干，再将蒸时所得原汁的浓缩液拌入，吸尽，干燥 （2）将净黄精片与黄酒装入蒸罐内，拌和均匀，密封，隔水加热，炖约12小时，闷约8小时，至黄酒基本吸尽，内外均呈黑褐色时取出，摊晒至外皮微干，再将罐中余汁拌入，吸尽后干燥 每100kg黄精片，用黄酒20kg	形如黄精，内外均呈黑褐色，质滋润，微具光泽，味香甜，微有酒气

续表

来源	制法	性状
《吉林省中药饮片炮制规范》1986年版	除去杂质,洗净泥土,捞出,喷淋黄酒拌匀,置适宜容器内,密闭,隔水炖18小时至酒吸尽,柔润,至色漆黑时,取出,晒至八成干,切3mm片,晒干。每100kg黄精,用黄酒40kg	无具体要求
《广东省中药饮片炮制规范》1984年版	取净黄精块,用酒拌匀,闷润,待酒液被吸尽后,蒸8~12小时,焗闷12小时,至内外呈黑色油润,取出,切厚片(如用生品需按上述方法重复蒸制一次)。每黄精100kg,用酒20kg	蒸后黑褐色,有光泽,质油润,味香甜。酒蒸后更为油润,气味浓郁
《甘肃省中药饮片炮制规范》1980年版	(1)取净黄精,清水洗净,捞出,置盆内用黄酒拌匀,装铜罐(或适宜容器内),密闭,坐锅中隔水炖至酒尽,取出,切段,晾干。每黄精100kg,用黄酒20kg (2)将洗净的黄精润透,切段,晒至五成干,用黄酒拌匀,润透。放蒸笼内蒸24小时,使内外均呈黑色时,止火,候冷,出笼,晒干。每黄精100kg,用黄酒25kg	无具体要求

3.**蒸黄精**　《中国药典》2020年版未收载本炮制规格,常见地方标准制法及性状见表132-3。

表132-3　蒸黄精常见地方标准制法及性状要求

来源	制法	性状
《天津市中药饮片炮制规范》2022年版	取原药材,除去杂质,洗净,润透,蒸至色棕黑,滋润时取出,切厚片,干燥	本品为不规则的厚片,表面黑色,有光泽,质柔润。气微,味甜
《上海市中药饮片炮制规范》2018年版	将药材除去杂质,洗净,润透,置蒸具内,蒸至内外滋润黑色,晒或晾至外干内润,切厚片,再将蒸时所得汁水拌入,均匀吸尽,干燥,筛去灰屑	本品为类圆形或不规则形的切片。全体呈乌黑色,滋润。表面呈纵皱纹,有的可见横环节、须根痕及茎痕。质柔软。折断面黑褐色。微带焦糖气,味甜
《安徽省中药饮片炮制规范》2019年版	取原药材,除去杂质,洗净,置适宜的蒸制容器内,用蒸汽加热蒸至棕黑色、滋润时,取出,切厚片,干燥	本品为不规则的厚片,表面棕黑色,滋润有光泽,中心棕褐色,味甜
《湖北省中药饮片炮制规范》2018年版	取净黄精,照蒸法蒸透,稍晾,切厚片,干燥	本品呈不规则的厚片。表面棕褐色至黑色,有光泽,可见筋脉小点。质柔润。气微,味甜,嚼之有黏性
《浙江省中药炮制规范》2015年版	取原药,除去杂质,洗净,置适宜容器内,蒸约8小时,焖过夜,如此反复蒸至滋润黑褐色时,取出,晾至半干,切厚片,干燥;或先切厚片,再蒸至滋润黑褐色时,取出,干燥	为不规则形的厚片,大小不一。表面滋润黑褐色,微具光泽,具皱纹及隆起的环纹,有时可见圆形多数点状维管束的茎痕。切面散生点状维管束。质柔韧。断面中心棕色至浅褐色。气似焦糖,味甜,嚼之有黏性

续表

来源	制法	性状
《湖南省中药饮片炮制规范》2010年版	取净黄精,照蒸法,反复蒸至内外呈滋润黑色,取出,稍晾,切厚片,干燥	形如黄精,中段片表面滋润黑色,有光泽,质柔软,味甜
《广西壮族自治区中药饮片炮制规范》2007年版	除去杂质,洗净,置锅中加水煮至透心(中心出现黄色),取出晒至半干,置适宜容器内蒸8~12小时,取出再晒,如此反复蒸晒至内外呈滋润黑色并带有甜味为度,取出,晒至半干,切厚片,干燥	为不规则的厚片,表面棕黑色,滋润有光泽,中心棕褐色。质柔软,味甜
《河南省中药饮片炮制规范》2005年版	取黄精,蒸至色棕黑滋润时取出,切厚片,干燥	形如黄精片,表面棕黑色,有光泽。质柔软。味甜
《贵州省中药饮片炮制规范》2005年版	取原药材,除去杂质,洗净,大小分开,略泡,润透,置适宜容器内蒸8~12小时,停火,置容器内闷润过夜,取出,切厚片,干燥	为不规则类圆形厚片。切面角质,棕褐色。周边棕黑色,滋润有光泽,质柔韧。气微,味甜,嚼之有黏性
《江苏省中药饮片炮制规范》2002年版	取原药材,除去杂质,洗净,蒸至棕黑色,滋润时取出,切厚片,干燥	为不规则的厚片,表面棕黑色,滋润有光泽,中心棕褐色。味甜
《辽宁省中药炮制规范》1986年版	取黄精,洗净,置蒸笼内蒸至滋润色黑,取出,晾至半干,再将蒸时所得汁水拌入,稍晾,切片。干燥,筛去灰屑	无具体要求

4. 黑豆制黄精 《中国药典》2020年版未收载本炮制规格,常见地方标准制法及性状见表132-4。

表132-4 黑豆制黄精常见地方标准制法及性状要求

来源	制法	性状
《四川省中药饮片炮制规范》2015年版	取黑豆,熬取浓汁与黄精共煮,(黑豆汁平过药面)沸后文火煮至水尽,取出,微晾,再置容器内蒸5~8小时,或黑豆汁拌浸黄精,润透心,蒸至内外呈滋润,黑色,取出,切厚片,干燥。每100kg黄精,用黑豆10kg	本品为肥厚、肉质的不规则厚片。断面黄棕色至棕黑色、中心黄棕色至深棕色,可见筋脉小点。体质柔软。气微,味甜,嚼之有黏性
《重庆市中药饮片炮制规范》2006年版	取黑豆,熬取浓汁与黄精共煮,(黑豆汁平过药面)沸后文火煮至水尽,取出,微晾,再置容器内蒸5~8小时,或黑豆汁拌浸黄精,润透心,蒸至内外呈滋润,黑色,取出,切厚片,干燥。每100kg黄精,用黑豆10kg	外表棕色至棕黑色,体质柔软
《云南省中药饮片标准》2005年版第一册	取药材,挑选,洗净,吸润,切成片,厚度不超过6mm,干燥。将黄精片置容器内,加黑豆汁拌匀,吸尽,蒸至切面黄棕色至黄褐色,取出,置容器内,加白酒和炼蜜拌匀,吸尽,干燥,筛去碎屑,即得。每1000g净药材,用黑豆汁250g,炼蜜50g,白酒50g	本品为不规则皱缩状的片,厚度不超过6mm,切面黄棕色至黑褐色,质软。无麻味,味甜、微苦

5. 制黄精 《中国药典》2020年版未收载本炮制规格,常见地方标准制法及性状见表132-5。

表 132-5　制黄精常见地方标准制法及性状要求

来源	制法	性状
《福建省中药饮片炮制规范》2012 年版	取净黄精厚片,蒸至内外呈黑色,干燥。再用熟地膏分次拌匀,取出,干燥。每 100kg 黄精,用熟地 15kg	本品呈不规则形的厚片,表面棕褐色至黑色,中心棕色至浅褐色。气香,味甜

6. **奶黄精**　《中国药典》2020 年版未收载本炮制规格,常见地方标准制法及性状见表 132-6。

表 132-6　奶黄精常见地方标准制法及性状要求

来源	制法	性状
《青海省藏药炮制规范》2010 年版	取原药材 500g,加牛奶 1 000ml,置文火中煮至牛奶吸干,取出,晾干	无具体要求

【金老谈黄精炮制历史】

古代,黄精的炮炙方法比较简单,主有蒸及酒蒸,介绍如下。

一、不加辅料炮炙

蒸法　南朝刘宋《雷公炮炙论》及明代《本草纲目》中均提到"凡采得,以溪水洗净后蒸,从巳至子,刀薄切,曝干用"。而后唐代《千金翼方》提到"造干黄精法:九月末掘取根,拣取肥大者,去目熟蒸,微星暴干又蒸,暴干,食之如蜜,可停"。《食疗本草》提到"饵黄精,其法:可取瓮子,去底,釜上安置,令得所盛黄精,令满密盖,蒸之,令片馏,即曝之第一遍,蒸之亦如此,九蒸九曝。蒸之,若生则刺人咽喉,曝使干,不尔朽坏"。宋代《经史证类备急本草》提到"服用以九蒸九暴为胜""单服九蒸九暴,入药生用"。明代《本草蒙筌》提到"洗净,九蒸九曝,代粮可过凶年。入药疗病,生者亦宜"。《医学入门》提到"入药生用,若单服之,先用滚水去苦汁,九蒸九晒"。《本草原始》提到"制,先以溪水洗净,用甑釜内安置得,所入黄精令满密盖,蒸至气溜,暴之,如此九蒸九暴饵之;若生刺人咽喉"。《医宗粹言》提到"黄精鲜者,用水煮勿动盖,直煮烂熟滤起,晒干复蒸之,又晒。若果九蒸九晒食之"。

二、加辅料炮炙

1. **酒制**　宋代《太平惠民和剂局方》提到"生黄精三斤,净洗,于木臼中烂捣绞取汁,旋更入酒三升,于银锅中以慢火熬成膏"。
2. **蔓荆子水制**　宋代《大平惠民和剂局方》提到"和蔓荆子水蒸九曝干"。
3. **黑豆制**　明代《鲁府禁方》提到"四两,黑豆二升同煮熟去豆,忌铁器"。

【金老论黄精炮制与临床】

一、临床功效与主治

本品味甘,性平。归脾、肺、肾经。具有补气养阴,健脾,润肺,益肾的功效。用于脾胃虚弱,体倦乏力,口干食少,肺虚燥咳,精血不足,内热消渴(表 132-7)。

表 132-7　黄精各临床常用炮制规格功效、主治对比

炮制规格	功效	主治
黄精	补气养阴,健脾,润肺,益肾	脾胃气虚,体倦乏力,胃阴不足,口干食少,肺虚燥咳,劳嗽咯血,精血不足,腰膝酸软,须发早白,内热消渴
酒黄精	补肾益血,润肺生津	肾虚精亏,头晕目眩

二、临床调剂

1. **用法用量**　9～15g,鲜品用30～60g。外用适量,煎水洗或以酒、醋泡涂。

2. **临床使用与禁忌**　凡脾虚有湿、咳嗽痰多、中寒便溏及痞满气滞者不宜服。

3. **贮藏**　各种炮制规格均置通风干燥处,防霉,防蛀。

本品临床常用炮制规格与调剂注意事项见表 132-8。炙黄精和奶黄精临床鲜见,本节未收入。

表 132-8　黄精临床常用炮制规格与调剂注意事项

炮制规格	处方名	用法用量	特殊禁忌	特殊贮藏方法
黄精	生黄精	9～15g,鲜品用30～60g。外用适量,煎水洗或以酒、醋泡涂	凡脾虚有湿、咳嗽痰多、中寒便溏及痞满气滞者不宜服	置通风干燥处,防霉,防蛀
酒黄精	酒黄精	9～15g,外用适量,煎水洗或以酒、醋泡涂		
蒸黄精	蒸黄精、黄精	9～15g,外用适量,煎水洗或以酒、醋泡涂		
黑豆制黄精	制黄精	9～15g,外用适量,煎水洗或以酒、醋泡涂		

杜　仲

【来源】

本品为杜仲科植物杜仲 *Eucommia ulmoides* Oliv. 的干燥树皮。4～6 月剥取,刮去粗皮,堆置"发汗"至内皮呈紫褐色,晒干。

【炮制规格】

1. 杜仲

(1)《中国药典》2020 年版标准:刮去残留粗皮,洗净,切块或丝,干燥。

性状:本品呈小方块或丝状。外表面淡棕色或灰褐色,有明显的皱纹。内表面暗紫色,光滑。断面有细密、银白色、富弹性的橡胶丝相连。气微,味稍苦。

(2)地方标准(表 133-1)

表 133-1　杜仲常见地方标准制法及性状要求

来源	制法	性状
《上海市中药饮片炮制规范》2018年版	将药材除去杂质,刮去残留粗皮,分档,洗净,润透,开直条,切长段,干燥,筛去灰屑	本品呈0.8~1.2cm方形块状,或宽0.2~0.3cm,长3~5cm的丝状;外表面淡棕色、棕色或灰褐色,可见皱纹或纵裂槽纹,有的树皮较薄,未去粗皮,可见明显的皮孔。内表面暗紫色,平滑,具细纵纹。切面淡棕色,可见白色丝状物。质脆,易折断;折断时有细密、银白色、富弹性的胶状丝相连。气微,味稍苦
《湖南省中药饮片炮制规范》2010年版	取原药材,洗净,刮去残留粗皮,切方块片,干燥,筛去灰屑	为扁平的方块片,厚3~7mm。外表面淡棕色或灰褐色,有的树皮较薄,未去粗皮,可见明显的皮孔;内表面暗紫色,光滑。质脆,易折断,断面有细密、银白色、富弹性的橡胶丝相连。气微,味稍苦
《陕西省中药饮片标准》第二册(2009年)	取药材杜仲,刮去残留粗皮,洗净,切块或丝,干燥	本品为大小不一的块片或宽丝,厚2~7mm。外表面淡棕色至灰褐色,有明显的皱纹或纵裂槽纹,较薄者可见明显的皮孔;内表面暗紫色,光滑。质脆,易折断。横断面有细密、银白色、富弹性的橡胶丝相连。气微,味稍苦
《甘肃省中药炮制规范》2009年版	取原药材,刮去残留粗皮,洗净,润透,切成块或丝,晒干	呈略平坦或半卷筒状的块或丝,宽2~5mm。外表面灰褐色或浅棕色,有皱纹,内表面暗紫棕色。光滑。质脆,易折断,断面淡棕色,有细密的银白色丝相连,富弹性,气微,味微苦
《北京市中药饮片炮制规范》2008年版	取原药材,除去杂质,刮去残留的粗皮,厚薄分开,洗净,闷润4~8小时,至内外湿度一致,切宽丝,干燥,筛去碎屑	本品呈丝状,外表面淡棕色或灰褐色,有明显的皱纹或纵裂槽纹。内表面暗紫色,光滑。质脆,易折断,断面有细密、银白色、富弹性的橡胶丝相连。气微,味稍苦
《江西省中药饮片炮制规范》2008年版	刮去残留粗皮,洗净,切方块或丝,干燥	本品为略平坦的块片或丝,干燥
《广西壮族自治区中药饮片炮制规范》2007年版	洗净,刮去残留粗皮,切小块或丝,干燥,筛去灰屑	为块或丝,厚3~7mm。外表面淡棕色或灰褐色,有的树皮较薄,未去粗皮,可见明显的皮孔。内表面暗紫色,光滑。质脆,易折断,断面有细密、银白色、富弹性的橡胶丝相连。气微,味稍苦
《重庆市中药饮片炮制规范》2006年版	除去杂质,刮去未除净的粗皮,洗净,切丝或小块片,干燥	为小块或丝状。大小不一,厚3~7mm。外表面淡棕色或灰褐色,有明显的皱纹或纵列槽纹,内表面暗紫色,光滑。质脆,易折断,断面有细密、银白色、富弹性的橡胶丝相连。气微,味稍苦
《浙江省中药炮制规范》2005年版	取原药材,刮去粗皮,洗净,切成片块或丝,干燥	为略平坦或半卷筒状的片块或丝,厚0.1~0.7cm,外表面浅棕色或灰褐色,有纵纹,粗皮未去尽处有时可见皮孔;内表面暗紫色,光滑。质脆,易折断,断面有细密的银白色富弹性的胶丝相连。气微,味微苦,嚼之有胶丝残余物

续表

来源	制法	性状
《河南省中药饮片炮制规范》2005 年版	刮去残留粗皮、洗净、切块或丝,干燥	为小方块或丝状。外表面淡棕色或灰褐色,有明显的皱纹或纵裂槽纹;内表面暗紫色,光滑;切面有细密、银白色、富弹性的橡胶丝相连。气微,味稍苦
《贵州省中药饮片炮制规范》2005 年版	取原药材,刮去残留粗皮,洗净,切块或丝,干燥	呈方块或丝状。外表面淡棕色或灰褐色,有明显的皱纹或纵裂槽纹。内表面暗紫色,光滑折断面有细密、银白色、富弹性的橡胶丝相连。气微,味稍苦
《江苏省中药饮片炮制规范》2002 年版	取原药材,刮去残留粗皮,洗净,润透,切块或丝,干燥	呈方块或丝片状。外表面淡棕色或灰褐色,有明显的皱纹或纵裂槽纹;内表面暗紫色,光滑。折断面有细密、银白色、富弹性的橡胶丝相连。气微,味稍苦
《福建省中药饮片炮制规范》1998 年版	除去杂质,刮去残留粗皮,切块或切丝	呈小块状或丝片状,片宽 10～15mm 或丝宽 2～3mm 切面有细密银白色胶丝,外表面淡棕色或灰褐色,有明显的皱纹或纵裂槽纹;内表面暗紫色,光滑,质脆,易折断。气微,味稍苦
《山东省中药炮制规范》1990 年版	除去杂质,刮去残留的粗皮,刷净泥土,干切成块或丝,或洗净,切成块或丝,干燥	为厚薄不一,10～15mm 的小方块,或呈丝状。外表面淡棕色或灰褐色,有明显的皱纹或纵裂槽纹;内表面暗紫色,光滑。且断面有细密、银白色、富弹性的橡胶丝,质脆。气微,味稍苦
《吉林省中药饮片炮制规范》1986 年版	除去杂质,并刮去残留粗皮,切 15mm 方块	无具体要求
《辽宁省中药炮制规范》1986 年版	刮去残留粗皮,洗净,切块,干燥	无具体要求
《四川省中药饮片炮制规范》1986 年版	除去杂质,刮去粗皮,洗净,切丝或小块,干燥	本品呈丝或小块状,表面淡棕色或灰褐色,有皱纹。断面有细密银白色富有弹性的橡胶丝相连
《云南省中药饮片炮制规范》1986 年版	取原药刮去粗皮,刷净泥沙,洒水吸约 8 小时,铡成宽约 2cm 的不规则小方块,晒干,即可	无具体要求
《湖北中草药炮制规范》1979 年版	洗净,沥干,切成块片,晒干或烘干	无具体要求

2. 盐杜仲

（1）《中国药典》2020 年版标准：取杜仲块或丝,照盐炙法（通则 0213）炒至断丝、表面焦黑色。

性状：本品形如杜仲块或丝,表面黑褐色,内表面褐色,折断时胶丝弹性较差。味微咸。

（2）地方标准（表 133-2）

表 133-2　盐杜仲常见地方标准制法及性状要求

来源	制法	性状
《上海市中药饮片炮制规范》2018年版	取生杜仲，照盐炙法炒至断丝、表面焦黑色，筛去灰屑	外表面黑褐色，内表面焦黑色，具小型松泡状突起。折断时橡胶丝弹性较差。具焦香气，味微咸
《湖南省中药饮片炮制规范》2010年版	取杜仲片，照盐炙法炒至断丝表面焦黑色；或照蒸法置蒸笼蒸1小时。每100kg杜仲块片，用食盐2kg	为块或丝，表面呈焦黑，折断时橡胶丝弹性较差，味微咸
《甘肃省中药炮制规范》2009年版	取净杜仲，加盐水拌匀，闷透，置锅内，用文火加热，炒至表面呈焦褐色胶丝易断时，出锅，放凉，筛去灰屑。每净杜仲100kg，用食盐3kg	形如杜仲，表面呈焦褐色，折断时银白色丝易断，弹性差。微有焦气，味微咸
《陕西省中药饮片标准》第二册（2009年）	取饮片杜仲，照盐炙法炒或砂烫至丝易断	本品为大小不一的块片或宽丝，厚2～7mm，表面焦黑色或灰棕色，外表面有明显的皱纹或纵裂槽纹，内表面光滑。质脆，易折断，折断时橡胶丝弹性较差、易断。气微，味微咸，稍苦
《北京市中药饮片炮制规范》2008年版	取杜仲丝，喷淋适量盐水，拌匀，闷润4～6小时，至盐水被吸尽，置热锅内，用中火炒至表面黑褐色，内部棕褐色，丝易断时，取出，晾凉。每100kg杜仲丝，用食盐3kg	本品呈丝状，表面黑褐色，折断时橡胶丝弹性较差。味微咸
《江西省中药饮片炮制规范》2008年版	（1）取杜仲块或丝，照盐水炙法炒至断丝、表面焦黑色 （2）取杜仲块，加盐水拌匀，吸尽后，置锅内炒至颜色加深或用砂炒至表面焦黑色，易断丝为度 每100kg杜仲，用食盐2kg	形如杜仲，表面焦黑色或灰棕色，丝易断，微有焦气，味微咸
《广西壮族自治区中药饮片炮制规范》2007年版	取杜仲块或丝，用盐水拌匀，稍闷，用中火炒至断丝表面焦黑色，或用盐水拌匀，润透，置蒸笼蒸1小时，取出，放凉，切丝，干燥。每100kg杜仲块或丝用食盐2kg	为块或丝，表面呈焦黑，折断时橡胶丝弹性较差。味微咸
《重庆市中药饮片炮制规范》2006年版	取净杜仲丝或块，照盐水炙法炒至断丝表面焦黑色	为焦黑色。折断时丝易断，味微咸
《浙江省中药炮制规范》2005年版	取杜仲，与盐水拌匀，稍闷，炒至表面焦黑色，胶丝弹性差而易折断时，取出，摊凉。每杜仲100kg，用盐2kg	表面焦黑色，折断时白色胶丝易断。微有焦气，味微咸，嚼之胶丝残余物不明显
《河南省中药饮片炮制规范》2005年版	（1）取杜仲块或丝，照盐水炙法炒至断丝，表面焦黑色 （2）取杜仲块或丝，照烫法用砂烫至断丝、外呈黑色，内呈黑褐色	形如杜仲块或丝，表面呈焦黑色或灰棕色，折断时橡皮丝弹性较差
《贵州省中药饮片炮制规范》2005年版	取杜仲块或丝，照盐水炙法炒至断丝、表面焦黑色	形同杜仲，表面呈焦黑色，折断时橡胶丝弹性较差。味微咸

续表

来源	制法	性状
《江苏省中药饮片炮制规范》2002 年版	取杜仲块或丝,用盐水拌匀,待盐水吸尽,置锅内调中火炒至微有焦斑,丝易断时,取出,晾干。每 100kg 杜仲,用食盐 2kg	形同杜仲块或丝片,表面有焦斑,折断时橡胶丝弹性较差。味微咸
《福建省中药饮片炮制规范》1998 年版	取杜仲块,照盐水炙法,或用砂烫法,炒至断丝,喷洒盐水,干燥	形如杜仲,表面焦黑色,断面无银白色胶丝。焦香气,味微苦,微咸
《山东省中药炮制规范》1990 年版	(1)将净杜仲块或丝用食盐水拌匀,闷润,置锅内,中火炒至断丝,表面焦黑色时取出,及时摊凉,凉透 (2)先将净杜仲块或丝用食盐水拌匀,闷润;再将净砂子置锅内,武火加热至翻动时较滑利、有轻松感后投入润好的盐杜仲块或丝,翻炒至断丝,表面呈焦褐色时,迅速取出,筛去砂子,放凉 每 100kg 杜仲块或丝,用食盐 2kg	形如杜仲,炒制品呈焦黑色,具焦糊气;砂烫品呈焦褐色,具焦气,略有咸味
《辽宁省中药炮制规范》1986 年版	取杜仲块用武火炒至表面焦黑色、折断面断丝时喷淋盐水,拌匀,取出放凉。(注意防止复燃)。每 100kg 杜仲用盐 2kg	无具体要求
《四川省中药饮片炮制规范》1986 年版	取净杜仲片,照盐水炙法炒至表面焦黑色。每杜仲 100kg,用盐 2kg	呈焦黑色
《云南省中药饮片炮制规范》1986 年版	取净杜仲片,每 50kg 用食盐 1.5kg 兑水适量溶化,先将杜仲片置锅内用武火拌炒,边炒边撒入盐水,炒至水干,呈黑褐色,取出放冷	无具体要求
《湖北中草药炮制规范》1979 年版	取杜仲块,加入食盐水拌匀,吸尽后以武火炒至外表焦黑色,取出,筛去灰屑。每杜仲块、片 1 斤(500g),用食盐 15.625g	无具体要求

3. 杜仲炭 《中国药典》2020 年版未收载本炮制规格,常见地方标准制法及性状见表 133-3。

表 133-3 杜仲炭常见地方标准制法及性状要求

来源	制法	性状
《天津市中药饮片炮制规范》2022 年版	将杜仲置热锅内,武火炒至表面黑褐色,折断时胶丝弹性较差易断时,喷淋盐水,继续炒至微干,取出,放凉。每杜仲 100kg,用盐 1kg	表面黑褐色,折断时胶丝之弹性较差。味微咸,嚼之胶丝残余物不明显
《安徽省中药饮片炮制规范》2019 年版	取净杜仲块或丝,置炒制容器内,用武火炒至黑褐色,内里丝断,存性,取出,用清水淋洒,灭尽火星,干燥	本品为不规则的方块状或丝状。全体挂有炭粉,外表面褐色至焦黑色。质脆,易折断,折断时胶丝弹性较差,易断。有焦气,味微苦,微涩

续表

来源	制法	性状
《广东省中药饮片炮制规范》第一册（2011年）	取净杜仲块或丝，置炒制容器内用武火炒至黑褐色，内里丝断，存性，取出，用清水淋洒灭尽火星，干燥	本品为不规则的方块状。全体挂有炭粉，外表面焦黑色，可见明显的皱纹或纵裂槽纹，内表面黑色。质脆，易折断，断面可见较少银白色的橡胶丝，易断。有焦气，味微苦，微涩
《福建省中药饮片炮制规范》1998年版	取杜仲块，照炒炭法炒至表面枯黑色，断丝，喷洒盐水，再炒干	形如杜仲，表面枯黑色，断面无银白色胶丝。焦香气，味微涩，微咸
《吉林省中药饮片炮制规范》1986年版	取杜仲块置锅中，用武火炒至表面呈黑色，内部胶丝易断时（但须存性），用滤过盐水，喷灭火星，取出，晒干。每10kg杜仲，用盐20g	无具体要求

4. 盐杜仲炭　《中国药典》2020年版未收载本炮制规格，常见地方标准制法及性状见表133-4。

表133-4　盐杜仲炭常见地方标准制法及性状要求

来源	制法	性状
《甘肃省中药炮制规范》2009年版	取净杜仲，加盐水拌匀，闷透，置锅内，用武火加热，炒至表面呈黑褐色，内部呈棕褐色，胶丝断时，灭尽火星，出锅，放凉，筛去灰屑。每净杜仲100kg，用食盐3kg	形如杜仲，表面呈黑褐色，内部呈棕褐色

【金老谈杜仲炮制历史】

一、不加辅料炮炙

有炒、炙、炮、炭等。

1. 炒法　汉代《华氏中藏经》首先提出"慢火炒令断丝"。以后，主张炒者颇多，如宋代《圣济总录》《普济本事方》《太平惠民和剂局方》《三因极一病证方论》《鸡峰普济方》《校注妇人良方》《济生方》《女科百问》，金代《素问病机气宜保命集》《儒门事亲》，元代《瑞竹堂经验方》《卫生宝鉴》《丹溪心法》，明代《普济方》《(秘传)证治要诀类方》《奇效良方》《女科撮要》《万氏女科》《医学纲目》《鲁府禁方》《证治准绳》《景岳全书》《济阴纲目》《医宗必读》，清代《医门法律》《外科大成》《本草述》《良朋汇集》《幼科释迷》《女科要旨》《傅青主女科》《增广验方新编》，其中不少还提出了具体要求：

（1）炒断丝（或"炒去丝""炒令丝断""炒黄色去丝""炒令断丝""炒令丝尽""炮炒去丝""炙炒去丝"等）：首先提出者为汉代《华氏中藏经》："慢火炒令断丝"。以后，还有宋代《太平惠民和剂局方》《校注妇人良方》《济生方》《女科百问》，金代《素问病机气宜保命集》，元代《瑞竹堂经验方》《丹溪心法》，明代《普济方》《秘传证治要诀及类方》《医学纲目》《鲁府禁方》《证治准绳》《医宗必读》，清代《医门法律》《本草述》《女科要旨》《增广验方新编》。

（2）要求焙一定颜色：宋代《普济本事方》首先提出"炒令黑"。以后，清代《傅青主女科》《增广验方新编》宗之。又以后，元代《瑞竹堂经验方》首先提出"瓦器内炒黄色去丝"，明代《普济方》宗之。此外，明代《普济方》还提出"列炒焦"；明代《景岳全书》提出"炒半黑"。

2. 炙法　唐代《千金翼方》首先提出"炙"。以后，主张"炙"者尚有唐代《外台秘要》，宋代《太平圣惠方》《证类本草》《圣济总录》《卫济宝书》《济生方》，元代《汤液本草》，明代《普济方》《奇效良方》《医学纲目》《鲁府禁方》《济阴纲目》《医宗必读》，清代《握灵本草》《医宗金鉴》。其中有些还提出了具体要求：

（1）炙微黄（或"炙令微黄"）：宋代《太平圣惠方》首先提出，宋代《济生方》、明代《普济方》宗之。

（2）炙黄：明代《奇效良方》首先提出，清代《握灵本草》宗之。

（3）炙去丝（或炙炒去丝）：明代《医学纲目》首先提出，明代《鲁府禁方》宗之。

（4）炙香：明代《普济方》有此提法。

（5）炙酥：明代《医宗必读》有此提法。

3. 炮法　明代《普济方》有此提法。

4. 炭法　清代《吴鞠通先生医案》有此提法。

二、加辅料炮炙

（一）单一辅料炮炙

1. 酥制

（1）酥炙：宋代《史载之方》首先提出"酥炙"。以后，宗之者有宋代《圣济总录》，明代《普济方》《鲁府禁方》《证治准绳》《宋氏女科秘书》《先醒斋医学广笔记》《本草通玄》，清代《医宗说约》《本草述》《医方集解》《本草备要》《本草必用》《医宗金鉴》《本草从新》《得配本草》《本草求真》《本草辑要》《类证治裁》《本草害利》《本草汇纂》《医家四要》。

（2）酥炒：明代《普济方》提出"酥油拌炒""酥油炒"。《仁术便览》《本草原始》云："酥油拌炒。"清代《本草纲目拾遗》云："酥油炒。"

2. 姜制

（1）姜炙：宋代《类证活人书》首先提出"姜汁炙"。以后，宋代《太平惠民和剂局方》云："以生姜汁涂炙令香熟，令无丝为度"，明代《普济方》云："生姜炙丝尽"及"姜汁炙炒，去丝。"明代《医学入门》云："姜汁涂炙。"

（2）姜炒：宋代《太平惠民和剂局方》首先提出"姜炒丝断""姜汁拌炒，令丝绝亦得"。以后，记载姜炒者颇多，且其具体操作要求又丰富多样，现分述如下：

姜炒（包括姜炒、姜汁炒、姜汁浸炒、生姜汁炒、姜汁炙炒、生姜自然汁浸一宿、姜汁拌炒、姜汤炒）：宋代《校注妇人良方》首先提出"姜汁炒"。以后，记载此法者有：宋代《类编朱氏集验医方》，明代《万氏女科》《本草原始》《证治准绳》《宋氏女科秘方》《寿世保元》《医宗必读》《审视瑶函》，清代《握灵本草》《医门法律》《医宗说约》《本草述》《医方集解》《嵩崖尊生全书》《得配本草》《成方切用》《本草求真》《妇科玉尺》《本草辑要》《女科要旨》《类证治裁》《本草汇纂》。

姜汁炒断丝（包括"姜制炒丝断""姜制炒去丝""姜浸炒去丝""姜汁淹炒丝断""姜汁润透、姜炒去丝""姜汁润透，炒去丝""生姜自然汁拌匀，炒断丝""姜汁炙炒去丝""姜汁拌炒丝尽""姜炒去丝"）：宋代《三因极一病证方论》首先提出"姜制炒丝断"。以后，主张这一制法者有：宋代《济生方》《女科百问》，元代《瑞竹堂经验方》，明代《普济方》《奇效良方》《本草蒙筌》《仁术便览》《医宗粹言》《景岳全书》《济阴纲目》《本草正》《一草亭目科全书》《异授眼科》，清代《医门法律》《医方集解》《本草备要》《良朋汇集》《本草从新》《成方切用》《本草正义》《本草害利》《医家四要》。

姜制炒黑：宋代《女科百问》有此记载。

（3）姜制：宋代《类编朱氏集验医方》首先有此记载。以后，宗之者有：明代《普济方》"姜汁制"，《外科理例》《女科撮要》《明医杂录》《医学纲目》"炒去丝、姜汁炙"。

3. 蜜制

（1）蜜炙：宋代《圣济总录》首先提出"蜜炙焦黄"。以后，主张蜜炙者尚有清代《本草备要》《外科证治全生集》《本草从新》《得配本草》《本草求真》《本草辑要》《本草害利》《本草汇纂》《医家四要》。其中，有些还提出了具体要求和目的，除上述《圣济总录》外，清代《外科证治全生集》云："每个用蜜三两涂炙，蜜尽为度。"清代《得配本草》云："润肝肾蜜炙。"

（2）蜜炒：宋代《急救仙方》云："蜜炒无丝为度。"

（3）蜜水浸泡：明代《奇效良方》有此记载。

4. 酒制

（1）酒炒：宋代《全生指迷方》首先提出此法，并记载了"捣烂，酒拌，炒干""杵碎，酒拌炒焦""杵碎，酒拌一宿，炒焦"等具体要求。以后，主张酒炒者尚有宋代《太平惠民和剂局方》"酒洒匀再炒"，元代《丹溪心法》、明代《仁术便览》"酒浸炒"，《宋氏女科秘书》《寿世保元》《景岳全书》《济阴纲目》《审视瑶函》"酒洗炒"，清代《医门法律》《成方切用》《本草求真》《女科要旨》《本草汇纂》。此外，有些医籍还提出了具体要求，如元代《瑞竹堂经验方》云："锉碎，酒浸，炒断丝。"明代《鲁府禁方》云："酒炒去丝。"以后，明代《先醒斋医学广笔记》，清代《本草述》《本草纲目拾遗》均宗此，明代《炮炙大法》与清代《本草述钩元》云："酒炒断丝，以渐取屑方不焦。"

（2）酒浸：宋代《济生方》有此记载。

（3）酒洗：清代《女科要旨》云："酒洗去丝。"

（4）酒炙：明代《普济方》首先提出，云："去丝，酒炙微黄色。"以后，主张酒炙者，尚有清代《握灵本草》《本草备要》《得配本草》"除寒湿酒炙"，《本草求真》《本草害利》《医家四要》《医方丛话》"酒浸透炙干"。

（5）酒焙：宋代《女科百问》首先提出，云："杵烂，酒浸一宿，焙。"以后，明代《普济方》宗之；清代《类证治裁》云："酒焙。"

5. 麸制

宋代《太平惠民和剂局方》首先提出，云："锉，麸炒黄色，去麸乘热略杵碎。"以后，元代《卫生宝鉴》：云"麸炒、去丝。"明代《普济方》云："用麦麸炒黄色，去麦麸不用。"明代《医学纲目》云："麸炒去丝。"清代《串雅外编》云："制……麸皮炒断丝。"

6. 面制　清代《本草述》云："麸炒去丝。"

7. 盐制

（1）盐水炒：宋代《扁鹊心书》首先提出，云："盐水炒。"以后，宗之者有：明代《景岳全书》，清代《修事指南》《良朋汇集》《本草必用》《本草经解要》《得配本草》《成方切用》《本草求真》《叶天士秘方大全》。其中，清代《良朋汇集》云："青盐水炒。"清代《本草经解要》云："盐水炒则入肾。"

（2）盐炒去丝：包括"盐水炒断丝""盐水炒去丝""青盐水炒去丝""盐水润透炒去

丝""盐水拌，炒断丝"等。宋代《疮疡经验全书》首先提出"盐炒去丝"。以后，主张用盐水炒去丝者，尚有明代《普济方》《万氏女科》《外科正宗》《本草正》，清代《外科大成》《嵩崖尊生全书》《幼幼集成》"盐水拌炒，以断丝为度"，《沈氏女科辑要笺正》《本草纲目拾遗》《本草正义》"盐水炒次之，用须炒尽丝"，《增广验方新编》"盐水炒去丝""盐水浸七日，其水每日一换，铜锅缓火炒断丝"。

8. 麻油制　明代《普济方》提出"锅内炒令八分熟，再入麻油八半两回炒，以麻油香为度"。

9. 糯米制

（1）糯米炒：明代《医宗粹言》首先提出"孕娠用糯米同炒之"。以后，明代《景岳全书》又提出："同糯米炒去丝"，清代《类证治裁》云："糯米炒断丝"，清代《增广验方新编》云："白糯米炒断丝。"

（2）糯米煎（或"蒸"）：汤浸透，炒去（或"断"）丝，明代《本草纲目》首先引杨起简便方之法。以后，宗之者有清代《握灵本草》《本草述》《串雅内编》《本草辑要》。其中，有的还指出了此法之功用，如清代《握灵本草》曰："（煎）频惯堕胎或三四月即堕者，于两月前以杜仲八两，糯米煎汤浸透、炒去丝……（糊丸）。"清代《本草辑要》曰："惯堕胎者，受孕一二月，用杜仲八两，糯米煎汤浸透，炒断丝……（丸）。"

10. 醋制　明代《医宗必读》提出"醋炙"。

11. 童便制　清代《本草述》首先提出"童便浸七日新瓦焙干为末"，清代《嵩崖尊生全书》云："便浸，炒去丝。"

（二）多种辅料炮炙

1. 酥蜜炙（包括"酥蜜涂汁炙""酥蜜同样炙"）等　《雷公炮炙法》首先提出，云："用酥蜜和作一两，炙之尽为度，炙干了，细锉用。凡修事一斤，酥二两，蜜三两，二味相和，令一处用也。"以后，主张酥蜜炙者尚有明代《医学入门》，清代《握灵本草》《本草汇》。此外，有些还提出了详细用量及具体操作，除《雷公炮炙论》如前所云外，明代《本草纲目》云："每一斤用酥一两，蜜三两，和涂火炙，以尽为度"以后，宗此者尚有明代《炮炙大法》《本草乘雅半偈》，清代《本草述钩元》《修事指南》。

2. 姜、酒合制

（1）姜、酒炙：有"姜汁和酒炙"（生）姜（汁）与酒合涂炙等法，在要求上有令"香熟""微焦""去丝"等。首先提出者为宋代《圣济总录》，云："生姜汁与酒合和涂夫令香熟。"以后，有宋代《太平惠民和剂局方》《洪氏集验方》《三因极一病证方论》，明代《普济方》《奇效良方》《证治准绳》。

（2）姜、酒炒：包括"姜酒炒""姜酒拌妙""姜汁酒去丝""姜汁酒炒断丝""姜汁酒浸、炒去丝""姜汁酒拌同炒断丝""酒和姜汁炒去丝"等。元代《卫生宝鉴》首先提"姜汁酒浸、炒去丝"。以后，提出类似制法有明代《万病回春》《寿世保元》《济阴纲目》《医宗必读》，清代《医门法律》《医宗说约》《外科大成》《本草纲目拾遗》。其中以《本草纲目拾遗》论述最详："黄酒泡一夜，晒干，姜汁炒去丝。"

3. 盐、酒合制

（1）盐酒炒：明代《寿世保元》首先提出"盐酒炒"。以后，宗之者有明代《本草通玄》，清代《本草汇》《本草备要》。此外，《本草纲目拾遗》云："盐酒煮炒。"

（2）盐酒炒断丝（还包括"盐酒炒去丝""盐酒拌炒断丝"）：宋代《疮疡经验全书》首先提出"盐酒拌炒断丝"。以后，类似的提法还有明代《先醒斋医学广笔记》，清代《医宗说约》《药品辨义》（"咸水酒拌炒，慢火去丝用"）及《本经逢原》《本草从新》《本草辑要》《本草害利》《医家四要》。

4. 以姜、蜜合制　明代《奇效良方》首先提出"生姜汁一两，同蜜少许拌炒，断丝"。以后，明代《证治准绳》宗之。

5. 以茴香、盐合制　明代《寿世保元》云："每一两，用茴香一钱，盐一钱，水二盅拌炒。"

6. 以茴香、盐、醋合制　明代《寿世保元》云："小茴香、盐、醋汤浸炒。"

7. 以面、童便合制　清代《本草述钩元》云："面炒去丝，童便浸七日，新瓦焙干为末。"

【金老论杜仲炮制与临床】

一、临床功效与主治

本品味甘，性温。归肝、肾经。具有补肝肾，强筋骨，安胎的功效。生杜仲较少应用，一般仅用于浸酒（表133-5）。

表133-5　杜仲各临床常用炮制规格功效、主治对比

炮制规格	功效	主治
杜仲	补肝肾，强筋骨，安胎	肝肾不足，腰膝酸痛，筋骨无力，头晕目眩，妊娠漏血，胎动不安
盐杜仲	同杜仲，增强入肾经的作用	同杜仲

二、临床调剂

1. 用法用量　6～10g。

2. 临床使用与禁忌　本品为温补药，阴虚火旺者慎用。

3. 贮藏　各种炮制规格均置通风干燥处。

本品临床常用炮制规格与调剂注意事项见表133-6。

表133-6　杜仲临床常用炮制规格与调剂注意事项

炮制规格	处方名	用法用量	特殊禁忌	特殊贮藏方法
杜仲	生杜仲	6～10g	阴虚火旺者慎用	置通风干燥处
杜仲炭	杜仲炭			
盐杜仲	杜仲、盐杜仲			

血　竭

【来源】

本品为棕榈科植物麒麟竭 *Daemonorops draco* Bl. 果实渗出的树脂经加工制成。

【炮制规格】

血竭

（1）《中国药典》2020年版标准：除去杂质，打成碎粒或研成细粉。

性状：本品略呈类圆四方形或方砖形，表面暗红，有光泽，附有因摩擦而成的红粉。质硬而脆，破碎面红色，研粉为砖红色。气微，味淡。在水中不溶，在热水中软化。

（2）地方标准（表134-1）

表 134-1　血竭常见地方标准制法及性状要求

来源	制法	性状
《上海市中药饮片炮制规范》2018年版	将药材除去杂质，敲成0.5～1cm小块，或打成碎粒，或研成细末	本品为不规则形的小块，长0.5～1cm，或成碎粒或细粉。表面暗红色显光泽，手触之易沾染。质硬而脆，破碎面红色，研粉为砖红色。气微，味淡。在水中不溶，在热水中软化
《山东省中药饮片炮制规范》2012年版	取血竭，除去杂质，打成碎粒或研成细粉	本品为不规则的碎块或细粉，碎块表面暗红色或紫褐色，有光泽，附有因摩擦而成的红粉。质硬而脆。粉末砖红色。气微，味淡。在水中不溶，在热水中软化
《天津市中药饮片炮制规范》2012年版	除去杂质，打成碎粒或研成细粉	本品为不规则块片，红棕色至黑棕色，有光泽，有的附有少量红棕色粉末。质脆，有空隙，气特异，微有清香，味淡微涩。嚼之有炭粒感并微粘齿
《黑龙江省中药饮片炮制规范》2012年版	取原药材，除去杂质，敲成小块或研成细粉，即得	本品为不规则的碎块或细粉，碎块呈赤褐色或紫褐色，断面粗糙，有光泽。质硬而脆。细粉为鲜艳的深红色。气微，味淡。在水中不溶，热水中软化
《湖南省中药饮片炮制规范》2010年版	取原药材，除去杂质，打成碎粒或研成细末	原药材略呈类四方形或方砖型，表面暗红，有光泽，附有因摩擦而成的红粉。质硬而脆，破碎面红色，研粉为砖红色。气微，味淡。在水中不溶，在热水中软化
《陕西省中药饮片标准》第二册（2009年）	取药材血竭，除去杂质，打成碎粒或研成细粉	本品略呈不规则形碎粒或粉末。碎粒表面红色，有光泽，附有因摩擦而成的红粉；质硬而脆。粉末为砖红色。气微，味淡。在水中不溶，在热水中软化
《江西省中药饮片炮制规范》2008年版	除去杂质，打成小块或研成细粉	本品为不规则的小块或细粉。碎块表面暗红色或紫褐色，有光泽，附有因摩擦而成的红粉。质硬而脆，破碎面砖红色或红色，粗糙；粉末砖红色。气微，味淡，嚼之有沙砾感。在水中不溶，在热水中软化
《北京市中药饮片炮制规范》2008年版	取原药材，除去杂质或加工成小块 血竭粉：取净血竭，粉碎成细粉	本品略呈类圆四方形或方砖型，或为不规则的碎块。表面暗红，有光泽，附有因摩擦而成的红粉。质硬而脆，破碎面红色，研粉为砖红色。气微，味淡。在水中不溶，在热水中软化（血竭粉）为砖红色粉末。气微，味淡

续表

来源	制法	性状
《广西壮族自治区中药饮片炮制规范》2007年版	除去杂质,打成碎粒或研成粉末	本品为血红色细粉或碎粒,体坚质脆,用火燃烧则发生呛鼻烟气。气微,味淡
《浙江省中药炮制规范》2005年版	取原药材,刷净。打成碎粒或研成粉末;或用时捣碎	(原装血竭)完整者多呈类圆四方形,底部平圆,顶端略尖,有包裹成形时产生的纵皱纹。表面锈黑色,断面粗糙,黑红色,粉末血红色。气微,味淡。在水中不溶,在热水中软化。(加工血竭)多呈方砖形。表面暗红色,断面有光泽,粉末砖红色
《河南省中药饮片炮制规范》2005年版	除去杂质,打成碎粒或研成细末	本品呈不规则的碎块或细粉。碎块呈赤褐色或紫褐色,有光泽。质硬而脆。破碎面红色,有光泽,粉末为砖红色。气微,味淡,嚼之有砂样感。在水中不溶,在热水中软化
《安徽省中药饮片炮制规范》2005年版	取原药材,除去杂质,打成碎粒;或研成细末	为不规则碎粒或细粉状。碎粒暗红色或红色,有光泽。质硬而脆,粉末为砖红色。气微,味淡。在水中不溶,在热水中软化
《贵州省中药饮片炮制规范》2005年版	取原药材,除去杂质,打成碎粒或研成细末	本品呈不规则碎粒。表面红褐色或紫褐色,有光泽。质硬而脆。粉末为鲜艳的深红色。气微,味淡
《江苏省中药饮片炮制规范》2002年版	取原药材,除去杂质,敲成碎粒或研成细末	为不规则碎块。呈赤褐色或紫褐色,有光泽,质硬而脆,粉末为鲜艳的深红色
《福建省中药饮片炮制规范》1998年版	用时研末或捣碎	本品呈块状或粉末状,小块表面暗红色,有光泽。质硬而脆。粉末为砖红色。无臭,味淡
《吉林省中药饮片炮制规范》1986年版	除去杂质,用时捣碎或研成细粉	无具体要求
《辽宁省中药炮制规范》1986年版	用时砸成小块,研成细末	无具体要求
《广东省中药饮片炮制规范》1984年版	除去杂质,用时打碎或研成粗末	无具体要求
《甘肃省中药饮片炮制规范》1980年版	捣或碾成细粉	无具体要求
《湖北省中草药炮制规范》1979年版	(血竭)敲成小块(血竭末)取血竭小块,研末,过100目筛	无具体要求

【金老谈血竭炮制历史】

在我国,血竭作为传统中药使用已有1 500多年的历史。血竭始载于南朝刘宋《雷公炮炙论》,又名麒麟竭、骐麟竭、渴留渝(《新修本草》)、海蜡(侯宁极《药谱》)。南北朝至唐代的本草均称为"骐麟竭",如唐代《新修本草》《海药本草》,宋代《南越志》等。宋代开始称为血竭,如《图经本草》等。明清时期多称"麒麟竭",如《本草品汇精要》《本草纲目》《得配本草》等。近代则多用"血竭"一名。

虽然我国历代史籍都没细致描写产血竭的基源植物,但均记载为"木高数丈",并将血竭描述为"木之脂液",不"溢果外"。太清伏炼灵砂法"麒麟竭,出于西胡",表明血竭最初应来源于西域。宋代苏颂撰《本草图经》称:"旧不载所生州土,今出南蕃诸国及广州。"明代以后,均多记载"出南蕃",并常与紫铆相混。

棕榈科麒麟竭作为血竭资源在我国使用,应追溯于宋代,发展于明清。是时南方海上交通日渐发达,著名航海家郑和从明永乐三年(1405年)起,在28年间,7次航海,历经东南亚,最远达到非洲东海岸,经过30多个国家,如真腊(今柬埔寨)、满刺加(今马来西亚)、苏门答腊(今属印度尼西亚)、勃泥国(今文莱一带),返国时带回胡椒、阿魏、血竭、芦荟等药。上述血竭可能就是棕榈科的麒麟竭。随着大量华人涌入东南亚,当地盛产的棕榈科黄藤属植物果实富含的红色树脂逐渐替代来源日渐枯竭的以龙血树属植物为原料的西域血竭,成为我国传统中药血竭的主流品种。陈仁山《药物出产辨》云:"血竭产自荷兰州府,由石叻运来,系用沙藤花熬成也。"陈存仁编著的《中国药学大辞典》(1934年)和刘文英的《药物学备考》(1935年)等的记载也表明,我国在19世纪末,大量进口南洋产的血竭。直至90年代以前,我国商品血竭的主要来源均为进口的"苏门答腊血竭",如著名的"手牌"和"皇冠牌"血竭等。其主要基源为印度尼西亚和马来西亚产的棕榈科黄藤属植物麒麟竭果实产生的树脂。

由此说明,血竭本不产我国,但作为药物在我国的传播历史悠久,其来源自古以来就有西来和南来二说,且西来者在先,南来者在后。我国最早认识的"出于西域"或"大食诸国"的麒麟竭,以及宋代《诸落志》记载由西域输入的药物血竭,应该就是产于西亚和北非的以龙血树属植物为原料的。随着时代的推移,海上交通日益发达,穿越沙漠通向西域的"丝绸之路"逐渐萎缩,南来者逐渐取代西来者。明清以来,东南亚棕榈科黄藤属植物产的麒麟竭已成为我国进口血竭的主流。历代的医药史籍几无有关国产血竭的记载。仅《旧云南志》称云南有"树高数丈,叶类樱桃,脂流树中,凝红如血,为木血竭"。明代兰茂著《滇南本草》认为麒麟竭"出元江界"。对麒麟竭的描述与宋代《图经本草》认为"骐麟竭,木高数丈,婆娑可爱,叶似樱桃而有三角,其脂液从木中流出,滴下如胶饴状,久而坚凝乃成竭赤作血色,故亦谓之血竭。采无时"相似,所指麒麟竭的基源不明,难以考订,但"今俱无"。

【金老论血竭炮制与临床】

一、临床功效与主治

本品味甘、咸,性平,归心、肝经。有良好的止血生肌敛疮作用和活血散瘀止痛作用。

二、临床调剂

1. **用法用量**　每次1～1.5g,入丸散。外用适量,研末撒或入膏药内敷贴。
2. **临床使用与禁忌**　无瘀血者不宜用,孕妇及妇女月经期忌服。
3. **贮藏**　各种炮制规格均置阴凉干燥处。

仙　鹤　草

【来源】

本品为蔷薇科植物龙牙草 *Agrimonia pilosa* Ledeb. 的干燥地上部分。夏、秋二季茎叶茂盛时采割，除去杂质，干燥。

【炮制规格】

1. 仙鹤草

（1）《中国药典》2020 年版标准：除去残根和杂质，洗净，稍润，切段，干燥。

性状：本品为不规则的段，茎多数方柱形，有纵沟和棱线，有节。切面中空。叶多破碎，暗绿色，边缘有锯齿；托叶抱茎。有时可见黄色花或带钩刺的果实。气微，味微苦。

（2）地方标准（表 135-1）

表 135-1　仙鹤草常见地方标准制法及性状要求

来源	制法	性状
《上海市中药饮片炮制规范》2018 年版	将药材除去残根等杂质，下半段略浸，上半段淋水，润透，切短段，干燥，筛去灰屑	本品呈段状，全体被白色柔毛。茎略呈圆柱形或方柱形，直径 2～6mm，表面黄棕色至红棕色或绿褐色，有纵沟及棱线，节明显，并可见互生叶痕及抱茎的托叶；切面黄白色至淡黄色，有髓或中空。叶片已切断，多皱缩和破碎，灰绿色至暗绿色，展平后完整小叶片呈卵形或长椭圆形，先端尖，基部楔形，边缘有锯齿。总状花序，花萼下部呈筒状，萼筒上部有钩刺，先端 5 裂；花瓣黄色。质稍坚。气微，味微苦
《浙江省中药炮制规范》2015 年版	取仙鹤草饮片，称重，压块	呈固定形状的块。浸泡，润软、完全展开后为不规则的段，茎多数方柱形，有纵沟和棱线，有节。切面中空。叶多破碎，暗绿色，边缘有锯齿；托叶抱茎。有时可见黄色花或带钩刺的果实。气微，味微苦
《天津市中药饮片炮制规范》2012 年版	除去残根和杂质，洗净，稍润，切段，干燥	本品为不规则的段，茎多数方柱形，有纵沟和棱线，有节。切面中空。叶多破碎，暗绿色，边缘有锯齿；托叶抱茎。有时可见黄色花或带钩刺的果实。气微，味微苦
《湖南省中药饮片炮制规范》2010 年版	取原药材，除去杂质及残根，洗净，润透，切中段，干燥	为中段。茎下部圆柱形，表面棕色，上部方柱形，四面略凹陷，绿褐色，有节，体轻，质硬，中空。叶片皱缩卷曲，暗绿色，被毛，质脆易碎。气微，味微苦
《陕西省中药饮片标准》第一册（2009 年）	取药材仙鹤草，除去残根及杂质，洗净，稍润，切中段，干燥	本品为不规则形本草小段，长 10～15mm。茎类圆柱形或方柱形，直径约至 0.6cm，表面红棕色或绿褐色，有纵沟及棱线，节明显，体轻，质硬，易折断，断面中空。叶碎片暗绿色，皱缩卷曲，被毛，质脆，易碎，边缘有锯齿。有的可见花序及花；花萼下部呈筒状，上部有钩刺，先端 5 裂。气微，味微苦

来源	制法	性状
《江西省中药饮片炮制规范》2008 年版	除去残根及杂质,洗净,稍润,切段,干燥	本品为不规则的段,茎、叶、花混合。茎、叶均被白色柔毛。茎圆柱形或方柱形,红棕色或绿褐色,有纵沟及棱线,有节;体轻,质硬,易折断,断面中空。羽状复叶暗绿色,皱缩或破碎。总状花序细长,花萼下部呈筒状,萼筒上部有钩刺,先端 5 裂,花瓣黄色。气微,味微苦
《北京市中药饮片炮制规范》2008 年版	取原药材,除去杂质及残留的根,迅速洗净,闷润 1～2 小时,切中段,干燥,筛去碎屑	本品为不规则中段,各部分被白色柔毛。下部茎段圆柱形,红棕色。上部茎段略方柱状,表面绿褐色,有纵沟及棱线,有节,切面中空。叶多蜷缩卷曲,暗绿色,边缘有锯齿;偶见残存托叶。花萼下部成筒状,萼筒上部有钩刺,先端 5 裂,花瓣黄色。气微,味微苦
《广西壮族自治区中药饮片炮制规范》2007 年版	除去杂质,洗净稍润,切段,干燥,筛去灰屑	本品为不规则的绿褐色或红棕色小段,茎叶混合,长 5～10mm,表面黄棕色或红棕色,切面为淡红棕色,中空。叶碎片暗绿色,皱缩卷曲,边缘有锯齿。茎方形,被白色柔毛,断面中空,质脆易碎。总状花序细长,花萼下部呈筒状,萼筒上部有钩刺,先端 5 裂,花瓣黄色。气微,味微苦,无杂质
《重庆市中药饮片炮制规范》2006 年版	除去杂质及残根,洗净,稍润,切段,干燥	为茎、叶混合段。全体被白色柔毛,茎圆柱形,直径 4～6mm,红棕色,四面略凹陷,绿褐色,有纵沟及棱线,有节;体轻,质硬,易折断,断面中空。叶暗绿色,皱缩卷曲;质脆,易碎;完整小叶片展平后呈卵形或长椭圆形,先端尖,基部楔形,边缘有锯齿。偶见总状花序,气微,味微苦
《安徽省中药饮片炮制规范》2005 年版	取原药材,除去残根、杂质,洗净,稍晾,切段,干燥,筛去灰屑	为不规则的段,茎、叶混合。全体被白色柔毛。茎圆柱形或方柱形,表面红棕色或绿褐色,有纵沟及棱线,有节;体轻,质硬,易折断,断面中空。叶暗绿色,多破碎,皱缩卷曲。质脆,易碎;完整小叶片展平后呈卵形或长椭圆形,先端尖,基部楔形,边缘有锯齿,托叶抱茎,斜卵形。偶见黄色总状花序。气微,味微苦
《河南省中药饮片炮制规范》2005 年版	除去残根及杂质,洗净,稍润,切段,干燥	本品为不规则的段,茎、叶、花混合。茎、叶均被白色柔毛。茎圆柱形或方柱形,红棕色或绿褐色,有纵沟及棱线,有节;体轻,质硬,易折断,断面中空。羽状复叶暗绿色,皱缩卷曲,多破碎。总状花序细长,花萼下部呈筒状,萼筒上部有钩刺,先端 5 裂,花瓣黄色。气微,味微苦
《贵州省中药饮片炮制规范》2005 年版	取原药材,除去残根及杂质,洗净,稍润,切段,干燥	本品呈不规则的段,茎、叶、花混合。茎圆柱形或方柱形,红棕色或绿褐色,切面中空,叶多破碎,皱缩卷曲,暗绿色,被白色柔毛,边缘有锯齿。可见托叶抱茎,斜卵形。花黄色。气微,味微苦

续表

来源	制法	性状
《四川省中药饮片炮制规范》2002年版	除去杂质,淋润,切段,干燥	本品为茎、叶的混合段。全体被白色柔毛。茎圆形或近方形,有纵沟及棱线,绿褐色,中空,有节。叶互生,单数羽状复叶,灰绿色或暗绿色,有大小两种相间排列,边缘有锯齿。偶见总状黄色花序。味微苦
《江苏省中药饮片炮制规范》2002年版	取原药材,除去杂质及残根,洗净,稍润,切段,干燥,筛去灰屑	为不规则的小段,茎、叶混合。茎圆柱形或方柱形,表面红棕色、绿褐色;切面中空;叶多破碎,暗绿色,皱缩卷曲,被白色柔毛;质脆易碎,先端尖,边缘有锯齿。气微,味微苦
《福建省中药饮片炮制规范》1998年版	除去残根及杂质,洗净,稍润,切中段,干燥	本品呈茎、叶、花混合的段状,段长10~20mm。茎圆柱形或方柱形,表面红棕色或绿褐色,被白色柔毛,切面中空。叶皱缩卷曲,暗绿色,被毛,质脆,易碎。总状花序有时可见。气微,味微苦
《山东省中药炮制规范》1990年版	除去杂质及残根,洗净,闷润,切小段,干燥	本品为茎叶混合,呈段状。茎呈圆柱形或方柱形,表面绿褐色或红褐色,有的有节。体轻,质硬,易折断,切断面中空。叶多皱缩卷曲,暗绿色。气微,味微苦
《辽宁省中药炮制规范》1986年版	除去杂质及残根,洗净,稍润,切段,干燥,筛去灰屑	段长5~10mm。味微苦
《云南省中药饮片炮制规范》1986年版	取原药拣净杂质,去根,洒水吸润约3~4小时,铡成中节片,晒干,即可	无具体要求
《吉林省中药饮片炮制规范》1986年版	除去杂质,洗净泥土,捞出,润透,切10mm段,晒干	无具体要求
《甘肃省中药饮片炮制规范》1980年版	除去杂质,洗净泥土,捞出,润透,切碎,晒干	无具体要求
《湖北省中草药炮制规范》1979年版	拣去杂质,拣净,沥干,切段,晒干,筛去灰屑	无具体要求

2. 仙鹤草炭 《中国药典》2020年版未收载本炮制规格,常见地方标准制法及性状见表135-2。

表135-2 仙鹤草炭常见地方标准制法及性状要求

来源	制法	性状
《广东省中药饮片炮制规范》第一册(2011年)	取净选后的仙鹤草段,置炒制容器内,用武火加热,炒至外表至黑褐色,洒少许清水,熄灭火星,取出,晾干	本品长1~4cm。茎下部圆柱形,直径4~6mm,上部方柱形。四面略凹陷,全体黑色,有纵沟及棱线,有节。体轻,质脆,易折断,断面中空。气微,味微苦

【金老谈仙鹤草炮制历史】

龙牙草在中国历史典籍中最早见于《神农本草经》，当时名叫"狼牙"，也叫牙子，主治"邪气、热气、疥瘙、恶疡、疮痔、去白虫"。至于为何叫狼牙，大约是"根黑若兽之牙"的缘故，后世的《备急千金要方》《肘后备急方》中使用的都是狼牙一名。仙鹤草一名见于典籍则始见于清代的《增订伪药条辨》。

【金老论仙鹤草炮制与临床】

一、临床功效与主治

本品味苦、涩，性平。归肺、肝、脾经。以收敛之性为主，兼有杀虫截疟功效（表135-3）。

表 135-3　仙鹤草各临床常用炮制规格功效主治对比

炮制规格	功效	主治
仙鹤草	收敛止血，截疟，止痢，解毒，补虚	用于咯血，吐血，崩漏下血，疟疾，血痢，痈肿疮毒，阴痒带下，脱力劳伤
仙鹤草炭	同仙鹤草，炒炭增强止血功效	同仙鹤草

二、临床调剂

1. **用法用量**　10～15g，大剂量可用 30～60g。外用适量，捣绒外敷，或研末掺之，或煎汤外洗。鲜品亦可捣烂外敷。又可熬膏调蜜外涂。

2. **临床使用与禁忌**　本品具涩敛之性，用治腹泻、痢疾，当以慢性泻痢为宜。

3. **贮藏**　各种炮制规格均置通风干燥处。

三　七

【来源】

本品为五加科植物三七 *Panax notoginseng*（Burk.）F. H. Chen 的干燥根和根茎。秋季花开前采挖，洗净，分开主根、支根及根茎，干燥。支根习称"筋条"，根茎习称"剪口"。

【炮制规格】

1. 三七粉

（1）《中国药典》2020 年版标准：取三七，洗净，干燥，碾成细粉。

性状：本品为灰黄色的粉末。气微，味苦回甜。

（2）地方标准（表136-1）

表 136-1 三七粉常见地方标准制法及性状要求

来源	制法	性状
《上海市中药饮片炮制规范》2018年版	将药材洗净,干燥,研成细粉	本品为灰黄色至淡棕黄色粉末。气微,味苦回甜
《四川省中药饮片炮制规范》2015年版	取熟三七,粉碎成细粉	本品为浅黄色至黄棕色粉末。气微,味苦回甜
《山东省中药饮片炮制规范》2012年版	取三七,洗净,干燥,碾成细粉	本品为淡黄棕色或灰黄色粉末。气微,味苦回甜
《黑龙江省中药饮片炮制规范》2012年版	取原药材,除去杂质,粉碎成细粉,即得	为灰白色或灰黄色粉末,气微,味苦回甜
《湖南省中药饮片炮制规范》2010年版	取净三七,研细粉	为灰黄色或淡绿褐色的细粉
《陕西省中药饮片标准》第一册(2009年)	取饮片三七,粉碎成细粉	本品为灰黄色粉末。气微,味苦回甜
《江西省中药饮片炮制规范》2008年版	取三七,洗净,干燥,碾细粉;或除去杂质,捣碎,碾成细粉	本品为灰白色或灰黄色粉末。气微,味苦回甜
《北京市中药饮片炮制规范》2008年版	取净三七,粉碎成细粉	为灰黄色粉末。气微,味苦回甜
《广西壮族自治区中药饮片炮制规范》2007年版	取生三七研成细粉,过筛	为灰白色或灰黄色粉末,气微,味苦回甜
《重庆市中药饮片炮制规范》2006年版	取净三七,粉碎成细粉	为灰白色或灰黄色粉末。气微,味苦回甜
《河南省中药饮片炮制规范》2005年版	取三七,洗净,干燥,碾细粉	为灰白色或灰黄色粉末。气微,微苦回甜
《贵州省中药饮片炮制规范》2005年版	取净三七,洗净,干燥,碾细粉	为灰白色或灰黄色粉末
《天津市中药饮片炮制规范》2005年版	取净药材(主根、支根、茎基),碾成细粉	呈淡棕黄色或灰棕黄色的粉末
《江苏省中药饮片炮制规范》2002年版	取净三七,碾成细粉,过筛	为灰白色或灰黄色粉末,气微,味苦回甜
《福建省中药饮片炮制规范》1998年版	洗净,干燥,碾细粉	呈细粉状,灰黄色
《云南省中药饮片炮制规范》1986年版	先将三七用水洗净,晒干,研成细粉末,用瓷瓶或玻璃瓶,封固即可	灰白色
《广东省中药饮片炮制规范》1984年版	取三七,洗净,干燥,碾细粉	无具体要求
《甘肃省中药饮片炮制规范》1980年版	配方时捣碎	无具体要求
《湖北省中草药炮制规范》1979年版	取净三七,研末,过100目筛	无具体要求

2．三七　《中国药典》2020 年版未收载本炮制规格，常见地方标准制法及性状见表 136-2。

表 136-2　三七常见地方标准制法及性状要求

来源	制法	性状
《北京市中药饮片炮制规范》2023 年版	取原药材，除去杂质，破碎成块	本品呈不规则块状。表面灰褐色或灰黄色，有断续的纵皱纹和支根痕。顶端有茎痕，周围有瘤状突起。断面灰绿色、黄绿色或灰白色，木部微呈放射状排列。气微，味苦回甜
《安徽省中药饮片炮制规范》2019 年版	取原药材，洗净，润透，切薄片或置适宜容器内，蒸至中心润软时取出，趁热切薄片，干燥，筛去灰屑	本品多呈类圆形或不规则形的薄片。外表皮灰褐色或灰黄色。切面灰绿色、黄绿色或灰白色，部分有白心，质硬易折断，木部具放射状纹理。气微，味苦而回甜
《上海市中药饮片炮制规范》2018 年版	将原药（主根）洗净，润透，切薄片，干燥，筛去灰屑	本品为类圆形或具多角状的切片，直径 0.5～4cm。表面灰褐色或灰黄色，具纵皱纹，有的可见突出的支根或支根痕，切面灰绿色、黄绿色或灰白色，粉性或呈角质状，可见一深色环纹和放射状纹理，有的环纹处具裂隙或脱落而成中空。质坚。气微，味苦回甜
《浙江省中药炮制规范》2015 年版	取原药，除去杂质，洗净，置适宜容器内，蒸至中心润软时，取出，趁热切薄片，干燥	多呈类圆形或不规则形的薄片。表面灰褐色、灰黄色或黄棕色，切面灰绿色、黄绿色或灰白色，皮部与木部易分离，木部具放射状纹理。气微，味苦而回甜
《湖南省中药饮片炮制规范》2010 年版	取原药材，除去杂质，洗净，干燥，用时捣碎	呈类圆锥形或圆柱形，表面灰褐色或灰黄色，有断续的纵皱纹及支根痕。顶端有茎痕，周围有瘤状突起。体重，质坚实，或为不规则小块状。断面灰绿色、黄绿色或灰白色，类角质，具光泽，木部微呈放射状排列。气微，味苦回甜
《陕西省中药饮片标准》第一册（2009 年）	取药材三七，洗净，干燥	主根呈类圆锥形或圆柱形，长 1～6cm，直径 1～4cm。表面灰褐色或灰黄色，有断续的纵皱纹及支根痕。顶端有茎痕，周围有瘤状突起。体重，质坚实，断面灰绿色、黄绿色或灰白色，木部微呈放射状排列。气微，味苦回甜。筋条呈圆柱形或圆锥形，长 2～6cm，上端直径约 0.8cm，下端直径约 0.3cm。剪口呈不规则的皱缩块状或条状，表面有数个明显的茎痕或环纹。断面中心灰绿色或白色，边缘深绿色或灰色
《江西省中药饮片炮制规范》2008 年版	除去杂质	主根呈类圆锥形或圆柱形，长 1～6cm，直径 1～4cm。表面灰褐色或灰黄色，有断续的纵皱纹及支根痕。顶端有茎痕，周围有瘤状突起。体重，质坚实，断面灰绿色、黄绿色或灰白色，木部微呈放射状排列。气微，味苦回甜。筋条呈圆柱形或圆锥形，长 2～6cm，上端直径约 0.8cm，下端直径约 0.3cm。剪口呈不规则的皱缩块状或条状，表面有数个明显的茎痕或环纹。断面中心灰绿色或白色，边缘深绿色或灰色。无虫蛀

续表

来源	制法	性状
《广西壮族自治区中药饮片炮制规范》2007年版	（1）除去杂质，洗净，干燥，用时捣碎 （2）取生三七润透，置蒸笼中蒸透，刨成极薄片	（1）呈类圆锥形或圆柱形，长1～6cm，直径1～4cm。表面呈灰褐色或灰黄色，有断续的纵皱纹及支根痕。顶端有茎痕，周围有瘤状突起。体重，质坚实，断面灰绿色、黄绿色或灰白色，木部微呈放射状排列。气微，味苦回甜 （2）为灰黄色薄片，其厚度不超过0.1cm，气微，味苦回甜
《重庆市中药饮片炮制规范》2006年版	除去杂质，洗净，干燥，用时捣碎	主根呈类圆锥形或圆柱形，长1～6cm，直径1～4cm。表面灰褐色或灰黄色，有断续的纵皱纹及支根痕。顶端有茎痕，周围有瘤状突起。体重，质坚实，断面灰绿色、黄绿色或灰白色，木部微呈放射状排列。气微，味苦回甜。筋条呈圆柱形，长2～6cm，上端直径约0.8cm，下端直径约0.3cm。剪口呈不规则的皱缩块状或条状，表面有数个明显的茎痕或环纹。断面中心灰白色，边缘灰色
《河南省中药饮片炮制规范》2005年版	除去杂质	主根呈类圆锥形或圆柱形，长1～6cm，直径1～4cm。表面灰褐色或灰黄色，有断续的纵皱纹及支根痕。顶端有茎痕，周围有瘤状突起。体重，质坚实，断面灰绿色、黄绿色或灰白色，木部微呈放射状排列。气微，味苦回甜。筋条呈圆柱形或圆锥形，长2～6cm，上端直径约0.8cm，下端直径约0.3cm。剪口呈不规则的皱缩块状或条状，表面有数个明显的茎痕或环纹。断面中心灰绿色或白色，边缘深绿色或灰色
《贵州省中药饮片炮制规范》2005年版	取原药材，除去杂质	主根呈类圆锥形或圆柱形，长1～6cm，直径1～4cm。表面灰褐色或灰黄色，有断续的纵皱纹及支根痕。顶端有茎痕，周围有瘤状突起。体重，质坚实，断面灰绿色、黄绿色或灰白色，木部微呈放射状排列。气微，味苦回甜。筋条呈圆柱形或圆锥形，长2～6cm，上端直径约0.8cm，下端直径约0.3cm。剪口呈不规则的皱缩块状或条状，表面有数个明显的茎痕或环纹。断面中心灰绿色或白色，边缘深绿色或灰色
《天津市中药饮片炮制规范》2005年版	取原药材（主根、支根、茎基），除去杂质	呈类圆锥形或纺锤形，长1～6cm，直径1～4cm。表面灰黄色或灰褐色，周围有瘤状突起，有光泽，质坚实，断面灰白色、灰绿色或黄绿色，中间有菊花心或裂纹。气微。味苦回甜。"筋条"呈圆柱形，长2～6cm，上端直径约0.8cm，下端直径约0.3cm。"剪口"呈不规则的皱缩块状或条状，表面有数个明显的茎痕或环纹。断面中心灰白色，边缘灰色
《江苏省中药饮片炮制规范》2002年版	取原药材，除去杂质	断面为灰绿色、黄绿色或灰白色，中间有菊花心或裂纹，质坚实。气微，味苦回甜

续表

来源	制法	性状
《福建省中药饮片炮制规范》1998年版	洗净,润透,蒸至内无白心,取出,及时切薄片,干燥;或除去杂质。用时捣碎	呈片状,片厚1~2mm。切面灰绿色、黄绿色或灰白色,木部微呈放射状排列;外皮灰褐色或灰黄色。气微,味苦回甜
《吉林省中药饮片炮制规范》1986年版	除去杂质,洗净,干燥,用时研粉或捣碎	无具体要求
《辽宁省中药炮制规范》1986年版	洗净,干燥,碾成细粉或捣碎	味苦回甜
《云南省中药饮片炮制规范》1986年版	取碎块三七,放入甑内用武火蒸约3~5小时,取出晒干或烘干,研为细粉用瓷瓶或玻璃瓶,封固备用	黄棕色,味微苦回甜
《甘肃省中药饮片炮制规范》1980年版	碾成细粉	无具体要求
《湖北省中草药炮制规范》1979年版	筛去灰土,配方时打碎,研细	无具体要求

3. 熟三七　《中国药典》2020年版未收载本炮制规格,常见地方标准制法及性状见表 136-3。

表 136-3　熟三七常见地方标准制法及性状要求

来源	制法	性状
《四川省中药饮片炮制规范》2015年版	(1)取三七,洗净,用水润透,蒸制2~3小时,干燥 (2)取三七,洗净,用水润透,蒸制2~3小时,切厚片,干燥	主根呈类圆锥形或圆柱形,长1~6cm,直径1~4cm。表面呈灰褐色至褐色,有断续的纵皱纹及支根痕。顶端有茎痕,周围有瘤状突起。体重,质坚实,断面褐色至棕色,木部微呈放射状排列。气微,味苦回甜 筋条呈圆柱形或圆锥形,长2~6cm,上端直径约0.8cm,下端直径约0.3cm 剪口呈不规则的皱缩块状或条状,表面有数个明显的茎痕或环纹。断面中心褐色,边缘棕色 本品为类圆形或不规则厚片,表面褐色至棕色,角质样,有光泽,质坚硬,易折断,气微,味苦回甜
《广西壮族自治区中药饮片炮制规范》2007年版	取生三七片或将生三七打碎(分大小块),用食用油炸至表面焦黄,取出,放凉	为焦黄色的片或块,具焦香气
《云南省中药饮片炮制规范》1986年版	将洗净三七,捣成碎块,先将油(鸡油、猪油、食用油等)放入锅中用文火炼透,再放入三七炸至酥脆,呈黄棕色(不得炸糊),研为细粉,用瓷瓶或玻璃瓶,封固备用	黄棕色,味微苦回甜

来源	制法	性状
《广东省中药饮片炮制规范》1984年版	取净三七,打碎,分大小块,用食用油炸至表面呈棕黄色,取出,碾细粉	无具体要求

【金老谈三七炮制历史】

一、不加辅料炮制

三七的炮制方法始载于明代《跌损妙方》,自有药用记载开始,其炮制方法便以"为末"为主。采收加工方法方面,《本草纲目》及其后本草多明确记载"采根暴干",表明三七的产地加工方法较为简单,阳光充足处晒干即可。三七本草记载的炮制方法有:为末、嚼烂、醋磨、酒磨、焙、炒、蒸。其中,为末、嚼烂、醋磨、酒磨为生用,焙、炒、蒸为熟用。炮制方法与预期产生的功效有关,生用多为止血散血定痛,熟用则与生肌、补血、补虚有关,与民间流传三七"生消熟补"说法基本一致。

1. **为末**　《跌损妙方》中,三七多为中医处方的一部分,各条目项下,均"为末"入药。在后世的本草记载中,"为末"的炮制方法始终处于主要地位,尤其是涉及外伤出血的治疗,三七末撒上伤口,能起到迅速的止血作用。

2. **嚼烂**　三七来自民间民族用药,嚼烂是民间"炮制"方法的延续。《本草纲目》记载:"三七生广西南丹诸州番峒深山中",其中"番峒"是对南方偏远地区少数民族的泛称。"经炮制后入药"是中医药区别于其他传统医药的特征之一。相比于中国传统的蒸制、炒制、切制等炮制方法,"嚼烂"是一种十分原生态的用药方式。可以设想,少数民族的人民在遭遇外伤出血的情况之下,最为直接便捷的方式便是嚼烂药物,取渣贴敷。因此,由民间药物上升为中药的三七,采用嚼烂的方法,是对其传统使用方式的延续。三七的本草记载中,多提到其军中要药的身份。在中国古代战争的冷兵器时代,为便于外伤出血的及时处理,士兵携带三七,嚼烂后吞服汁液,以渣贴于伤口止血不失为一种极佳的自救方法。

3. **焙法**　清代《外科大成》卷四杖伤项下,首载三七焙熟,是三七熟用的首次记载。作者祁坤认为,三七焙后能起到生肌的功效,制成七真膏,可用于杖伤之后伤口的调理。

4. **炒清法**　《药笼小品》记载三七"配入温滋剂中,宜炒用"。书中载三七能"生津补气",与其他本草记载内容有所区别,是"熟补"功效的首次明确记载。

5. **蒸法**　《本草纲目拾遗》是清代补充新内容最多的本草著作之一,尤其注重草药,收载了许多边远地区、少数民族地区的药物,书中许多内容均为作者赵学敏亲自考察经验的总结。赵学敏在云南昭通地区考察得知,当地以三七补血,治疗"劳弱诸虚百损之病",采用蒸法,"以之蒸鸡服,三七渣捣烂入鸡腹,隔汤蒸至鸡烂,去三七食鸡"。此处蒸法有别于中药传统的蒸制法,是采用特制蒸器的隔水蒸制之法。

二、加辅料炮制

醋磨、酒磨　磨法为中药炮制修制方法之一,是利用摩擦力来粉碎药材,加入醋或酒,能使磨得的粉末均匀地分散于其中。三七素有"铜皮铁骨"的说法,质地坚实,以醋或酒为辅料,一方面能使摩擦所生之热迅速降温,保证常温下三七的有效成分不被破坏;另一方面,醋能散瘀止痛,酒能活血通络,均可增强三七消散痈肿之功。

【金老论三七炮制与临床】

一、临床功效与主治

本品味甘、微苦,性温。归肝、胃经。具有散瘀止血,消肿定痛的功效(表 136-4)。

表 136-4　三七各临床常用炮制规格功效、主治对比

炮制规格	功效	主治
三七粉	散瘀止血,消肿定痛	咯血,吐血,衄血,便血,崩漏,外伤出血,胸腹刺痛,跌仆肿痛
三七	同三七粉	同三七粉
熟三七	止血化瘀作用较弱,以滋补力胜	身体虚弱,气血不足

二、临床调剂

1. **用法用量**　3～9g;研粉吞服每次 1～1.5g,每日 1～3 次。外用适量。

2. **临床使用与禁忌**

(1)既能止血,又能活血散瘀,孕妇慎用。

(2)三七性温,凡血热妄行,或出血而兼有阴虚口干者,不宜单独使用,须配凉血止血药,或滋阴清热药同用,方为相宜。

3. **贮藏**　各种炮制规格均置阴凉干燥处,防蛀。

本品临床常用炮制规格与调剂注意事项见表 136-5。熟三七临床鲜见,本节未收入。

表 136-5　三七临床常用炮制规格与调剂注意事项

炮制规格	处方名	用法用量	特殊禁忌	特殊贮藏方法
三七粉	三七	3～9g;吞服每次 1～1.5g,每日 1～3 次。外用适量	孕妇慎用。血热妄行,或出血而兼有阴虚口干者,不宜单独使用	置阴凉干燥处,防蛀
三七	三七			

茜　草

【来源】

本品为茜草科植物茜草 *Rubia cordifolia* L. 的干燥根和茎。春秋二季采挖,除去泥沙,干燥。

【炮制规格】

1. 茜草

(1)《中国药典》2020 年版标准:除去杂质,洗净,润透,切厚片或段,干燥。

性状:本品呈不规则的厚片或段。根呈圆柱形,外表皮红棕色或暗棕色,具细纵纹;皮

部脱落处呈黄红色。切面皮部狭,紫红色,木部宽广,浅黄红色,导管孔多数。气微,味微苦,久嚼刺舌。

（2）地方标准(表137-1)

表 137-1　茜草常见地方标准制法及性状要求

来源	制法	性状
《上海市中药饮片炮制规范》2018年版	将药材除去残茎等杂质,洗净,润透,切厚片或短段,干燥,用50目筛,筛去灰屑	本品根呈细圆柱形的片或段状,直径0.1~1cm;表面红紫棕色至暗棕色,具细纵皱纹,有时可见细根痕或附着的细小结晶,皮部脱落处呈黄红色,切面皮部狭,紫红色,木部宽,浅黄红色;有致密细孔。根茎为规则或不规则形的片或段;表面附有须根或须根痕,切面可见髓部。质脆,易断。气微,味微苦,久嚼刺舌
《天津市中药饮片炮制规范》2012年版	除去杂质,洗净,润透,切厚片或段,干燥	本品呈不规则的厚片或段。根呈圆柱形,外表皮红棕色或暗棕色,具细纵纹;皮部脱落处呈黄红色。切面皮部狭,紫红色,木部宽广,浅黄红色,导管孔多数。气微,味微苦,久嚼刺舌
《湖南省中药饮片炮制规范》2010年版	除去杂质,洗净,润透。切短段片,干燥,筛去灰屑	为不规则类圆形短段片,表面红棕色或暗棕色,具细纵皱纹及少数细根痕;皮部脱落处黄红色。质脆,切面平坦皮部狭,紫红色,木部宽广,浅黄红色,导管孔多数。气微,味微苦,久嚼刺舌
《陕西省中药饮片标准》第一册(2009年)	取药材茜草,除去杂质及残茎,洗净,润透,切厚片或段,干燥	本品为圆柱形或不规则形小段或类圆形厚片。根茎段呈结节状,丛生粗细不等的残根。根直径0.2~1cm;切面平坦,皮部狭,紫红色,木部宽广,浅黄红色,导管孔多数。周皮表面红棕色或暗棕色,具细纵皱纹及少数细根痕;皮部脱落处呈黄红色。体轻,气微,味微苦,久嚼刺舌
《北京市中药饮片炮制规范》2008年版	取原药材,除去杂质及残留的苗,洗净,浸泡2~4小时,约七成透时,取出,闷润10~16小时,至内外湿度一致,切厚片或小段,干燥,筛去碎屑	本品为不规则厚片或圆柱形小段。外表皮红棕色或暗棕色。切面黄红色,有导管孔多数。质脆,气微,味微苦,久嚼刺舌
《江西省中药饮片炮制规范》2008年版	除去杂质,大小分开,洗净,润透,切厚片或段,干燥	本品为根及根茎混合的厚片或段。根呈圆柱形,外表面红棕色或暗棕色,具细纵皱纹及少数细根痕;皮部脱落处黄红色。切面平坦,皮部狭,紫红色,木部宽广,浅黄红色,导管孔多数。质脆,易折断。气微,味微苦,久嚼刺舌
《广西壮族自治区中药饮片炮制规范》2007年版	除去杂质,洗净,润透,切厚片或段,干燥,筛去灰屑	为红棕色或暗棕色的片或段,具细纵皱纹及少量细根痕,皮部脱落处呈黄红色。质脆,易折断,断面平坦皮部狭,紫红色,木质部宽广,浅黄红色,导管孔多数。气微,味微苦,久嚼刺舌

来源	制法	性状
《重庆市中药饮片炮制规范》2006 年版	除去杂质，洗净，润透，切厚片或段，干燥	为不规则的厚片或段。表面红棕色或暗棕色，具细纵皱纹及少数细根痕。皮部脱落处呈黄红色。质脆。切面皮部狭，紫红色，木部宽广，浅黄红色，导管孔多数。气微，味微苦，久嚼刺舌
《安徽省中药饮片炮制规范》2005 年版	取原药材，除去杂质，洗净，润透，切厚片或段，干燥，筛去碎屑	为不规则的厚片或短段，切面皮部狭，紫红色，木部宽广，浅黄红色，导管孔多数；周边红棕色或暗棕色，具细纵皱纹及少数细根痕。质脆。无臭，味微苦，久嚼刺舌
《浙江省中药炮制规范》2005 年版	取原药，除去残茎等杂质，洗净、润软，切厚片或段，干燥	多为类圆形或不规则形的厚片或段。根直径0.1～0.5cm；表面外皮棕褐色，具不规则纵皱纹，易片状脱落，内皮紫红色至黄棕色；切面平坦，皮部薄，紫红色至紫褐色，木部黄棕色，导管孔多数而明显。根茎直径可达1cm，具髓部。质脆。气微，味微苦，久嚼刺舌
《河南省中药饮片炮制规范》2005 年版	除去杂质，洗净，润透，切厚片或段，干燥	为根和根茎混合的厚片或段。根呈圆柱形，表面红棕色或暗棕色，具细纵皱纹及少数细根痕；皮部脱落处呈黄红色。切面平坦，皮部狭，紫红色，木部宽广，浅黄红色，导管孔多数。质脆，易折断。气微，味微苦，久嚼刺舌
《贵州省中药饮片炮制规范》2005 年版	取原药材，除去杂质，洗净，润透，切厚片或段，干燥	为不规则的厚片或段，切面皮部狭呈紫红色，木部宽广呈浅黄红色，导管孔多数。周边红棕色或暗棕色，具细纵皱纹及少数细根痕，皮部脱落处呈黄红色。质脆，气微，味微苦。久嚼刺舌
《四川省中药饮片炮制规范》2002 年版	除去杂质，淋润，切段，干燥	本品为根、藤茎混合的段，根圆柱形，表面紫色或淡棕色，断面紫红或红褐色，有多数小孔。藤茎圆柱形，外表淡红色或棕红色，木部淡黄色或淡红色，中心有小孔。味微苦
《江苏省中药饮片炮制规范》2002 年版	取原药材，除去杂质，洗净，润透，切厚片或段，干燥	为不规则的厚片或段，切面紫红色或黄红色，周边红棕色或暗棕色，有多数散在的小孔（导管）。体轻。无臭，味微苦
《福建省中药饮片炮制规范》1998 年版	除去杂质，洗净，润透，切厚片，干燥	呈片状，片厚2～4mm。切面皮部狭，紫红色，木部宽，浅黄红色，导管孔多数，外皮红棕色或暗棕色，皮部脱落处呈黄红色。无臭，味微苦，久嚼刺舌
《山东省中药炮制规范》1990 年版	除去杂质，用清水洗净，润透，切厚片或段，干燥	为不规则的厚片或圆柱形小段。片面黄红色，周边红棕色或暗棕色，质脆，无臭，味微苦，久嚼刺舌
《吉林省中药饮片炮制规范》1986 年版	除去杂质，洗净泥土，捞出，润透，切1.5mm片，晒干	无具体要求

续表

来源	制法	性状
《辽宁省中药炮制规范》1986年版	除去杂质及残茎,洗净,润透,切片,干燥,筛去灰屑	无具体要求
《云南省中药饮片炮制规范》1986年版	取原药拣净杂质,淘洗后捞出,吸润约12小时至透心,铡成长约1cm的短节片,晒干即可	短节片,长不超过1.5cm,断面黄红色,有多数细孔,质松泡
《广东省中药饮片炮制规范》1984年版	除去杂质,洗净,润软,切片或段,干燥	无具体要求
《湖北省中草药炮制规范》1979年版	拣去杂质,洗净,放于水中浸1～2小时,取出,沥干,切薄片,晒干或烘干	无具体要求

2. 茜草炭

（1）《中国药典》2020年版标准：取茜草片或段,照炒炭法（通则0213）炒至表面焦黑色。

性状：本品形如茜草片或段,表面黑褐色,内部棕褐色。气微,味苦、涩。

（2）地方标准（表137-2）

表137-2　茜草炭常见地方标准制法及性状要求

来源	制法	性状
《天津市中药饮片炮制规范》2012年版	取茜草片或段,照炒炭法炒至表面焦黑色	本品形如茜草片或段,表面黑褐色,内部棕褐色。气微,味苦、涩
《陕西省中药饮片标准》第一册（2009年）	取饮片茜草,照炒炭法炒至表面焦黑色,内部焦褐色	本品为圆柱形或不规则形小段或类圆形厚片。根茎段呈结节状,丛生粗细不等的残根。根直径0.2～1cm。表面焦黑色。体轻,质脆,易折断,断面平坦,焦褐色,木部宽广,导管孔多数。具焦香气,味微苦,久嚼刺舌
《湖南省中药饮片炮制规范》2010年版	取净茜草片或段,照炒炭法炒至表面焦黑色	形如茜草,表面焦黑色,味微苦涩
《北京市中药饮片炮制规范》2008年版	取茜草片或段,置热锅内,用武火180～220℃炒至表面焦黑色,内部棕褐色,喷淋清水少许,熄灭火星,取出,晾干	本品为不规则厚片或圆柱形小段。表面焦黑色,断面棕褐色。气焦香
《江西省中药饮片炮制规范》2008年版	取茜草片或段,用武火炒至外面焦黑色、内部棕褐色时,取出,放凉	形如茜草片或段,表面焦黑色,内部棕褐色,略具焦气
《广西壮族自治区中药饮片炮制规范》2007年版	取茜草片或段,置锅内用武火炒至外表呈焦黑色,内部呈焦黄色,喷淋适量清水,取出,晾干	为表面焦黑色,内部焦黄色,存性,无杂质
《重庆市中药饮片炮制规范》2006年版	取净茜草,照清炒法炒至表面焦黑色	表面焦黑色,内部棕黑色,松脆
《安徽省中药饮片炮制规范》2005年版	取茜草段,照炒炭法,炒至表面焦黑色,内部棕褐色	形同茜草,表面焦黑色,内部棕褐色

续表

来源	制法	性状
《上海市中药饮片炮制规范》2018年版	取茜草,照炒炭法炒至外焦黑,内棕褐色,筛去灰屑	表面焦黑色。折断面棕褐色,具焦香气
《浙江省中药炮制规范》2005年版	取茜草,炒至浓烟上冒,表面焦黑色,内部棕褐色时,微喷水,灭尽火星,取出,晾干	表面焦黑色,内部棕褐色。质松脆,略具焦气,味苦
《河南省中药饮片炮制规范》2005年版	取茜草片或段,照炒炭法炒至表面焦黑色	形如茜草片或段,表面焦黑色,内部焦褐色
《贵州省中药饮片炮制规范》2005年版	取茜草片或段,照炒炭法炒至表面焦黑色	形同茜草。表面焦黑色,内部棕褐色
《江苏省中药饮片炮制规范》2002年版	取茜草片或段,用武火炒至表面焦黑色,喷水少许,灭尽火星,取出,凉透	形同茜草片或段,呈焦黑色,内部棕褐色
《四川省中药饮片炮制规范》2002年版	取净茜草,照清炒法炒至表面焦黑色	炒炭后焦黑色,松脆
《福建省中药饮片炮制规范》1998年版	取茜草片,照炒炭法炒至表面焦黑色	形如茜草,色焦黑,味苦
《山东省中药炮制规范》1990年版	将净茜草片或段,置热锅内,用武火炒至表面焦黑色,内部棕褐色时,喷淋清水少许,灭尽火星,取出,及时摊晾,凉透	形如茜草,表面呈焦黑色,内部棕褐色,具焦糊气
《吉林省中药饮片炮制规范》1986年版	取茜草片置锅中,用强火不断翻炒,至焦黑色(但须存性),喷水灭火星,取出,晾干	无具体要求
《广东省中药饮片炮制规范》1984年版	取净茜草,用武火炒至外表黑色,熄灭火星或喷洒清水,灭尽火星,取出,摊凉	无具体要求

3. **酒茜草** 《中国药典》2020年版未收载本炮制规格,常见地方标准制法及性状见表137-3。

表137-3 酒茜草常见地方标准制法及性状要求

来源	制法	性状
《河南省中药饮片炮制规范》2005年版	取茜草片或段,照酒炙法炒干 每100kg茜草片或段,用黄酒18kg	形如茜草片或段,表面棕褐色,微具酒香气

【金老谈茜草炮制历史】

1. **南北朝** 茜草的炮制始载于南朝刘宋时期的《雷公炮炙论》,云"凡使茜根,用铜刀于槐砧上锉,日干,勿犯铁并铅"。《名医别录》中未对茜草的炮制提出具体的要求,仅为"二月、三月采根,暴干"。由此可见此时茜草的炮制还是非常单一,暴干、锉、铜刀切、勿犯铁铅是对其的基本要求。

2. **唐代及五代** 在广济疗小儿热毒脓血痢方中记载有茜根炙。五代《日华子本草》云"茜草酒煎服,杀蛊毒,入药锉炒用",此阶段茜草的炮制有一定的发展,但就其具体使用在这一时期的各类本草医书中所见甚少。

3. **宋代** 宋代是中医药迅速发展的时期,此时涌现出了许多优秀的医学及本草类著作。《大观本草》云"铜刀与槐砧上锉。入药锉,炒用"。《太平圣惠方》云"茜根锉"。《圣济总录》载有"茜草锉""茜根洗锉""茜根锉炒""茜根烧灰""茜根洗焙"。此时茜草的炮制方法已经有很多。其各种不同的炮制品适用的病证也不尽相同,如治疗吐血须锉,治五痔锉炒,用于长年保命、延年益寿则洗焙,治疽疮烧灰外敷。

4. 金元　此时关于茜草的炮制方法大多沿用,不过茜草烧灰这一炮制方法在大量的古方中有具体体现。《儒门事亲》中治蝼蛄疮用"茜根烧灰",十灰散中提到"茜草烧灰存性,研细,用纸包,碗盖地上一夕,出火毒",这个是最早的对茜草炭的炮制要求,茜草的炒炭存性也是在此方中首次提出。

5. 明代　明代是茜草炮制的空前发展时期,但是就其炮制一类的书籍中并未对其炮制方法做出系统的总结。明代《本草品汇精要》中仍然延续着前人所述的"凡使去芦铜刀于槐砧上锉碎炒用勿犯铁并铅"。然而各类医书本草中对茜草的使用确是极其灵活。龚居中认为"茜根或锉,或绞汁,活血行血,止吐衄诸血"。《卫生简易方》中再次提到治疗蝼蛄疮用茜草"烧灰外敷"。《景岳全书》继五代之后再次提出"若女人经血不通以一两酒煎服之一日即通甚效"。《普济方》中有大量与茜草有关的方子,治疽疮方中"茜根烧灰,用小油调",槐子丸及治疗小便出血的茜根散中"茜根锉炒",治疗虚劳吐血的茜根散中"茜根锉"。《证类准绳》张涣茜根汤中"茜根锉",张涣白头翁散中"茜根锉焙干",治一切毒痢及蛊注下血中"茜根洗",治血痢心神烦热腹中痛不纳饮食中"茜根微炒"。《医学正传》中首次提出"茜根(俗名过山龙,童便浸)"。倪朱谟提出"用酒制则行,醋炒则止"。这个时期在前人的基础上首次提出了童便浸,酒制,醋炒。在炒制的程度上也提出了微炒,焙干,炒,烧灰。这些不同的炮制方法说明人们在不断使用茜草的过程中,逐渐摸索出针对各类症状的不同炮制品。

6. 清代　这一时期茜草的炮制方法大多继承前人的经验。清代《炮炙大法》中记载"凡使用铜刀于槐砧上锉晒干勿犯铁并铅　畏鼠姑　制雄黄"。炒用在清代的使用还是极为广泛的。《本草述钩元》修治条例下载"茜根铜刀锉。勿犯铁铅器入药焙用"。在前人酒煎的基础上发展出了酒洗、酒炒。如《张氏医通》载"茹藘去梢,酒洗,切片,净一两。即茜根"。《得配本草》载"酒炒行血"。在童便浸的基础上新增了童便炒,曰"童便炒止血"。

【金老论茜草炮制与临床】

一、临床功效与主治

本品味苦,性寒。归肝经。具有凉血止血,活血祛瘀之功效(表137-4)。

表137-4　茜草各临床常用炮制规格功效、主治对比

炮制规格	功效	主治
茜草	凉血祛瘀,通经	吐血、衄血、崩漏,外伤出血,瘀阻经闭,关节痹痛,跌仆肿痛
茜草炭	凉血,祛瘀,止血,通经	血痢,咯血,崩漏出血,尿血等各种出血
酒茜草	活血祛瘀	瘀阻经闭,关节痹痛,跌仆肿痛

二、临床调剂

1. 用法用量　6～10g,大剂量可用至30g。

2. 临床使用与禁忌

（1）茜草为苦寒降泄之品，凡脾胃虚弱，精虚血少，阴虚火旺者，慎用。

（2）本品生用既能止血，又能活血行血，无瘀滞者慎用。

3. 贮藏 各种炮制规格均置干燥处。酒茜草密闭，贮于阴凉干燥处。

本品临床常用炮制规格与调剂注意事项见表137-5。

表137-5 茜草临床常用炮制规格与调剂注意事项

炮制规格	处方名	用法用量	特殊禁忌	特殊贮藏方法
茜草	茜草、血茜草	6～10g	脾胃虚弱，精虚血少，阴虚火旺，无瘀滞者慎用	置干燥处。酒茜草密闭，贮于阴凉干燥处
茜草炭	茜草炭			
酒茜草	酒茜草			

丹 参

【来源】

本品为唇形科植物丹参 *Salvia miltiorrhiza* Bge. 的干燥根和根茎。春、秋二季采挖，除去泥沙，干燥。

【炮制规格】

1. 丹参

（1）《中国药典》2020年版标准：除去杂质和残茎，洗净，润透，切厚片，干燥。

性状：本品呈类圆形或椭圆形的厚片。外表皮棕红色或暗棕红色，粗糙，具纵皱纹。切面有裂隙或略平整而致密，有的呈角质样，皮部棕红色，木部灰黄色或紫褐色，有黄白色放射状纹理。气微，味微苦涩。

（2）地方标准（表138-1）

表138-1 丹参常见地方标准制法及性状要求

来源	制法	性状
《上海市中药饮片炮制规范》2018年版	将药材除去残茎等杂质，洗净，润透，切厚片，干燥，筛去灰屑；药材为切片者，整理去杂，筛去灰屑，片形不符合规定者应改刀	本品为类圆形、椭圆形或不规则形的切片，直径0.2～1.5cm，野生品有较多须根片。外皮棕红色、暗棕红色或红棕色，具纵皱纹，有的呈鳞片状剥落，可见残留须根和须根痕。切面疏松有裂隙或致密，略呈角质样，皮部棕红色至紫黑色，木部灰黄色或紫褐色，导管束黄白色，呈放射状排列，偶见髓部。质硬而脆或坚实。气微，味微苦涩
《浙江省中药炮制规范》2015年版	取原药，除去须根、残茎等杂质，洗净，润软，切厚片，干燥；产地已切片者，筛去灰屑	多为不规则的厚片。表面棕红色至棕褐色，具纵皱纹。切面皮部红色或棕褐色。木部黄白色或紫褐色，具放射状纹理。质脆，气微，味微苦涩

续表

来源	制法	性状
《四川省中药饮片炮制规范》2015年版	除去杂质和残茎,洗净,润透,切段或极薄片,干燥	本品呈类圆形或椭圆形的段或极薄片。表面棕红色或暗棕红色。皮部棕红色,木部灰黄色或紫褐色,有黄白色放射状纹理。气微,味微苦涩
《天津市中药饮片炮制规范》2012年版	除去杂质和残茎,洗净,润透,切厚片,干燥	本品呈类圆形或椭圆形的厚片。外表皮棕红色或暗棕红色,粗糙,具纵皱纹。切面有裂隙或略平整而致密,有的呈角质样,皮部棕红色,木部灰黄色或紫褐色,有黄白色放射状纹理。气微,味微苦涩
《湖南省中药饮片炮制规范》2010年版	取原药材,除去杂质及残茎,洗净,润透,切短段片,干燥,筛去碎屑	呈长圆柱形短段片。表面棕红色或暗棕红色,粗糙,具纵皱纹。老根外皮疏松,多显紫棕色
《陕西省中药饮片标准》第一册(2009年)	取药材丹参,除去杂质及残茎,洗净,润透,切厚片,干燥	本品呈类圆形厚片,直径0.2～2cm,厚0.2～0.4cm。切面致密或有裂隙,略角质,皮部暗棕色至棕红色,木部黄白色至紫褐色,导管呈放射状排列。外皮紧贴或呈鳞片状剥落,表面棕红色或暗棕红色,具纵皱纹。气微,味微苦涩
《北京市中药饮片炮制规范》2008年版	取原药材,除去杂质及残茎,迅速洗净,闷润2～4小时,至内外湿度一致,切厚片或5～10mm段,干燥,筛去碎屑	本品为类圆形厚片或不规则的段。外表皮棕红色或暗棕红色。切面皮部棕红色,木部灰黄色或紫褐色,有散在黄白色筋脉点。气微,味微苦涩
《江西省中药饮片炮制规范》2008年版	除去杂质及残茎,洗净,润透,切厚片,干燥	本品为类圆形的厚片。外表面棕红色或暗棕红色,具纵皱纹。切面疏松,有裂隙或略平整而致密,皮部棕红色,木部灰黄色或紫褐色,导管束黄白色,呈放射状排列。气微,味微苦涩。无虫蛀、霉变
《广西壮族自治区中药饮片炮制规范》2007年版	除去杂质及残茎,洗净,润透,切厚片(小者切段),干燥,筛去灰屑	为类圆形厚片或圆柱形小段,表面棕红色或暗棕红色,粗糙,具纵皱纹。老根外皮疏松,多显紫棕色,常呈鳞片状剥落。质硬而脆,切面韧皮部棕红色,木质部灰黄色或紫褐色,导管束黄白色,呈放射状排列。周边棕红色或暗棕红色,粗糙,具纵皱纹。气微,味微苦涩
《重庆市中药饮片炮制规范》2006年版	除去杂质及残茎,洗净,润透,切厚片,干燥	为类圆形厚片,直径0.3～1cm。周边棕红色或暗棕红色,粗糙,具纵皱纹。老根外皮疏松,多显紫棕色,常呈鳞片状剥落。质硬而脆。切面疏松,有裂隙或略平整而致密,皮部棕红色,木部灰黄色或紫褐色,导管束黄白色,呈放射状排列。气微,味微苦涩
《安徽省中药饮片炮制规范》2005年版	取原药材,除去残茎、杂质,洗净,润透,切厚片,干燥,筛去碎屑	为类圆形厚片。切面皮部棕红色,木部灰黄色或黄褐色,导管束黄白色,呈放射状排列,中心略黄;周边棕红色或暗棕红色,粗糙,具纵皱纹。气微,味微苦涩

续表

来源	制法	性状
《河南省中药饮片炮制规范》2005年版	除去杂质及残茎,洗净,润透,切厚片,干燥	呈类圆形的厚片。外表面暗红色或暗棕红色,粗糙,具纵皱纹。切面疏松,有裂隙或略平整而致密,皮部棕红色,木部灰黄色或紫褐色,导管束黄白色,呈放射状排列。质硬而脆。气微,味微苦涩
《贵州省中药饮片炮制规范》2005年版	取原药材,除去杂质及残茎,洗净,润透,切厚片,干燥	呈类圆形厚片。切面皮部棕红色,木部灰黄色或紫褐色,导管束黄白色,呈放射状排列。周边棕红色或暗棕红色,粗糙,具纵皱纹。质脆。气微,味微苦涩
《江苏省中药饮片炮制规范》2002年版	取原药材,除去杂质及残茎,洗净,润透,切厚片,干燥	为类圆形厚片。切面灰黄色或紫褐色,导管束黄白色,呈放射状排列,周边紫红棕色或暗红棕色。气微,味微苦涩
《福建省中药饮片炮制规范》1998年版	除去杂质及残茎,洗净,润透,切厚片,干燥	呈片状,片厚2~4mm。切面有裂隙或略平整而致密,皮部棕红色,木部灰黄色或紫褐色,导管束黄白色,呈放射状排列;外皮棕红色或暗棕红色。气微,味微苦、涩
《山东省中药饮片炮制规范》1990年版	除去杂质及残茎,洗净,闷润至透,切厚片,干燥	本品为类圆形的厚片,片面紫红色或砖红色,可见有黄白色的导管束,呈放射状排列。气微,味微苦、涩
《吉林省中药饮片炮制规范》1986年版	除去杂质,洗净泥土,捞出,润透,切1.5mm片,晒干	无具体要求
《辽宁省中药炮制规范》1986年版	拣净杂质,除去残茎,洗净,润透,切薄片,干燥,筛去灰土	无具体要求
《云南省中药饮片炮制规范》1986年版	取原药,拣净杂质,洗净泥土,捞出,吸润约12小时至透心,如不透心再洒水吸润透心为度,铡成厚约3mm的圆片,筛干净灰碎即可	无具体要求
《广东省中药饮片炮制规范》1984年版	除去杂质及残茎,洗净,润透,切片,干燥	无具体要求
《甘肃省中药饮片炮制规范》1980年版	除去杂质、根茎,洗净泥土,浸泡2~4小时,捞出,润透,切片,晒干	无具体要求
《湖北省中草药炮制规范》1979年版	拣去杂质,洗净,沥干,润透后切薄片,晒干或烘干	无具体要求

2. 酒丹参

(1)《中国药典》2020年版标准:取丹参片,照酒炙法(通则0213)炒干。

性状:本品形如丹参片,表面红褐色,略具酒香气。

(2)地方标准(表138-2)

表 138-2　酒丹参常见地方标准制法及性状要求

来源	制法	性状
《陕西省中药饮片标准》第一册（2009 年）	取饮片丹参，照酒炙法，炒干	本品呈类圆形厚片，直径 0.2～2cm，厚 0.2～0.4cm，表面略有焦斑。切面致密或有裂隙，略角质，皮部暗棕色至棕褐色，木部棕黄色至棕褐色，导管呈放射状排列。外皮紧贴或呈鳞片状剥落，外表面红棕色至棕褐色，具纵皱纹。略具酒香气，味微苦涩
《江西省中药饮片炮制规范》2008 年版	取丹参片，用酒拌匀，闷透，用文火炒干；或用麦麸或谷糠炒至微黄色为度 每 100kg 丹参，用酒 10kg、麦麸或谷糠 20kg	形如丹参片，表面红褐色，具酒香气
《广西壮族自治区中药饮片炮制规范》2007 年版	取生丹参加酒拌匀，稍闷，用文火炒至紫褐色，微有焦斑，取出，放凉。每 100kg 生丹参用酒 10～15kg	形同生丹参，表面紫褐色，略有焦斑，质硬而脆，具有酒香气
《重庆市中药饮片炮制规范》2006 年版	取丹参片，照酒炙法用黄酒炒至颜色加深	表面棕褐色或黄褐色，偶有焦斑，具酒香气
《安徽省中药饮片炮制规范》2005 年版	取净丹参片，照酒炙法，炒干。每 100kg 丹参，用黄酒 10kg	形同丹参，表面棕褐色，略有焦斑，具酒香气
《河南省中药饮片炮制规范》2005 年版	取丹参片，照酒炙法炒干	形如丹参片，表面红褐色，具酒香气
《贵州省中药饮片炮制规范》2005 年版	取净丹参片，加酒拌匀，闷透，晾干，照麸炒法炒至黄褐色。每 100kg 净丹参，用黄酒 12kg	形同丹参，表面黄褐色。略具香气
《江苏省中药饮片炮制规范》2002 年版	取丹参片加酒拌匀，润透，置锅内，用文火炒干，取出放凉。每 100kg 丹参，用黄酒 10kg	形同丹参片，表面棕褐色，略有焦斑，具酒香气
《福建省中药饮片炮制规范》1998 年版	取丹参片，照酒炙法炒干	形如丹参，色略深，微具酒气
《广东省中药饮片炮制规范》1984 年版	取净丹参，用酒拌匀，放置一夜，待酒被吸尽后，用文火炒至微干，取出，摊凉。每丹参 100kg，用酒 10～15kg	无具体要求

3. 炒丹参　《中国药典》2020 年版未收载本炮制规格，常见地方标准制法及性状见表 138-3。

表 138-3　炒丹参常见地方标准制法及性状要求

来源	制法	性状
《上海市中药饮片炮制规范》2018 年版	取丹参照清炒法炒至微具焦斑，筛去灰屑	表皮暗棕红色，切面放射状排列的菊花纹呈淡棕黄色，有的可见焦斑，具焦香气
《浙江省中药炮制规范》2015 年版	取丹参饮片，照清炒法炒至表面微具焦斑时，取出，摊凉	表面紫褐色或灰褐色，微具焦斑

4. **猪心血拌丹参**　《中国药典》2020 年版未收载本炮制规格,常见地方标准制法及性状见表 138-4。

表 138-4　猪心血拌丹参常见地方标准制法及性状要求

来源	制法	性状
《上海市中药饮片炮制规范》2018 年版	取生丹参用鲜猪心血、黄酒混合液拌匀,使之吸尽,干燥。每生丹参 100g,用鲜猪心 3 只取血。加黄酒 30g 混匀	外表皮暗棕红色,切面放射状排列的菊花纹呈淡棕黄色,附着有暗褐色凝固物,微具腥气

5. **醋丹参**　《中国药典》2020 年版未收载本炮制规格,常见地方标准制法及性状见表 138-5。

表 138-5　醋丹参常见地方标准制法及性状要求

来源	制法	性状
《陕西省中药饮片标准》第一册(2009 年)	取饮片丹参,照醋炙法炒干	本品呈类圆形厚片,直径 0.2～2cm,厚 0.2～0.5cm,表面略有焦斑。切面致密或有裂隙,略角质,皮部暗棕色至棕褐色,木部棕黄色至棕褐色,导管呈放射状排列。外皮紧贴或呈鳞片状剥落,外表面红棕色至棕褐色,具纵皱纹。略具醋香气,味微苦涩

6. **丹参炭**　《中国药典》2020 年版未收载本炮制规格,常见地方标准制法及性状见表 138-6。

表 138-6　丹参炭常见地方标准制法及性状要求

来源	制法	性状
《河南省中药饮片炮制规范》2005 年版	取丹参片,照炒炭法炒至外呈黑色、内呈焦黑色	形如丹参片,表面呈黑色,内呈焦黑色

7. **鳖血丹参**　《中国药典》2020 年版未收载本炮制规格,常见地方标准制法及性状见表 138-7。

表 138-7　鳖血丹参常见地方标准制法及性状要求

来源	制法	性状
《福建省中药饮片炮制规范》1998 年版	取丹参片,照鳖血制法炒干	形如丹参,色棕黑,微腥

【金老谈丹参炮制历史】

一、不加辅料炮制

1. **熬法**　唐代《备急千金要方》:"为末,熬令紫色。"
2. **焙法**　宋代《卫生家宝产科备要》:"焙,洗。"
3. **锉法**　宋代《圣济总录》:"锉,炒令黑黄。"《圣济总录纂要》:"炙,锉如麻豆。"《太平惠民和剂局方》:"去芦头,细锉。"明代《本草品汇精要》:"去芦,锉碎。"《普济方》:"捣筛为散,锉。"

二、加辅料炮制

1. **酒制** 最早见于南朝梁代《本草经集注》:"酒渍。"金代《兰室秘藏》:"酒炒。"明代《医学入门》《仁术便览》:"酒洗,晒干。"《赤水玄珠医旨绪馀》:"酒浸。"《本草原始》:"酒浸,去芦。"清代《笔花医镜》:"酒蒸、酒炒。"《医宗说约》:"酒浸,去芦。"

2. **其他辅料炮制** 清代《本草害利》记载有猪心血拌炒。

【金老论丹参炮制与临床】

一、临床功效与主治

本品味苦,性微寒。归心、肝经。临床多生用。具有祛瘀止痛,清心除烦,通血脉的功效。善调妇女经脉不匀,因其性偏寒凉,故多用于血热瘀滞所致的疮痈,产后瘀滞疼痛,经闭腹痛,心腹疼痛及肢体疼痛(表138-8)。

表138-8 丹参各临床常用炮制规格功效、主治对比

炮制规格	功效	主治
丹参	活血祛瘀,通经止痛,清心除烦,凉血清痈	胸痹心痛,脘腹胁痛,癥瘕积聚,热痹疼痛,心烦不眠,月经不调,痛经经闭,疮疡肿痛
酒丹参	缓和寒凉之性,增强活血祛瘀,调经止痛的作用	月经不调,经闭痛经,癥瘕积聚,胸腹刺痛,热痹疼痛,疮疡肿痛,心烦不眠,肝脾肿大,心绞痛
炒丹参	活血祛瘀,通经止痛,清心除烦	同酒丹参
猪心血拌丹参	同丹参	同丹参
鳖血丹参	清心养阴除烦	心烦不眠,月经不调,痛经经闭

二、临床调剂

1. **用法用量** 10~15g,大剂量可用至30g。

2. **临床使用与禁忌**

(1)月经过多及孕妇慎服。

(2)丹参反藜芦,故不宜与藜芦同用。

3. **贮藏** 各种炮制规格均置干燥处。猪心血拌丹参置干燥密闭处。

本品临床常用炮制规格与调剂注意事项见表138-9。丹参炭、鳖血丹参、醋丹参临床鲜见,本节未收入。

表138-9 丹参临床常用炮制规格与调剂注意事项

炮制规格	处方名	用法用量	特殊禁忌	特殊贮藏方法
丹参	丹参、紫丹参	10~15g	不可与藜芦同用。月经过多及孕妇慎服	置干燥处。猪心血拌丹参置干燥密闭处
酒丹参	酒丹参、炙丹参、炒丹参			
炒丹参	炒丹参			
猪心血拌丹参	猪心血拌丹参			

白　及

【来源】

本品为兰科植物白及 *Bletilla striata*(Thunb.)Reichb. f. 的干燥块茎。夏、秋二季采挖,除去须根,洗净,置沸水中煮或蒸至无白心,晒至半干,除去外皮,晒干。

【炮制规格】

1. 白及

(1)《中国药典》2020 年版标准:洗净,润透,切薄片,晒干。

性状:本品呈不规则的薄片。外表皮灰白色或黄白色。切面类白色,角质样,半透明,维管束小点状,散生。质脆。气微,味苦,嚼之有黏性。

(2) 地方标准(表 139-1)

表 139-1　白及常见地方标准制法及性状要求

来源	制法	性状
《天津市中药饮片炮制规范》2022 年版	取白及,洗净,粉碎成细粉	本品为淡黄白色粉末。气微,味苦,嚼之有黏性
《上海市中药饮片炮制规范》2018 年版	将药材除去黑色油脂等杂质,洗净,润透,切薄片,干燥,筛去灰屑	本品为不规则形的切片,片长可达 5cm。表面灰白色或黄白色,具细皱纹,有的可见须根痕及环节,残留粗皮呈黄色至黄褐色。切面类白色,角质样,散有众多筋脉小点。质坚。气微,味苦,嚼之有黏性
《黑龙江省中药饮片炮制规范》2012 年版	取原药材,洗净,润透,切薄片,干燥,即得	本品为不规则的薄片。外表面灰白色或黄白色。切面类白色,角质样,半透明,可见筋脉小点。质硬。气微,味苦,嚼之有黏性
《湖南省中药饮片炮制规范》2010 年版	取原药材,除去杂质,洗净,润透,切厚片,干燥,筛去灰屑,或研粉用	为不规则的厚片,切面类白色,角质,微显筋脉点,有黏性。气微,味苦
《甘肃省中药炮制规范》2009 年版	取原药材,除去杂质及黑枯者,浸泡至六七成透,捞出,闷润至透,切薄片,干燥	呈不规则薄片,常有 1~2 个爪状分枝,厚 1~2mm。表面类白色、黄白色,有数个环节或点状须根痕,一面可见茎痕,另一面可见连接另一块茎的痕迹。切面有点状或短线状维管束。断面角质样,具黏性。气微,味淡而微苦
《北京市中药饮片炮制规范》2008 年版	取原药材,除去杂质,大小分开,洗净,浸泡 4~8 小时,取出,闷润 12~24 小时,至内外湿度一致,切薄片,晒干或低温干燥,筛去碎屑	本品为不规则薄片。切面类白色,角质样,微显筋脉小点。气微,味苦,嚼之有黏性
《江西省中药饮片炮制规范》2008 年版	(1)洗净,润透,切薄片,干燥 (2)除去杂质,水浸 1~2 小时,润透,切薄片,干燥	本品为不规则形薄片。表面类白色,角质样,微显筋脉小点。边缘灰白色或黄白色,有的可见棕色点状须根痕或有突起的茎痕。质坚硬。气微,味苦,嚼之有黏性

续表

来源	制法	性状
《广西壮族自治区中药饮片炮制规范》2007年版	除去须根,洗净,润透,切薄片,晒干,筛去灰屑	本品为灰白色或黄白色薄片,质坚硬,断面角质样,嚼之有黏性,气微,味淡而微苦,无杂质,无虫蛀
《重庆市中药饮片炮制规范》2006年版	洗净,润透,切薄片,晒干	为不规则形的薄片状。周边灰白色或黄白色,有环节和棕色点状须根痕,上面有突起的茎痕。质坚硬,不易折断,切面类白色,角质样,可见散生点状维管束。气微,味苦,嚼之有黏性
《安徽省中药饮片炮制规范》2005年版	取原药材,除去黑色变质者及杂质,浸泡至六七成透时,取出,润透,切薄片,干燥,筛去碎屑	为不规则薄片。片面类白色,角质样,微显筋脉小点。无臭,味苦,嚼之有黏性
《河南省中药饮片炮制规范》2005年版	洗净,润透,切薄片,晒干	本品为不规则的薄片。表面类白色,角质样,微显筋脉小点,具黏性。气微,味淡而微苦
《贵州省中药饮片炮制规范》2005年版	取原药材,除去杂质,洗净,润透或蒸透,切薄片,晒干	为不规则薄片。切面类白色,角质样。周边灰白色或黄白色,可见同心环节和棕色点状须根痕。质坚硬。气微,味苦,嚼之有黏性
《江苏省中药饮片炮制规范》2002年版	取原药材,除去杂质及黑色变质者,浸泡至六、七成透,捞出,润透,切薄片,干燥	为不规则薄片,表面类白色,角质样,微显筋脉小点。嚼之具黏性。无臭,味微苦
《福建省中药饮片炮制规范》1998年版	洗净,润透,切薄片,晒干	呈片状,片厚1～2mm。切面类白色,角质样;外皮灰白色或黄白色。无臭,味苦,嚼之有黏性
《山东省中药炮制规范》1990年版	除去杂质,大小分档,洗净,浸泡至六七成透,捞出,闷润至透,切薄片,晒干	本品为不规则的薄片,表面类白色,角质样,微显筋脉小点,具黏性,质脆。气微,味苦
《吉林省中药饮片炮制规范》1986年版	除去杂质,洗净泥土,用水浸泡至约七、八成透时,捞出,闷透,稍晾至绷皮,回润,切2mm片,晒干	无具体要求
《辽宁省中药炮制规范》1986年版	除去杂质及黑色枯个,洗净,润透,切片,干燥	无具体要求
《广东省中药饮片炮制规范》1984年版	除去杂质,洗净,用水浸3～6小时,捞出,闷润透心,切薄片,干燥	无具体要求
《陕西省中药饮片标准》第一册(2009年)	取药材白及,除去杂质,洗净,润透,切厚片,低温干燥	本品呈不规则片状,有的可见2～3个分枝,长至5cm。切面类白色,角质样。外表面灰白色或黄白色,可见数圈同心环结和棕色点状须根痕,有的可见茎痕或连接另一块茎的痕迹。质坚硬,不易折断。气微,味苦,嚼之有黏性

2. 白及粉　《中国药典》2020 年版未收载本炮制规格，常见地方标准制法及性状见表139-2。

表 139-2　白及粉常见地方标准制法及性状要求

来源	制法	性状
《浙江省中药炮制规范》2015 年版	取白及，除去杂质，洗净，干燥，研成细粉	为粒度均匀，类白色或淡黄白色的粉末。气微，味苦，遇水具黏性
《四川省中药饮片炮制规范》2015 年版	取白及除去杂质，粉碎成细粉	本品为黄白色至淡灰黄色的粉末；气微，味苦
《甘肃省中药炮制规范》2009 年版	取净白及，粉碎成细粉，过筛	淡黄色粉末
《北京市中药饮片炮制规范》2008 年版	取净白及，粉碎成细粉	为淡黄白色粉末。气微，味苦，湿润显黏性
《安徽省中药饮片炮制规范》2005 年版	取净白及片，碾成细粉	为类白色粉末，无臭，味苦
《云南省中药饮片标准》（2005 年版）第二册	取药材，净选，洗净，干燥，粉碎成中粉，即得	本品为淡黄白色粉末。气微，味苦，嚼之有黏性
《河南省中药饮片炮制规范》2005 年版	取净白及，粉碎成细粉	为淡黄白色细粉
《江苏省中药饮片炮制规范》2002 年版	取净白及粉碎成细粉，过筛	无具体要求
《福建省中药饮片炮制规范》1998 年版	洗净，晒干，研成细粉	呈淡黄白色，无臭，味苦，用水润湿有黏性。
《吉林省中药饮片炮制规范》1986 年版	取净白及粉碎，过 100 目筛	无具体要求

3. 白及炭　《中国药典》2020 年版未收载本炮制规格，常见地方标准制法及性状见表139-3。

表 139-3　白及炭常见地方标准制法及性状要求

来源	制法	性状
《浙江省中药炮制规范》2015 年版	取白及饮片，照炒炭法炒至浓烟上冒，表面焦黑色，内部棕褐色时，微喷水，灭尽火星，取出，晾干	呈不规则的薄片。表面焦黑色，内部棕褐色。质松脆，略具焦气，味微苦

【金老谈白及炮制历史】

白及始载于汉代《神农本草经》，列为下品，曰"味苦平，主治痈肿恶疮败疽，伤阴，死肌，胃中邪气，贼风鬼击，痱缓不收，一名甘根，一名连及草，生川谷"，文中记载了性味、主治功效、别名以及生长环境，但并无用法的论述。宋代以前，各古籍对白及均有补充，如陶弘景分别在《名医别录》《本草经集注》中论述其"味辛微寒无毒,除白癣疥虫""紫石英为使,恶理石,畏李核、杏仁";唐代《日华子本草》论述其"味甘,止惊邪,血邪,刀箭疮,湿热疟疾血痢……",也未提及用法;直到《新修本草》才有记载"此物,山野人患手足皲拆,嚼以涂之有效",继而《仙授理伤续断秘方》云:"当归散、大黑丸以白及为末和醋调为丸用于治疗跌倒损伤,皮肉破碎。"

到宋、金、元代,出现了很多记载白及粉末入药的方书。钱乙《小儿要证直诀》论述白及粉散为末,拭干贴,用于外治疮疡;《太平惠民和剂局方》中白及散"为末,以乳汁调,涂在儿颅骨上";《类编朱氏集验医方》中白及膏为外用,而《素问病机气宜保命集》中白及散为口服;《圣济总录》记载"治大人小儿冻手皲裂成疮,白芨末,白蔹末,油麻,莱菔子,同烂研,酒和匀";《世医得效方》中也记载其白及散治鼻衄、呕血、咯血等出血证。随着白及入药形式的扩大,其在功效方面得到了发展,尤其在元代萨迁《瑞竹堂经验方》中用于面部治疗时多用白及粉末入方,"如白附丹,治疗男子妇人面生黑斑点;洗面药方,共为细末,每日洗面用之,治面上游风,诸般热毒,风刺;洗面药,用于解毒散结,祛浊养颜,主治面生痤疮,及粉刺,并去皮肤燥痒"。

到了明代,依然记载白及以粉末入药时疗效佳。陈嘉谟在《本草蒙筌》中云白及"名擅外科,功专收敛,不煎汤服,唯熬膏敷";缪希雍《神农本草经疏》曰"一味为细末,米饮调三钱服,治损肺吐血有奇效";《本草汇言》中也用白及研末治肺热吐血不止;《济阴纲目》中治阴下挺出,乌椒汤为末。由此可知,白及粉末很少入煎剂,可能是因为其中含有大量黏液质,在煎煮过程中易黏糊,在《本草蒙筌》和《本草原始》中记载"白及做糊甚粘,研末奇妙,裱书多用"。

在清代,白及粉末的功效及用法均得到了极大发展,大部分相关医学专著均论述其以粉末入药为佳。汪讱庵《本草宜读》中云:"白及,苦,辛,微寒,性涩,大多末入药。"《外科大成》中的白及丸为"白及粉末酒糊丸,每服三钱,黄酒下,半月愈,治疗鼻炎";立消散治疗面部疮疡,白及与其他药"用苍耳捣汁,加醋调匀,雉翎蘸扫重处,立消",清凉消毒散亦然;玉容散治疗雀斑,均多味药共末,日洗3次。《本草备要》中发现"白及粉末米饮日服,其效入神"。而且,白及用法以外用为主,其次为口服。《精校本草新编》云:"将白及研末,调入于人参、归、芎、黄芪之内,一同吞服,其止血实神;白及、人参、麦冬研末,吐血证痊愈。"王翃《握灵本草》曰:"凡吐血不止,药中宜加白及,一服即止。""打跌损伤吐血,只用白及粉末二钱,米饮服,其效入神。"徐大椿《兰台轨范》中用白及枇杷丸治疗咯血,常以其粉末与阿胶、生地汁调配。《女科指要》中的温宫方言:"为末,治阴中挺出,脉紧涩者";张璐《本草逢源》记载:"以羊肺、肝、心煮熟,蘸白及粉末每日食之,其治金疮及痈疽方多用。"《得配本草》阐述:"得羊肝蘸末,治肝血吐逆;得酒调服,治跌打骨折。"

【金老论白及炮制与临床】

一、临床功效与主治

本品味苦、甘、涩,性微寒。归肺、肝、胃经。具有收敛止血、生肌敛疮的功效(表139-4)。

表 139-4　白及各临床常用炮制规格功效、主治对比

炮制规格	功效	主治
白及	收敛止血,消肿生肌	咯血、吐血,外伤出血,疮疡肿毒,皮肤皲裂
白及炭	收敛止血	肺结核咯血,溃疡病出血

二、临床调剂

1. 用法用量　6～15g,大剂量可用至 30g;研末吞服,每次 1.5～3g,每日 1～3 次。外用适量,研末撒或调涂。

2. 临床使用与禁忌

(1)白及性涩质黏,凡外感咯血,肺痈初起,肺胃出血而实热火毒盛者,慎用。

(2)乌头与白及一般不宜配伍。

(3)痈疽已溃,不宜同苦寒药服。

3. 贮藏　各种炮制规格均置通风干燥处。

本品临床常用炮制规格与调剂注意事项见表 139-5。

表 139-5　白及临床常用炮制规格与调剂注意事项

炮制规格	处方名	用法用量	特殊禁忌	特殊贮藏方法
白及	白及	6～15g;研末吞服 1.5～3g。外用适量	不宜与川乌、制川乌、草乌、制草乌、附子同用。外感咯血,肺痈初起,肺胃出血而实热火毒盛者,慎用	置通风干燥处
白及炭	白及炭	6～15g		

钩　　藤

【来源】

本品为茜草科植物钩藤 *Uncaria rhynchophylla*(Miq.)Miq. ex Havil.、大叶钩藤 *Uncaria macrophylla* Wall.、毛钩藤 *Uncaria hirsute* Havil.、华钩藤 *Uncaria sinensis*(Oliv.)Havil. 或无柄果钩藤 *Uncaria sessilifructus* Roxb. 的干燥带钩茎枝。秋、冬二季采收,去叶,切段,晒干。

【炮制规格】

钩藤

(1)《中国药典》2020 年版标准:去叶,切段,晒干。

性状:本品茎枝呈圆柱形或类方柱形,长 2～3cm,直径 0.2～0.5cm。表面红棕色至紫红色者具细纵纹,光滑无毛;黄绿色至灰褐色者有的可见白色点状皮孔,被黄褐色柔毛。多数枝节上对生两个向下弯曲的钩(不育花序梗),或仅一侧有钩,另一侧为突起的疤痕;钩略扁或稍圆,先端细尖,基部较阔;钩基部的枝上可见叶柄脱落后的窝点状痕迹和环状的托叶痕。质坚韧,断面黄棕色,皮部纤维性,髓部黄白色或中空。气微,味淡。

(2)地方标准(表 140-1)

表 140-1　钩藤常见地方标准制法及性状要求

来源	制法	性状
《上海市中药饮片炮制规范》2018 年版	将药材除去枯钩、枯梗等杂质，略浸，洗净，润透，切长段，晒或低温干燥，筛去灰屑	本品为圆柱形或类方柱形的段，长 2～3cm，直径 0.2～0.5cm。表面红棕色至紫红色者具细纵纹，光滑无毛；黄绿色至灰褐色者有时可见白色点状皮孔，被黄褐色柔毛。多数枝节上对生两个向下弯曲的钩（不育花序梗），或仅一侧有钩，另一侧为突起的疤痕；钩略扁或稍圆，先端细尖，基部较阔；钩基部的枝上可见叶柄脱落后的窝点状痕迹和环状的托叶痕。质坚韧，断面黄棕色，皮部纤维性，髓部黄白色或中空。无臭，味淡
《浙江省中药炮制规范》2015 年版	取原药，除去杂质及枯钩、结状风钩，洗净，切段，干燥	为圆柱形的段，表面红棕色至紫红色，具细纵纹，部分枝节上对生或单生下弯的钩，钩略扁，先端渐尖，基部宽，切面髓部黄白色或中空。质坚韧，气微，味微涩
《四川省中药饮片炮制规范》2015 年版	未切段者，除去杂质及老茎，淋润，切段，干燥	本品为段状茎枝，大部分节上有弯曲的钩。表面紫红色或棕红色，断面中心黄白色或中空。气微，味淡
《天津市中药饮片炮制规范》2012 年版	取原药材，除去杂质	为带单钩或双钩的茎枝小段，茎枝呈圆柱形或类方柱形，长约 2～3cm，直径 2～5mm。表面光滑无毛，具细纵纹，红棕色或紫红色。多数枝节上对生两个向下弯曲的钩，或仅一侧有钩，另一侧为凸起的疤痕；钩略扁或稍圆，基部较阔，先端细尖；钩基部的枝上可见环状托叶痕和窝状叶柄痕。质轻而坚韧，断面黄棕色，皮部纤维性，髓部黄白色，疏松似海绵或萎缩成空洞。无臭，味淡
《黑龙江省中药饮片炮制规范》2012 年版	取原药材，除去杂质，洗净，润透，切段，干燥，筛去碎屑，即得	本品为不规则的小段，外表皮红棕色至紫红色，具细纵纹，光滑，部分枝节上对生一对或单个向下弯曲的钩，表面红棕色或棕褐色，钩略扁，先端渐尖，基部宽。切面黄棕色，髓部黄白色或中空。质坚韧。气微，味淡
《湖南省中药饮片炮制规范》2010 年版	取原药材，除去杂质及老茎，洗净，干燥，筛去灰屑	茎枝呈圆柱形或类方柱形，长 2～3cm，直径 0.2～0.5cm。表面红棕色至紫红色者具细纵纹，光滑无毛；黄绿色至灰褐色者有时可见白色点状皮孔，被黄褐色柔毛。多数枝节上对生两个向下弯曲的钩（不育花序梗），或仅一侧有钩，另一侧为突起的疤痕；钩略扁或稍圆，先端细尖，基部较阔；钩基部的枝上可见叶柄脱落后的窝点状痕迹和环状的托叶痕。质坚韧，断面黄棕色，皮部纤维性，髓部黄白色或中空。气微，味淡。无杂质，无枯枝
《陕西省中药饮片标准》第二册（2009 年）	取药材钩藤，除去杂质	本品茎枝呈圆柱形或类方柱形，长 2～3cm，直径 0.2～0.5cm。表面红棕色至紫红色者具细纵纹，光滑无毛；黄绿色至灰褐色者有时可见白色点状皮孔，被黄褐色柔毛。多数枝节上对生两个向下弯曲的钩（不育花序梗），或仅一侧有钩，另一侧为突起的疤痕；钩略扁或稍圆，先端细尖，基部较阔；钩基部的枝上可见叶柄脱落后的窝点状痕迹和环状的托叶痕。质坚韧，断面黄棕色，皮部纤维性，髓部黄白色或中空。气微，味淡

来源	制法	性状
《北京市中药饮片炮制规范》2008年版	取原药材,除去杂质	本品为不规则的段。茎枝呈圆柱形或类方柱形。表面红棕色至紫红色者具细纵纹,光滑无毛;黄绿色至灰褐色者有的可见白色点状皮孔,被黄褐色柔毛。多数枝节上对生两个向下弯曲的钩(不育花序梗),或仅一侧有钩,另一侧为突起的疤痕;钩略扁或稍圆,先端细尖,基部较阔;钩基部的枝上可见叶柄脱落后的窝点状痕迹和环状的托叶痕。切面黄棕色,皮部纤维性,髓部黄白色。气微,味淡
《江西省中药饮片炮制规范》2008年版	除去杂质,洗净,稍润,切段,干燥	本品为圆柱状或类方柱状小段,直径0.2~0.5cm。表面红棕色至紫褐色,具细纵纹,光滑无毛或被黄褐色柔毛。茎节有一对或单个向内弯曲的钩,钩略扁或稍圆,先端细尖,基部较阔;钩基部的枝上可见叶柄脱落后的窝点状痕迹和环状的托叶痕。质坚韧。切面黄棕色,皮部纤维性,髓部黄白色或中空。气微,味淡
《广西壮族自治区中药饮片炮制规范》2007年版	除去杂质及老茎,洗净,晒干	本品茎枝呈圆柱形或类方柱形,长2~3cm,直径0.2~0.5cm。表面红棕色至紫红色者具细纵纹,光滑无毛;黄绿色至灰褐色者有时可见白色点状皮孔,被黄褐色柔毛。多数枝节上对生两个向下弯曲的钩(不育花序梗),或仅一侧有钩,另一侧为突起的疤痕;钩略扁或稍圆,先端细尖,基部较阔;钩基部的枝上可见叶柄脱落后的窝点状痕迹和环状的托叶痕。质坚韧,断面黄棕色,皮部纤维性,髓部黄白色或中空。气微,味淡。无杂质,无枯枝
《重庆市中药饮片炮制规范》2006年版	除去杂质及老茎,淋润,切段,干燥	为不规则圆柱形或带钩的茎枝段,直径0.2~0.5cm。表面红棕色至紫红色者具细纵纹,光滑无毛;黄绿色至灰褐色者有时可见白色点状皮孔,被黄褐色柔毛。有的枝节上对生两个向下弯曲的钩(不育花序梗),或仅一侧有钩,另一侧为突起的疤痕;钩略扁或稍圆,先端细尖,基部较阔;钩基部的枝上可见叶柄脱落后的窝点状痕迹和环状的托叶痕。质柔韧,切面黄棕色,皮部纤维性,髓部黄白色或中空。气微,味淡
《安徽省中药饮片炮制规范》2005年版	取原药材,除去老茎、杂质,抢水洗净,润软,切段,干燥。已切段者,除去老茎、杂质	为不规则圆柱形的段。表面紫红色或棕红色,具细纵纹,微有光泽,茎节上有一对或单个向下弯曲的钩。切面黄棕色,皮部纤维性,髓黄白色或中空。无臭,味淡
《贵州省中药饮片炮制规范》2005年版	取原药材,除去杂质及老茎,抢水洗净,切2~3cm的段,晾干	本品茎枝呈圆柱形或类方柱形,直径0.2~0.5cm。表面红棕色至紫红色者具细纵纹,光滑无毛;黄绿色至灰褐色者有时可见白色点状皮孔,被黄褐色柔毛。多数枝节上有一对或单个向下弯曲的钩(不育花序梗),钩略扁或稍圆,先端细尖,基部较阔。切面黄棕色,皮部纤维性,髓部黄白色或中空。质坚韧。气微,味淡

来源	制法	性状
《河南省中药饮片炮制规范》2005年版	除去杂质,去老梗,洗净,晒干。或用时捣碎	本品茎枝呈圆柱形或类方柱形,长2～3cm,直径0.2～0.5cm。表面红棕色至紫红色者具细纵纹,光滑无毛;黄绿色至灰褐色者有时可见白色点状皮孔,被黄褐色柔毛。多数枝节上对生两个向下弯曲的钩(不育花序梗),或仅一侧有钩,另一侧为突起的疤痕;钩略扁或稍圆,先端细尖,基部较阔;钩基部的枝上可见叶柄脱落后的窝点状痕迹和环状的托叶痕。质坚韧,断面黄棕色,皮部纤维性,髓部黄白色或中空。气微,味淡
《江苏省中药饮片炮制规范》2002年版	取原药材,拣尽杂质及老茎,抢水洗净,干燥	为不规则小段。茎节上有一对或单个向下弯曲的钩,表面红棕色或棕褐色,切面黄棕色,髓黄白色或中空。无臭,味淡
《福建省中药饮片炮制规范》1998年版	除去杂质	本品茎枝呈圆柱形或类方柱形,段长2～3cm。切面黄棕色,髓部黄白色。外皮红棕色至红紫色,具细纵纹。多半枝节上对生两个向下弯曲的钩或一侧有钩,钩略扁或稍圆,先端细尖,基部较阔。质坚硬。无臭,味淡
《山东省中药炮制规范》1990年版	去净杂质,筛去灰屑。未切者,除去杂质,淋洗,润软,切段,干燥	本品为不规则的圆柱状或类方柱状的小段。表面红棕色至紫红色,具细纵纹,微有光泽,有的段具两个或一个弯曲的钩,钩略扁或稍圆,先端细尖,基部较阔,质轻而韧。切断面黄棕色,髓部黄白色或中空。无臭,味淡
《吉林省中药饮片炮制规范》1986年版	除去杂质,筛去灰屑	无具体要求
《辽宁省中药炮制规范》1986年版	多鲜时切段。未切者洗净,润透,切段,晒干。用时捣碎	无具体要求
《广东省中药饮片炮制规范》1986年版	除去杂质	无具体要求
《云南省中药饮片炮制规范》1986年版	该品应在产地时趁鲜加工成2cm长节片,晒干。取原药拣净杂质,用水浸泡2小时,捞出,吸润约12小时,铡成长约1.7～2cm的中节片,晒干即可	无具体要求
《甘肃省中药饮片炮制规范》1980年版	除去杂质,筛去灰屑	无具体要求

【金老谈钩藤炮制历史】

历史上对钩藤形态特征的首次描述出现在唐代《新修本草》中,谓:"钩藤出梁州,叶细长,其茎间有刺若钓钩。"宋代《本草图经》载:"苏敬云出梁州,今兴元府亦有之。叶细茎长,节间有刺若钓钩。三月采。字或作吊。"唐代梁州即今陕西省汉台区、城固、南郑、勉县等市县及宁强县北部地区,宋代兴元府即今陕西汉中。侯宽昭教授曾对钩藤进行考证,错把"梁州"写为"凉州",凉州即今甘肃省武威市。据《秦岭植物志》记载,华钩藤,秦岭西端产,仅见于甘肃的文县碧口公社魏家集,分布于陕西(大巴山)、甘肃(东南部)、湖北、广西、四川、贵州、云南等省区。苏敬与苏颂所说钩藤应为华钩藤 Uncaria sinensis (Oliv.) Havil.。此外,宋代唐慎微与王继先分别在《证类本草》和《绍兴本草》中绘制了兴元府钩藤图,唐慎微绘制的兴元府钩藤较粗糙,不易分辨,而王继先所绘比较清晰,大致可出叶对生,细长,茎上有刺等特点。但是这两幅图中,茎上的刺并不符合苏颂描述的"刺若钓钩",且不符合钩藤属植物的钩刺长在节部的特点,因此两幅图上的兴元府钩藤可能不是钩藤属植物。

明代陈嘉谟《本草蒙筌》载:"湖南北俱有,山上下尽生。叶细茎长,节间有刺。因类钩钓,故名钩藤。三月采收,取皮日曝……因茎长中虚,可钻隙盗酒。"该书所附图与文字基本吻合,藤茎上的刺也有了钓钩的样子,但是重犯了《证类本草》和《绍兴本草》的错误,都认为钩藤的钩刺长在了节间。陈嘉谟称"湖南北俱有",根据相关文献记载,湖南和湖北一带有分布钩藤应为钩藤 Uncaria rhynchophylla (Miq) Miq. ex Havil. 或者是华钩藤 Uncaria sinensis (Oliv.) Havil.。明代李时珍《本草纲目》载"时珍曰:钓藤,其刺曲如钓钩,故名……或作吊,从简耳。状如葡萄藤而有钩,紫色。"书中所附的图,大致可看出,其为藤本植物,叶对生,椭圆状长圆形,茎刺像钓钩,基本为单钩。根据其叶细长,茎紫色的描述,仲耘等考证,认为李时珍所说钓藤为钩藤 Uncaria rhynchophylla (Miq) Miq. ex Havil.。

此外,李时珍在《本草纲目》附录"藏器曰:倒挂藤味苦,无毒。主一切老血,及产后诸疾,结痛,血上欲死,煮汁服之。生深山,有逆刺如悬钩,倒挂于树,叶尖而长"。此倒挂藤与钩藤易混淆,但是仔细分析其"逆刺如悬钩"的特征以及其功效,可以分辨两者的不同。清代吴其浚在《植物名实图考》中所绘制的倒挂藤图,显示倒挂藤的叶为互生,刺如悬钩,与钩藤属植物的形态特征完全不同,因此倒挂藤应为悬钩子属(Rubus)植物。明代《补遗雷公炮制便览》中所附钩藤图,是历代本草中唯一的彩图,显示为藤本植物,叶对生,绿色细长,但是其茎灰白色,茎刺也不像钓钩状且不对生着生于茎节上。《三才图会》中的图对于茎刺也做了同样的处理。而明代晚期李中立所著《本草原始》中的钩藤图,虽然图上无叶根等的描绘,但是其绘画的钩藤药材在所有本草著作中最为准确精当,凸显了钩藤属植物茎刺如钓钩,长于节上的特点。此外,清代吴其浚《植物名实图考》所绘制的钩藤,茎刺生长位置虽然犯了前人同样的错误,但是植株整体较为准确清晰。且吴其浚描述钩藤"江西、湖南山中多有之。插茎即生,茎叶俱绿"。据此,侯宽昭认为其描述的应是华钩藤 Uncaria sinensis (Oliv.) Havil.,仲耘等认为此钩藤应是华钩藤 Uncaria sinensis (Oliv.) Havil. 或者是无柄果钩藤 Uncaria sessilifructus Roxb.。而根据文献调查和标本查阅,江西、湖南有钩藤和华钩藤的分布,没有无柄果钩藤分布,无柄果钩藤主要分布于广西、云南等省。此外,明代李中梓编《雷公炮制药性解》中所载"色黄而嫩钩多者佳",应该又是另一种钩藤。由此可见历代本草中中药钩藤来源于钩藤属多种植物,所描述钩藤都具有钩藤属植物共有特征:藤本,叶对生,茎具钩。

【金老论钩藤炮制与临床】

一、临床功效与主治

本品味甘,性微寒。归肝、心包经。具有息风止痉、清热平肝之功效。主治肝风内动,惊痫抽搐,高热惊厥,感冒夹惊,小儿惊啼,妊娠子痫,头痛眩晕。

二、临床调剂

1. **用法用量**　10~15g。前人用钩藤平肝时多主张后下,认为久煎则力小。
2. **贮藏**　置干燥处。

天　麻

【来源】

本品为兰科植物天麻 *Gastrodia elata* Bl. 的干燥块茎,立冬后至次年清明采挖,立即洗净,蒸透,敞开低温干燥。

【炮制规格】

1. 天麻

(1)《中国药典》2020 年版标准:洗净,润透或蒸软,切薄片,干燥。

性状:本品呈不规则的薄片。外表皮淡黄色至黄棕色,有时可见点状排成的横环纹。切面黄白色至淡棕色。角质样,半透明。气微,味甘。

(2)地方标准(表 141-1)

表 141-1　天麻常见地方标准制法及性状要求

来源	制法	性状
《上海市中药饮片炮制规范》2018 年版	将药材除去黑色油脂及地上茎等杂质,分档,洗净,水浸,润软,切薄片,干燥,筛去灰屑	本品为类圆形、长条形或不规则的切片,有的边缘呈波状,表皮面黄白色至淡黄棕色,有的可见皱纹及由潜伏芽形成的环纹残余。切面黄白色至淡棕色,可见色稍淡的筋脉小点。半透明,角质样,质坚脆,嚼之略带黏性。气微,味甘
《湖北省中药饮片炮制规范》2018 年版	取天麻新鲜块茎,洗净,蒸透,低温适当干燥,切厚片,干燥	本品为不规则的片状,厚度为 1~3mm。外表皮黄白色至黄棕色,有时可见点状排成的横环纹;切面黄白色至淡棕色,有明显凸起的纵向条纹,角质样,半透明。气微,味甘
《四川省中药饮片炮制规范》2015 年版	取蒸透天麻,切纵片,低温真空干燥	本品呈椭圆形稍弯曲的片,长 3~15cm,宽 1.5~6cm,厚 0.5~2cm。表面黄白色至淡黄棕色,有潜伏芽排列而成的横环纹多轮,有时可见棕褐色菌素。有的有红棕色至深棕色鹦嘴状的芽或残留茎基或圆脐形疤痕。切面黄白色,有纵纹,显粉性,质松脆,有空洞裂隙。气微,味甘
《天津市中药饮片标准》2012 年版	洗净,润透或蒸软,切薄片,干燥	本品呈不规则的薄片。外表皮淡黄色至黄棕色,有时可见点状排成的横环纹。切面黄白色至淡棕色。角质样,半透明。气微,味甘
《湖南省中药饮片炮制规范》2010 年版	取原药材,除去杂质及泛油者,洗净,润软或蒸透,切薄片,干燥,筛去碎屑	呈椭圆形或长条形薄片。个子角质样,半透明,有光泽,表面黄白色至淡黄棕色,有纵皱纹及由潜伏芽排列而成的横环纹多轮。质坚硬。切面较平坦,黄白色至淡棕色,角质样。气微,有特异的鸡屎臭,味淡

来源	制法	性状
《陕西省中药饮片标准》第一册（2009年）	取药材天麻，除去杂质，润透或蒸软，切薄片，干燥	本品为不规则的薄片。表面黄白色至淡黄棕色，角质样，半透明，有光泽，周皮表面可见纵皱纹及横向排列的潜伏芽。质硬脆。气微，味甘
《北京市中药饮片炮制规范》2008年版	取原药材，除去杂质，大小分开，洗净，浸泡6～10小时，取出，闷润18～24小时，至内外湿度一致，切薄片，干燥	本品为不规则薄片。外表皮淡黄色或淡黄棕色，有的可见皱纹及潜伏芽排列而成的横环纹多轮。切面较平坦，黄白色，角质样。半透明。质脆。气微，味甘
《江西省中药饮片炮制规范》2008年版	（1）洗净，润软或蒸透，切薄片，干燥 （2）取原药，用温水浸约1小时，洗净，润透3～5天，至有弹性时，横切或纵切成薄片，阴干	本品为类不规则的薄片。表面黄白色至淡棕色，可见色稍浅的筋脉点，有的中间具裂隙，角质样，半透明。边缘黄白色至淡黄棕色，呈波浪状，有的可见皱纹及潜伏芽形成的环纹痕。质脆。气微，味甘。无虫蛀
《广西壮族自治区中药饮片炮制规范》2007年版	除去杂质，洗净，润软或蒸透，切薄片，干燥	为不规则的薄片，角质样，半透明，有光泽，表面黄白色或淡棕色，质脆。气微，味淡。无虫蛀
《重庆市中药饮片炮制规范》2006年版	洗净，润透，切薄片，或蒸软后，趁热切薄片，干燥	为不规则薄片。周边类白色或淡黄棕色，有纵皱纹或由潜伏芽排列成的横环纹。切面黄白色或淡棕色，半透明，角质样，有光泽，质坚脆。气微，味甘
《云南省中药饮片标准》（2005年版）第一册	取鲜天麻块茎，挑选，洗净，切成片，厚度不超过6mm，低温干燥，筛去碎屑，即得	本品为椭圆形、长条形或不规则形的片，厚度不超过6mm，外表皮灰褐色，有的顶端残留棕色芽苞；切面白色至灰白色，粗糙，可见黄色或淡黄色筋脉。气特异，味甘
《浙江省中药炮制规范》2005年版	取原药，大小分档，水浸1～2小时，洗净，润软，切薄片，除去油黑者，干燥；或蒸透，趁热切薄片，干燥。产地已切片者，筛去灰屑，除去油黑者	多为扁长椭圆形的薄片，周边呈波浪形，长径1.5～6cm，短径0.5～2cm。表面黄白色至淡黄棕色，有的可见点状潜伏芽；切面黄白色至淡棕色，角质样，半透明，有的中间具裂隙。质硬，气特异，味甘
《河南省中药饮片炮制规范》2005年版	洗净，润透或蒸软，切薄片，干燥	本品为不规则的薄片，角质样，半透明，有光泽。表面黄白色或淡棕色，质脆。气微，味淡
《贵州省中药饮片炮制规范》2005年版	取原药材，除去杂质，洗净，润软或蒸软，切薄片，干燥	本品为不规则薄片，表面黄白色至淡棕色，角质样，质坚脆。气微，味甘
《江苏省中药饮片炮制规范》2002年版	取原药材，除去杂质，大小分档，用清水浸泡三至四成透，润软或蒸软，切薄片，干燥	多为不规则薄片，表面黄白色，半透明，角质样，有光泽；质脆。气微，味淡
《山东省中药炮制规范》1990年版	除去杂质及黑色泛油者，大小分档，用清水浸泡三至四成透，捞出，闷润至透，再晾晒至内外湿度均匀，软硬适宜时，切薄片，干燥，或稍泡，置笼屉内蒸软，及时切薄片，干燥	本品多为扁长椭圆形薄片，片面黄白色或淡棕色，角质样，半透明，有光泽，质脆。气微，味甜

续表

来源	制法	性状
《吉林省中药饮片炮制规范》1986年版	除去杂质,洗净泥土,晒干,用时捣碎	无具体要求
《辽宁省中药炮制规范》1986年版	洗净,润透或蒸软,切薄片,干燥	无具体要求
《甘肃省中药饮片炮制规范》1980年版	除去杂质,按大小个分开,清水洗净,捞出,再用面汤浸泡六、七成透(20～30分钟),捞出,润透,晾至半干,切片,晾干	无具体要求

2. 煨天麻　《中国药典》2020年版未收载本炮制规格,常见地方标准制法及性状见表141-2。

表141-2　煨天麻常见地方标准制法及性状要求

来源	制法	性状
《安徽省中药饮片炮制规范》2019年版	取净天麻片,用湿纸包裹,煨至纸呈焦黑色;或将其与麸皮同置炒制容器内煨至表面焦黄色。每100kg天麻,用麸皮50kg	本品为不规则薄片。表面焦黄色,有焦斑,半透明,角质样,有光泽。质脆。气微,味甘

3. 姜天麻　《中国药典》2020年版未收载本炮制规格,常见地方标准制法及性状见表141-3。

表141-3　姜天麻常见地方标准制法及性状要求

来源	制法	性状
《福建省中药饮片炮制规范》2012年版	除去杂质,洗净,蒸软,切薄片,干燥。用一层生姜片,一层净天麻片,文火蒸软,取出,干燥每100kg天麻,用生姜25kg	本品为薄片,切面淡棕色,角质样。外皮淡黄棕色,味甘,略具姜气
《广东省中药饮片炮制规范》第一册(2011年)	取生姜榨取姜汁,姜渣煎汤,兑入姜汁,趁热将原个天麻放入姜汁汤内,闷润,至吸尽姜汤汁。隔水蒸3～4小时,取出,切薄片,置干燥设备内干燥。取出,摊凉。每100kg天麻,用生姜10kg	本品为纵切薄片。表面淡黄白色至淡棕黄色,角质样,光亮,半透明,有光泽,质脆,断面平坦。气特异,微有姜辣味
《湖南省中药饮片炮制规范》2010年版	取净天麻片,照姜炙法炒至微黄色。每100kg天麻,用生姜12kg	形如天麻片,微黄色,微具姜辣气
《江西省中药饮片炮制规范》2008年版	取原药,除去杂质,大小分开,洗净,加入姜汁,闷润至内无干心,取出,蒸透,晾至约七成干,刨或纵切薄片,晾干。每100kg天麻,用生姜12kg	形如天麻片,多为纵切薄片,表面淡黄棕色至黄棕色,微具姜辣味
《广西壮族自治区中药饮片炮制规范》2007年版	取姜汁与天麻拌匀,润透,蒸至无白心,取出捶扁,晒至八九成干。再闷软,切薄片,干燥。每100kg天麻用生姜20kg	形同天麻

4. 酒天麻　《中国药典》2020 年版未收载本炮制规格,常见地方标准制法及性状见表 141-4。

表 141-4　酒天麻常见地方标准制法及性状要求

来源	制法	性状
《福建省中药饮片炮制规范》2012 年版	除去杂质,洗净,蒸软,切薄片,干燥,照酒炙法炒干	本品为薄片,色略深,略具酒气

5. 麸炒天麻　《中国药典》2020 年版未收载本炮制规格,常见地方标准制法及性状见表 141-5。

表 141-5　麸炒天麻常见地方标准制法及性状要求

来源	制法	性状
《湖南省中药饮片炮制规范》2010 年版	取净天麻片,照麸炒法炒至黄色。每 100kg 天麻片,用麸皮 15kg	形如天麻片,外表黄色,略有焦斑
《上海市中药饮片炮制规范》2018 年版	取天麻,照蜜麸炒法用蜜麸拌炒至黄色,筛去麸皮	淡棕黄色至棕黄色,气香

6. 天麻粉　《中国药典》2020 年版未收载本炮制规格,常见地方标准制法及性状见表 141-6。

表 141-6　天麻粉常见地方标准制法及性状要求

来源	制法	性状
《上海市中药饮片炮制规范》2018 年版	将药材除去黑色油脂及地上茎等杂质,洗净,干燥。研成细粉	本品为黄白色至淡棕黄色粉末。气香
《四川省中药饮片炮制规范》2015 年版	取天麻,除去杂质,粉碎成细粉;或取天麻冻干片,粉碎成细粉	本品为黄白色至黄棕色的粉末。气微,味微甘
《云南省中药饮片标准》(2005 年版)第一册	取药材天麻,粉碎成中粉,即得	本品为淡黄白色至淡黄棕色粉末。气特异,味甘

【金老谈天麻炮制历史】

1. 南朝刘宋时期　雷敩著《雷公炮炙论》载:修事天麻十两,用蒺藜子一镒,缓火熬、焦熟后,便先安置天麻十两于瓶中,上用火熬过蒺藜子盖,内外便用三重纸盖并系,从巳至未时,又出蒺藜子,再入熬炒,准前安天麻瓶内,用炒了蒺藜子于中,依前盖,又隔一伏时后出,如此七遍。瓶盛出后,用布拭上气汗,用力劈,焙之,细锉,单捣然用。这是有关天麻炮制的最早记载,并对天麻的炮制方法作了基本介绍。

2. 唐代　《颅囟经》记载"酒浸一宿";《补辑新修本草》载有"曝干"。这段时期首次提出了用酒浸制天麻。

3. 宋代　有关天麻记载较多,炮制方法尤以"酒浸"或"酒浸炒"为多,如《史载之方》《脚气治法总要》《圣济总录》《普济本事方》《太平惠民和剂局方》《卫济宝书》《传信适用方》《扁鹊心书》等医药古籍。其他尚有《圣济总录》记载"酒浸,切焙";《本草衍义》记载

"人或蜜渍为果,或蒸煮食",将天麻作为食品进行炮制加工;《证类本草》记有"初取得,乘润刮去皮,沸汤略煮过,暴干收之";《太平惠民和剂局方》又说"凡便,先以纸包浸湿,于热灰中煨熟取出以酒浸一宿,却焙干,入药用"等方法;《普济本事方》记载"去芦"由此可见,这一历史时期天麻炮制方法发展较快,并出现切片等炮制工艺。

4. **金元时期**　多沿用宋代之法,如金代《素问病机气宜保命集》记载"酒浸三日,曝干";元代《卫生宝鉴》记载"酒浸三日,晒""锉用";《丹溪心法》记载"酒浸三日,焙"等。

5. **明代**　《寿世保元》有"火煨";《本草品汇精要》有"初取得,去芦乘润,刮去皮蒸之,曝干用",简要地记载了天麻产地加工及炮制方法;《普济方》记载"麸炒黄""酒炙"。

6. **清代**　《幼幼集成》记载"姜制法";《本草从新》记载"湿纸包。煨熟。切片。酒浸一宿。焙",此法主要沿用宋代《太平惠民和剂局方》的炮制方法。

7. **近代**　近代的天麻炮制主要是结合目前天麻的主要临床应用,在继承古代炮制方法的基础上,进行了遴选。且各地区继承和发展了天麻切制、蒸制等法。

由此可见,自明清以来,天麻的炮制方法变得日趋简化。

【金老论天麻炮制与临床】

一、临床功效与主治

本品味甘,性平。归肝经。具有息风止痉,平抑肝阳,祛风通络的功效。用于头痛眩晕,肢体麻木,小儿惊风,癫痫抽搐,破伤风症。天麻蒸制主要是为了便于软化切片,同时可破坏酶,保存苷类成分。

二、临床调剂

1. **用法用量**　3~10g;研末吞服,每次1~1.5g。
2. **临床使用与禁忌**　无。
3. **贮藏**　各种炮制规格均置通风干燥处,防蛀。

本品临床常用炮制规格与调剂注意事项见表141-7。麸炒天麻临床鲜见,本节未收入。

表141-7　天麻临床常用炮制规格与调剂注意事项

炮制规格	处方名	用法用量	特殊禁忌	特殊贮藏方法
天麻	天麻、明天麻	3~10g		置通风干燥处,防蛀
煨天麻	煨天麻	3~10g		
姜天麻	姜天麻	3~9g		
酒天麻	酒天麻	3~10g		
天麻粉	天麻粉	3~10g		

麝　香

【来源】

本品为鹿科动物林麝 *Moschus berezovskii* Flerov、马麝 *Moschus sifanicus* Przewalski 或原麝

Moschus moschiferus Linnaeus 成熟雄体香囊中的干燥分泌物。野麝多在冬季至次春猎取,猎获后,割取香囊,阴干,习称"毛壳麝香";剖开香囊,除去囊壳,习称"麝香仁"。家麝直接从其香囊中取出麝香仁,阴干或用干燥器密闭干燥。

【炮制规格】

麝香

(1)《中国药典》2020年版标准:取毛壳麝香,除去囊壳,取出麝香仁,除去杂质,用时研碎。

性状:野生者质软,油润,疏松;其中不规则圆球形或颗粒状者习称"当门子",表面多呈紫黑色,油润光亮,微有麻纹,断面深棕色或黄棕色;粉末状者多呈棕褐色或黄棕色,并有少量脱落的内层皮膜和细毛。饲养者呈颗粒状、短条形或不规则的团块;表面不平,紫黑色或深棕色,显油性,微有光泽,并有少量毛和脱落的内层皮膜。气香浓烈而特异,味微辣、微苦带咸。

(2)地方标准(表142-1)

表142-1　麝香常见地方标准制法及性状要求

来源	制法	性状
《上海市中药饮片炮制规范》2018年版	将毛壳麝香在软皮上作十字形剖开,取出麝香仁(干燥分泌物),除去毛和杂质;连同脱落的内层皮膜(习称"银皮")研细,过40目筛。如来货为麝香仁,除去毛和杂质,研细,过40目筛	本品为棕褐色至深棕色或黄棕色的粉末,柔软而显油润。气香浓烈而特异,味微辣、微苦带咸
《黑龙江省中药饮片炮制规范》2012年版	取原药材,剪开皮膜,取出麝香仁,皮部翻转刷净,除去残留毛,分筛成当门子、散香。当门子用刀切成细颗粒形状,即得	散香:呈疏松油润性集结的粉末状,黄棕色或紫棕色。气浓香,味微苦、辛 当门子:呈类圆形、卵圆形、椭圆形略扁的粒状,大小不一。外表面紫黑色,光滑,微有光泽,显油润性。质轻而略软,断面黄棕色。气浓香,味微苦、辛
《湖南省中药饮片炮制规范》2010年版	取原药材,除去囊壳,取出麝香仁,除去杂质,用时研碎	野生者质软,油润,疏松;其中颗粒状者习称"当门子",呈不规则圆球形或颗粒状,表面多呈紫黑色,油润光亮,微有麻纹,断面深棕色或黄棕色;粉末状者多呈棕褐色或黄棕色,并有少量脱落的内层皮膜和细毛。饲养者呈颗粒状、短条形或不规则的团块状;表面不平,紫黑色或深棕色,显油性,微有光泽,并有少量毛和脱落的内层皮膜。气香浓烈而特异,味微辣、微苦带咸
《北京市中药饮片炮制规范》2008年版	取原药材,除去囊壳,取出麝香仁,除去杂质及毛,加工成细粉	本品为棕褐色或黄棕色粉末,柔软而显油润。气香浓烈而特异,味微辣、微苦带咸
《陕西省中药饮片标准》第一册(2009年)	取药材麝香,除去囊壳及杂质,研碎	本品呈疏松的颗粒状粉末,油润,棕褐色或黄棕色,有少量脱落的内皮层膜和细毛。气香浓烈而特异,味微辣、微苦带咸

续表

来源	制法	性状
《江西省中药饮片炮制规范》2008年版	取毛壳麝香，除去囊壳，取出麝香仁，除去杂质，用时研碎	本品呈不规则圆球形、颗粒状或粉末状。颗粒状者习称"当门子"，表面紫黑色或深棕色，油润光亮或显油性微有光泽，断面深棕色或黄棕色；粉末状者多呈棕褐色或黄棕色，并有少量细毛及脱落的内层皮膜（习称"银皮"）。气香浓烈而特异，味微辣、微苦带咸。无虫蛀、霉变
《广西壮族自治区中药饮片炮制规范》2007年版	取毛壳麝香，除去囊壳，取出麝香仁，除去杂质，用时研碎	本品为不规则圆形颗粒状，或为短条形不规则团块，或为粉末状，颜色为深棕色，油润疏松，气香浓烈而特异，无皮壳，无杂质，无异常气味
《重庆市中药饮片炮制规范》2006年版	取毛壳麝香，除去囊壳，取出麝香仁，除去杂质，用时研碎	野生者质软，油润，疏松；其中不规则圆球形或颗粒状者习称"当门子"，表面多呈紫黑色，油润光亮，微有麻纹，断面深棕色或黄棕色；粉末状者多呈棕褐色或黄棕色，并有少量脱落的内层皮膜和细毛。饲养者呈颗粒状、短条形或不规则的团块；表面不平，紫黑色或深棕色，显油性，微有光泽，并有少量毛和脱落的内层皮膜。气香浓烈而特异，味微辣、微苦带咸
《贵州省中药饮片炮制规范》2005年版	取毛壳麝香，除去囊壳，取出麝香仁，除去内膜、皮毛等杂质，用时研细	为颗粒状（习称"当门子"）或粉末状。颗粒表面多呈紫黑色，微有麻纹，断面深棕色或黄棕色；粉末多呈棕褐色或黄棕色。质软，油润，疏松。气香浓烈而特异，味微辣、微苦带咸
《浙江省中药炮制规范》2005年版	取原药材，除去囊壳，取出麝香仁；或直接取麝香仁，除去毛及内层皮膜等杂质。研碎或用时研碎	野生者由当门子和散香组成。当门子呈粒状，类圆形、卵圆形、椭圆形而略扁，大小不一，表面紫黑色，光滑，微有光泽，显油润性，质轻而略软，断面黄棕色；散香呈粉末状，多疏松油润性集结，黄棕色或紫棕色。气浓香而特异，味微苦、辛 饲养者呈颗粒状、短条形或不规则的团块；表面不平，紫黑色或深棕色，显油性，微有光泽。取麝香仁粉末少许于手掌中，加水湿润，能搓成团，复揉即散，不粘手、染手、顶指或结块
《安徽省中药饮片炮制规范》2005年版	取毛壳麝香，除去囊壳，取出麝香仁，除去杂质，用时碾细	野生者质软，油润，疏松；其中颗粒状者习称"当门子"，呈不规则圆球形或颗粒状，表面多呈紫黑色，油润光亮，微有麻纹，断面深棕色或黄棕色；粉末状者多呈棕褐色或黄棕色，并有少量脱落的内层皮膜和细毛。饲养者呈颗粒状、短条形或不规则的团块状；表面不平，紫黑色或深棕色，显油性，微有光泽，并有少量毛和脱落的内层皮膜。气香浓烈而特异，味微辣、微苦带咸

来源	制法	性状
《天津市中药饮片炮制规范》2005 年版	原品入药	为扁圆形或类椭圆形的囊状体,直径 3～7cm,厚 2～4cm。开口面的皮革质棕褐色,略平,密生白色或灰棕色短毛,从两侧围绕中间排列,中间有 1 小囊孔。另一面为棕褐色略带紫的皮膜,微皱缩,偶显肌肉纤维,略有弹性,剖开后可见中层皮膜呈棕褐色或灰褐色,半透明,内层皮膜呈棕色,内呈颗粒状、粉末状的麝香仁和少量细毛及脱落的内层皮膜(习称"银皮")
《江苏省中药饮片炮制规范》2002 年版	取原药材,除去囊壳,取出香仁,除去毛等杂质。用时研碎	为粉末状,多显棕褐色或黄棕色。质柔有油性,手捻成团而不粘手,再用手轻搓即散。气香浓烈而特异,经久不散,味微苦、微辣带咸
《福建省中药饮片炮制规范》1998 年版	取麝香仁,除去杂质,用时研细	本品呈棕褐色或黄棕色粉末,质油润,气香浓烈而特异,味微辣,微苦带咸
《山东省中药炮制规范》1990 年版	割开香囊,去净囊壳及内膜等杂质,取麝仁,研成细粉	本品呈粉末状,多显棕褐色或黄棕色。质柔有油性,手捻成团而不粘手,不结块,手放开后立即松散。气香浓烈而特异。经久不散,味微辣,微苦带咸
《吉林省中药饮片炮制规范》1986 年版	取整麝香,用刀剖开,除去外皮及内膜,去净毛,用时研细	无具体要求
《辽宁省中药炮制规范》1986 年版	取整麝香,用小刀从无毛的一面割开香囊,除去皮壳及内膜杂质取净麝香。研细粉用	以颗粒色紫黑,粉末色棕褐,质柔油润,香气浓烈
《云南省中药饮片炮制规范》1986 年版	临用时取出,不另加工	原麝香囊为圆囊状,囊口有毛或无毛,皮暗棕色,内有黑色颗粒状的"子香"和黄色粉末状的面香,有光泽,以子香多者为佳品;若色灰或色黑,光泽少,水分多则为次品。取麝香粉少许在手心搓成条或团块,再按即散,不应粘手及染色。用火烧试成白色灰并发出特异香气
《广东省中药饮片炮制规范》1984 年版	原个香囊,除去皮毛及内膜,取净麝香用时研细	无具体要求
《甘肃省中药饮片炮制规范》1980 年版	将麝香囊割开,倒出仁子,除去皮、毛,配方时研成细粉	无具体要求

【金老谈麝香炮制历史】

对麝香药用价值和功效主治的最早记述在《神农本草经》中,《名医别录》全文摘录了《神农本草经》的记载并传诸后世。《名医别录》指出麝香无毒,主治"诸凶邪鬼气,中恶,心腹暴痛胀急,痞满,风毒,妇人产难,堕胎,去面,目中肤翳"。魏晋南北朝时期的其他医药著作也多有麝香入药治疗多种疾病的药方。同时,这一时期其他著作对麝香用于医药,治疗中风、肿胀、趋避蛇虫以及治疗蛇毒的实例亦多有记载,如刘敬叔在《异苑》中即记有一"得暴疾,面乃变作向树杪鬼状"之人服麝香即愈的故事。此外,《名医别录》言麝香有"久服通神仙"的功能,《抱朴子内外篇》《肘后备急方》《搜神记》等两汉及这一时期的经学著作和笔记小说中亦多有麝香与其他物质一起服食以成仙成神的故事。到唐代总结、归纳以往医药成就时,对麝香的主治及功效的记录多沿用《神农本草经》形成的主要内容,又补充和增加了麝香与其他药物一起配置以治疗《名医别录》等前代医药著作未曾提及的疾病的药方。而宋元以后乃至明清医药学著作中对麝香功效主治及配药的记载则基本以魏晋南北朝医药著作及唐代《新修本草》为主。由此可知,麝香的药用价值在两汉及魏晋时期已基本开发完备,唐代对麝香医药价值的总结又为后世中医药领域麝香的应用提供了良好的基础。

同时,在对麝香药用价值原因的探索和认知上,历代著作均只言其驱避虫蛇以及治疗蛇毒的原因,《新修本草》以"蛇蜕皮裹麝香弥香"是药性"相使",认为麝香能驱蛇、解蛇毒与麝"唿蛇"的习性有关。唐代郭橐驰的《种树书》亦指出"果木见麝香则蔫,花不结子""种花药处栽数株蒜,遇麝香则不损",即花木、果树遇麝香则败坏不结果,而如在花药周围种蒜则可保花木不受损伤,明代《本草蒙筌》总结为麝香"惟忌葫蒜",亦是药性相使的原因。总体而言,历史时期,对麝香药用价值的认知在魏晋南北朝时期已基本完备,隋唐时期已基本摒弃其"通神仙"等不实际的认知,而对麝香能广泛应用于多种疾病的原因的认知,直到集中医本草类著作之集大成的《本草纲目》成书传世时,依然以"药性相使"概而言之,并无新的创见。

【金老论麝香炮制与临床】

一、临床功效与主治

本品味辛,性温。归心、肝、脾经。别称当门子、元寸香。具有开窍醒神之功效。现有人工合成麝香,与天然麝香药理与临床疗效都接近。

二、临床调剂

1. **用法用量** 0.03~0.1g,大剂量可用至1g,只入丸散,不入煎剂。

2. **临床使用与禁忌**

(1)本品辛温香窜,易于耗气伤阳,夺血伤阴,所以虚证者须当慎用,脱证自属禁用。

(2)本品走窜开通,具有较强的活血通经、催产下胎之功。误服,恐致小产或增加月经量。故妇女在月经期及妊娠期均忌用。

(3)忌与大蒜同服。

3. **贮藏** 各种炮制规格均密闭,置阴凉干燥处,遮光,防潮,防蛀。

石 斛

【来源】

本品为兰科植物金钗石斛 *Dendrobium nobile* Lindl.、霍山石斛 *Dendrobium huoshanense* C. Z. Tang et S. J. Cheng、鼓槌石斛 *Dendrobium chrysotoxum* Lindl. 或流苏石斛 *Dendrobium fimbriatum* Hook. 的栽培品及其同属植物近似种的新鲜或干燥茎。全年均可采收,鲜用者除去根和泥沙;干用者采收后,除去杂质,用开水略烫或烘软,再边搓边烘晒,至叶鞘搓净,干燥。

【炮制规格】

1. 干石斛

(1)《中国药典》2020 年版标准:除去残根,洗净,切段,干燥。

性状:本品呈扁圆柱形或圆柱形的段。表面金黄色、绿黄色或棕黄色,有光泽,有深纵沟或纵棱,有的可见棕褐色的节。切面黄白色至黄褐色,有多数散在的筋脉点。气微,味淡或微苦,嚼之有黏性。

(2)地方标准(表 143-1)

表 143-1　干石斛常见地方标准制法及性状要求

来源	制法	性状
《安徽省中药饮片炮制规范》2019 年版	取原药材,除去杂质、残根,洗净,润透,切段,干燥	金钗石斛:本品为扁圆柱形的段,直径 0.4～0.6cm。表面金黄色或黄中带绿色,有深纵沟,有的可见节。质硬而脆,味苦 环草石斛:本品为圆柱形段,直径 0.1～0.3cm,节较明显。表面金黄色,有光泽,具细纵纹。质柔韧而实。无臭,味淡。 流苏石斛:本品为类圆柱形段。表面黄色至暗黄色,有深纵槽,有的可见节。质疏松,切面呈纤维性,味微苦 鼓槌石斛:本品为类圆柱形段。表面黄色至暗黄色,有纵沟,有的可见节,体轻,质实,嚼之有黏性
《上海市中药饮片炮制规范》2018 年版	将药材除去根茎等杂质,洗净,润透,切短段,干燥,除去脱落的叶鞘,筛去灰屑	本品呈圆柱形段状,直径 2～8mm。表面黄色或略带灰绿色,有光泽,具纵深沟纹和细密纹理,有的可见棕褐色的节。切面黄白色至黄褐色,有多数散在的筋脉点。质坚韧。气微,味微苦,嚼之略有黏性
《四川省中药饮片炮制规范》2015 年版	取干品,洗净,浸润,切薄片或极薄片,干燥	本品呈长卵圆状或类圆形的薄片或极薄片,金钗石斛表面金黄色或黄中带绿色,气微,味苦
《天津市中药饮片炮制规范》2012 年版	除去残根,洗净,切段,干燥	本品呈扁圆柱形或圆柱形的段。表面金黄色、绿黄色或棕黄色,有光泽,有深纵沟或纵棱,有的可见棕褐色的节。切面黄白色至黄褐色,有多数散在的筋脉点。气微,味淡或微苦,嚼之有黏性
《湖南省中药饮片炮制规范》2010 年版	取干品除去须根,杂质,黑枝及泥沙,淋水稍润,切长段,干燥,筛去灰屑	为长段。直径 1～8mm,金黄色或黄绿色,略有光泽,多数有节,表面有显著的纵皱纹,断面黄白色。味微苦
《陕西省中药饮片标准》第二册(2009 年)	取药材石斛,除去残根及杂质,洗净,稍润,切中段,干燥	本品为圆柱形或扁圆柱形小段,直径 0.2～1.2cm。表面黄色、金黄色、暗黄色或黄中带绿色,稍有光泽,有显著的深纵纹。切面黄白色,质疏松而韧,纤维性;或质硬而脆,近胶质。味微苦或苦

续表

来源	制法	性状
《北京市中药饮片炮制规范》2008年版	取原药材,除去杂质及残根洗净,闷润4～8小时,至内外湿度一致,切中段,干燥,筛去碎屑	呈扁圆柱形段,直径0.4～0.6cm。表面金黄色或黄中带绿色,有深纵沟纹,切面较平坦,质硬而脆。味苦
《江西省中药饮片炮制规范》2008年版	除去杂质及残根,洗净,稍润,切长段,干燥	本品为圆柱形的段,直径0.1～0.8cm。表面金黄色或黄绿色,多数有节,表面有显著的纵皱纹,断面黄白色。气微,味微苦
《广西壮族自治区中药饮片炮制规范》2007年版	干品除去须根、黑枝及泥沙,淋水稍润,切短段,干燥,筛去灰屑	为圆形小段,直径1～3mm,金黄色或黄绿色,略有光泽,多数有节,表面有显著的纵皱纹,断面黄白色。味微苦。无杂质
《重庆市中药饮片炮制规范》2006年版	干品除去残根,洗净,切段,干燥	为扁圆柱形段,直径0.4～0.6cm,有的可见节。表面金黄色或黄中带绿色,有深纵沟。质硬而脆,味苦
《浙江省中药炮制规范》2005年版	取原药,除去泥沙、根等杂质,洗净,切段或厚片,干燥	为扁圆柱形的段或厚片,直径4～6mm,表面金黄色或黄绿色,有细纵纹。断面较平坦,带粉性。气微,味苦,嚼之有黏性
《河南省中药饮片炮制规范》2005年版	干品除去残根,洗净,切段,干燥	为圆柱形的段。表面金黄色至黄绿色,多数有节,表面有显著的纵皱纹,断面黄白色,味微苦
《贵州省中药饮片炮制规范》2005年版	取干石斛,除去残根及杂质,洗净,切段,干燥	形同鲜石斛。表面金黄色、黄绿色或黄褐色,具纵沟,节明显,有光泽,质实而柔韧,气微,味微苦
《江苏省中药饮片炮制规范》2002年版	取原药材,除去杂质及残根,洗净,润透切段,干燥	为圆柱形小段。表面金黄色、黄绿色或淡黄褐色,多数有节,有显著纵皱纹;断面黄白色。气微,味微苦
《福建省中药饮片炮制规范》1998年版	除去残根,洗净,切短段,干燥	本品呈段状,段长5～10mm。表面黄绿色、金黄色或淡黄褐色,节明显;切面纤维性。气微,味微苦或淡。嚼之有黏性或无
《山东省中药炮制规范》1990年版	除去须根、杂质,洗净,闷润,切小段,干燥	呈圆柱形或扁圆柱形段状。表面金黄色、黄绿色或淡黄褐色,多数有节,具纵皱纹或纵沟,断面黄白色。气微,味微苦,嚼之有黏性
《辽宁省中药炮制规范》1986年版	除去杂质及残茎,洗净,稍润,切段,干燥	段长5～10mm,表面色黄,有光泽
《吉林省中药饮片炮制规范》1986年版	除去杂质,洗净泥土,用水浸泡至约五成透时,捞出,润透,切5mm段,晒干。鲜品直接切段使用	无具体要求
《云南省中药饮片炮制规范》1986年版	取原药,拣净杂质,分开粗细,用水淘洗,取出,吸润约12小时,铡成短节片,晒干,即可	无具体要求
《广东省中药饮片炮制规范》1984年版	除去残存的须根、毛衣和杂质,洗净,稍润,切长段,晒干	无具体要求
《甘肃省中药饮片炮制规范》1980年版	除去杂质及黑枝,洗净,捞出,润透,切段,晒干	无具体要求

2. 鲜石斛

（1）《中国药典》2020年版标准：鲜品洗净，切段。

性状：呈圆柱形或扁圆柱形的段，直径 0.4～1.2cm。表面黄绿色，光滑或有纵纹，肉质多汁。气微，味微苦而回甜，嚼之有黏性。

（2）地方标准（表 143-2）

表 143-2　鲜石斛常见地方标准制法及性状要求

来源	制法	性状
《安徽省中药饮片炮制规范》2019年版	取鲜石斛，除去根和泥沙，洗净，搓去薄膜，切段	本品为圆柱形或扁圆柱形段，直径 0.4～1.2cm。表面黄绿色，光滑或有纵纹，节较明显，色较深，节上有膜质叶鞘。肉质，多汁，易折断，切面青绿色。气微，味微苦而回甜，嚼之有黏性
《上海市中药饮片炮制规范》2018年版	用时将鲜原药除去根等杂质，洗净，除去膜衣（膜质叶鞘），拭干，切长段	本品呈扁圆柱状，长可达40cm，直径4～9mm。表面鲜绿色或微带黄色，具纵深沟纹，节明显，节上有残留的膜质叶鞘，基部呈黄色环。肉质，质脆，易断，断面绿色，气微，味苦，略具黏性
《湖南省中药饮片炮制规范》2010年版	取原药材，除去须根及叶，搓去薄膜，洗净，切长段	为长段。直径 0.4～1.2cm。表面黄绿色，光滑或有纵纹，节明显，色较深，节上偶有残留膜质叶鞘。肉质，多汁，切面青绿色。气微，味微苦而回甜，嚼之有黏性
《北京市中药饮片炮制规范》2008年版	取鲜石斛，洗净，去根。用时剪成段	呈圆柱形或扁圆柱形，直径 0.4～1.2cm。表面黄绿色，光滑或有纵纹，节明显，节上有膜质叶鞘。肉质，多汁，易折断。气微，味微苦而回甜，嚼之有黏性
《江西省中药饮片炮制规范》2008年版	除去须根，洗净泥沙，用时剪成段	形如石斛段，表面黄绿色，光滑或有纵纹，质肥嫩多汁，易折断，断面青绿色。气微，味微苦而回甜，嚼之有黏性
《广西壮族自治区中药饮片炮制规范》2007年版	除去须根及叶，搓去薄膜，洗净，切短段	呈圆柱形或扁圆柱形小段，直径 0.4～1.2cm。表面黄绿色，光滑或有纵纹，节明显，色较深，节上偶有残留膜质叶鞘。肉质，多汁，易折断，断面青绿色。气微，味微苦而回甜，嚼之有黏性
《重庆市中药饮片炮制规范》2006年版	鲜品洗净，切段	为圆柱形或扁圆柱形的段，直径 0.4～1.2cm。表面黄绿色，光滑或有纵纹，节明显，色较深，节上有膜质叶鞘。肉质肥嫩多汁。切面青绿色。气微，味微苦而回甜，嚼之有黏性
《浙江省中药炮制规范》2005年版	用时取鲜原药，除去泥沙等杂质，剪段	呈圆形或扁圆形，长约30cm，直径 0.4～1.2cm。表面黄绿色，光滑或有纵纹，节明显，色较深，有膜质叶鞘。肉质，多汁，易折断。气微，味微苦、甘，嚼之有黏性
《河南省中药饮片炮制规范》2005年版	除去须根，洗净，拭去薄膜，切段	形如石斛段，表面黄绿色，光滑或有纵纹，质肥嫩多汁，易折断，断面青绿色。气微，味微苦而回甜，嚼之有黏性
《贵州省中药饮片炮制规范》2005年版	取鲜石斛，用时除去根、叶及叶鞘，洗净，切段	呈圆柱形或扁圆柱形段状，表面黄绿色，光滑或有纵纹。节明显。肉质，多汁，易折断，断面青绿色。气微，味微苦而回甜，嚼之有黏性

续表

来源	制法	性状
《江苏省中药饮片炮制规范》2002年版	取鲜石斛,除去根及泥沙;洗净,拭去薄膜,切段	形如石斛段,表面黄绿色,光滑或有纵纹,肉质多汁,易折断,断面青绿色。气微,味微苦而回甜,嚼之有黏性
《山东省中药炮制规范》1990年版	去须根洗净,拭去薄膜,切段	呈圆柱形或扁圆柱形段状。表面青绿色,光滑或有纵纹,多数有节,肉质,多汁,易折断,断面青绿色。气微,味微苦而后甜,嚼之有黏性
《甘肃省中药饮片炮制规范》1980年版	配方时剪取栽培的鲜石斛,洗净泥土,切节	无具体要求

3. **砂烫石斛**　《中国药典》2020年版未收载本炮制规格,常见地方标准制法及性状见表143-3。

表143-3　砂烫石斛常见地方标准制法及性状要求

来源	制法	性状
《安徽省中药饮片炮制规范》2019年版	取干净的河砂置炒制容器内,用武火加热,至砂呈灵活状态,投入净石斛段,不断翻动,烫至鼓起,呈金黄色,取出,筛去砂,放凉	形同石斛,略鼓起,表面黄色、金黄色或浅黄褐色,微有焦斑
《甘肃省中药饮片炮制规范》1980年版	用武火把细砂炒热,将石斛放入炒拌,待全部鼓起时,出锅,洗净,切段,晒干	无具体要求

【金老谈石斛炮制历史】

石斛一名最早见于《神农本草经》,列为上品,至今已有2000年以上的药用历史。早期本草所记载的石斛药材性状描述有"生石上、细实、蚱蜢髀、金钗条"等;从明代开始,对石斛的记载比较详尽,明代李时珍的《本草纲目》对石斛(以金钗石斛为主)的描述相当详细;清代赵学敏的《本草纲目拾遗》对霍山石斛记载极为详尽;而吴其濬的《植物名实图考》记载了3种石斛并绘图,经鉴定分别为细茎石斛、金钗石斛、叠鞘石斛。由此可见,从《神农本草经》至清代诸家本草对石斛的产地、形态、生境等叙述与现今石斛属植物或石斛类药材情况基本吻合,自古以来石斛的正品当为石斛属植物。长期以来对石斛种属的研究不够重视,而真正引起关注的是20世纪30年代木村康一对我国及日本等应用的石斛所开展的鉴定研究。其主要内容有:

1. 对我国本草记载的石斛进行了考证。

2. 发表了新种铁皮石斛 *Dendrobium officinale* Kimura et Migo 及铜皮石斛 *Dendrobium crispulum* Kimura et Migo。

3. 收集了大量石斛类药材标本,进行了性状、显微等鉴定。

【金老论石斛炮制与临床】

一、临床功效与主治

本品味甘,性微寒。归胃、肾经。具有益胃生津,滋阴清热的功效(表143-4)。

表 143-4 石斛各临床常用炮制规格功效、主治对比

炮制规格	功效	主治
干石斛	益胃生津,滋阴清热	热病津伤,口干烦渴,胃阴不足,食少干呕,病后虚热不退,阴虚火旺,骨蒸劳热,目暗不明,筋骨痿软
鲜石斛	清热生津	热病津伤,口干烦渴

二、临床调剂

1. **用法用量** 6～12g,鲜品 15～30g。入汤剂宜先煎。

2. **临床使用与禁忌**

(1)本品味甘能敛邪,使邪不外达,故温热病不宜早用。

(2)本品甘凉助湿,故湿温尚未化燥者忌服。

(3)脾胃虚寒者忌服。

3. **贮藏** 各种炮制规格均置通风干燥处,防潮。鲜品置阴凉潮湿处,防冻。

本品临床常用炮制规格与调剂注意事项见表 143-5。砂烫石斛临床鲜见,本节未收入。

表 143-5 石斛临床常用炮制规格与调剂注意事项

炮制规格	处方名	用法用量	特殊禁忌	特殊贮藏方法
干石斛	干石斛	6～12g,先煎	湿温尚未化燥、脾胃虚寒者忌服	置通风干燥处,防潮。鲜品置阴凉潮湿处,防冻
鲜石斛	鲜石斛	15～30g	–	

石 菖 蒲

【来源】

本品为天南星科植物石菖蒲 *Acorus tatarinowii* Schott 的干燥根茎。秋、冬二季采挖,除去须根和泥沙,晒干。

【炮制规格】

1. 石菖蒲

(1)《中国药典》2020 年版标准:除去杂质,洗净,润透,切厚片,干燥。

性状:本品呈扁圆形或长条形的厚片。外表皮棕褐色或灰棕色,有的可见环节及根痕。切面纤维性,类白色或微红色,有明显环纹及油点。气芳香,味苦,微辛。

(2)地方标准(表 144-1)

表 144-1 石菖蒲常见地方标准制法及性状要求

来源	制法	性状
《上海市中药饮片炮制规范》2018 年版	将药材除去残叶等杂质,略浸,洗净,润透,切厚片,干燥,筛去灰屑	本品呈扁圆形的片状,直径 0.3～1cm。表面灰棕色至暗棕色,有的可见细纵皱纹、节痕、毛状的残留叶基及圆点状须根痕。切面类白色,可见众多突出的筋脉小点及淡棕色油点,环纹 1 个明显。质坚、气芳香,味苦、辛

续表

来源	制法	性状
《天津市中药饮片炮制规范》2012年版	除去杂质，洗净，润透，切厚片，干燥	本品呈扁圆形或长条形的厚片。外表皮棕褐色或灰棕色，有的可见环节及根痕。切面纤维性，类白色或微红色，有明显环纹及油点。气芳香，味苦，微辛
《湖南省中药饮片炮制规范》2010年版	取原药材，除去杂质，洗净，润透，切厚片，干燥，筛去灰屑	为类圆形或椭圆形厚片。表面棕褐色或灰棕色，可见紧密的环节及圆点状的根痕。切面类白色或淡棕色，可见环状的类皮层及棕色油点。气芳香，味苦，微辛
《陕西省中药饮片标准》第二册（2009年）	取药材石菖蒲，除去杂质，洗净，润透，切厚片，干燥	本品为不规则横切或斜切厚片，直径0.3～1cm。切面类白色或微红色，内皮层环明显，可见多数维管束小点及棕色油点。周皮表面棕褐色或灰棕色，有疏密不均的环节和圆点状须根痕。体轻，质硬脆。气芳香，味苦、微辛
《广西壮族自治区中药饮片炮制规范》2007年版	除去根毛及杂质，洗净，润透，切厚片，晒干或低温干燥，筛去灰屑	本品表面棕褐色或灰棕色，粗糙。叶痕呈三角形，左右交互排列，有的其上有毛鳞状的叶基残余。质硬，切面纤维性，类白色或微红色，内皮层环明显，可见多数维管束小点及棕色油细胞。气芳香，味苦、微辛
《重庆市中药饮片炮制规范》2006年版	除去杂质、残叶及毛须，洗净，润透，切厚片，晒干	为扁圆形或椭圆形厚片，直径0.3～1cm。周边棕褐色或灰棕色，粗糙，有环节，具细纵纹，留有圆点状根痕。质硬，切面纤维性，类白色或微红色，内皮层环明显，可见多数维管束小点及棕色油细胞。气芳香，味苦、微辛
《安徽省中药饮片炮制规范》2005年版	取原药材，除去杂质，洗净，润透，切厚片，晒干或低温干燥，筛去碎屑	为类圆形或椭圆形厚片。切面类白色或微显红色，呈纤维性，内皮层环明显，可见多数维管束小点及棕色油细胞，周边棕褐色或灰棕色，留有圆点状须根痕。质硬。气芳香，味苦、微辛
《河南省中药饮片炮制规范》2005年版	采蒸之，洗净，润透，切厚片，晒干	为类圆形或椭圆形薄片，可见环状的内皮层及棕色的油点。周边棕褐色或灰褐色，留有须根或圆点状根痕。质硬而脆，切面类白色或微红色，内皮层环明显，可见多数维管束小点及棕色油细胞。气芳香，味苦、微辛
《贵州省中药饮片炮制规范》2005年版	取原药材，除去杂质，洗净，润透，切厚片，低温干燥	为类圆形或椭圆形厚片。切面纤维性，类白色或微红色，内皮层环明显，可见多数维管束小点及棕色油细胞。周边棕褐色或灰棕色，粗糙。气芳香，味苦、微辛
《江苏省中药饮片炮制规范》2002年版	取原药材，除去杂质，润透，切厚片，低温干燥	为类圆形或椭圆形厚片，切面类白色或微红色，可见环状的内皮层及棕色油点。周边棕褐色或灰棕色，留有圆点状须根痕。质较脆。气芳香，味苦、微辛
《福建省中药饮片炮制规范》1998年版	除去杂质，洗净，润透，切厚片，晒干	本品呈片状，片厚2～4mm。切面纤维性，类白色或微红色，内皮环层明显，可见多数维管束小点及棕色油细胞，外皮棕褐色或灰棕色。气芳香，味苦、微辛

续表

来源	制法	性状
《山东省中药炮制规范》1990年版	除去杂质,用清水洗净,润透,切薄片,晒干	本品为类圆形或椭圆形的薄片。片面类白色或微带红色,纤维性。可见环状的内皮层和棕色的油点。周边棕褐色或灰棕色。质硬而脆。气芳香,味苦、微辛
《吉林省中药饮片炮制规范》1986年版	除去杂质,洗净泥土,捞出,润透,切1.5mm片,晒干	无具体要求
《辽宁省中药炮制规范》1986年版	拣净杂质,洗净,润透,切片,晒干,筛去灰屑	无具体要求
《云南省中药饮片炮制规范》1986年版	取原药拣净杂质,分开大小,大支浸泡4小时,夏秋浸泡2小时,小支泡2小时,夏秋泡1小时,取出吸润12小时至透心,铡成厚约1.5mm的圆片,晒干,筛去灰屑即可	无具体要求
《甘肃省中药饮片炮制规范》1980年版	除去杂质,洗净泥土,浸泡,捞出,润透,切片,晒干	无具体要求
《湖北省中草药炮制规范》1979年版	拣去杂质,洗净,沥干,润透后切薄片,晒干或烘干,筛去灰屑	无具体要求

2. 姜石菖蒲　《中国药典》2020年版未收载本炮制规格,常见地方标准制法及性状见表144-2。

表144-2　姜石菖蒲常见地方标准制法及性状要求

来源	制法	性状
《广东省中药饮片炮制规范》第一册(2011年)	取净石菖蒲片,加姜汁拌匀,置炒制容器内用中火炒干,取出,放凉 每100kg石菖蒲,用生姜12.5kg	本品呈不规则长片状或扁椭圆形片状。外表皮浅黄色至灰棕色,有焦斑,粗糙,有的可见环节及根痕。切面纤维性,类白色或微红色,有明显环纹及油点。质硬。气芳香,味苦,微辛

3. 麸炒石菖蒲　《中国药典》2020年版未收载本炮制规格,常见地方标准制法及性状见表144-3。

表144-3　麸炒石菖蒲常见地方标准制法及性状要求

来源	制法	性状
《广东省中药饮片炮制规范》第一册(2011年)	取麸皮撒于炒制容器内,待麸皮冒烟时,倒入净石菖蒲片,用文火炒至黄色,取出,筛去麸皮,放凉 每石菖蒲100kg,用麸皮12.5kg	本品呈不规则长片状或扁椭圆形片状。外表皮浅黄色或灰棕色,偶有焦斑,粗糙,有的可见环节及根痕。切面纤维性,类白色或微红色,有明显的环纹及油点。质硬。具麸香气,味苦、微辛

续表

来源	制法	性状
《四川省中药饮片炮制规范》2015年版	取石菖蒲片,照麸炒法炒至黄色	本品为扁圆形或长条形的厚片。表面黄棕色至深棕色,切面纤维性,内皮层环明显,可见多数维管束小点及棕色油细胞。有焦香气,味苦、微辛
《河南省中药饮片炮制规范》2005年版	取净石菖蒲片,照麸炒法炒至黄色 每100kg石菖蒲片,用麸皮12kg	形如石菖蒲片,表面黄棕色至深棕色,有焦香气
《贵州省中药饮片炮制规范》2005年版	取净石菖蒲片,照麸炒法炒至呈黄色	形同石菖蒲,表面呈黄色

4. 鲜石菖蒲 《中国药典》2020年版未收载本炮制规格,常见地方标准制法及性状见表144-4。

表144-4 鲜石菖蒲常见地方标准制法及性状要求

来源	制法	性状
《浙江省中药炮制规范》2015年版	用时取鲜原药,除去杂质,洗净,切段	为扁圆柱形的段,多弯曲,常有分枝,直径0.5~1.2cm。表面黄棕色或黄绿色,粗糙,有疏密不均的环节,节间长0.2~0.8cm,一面残留须根或圆点状根痕;叶痕呈三角形,左右交互排列,有的其上有毛鳞状的叶基残余。质韧,断面类白色或微红色。内皮层环明显。气芳香,味苦、微辛
《上海市中药饮片炮制规范》2008年版	用时将鲜原药除去黄叶、须根等杂质,洗净,切段	本品根茎呈扁圆柱形,具分枝,直径3~5mm;表面白色至淡粉红色至绿色,具棕色环节,可见残留的叶基及点状根痕;切面白色至淡粉红色。叶基生,线条形,长4~15cm,宽2~3mm,基部红色,上端绿色,脉平行。质软。气香特异,味辣、微苦

【金老谈石菖蒲炮制历史】

关于石菖蒲的采收加工及炮制,不同时期各本草记载的采收时间及加工炮制工艺存在差异。本草记载石菖蒲的采收时间多为"二月、八月""五月、十二月""五月五日或七月七日"。而现行《中国药典》所记载其采收季节为秋冬,应是考虑春天采挖品质不佳。加工方法多为阴干,也可生用或晒干。关于其炮制方法,东晋时期有捣制成丸,南北朝时有用铜刀刮去节皮,拌桑枝蒸制。唐代有捣制、酒煎等。五代时有炒制。宋代有米泔浸制加糯米粥成丸等。明代有与斑蝥炒制醋糊成丸、同盐研制等。清代有取鲜洗净去毛用。从古至今,石菖蒲炮制方法有生用、炙制、醋制、炒制、酒制、研制等,其炮制方法已达20余种。现今主要为切制生用,与现行《中国药典》记载基本一致。

【金老论石菖蒲炮制与临床】

一、临床功效与主治

本品味辛,性温。归心、胃经。具有开窍醒神,化湿和胃的功效(表144-5)。

表 144-5　石菖蒲各临床常用炮制规格功效、主治对比

炮制规格	功效	主治
石菖蒲	开窍豁痰,醒神益智,化湿开胃	神昏癫痫,健忘失眠,耳鸣耳聋,脘痞不饥,噤口下痢
姜石菖蒲	开窍豁痰,化湿开胃	神昏癫痫,耳鸣耳聋,脘痞不饥,噤口下痢
麸炒石菖蒲	化湿开胃	脘痞不饥,噤口下痢
鲜石菖蒲	开窍豁痰,醒神益智,化湿开胃	神昏癫痫,健忘失眠,耳鸣耳聋,脘痞不饥,噤口下痢

二、临床调剂

1. **用法用量**　3～10g,鲜品加倍。外用适量,研末敷或煎汤洗。
2. **临床使用与禁忌**　本品辛香温燥,凡阴亏血虚及精滑多汗者,均不宜服。
3. **贮藏**　各种炮制规格均置干燥处,防霉。

本品临床常用炮制规格与调剂注意事项见表 144-6。鲜石菖蒲临床鲜见,本节未收入。

表 144-6　石菖蒲临床常用炮制规格与调剂注意事项

炮制规格	处方名	用法用量	特殊禁忌	特殊贮藏方法
石菖蒲	石菖蒲、菖蒲、干菖蒲	3～10g。鲜品加倍。外用适量	阴亏血虚及精滑多汗者不宜用	置干燥处,防霉
姜石菖蒲	姜菖蒲			
麸炒石菖蒲	麸炒石菖蒲			

羚 羊 角

【来源】

本品为牛科动物赛加羚羊 *Saiga tatarica* Linnaeus 的角。猎取后锯取其角,晒干。

【炮制规格】

1. 羚羊角镑片/丝

(1)《中国药典》2020 年版标准:取羚羊角,置温水中浸泡,捞出,镑片,干燥。
性状:无具体要求。
(2)地方标准(表 145-1)

表 145-1　羚羊角镑片常见地方标准制法及性状要求

来源	制法	性状
《安徽省中药饮片炮制规范》2019 年版	取原药材,除去骨塞,烫泡,或蒸至微软,趁热镑片	本品为纵向薄片。类白色或黄白色,表面光滑,半透明,有光泽。无臭,味淡
《上海市中药饮片炮制规范》2018 年版	将药材洗净,用温水浸泡后,置蒸具内,蒸热,趁热镑极薄片,晾干	本品为长条形的极薄片,宽约 1cm。类白色,半透明,边缘平直或具波状。切面有的具细密丝条纹,有的有蜂窝状空洞。质韧。气微,味淡

续表

来源	制法	性状
《天津市中药饮片炮制规范》2012年版	取羚羊角,置温水中浸泡,捞出,镑片,干燥	为长短阔狭不一的极薄片,多卷曲。全体乳白色,半透明,表面具镑刨的皱缩纹,有的显光泽,一侧常具波状的环节痕。切制片类圆形至斜长圆形,中心多具小孔,逐渐扩大至成环状,内缘具一条棕褐色线,质柔软。气微,味淡
《黑龙江省中药饮片炮制规范》2012年版	取原药材,用冷水浸泡,顺角镑或刨成极薄片,至角质层将尽,除去骨塞,即得	本品为长段、阔狭不一的极薄片。多卷曲,半透明,乳白色,显镑、刨的皱缩纹,有的显光泽。一侧常呈环节的节距痕,作波状缺刻。质柔韧。气微,味淡
《山东省中药炮制规范》2012年版	将羚羊角劈开,除去骨塞。用温水浸泡,捞出,镑成薄片,晾干;或除去骨塞后,砸碎,粉碎成细粉;或粉碎成粗粉后置超微粉碎机中,密封,粉碎成超微粉	本品为纵向极薄片,多卷曲,边缘呈小波状。表面类白色或黄白色,光滑,半透明,有光泽。质坚韧。或为乳白色细粉。气微,味淡
《湖南省中药饮片炮制规范》2010年版	取羚羊角,置温水中浸泡,捞出,镑片,干燥。或取羚羊角用水浸泡2~3天(每天换水一次),捞出,沥干,除去骨塞,隔水加热蒸至上大气,趁热刨成极薄片,摊匀压平,干燥	为薄片,类白色或黄白色。表面光滑,半透明,有光泽。质坚硬。气微,味淡
《江西省中药饮片炮制规范》2008年版	(1)取羚羊角,置温水中浸泡,捞出,镑片,干燥 (2)取原药,置温水中浸泡4~5天,抽去骨塞,在蒸笼内蒸软,趁热横切为薄片,干燥	本品为半透明白色或黄白色薄片。表面光滑有光泽,外表可见纹丝,微呈波状,中央可见空洞。质坚硬,不易拉断。气微,味淡。无杂质
《北京市中药饮片炮制规范》2008年版	取原药材,大小分开,温水洗净,去塞,加工成极薄片,干燥	本品为长条形的极薄片,多卷曲,边缘有小波状。切面类白色或黄白色,光滑,隐约可见平直丝条纹,半透明,有光泽。质坚韧。气微,味淡
《广西壮族自治区中药饮片炮制规范》2007年版	取羚羊角,置温水中浸泡,捞出,镑片,干燥。或取羚羊角用水浸渍(以能取出中心骨塞为度),除去中心骨塞,蒸热,趁热刨成纵向极薄片,干燥	本品为半透明白色或黄白色薄片。表面光滑,有光泽,卷曲有皱纹,质坚硬。气微,味淡
《浙江省中药炮制规范》2015年版	取原药,蒸约6小时,取出,除去"骨塞",镑、刨或趁热横切成极薄片,干燥	镑刨片为长短、阔狭不一的极薄片,多卷曲。全体乳白色,半透明,表面具镑、刨的皱缩纹,有的显光泽;一侧常具波状的环节痕。切制片为类圆形至斜长圆形的极薄片,中心多具小孔,逐渐扩大至成环状,内缘具一条棕褐色线。质柔韧。气微,味淡
《河南省中药饮片炮制规范》2005年版	取羚羊角,置温水中浸泡,捞出,镑片,干燥	呈薄片状。类白色或黄白色,表面光滑,半透明,有光泽。气微,味淡

续表

来源	制法	性状
《贵州省中药饮片炮制规范》2005年版	取原药材,除去"骨塞"(角内坚硬质重的角柱),置温水中浸润,取出,镑成纵向薄片,干燥;或取原药材,除去骨塞,直接镑薄片	为不规则的纵向薄片。类白色或黄白色,有的稍呈青灰色,光滑,半透明。质坚硬。气微,味淡
《江苏省中药饮片炮制规范》2002年版	取原药材,除去骨塞,置温水中浸润,捞出,镑成纵向薄片,干燥。或直接镑片	为纵向薄片。表面类白色或黄白色,光滑,半透明,有光泽。无臭,味淡
《四川省中药饮片炮制规范》2002年版	劈开,去其骨塞,锉成细粉末或刨成薄片	本品呈圆锥形,略弓形弯曲。黄白色或黄色,光滑,骨质纹理极细,尖部光润如玉,有"通天眼"从角的下半段直达角尖。质坚硬。无臭,无味。刨后为半透明有光的薄片。粉末为米白色
《福建省中药饮片炮制规范》1998年版	取羚羊角,劈开,除去骨塞,置温水中浸泡,捞出,镑片,干燥	呈片状,片厚0.1～0.2mm。色灰白,角质样,半透明。气无,味淡
《辽宁省中药炮制规范》1986年版	除净表面污物,除去骨塞、镑丝或磨细粉	无具体要求
《吉林省中药饮片炮制规范》1986年版	取羚羊角,除去内塞,温水浸约10分钟,捞出,趁热镑丝,晾干	无具体要求
《云南省中药饮片炮制规范》1986年版	先将原药用清水浸泡5～7天,捞出,用刨子边烘边镑,镑成极薄片,即可	无具体要求
《广东省中药饮片炮制规范》1984年版	除去骨塞,入水浸渍后,捞出去筋,镑成纵向薄片,晾干	无具体要求
《甘肃省中药饮片炮制规范》1980年版	取羚羊角置水中浸泡,捞出,除去骨塞,镑或刮成薄片,晾干	无具体要求

2. 羚羊角粉

（1）《中国药典》2020年版标准：取羚羊角,砸碎,粉碎成细粉。

性状：无具体要求。

（2）地方标准（表145-2）

表145-2　羚羊角粉常见地方标准制法及性状要求

来源	制法	性状
《上海市中药饮片炮制规范》2018年版	将药材洗净,拭干,粉碎成细粉	本品为类白色的粉末。气微,味淡
《天津市中药饮片炮制规范》2012年版	取羚羊角,砸碎,粉碎成细粉	本品为类白色粉末,气微,味淡
《湖南省中药饮片炮制规范》2010年版	取羚羊角,砸碎,粉碎成细粉	为乳白色细粉。气微,味淡
《江西省中药饮片炮制规范》2008年版	（1）取羚羊角,砸碎,粉碎成细粉（2）除去骨塞,砸碎,锉末或粉碎成细粉	本品为白色粉末。气微,味淡,无杂质

续表

来源	制法	性状
《北京市中药饮片炮制规范》2008年版	取原药材,洗净,去塞,干燥,打成碎块,粉碎成细粉	为淡灰白色粉末。气微,味淡
《广西壮族自治区中药饮片炮制规范》2007年版	取除去中心骨塞的羚羊角,锉碎,研成细粉	为白色粉末。气微,味淡。无杂质
《浙江省中药炮制规范》2015年版	取原药,锉成粗粉,再研成细粉;或砸碎,粉碎成细粉	为粒度均匀、乳白色的粉末
《河南省中药饮片炮制规范》2005年版	取羚羊角,砸碎,粉碎成细粉	为乳白色细粉
《贵州省中药饮片炮制规范》2005年版	取羚羊角,洗净,蒸软,趁热除去骨塞,锉成细粉或砸碎后研成细粉	为乳白色细粉
《江苏省中药饮片炮制规范》2002年版	取原药材,除去"骨塞",粉碎成细粉	为乳白色的细粉。无臭,味淡
《福建省中药饮片炮制规范》1998年版	取羚羊角,劈开,除去骨塞,锉碎,研成细粉	呈细粉状,色白,微腥
《吉林省中药饮片炮制规范》1986年版	取出羚羊角内塞,羚羊角用锉或用球磨机磨成极细粉	无具体要求
《云南省中药饮片炮制规范》1986年版	取原药除去骨塞,用细钢锉,锉成细粉,用药汤兑服	无具体要求
《广东省中药饮片炮制规范》1984年版	除去骨塞,刮丝或锉碎,研成细粉	无具体要求
《甘肃省中药饮片炮制规范》1980年版	取羚羊角用钢锉锉成末,再研成细粉	无具体要求

3. 羚羊角汁 《中国药典》2020年版未收载本炮制规格,常见地方标准制法及性状见表145-3。

表145-3 羚羊角汁常见地方标准制法及性状要求

来源	制法	性状
《云南省中药饮片炮制规范》1986年版	临时用特制陶制盘,盘内放入清水30～50ml,用手握角在盘中环磨至水成乳白汁(每小时约得0.75g),取出,兑药汤服	无具体要求

【金老谈羚羊角炮制历史】

羚羊角在祖国医学上的应用已有二千多年的历史。早在《神农本草经》上就记载了羚羊角的性味,功效与主治。羚羊角的炮制始载于南朝梁代陶弘景《本草经集注》,其收载之法为:"刮截作屑。"唐代《备急千金要方》提出"须末如粉",即粉碎成细粉,又提出"烧灰。烧成炭"。此法是以灼烧来破坏坚硬的角质部以易制成细粉。《千金翼方》也指出需"烧成灰"或制成"屑"。当时的《食疗本草》上记载"生磨和水,涂肿上……"还有"屑作末,研和蜜服"。《外台秘要》中对羚羊角的炮制仍采用"研"和"烧"的方法。《经效产宝》一书中指出"烧刮取末"。宋代《太平圣惠方》则提出"炒令燥"。《证类本草》为"烧末,烧灰,刮净为末"。此书基本上沿用唐代的炮制方法。《博济方》中写着"以索子扎缚定一处镑,取细末再研粉"。即先镑片,再研成细粉的炮制方法。《伤寒杂病论》《圣济总录》《太平惠民和剂局方》《三因极一病证方论》《济生方》等均为"镑"片入药。到了元代仍以镑片为主要的炮制方法,如《卫生宝鉴》收载"镑"法。及至明代则有先将羚羊角用水煮锉屑,再炒干的炮制法。如《普济方》载入"水煮,锉屑,炒干"。该书还记入"火上烧,刮后又烧刮"。《本草蒙筌》收入"或捣末少加蜜服,或错屑共投水煎"。《本草纲目》上收载的羚羊角炮制,其法为"凡用……有二十四节,钩有天生木胎,此角有神力……凡使,铁锉锉细……捣筛极细,更研万匝入药,免刮人肠……"书中指出内有天生木胎,即现在称它为羚羊角塞,文中末提出要除去天生之木胎。《医学纲目》上则载入"蜜炙""烧存性""镑"等数法。《景岳全书》收载的炮制方法"烧脆,研末"。它把烧存性的具体标准明确地规定为烧脆,酥脆后易于研末。乃至清代仍以锉研成极细粉应用。如《握灵本草》《本草汇》《本草述钩元》《修事指南》等均收入"烧存性,研末,或镑用,或磨用"。直至晚清的《医家四要》对羚羊角的炮制仍是沿用"到研极细,或磨用"。

【金老论羚羊角炮制与临床】

一、临床功效与主治

本品味咸,性寒。归肝、心经。常镑薄片或磨粉使用(表145-4)。

表 145-4　羚羊角各临床常用炮制规格功效、主治对比

炮制规格	功效	主治
羚羊角镑片	平肝息风,清肝明目,散血解毒	用于肝风内动,惊痫抽搐,妊娠子痫,高热惊厥,癫痫发狂,头痛眩晕,目赤翳障,温毒发斑,疮疡肿毒
羚羊角粉	同羚羊角镑片	同羚羊角镑片

二、临床调剂

1. **用法用量**　1~3g,入煎剂宜另煎汁冲服。亦可磨汁或锉末服,每次0.3~0.6g。
2. **临床使用与禁忌**　本品性寒凉,凡脾虚慢惊者忌用。
3. **贮藏**　各种炮制规格均置阴凉干燥处。羚羊角粉玻璃瓶中密闭。

本品临床常用炮制规格与调剂注意事项见表145-5。羚羊角汁临床鲜见,本节未收入。

表 145-5　羚羊角临床常用炮制规格与调剂注意事项

炮制规格	处方名	用法用量	特殊禁忌	特殊贮藏方法
羚羊角镑片	羚羊角	1~3g,宜另煎2小时以上	脾虚慢惊者忌用	置阴凉干燥处。羚羊角粉玻璃瓶中密闭
羚羊角粉	羚羊角粉	每次0.3~0.6g		

红 花

【来源】

本品为菊科植物红花 *Carthamus tinctorius* L. 的干燥花。夏季花由黄变红时采摘,阴干或晒干。

【炮制规格】

红花

（1）《中国药典》2020年版标准：除去杂质。

性状：本品为不带子房的管状花,长1~2cm,表面红黄色或红色。花冠筒细长,先端5裂,裂片呈狭条形,长5~8mm;雄蕊5,花药聚合成筒状,黄白色;柱头长圆柱形,顶端微分叉。质柔软。气微香,味微苦。

（2）地方标准（表146-1）

表146-1 红花常见地方标准制法及性状要求

来源	制法	性状
《上海市中药饮片炮制规范》2018年版	将药材除去杂质,筛去灰屑	本品为不带子房的管状花,长1~2cm。表面红黄色或红色。花冠筒细长,先端5裂,裂片呈狭条形,长5~8mm;雄蕊5,花药聚合成筒状,黄白色;柱头长圆柱形,顶端微分叉。质柔软,气微香,味微苦
《天津市中药饮片炮制规范》2012年版	取原药材,将粘连块揉开,除去杂质	本品为不带子房的管状花,长1~2cm。表面红黄色或红色。花冠筒细长,先端5裂,裂片呈狭条形,长5~8mm;雄蕊5,花药聚合成筒状,黄白色;柱头长圆柱形,顶端微分叉。质柔软,气微香,味微苦
《湖南省中药饮片炮制规范》2010年版	取原药材,除去杂质、梗叶,筛尽灰屑	为不带子房的管状花,长1~2cm。表面红黄色或红色。花冠筒细长,先端5裂,裂片呈狭条形,长5~8mm;雄蕊5,花药聚合成筒状,黄白色;柱头长圆柱形,顶端微分叉。质柔软,气微香,味微苦
《新疆维吾尔自治区中药维吾尔药饮片炮制规范》2010年版	除去杂质、花萼、花柄,筛去土屑	本品为不带子房的管状花,长1~2cm。表面红黄色或红色。花冠筒细长,先端5裂,裂片呈狭条形,长5~8mm;雄蕊5,花药聚合成筒状,黄白色;柱头长圆柱形,顶端微分叉。质柔软,气微香,味微苦
《陕西省中药饮片标准》第一册（2009年）	取药材红花,除去杂质	本品为不带子房的管状花,长1~2cm。表面红黄色或红色。花冠筒细长,先端5裂,裂片呈狭条形,长5~8mm;雄蕊5,花药聚合成筒状,黄白色;柱头长圆柱形,顶端微分叉。质柔软,气微香,味微苦
《江西省中药饮片炮制规范》2008年版	除去杂质	本品为不带子房的管状花,长1~2cm。表面红黄色或红色。花冠筒细长,先端5裂,裂片呈狭条形,长5~8mm;雄蕊5,花药聚合成筒状,黄白色;柱头长圆柱形,顶端微分叉。质柔软,气微香,味微苦。无虫蛀、霉变

续表

来源	制法	性状
《北京市中药饮片炮制规范》2008 年版	取原药材,除去杂质,筛去灰屑	本品为不带子房的管状花,长 1~2cm。表面红黄色或红色。花冠筒细长,先端 5 裂,裂片呈狭条形,长 5~8mm;雄蕊 5,花药聚合成筒状,黄白色;柱头长圆柱形,顶端微分叉。质柔软,气微香,味微苦
《广西壮族自治区中药饮片炮制规范》2007 年版	除去花萼、花柄等杂质,筛去灰屑	本品为不带子房的管状花,长 1~2cm。表面红黄色或红色。花冠筒细长,先端 5 裂,裂片呈狭条形,长 5~8mm;雄蕊 5,花药聚合成筒状,黄白色;柱头长圆柱形,顶端微分叉。质柔软,气微香,味微苦。无萼片,无杂质
《重庆市中药饮片炮制规范》2006 年版	除去杂质	为不带子房的管状花,长 1~2cm。表面红黄色或红色。花冠筒细长,先端 5 裂,裂片呈狭条形,长 5~8mm;雄蕊 5,花药聚合成筒状,黄白色;柱头长圆柱形,顶端微分叉。质柔软,气微香,味微苦
《浙江省中药炮制规范》2005 年版	取原药,除去杂质,筛去灰屑	为不带子房的管状花,长 1~2cm。表面红黄色或红色。花冠筒细长,先端 5 裂,裂片呈狭条形,长 5~8mm;雄蕊 5,花药聚合成筒状,黄白色;柱头长圆柱形,顶端微分叉。质柔软,气微香,味微苦
《贵州省中药饮片炮制规范》2005 年版	取原药材,除去杂质及花萼、花梗,筛去灰屑	本品为不带子房的管状花,长 1~2cm。表面红黄色或红色。花冠筒细长,先端 5 裂,裂片呈狭条形,长 5~8mm;雄蕊 5,花药聚合成筒状,黄白色;柱头长圆柱形,顶端微分叉。质柔软,气微香,味微苦
《安徽省中药饮片炮制规范》2005 年版	取原药材,除去杂质,筛去灰屑	为不带子房的管状花,长 1~2cm。表面红黄色或红色。花冠筒细长,先端 5 裂,裂片呈狭条形,长 5~8mm;雄蕊 5,花药聚合成筒状,黄白色;柱头长圆柱形,顶端微分叉。质柔软,气微香,味微苦
《江苏省中药饮片炮制规范》2002 年版	取原药材,除去杂质	为不带子房的管状花,表面红色或黄红色。花冠先端 5 裂。质柔软。气微香,味微苦
《福建省中药饮片炮制规范》1998 年版	拣净杂质	本品为不带子房的管状花,长 1~2cm。表面红黄色或红色。花冠筒细长,先端 5 裂,裂片呈狭条形,长 5~8mm;雄蕊 5,花药聚合成筒状,黄白色;柱头长圆柱形,顶端微分叉。质柔软,气微香,味微苦
《山东省中药炮制规范》1990 年版	去净杂质,花萼及花柄,筛去灰屑	本品为不带子房的管状花,长 10~20mm,红色或红黄色。花冠筒细长,先端 5 裂,裂片呈狭条形,长 5~8mm。雄蕊 5 枚,花药聚合成筒状,黄白色;柱头长圆柱形,顶端微分叉。质柔软。气微香,味微苦
《辽宁省中药炮制规范》1986 年版	除去杂质,筛去灰屑	无具体要求
《吉林省中药饮片炮制规范》1986 年版	除去杂质,筛去灰屑	无具体要求
《云南省中药饮片炮制规范》1986 年版	取原药拣净杂质即可	红色或红黄色细长花朵

来源	制法	性状
《广东省中药饮片炮制规范》1984 年版	除去杂质	本品为不带子房的管状花,表面红黄色或红色。花冠筒细长,先端 5 裂,裂片呈狭线形,质柔软。气微香,味微苦。以色红黄、鲜艳、质柔软者为佳
《甘肃省中药饮片炮制规范》1980 年版	除去杂质,筛去泥土	无具体要求
《湖北中草药炮制规范》1979 年版	拣净杂质,筛去灰土	无具体要求

【金老谈红花炮制历史】

先秦时期的《山海经》记载古西域药材就有红花,据史书《博物志》称"其种子乃张骞出使西域所引"并由长安发展到各地种植。公元前 60 年西汉在西域设立都护府,并行使管辖权。公元 659 年苏敬等人编撰的《新修本草》,以及公元 973 年由马志等人编著的《开宝本草》,都详细记载了红花的性味、功效和主治。明代李时珍《本草纲目》有"红花生梁汉及西域"之说(梁汉为今河南一带),在红蓝花"释明"项下有红花之名,来自《开宝本草》,看来即以"红蓝花"为正名,红花为别名。《金匮要略》称"红花为红蓝花,载有红蓝花酒,治妇人六十二种风及腹中刺痛"。《本草图经》曰:"红蓝花即红花也,今处处有之,其花暴干以染真红,及作燕脂……叶颇似蓝,故有蓝名。"

【金老论红花炮制与临床】

一、临床功效与主治

本品味辛,性温。归心、肝经。无常用炮制规格。具有活血通经,祛瘀止痛的功效。红花色红专入血分,味辛行散瘀血,有较好的活血祛瘀作用,应用广泛,临床各科皆视为要药。

二、临床调剂

1. 用法用量　3～10g。
2. 临床使用与禁忌　红花入血分,祛瘀力强,故孕妇不宜应用,以防动胎。
3. 贮藏　置阴凉干燥处,防虫,防蛀。

虎　杖

【来源】

本品为蓼科植物虎杖 *Polygonum cuspidatum* Sieb. et Zucc. 的干燥根茎和根。春、秋二季采挖,除去须根,洗净,趁鲜切短段或厚片,晒干。

【炮制规格】

虎杖

(1)《中国药典》2020 年版标准:除去杂质,洗净,润透,切厚片,干燥。

性状：本品多为圆柱形短段或不规则厚片，长1～7cm，直径0.5～2.5cm。外皮棕褐色，有纵皱纹和须根痕，切面皮部较薄。木部宽广，棕黄色，射线放射状，皮部与木部较易分离。根茎髓中有隔或呈空洞状。质坚硬。气微，味微苦、涩。

（2）地方标准（表147-1）

表147-1　虎杖常见地方标准制法及性状要求

来源	制法	性状
《安徽省中药饮片炮制规范》2019年版	取原药材，除去杂质，洗净，干燥，劈碎；或润透，切厚片，干燥，筛去碎屑	本品为不规则的碎块或厚片。切面皮部较薄，木部宽广，棕黄色，具放射状纹理，皮部与木部易分离，根茎髓中有隔或呈空洞状；周边棕褐色。质坚硬。气微，味微苦、涩
《上海市中药饮片炮制规范》2018年版	将药材除去杂质，洗净，润透，切厚片，干燥，筛去灰屑。药材为切片者，整理去杂，筛去灰屑，片形不符合规定者应改刀	本品为不规则的切片，直径0.5～2.5cm。外皮棕褐色，有纵皱纹和须根痕，外皮脱落处显细纵沟纹，切面皮部较薄，棕褐色，易与木部分离，木部宽广，棕黄色，具放射状纹理。根茎片具髓部，棕褐色或中空，有的纵切片可见隔瓣。质坚硬。气微，味微苦、涩
《天津市中药饮片炮制规范》2012年版	除去杂质，洗净，润透，切厚片，干燥	本品为不规则厚片。切面皮部较薄，木部宽广，棕黄色，有放射状纹理，皮部与木部较易分离。根茎髓中有隔或呈空洞状。周边棕褐色。质坚硬。气微，味微苦、涩
《黑龙江省中药饮片炮制规范》2012年版	取原药材，除去杂质，洗净，润透，切厚片，干燥，即得	本品为不规则的厚片。外表面棕褐色，有纵皱纹及须根痕。切面皮部较薄，木部宽广，棕黄色，有放射状纹理，皮部与木部较易分离；根茎髓中有隔或呈空洞状。质坚硬。气微，味微苦、涩
《湖南省中药饮片炮制规范》2010年版	取原药材，除去杂质，洗净，润透，切厚片，或趁鲜切片，干燥，筛去碎屑	多为圆柱形段片或不规则厚片，外皮棕褐色，有纵皱纹及须根痕，切面皮部较薄，木部宽广，棕黄色，射线放射状，皮部与木部较易分离。根茎髓中有隔或呈空洞状。质坚硬。气微，味微苦、涩
《北京市中药饮片炮制规范》2008年版	取原药材，除去杂质，筛去灰屑	本品为不规则厚片，外皮棕褐色，有纵皱纹和须根痕，切面皮部较薄。木部宽广，棕黄色，射线放射状，皮部与木部较易分离。根茎髓中有隔或呈空洞状。质坚硬。气微，味微苦、涩
《陕西省中药饮片标准》第一册（2009年）	取药材虎杖，除去杂质，洗净，润透，切厚片，干燥	本品为不规则的厚片，直径0.5～2.5cm。切面皮部较薄，木部宽广，棕黄色，射线放射状，皮部与木部易分离。根茎髓中有隔或呈空洞状，周皮表面棕褐色，有纵皱纹及须根痕。质坚硬。气微，味微苦、涩
《江西省中药饮片炮制规范》2008年版	（鲜）除去杂质及须根，洗净，取出，切厚片，干燥 （干）除去杂质及须根，大小分开，加水浸4～6小时，捞出，润透，切厚片，干燥	本品为不规则形厚片。表面皮部较薄，木部宽广，棕黄色，射线放射状，皮部与木部较易分离，根茎髓中有隔或呈空洞状。边缘棕褐色，有纵皱纹及须根痕。质坚硬。气微，味微苦、涩。无虫蛀、霉变

续表

来源	制法	性状
《重庆市中药饮片炮制规范》2006年版	除去杂质,洗净,润透,切厚片,干燥	为不规则厚片,直径0.5～2.5cm。外皮棕褐色,有纵皱纹和须根痕,切面皮部较薄。木部宽广,棕黄色,射线放射状,皮部与木部较易分离。根茎髓中有隔或呈空洞状。质坚硬。气微,味微苦、涩
《浙江省中药炮制规范》2005年版	取原药,除去杂质,水浸,洗净,润软,切厚片,干燥;产地已切厚片者,筛去灰屑	多为不规则的厚片,大小不一。表面棕褐色,有纵皱纹及须根痕。根茎切面皮部薄,暗黄棕色,木部黄棕色,具放射状纹理,皮部与木部较易分离,髓部节片状或空洞状。根无髓部,质坚硬。气微,味微苦、涩
《河南省中药饮片炮制规范》2005年版	除去杂质,洗净,润透,切厚片,干燥	本品呈不规则厚片。周边外皮棕褐色。切面皮部较薄,木部宽广,棕黄色,有放射状纹理,皮部与木部较易分离。根茎髓中有隔或呈空洞状,质坚硬。气微,味微苦、涩
《贵州省中药饮片炮制规范》2005年版	取原药材,除去杂质,洗净,润透,切厚片,干燥	本品为不规则厚片。切面皮部较薄,木部宽广,棕黄色,射线放射状,根茎髓中有隔或呈空洞状。周边棕褐色,有纵皱纹及须根痕。质坚硬。气微,味微苦、涩
《江苏省中药饮片炮制规范》2002年版	取原药材,拣去杂质,洗净,润透,切厚片,干燥	为不规则厚片,切面皮部较薄,木部宽广,棕黄色,有放射状纹理,皮部与木部易分离。根茎髓中有隔或呈空洞状,周边棕褐色。质坚硬。气微,味微苦、涩
《四川省中药饮片炮制规范》2002年版	除去杂质,洗净,润透,切薄片,干燥	本品为不规则薄片。外皮棕褐色或红棕色,有须根痕。皮部薄,木部厚,棕黄色,具放射纹,味微苦、涩
《福建省中药饮片炮制规范》1998年版	除去杂质,洗净,润透,切厚片,干燥	本品呈片状,片厚2～4mm。切面皮部较薄,木部宽广,棕黄色,射线放射状,皮部与木部较易分离。根茎髓中有隔或呈空洞状;外皮棕褐色。质坚硬。气微,味微苦、涩
《山东省中药炮制规范》1990年版	除去杂质,用清水洗净,闷润至透,切厚片,干燥	本品为不规则的圆形厚片或圆柱形小段。片面黄棕色,有放射状纹理,根茎髓中有隔或呈空洞状。周边棕褐色。质坚硬。气微,味微苦、涩
《辽宁省中药炮制规范》1986年版	未切片者,除去杂质,洗净,润透,切厚片,干燥	无具体要求
《广东省中药饮片炮制规范》1984年版	除去杂质,洗净,润透,切片,干燥	无具体要求
《甘肃省中药饮片炮制规范》1980年版	除去杂质,润透,切片,干燥	无具体要求

【金老谈虎杖炮制历史】

虎杖炮制方法始载于南朝刘宋时期雷敩的《雷公炮炙论》,曰:"凡采得后,细锉,却用虎杖叶裹一夜,出晒干用。"唐代孙思邈著《千金翼方》曰:"去头脑,洗去土,暴燥切。"宋代除了沿用细锉的炮制方法外,尚有为末、烧等法。如宋代王怀隐等编集《太平圣惠方》中提到"细锉""锉"。《证类本草》曰:"取根洗去皱皮,锉焙捣筛、为末。"《圣济总录》曰:"烧。"宋代《太平圣惠方》:"月水不利。虎杖三两,没药一两为末,热酒每服一钱。"

明代仍然沿用前人的经验,明代朱橚等编的《普济方》记载有"烧过"。《本草纲目》曰:"采得,细锉,却用叶包一夜,晒干用。"治产后瘀血血痛,及坠扑昏闷:虎杖根,研末酒服。《炮炙全书》亦记载有:"虎杖根,去上皮用。"清末有文献记载虎杖的炮制方法。

可见历代对虎杖的炮制方法主要有:末、烧、锉、切等法,但对炮制的目的均无记述,且仅有切制沿用至今。

【金老论虎杖炮制与临床】

一、临床功效与主治

本品味微苦,性微寒。归肝、胆、肺经。具有利湿退黄,清热解毒,散瘀止痛,止咳化痰的功效。炮制时,将虎杖洗净润透,切成薄片后干燥;或洗净趁鲜切片,干燥。生用。

二、临床调剂

1. **用法用量**　9~15g。外用适量,制成煎液或油膏敷涂。
2. **临床使用与禁忌**　孕妇忌服。
3. **贮藏**　各种炮制规格均置干燥处,防霉、防蛀。

益　母　草

【来源】

本品为唇形科植物益母草 *Leonurus japonicus* Houtt. 的新鲜或干燥地上部分。鲜品春季幼苗期至初夏花前期采割;干品夏季茎叶茂盛、花未开或初开时采割。晒干或切段晒干。

【炮制规格】

1. 益母草

(1)《中国药典》2020 年版标准:(鲜益母草)除去杂质,迅速洗净。(干益母草)除去杂质,迅速洗净,略润,切段,干燥。

性状:本品呈不规则的段。茎方形,四面凹下成纵沟,灰绿色或黄绿色。切面中部有白髓。叶片灰绿色,多皱缩、破碎。轮伞花序腋生,花黄棕色,花萼筒状,花冠二唇形。气微,味微苦。

(2)地方标准(表 148-1)

表 148-1 益母草常见地方标准制法及性状要求

来源	制法	性状
《上海市中药饮片炮制规范》2018 年版	将药材除去残根等杂质，快洗，润透，切长段，干燥，筛去灰屑。药材片形不符合要求者应改刀	本品呈段状。茎方柱形，直径 2～5mm，表面灰绿色或黄绿色，具细毛绒，四面凹下成纵沟，有的可见切断的对生分枝；切面中央为白色疏松的髓部；体轻，质韧。叶对生，具短柄，下部叶掌状 3 裂，上部叶羽状深裂或浅裂成 3 片，裂片近披针形、线形，全缘或具少数锯齿，灰绿色至褐绿色，多皱缩、破碎或切断。轮伞状花序腋生，小花淡紫色，多脱落；花萼筒状，长 6～8mm；淡黄绿色至淡棕黄色，先端具 5 尖刺，花冠二唇形。气微，味微苦
《天津市中药饮片炮制规范》2012 年版	鲜益母草：除去杂质，迅速洗净 干益母草：除去杂质，迅速洗净，略润，切段，干燥	本品呈不规则的段。茎方形，四面凹下成纵沟，灰绿色或黄绿色。切面中部有白髓。叶片灰绿色，多皱缩、破碎。轮伞花序腋生，花黄棕色，花萼筒状，花冠二唇形。气微，味微苦
《山东省中药饮片炮制规范》2012 年版	取鲜益母草，除去杂质，迅速洗净，切段	本品呈不规则的段，幼苗期无茎，基生叶圆心形，边缘 5～9 浅裂，每裂片有 2～3 钝齿。花前期茎呈方柱形，四面凹下呈纵沟，表面青绿色，质鲜嫩，切面中部有髓。叶片青绿色，质鲜嫩，揉之有汁。气微，味微苦
《湖南省中药饮片炮制规范》2010 年版	取原药材，除去杂质，切去残根，洗净，润透，切中段，干燥	为中段。茎方形，直径 2～5mm，表面灰绿色或黄绿色，质韧，切面中央有髓。叶片黄绿色，多皱缩破碎。花小，淡紫色。气微，味微苦
《北京市中药饮片炮制规范》2008 年版	取原药材，除去杂质及根，迅速洗净，闷润 2～4 小时，至内外湿度一致，切中段，干燥，若为产地切段，除去杂质，筛去灰屑	本品为不规则的段。茎方形，表面灰绿色或黄绿色，切面中部有白髓。叶对生，轮伞花序腋生，花萼筒状。气微，味微苦
《重庆市中药饮片炮制规范》2008 年版	除去杂质，残根，淋润，切段，干燥	鲜益母草：幼苗期无茎，基生叶圆心形，边缘 5～9 浅裂，每裂片有 2～3 钝齿。花前期茎呈方柱形，上部多分支，四面凹下呈纵沟，长 30～60cm，直径 0.2～0.5cm；表面青绿色；断面中部有髓。叶交互对生，有柄；叶片青绿色，质鲜嫩，揉之有汁；下部茎生叶掌状 3 裂，上部叶羽状深裂或浅裂成 3 片，裂片全缘或具少数锯齿。气微，味微苦 干益母草：为茎、叶、花混合的段。茎四棱形，茎表面灰绿色或黄绿色；体轻，质韧，切面中部有髓。叶片灰绿色，多皱缩、破碎，易脱落。轮伞花序腋生，有刺状小苞片，小花淡紫色，常脱落，花萼筒状，花冠二唇形
《陕西省中药饮片标准》第一册（2009 年）	取药材益母草，除去杂质，为切断者切去残根，洗净，润透，切短段，干燥	本品为不规则的短段。茎方柱形，上部者可见分枝，四面凹下成纵沟，直径 0.2～0.7cm，长约至 1cm；表面灰绿色或黄绿色，切面中部有髓。叶对生，有柄，多皱缩、破碎、脱落，完整者展开后成羽状深裂或浅裂成三片，裂片全缘或具少数锯齿。轮伞花序腋生，小花淡紫色，花萼筒状，花冠二唇形。气微，味微苦

来源	制法	性状
《江西省中药饮片炮制规范》2008年版	鲜益母草：除去杂质，迅速洗净 干益母草：除去杂质，抢水洗净，润透，切段，干燥	鲜益母草：幼苗期无茎，基生叶圆心形，边缘5～9浅裂，每裂片有2～3钝齿。花前期茎呈方柱形，上部多分支，四面凹下呈纵沟，长30～60cm，直径0.2～0.5cm；表面青绿色，质鲜嫩，断面中部有髓。叶交互对生，有柄；叶片青绿色，质鲜嫩，揉之有汁；下部茎生叶掌状3裂，上部叶羽状深裂或浅裂成3片，裂片全缘或具少数锯齿。气微，味微苦 干益母草：本品为不规则的段，茎、叶、花混合。茎呈方柱形，直径0.3～0.5cm，表面黄绿色，体轻，质韧，断面有髓。叶片灰绿色，常皱缩、破碎，展平后下部叶掌状3裂，中部叶分裂为多个长圆形线状裂片，上部叶羽状深裂或浅裂为3片。轮伞花序，多脱落，花萼宿存。气微，味微苦
《广西壮族自治区中药饮片炮制规范》2007年版	鲜益母草：除去杂质，抢水洗净。 干益母草：除去杂质，抢水洗净，稍润，切短段，干燥，筛去灰屑	鲜益母草：幼苗期无茎，基生叶圆心形，边缘5～9浅裂，每裂片有2～3钝齿。花前期茎呈方柱形，上部多分支，四面凹下呈纵沟，长30～60cm，直径0.2～0.5cm；表面青绿色，质鲜嫩；断面中部有髓。叶交互对生，有柄；叶片青绿色，质鲜嫩，揉之有汁；下部茎生叶掌状3裂，上部叶羽状深裂或浅裂成3片，裂片全缘或具少数锯齿。气微，味微苦。 干益母草：长约2cm的短段，茎表面灰绿色或黄绿色；体轻，质韧，断面中部有髓。叶片灰绿色，多皱缩、破碎，易脱落。轮伞花序。气微，味微苦，无灰屑
《河南省中药饮片炮制规范》2005年版	鲜益母草：除去杂质，迅速洗净。 干益母草：除去杂质，迅速洗净，润透，切段，干燥	鲜益母草：幼苗期无茎，基生叶圆心形，边缘5～9浅裂，每裂片有2～3钝齿。花前期茎呈方柱形，上部多分支，四面凹下呈纵沟，长30～60cm，直径0.2～0.5cm；表面青绿色；断面中部有髓。叶交互对生，有柄；叶片青绿色，质鲜嫩，揉之有汁；下部茎生叶掌状3裂，上部叶羽状深裂或浅裂成3片，裂片全缘或具少数锯齿。气微，味微苦 干益母草：呈不规则的段，茎、叶、花混合。茎方形，灰绿色或黄绿色，断面中部有白髓。叶片灰绿色，多皱缩、破碎。轮伞花序，小花淡紫色，花萼筒状，花冠二唇形。气微，味微苦
《贵州省中药饮片炮制规范》2005年版	取原药材，除去杂质，抢水洗净，润透，切短段，干燥	本品为不规则短段，茎、叶、花混合。茎方形，凹下有纵沟，表面灰绿色或黄绿色，密生毛茸，切面中部有髓。叶多皱缩破碎，灰绿色。轮伞花序，花小，淡紫色，花萼筒状，花冠二唇形。气微，味微苦

来源	制法	性状
《安徽省中药饮片炮制规范》2005年版	鲜益母草:取鲜品,除去杂质,迅速洗净 益母草:取原药材,除去杂质,洗净,稍润,切段,干燥	鲜益母草:幼苗期无茎,基生叶圆心形,边缘5~9浅裂,每裂片有2~3钝齿。花前期茎呈方柱形,上部多分支,四面凹下呈纵沟,表面青绿色;断面中部有髓。叶交互对生,有柄;叶片青绿色,质鲜嫩,揉之有汁;下部茎生叶掌状3裂,上部叶羽状深裂或浅裂成3片,裂片全缘或具少数锯齿。气微,味微苦 干益母草:为不规则的段,茎、叶、花混合。茎方柱形,四面凹下成纵沟,灰绿色或黄绿色,切面中部有髓。叶皱缩,多破碎,灰绿色。轮伞花序,苞片刺状,花萼筒状宿存,上端5尖齿,花冠多已脱落,宿存小花淡紫色。气微,味微苦
《江苏省中药饮片炮制规范》2002年版	鲜益母草:除去杂质,迅速洗净 干益母草:取原药材,除去杂质,迅速洗净,润透,切段,干燥	鲜益母草:无茎或具茎,花前期茎呈方柱形,四面凹下成纵沟,表面青绿色,断面中部有髓,叶片青绿色。气微,味微苦 干益母草:为不规则的短段,茎、叶、花混合。茎方形,灰绿色或黄绿色,切面中部有髓;叶皱缩,多破碎,灰绿色;轮伞花序,小花淡紫色,花萼筒状。气微,味微苦
《福建省中药饮片炮制规范》1998年版	除去杂质,抢水洗净,润透,切中段,干燥	呈茎、叶、花混合的段状。段长10~20mm。茎方柱形,表面黄绿色或灰绿色,切面中部有白色海绵状的髓。叶多皱缩、破碎,灰绿色。有时可见轮伞状花序,花萼钟状,气微,味微苦
《辽宁省中药炮制规范》1986年版	未切段者,除去杂质,淋水洗净,润透,切段,干燥	无具体要求
《吉林省中药饮片炮制规范》1986年版	除去杂质,洗净泥土,捞出,润透,切10mm段(鲜品可当时切段),晒干	无具体要求
《云南省中药饮片炮制规范》1986年版	鲜益母草:取鲜益母草去净泥土和根,铡成长约1cm的中节片,晒干,即可 干益母草:取原药拣净杂质,洒水吸润约4小时,除去根,铡成中节片。晒干,筛去灰屑,即可	无具体要求
《广东省中药饮片炮制规范》1984年版	除去杂质及老茎润透,切段,干燥	无具体要求
《甘肃省中药饮片炮制规范》1980年版	除去杂质,剁去根,洗净泥土,捞出,润透,切节,晒干	无具体要求
《湖北省中草药炮制规范》1979年版	抢水洗净,沥干,切段,晒干,筛去灰屑。以鲜切晒干为佳	无具体要求

2. 四制益母草 《中国药典》2020 年版未收载本炮制规格,常见地方标准制法及性状见表 148-2。

表 148-2　四制益母草常见地方标准制法及性状要求

来源	制法	性状
《四川省中药饮片炮制规范》2015 年版	取益母草,洗净,干燥,切段,用食盐、醋、姜汁和酒混合液拌匀吸尽,照蒸法蒸约 2 小时,干燥。每 100kg 益母草,用食盐 2kg、醋 10kg、酒 10kg、生姜 10kg(取汁)	本品呈黑褐色,具香气
《广西壮族自治区中药饮片炮制规范》2007 年版	取干益母草段,加食盐、醋、生姜(捣汁)、酒混合液拌匀,置蒸笼内蒸至上蒸汽为度(或至锅内炒干),取出,晒干或低温干燥。每 100kg 干益母草用食盐 1kg、醋 10kg、生姜 10kg、酒 5kg	形如干益母草段,色泽加深或微有焦斑
《广东省中药饮片炮制规范》1984 年版	取净益母草,用盐、醋、姜和酒混合液拌匀吸尽后,蒸 2 小时,晒干。每益母草 100kg,用盐 2kg,醋、酒各 10kg,生姜 10kg 榨汁	无具体要求

3. 醋益母草 《中国药典》2020 年版未收载本炮制规格,常见地方标准制法及性状见表 148-3。

表 148-3　醋益母草常见地方标准制法及性状要求

来源	制法	性状
《广东省中药饮片炮制规范》1984 年版	取净益母草,用醋拌匀,渍一夜,取出,蒸 1 小时,干燥。每益母草 100kg,用醋 20kg	无具体要求

4. 益母草炭 《中国药典》2020 年版未收载本炮制规格,常见地方标准制法及性状见表 148-4。

表 148-4　益母草炭常见地方标准制法及性状要求

来源	制法	性状
《浙江省中药炮制规范》2015 年版	取益母草饮片,照炒炭法炒至表面焦黑色,内部棕褐色,喷淋清水少许,熄灭火星,取出,晾干	呈不规则的段,全体黑褐色,茎方形,四面凹下成纵沟。断面焦褐色。叶对生,多已脱落。花冠多脱落。略具焦香气,味微苦

5. 酒益母草 《中国药典》2020 年版未收载本炮制规格,常见地方标准制法及性状见表 148-5。

表 148-5　酒益母草常见地方标准制法及性状要求

来源	制法	性状
《四川省中药饮片炮制规范》2015 年版	取益母草,洗净,干燥,切段,照酒炙法炒干。每 100kg 益母草,用白酒 10kg	本品呈不规则的段。茎方形,四面凹下成纵沟,灰绿色或黄绿色,切面中部有髓。叶片灰绿色,多皱缩、破碎。轮伞花序腋生,花黄棕色,花萼筒状,花冠二唇形。具酒香气,味微苦
《湖南省中药饮片炮制规范》2010 年版	取益母草,照酒炙法,喷洒酒拌匀,闷润至透,置锅内用文火加热,炒干。每 100kg 益母草段,用酒 15kg	形如益母草,色泽加深,偶见焦斑,微具酒气

来源	制法	性状
《陕西省中药饮片标准》第一册（2009年）	取益母草饮片，照酒炙法炒干。每100kg益母草，用黄酒15kg	本品呈不规则的短段，表面偶见焦斑。茎方柱形，上部者可见分支，四面凹下成纵沟，直径0.2～0.7cm，长约至3～10mm；表面黄绿色至棕黄色，切面中部有髓。叶对生，有柄，多皱缩、破碎、脱落，完整者展开后成羽状深裂或浅裂成三片，裂片全缘或具少数锯齿。轮伞花序腋生，小花淡紫色，花萼筒状，花冠二唇形。微具酒香气，味微苦
《重庆市中药饮片炮制规范》2008年版	取益母草段，照酒炙法用白酒炒干	为焦黄色，略具酒气
《江西省中药饮片炮制规范》2008年版	取益母草段，润透，喷酒，润透，小火炒干。每100kg益母草，用酒10～15kg	形如益母草段，微有酒香气
《河南省中药饮片炮制规范》2005年版	取益母草段，照酒炙法炒干。每100kg益母草段，用黄酒15kg	形如益母草段，色泽加深，偶见焦斑，微具酒气
《福建省中药饮片炮制规范》1998年版	取益母草，照酒炙法炒干	形如益母草，色略深，微具酒气

【金老谈益母草炮制历史】

1. **净制**　最早提及益母草须净制的是明代张浩的《仁术便览》，载有"去根，枝叶子全用，忌铁器"；明代武之望在《济阴纲目》中也提出了"东流水洗净，烘干为末"的净制方法。

2. **切制**　明代陈嘉谟在《本草蒙筌》中最早记载了"细锉"的炮制方法；随后明代张介宾在《景岳全书》中也提出了"不见铁器，晒，杵为末"。

3. **炮炙**　炒炭法始载于宋代王怀隐的《太平圣惠方》。明代陈嘉谟在《本草蒙筌》中记载"细锉醋炒，马啮堪敷"。清代屠道和在《本草汇纂》中载有"微炒"。清代鲍相璈在《验方新编》中有"烧灰存性"的记载。清代严西亭的《得配本草》中载有"蜜水炒""酒拌蒸"。

【金老论益母草炮制与临床】

一、临床功效与主治

本品味苦、辛，性微寒。归肝、心包、膀胱经。临床多生用或鲜用，具有活血调经，利水消肿的功效。用于月经不调，痛经，经闭，恶露不尽，水肿尿少，急性肾炎水肿及疔疮乳痈。

二、临床调剂

1. **用法用量**　9～30g，鲜品12～40g。外用适量，取鲜品洗净捣烂外敷。

2. **临床使用与禁忌**　阴虚血少者忌服。《景岳全书》："血热、血滞及胎产艰涩者宜之；若血气素虚兼寒及滑陷不固者，皆非所宜。"孕妇慎用。

3. **贮藏**　置干燥处。鲜益母草置阴凉潮湿处。

本品临床常用炮制规格与调剂注意事项见表148-6。醋益母草临床鲜见,本节未收入。

表 148-6　益母草临床常用炮制规格与调剂注意事项

炮制规格	处方名	用法用量	特殊禁忌	特殊贮藏方法
益母草	益母草、茺蔚、坤草	9～30g,鲜品 12～40g。外用适量,取鲜品洗净捣烂外敷	孕妇慎用。阴虚血少者忌服	置干燥处。鲜益母草置阴凉潮湿处
酒益母草	酒益母草	10～15g	孕妇慎用	
四制益母草	四制益母草	9～30g		
益母草炭	益母草炭	9～30g		

竹　沥

【来源】

本品来源于禾本科植物淡竹 *Phyllostachys nigra*(Lodd.)ex Munro var. *henonis*(Mitf.)Stapf ex Rendle、青秆竹 *Bambusa tuldoides* Munro 和大头典竹 *Sinocalamus beecheyanus*(Munro)McClure var. *pubescens* P. F. Li 的茎经火烤后所流出的液汁。呈淡黄色的澄清液体。

【炮制规格】

1. **竹沥**　《中国药典》2020 年版未收载本炮制规格,常见地方标准制法及性状见表149-1。

表 149-1　竹沥常见地方标准制法及性状要求

来源	制法	性状
《上海市中药饮片炮制规范》2018 年版	将药材过 100 目筛,滤去杂质	本品为淡黄色至红棕色液体,具竹香气,味微甘
《安徽省中药饮片炮制规范》2019 年版	取原药材,除去杂质	本品为青黄色或黄棕色的液体,透明。具焦香气,味微甜
《福建省中药饮片炮制规范》2012 年版	加热后自然沥出,滤过,煮沸,放凉	本品呈青黄色或棕黄色的透明液体,具焦香气,味微甜
《陕西省中药饮片标准》第三册(2011 年)	加热后自然沥出,煮沸后,加适量防腐剂制得	本品为淡黄色至红棕色的液体。具竹香气,味微甘
《湖南省中药饮片炮制规范》2010 年版	将鲜竹锯成 10～15cm 长,劈开,去掉竹节,洗净,沥干,装入干净坛内,装满后,坛口向下架起,坛口下面放置一罐接汁,坛的上面及四周用锯木屑和柴围固,用火燃烧,竹茎受热后,液汁即流入罐内,至竹中汁液流尽为止,取出,过滤,放冷	为淡黄色至淡红棕色液体。具竹香气,味微甘
《江西省中药饮片炮制规范》2008 年版	取鲜竹秆,截成 30～50cm 的长段,两端去节,对半劈开,架起,中部用火烤灼,用容器收集自竹秆两端流出的液汁	本品为淡黄色或红棕色的液体,透明。具竹香气,味微甘

来源	制法	性状
《河南省中药饮片炮制规范》2005年版	取鲜竹沥汁,用纱布或细箩过滤	本品为青黄色或黄棕色的透明液体。具烟熏焦香气,味苦微甜
《贵州省中药饮片炮制规范》2005年版	取鲜竹秆,锯成段,两端去节,架起,中部用火烧烤,用适宜容器经纱布过滤后收集两端流出的液汁	本品为黄绿色或黄棕色的透明液汁。具焦香气,味微甜
《天津市中药饮片炮制规范》2005年版	原品入药	无具体要求
《四川省中药饮片炮制规范》2002年版	用纱布过滤,除去杂质	本品为淡绿色液体
《江苏省中药饮片炮制规范》2002年版	取鲜竹秆,锯成段,两端去节,架起,中部用火烤烧,两端即有液汁流出,以器盛之	为液汁。青黄色或黄棕色,透明。具焦香气,味微甜
《云南省中药饮片炮制规范》1986年版	取新鲜京竹,锯尺许,一头有节,一头无节,无节的砍成斜口,放水中略浸泡约10～20分钟,斜放在炭火上烘烤,无节的一头朝下,则竹内汁液受热流入盛器内,临用时自制	无具体要求
《广东省中药饮片炮制规范》1984年版	取鲜竹沥汁,用纱布过滤	本品为青黄色或黄棕色的液汁,透明,具竹的焦香气。味甘淡
《甘肃省中药饮片炮制规范》1980年版	原药不另加工	无具体要求
《湖北中草药炮制规范》1979年版	取鲜竹洗净,从两节之间锯断,节留中间,直劈成两半,架在微火上加热,两端流出的液体接于容器中,即得	无具体要求

　　2. 竹沥水　《中国药典》2020年版未收载本炮制规格,常见地方标准制法及性状见表149-2。

表149-2　竹沥水常见地方标准制法及性状要求

来源	制法	性状
《甘肃省中药饮片炮制规范》1980年版	取竹沥置铜锅中熔化,待冒青烟时,兑入沸水,煮约20分钟,加入白矾及硼砂末,化开,搅匀,晾凉,滤过,装瓶密闭。每竹沥1kg,加沸水48kg、白矾94g、硼砂62.5g	无具体要求

　　3. 竹沥膏　《中国药典》2020年版未收载本炮制规格,常见地方标准制法及性状见表149-3。

表149-3　竹沥膏常见地方标准制法及性状要求

来源	制法	性状
《甘肃省中药饮片炮制规范》1980年版	取竹沥兑入饴糖,共置锅内,用文火熔化,搅匀,适度浓缩,装30g或60g瓶内,待凉密闭。每竹沥12.5kg,用饴糖100kg	无具体要求

【金老谈竹沥炮制历史】

汉代称"竹汁";南朝梁代始有"竹沥"的记载;唐代为直接火烧制汁;宋代新增堇竹烧取之;明代新增竹段装盘倒悬,炭火周围逼制竹沥汁法,如明代李时珍在《本草纲目》中记载:"将竹截作二尺长,劈开。以砖两片对立,架竹于上。以火炙出其沥,以盘承取。时珍曰:一法以竹截长五六寸,以瓶盛,倒悬,下用一器承之,周围以炭火逼之,其油沥于器下也";清代基本沿用前法;现代实际操作工艺却少用干馏法。

【金老论竹沥炮制与临床】

一、临床功效与主治

本品味苦、甘,性寒。归心、胃经。具有清热豁痰、镇惊利窍功效。竹沥对热咳痰稠最具卓效。用于肺热痰壅,咳逆胸闷。亦可用于痰热蒙蔽清窍诸证,中风痰迷,惊痫癫狂等,为痰家之圣剂。

二、临床调剂

1. **用法用量**　30～50g,冲服。
2. **临床使用与禁忌**　本品性寒质滑,故寒饮湿痰及脾虚便溏者忌用。
3. **贮藏**　均装瓶,置阴凉处。

主要参考文献

［1］金世元.中药处方常用名称［J］.中国药学杂志，1966（5）：227-229.

［2］金世元.医药结合是提高临床疗效和节约药材的重要途径［J］.中国药学杂志，1985（7）：390-393.

［3］金世元.药道致诚：我的中药情结七十年［M］.北京：中国中医药出版社，2010.

［4］金世元，金艳，李京生.金世元谈北京中药炮制特色［J］.首都医药，2011，18（9）：41-42.

［5］金世元，金艳，李京生.金世元谈北京中药用药习惯［J］.首都医药，2011，18（11）：46-47.

［6］肖永庆，李丽.中华医学百科全书：中药炮制学［M］.北京：中国协和医科大学出版社，2016.

［7］梁万玲.中药炮制对临床疗效的影响［J］.中国卫生标准管理，2018，9（14）：96-97.

［8］翟胜利，金世元.北京地区几种常用中药的炮制与处方付药［J］.中国医药学报，1994（3）：18.

［9］翟华强，王燕平，金世元，等.高等院校培养中药调剂人才的传承与创新［J］.中医杂志，2013，54（15）：1349-1350

［10］翟华强，王燕平，金世元，等.中药处方脚注的继承与发展［J］.中国中药杂志，2012，37（15）：2327-2329.

［11］李瑞，付艳阳，吴萍，等.半夏历代炮制方法考证［J］.中国实验方剂学杂志，2019，25（22）：194-205.

［12］尉捷，吴婷婷，王育林.北京西鹤年堂生麻黄"去节"和"九转南星"传统炮制方法的优势——与北京市中药炮制规范的比较分析［J］.中华中医药杂志，2017，32（6）：2510-2513.

［13］夏从龙.不同大黄炮制品的制作方法及临床应用［J］.时珍国医国药，2001（9）：797.

［14］冯守文.京帮炮制拾遗2则［J］.光明中医，2010，25（5）：883-884.

［15］袁一平，翟华强，郭兆娟，等.基于李时珍药学学术思想传承的国医大师金世元附子调剂技术研究［J］.中国中药杂志，2016，41（10）：1952-1955.

［16］陈文华，谭会颖，邴帅，等.传统炮制工艺对热河黄精多糖含量的影响［J］.时珍国医国药，2018，29（12）：2940-2942.

［17］刘中柱.2004年对川药的回顾与展望［J］.中药研究与信息，2004（1）：40-41.

［18］钟凌云，龚千锋，杨明，等.传统炮制技术流派特点及发展［J］.中国中药杂志，2013，38（19）：3405-3408.

［19］翟华强，王燕平，翟胜利.中药调剂学实用手册［M］.北京：中国中医药出版社，2016.

［20］翟华强,王燕平,翟胜利.国医大师金世元中药调剂学讲稿[M].北京:人民卫生出版社,2016.

［21］翟华强,王燕平,商洪才,等.国医大师金世元中成药学讲稿[M].北京:人民卫生出版社,2018.

［22］翟华强,王燕平,张华敏.国医大师金世元学术思想与用药经验[M].北京:人民卫生出版社,2019.

中药名索引

907